P. Klein P. Sommerfeld

Biomechanik der menschlichen Gelenke

Biomechanik der Wirbelsäule

Zuschriften und Kritik an:
Elsevier GmbH, Urban & Fischer Verlag, Lektorat Komplementäre und Integrative Medizin, Hackerbrücke 6, 80335 München

Wichtiger Hinweis für den Benutzer

Die Erkenntnisse in der Medizin unterliegen laufendem Wandel durch Forschung und klinische Erfahrungen. Der Autor dieses Werkes hat große Sorgfalt darauf verwendet, dass die in diesem Werk gemachten Angaben dem derzeitigen Wissensstand entsprechen. Das entbindet den Nutzer dieses Werkes aber nicht von der Verpflichtung, die gemachten Angaben zu überprüfen und seine Therapie in eigener Verantwortung zu treffen.
Wie allgemein üblich wurden Warenzeichen bzw. Namen (z.B. bei Pharmapräparaten) nicht besonders gekennzeichnet.

Bibliografische Information Der Deutschen Bibliothek
Die Deutsche Nationalbibliothek verzeichnet diese Publikation in der Deutschen Nationalbibliografie; detaillierte bibliografische Daten sind im Internet unter http://www.d-nb.de abrufbar.

1. Auflage 2012

Der Urban & Fischer Verlag ist ein Imprint der Elsevier GmbH.

21 22 23 24 9 8 7 6

Um den Textfluss nicht zu stören, wurde bei Patienten und Berufsbezeichnungen die grammatikalisch maskuline Form gewählt. Selbstverständlich sind in diesen Fällen immer Frauen und Männer gemeint.

Planung und Lektorat: Elisa Imbery, München
Herstellung: Nicole Ballweg, München
Satz: Peter Sommerfeld, Korneuburg, Österreich; abavo GmbH, Buchloe
Fotos und Zeichnungen: Peter Sommerfeld, Korneuburg, Österreich
Druck und Bindung: Rodona Industria Gráfica, S.L., Pamplona, Spanien
Umschlaggestaltung: SpieszDesign, Neu-Ulm
Titelfotografie: © Getty Images/David Madison

Sammelband von P. Klein, P. Sommerfeld
Biomechanik der menschlichen Gelenke ISBN 978-3-437-55203-8
Biomechanik der Wirbelsäule ISBN 978-3-437-57010-0

ISBN 978-3-437-55204-5

Aktuelle Informationen finden Sie im Internet unter
www.elsevier.com und **www.elsevier.de**

Paul Klein · Peter Sommerfeld

Biomechanik der menschlichen Gelenke

Grundlagen · Becken · untere Extremität

ELSEVIER
URBAN & FISCHER

URBAN & FISCHER München

Zuschriften und Kritik an:
Elsevier GmbH, Urban & Fischer Verlag, Lektorat Komplementäre und Integrative Medizin, Hackerbrücke 6, 80335 München
Prof. Paul Klein DO
Dir. Research Unit for Manual Therapies
Université Libre de Bruxelles
CP 168
50, Avenue Franklin Roosevelt
1050 Bruxelles
Belgique

Wichtiger Hinweis für den Benutzer
Die Erkenntnisse in der Medizin unterliegen laufendem Wandel durch Forschung und klinische Erfahrungen. Der Autor dieses Werkes hat große Sorgfalt darauf verwendet, dass die in diesem Werk gemachten Angaben dem derzeitigen Wissensstand entsprechen. Das entbindet den Nutzer dieses Werkes aber nicht von der Verpflichtung, die gemachten Angaben zu überprüfen und seine Therapie in eigener Verantwortung zu treffen.
Wie allgemein üblich wurden Warenzeichen bzw. Namen (z.B. bei Pharmapräparaten) nicht besonders gekennzeichnet.

Bibliografische Information Der Deutschen Bibliothek
Die Deutsche Nationalbibliothek verzeichnet diese Publikation in der Deutschen Nationalbibliografie; detaillierte bibliografische Daten sind im Internet unter http://www.d-nb.de abrufbar.

1. Auflage 2004

Der Urban & Fischer Verlag ist ein Imprint der Elsevier GmbH.

Sonderausgabe ISBN: 978-3-437-55204-5

13 14 15 16 5 4 3 2

Um den Textfluss nicht zu stören, wurde bei Patienten und Berufsbezeichnungen die grammatikalisch maskuline Form gewählt. Selbstverständlich sind in diesen Fällen immer Frauen und Männer gemeint.

Planung und Lektorat: Elisa Imbery, München
Herstellung: Nicole Ballweg, München
Satz: Peter Sommerfeld, Korneuburg, Österreich; abavo GmbH, Buchloe
Fotos und Zeichnungen: Peter Sommerfeld, Korneuburg, Österreich
Druck und Bindung: Dimograf, Bielsko-Biala, Polen
Umschlaggestaltung: SpieszDesign, Neu-Ulm
Titelfotografie: © Getty Images/David Madison

ISBN der Originalausgabe: 978-3-437-55203-8

Aktuelle Informationen finden Sie im Internet unter
www.elsevier.com und **www.elsevier.de**

Vorwort

Dieses Buch wendet sich speziell an den manuell tätigen Kliniker aus den verschiedensten Bereichen, wie z.B. Physiotherapie, Orthopädie, Osteopathie, Chiropraktik, Rheumatologie, Traumatologie als auch an Studierende, in der Forschung Tätige und überhaupt Interessierte. Wir haben versucht, einen Mittelweg zwischen den dem Fachgebiet zugrunde liegenden formalen mathematischen Theorien und einer für den Kliniker verständlichen populären Ausdrucksweise zu gehen. Das Buch soll nicht nur Kenntnisse zu einer Synthese bringen und vermitteln, sondern auch zu weiteren Überlegungen und Forschungen anspornen. Darüber hinaus wollen wir dem Fach der manuellen medizinischen Praxis zumindest ein biomechanisch fundiertes Grundgerüst anbieten, das ob der Komplexität des Themas jedoch in hohem Maße fragmentarisch bleiben muss.

In der manualtherapeutischen Befundung und Behandlung stellt sich immer wieder die Frage nach der Qualität der Bewegung, die ein Gelenk aufweist. Geht es um die Beurteilung geringer Abweichungen von der Norm (wie z.B. das *Modell der Dysfunktion* in der Osteopathie), so hat die Beschreibung von Bewegung unter *qualitativen* Kriterien einen besonderen Stellenwert. Im Folgenden wird versucht, den Begriff der Funktion und Dysfunktion von Gelenken auf biomechanischem Weg zu entwickeln. In diesem Zusammenhang sollte nicht vergessen werden, dass dem Kliniker noch andere Hilfsmittel zur Verfügung stehen, *Funktion* bzw. *Dysfunktion* fassbar zu machen. Dazu gehören z.B. die Palpation der Gewebespannung, die Schmerzangaben des Patienten, Elemente der Anamnese, als auch andere medizinische Diagnoseverfahren wie bildgebende Verfahren, Laborbefunde etc.

Es ist bemerkenswert, wie wenig die modernen bildgebenden Verfahren bis jetzt dazu herangezogen wurden, das Modell der Dysfunktion zu belegen. Dies könnte darin begründet sein, dass entweder gar keine Dysfunktion vorliegt, oder dass der Begriff der Dysfunktion sich in seiner Komplexität einer Untersuchung mit heute zugänglichen Mitteln entzieht. Darüber hinaus wäre es auch möglich, dass ganz einfach das Interesse dazu fehlt, oder die methodologische Basis für eine solche Untersuchung ungenügend verbreitet ist. In diesem Falle hoffen wir, mit diesem Buch zu einer Verbesserung der Situation beizutragen.

Obwohl die Ausführungen vorwiegend von einem dezidierten Reduktionismus geprägt sind, sollte daran erinnert sein, dass die betrachteten Einzelteile stets einen kleinen Ausschnitt eines Gesamtsystems darstellen. Eine holistische Synthese der in der Folge angesprochenen Problemstellungen ist unseres Wissens nach auf diesem Gebiet noch kaum versucht worden. Ansätze, bestimmte Körperabschnitte bzw. Pathologien als komplexe Systeme zu beschreiben, finden sich bereits in der Literatur (Newell, 2003). Großteils haben diese Darstellungen eher deskriptiven Charakter. Hier vorgestellte Modellüberlegungen über das Zusammenspiel verschiedener Gelenke, über Stoßdämpfersysteme oder den menschlichen Gang können als ein Ansatz verstanden werden, der komplexen mechanischen Interaktion der Bestandteile des muskulo-skelettalen Systems des Menschen bis zu einem gewissen Grad gerecht zu werden. Diese Überlegungen könnten helfen, klinisch gebräuchliche Konzepte, wie z.B. die *primäre* und *sekundäre Dysfunktion,* zumindest aus biomechanischer Sicht zu beleuchten.

Darüber hinaus soll dieses Buch dem Kliniker und jedem Interessierten im Rahmen der palpatorischen Untersuchung und Behandlung von Gelenken in mehrfacher Hinsicht eine Hilfe sein. So z.B., sich der Faktoren bewusst zu werden, die die Bewegung in einem Gelenk beeinflussen könnten und ein Verständnis für die Grundlagen von Bewegung überhaupt zu entwickeln, wie sie in biologischen Systemen beobachtbar ist. Dies sollte helfen, den subjektiven Palpationsbefund auf eine verfeinerte und offenere Beurteilungsbasis zu gründen. So könnten diese Ausführungen unter anderem dazu beitragen, sich von der Sichtweise einer zwingenden Verbindung von Dysfunktion und Verlust der Bewegungsamplitude zu lösen.

Im Sinne eines sich entwickelnden Verständnisses der Materie geht es uns nicht darum, existierende theoretische Modelle zu untermauern. Dies käme schlussendlich nur einem dogmatischen Verhalten gleich. Vielmehr sollen für die Diagnose und Behandlung relevante Fragestellungen und deren Beantwortung wenn möglich herausgearbeitet und bekannte Hypothesen und Prinzipien immer wieder neu kritisch durchleuchtet werden. In diesem Sinne wollen sich auch die hier vorgestellten Ideen einer Kritik nicht entziehen. Wir treten in diesem Zusammenhang für einen „gesunden“ Skeptizismus ein, der eine kompromisslose Haltung sowohl gegenüber dogmatischem Fachidiotentum als auch gegenüber Willkür und Beliebigkeit im klinischen Handeln einnimmt. Das primäre Ziel sollte stets das Wohl des Patienten sein.

Danksagung

Wir möchten uns bei allen Studenten bedanken, die durch ihre Diplomarbeiten einen nicht unwesentlichen Beitrag zu unseren Kenntnissen geleistet haben. Aus diesem Grund werden diese Arbeiten auch im Buch erwähnt, obwohl dies sonst nicht der üblichen Praxis entspricht.

Den Kolleginnen, Kollegen und Freunden an der *Université libre de Bruxelles* gilt ein besonderer Dank für die vielen fruchtbaren Diskussionen. Weiterhin wollen wir der Leitung der *Wiener Schule für Osteopathie* danken, dass sie die Anregung in die Welt gesetzt hat, überhaupt ein Lehrbuch über Biomechanik der Gelenke zu schreiben und den Entstehungsprozess dieses Werkes aktiv unterstützt hat.

Dem Team des Urban & Fischer Verlages gilt unser besonderer Dank, hier vor allem Frau Elisa Imbery als verantwortlicher Lektorin und Frau Nicole Ballweg als betreuender Herstellerin für die äußerst freundliche Zusammenarbeit und Unterstützung im Rahmen dieses Projekts.

Abschließend geht ein großer Dank an unsere Familien für die große Geduld und Unterstützung, die sie uns in den arbeitsintensiven Zeiten entgegengebracht haben.

Über die Autoren

Paul Klein ist Professor an der *Université Libre de Bruxelles*, wo er die Forschungsabteilung für manuelle Therapien leitet. Sein Forschungsschwerpunkt liegt auf der angewandten Biomechanik, der Methodologie und wissenschaftstheoretischen Fragestellungen auf dem Gebiet der Osteopathie und anderen manuellen Therapieformen. Sein beruflicher Weg führte ihn über die Physiotherapie zur Osteopathie. Sein Doktorat absolvierte er mit einer Dissertation im Gebiet der Biomechanik an der Brüsseler Universität. Das osteopathische Diplom legte er an der *European School for Osteopathy* in Maidstone ab. Ein zusätzliches Diplom (DEA) erhielt er in Philosophie, Ethik und Geschichte der medizinischen Wissenschaften. Er ist Autor von zahlreichen Fachpublikationen im Bereich der Biomechanik.

Peter Sommerfeld lebt als freiberuflicher Osteopath in Wien. Er studierte Musikwissenschaft und Kunstgeschichte und kam schließlich über den Umweg als Tänzer und Tanzpädagoge zur Physiotherapie. Seine osteopathische Ausbildung erhielt er an der *Wiener Schule für Osteopathie.* Seine Diplomarbeit in Osteopathie beschäftigte sich mit einer Reliabiltäts-Untersuchung der manuellen Wahrnehmung und wurde publiziert. Er ist derzeit Studierender der Philosophie an der *Universität Wien*. Durch die Bekanntschaft mit Paul Klein war es ihm möglich, seine Interessen für biomechanische Fragestellungen zu vertiefen.

Beide Autoren arbeiten seit ungefähr zehn Jahren gemeinsam an der didaktischen Aufbereitung und Umsetzung biomechanisch relevanter Forschungsfragen für den manuell tätigen Kliniker unter besonderer Berücksichtigung des osteopathischen Zugangs. Die Sympathie für die osteopathische Anschauungsweise beinhaltet für die Autoren aber auch ein kritisches Infragestellen dieses Gebietes. Kritik wird hier also vor allem positiv im Kantischen Sinn verstanden. Neben dem rein wissenschaftlichen Interesse ist es den Autoren auch wichtig, dass dabei der humanistische Aspekt nicht verloren geht. Darüber hinaus verfolgen sie ein gesellschaftlich-politisches Anliegen: das Studium der Osteopathie auf universitäres Niveau zu bringen. Die diesbezüglichen Bemühungen zeigen nun einen ersten Erfolg in der Einführung eines sechsjährigen Studiums der Osteopathie auf der Brüsseler Universität ab dem Studienjahr 2004/2005.

Die gemeinsamen Aktivitäten der Autoren in Verbindung mit einer tiefen Freundschaft führten zum Aufbau eines spezifischen Kurses. Dieser wird derzeit an der *Université Libre de Bruxelles*, am *Sutherland College of Osteopathic Medicine* in Namur (SCOM), am *Collège Belge d'Ostéopathie* in Brüssel (CBO), an der *Wiener Schule für Osteopathie* (WSO), an der *Ecole Suisse d'Ostéopathie* in Lausanne (ESO), an der *Osteopathieschule Deutschland* (OSD) und am *Sutherland College* in Schlangenbad unterrichtet.

Zum Aufbau des Buches

Das Buch beginnt mit einem eher theoretischen Einstieg, der vor allem dem Kliniker gegenüber einer gewissen Rechtfertigung bedarf. So sollen im relativ langen ersten Kapitel die Grundlagen für das Verständnis der folgenden gelenkspezifischen Kapitel gelegt werden. In diesem Zusammenhang wollen wir, um Missverständnissen so weit wie möglich vorzubeugen, analytische Konzepte so präzise wie möglich definieren. Terminologische und methodologische Schwierigkeiten sollen nach Möglichkeit geklärt werden, um das Bewusstsein des Lesers für das Erkennen problematischer Sachverhalte sowie deren Darstellungen und das Auftauchen von Verständnisfallen zu schärfen.

Ein Schwerpunkt dieser Überlegungen liegt auf der *Kinematik*, d.h. der reinen Bewegungsanalyse. Wir sind der Ansicht, dass dieser Zugang für das funktionelle Verständnis des muskulo-skelettalen Systems von besonderem Wert ist. So werden die Bewegungen nicht nur wie gewöhnlich pro anatomischer Raumebene beschrieben, sondern in ihrer Dreidimensionalität. Dafür benutzen wir vor allem das *Konzept der helikoidalen Achse*, die schräg im Raum des anatomischen Referenzsystems liegt. Dies kann vom Leser eine gewisse gedankliche Umstellung erfordern. Wir hoffen in diesem Zusammenhang, dass diese Betrachtungsweise auch im Basisunterricht mehr Anklang finden wird. Um diesen ersten Abschnitt nicht unnötig mit formalen Themen zu überlasten, haben wir uns entschlossen, gewisse Teile im Zusammenhang mit den jeweiligen gelenkspezifischen Fragestellungen zu behandeln. Damit sollte auch die Verbindung zwischen Theorie und Praxis veranschaulicht werden.

Der Hauptteil widmet sich den Gelenken des Beckens und der unteren Extremität, wobei in Abhängigkeit von den spezifischen Problemlagen die Schwerpunkte der Analyse unterschiedlich gesetzt sind. So nimmt sich das *Beckenkapitel* besonders der Probleme der Untersuchung von Bewegungen mit sehr kleiner Amplitude an, während das Kapitel über das *Hüftgelenk* sich mit Fragen der Muskelanalyse näher auseinandersetzt. Die Ausführungen über das *Kniegelenk* widmen sich besonders Problemen der formalen Beschreibung des Roll-Gleit-Mechanismus sowie der dreidimensionalen Kinematik und deren Bestimmung. Darüber hinaus werden Verfahren zur Bestimmung des Hebelarmes von Muskeln besprochen. Im Kapitel *Fuß* stehen neben der dreidimensionalen Kinematik die Probleme der Bestimmung der Gelenkflächengeometrie sowie der Kontaktflächen im Vordergrund. Weiterhin wird besonders in diesem Abschnitt versucht, eine Verbindung mit den übrigen Gelenken herzustellen, wobei die Funktionalität der Betrachtungsweise eine besondere Rolle spielt. Dies äußert sich darin, dass der Großteil der Analysen unter der Voraussetzung durchgeführt wird, dass der Fuß belastet am Boden steht. Die Wichtigkeit der Bewegungsanalyse in der Transversalebene kommt hier besonders zur Geltung. Daran lässt sich unseres Erachtens nach gut zeigen, wie die verschiedenen Gelenke in einem System zusammenarbeiten. In diesem Sinn widmen wir uns im abschließenden Abschnitt den Stoßdämpfersystemen des gesamten Körpers und versuchen damit eine biomechanische Annäherung an holistische Sichtweisen in der Beschreibung des Bewegungsapparates zu erreichen.

Zur Auswahl der Referenzen

Wir haben versucht, ein ausgewogenes Verhältnis zwischen möglichst aktuellen aber auch alten Studien zu finden. Die Auswahl älterer Beiträge ist getragen vom Respekt gegenüber dem Pioniergeist der Autoren im Bereich der Biomechanik, die viele der heute noch aktuellen Phänomene bereits vor langer Zeit beschrieben haben. Es ist uns ein Anliegen, die historische Dimension dieser noch sehr jungen Wissenschaft zu berücksichtigen. Wir sind uns dessen bewusst, dass die Auswahl der Referenzen subjektiv erfolgt ist und natürlich fragmentarisch bleiben muss, da es bei der Fülle des ständig anwachsenden Materials unmöglich und wahrscheinlich auch nicht sinnvoll ist, ein Maximum anzustreben. Es werden daher manchem Leser vielleicht wesentlich erscheinende Autoren fehlen. Für diesbezügliche Anregungen sind wir sehr dankbar.

Im Allgemeinen sind wir für Ergänzungen, Richtigstellungen, Anreize und Bemerkungen dankbar.

Zum Gebrauch des Buches

Der primäre Text wird wiederholt von *Einschüben* unterbrochen. Diese setzen sich detailliert mit bestimmten Fragestellungen auseinander, die im Rahmen der momentan behandelten Sachverhalte auftauchen. Sie können je nach Interesse auch übersprungen werden. Der Duktus und das Verständnis des primären Textes sollen dadurch nicht gestört werden.

Um die Möglichkeit zu bieten, auch mitten im Buch in die Materie einsteigen zu können, haben wir *Querverweise* an jene Stellen gesetzt, für deren Verständnis eventuell frühere Ausführungen notwendig sind. Diese befinden sich entweder direkt im Text oder in der Marginalspalte.

Wir haben drei *Begleiter* ausgesucht, die den Leser auf dem bisweilen auch steinigen Weg der biomechanischen Betrachtungen begleiten sollen:

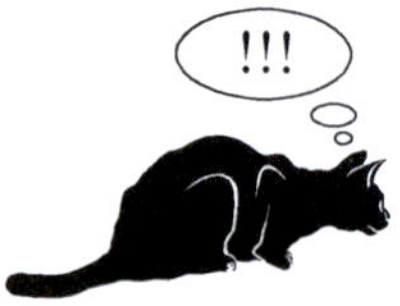

Diese auf der Lauer liegende Katze kennzeichnet besonders wichtige Passagen. Darüber hinaus sind zusammenfassende Auflistungen teilweise mit einem Rahmen gekennzeichnet.

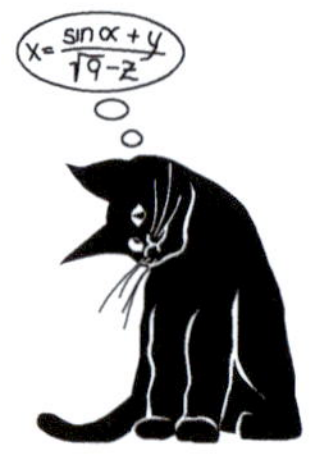

Diese „grübelnde“ Katze soll vor formalen und mathematischen Überlegungen und Analysen „warnen“. Mathematisches Spezial-Know-how ist keine Voraussetzung, um den Inhalt dieses Buches zu verstehen. Wir wollen aber versuchen, die Schwellenangst, sich auf formale Überlegungen einzulassen, etwas zu nehmen. Der Leser kann so zu einem tieferen Verständnis mancher Problemlagen vordringen.

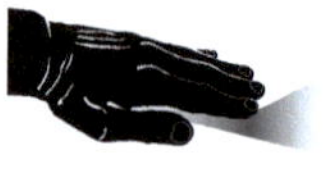

Die palpierende Hand markiert zahlreiche Passagen, die für den Kliniker von besonderem Wert sein können. Sie soll immer wieder auf die Bedeutung biomechanischer Grundlagenforschung für das klinische Handeln hinweisen.

INHALTSVERZEICHNIS

Kapitel I – Grundlagen und Konzepte

Kapitel II – Das Becken

Kapitel III – Das Hüftgelenk

Kapitel IV – Das Kniegelenk

Kapitel V – Der Fuß

Kapitel I Grundlagen und Konzepte

1 Was ist Biomechanik?

Unter Biomechanik versteht man die Untersuchung des Verhaltens biologischer Systeme unter dem Blickwinkel der Mechanik.

Je nach den anzutreffenden Aggregatzuständen in Organsystemen können grob drei Großgruppen unterschieden werden:

- Das Verhalten fester Körper → Muskulo-skelettales System
- Das Verhalten von Flüssigkeiten → Vaskuläres System
- Das Verhalten von Gasen → Respiratorisches System

Appliziert man die physikalischen Begriffe auf die oben angeführten Systeme, so könnten folgende Teildisziplinen zur biomechanischen Betrachtung herangezogen werden:

- **Muskulo-skelettales System**
  - Statik
    In der Statik wird das Ruheverhalten fester Körper untersucht.
  - Kinematik
    Die Kinematik behandelt die den Bewegungsabläufen zugrundeliegenden Gesetzmäßigkeiten, ohne die dabei auftretenden Kräfte zu berücksichtigen.
  - Dynamik
    Die Dynamik widmet sich der Analyse von Kräften als Verursacher von Bewegung.
  - Neuromuskuläre Steuerung
    Zum Gegenstandsbereich dieser Teildisziplin zählt die Untersuchung von Bewegungsorganisation, Regulationssystemen etc.
  - Mechanik deformierbarer Körper
    Die Materialeigenschaften biologischer Gewebe wie Knochen, Knorpel, Bänder, Muskeln, etc. zählen zum Aufgabengebiet dieses Aspektes der Biomechanik.

- **Vaskuläres System**
  - Strömungslehre
  - Thermodynamik
- **Respiratorisches System**
  - Strömungslehre
  - Thermodynamik

Die hier vorgeschlagene Fächerzuteilung ist je nach Fragestellung erweiterbar. Sie stellt lediglich ein Grundgerüst dar.

Dieses Buch widmet sich der Biomechanik des muskulo-skelettalen Systems unter besonderer Berücksichtigung der Kinematik. Darüber hinaus werden auch Fragestellungen der Statik, Dynamik sowie der Mechanik deformierbarer Körper behandelt. Der Schwerpunkt liegt deshalb auf dem Gebiet der kinematischen Analyse, da diese, wie wir glauben, für den manuell arbeitenden Kliniker und damit z.B. für den Osteopathen von besonderem Wert sein könnte.

Die Anwendungsgebiete der biomechanischen Grundlagenforschung sind vielfältig. Daran zeigt sich, dass Biomechanik in den letzten Jahren eine enorme Auffächerung erfahren hat. Somit ist es kaum mehr möglich, einen umfassenden Überblick über das Fach als solches zu geben. Die folgenden Teildisziplinen können unter anderem genannt werden:

- Orthopädie und Knochenchirurgie
- Biomaterialkunde (z.B. Biokompatibilität)
- Biotribologie (Reibungskunde)
- Prothetik und Orthetik
- Rehabilitation und Physiotherapie
- Hilfsmittelversorgung
- Biomechanik im kardiovaskulären Bereich und vom Flüssigkeitsverhalten im Körper
- Zahnbiomechanik und Orthodontie
- Gynäkologie
- Pulmologie
- Neurophysiologie und Neurokoordination
- Biomechanik im Sport
- Veterinärbiomechanik
- Probleme der verringerten Schwerkraft im Weltraum

2 Faktoren, die die Bewegung eines Gelenks beeinflussen

Die Bewegung eines Gelenks kann als Resultierende einer Vielzahl von Faktoren betrachtet werden, die in folgende sechs Hauptgruppen eingeteilt werden können. In allen Fällen handelt es sich um Kräfte, die durch verschiedene Strukturen ausgelöst werden oder in Folge verschiedener Einflüsse entstehen:

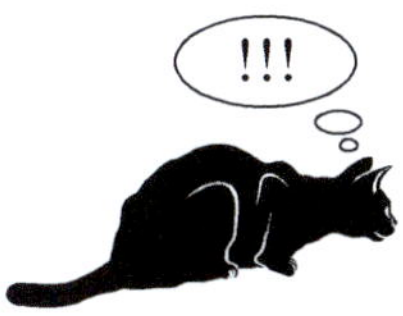

- Dreidimensionale Form der Gelenkflächen
- Kapsulo-ligamentäre Strukturen
- Muskeln
- Schwerkraft
- Innere Kräfte
- Externe Kräfte

Die angeführten Punkte können keiner allgemeinen funktionellen Hierarchie untergeordnet werden. Die jeweilige Dominanz eines Faktors ergibt sich aus der individuellen Situation des einzelnen Gelenks. So ist z.B. im Hüftgelenk die Form der Gelenkflächen bestimmend für die Kinematik, am Kniegelenk sind es die Form der Gelenkflächen und die Ligamente in untrennbarer Synergie, in der funktionellen Einheit der Wirbelsäule die Bindegewebsstrukturen (Diskus). Darüber hinaus kann die Dominanz eines Faktors von der Beziehung der Faktoren untereinander abhängen.

Dreidimensionale Form der Gelenkflächen

*) Diese Begrifflichkeit und Sichtweise geht besonders auf ARISTOTELES[1] zurück. Er gibt vier Gründe (gr.: *aitía*; lat.: *causa*) für Naturprozesse an:
- **Causa efficiens**, die Wirkursache
- **Causa finalis** (gr.: *télos*), der Zweckgrund
- **Causa materialis** (gr.: *hyle*), die Materialursache
- **Causa formalis** (gr.: *morphé*), die Formursache.

In Folge der Entstehung der modernen Naturwissenschaften in der Neuzeit, wurde nur mehr die Wirkursache als relevant betrachtet.

Bedenkt man, dass diverse mechanische Momente auf Gelenkpartner einwirken und so Veränderungen der Druckverteilung im Bereich der Kontaktflächen hervorrufen, wird klar, dass die Form der Gelenkflächen einen wesentlichen Einfluss auf das Bewegungsverhalten der Gelenkpartner haben kann. Darüber hinaus bilden Fragen der Kongruenz und der Größe der Kontaktflächen zu verschiedenen Stadien einer Bewegung die Grundlage für weitere Analysen im Hinblick auf das Funktionsverständnis. Die *komplementäre Beziehung von Form und Funktion** kommt hier zum Ausdruck.

Im Anschluss an experimentelle Analysen zur Form der artikulierenden Oberflächen werden Näherungen an die Oberflächen geometrischer Grundformen (Kugel, Kegel, Zylinder etc.) für die jeweiligen Gelenke versucht. Die Tatsache, dass diese Näherungen Idealisierungen darstellen und überdies große inter- und intraindividuelle Differenzen bestehen können, wird bewusst in die analytischen Überlegungen mit einbezogen. So wird z.B. das Hüftgelenk nicht nur als Kugel, sondern als unregelmäßige Form beschrieben bzw. die ungleiche Form der Femurkondylen in der kinematischen Analyse berücksichtigt. Die dreidimensionale Form

---

1 Siehe dazu Aristoteles (1989)

der Gelenkfläche kann anschließend mit dem dreidimensionalen Bewegungsverhalten in Verbindung gesetzt werden.

Die Bewegung eines Gelenks ist somit auch als ein individuelles Phänomen zu begreifen. Während sich die Hauptbewegungen in den Gelenken eher ähnlich sind, können in Bezug auf die Nebenkomponenten bisweilen beträchtliche Unterschiede auftreten.

Kapsulo-ligamentäre Strukturen

Gelenkkapsel, Bänder und Faszien sind nur in gespanntem Zustand mechanisch wirksam. In diesem Zusammenhang ist ihre topographische Situation im Bezug zum jeweiligen Gelenk von Interesse. Der Verlauf der kollagenen Faserzüge, sowie die Fragen, bei welchen Bewegungen und ab welchen Amplituden mit einer Anspannung der jeweiligen Strukturen zu rechnen ist, gehört zu den wesentlichen Untersuchungsgegenständen.

Muskeln

Muskulatur kann in mehrfacher Beziehung die Gelenkbewegung beeinflussen:

- **Passiv** aufgrund der Eigenspannung des Bindegewebes
  - Parallel angeordnet
  - Seriell angeordnet
- **Aktiv** durch den Aktin-Myosin-Komplex
  - Basistonus im Ruhezustand
  - Tonus bei Aktivierung

Die neuromuskuläre Regulation bzw. Koordination (*Kokontraktion*) verfeinert schließlich die Ausführung der Gelenkbewegung. Dies kann einen großen Einfluss auf passive Strukturen haben. So verursacht z.B. der M. quadriceps femoris ein vorderes Schubladenphänomen im Kniegelenk, was eine Anspannung des vorderen Kreuzbandes nach sich zieht. Kommt es aber zu einer Kokontraktion der ischiokruralen Muskelgruppe, so entspannt sich das vordere Kreuzband wieder.

Titin ist ein in quergestreiften Muskeln von Wirbeltieren vorkommendes Riesenmolekül. Es verbindet die Z-Scheiben mit den Myosin-Filamenten und repräsentiert daher ein drittes Filamentsystem (Wang et al., 1979; Labeit et al., 1997). Titin speichert elastische Energie und stabilisiert die Myosinfilamente im inneren des Sarkomers.

Muskuläre Einflüsse sind nicht nur bei Aktivierung vorhanden. Auch im Ruhezustand erzeugen das Muskelbindegewebe (passiv) und der Basistonus (aktiv) Kräfte. Was die bindegewebigen Komponenten betrifft, so können diese anhand des einfachen *Hill-Modells* (1950) beschrieben werden (siehe Abb. I.1). Neben dem Aktin-Myosin-Komplex, der die **kontraktile Komponente** (KK) darstellt, können eine **parallele** (PEK) und eine **serielle** (SEK) **elastische Komponente** unterschieden werden. Die parallel-elastische Komponente wird hauptsächlich durch das Epi-, Peri- und Endomysium und das Sarkolemm repräsentiert. Die seriell-elastische Komponente repräsentiert alle longitudinalen Verbindungselemente der Muskelfasern, wie die Z-Scheiben, die Filamentmoleküle selbst, die Verbindung dieser Elemente (*Titin*), die Verbindungen zwischen den Filamenten und den Sehnen und schließlich die Sehnen selbst (Labeit et al., 1997; Zalpour, 2002).

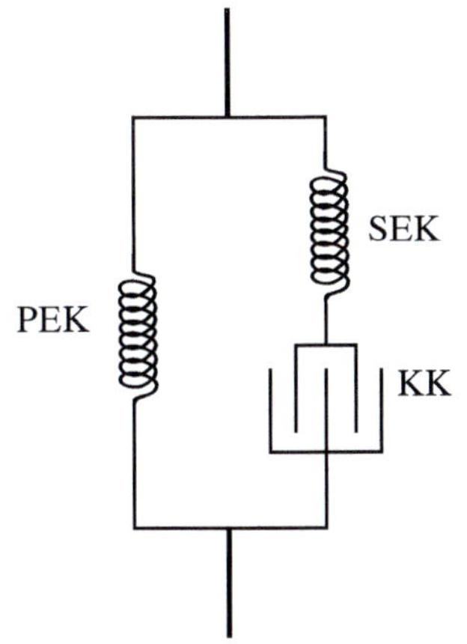

Abb. I.1

Schematische Darstellung des Muskelmodells nach Hill (1950). Die elastischen Komponenten SEK und PEK stehen seriell bzw. parallel zur kontraktilen Komponente (KK). Die durch KK aufgebauten Kräfte werden über SEK zu den Knochen übertragen. SEK wird somit angespannt. PEK wird bei Muskeldehnung angespannt.

SEK ... seriell-elastische Komponente

PEK ... parallel-elastische Komponente

KK ... kontraktile Komponente

Während die Aktivierung der kontraktilen Komponente die seriell-elastische Komponente dehnt, wird die parallel-elastische Komponente entspannt. Letztere wird nur bei Dehnung des Muskels angespannt. Dieses Modell bildet somit die Grundlage für *myotensive*[2] Techniken, erklärt aber auch den Umstand, dass sich Muskelkraft aus einer aktiven und einer passiven Komponente zusammensetzt (siehe Abb. I.2).

---

2 Unter dem Begriff *myotensive* Techniken möchten wir im Allgemeinen Techniken wie Dehnungsübungen, Muskelenergietechniken (Mitchell, 1999), postisometrische Relaxation (Lewit & Simons, 1984), MT-Techniken (Schneider et al., 1988), PNF, etc. verstehen.

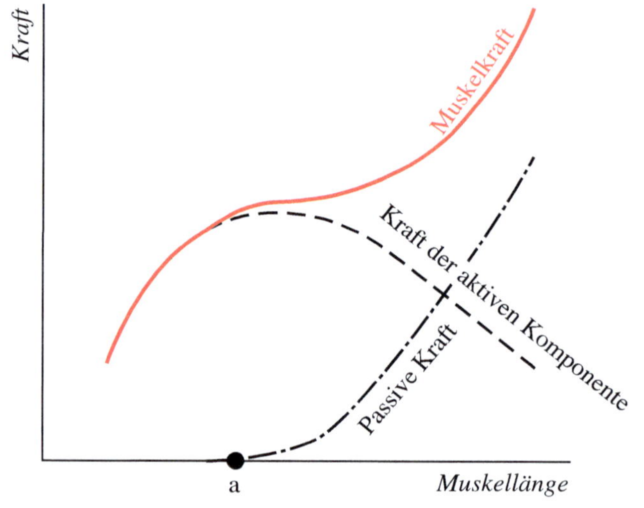

Abb. I.2
Dieses Diagramm zeigt die Funktion der isometrischen Muskelkraft im Hinblick auf die Muskellänge. Bei verkürztem Muskel ist die Kraft minimal, bei verlängertem Muskel maximal. An diesem Punkt überwiegt die passive Komponente deutlich. Die aktive Komponente ist in der Mittelstellung maximal. Der Beginn der passiven Kraft (a) ist von Muskel zu Muskel unterschiedlich (Wilkie, 1968).

Schwerkraft

Gelenke, die demselben Drehmoment ausgesetzt sind, reagieren mit oder ohne Einwirkung der Schwerkraft unterschiedlich. Am deutlichsten ist dies an der Wirbelsäule zu beobachten. Das ist bei Anwendung von Mobilisations- und Manipulationstechniken von Bedeutung, deren Ausführung von der Positionierung des Patienten (z.B. liegend oder sitzend) abhängig ist.

Für die Wirbelsäule konnte am Präparat experimentell festgestellt werden, dass bei gleich bleibendem Moment die Amplituden der Kippbewegungen (Flexion/Extension, Lateralflexion) bei zusätzlicher Last (simulierte Schwerkraft) zunehmen. Die Rotationsamplitude nimmt jedoch ab.

Innere Kräfte

Es kann sich hier um **Trägheitskräfte** handeln, falls der Körper Geschwindigkeitsänderungen erfährt. Sind die Beschleunigungen groß, so können diese Kräfte relevant werden. Besonders bei der Anwendung von Manipulationstechniken mit hoher Geschwindigkeit und niedriger Amplitude[3] ist dies beachtenswert. Auch **osmotische Kräfte**, wie sie z.B. im Nucleus pulposus auftreten, Kräfte in Körperhöhlen, wie z.B. durch in-

3 engl.: *HVLA-Technique – High Velocity Low Amplitude Technique.*

trapulmonalen, intraabdominalen Druck erzeugt, können auf die Bewegungen der Gelenke einwirken.

Der Vollständigkeit halber muss bemerkt werden, dass noch andere Kräfte, wie z.B. die **Reibungs-(Friktions-)kräfte** des Gelenkknorpels auftreten. Sie werden im Allgemeinen aufgrund ihrer geringen Größe vernachlässigt, könnten aber im Falle einer Arthrose doch einen relevanten Wert darstellen.

Externe Kräfte

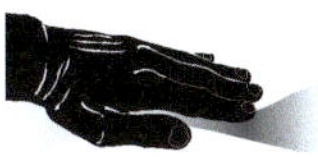

Hiezu zählen sowohl Lasten, die ein Mensch trägt, als auch Kräfte, die durch den Kliniker appliziert werden. Wir denken hierbei besonders an Kräfte, die „a-physiologische" Bewegungen, wie z.B. Dekoaptation bei axialer Traktion, hervorrufen können.

3 Grundbegriffe der Kinematik der Gelenke

3.1 Rotation und Translation

Die Kinematik (Bewegungslehre) behandelt die Gesetzmäßigkeiten, die den Bewegungsabläufen fester Körper im Hinblick auf einen anderen Körper bzw. ein Referenzsystem zugrunde liegen. Die verursachenden und in der Folge auftretenden Kräfte werden in der Kinematik nicht berücksichtigt. Folgende zwei Arten von Bewegung werden unterschieden: **Rotation** und **Translation**.

Ganz allgemein betrachtet könnte man die Rotation eines Körper als eine Bewegung entlang einer Kreisbahn um einen Punkt bzw. eine Achse beschreiben. Im Falle der Translation kommt es zu einer Parallelverschiebung des Körpers entlang einer Geraden oder Kurve.

Betrachten wir die Rotation im zweidimensionalen Raum, so fällt auf, dass diese um einen Punkt, das so genannte **Rotationszentrum,** stattfindet. Es kennzeichnet die besondere Problemstellung biomechanischer Analysen, dass eben dieser Punkt *a priori* nicht bekannt ist. Man kann daher von **inverser Kinematik** sprechen. An dieser Stelle möchten wir betonen, dass Achsen im biologischen Bereich nicht als Strukturen vorliegen. Es handelt sich daher um ein *Konzept*, das uns ein Instrumentarium mit großer Aussagekraft zur Verfügung stellt, Bewegungen möglichst genau beschreiben zu können. Darüber hinaus ist aber auch nicht bekannt, ob es sich bei der beobachteten Gelenkbewegung um eine Rotation oder Translation handelt. Wir benötigen daher eine allgemein gültige Definition und Differenzierungsmöglichkeit dieser beiden Bewegungen. Prinzipiell können zwei Elemente dafür herangezogen werden: **Bewegungsvektoren** oder das **Rotationszentrum**.

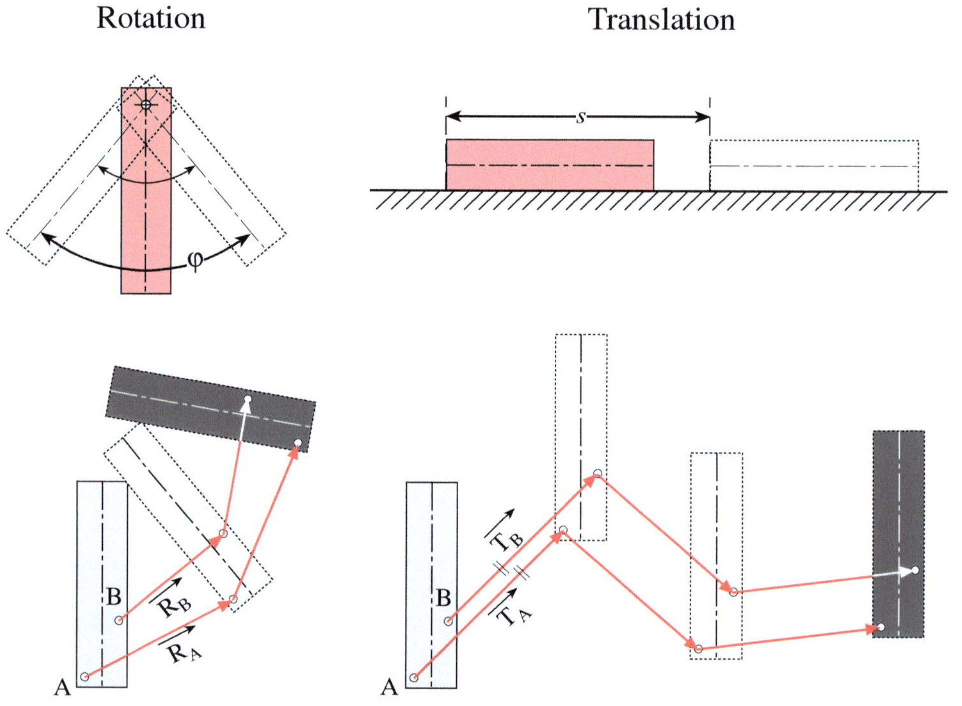

Abb. I.3
Rotation und Translation: Sind Richtung und/oder Größe und/oder Sinn der Bewegungsvektoren zweier Referenzpunkte verschieden, so handelt es sich um Rotation. Translation ist dann gegeben, wenn die Bewegungsvektoren gleich sind.

φ ... Rotationsamplitude
s ... Translationsamplitude
A, B ... Referenzpunkte
R_A, R_B ... Bewegungsvektoren in einer Rotation
T_A, T_B ... Bewegungsvektoren in einer Translation

Translation

Haben die Bewegungsvektoren (T_A, T_B) zweier Referenzpunkte (A, B) eines sich bewegenden Systems gleiche *Größe*, gleiche *Richtung* und gleichen *Sinn*, so spricht man von Translation (siehe Abb. I.3).

Rotation

Handelt es sich um eine Drehbewegung, so unterscheiden sich die Bewegungsvektoren (R_A, R_B) bezüglich ihrer *Größe*, ihrer *Richtung* und/oder ihres *Sinnes* (siehe Abb. I.3).

Was das Rotationszentrum als Unterscheidungskriterium betrifft, so finden sich dazu nähere Erläuterungen unter Punkt „Bestimmung des Rotationszentrums" auf Seite 11.

Wir wollen in diesem Zusammenhang anmerken, dass die anatomischen Bewegungstermini *Flexion/Extension, Lateralflexion* und *Rotation* im physikalischen Sinne allesamt Rotationen darstellen, da es sich um Drehbewegungen in den jeweiligen Raumebenen (sagittal, frontal, transversal) handelt.

In der klassischen Mechanik werden zur Untersuchung kinematischer Fragestellungen die Größen *Weg, Geschwindigkeit* und *Beschleunigung* verwendet. Alle drei Größen sind Funktionen der Zeit und können anhand des Weg-Zeit-, Geschwindigkeit-Zeit- und Beschleunigung-Zeit-Diagramms dargestellt werden. Prigogine und Stengers (1980) meinen dazu: *„Seit Galilei war die Beschleunigung eines Körpers eines der zentralen Probleme der Physik“*.

Für die Beschreibung der normalen Gelenkfunktion spielt jedoch das Problem der Geschwindigkeitsveränderung eine geringere Rolle und wird zugunsten räumlicher Parameter verdrängt. Dies gilt vor allem für die Betrachtung spezifischer Problemstellungen, wie sie sich aus verschiedenen manuellen klinischen Fächern ergeben.

Aristoteles fragte bereits in seiner *Physik* nach dem Unterschied zwischen Zeit und Bewegung. Seine Definition der Zeit orientiert sich an der diskreten Analyse von Bewegung: *„Dies ist nämlich die Zeit, die Zahl der Bewegung hinsichtlich eines Früher und Später.“*[4]

Das Zeitproblem, das untrennbar mit der Untersuchung von Bewegung auftritt, zeigt sich auch bei den nun folgenden Überlegungen. Dem Problem der infinitesimalen Geschwindigkeitsveränderungen in der klassischen Physik steht in der Biomechanik das Problem der infinitesimal kleinen räumlichen Veränderungen gegenüber, auf das in der Folge noch näher eingegangen wird (siehe Punkt 3.2.2 auf Seite 14).

3.2 Rotation im zweidimensionalen Raum

Häufig wird in der Klinik die **Amplitude** als Standardparameter zur Beurteilung der Funktion von Gelenken verwendet. Dies geschieht entweder über den palpatorischen Befund oder mittels einfacher bis komplexer Messhilfen wie Goniometer, Funktionsaufnahmen in der Radiologie, etc.

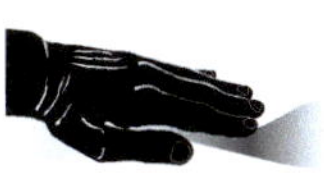

Was klinisch als die **Qualität einer Bewegung** bezeichnet wird, wird durch die Beschreibung der Amplitude jedoch nicht erfasst. Dies ist in Abb. I.4 dargestellt. Ein Wirbel führt zwei Bewegungen durch, von denen jeweils Anfangs- und Endposition angegeben sind. Während die Amplituden (φ_1, φ_2) der Bewegungen identisch sind, unterscheiden sich aber der Weg und die Endpositionen beträchtlich. Ausschlaggebend für den Unterschied zwischen den beiden Bewegungen ist die Lage des Rotationszentrums. Die hier angedeutete Differenz in der erreichten Endposition kann in Wirklichkeit bereits eine äußerst bedrohliche Situation für ein Gelenk bedeuten, obwohl die Amplitude gleich geblieben ist. Daraus geht

4 Aristoteles. Physik. Buch IV. Kap. 11. 219b.

hervor, dass neben der Amplitude die Lage des Rotationszentrums einen vertieften Aussagewert über das Bewegungsverhalten eines Gelenks besitzt. Dies kann vor allem im Rahmen der Untersuchung von Dysfunktionen von Bedeutung sein.

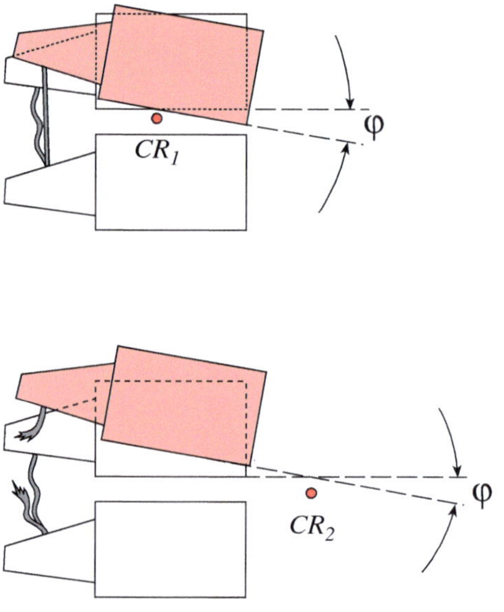

Abb. I.4
Rotation eines Wirbels um zwei verschiedene Rotationszentren (CR_1, CR_2). Die Amplituden (φ) sind gleich, es handelt sich jedoch um zwei verschiedene Bewegungen. Im zweiten Fall könnte es zur Schädigung der posterioren Strukturen kommen.

3.2.1 Das Rotationszentrum

Terminologie

In der Folge wird der Begriff Rotationszentrum verwendet. Als Abkürzung halten wir uns an die englische Schreibweise und verwenden **CR** für *Center of Rotation*. Begriffe wie Bewegungszentrum, Bewegungspunkt, Drehzentrum, Rotationszentrum können als synonym betrachtet werden.

Definition

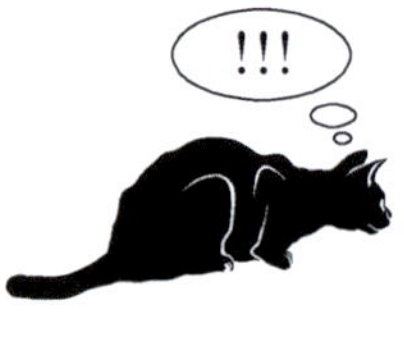

Geometrisch wird das Rotationszentrum im zweidimensionalen Raum als Punkt definiert, um den sich der rotierende Körper entlang einer Kreisbahn bewegt. Der Punkt kann innerhalb, aber auch außerhalb des Körpers liegen. In diesem Fall kann der Körper virtuell über das Rotationszentrum hinaus gedacht werden. Betrachtet man die zurückgelegte Bogenstrecke verschiedener Punkte des rotierenden Körpers, so fällt auf, dass diese zum Rotationszentrum hin immer kleiner wird. Das Rotationszentrum selbst stellt schließlich jenen Punkt dar, an dem keine Bewegung mehr stattfindet (Abb. I.5). In der Mechanik würde man dies exakter als jenen Punkt definieren, bei dem der *Geschwindigkeitsvektor* Null ist. Im mathematischen Sinne handelt es sich demnach um einen Punkt: die Dimension eines Punktes ist gleich Null.

Ausgehend von dieser Definition kann man nun verstehen, warum Bänder häufig zu einer bestimmten Zone hin konvergieren: diese Areale stellen die ungefähre Lage des Rotationszentrums dar.

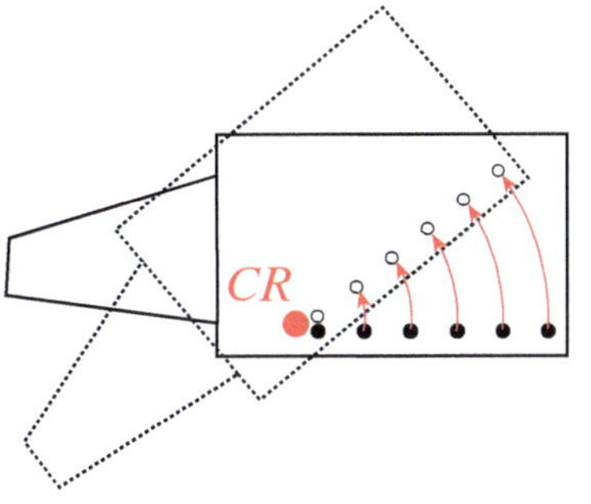

Abb. I.5
Das Rotationszentrum (CR) ist jener Punkt, an dem der Geschwindigkeitsvektor Null ist. Allgemein ausgedrückt, wäre dies der Punkt, an dem es keine Bewegung gibt.
Die Punkte stellen Massepunkte des rotierenden Körpers in unterschiedlicher Entfernung zum Drehpunkt dar. Die Pfeile repräsentieren die zurückgelegte Bogenstrecke der jeweiligen Punkte (in der Ausgangsstellung schwarz, in der Endstellung weiß).

Bestimmung des Rotationszentrums

Das Rotationszentrum kann graphisch und somit geometrisch mittels der vom deutschen Mathematiker Franz Reuleaux (1829–1905) entwickelten Methode, der *Reuleaux-Methode* (1875), bestimmt werden. Darüber hinaus kann auch eine *vektorielle Methode (Matrizennotation)* verwendet werden.

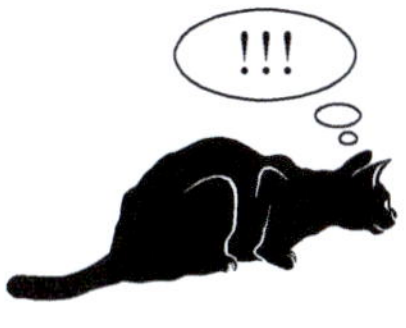

Bei Anwendung der in Abb. I.6 auf Seite 12 dargestellten **Reuleaux-Methode** werden am zu untersuchenden Körper zunächst mindestens zwei Referenzpunkte (A, B) in der Ausgangsstellung definiert. Führt der Körper eine Bewegung im Raum durch, so können die beiden Bezugspunkte in der Endstellung als A' und B' wiedergefunden werden. Wendet man die von Reuleaux beschriebene Methode an, so kann das Rotationszentrum (CR) als Schnittpunkt der Streckensymmetralen (*a*, *b*) der Verbindung AA' und BB' ermittelt werden. Auf Grenzen und Probleme dieser Methode und die daraus resultierenden Fehlerquellen wird an späterer Stelle genauer eingegangen.

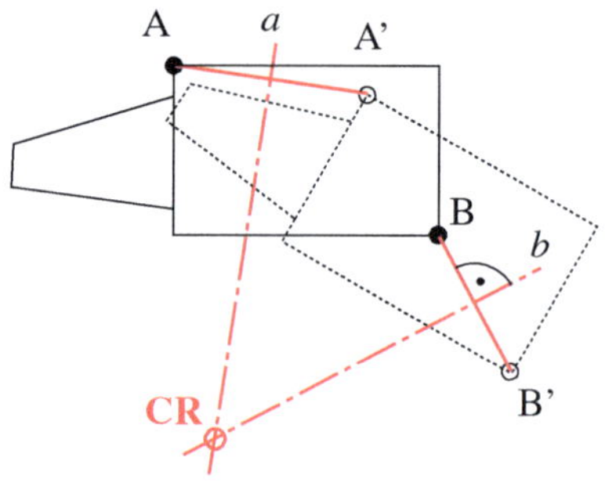

Abb. I.6
Mittels der Reuleaux-Methode kann das Rotationszentrum (CR) durch den Schnittpunkt der Streckensymmetralen (*a, b*) der Verbindungen mindestens zweier Referenzpunkte (A, B) im zweidimensionalen Raum bestimmt werden. Ein dritter Referenzpunkt C wäre im Hinblick auf die Bestimmung des CR theoretisch redundant, könnte aber praktisch zur Steigerung der Messgenauigkeit verwendet werden.

Mathematische Bestimmung des Rotationszentrums

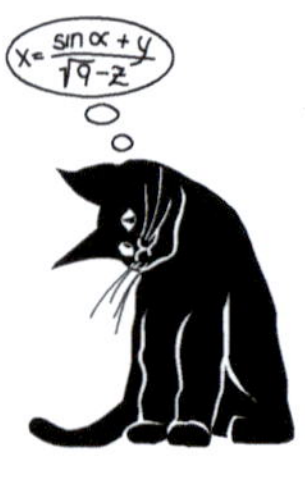

Für diese Bestimmung müssen die Koordinaten (*X, Y*) von mindestens zwei Referenzpunkten *A, B* für die Ausgangsposition und A', B' für die Endposition gegeben sein. Dies ergibt (Panjabi, 1979):

A: X_1, Y_1

B: X_2, Y_2

A': X_3, Y_3

B': X_4, Y_4

$$C_X = \frac{(Y_4 - Y_2)E - (Y_3 - Y_1)F}{2G} \qquad \text{(I.1)}$$

$$C_Y = \frac{(X_3 - X_1)F - (X_4 - X_2)E}{2G} \qquad \text{(I.2)}$$

wobei

$$E = X_3^2 - X_1^2 + Y_3^2 - Y_1^2$$

$$F = X_4^2 - X_2^2 + Y_4^2 - Y_2^2$$

$$G = (X_3 - X_1)(Y_4 - Y_2) - (X_4 - X_2)(Y_3 - Y_1)$$

$$\varphi = \arcsin \frac{(X_1 - X_C)(Y_3 - Y_C) - (X_3 - X_C)(Y_1 - Y_C)}{(X_1 - X_C)^2 + (Y_1 - Y_C)^2} \qquad \text{(I.3)}$$

Translation – Ein Sonderfall der Rotation

Vergleicht man Rotation und Translation bezüglich der Lage des Rotationszentrums, so kann die Translation kinematisch als eine Rotation um ein Rotationszentrum im Unendlichen beschrieben werden. Wendet man die Reuleaux-Methode zur Bestimmung des Rotationszentrums an, so kommen in diesem Fall die Streckensymmetralen parallel zueinander zu liegen (siehe Abb. I.7).

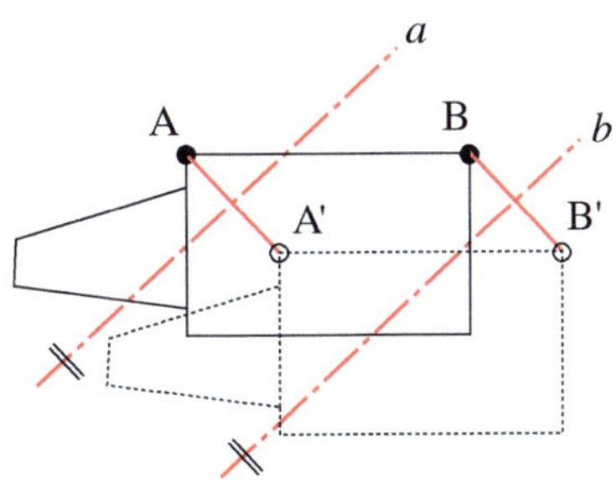

Abb. I.7
Im Falle einer Translation liegen die beiden Streckensymmetralen (*a, b*) parallel zueinander.

In der Euklid-Geometrie schneiden sie sich im Unendlichen. In der biomechanischen Praxis, d.h. im Sinne der inversen kinematischen Analyse, wird man das Rotationszentrum im Unendlichen niemals bestimmen können. Dies ist mehrfach bedingt: in erster Linie aufgrund der unvermeidlichen Messfehler sowie der Tatsache, dass Gelenkflächen nicht perfekt plan sind, und weil es das mathematische Vorgehen formell nicht erlaubt.

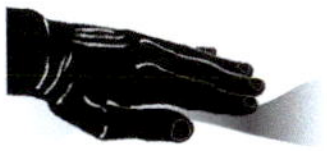

Wird in der Praxis, z.B. bei der Ausführung passiver Tests, eine Translation durchgeführt, so handelt es sich hierbei genau genommen um eine Rotation, deren Zentrum sehr weit vom Gelenk entfernt liegt. Findet man bei der Analyse ein Rotationszentrum in gewisser Entfernung vom Gelenk, so könnte eine solche Bewegung als Translation beschrieben werden. Wir möchten betonen, dass ein Grenzwert für die Distanz des Rotationszentrums vom Gelenk, ab dem von Translation gesprochen wird, eine willkürliche Konvention darstellt. Es ist unerheblich, ob diese Grenze bei 50 cm oder 1 m liegt. Befindet sich das Rotationszentrum in einer solchen Entfernung vom Gelenk, so kann mit bloßem Auge wohl kaum z.B. die Differenzierung der Bewegung eines Wirbels in Bezug auf Rotation und Translation vorgenommen werden.

Der in Abb. I.8 auf Seite 14 dargestellte Wirbel dreht um ein 30 cm unter ihm liegendes Rotationszentrum mit einer Amplitude von 2° in Richtung Flexion. Dies entspricht einer zurückgelegten Bogenstrecke von mehr als 10 mm (Arcus = Radius · $\sin\varphi$). Bei einer Amplitude von 0,5° würde diese Bogenstrecke immer noch ca. 2,6 mm betragen. In der klinischen Beurteilung der Zahlenwerte der Amplituden könnte es hier zu widersprüchlichen Interpretationen kommen. Beruft man sich auf die Angaben in Graden, so würde man dies als *Hypomobilität* bezeichnen, berücksichtigt man jedoch die Angabe in Millimetern, so könnte dies als Instabilität, d.h. *Hypermobilität* interpretiert werden. In Punkt 7.2 auf Seite 60 werden wir auf dieses Problem nochmals eingehen.

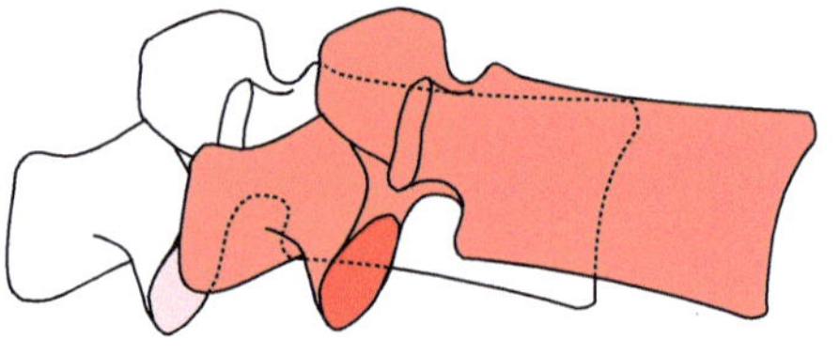

Abb. I.8
Dieser lumbale Wirbel wurde um ein 30 cm entferntes Rotationszentrum um 2° in Flexion rotiert. Mit bloßem Auge ist bereits sehr schwer zu erkennen, ob es sich um Rotation oder Translation handelt. In Wirklichkeit können wir davon ausgehen, dass eine solche Bewegung, die zu einer Antelisthesis um ca. einen halben Wirbelkörper führt, nicht vorkommt.

3.2.2 Diskretes Rotationszentrum versus momentanes Rotationszentrum

Diese Sachlage wird als *Kontinuum-Problem* in der Philosophie seit der Antike diskutiert. Der Philosoph Edmund Husserl (1859–1938) widmet sich diesem Problem in den *Vorlesungen zur Phänomenologie des inneren Zeitbewußtseins* (Husserl, 1986:87–142). Er begreift das Jetzt (*Urimpression*) lediglich als abstrakten Punkt, der aber im Zeiterleben ständig das Mitbewusst-haben des Vergangenen (*Retention*) und die Antizipation auf ein Zukünftiges hin (*Protention*) mit einschließt. Zeit wird demnach nicht als eine Abfolge von diskreten Punkten („Jetzten") erlebt, sondern als Fluss.

In der Reuleaux-Methode wird das Rotationszentrum aus zwei Positionen heraus ermittelt: man erhält ein **diskretes** (engl.: *discrete* oder *finite*) Rotationszentrum in Bezug auf eine Anfangs- und eine Endposition. Prinzipiell könnte man die Anfangs- und Endpositionen einer Gelenkbewegung dazu verwenden, für den gesamten Bewegungsumfang ein einziges, diskretes Rotationszentrum zu ermitteln.

Das Problem ist aber nun, dass man bei dieser Vorgangsweise nichts darüber erfährt, was *zwischen* den beiden Extrempositionen geschieht. Im idealisierten Fall, wenn also die Gelenkpartner eine reine Rotation um ein einziges Rotationszentrum beschreiben, ähnlich einem drehbaren Hebel, der an einer Stange gelenkig befestigt ist, würde die Methode mit den Endpositionen genügen. Die Bewegung wäre durch ein einziges, diskretes Rotationszentrum eindeutig beschreibbar. Ändert sich jedoch das Rotationszentrum während der Bewegung, so führt diese *„Endpositionsmethode"* zu einem unexakten Ergebnis.

Hier taucht nun auch, wie in der klassischen Mechanik, die dem Bewegungsbegriff inhärente Zeitproblematik wieder auf. Wo in den klassischen Newtonschen Fragestellungen die Geschwindigkeitsänderung in der Zeit zum Kernstück der Analyse wird, so wird es hier in spezifisch biomechanischer Sichtweise die Änderung des Rotationszentrums in der Zeit. Das Zeitproblem wird dahingehend evident, dass von vornherein schon von *„Positionen"* ausgegangen wird, die das Wesen der Bewegung nur annähernd zu fassen vermögen.

Die Näherungslösung des Problems liegt im Zerlegen einer Bewegung in möglichst kleine Schritte, was mathematisch einer Grenzwertaufgabe entspricht. Das heißt:

Die Zeitspanne zwischen zwei Positionen wird unendlich klein: $\Delta t \rightarrow 0$ und somit wird die Bewegungsamplitude unendlich klein: $\Delta\varphi \rightarrow 0$. Würden Δt und $\Delta\varphi$ gleich Null, so fände keine Bewegung mehr statt. Da es uns aber um die Untersuchung von Bewegung geht, müssen wir in Form einer Annäherung im endlichen Bereich bleiben.

Dieses Problem könnte mittels Differentialrechnung gelöst werden. In diesem Fall würde man von einem **momentanen Rotationszentrum** sprechen (engl.: *Instantaneous Center of Rotation – **ICR***). Kommen die diskreten Rotationszentren in einer Anordnung zu liegen, die als Kurve interpretierbar wäre, so könnte das ICR durch Interpolation bestimmt werden.

Praktische Anwendung der Reuleaux-Methode an Röntgenbildern

Hat man z.B. Funktionsaufnahmen der Wirbelsäule zur Verfügung, so könnte man die Koordinaten verschiedener Referenzpunkte der Wirbeln in den verschiedenen Stellungen in einem gegebenen Referenzsystem vermessen. Mittels eines Rechenverfahrens könnte somit die Kinematik segmental oder/und global bestimmt werden.

Nimmt man gewisse Ungenauigkeiten in Kauf, so kann anhand des folgenden einfachen Verfahrens die Lage der Rotationszentren grob abgeschätzt werden, und dies ohne technischen Aufwand. Im klinischen Alltag könnte das ausreichend sein.

Wir nehmen zu diesem Zweck zwei sagittale Röntgenaufnahmen der Halswirbelsäule in Neutralstellung (Bild 1; in Abb. I.9 schwarz) und Flexion (Bild 2; in Abb. I.9 rot) und legen sie so übereinander, dass z.B. C7 möglichst deckungsgleich auf C7 zu liegen kommt. C6 sieht man dann einmal in Neutralstellung und einmal in Flexion. Mit ein wenig Übung kann man sich Referenzpunkte in den zwei Positionen vorstellen und im Geiste die Reuleaux-Methode durchführen. Die CR-Zone kann somit ungefähr abgeschätzt werden. Beobachtet man die Deckplatten von C6, so erhält man eine Idee der Amplitude. Um die Kinematik von C5 abzuschätzen, verdreht man eines der beiden Bilder so, dass nun C6 in etwa deckungsgleich auf C6 zu liegen kommt usw. Die Amplitude der Drehbewegung des Bildes entspricht dabei der Amplitude des jeweiligen Wirbels.

Diese einfache Methode könnte dahingehend verfeinert werden, dass mindestens zwei Löcher durch das oben liegende Bild gestochen werden (siehe Abb. I.10 auf Seite 17). Durch diese Löcher können in jeder Stellung Referenzpunkte am unten liegenden Bild markiert werden. Wiederholt man den Vorgang für die gesamte Halswirbelsäule, so erhält man Bewegungsbahnen der Referenzpunkte, die eine Bestimmung der Rotationszentren nach der Reuleaux-Methode ermöglichen. Somit kann das Rotations-zentrum für jedes Segment bestimmt werden.

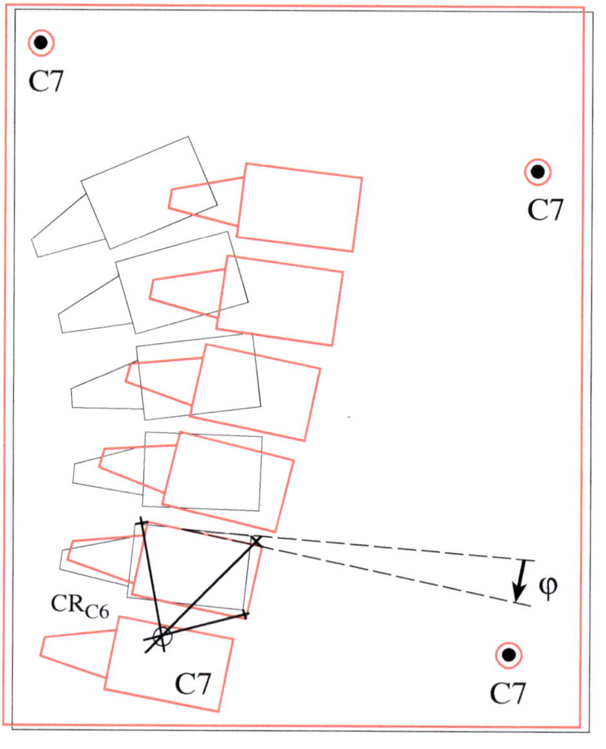

Abb. I.9
Für eine einfache Bestimmung des Rotationszentrums werden zwei sagittale Röntgenaufnahmen der Halswirbelsäule in Neutralstellung (schwarz) und Flexion (rot) so übereinander gelegt, dass C7 möglichst deckungsgleich auf C7 zu liegen kommt. Ab C6 sind alle Wirbeln in Neutralstellung und in Flexion zu sehen. Die Reuleaux-Methode kann nun für C6 durchgeführt werden, um die CR-Zone ungefähr abzuschätzen. Beobachtet man die Deckplatten von C6, so erhält man eine Idee der Amplitude (φ). In Vorbereitung auf den nächsten Schritt (siehe Abb. I.10 auf Seite 17) werden in diesem Beispiel 3 Referenzpunkte im Hinblick auf C7 an beiden Bildern angebracht, indem Löcher in das obere (rote) Bild gestochen werden, um das darunter liegende Bild (schwarz) zu markieren.

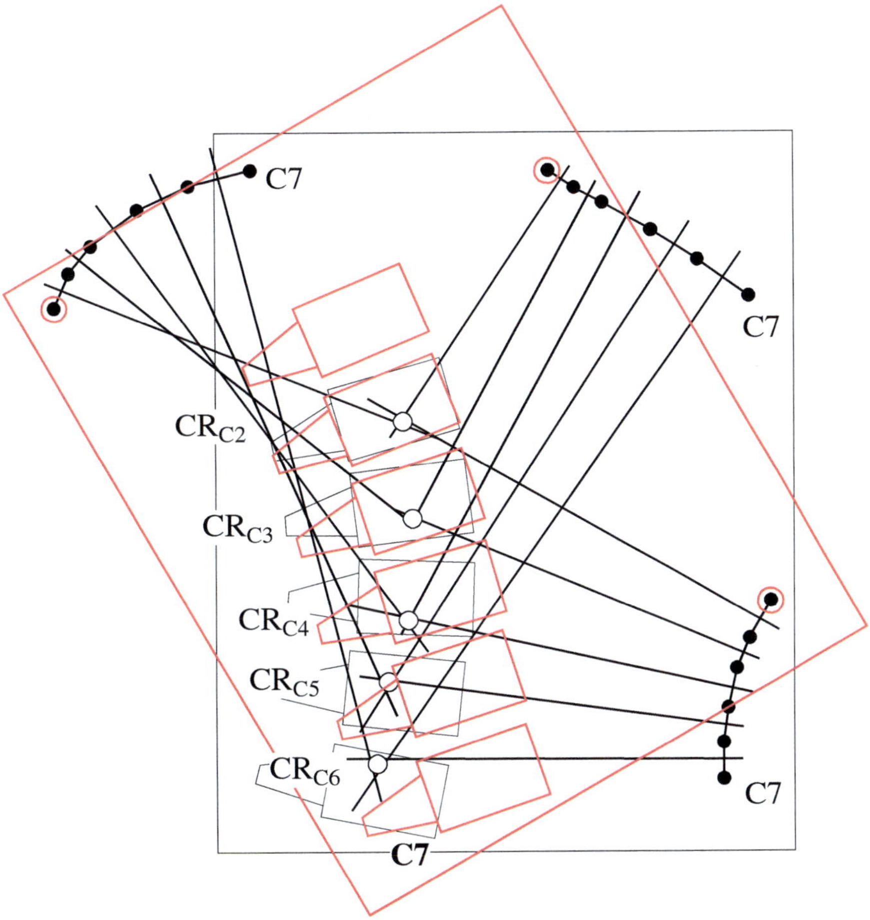

Abb. I.10
Der in Abb. I.9 auf Seite 16 für die Bestimmung des Rotationszentrums von C6 beschriebene Vorgang wurde hier verbessert und für alle Segmente der Halswirbelsäule bis C2 angewandt. Durch die Bildung der Streckensymmetralen der Verbindungsstrecken der einzelnen Referenzpunkte konnten so Schritt für Schritt die Rotationszentren bis C2 bestimmt werden, indem das oben liegende Bild (rot) immer wieder so gedreht wurde, dass jeweils ein Wirbel deckungsgleich zu liegen kommt.

3.2.3 Anhäufung von Rotationszentren

Da sich der Aussagewert des diskreten Rotationszentrums nur über das Verhalten des Gelenks innerhalb eines gewissen Bereiches beschränkt, ist man in der Analyse bemüht, möglichst viele solcher kleinen Schritte aneinanderzureihen, um eine eventuelle Verlagerung des Rotationszentrums beobachten zu können. Man erhält somit eine gewisse Anzahl von diskreten Rotationszentren, die entweder innerhalb einer gewissen Streuungszone oder auf einer Kurve (*Zentrode* im zweidimensionalen, *Axode* im dreidimensionalen Raum) liegen. Die Entscheidung, ob man von einer **Streuungszone** oder einer **Zentrode** spricht, ist gelenkabhängig und unterliegt letztendlich einer subjektiven Einschätzung, innerhalb derer zusätzlich die Messfehler berücksichtigt werden müssen.

Eine Streuungszone kann mit Hilfe des Mittelwerts und der Standardabweichung nach x und y sowie Minimal- und Maximalwert statistisch beschrieben werden. Kommen, wie oben erwähnt, die Rotationszentren auf einer Kurve zu liegen, so kann die Zentrode durch Interpolation bestimmt werden.

3.2.4 Sequenzen von Rotationen bzw. Rotationen und Translationen

Fall 1 – Sequentielle Rotationen mit gleichem Rotationszentrum

Siehe dazu Abb. I.11

Indem Rotationszentren aneinander gereiht werden, kann eine Bewegung als Summe mehrerer Einzelrotationen betrachtet werden. Abb. I.11 zeigt den Trivialfall zweier aufeinander folgender Rotationen (R_1, R_2) um dasselbe Rotationszentrum. Diese können mittels Aneinanderreihung ($R_1 + R_2$) durch eine weitere Rotation (R_3) ersetzt werden. Hiermit finden alle drei Rotationen um dasselbe Rotationszentrum (CR) statt. Die Amplitude (φ_3) der Rotation (R_3) ist die Summe der Amplituden (φ_1) und (φ_2) von R_1 und R_2. Formal kann dies wie folgt ausgedrückt werden:

$$R_1 + R_2 \Rightarrow R_3 \quad (\text{mit } \varphi_1 + \varphi_2 = \varphi_3) \tag{I.4}$$

Fall 2 – Sequentielle Rotationen mit verschiedenen Rotationszentren

Siehe dazu Abb. I.12

Folgen mehrere Rotationen um verschiedene Rotationszentren (CR_1, CR_2) aufeinander, so können diese ebenfalls durch *eine* Rotation um ein weiteres Rotationszentrum (CR_3) ersetzt werden (siehe Abb. I.12). Dies entspricht dem *Euler-Theorem*. CR_3 kommt zwischen CR_1 und CR_2 zu liegen. Die Amplitude der Rotation (R_3) ist nicht die Summe der Amplituden von R_1 und R_2. Wir können, wie im vorigen Beispiel, wieder formal schreiben:

$$R_1 + R_2 \Rightarrow R_3 \quad (\text{mit } \varphi_1 + \varphi_2 \neq \varphi_3) \tag{I.5}$$

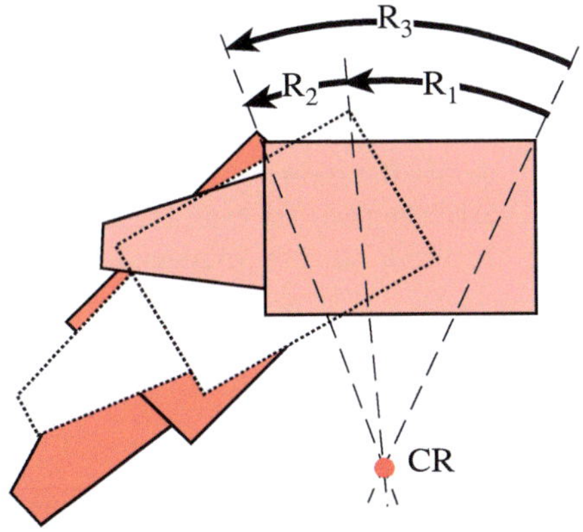

Abb. I.11
Trivialfall zweier aufeinander folgender Rotationen (R1, R2), die um dasselbe Rotationszentrum (CR) stattfinden.

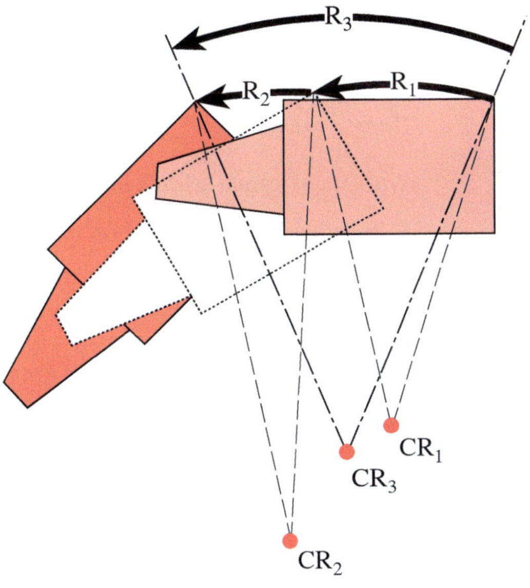

Abb. I.12
Aneinanderreihung zweier Rotationen (R_1, R_2) um zwei unterschiedliche Rotationszentren (CR_1, CR_2). Die beiden Rotationen können durch eine einzige Rotation R_3 um den Drehpunkt CR_3 ersetzt werden.

Fall 3 – Sequentielle Rotationen mit verschiedenen Rotationszentren, gleicher Amplitude und gegenläufigem Drehsinn

Führt ein Körper nacheinander Rotationen (R_1, R_2) mit entgegengesetztem Drehsinn ($+\varphi$, $-\varphi$) mit derselben Amplitude ($\varphi = |-\varphi|$) um verschiedene Rotationszentren durch, so ergibt sich bei Weglassen der Zwischenschritte eine Translation (T). Dies kann mittels der Reuleaux-Methode aus der Anfangs- und Endposition gezeigt werden.

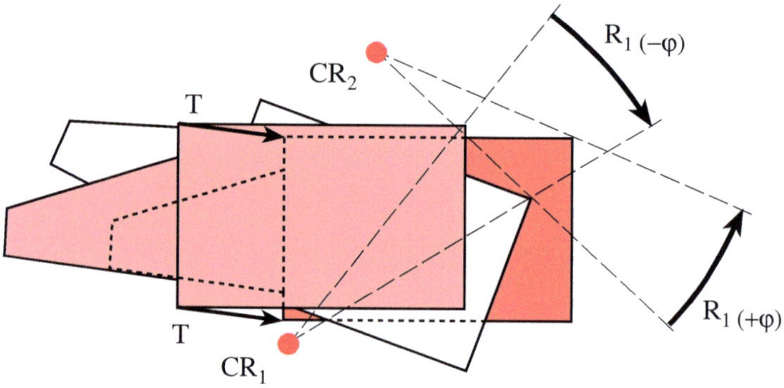

Abb. I.13
Zwei aufeinander folgende, entgegengesetzte Rotationen (R_1, R_2) mit derselben Amplitude ($+\varphi = |-\varphi|$) um zwei verschiedene Drehpunkte (CR_1, CR_2) können durch eine Translation (T) ersetzt werden.

Wir können formal schreiben:

$$R_1 + R_2 \Longrightarrow T \quad (\text{mit } +\varphi = |-\varphi|) \tag{I.6}$$

Fall 4 – Zerlegung einer Translation

Eine Translation lässt sich in zwei Rotationen zerlegen, wobei deren Amplituden gleich groß aber entgegengesetzt sein müssen. Es handelt sich um den inversen Vorgang, wie im vorigen Punkt beschrieben und kann auch aus Abb. I.13 entnommen werden. Prinzipiell kann eine Translation in unendlich viele Rotationen zerlegt werden. Dies kann wie folgt geschrieben werden:

$$T \Longrightarrow R_1 + R_2 + R_3 + \ldots\ldots + R_n \tag{I.7}$$

Fall 5 – Rotation mit Translation

Folgt eine Rotation (*R*) einer Translation (*T*) oder umgekehrt, so kann dies stets durch eine einzige Rotation (*R'*) ersetzt werden. Wir erhalten eine einzige Lösung und können formal schreiben:

$$T + R \Longrightarrow R' \quad \text{(1 Lösung)} \qquad \text{(I.8)}$$

Fall 6 – Zerlegung einer Rotation

Es sei eine Rotation wie in Abb. I.14 gegeben. Diese Rotation lässt sich in eine Rotation mit nachfolgender Translation zerlegen. Prinzipiell gibt es eine unendlich große Zahl von Möglichkeiten, eine solche Zerlegung durchzuführen. Wir erhalten demnach unendlich viele Lösungen und können formal schreiben:

$$R \Longrightarrow R' + T \quad (\infty \text{ Lösungen}) \qquad \text{(I.9)}$$

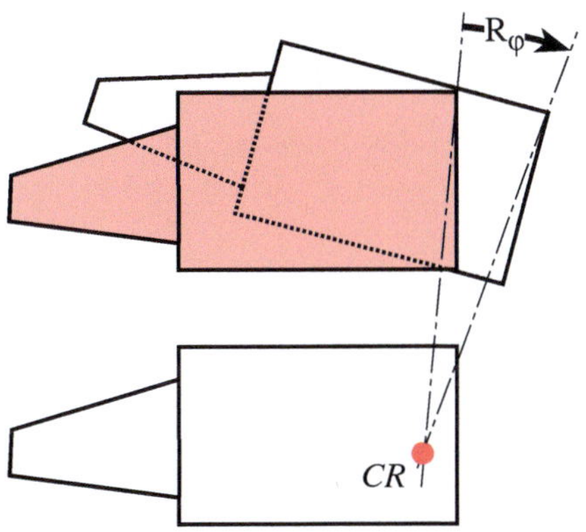

Abb. I.14
Anhand zweier Positionen eines Wirbels wurde ein diskretes Rotationszentrum (CR) ermittelt.

Biomechanisch betrachtet ist es unseres Erachtens nach nicht unproblematisch, eine Rotation, wie hier beschrieben, zu zerlegen. Die Problematik einer solchen Vorgehensweise soll an folgendem Beispiel veranschaulicht werden:

Zwei Positionen eines Wirbels werden festgestellt und aufgenommen. Aus diesen lässt sich mittels der Reuleaux-Methode ein diskretes Rotationszentrum (CR) ermitteln. Die Bewegung des Wirbels kann somit als Rotation (R) mit einer Amplitude (φ) um ein diskretes Rotationszentrum (CR) beschrieben werden (siehe Abb. I.14).

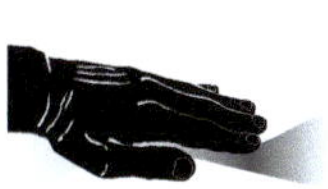

Speziell in Bezug auf die Wirbelsäule ist es für den Kliniker nahe liegend, den Versuch zu unternehmen, im Rahmen einer solchen Bewegung eine Translation zu bestimmen (Brinckmann et al., 2000, S. 34). Da diese Bestimmung aber eine unendlich große Anzahl von Lösungen produziert, ist dieser Prozess willkürlich (siehe Abb. I.15 auf Seite 23). Die der Rotation nachfolgende Translation hängt von der Wahl der Lage des Rotationszentrums ab. So kann im Falle der Abb. I.15 A diese nachfolgende Translation (T_1) nach anterior-inferior im Sinne einer Antelisthesis mit Koaptation bestimmt werden. Im Falle der Abb. I.15 B findet diese Translation (T_2) nach anterior-superior im Sinne einer Antelisthesis mit Dekoaptation statt. Im Falle einer Zerlegung wie in Abb. I.15 C kann für die Translation (T_3) sogar eine Retrolisthesis bestimmt werden.

Es könnten weitere, unzählige Beispiele angeführt werden. Die Zerlegung erhält dadurch eine Beliebigkeit, die zu einer verwirrenden Situation führt. Wir werden an späterer Stelle auf dieses Problem zurückkommen (siehe Punkt 7.5.1 auf Seite 65).

3.3 Freiheitsgrade

Der Begriff der Freiheitsgrade kann nach verschiedenen, sich aber ergänzenden Gesichtspunkten definiert werden:

- Kinematisch
- Mechanisch

Kinematisch

Die Anzahl der Freiheitsgrade entspricht der Zahl jener Parameter, die benötigt werden, um eine Bewegung eindeutig und ohne Redundanz beschreiben zu können.

Mechanisch

Die Anzahl der Freiheitsgrade entspricht der Anzahl der Bewegungen, die ein Körper ausführen kann.

Je größer die Anzahl der Dimensionen des Raumes wird, innerhalb dessen Bewegung analysiert werden soll, desto größer muss auch die Zahl der Parameter sein, um diese eindeutig festlegen zu können. Diese Beziehung zwischen Anzahl der Dimensionen und der Anzahl der benötigten Parameter wurde von Bernhard Riemann (1826–1866) wie folgt definiert:

Wenn N_P die Zahl der Parameter und Z_{Dim} die Anzahl der Dimensionen ist, dann gilt:

$$N_P = \frac{1}{2} Z_{Dim} (Z_{Dim} + 1) \qquad (I.10)$$

Für verschiedene Dimensionen ergibt dies z.B.:

- **Null Dimensionen** → Null Parameter: Das Bewegungssystem fällt mit dem Bewegungspunkt zusammen. Ein Punkt besitzt die Dimension Null, er kann sich nicht bewegen und es gibt keine Bewegung.
- **1 Dimension** → 1 Parameter: Dies entspricht der Translation entlang einer Geraden.

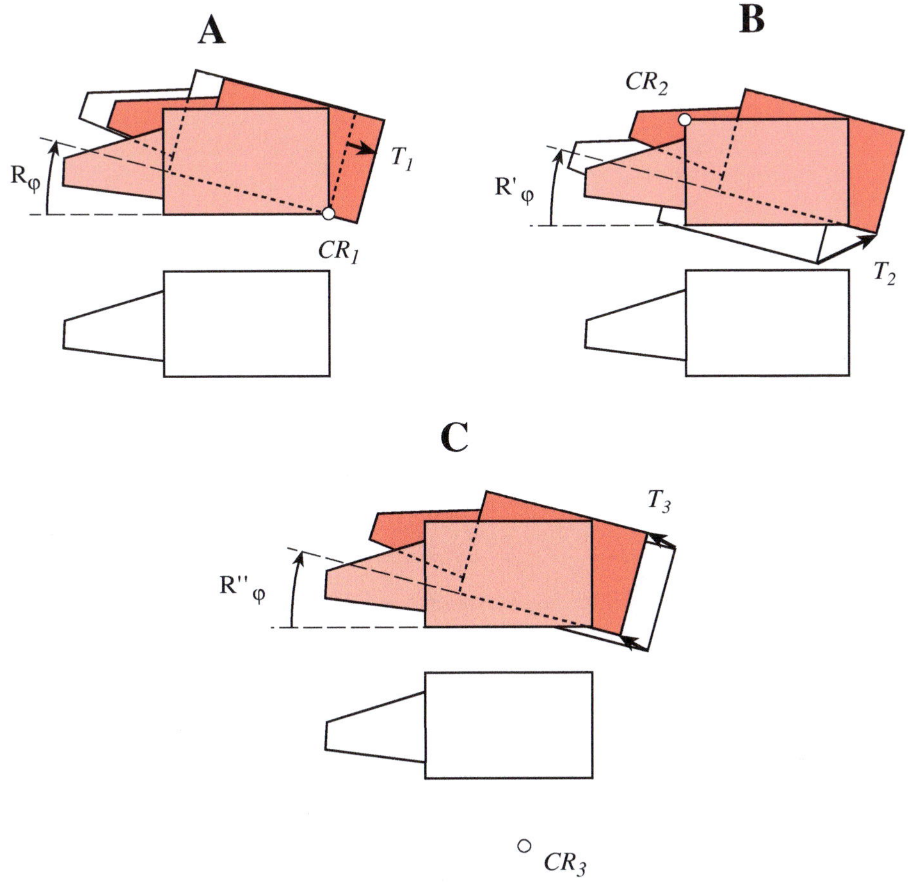

Abb. I.15
Abhängigkeit der Translation von der Wahl der Lage des Rotationszentrums bei der Zerlegung einer Rotation.

Beispiel A zeigt eine Translation (T_1) im Sinne einer Antelisthesis und Koaptation, die in Folge einer Rotation (R_φ) um das Rotationszentrum (CR_1) entsteht.

Beispiel B zeigt eine Translation (T_2) im Sinne einer Antelisthesis und Dekoaptation, die bei der Wahl eines Rotationszentrums (CR_2) entsteht.

Beispiel C zeigt eine Translation (T_3) im Sinne einer Retrolisthesis und Dekoaptation, die bei der Annahme eines Rotationszentrums (CR3) entsteht.

Diese Analyse zeigt, dass das Problem auf diesem Weg keiner befriedigenden Lösung zugeführt werden kann. Die Frage, ob es sich um *Ante-* oder *Retrolisthesis* handelt, ist so nicht beantwortet.

- **2 Dimensionen** → 3 Parameter (siehe Abb. I.16): Die Rotation kann über den Winkel φ, die Translation, ob parallel zur Koordinatenachse oder schräg, kann stets über die *x*- und *y*-Komponente eindeutig beschrieben werden.

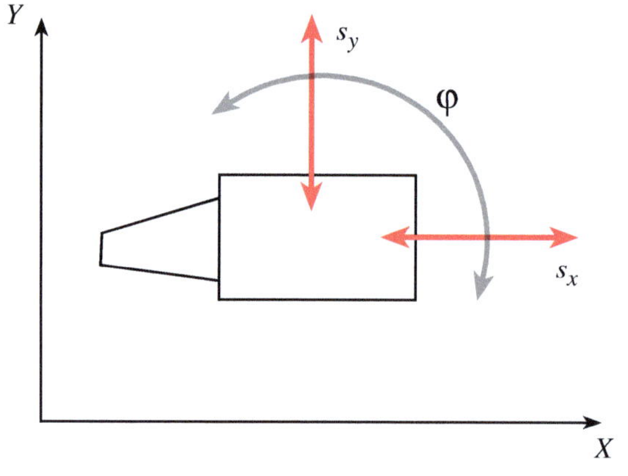

Abb. I.16
Die drei Parameter, die eine Bewegung im zweidimensionalen Raum beschreiben:
1) Rotation φ
2) Translation s_x
3) Translation s_y

- **3 Dimensionen** → 6 Parameter (siehe Abb. I.17): Im dreidimensionalen Raum sind folgende Parameter nötig, um eine Bewegung eindeutig beschreiben zu können:
  - s_x ...Translation entlang *X*
  - s_y ....Translation entlang *Y*
  - s_z ....Translation entlang *Z*
  - φ_x ...Rotation um *X*
  - φ_y ...Rotation um *Y*
  - φ_z ...Rotation um *Z*

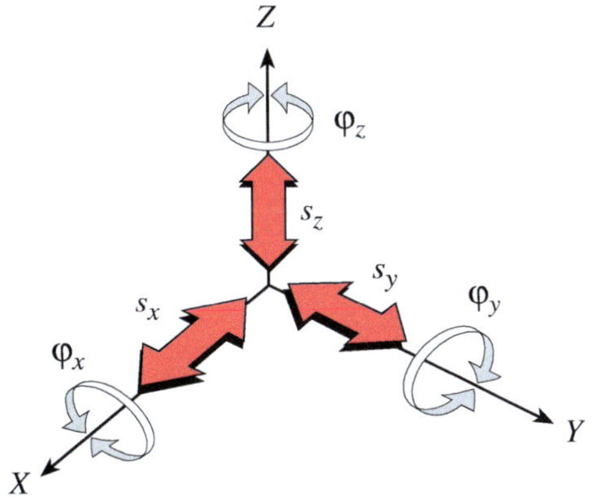

Abb. I.17
Die sechs Freiheitsgrade im dreidimensionalen Raum ergeben sich aus Rotationen (φ_x, φ_y, φ_z) um und Translationen (s_x, s_y, s_z) entlang der drei Koordinatenachsen.

Klinische Relevanz

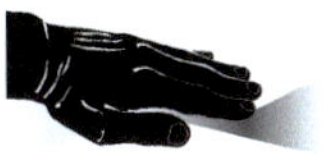

Die Einbeziehung möglichst vieler Freiheitsgrade wurde zu einem dominanten Bestandteil der Weiterentwicklung und Verfeinerung osteopathischer Techniken mit dem Ziel höherer Präzision und damit auch optimaler Effektivität und Sicherheit für den Patienten. Die Entwicklung hat gezeigt, dass damit sowohl die Bewegungsamplitude als auch die angewandte Kraft während einer Mobilisation, insbesondere bei Manipulationstechniken, minimiert werden können. Man spricht daher auch von **Multi-Komponenten-Techniken** (engl.: *multi component techniques*). Siehe dazu Abb. I.18 auf Seite 26.

3.4 Bewegung im dreidimensionalen Raum

Sobald Bewegung im zweidimensionalen Raum stattfindet, kann diese mittels der Reuleaux-Methode beschrieben werden. Man findet immer ein Rotationszentrum, eventuell im Unendlichen. Im dreidimensionalen Raum wird dieses durch die Rotationsachse repräsentiert. Grundsätzlich kann, sobald Bewegung stattfindet, eine Achse beschrieben werden. Dies entspricht dem *Chasles-Theorem*.

Achsen liegen als Produkt einer kinematischen Analyse in der Regel schräg in Bezug zum Sagittal-Frontal-Transversal-System. Die orthogonale Lage zu einer der drei anatomischen Raumebenen ist eher als Sonderfall zu betrachten. Neben den drei rotatorischen müssen dabei auch die drei translatorischen Komponenten berücksichtigt werden. Eine solche Bewegung kann durch das **Konzept der helikoidalen Achse** beschrieben werden. Die Achse wird im Englischen als *helicoidal axis of motion (HAM)* bezeichnet.

Wir werden an späterer Stelle noch auf weitere Beschreibungsmöglichkeiten einer Bewegung im dreidimensionalen Raum eingehen (siehe Punkt 4 auf Seite 36).

Die Definition der helikoidalen Achse

Es werden sechs Parameter benötigt, um die Bewegung im dreidimensionalen Raum zu beschreiben. Eine Achse stellt eigentlich eine Gerade im Raum dar. Somit werden vier der sechs Parameter gebraucht, um die **Lokalisation** (engl.: *localisation* oder *position*) und **Orientierung** (engl.: *orientation* oder *direction*) dieser Geraden im Raum zu definieren. Die übrigen beiden Parameter dienen dazu, die Rotation um und die Translation entlang der Achse zu definieren.

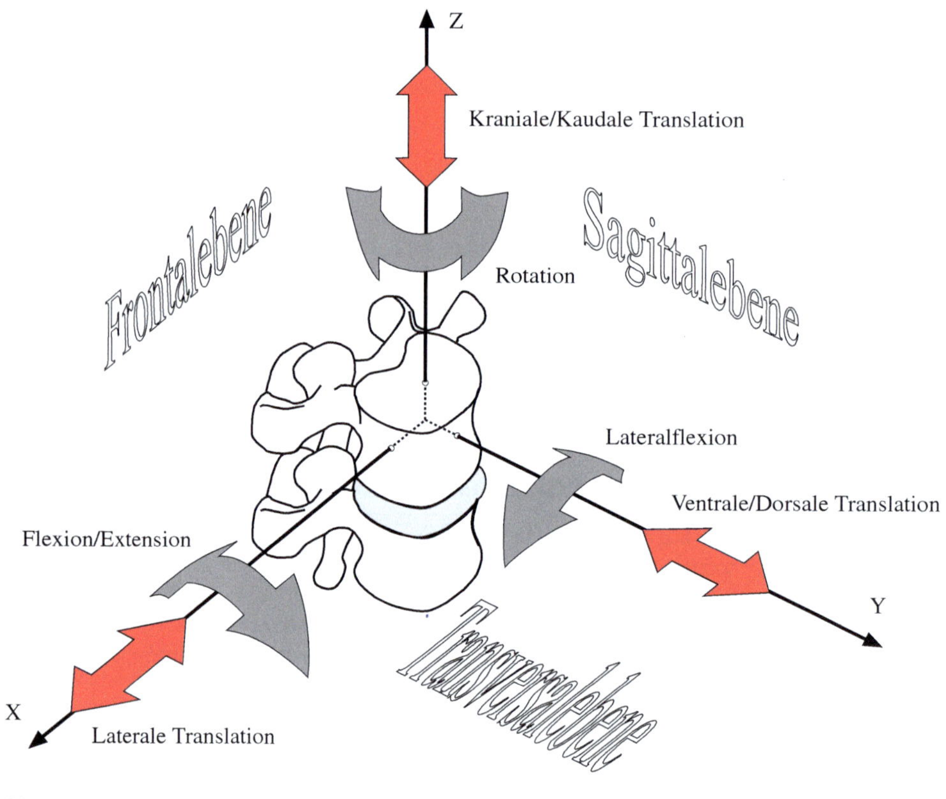

Abb. I.18
Die sechs Freiheitsgrade des dreidimensionalen Raumes auf die anatomischen Raumebenen und deren Bewegungstermini am Beispiel der Wirbelsäule übertragen. Es handelt sich um die drei rotatorischen Freiheitsgrade Flexion/Extension, Rotation und Lateralflexion, wie sie allgemein verwendet werden, in Ergänzung mit den drei translatorischen Freiheitsgraden nach ventral/dorsal, lateral und kranial/kaudal.

Eine Rotation, kombiniert mit einer Translation in Bezug auf eine dreidimensionale Achse, stellt eine helikoidale (schraubenförmige) Bewegung dar.

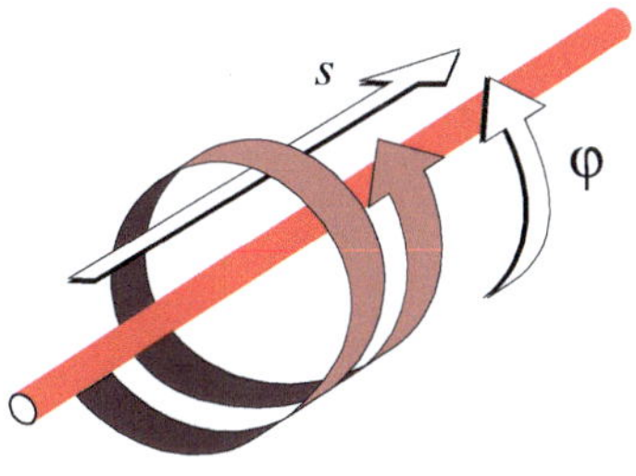

Abb. I.19
Schematische Darstellung einer helikoidalen (schraubenförmigen) Bewegung. Sie setzt sich aus einer Translation (*s*) und einer Rotation (φ) in Bezug auf eine dreidimensionale Achse zusammen.

Lokalisation und Orientierung der helikoidalen Achse

Die helikoidale Achse wird gewöhnlich durch einen **Schnittpunkt** mit einer Ebene lokalisiert (z.B. Koordinate *x/y*). Für die Orientierung werden zwei Winkel benötigt, z.B. **Neigungs**- und **Abweichungswinkel** (α, β). Diese Methode ist nicht verbindlich. Eine Gerade kann z.B. auch durch zwei Schnittpunkte zweier Ebenen lokalisiert und orientiert werden. Diese beiden Ebenen können parallel oder rechtwinklig zueinander stehen.

Beschreibung der helikoidalen Achse mit einem Schnittpunkt und zwei Winkeln

Bei Anwendung dieser Methode werden ein Punkt und zwei Winkel benötigt, um Lokalisation und Ausrichtung der Achse eindeutig festzulegen. Legt man in diesem Fall die Gerade in Beziehung zu einem räumlichen, kartesischen Koordinatensystem, so genügen folgende vier Parameter, um die Achse zu beschreiben:

- Die beiden **Koordinaten (*x/y*) des Schnittpunktes (P)** der Achse (*g*) z.B. mit der X/Y-Ebene. Sie legen die Lokalisation fest.
- **Neigungswinkel (α)**; unter dem Neigungswinkel versteht man jenen Winkel, den die Achse (*g*) mit ihrer orthogonalen Projektion (*g'*) auf die Schnittebene (X/Y) einschließt.
- **Abweichungswinkel (β)**; der Abweichungswinkel ist jener Winkel, den die Projektionsgerade (*g'*) z.B. mit der Y-Koordinate einschließt.

Der Neigungswinkel wird sehr häufig in Bezug auf die Transversalebene (X/Y) definiert, so z.B. für die Beschreibung der Orientierung der Achse am femorotibialen Gelenk oder am oberen bzw. unteren Sprunggelenk. Darüber hinaus wird der Neigungswinkel auch als morphologisches Be-

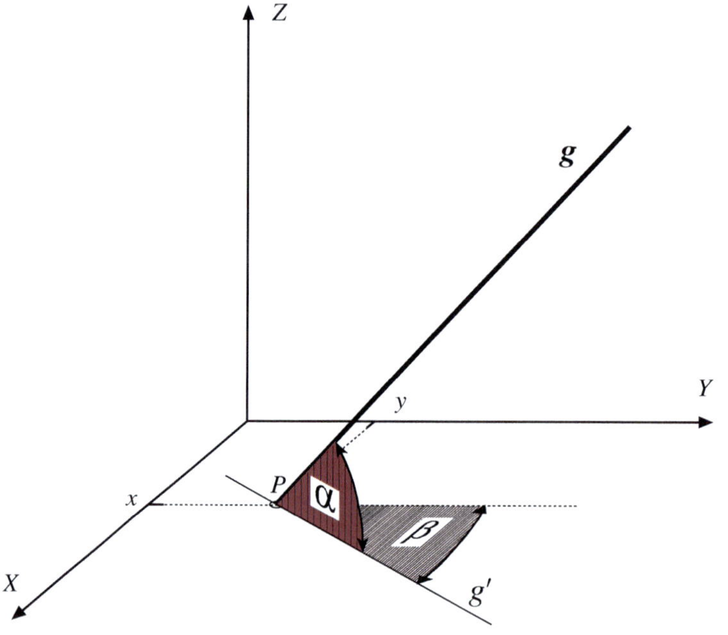

Abb. I.20
Dreidimensionale Definition einer Achse (*g*) mittels eines Punktes und zwei Winkeln:
α ... Neigungswinkel
β ... Abweichungswinkel
g ... Achse
g' ... orthogonale Projektion von *g* in die Transversalebene oder X/Y-Ebene
P ... Schnittpunkt von *g* mit der Transversalebene oder X/Y-Ebene

schreibungskriterium verwendet, so z.B. für die Neigung des Femurhalses (Collum-Diaphysen-Winkel). Er wird in diesem Fall in Bezug zur Femurschaft-Längsachse definiert.

Als Bezugsebene für den Abweichungswinkel wird teils die Sagittalebene (z.B. am unteren Sprunggelenk), teils die Frontalebene verwendet. In der Regel tendiert man dazu, diejenige Ebene zu wählen, mit der die Achse den kleineren Winkel einschließt, so z.B. die Sagittalebene für das untere Sprunggelenk oder die Frontalebene für das obere Sprunggelenk. Dieser Winkel wird z.B. als Anteversionswinkel des Femurhalses im Sinne eines morphologischen Beschreibungskriteriums verwendet und wird in Bezug zur Frontalebene bestimmt.

Man kann somit feststellen, dass es keine einheitliche Beschreibung dieser Winkel gibt. Werden sie verwendet, so muss die jeweilige Definition unmissverständlich angegeben werden.

Beschreibung der helikoidalen Achse mit zwei Schnittpunkten in zwei Ebenen

Diese Methode benötigt die Koordinaten der Schnittpunkte P und P' der Achse in zwei verschiedenen Ebenen (*E* und *E'*), z.B. zwei parasagittalen Ebenen. Stehen diese parallel zueinander, so müssen die vier Parameter *x*, *y*, *x'* und *y'* definiert werden (siehe Abb. I.21). Die beiden Ebenen können auch rechtwinklig zueinander stehen.

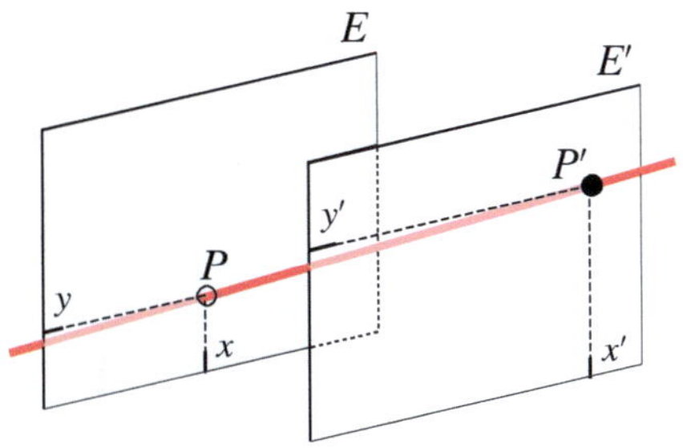

Abb. I.21
Eine Gerade kann durch die Koordinaten der Schnittpunkte (*P, P'*) zweier paralleler Ebenen (*E, E'*) im dreidimensionalen Raum definiert werden. Es werden dafür vier Parameter benötigt: die Koordinaten *x, y, x', y'*.

Berechnung der helikoidalen Achse und ihre Lage zum jeweiligen Gelenk

Die Beschreibung der mathematischen Bestimmung der Achse sprengt den Rahmen dieses Buches. Kurz gefasst kann gesagt werden, dass jeweils die drei Koordinaten von mindestens drei Referenzpunkten in Bezug auf zwei aufeinander folgende Positionen bestimmt werden müssen. Dies kann durch verschiedene Verfahren erreicht werden, z.B. photogrammetrisch auf der Grundlage zweier gleichzeitig aufgenommener Röntgenbilder (Selvik, 1974), oder mehrerer Videokameras, oder mittels Elektrogoniometrie mit sechs Freiheitsgraden (Salvia et al., 2000). Mathematische Bestimmungsverfahren werden bei Woltring (1991), Spoor und Veldpaus (1980), Veldpaus et al. (1988) und Brinckmann et al. (2000) beschrieben.

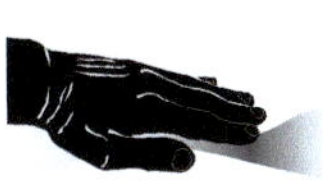

Für den Kliniker mag es interessant sein, sich die Lage der Achse in Bezug zum Gelenk vorstellen zu können. Indem man die Raumkoordinaten zum Skelettsystem in Beziehung setzt, kann eine exakte räumliche Beziehung zwischen Achsenlokalisation und Gelenkpartner hergestellt werden (Van Sint Jan, et al., 2002). Durch Angabe des Abweichungs- und Neigungswinkels lässt sich zu jeder Bewegungsphase die jeweilige Achsenorientierung relativ exakt definieren. Auf die Auswirkung der Orientierung auf das Bewegungsverhalten eines Gelenks wird in der Folge genauer eingegangen werden (siehe Punkt 3.5 auf Seite 30).

Zusammenfassung der sechs Parameter zur Beschreibung einer helikoidalen Bewegung:

- X-Koordinate (x) des Schnittpunktes (P)
- Y-Koordinate (y) des Schnittpunktes (P)
- Neigungswinkel (α)
- Abweichungswinkel (β)
- Rotationswinkel (φ)
- Translationsstrecke (s)

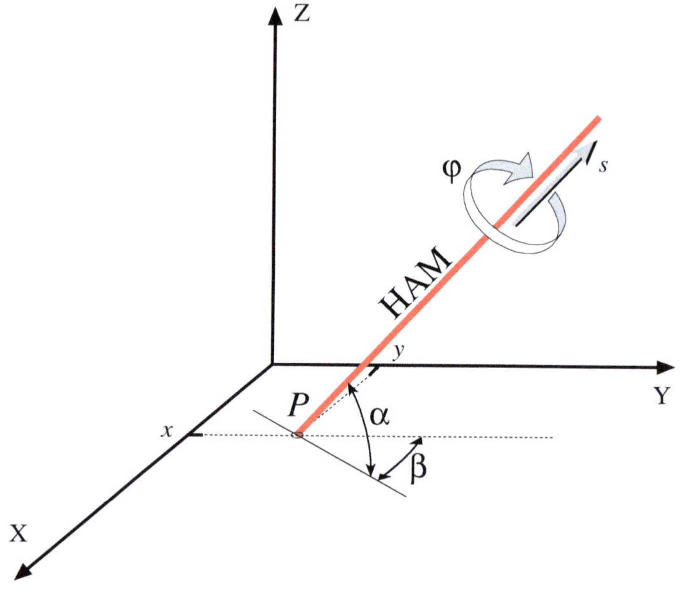

Abb. I.22
Die sechs Parameter zur Beschreibung einer dreidimensionalen helikoidalen Bewegung.

3.5 Assoziierte Bewegungen

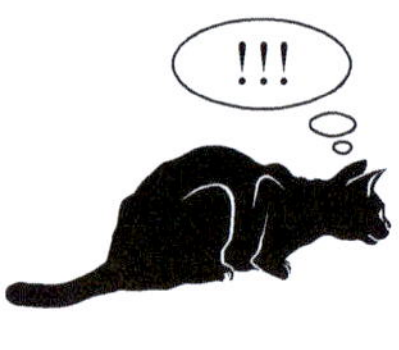

Wir haben nun das Konzept der helikoidalen Achse aufgebaut. An diesem Punkt stellt sich folgende Frage: Vorausgesetzt, die Achse ist bekannt, welche Bewegungen im anatomischen Sinn können daraus abgeleitet werden? Grundsätzlich ist in diesem Kontext zu bemerken, dass es zu Bewegungen in jeder anatomischen Ebene kommt, sobald die Achse schräg im Raum, d.h. nicht parallel zu den einzelnen anatomischen Raumebenen zu liegen kommt. Diese Bewegungen stehen in einer zwingenden Relation zueinander: es handelt sich um **Bewegungskomponenten**, die bei einer schräg stehenden Achse nicht einzeln ablaufen können. Man spricht dann von einer **assoziierten** bzw. **gekoppelten Bewegung** (engl.: *coupled motion*).

3.5.1 Praktisches Beispiel – Qualitative Analyse

Um die Analyse zu vereinfachen, ergänzen wir, was die Orientierung der Achse betrifft, die quantitativen Parameter der helikoidalen Achse um eine qualitative Beschreibung mittels anatomischer Termini.

Wir könnten somit z.B. sagen, eine Achse verläuft

- von medial nach lateral
- von anterior nach posterior und
- von kranial nach kaudal.

Wichtig dabei ist, dass wir stets am selben Ende der Achse beginnen. Anders formuliert könnten wir sagen, dass die Achse

- von medial/anterior/kranial
- nach lateral/posterior/kaudal

verläuft.

Diese Angaben legen uns eine grobe Orientierung der Achse vor, sagen aber nichts darüber aus, *wie viel* sie z.B. von anterior nach posterior bzw. von kranial nach kaudal verläuft. Für diese quantitative Bestimmung werden Abweichungs- und Neigungswinkel benötigt, die die Achse diesbezüglich eindeutig beschreiben.

Um die Wichtigkeit einer eindeutigen Notationsweise, die dem Sinn der qualitativen Orientierung der Achse entspricht, zu betonen, wollen wir folgende Form vorschlagen:

- medial → lateral
- kranial → kaudal
- anterior → posterior

In der Folge werden wir diese Variante beibehalten.

Im femorotibialen Gelenk liegt die Achse so, wie wir sie in diesem Beispiel beschrieben haben. Dies könnte wie in folgender Tabelle dargestellt werden:

Koordinatenachse	Rotationskomponente	Orient. (qualitativ)	Komponente
X	φ_x	medial → lateral	FLEX – EXT
Y	φ_y	kranial → kaudal	IR – AR
Z	φ_z	anterior → posterior	ADD – ABD

Tabelle I.1
Bei einer qualitativen Achsenorientierung von medial nach lateral, von kranial nach kaudal und von anterior nach posterior ergibt sich die angegebene Bewegungsassoziation im einen oder anderen Drehsinn.

Aus Tabelle I.1 ist zu entnehmen, dass sich für das femorotibiale Gelenk eine Bewegungsassoziation von Flexion, Innenrotation und Adduktion bzw. Extension, Außenrotation und Abduktion ergibt.

Um die Wichtigkeit des Einflusses der Achsenorientierung auf die Bewegungsassoziation zu illustrieren, wollen wir nun die kranio-kaudale Komponente umkehren, was aber nicht der Realität für dieses Gelenk entspricht (siehe die rot hinterlegte Spalte in Tabelle I.2). Dies würde dann folgendes Bild ergeben:

Koordinatenachse	Rotationskomponente	Orient. (qualitativ)	Komponente
X	φ_x	medial → lateral	FLEX – EXT
Y	φ_y	kaudal → kranial	AR – IR
Z	φ_z	anterior → posterior	ADD – ABD

Tabelle I.2
Im Vergleich zu Tabelle I.1 wurde hier die kranio-kaudale Komponente umgekehrt. Dies würde z.B. am femorotibialen Gelenk eine Kombination einer Flexion mit einer Außenrotation ergeben, was aber in Wirklichkeit nicht vorkommt.

Wir können eine solche Analyse auch in die umgekehrte Richtung durchführen. In diesem Fall würde die Bewegung des Körpers bekannt sein, und wir würden nach der Orientierung der Achse fragen. Betrachten wir z.B. die Bewegungen des Fußes. Würde dieser eine Supination zusammen mit einer Adduktion und einer Plantarflexion ausführen, so verläuft die Achse von anterior nach posterior, von kranial nach kaudal und von medial nach lateral. Dies könnte folgendermaßen dargestellt werden:

Komponente	Orient. (qualitativ)
SUPINATION	anterior → posterior
ADDUKTION	kranial → kaudal
PLANTARFLEXION	medial → lateral

Tabelle I.3
Bestimmung der qualitativen Orientierung der Achse bei drei assoziierten Bewegungskomponenten des Fußes. Die Summe dieser drei Komponenten wird in der Literatur als Inversion beschrieben.

In den hier vorgestellten Beispielen wurde immer davon ausgegangen, dass wir drei Bewegungskomponenten erhalten. Dies muss jedoch nicht immer der Fall sein. Fällt nämlich die Achse in eine der anatomischen Ebenen, so besitzt sie keine Schrägheit in Bezug zu dieser Ebene, und die entsprechende Komponente wäre in diesem Fall Null.

Um die einzelnen Bewegungskomponenten zu ermitteln, ist es sinnvoll, sich eine Rotation um die schräge Achse in einem gewissen Sinn (Plus- bzw. Minusrotation) vorzustellen. Behält man die Drehrichtung bei, hält die Achse an einem Ende fest und klappt sie anschließend parallel zur jeweiligen Koordinatenachse, so kann man daraus eindeutig die entsprechende Einzelkomponente erkennen. Bei diesem Vorgang ist darauf zu achten, dass die Achse jeweils in jene Richtung geklappt wird, für die der Winkel kleiner ist, in keinem Fall darf der *„Klappwinkel"* größer als 90° sein. Mathematisch stellt dies einen **Richtungscosinus** dar (siehe Abb. 1.24).

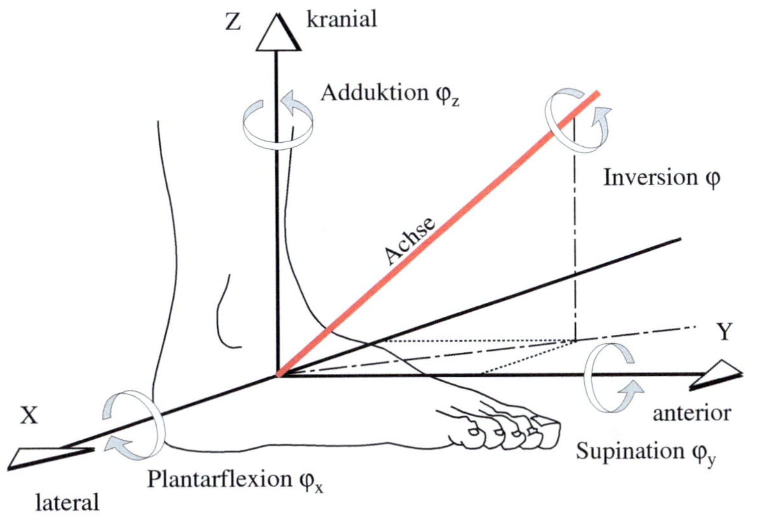

Abb. I.23
Darstellung einer assoziierten Bewegung mit drei Komponenten (Supination, Adduktion, Plantarflexion) an einem rechten Fuß. Die Summe dieser Komponenten ergibt eine Inversion, die um eine Achse stattfindet, die von anterior nach posterior, von kranial nach kaudal und von medial nach lateral verläuft.

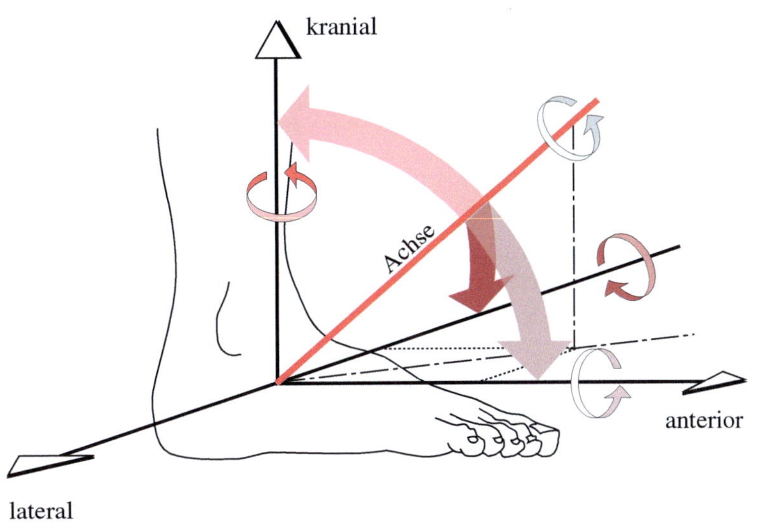

Abb. I.24
Schema der Vorgehensweise beim Ermitteln der Bewegungskomponenten. Die Achse wird unter Beibehaltung eines Drehsinnes nacheinander in die einzelnen Koordinatenachsen geklappt (breite, gefärbte Pfeile). Der „Klappwinkel" darf nicht größer als 90° sein. Der Drehsinn der jeweiligen Komponente wird somit eindeutig erkennbar.

3.5.2 Quantitative Analyse

Bei der vorhin durchgeführten qualitativen Analyse konnten wir die *Richtung* der jeweiligen Komponenten feststellen. Für den Kliniker ist es jedoch sehr wichtig, auch die **Haupt-** und **Nebenkomponenten** zu kennen. Diese lassen sich erst mittels einer quantitativen Analyse beschreiben. Um die Komponenten und ihre Verteilung zu beschreiben, werden somit Abweichungs- und Neigungswinkel benötigt.

Idealfall

Um dies zu erläutern, wollen wir zunächst vom idealisierten Fall ausgehen, bei dem Rotation nur in *einer* Ebene stattfindet. Es gibt daher nur eine Komponente, die anderen beiden Komponenten wären Null. Das wären *reine* Flexion/Extension, *reine* Rotation bzw. *reine* Adduktion/Abduktion im anatomischen Sinn. Es ist klar, dass in diesen Fällen die Achse immer im rechten Winkel zur jeweiligen Bewegungsebene stehen wird. Betrachten wir nun den Neigungs- und den Abweichungswinkel unter dieser Bedingung, wobei wir den Neigungswinkel, wie gewöhnlich im Hinblick zur Transversalebene, den Abweichungswinkel aber zur Frontalebene hin definieren, so ergibt sich folgendes Bild:

Komponente	Neigungswinkel [°]	Abweichungswinkel [°]
FLEXION/EXTENSION	0	0
ROTATION	90	—*
ADDUKTION/ABDUKTION	0	90

Tabelle I.4
Angabe der Neigungs- und Abweichungswinkel von Achsen, die sich aus Bewegungen in jeweils nur einer Raumebene ergeben.
*) Der Abweichungswinkel ist nicht definierbar, da der Neigungswinkel 90° ist.

Komponentenverteilung

Beträgt der Abweichungswinkel null Grad, so wird bei zunehmendem Neigungswinkel die anatomische Rotationskomponente größer. Die Flexions-/Extensionskomponente nimmt gleichzeitig ab. Erreicht der Neigungswinkel 90°, so findet reine Rotation statt. Wäre der Neigungswinkel 45°, so würden sich beide Komponenten im Verhältnis 1 : 1 verhalten. Je nach Veränderung der Schräglage ändert sich dann auch die Zunahme einer Bewegungskomponente auf Kosten einer anderen.

Setzen wir den Neigungswinkel auf 0°, so würde bei zunehmendem Abweichungswinkel (in unserem Beispiel in Bezug zur Frontalebene angegeben) die Adduktions-/Abduktionskomponente auf Kosten der Flexions-/Extensionskomponente zunehmen. Erreicht der Abweichungswinkel 90°, so findet reine Adduktion bzw. Abduktion statt. Wie zuvor, würden nun bei einem Abweichungswinkel von 45° die Adduktions-/Abduktionskomponente und die Flexions-/Extensionskomponente gleich groß sein.

Die Beziehung zwischen den Orientierungswinkeln der Achse und der Komponentenverteilung innerhalb der assoziierten Bewegung kann folgendermaßen ausgedrückt werden:

Hauptkomponente	Neigungswinkel [°]	Abweichungswinkel [°]
FLEXION/EXTENSION	klein	klein
ROTATION	groß	klein
ADDUKTION/ABDUKTION	klein	groß

Tabelle I.5
Tabellarische Zusammenfassung des Zusammenhanges zwischen quantitativer Achsenorientierung und der Hauptkomponente einer assoziierten Bewegung, sofern der Neigungswinkel zur Transversalebene und der Abweichungswinkel zur Frontalebene definiert werden.

Formale Beschreibung der Komponentenverteilung

Die mathematische Beziehung zwischen den Orientierungswinkeln der Achse und den Bewegungskomponenten kann durch folgende Funktionen bestimmt werden:

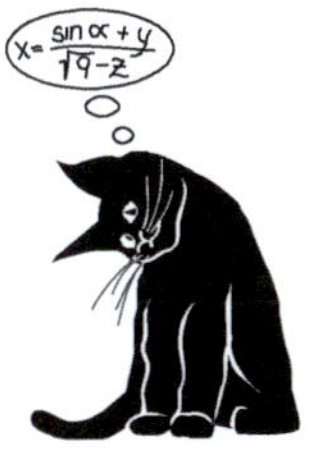

(a) $\varphi_x = \varphi \cos \alpha \, . \, \sin \beta$ (I.11)

(b) $\varphi_y = \varphi \cos \alpha \, . \, \cos \beta$

(c) $\varphi_z = \varphi \sin \alpha$

Wir wollen anmerken, dass hier die Rechenoperationen zwischen den Rotationen formalisiert als Vektor behandelt werden. Dieses Problem wird nochmals im Rahmen der Non-Kommutativität von Rotationssequenzen auf Seite 40 angesprochen werden.

Anwendungsbeispiel am femorotibialen Gelenk

Wir wollen noch einmal auf das Beispiel des femorotibialen Gelenks zurückkommen. Die Achse verläuft in diesem Gelenk am Beginn der Flexion von medial nach lateral, von kranial nach kaudal und von anterior nach posterior. Dies ergibt eine Assoziation von Flexion, Innenrotation und Adduktion bzw. Extension, Außenrotation und Abduktion. Bei diesem Gelenk ist der Neigungswinkel wie gewöhnlich im Hinblick zur Transversalebene definiert, der Abweichungswinkel aber zur Frontalebene. Der Neigungswinkel beträgt ca. 40°, der Abweichungswinkel ca. 10°. Es ist zu bemerken, dass der Neigungswinkel beinahe 45° beträgt, was bedeutet, dass die Rotationskomponente fast so groß ist wie die Flexions- bzw. Extensionskomponente. Dies wird allgemein als Schlussrotation bezeichnet. Bei fortschreitender Flexion ändern sich diese Winkel und folglich auch die Komponentenverteilung. Die Winkel werden in der Folge beinahe Null: somit findet fast eine reine Flexion statt.

4 Beschreibungsmöglichkeiten einer dreidimensionalen Bewegung

Ziel dieses Kapitels ist es, den Leser auf die Problematik aufmerksam zu machen, die bei der Beschreibung von Bewegung im dreidimensionalen Raum auftritt. Es handelt sich um ein grundlegendes, bislang jedoch noch nicht zufrieden stellend gelöstes Problem, für das auch hier keine letztgültige Lösung angeboten werden soll.

Die Beschreibung einer Bewegung zwischen zwei Positionen hängt von der Bestimmungsmethode ab. Auf den ersten Blick scheint es ausreichend zu sein, drei klinische Winkel (Sagittal-, Frontal-, Transversalsystem) mit ihren Werten anzugeben, um von der Anfangs- in die Endposition zu kommen. Wir werden in der Folge zeigen, dass, je nach Vorgehensweise, der errechnete Wert dieser Winkel verschieden sein kann, was paradox anmutet.

In diesem Kapitel wird die Translation nicht berücksichtigt.

4.1 Gebräuchliche klinische Beschreibungsmethode

Siehe dazu Abb. I.25 auf Seite 37

In der Anatomie werden die Bewegungen eines Gelenks in den drei **Grundebenen** Sagittal-, Frontal- und Transversalebene beschrieben. Da es drei Ebenen gibt, werden drei Bewegungen definiert. Jede Bewegung findet um eine Achse statt, die rechtwinklig zur jeweiligen Ebene steht. Somit stehen die drei Achsen rechtwinklig zueinander. Das mathematisch relevante Problem des Drehsinnes wird durch eine gut ausgeklügelte Terminologie umgangen, die jedem Bewegungssinn in einer Ebene einen eigenen Namen zuteilt. Für eine Rotationsbewegung in der Sagittalebene werden so die Termini Flexion und Extension verwendet, die in der Mathematik als positive und negative Rotation bezeichnet werden. Bei den Extremitäten wird das Rechts-Links-Problem durch Ausdrücke wie Abduktion/Adduktion bzw. Außen-/Innenrotation ausgeschaltet. Abgesehen von den formalen Schwierigkeiten bietet diese Methode große pragmatische Vorteile.

4.2 Mathematische Bestimmung der Grundebenen

Im vorangegangenen Punkt wurden die Grundebenen als Referenzebenen verwendet. Diese Ebenen sind eher grob definiert, was für den klinischen Alltagsgebrauch ausreichend ist. Für die genaue dreidimensionale Bewegungsanalyse in der Größenordnung von einigen Graden müssen die Grundebenen exakt bestimmt werden.

- Dies kann durch **exakt definierte anatomisch-topographische Referenzpunkte** erreicht werden. So könnte die Frontalebene für die Wirbelsäule durch eine Gerade, die durch die Wirbelquerfortsätze läuft, und eine Vertikale definiert werden. In diesem Fall stellt sich aber das Problem, wo genau die „Spitzen" der

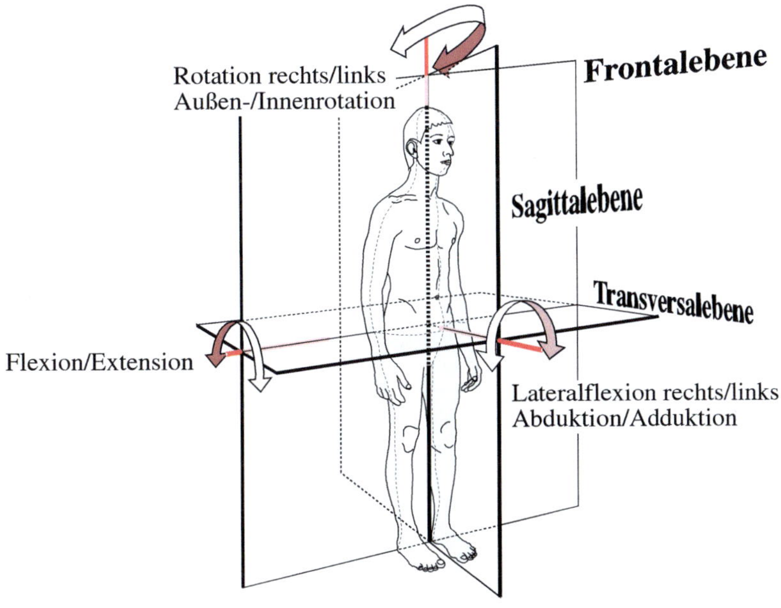

Abb. I.25
Die klassischen anatomischen Grundebenen. Jeder Ebene ist eine Bewegung zugeordnet. Jede Bewegungsrichtung hat einen eigenen Namen.

Querfortsätze liegen. Zudem ist die Ausrichtung dieser Fortsätze von Wirbel zu Wirbel unterschiedlich.

- Eine zweite Möglichkeit bietet sich in einer **kinematischen Bestimmung** der Referenzebene in Bezug auf die jeweilige Hauptbewegung eines Gelenks. So könnte z.B. die Sagittalebene bei Flexion der Lendenwirbelsäule wie folgt festgelegt werden:

  Es kann beobachtet werden, dass es bei einer Flexion für gewöhnlich zu einer Abweichung zu einer Seite hin kommt. Man könnte dies als Lateralflexion beschreiben. Legt man die Sagittalebene in Richtung dieser Abweichung, so findet reine Flexion statt. Es muss keine zusätzliche assoziierte Lateralflexion mehr beschrieben werden. Man kann von einer *a posteriori Optimierung* der Referenzebenen sprechen (Salvia et al., 2000).

  Eine solche Optimierung kann einen Einfluss auf die Amplituden der assoziierten Bewegungen haben. Dies kann am Kniegelenk exemplarisch dargestellt werden. Bei einer durch anatomische Referenzpunkte definierten Sagittalebene könnte bei Flexion eine Innenrotation von etwa 15° und eine Adduktion von ca. 12° beobachtet werden. Nach Optimierung im Hinblick auf die Ausrichtung der Sagittalebene könnten sich die Amplituden beider assoziierten Bewegungen unter Umständen auf 12° bzw. 4° reduzieren. Betrachtet man in diesem Fall die Veränderung der Amplitude der Adduktionskomponente, so kann bemerkt werden, dass diese um ca. 100% variiert! Die genaue Ausrichtung der Referenzebenen ist somit eine Schlüsselfrage bei der Bestimmung der assoziierten Bewegungen. Man kann von einem *kinematischen „Crosstalk*[5]" sprechen.

4.3 Gelenk-Koordinaten-System

In der Physiotherapie und in der Osteopathie wird schon seit längerer Zeit ein Beschreibungsmodus verwendet, der dem Gelenk-Koordinaten-System entspricht. Zum Beispiel, um Bewegungen wie eine transversale Abduktion/Adduktion im Schultergelenk zu beschreiben.

Grood und Suntay (1983) haben diese Sichtweise formalisiert und als *Joint Coordinate System* bezeichnet. Diese Autoren haben eine spezifische Anwendung für das Kniegelenk durchgeführt. Die Flexions-/Extensionsachse (X) wird dem unbeweglichen Körper zugeteilt. Die axiale Rotationsachse (Y) für Innen- und Außenrotation (Rechts-/Linksrotati-

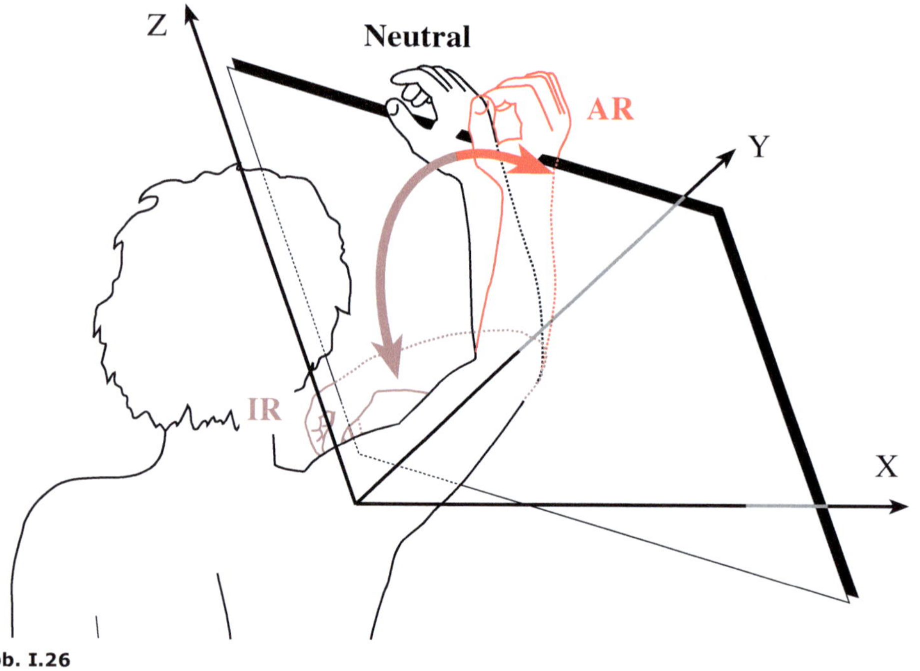

Abb. I.26
Rotation bei schräg stehendem Oberarm. Die Bewegungsebene liegt im rechten Winkel zur Y-Achse. Die X-Achse ist am unbeweglichen Körper fixiert. Die Y-Achse stellt die Rotationsachse dar. Sie ist mit dem Oberarm verbunden. Die Z-Achse (*floating axis*) steht in einem rechten Winkel zu der von X- und Y-Achse gebildeten Ebene. Das durch die drei Achsen gegebene Koordinatensystem ist nicht mehr kartesisch, da der Winkel zwischen der X- und der Y-Achse nicht mehr rechtwinklig ist.

5 Der Ausdruck *Crosstalk* kommt aus der Signalverarbeitungstechnologie. Er bezeichnet den unerwünschten Einfluss eines Signals auf ein anderes.

on) wird am beweglichen Körper fixiert. Die dritte Achse (Z) (engl.: *floating axis*) für Abduktions- und Adduktionsbewegungen wird zu jedem Moment rechtwinklig zu jener Ebene definiert, welche durch die beiden vorhergehenden Achsen (X, Y) gebildet wird. Die Achsen stehen nicht mehr nur rechtwinklig zueinander: es handelt sich nicht mehr um ein kartesisches System.

Diese Methode ist klinisch sehr verständlich. Appliziert man sie auf die Halswirbelsäule, so bleibt die Rechts-Links-Rotation des Kopfes auch in voller Flexion als solche erkennbar. Führt man in voller Flexion eine Bewegung um die *floating axis* durch, so bleibt dies für den Kliniker eine rechte bzw. linke Lateralflexion.

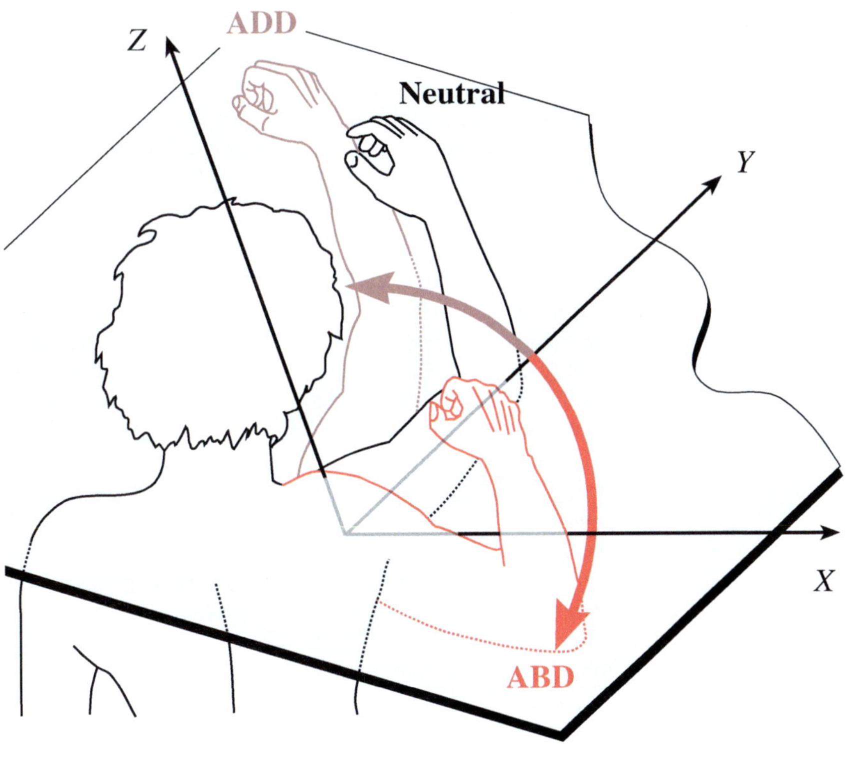

Abb. I.27
Bewegung um die *floating axis* (Z) bei schräg stehendem Oberarm. Die Bewegungsebene liegt im rechten Winkel zu dieser Achse. Die X-Achse ist dem unbeweglichen Körper zugeteilt, die Y-Achse dem Oberarm. Im Gelenk-Koordinaten-System wird die dargestellte Bewegung als Abduktion bzw. Adduktion beschrieben. Steht die Bewegungsebene wie hier schräg im Hinblick zur Transversalebene, so könnte die Benennung einer solchen Bewegung für den Kliniker schwierig sein.

In Bezug auf das Schultergelenk stellt sich die Sachlage aber nicht mehr so eindeutig dar. Positioniert man z.B. den Arm schräg im Raum, so sind Innen- und Außenrotation noch immer eindeutig definiert. Dies ist in Abb. I.26 auf Seite 38 dargestellt. In Abb. I.27 auf Seite 39 ist eine Bewegung um die *floating axis* dargestellt. Sie findet in einer schräg ausgerichteten Ebene statt. Im Gelenk-Koordinaten-System würde diese Bewegung als Abduktion bzw. Adduktion beschrieben werden. Man kann sich aber die Frage stellen, ob es sich bei dieser Bewegung noch immer um eine Abduktion bzw. Adduktion handelt.

Die Gelenk-Koordinaten-Methode beinhaltet folgende zwei Probleme:

(1) **Rotationssequenzen sind nicht kommutativ**. Bei der Bestimmung der drei Bewegungswinkel ist daher die *Reihenfolge* wichtig. Ist diese z.B. FLEX/ABD/AR, so sind die errechneten Werte der anatomischen Winkel anders als in einer Sequenz wie ABD/AR/FLEX. Dies ist Ausdruck der Non-Kommutativität der mathematisch operationalen Behandlung von Rotationssequenzen. Wir haben darauf bereits bei der formalen Beschreibung der assoziierten Bewegungen hingewiesen. Mit drei rotatorischen Freiheitsgraden ergibt dies sechs mögliche Sequenzen und somit sechs verschiedene Beschreibungsmöglichkeiten der anatomischen Winkel einer 3-D-Bewegung (siehe Abb. I.28) .

(2) Das zweite Problem ist damit verknüpft, dass das Gelenk-Koordinaten-System nicht mehr kartesisch ist. Es kann somit die Situation entstehen, dass Achsen aufeinander zu liegen kommen. Man nennt dies **kardanische Verriegelung** (engl.: *Gimbal-Lock*). Der Leser kann dies wie folgt überprüfen: Befindet sich der Arm in Neutralstellung, so verläuft die anatomische Rotationsachse kranio-kaudal, die Flexions-Extensions-Achse von medial nach lateral. Bringt man den Oberarm in 90° Abduktion, so fällt die anatomische Rotationsachse, die ja in diesem Fall mit dem Arm verbunden ist, mit der Flexions-Extensions-Achse zusammen. Formal gesehen kann man nun die Rotation um die beiden Achsen nicht mehr unterscheiden. Rechnerisch ist das Ergebnis unbestimmbar: es kommt einer Division durch Null gleich. Dreht man aber den Arm nun tatsächlich um diese Achse, so wird der gesunde Menschenverstand daraus schließen, dass es sich um Innen-/Außenrotation handelt und nicht um Flexion/Extension. Es besteht hier noch eine gewisse Divergenz zwischen dem, was wir klinisch beobachten können (Innen- und Außenrotation) und der Theorie, die dieses Problem formalisiert zu beschreiben versucht (mathematische Unbestimmbarkeit).

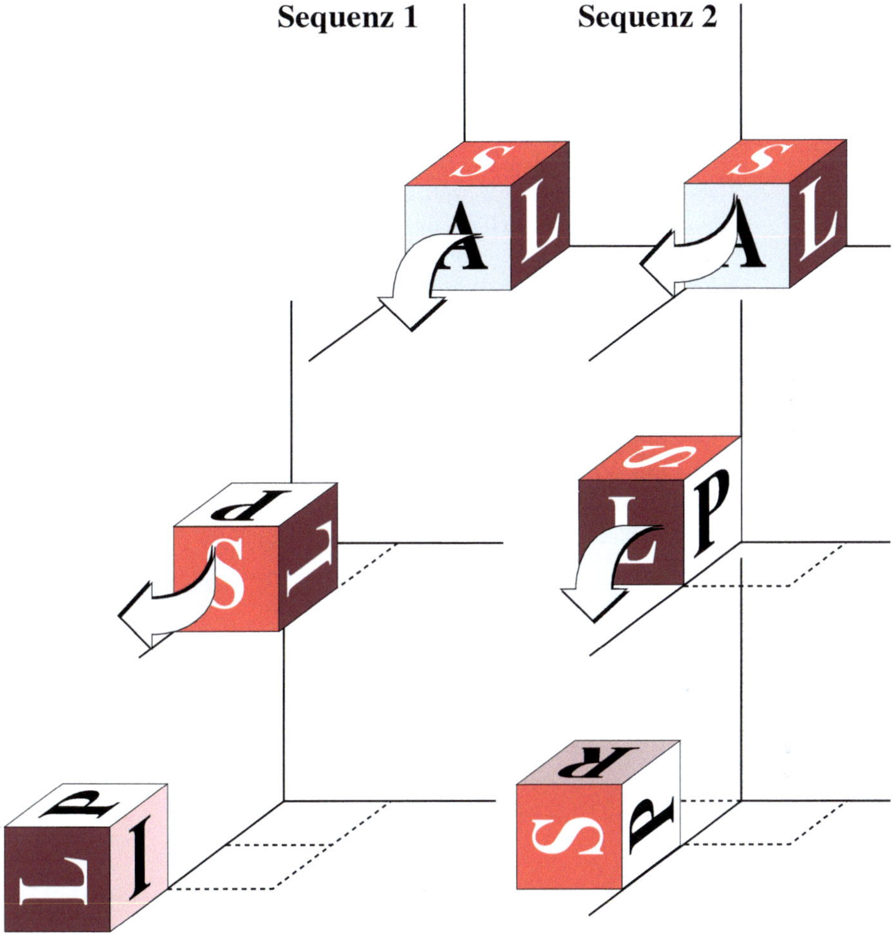

Abb. I.28
Zwei von sechs möglichen Rotationssequenzen ergeben zwei verschiedene Endstellungen, wenn die Abfolge unterschiedlich ist. Daraus geht klar hervor, dass Rotationssequenzen im 3-D-Raum nicht kommutativ sind. Mit drei rotatorischen Freiheitsgraden ergeben sich somit sechs verschiedene Beschreibungsmöglichkeiten.

S... superior
I ... inferior
R... rechts
L... links
A... anterior
P... posterior

4.4 Kardan-Winkel

Der Italienische Philosoph, Arzt und Mathematiker GERONIMO CARDANO (1501–1576), ein Zeitgenosse LEONARDO DA VINCIS, ist besonders durch die Entwicklung der kardanischen Aufhängung des Kreiselkompasses bekannt. Er erkannte, dass eine dreidimensionale Bewegung in drei Grundrotationen zerlegbar ist. Diese Rotationen laufen um drei rechtwinklig zueinander stehende Achsen, die später als kartesisches System beschrieben wurden. Da es sich um drei Rotationen handelt, ergeben sich wiederum sechs verschiedene Möglichkeiten der Errechnung. Das Problem der Non-Kommutativität ist in diesem System nicht gelöst. Die drei Kardan-Winkel werden auch als die *Bryant-Winkel* bezeichnet. Der Unterschied zwischen den beiden Methoden besteht in der Lage des Referenzsystems. Während dieses bei der Kardan-Methode im unbeweglichen Körper liegt, befindet es sich bei der Bryant-Methode im beweglichen. Beide Methoden kommen aber zum gleichen Resultat.

Bezeichnet man die Rotationen um die jeweiligen Achsen mit dem Buchstaben der jeweiligen Achse, so können die sechs Sequenzen wie folgt notiert werden:

1) X Y Z

2) X Z Y

3) Y X Z

4) Y Z X

5) Z X Y

6) Z Y X

4.5 Euler-Winkel

Zwei Jahrhunderte nach Cardano beschreibt der Schweizer Mathematiker LEONHARD EULER (1707–1783) die 3-D-Bewegung zwischen einer Ausgangs- und Endposition anders. Der Unterschied zu Cardano bezieht sich auf die dritte (letzte) Rotation der jeweiligen Sequenz, die Euler um die ursprüngliche, erste Achse durchführt. Da diese Achse durch die vorangegangenen Rotationen eine Lageveränderung erfahren hat, wird sie mit X', Y' bzw. Z' bezeichnet. Es ergeben sich somit ebenfalls sechs verschiedene Sequenzen, die in der folgenden Art notiert werden können:

1) X Y X'

2) X Z X'

3) Y X Y'

4) Y Z Y'

5) Z X Z'

6) Z Y Z'

Die drei Euler-Winkel werden klassisch als **Präzession** (engl.: *precession*), **Nutation** und **Rotation** (frz.: *rotation propre*) bezeichnet. Im nautischen Sinne würde man von *Gieren* (engl.: *yaw*), *Schlingern* bzw. *Rollen* (engl.: *roll*) und *Stampfen* (engl.: *pitch*) sprechen.

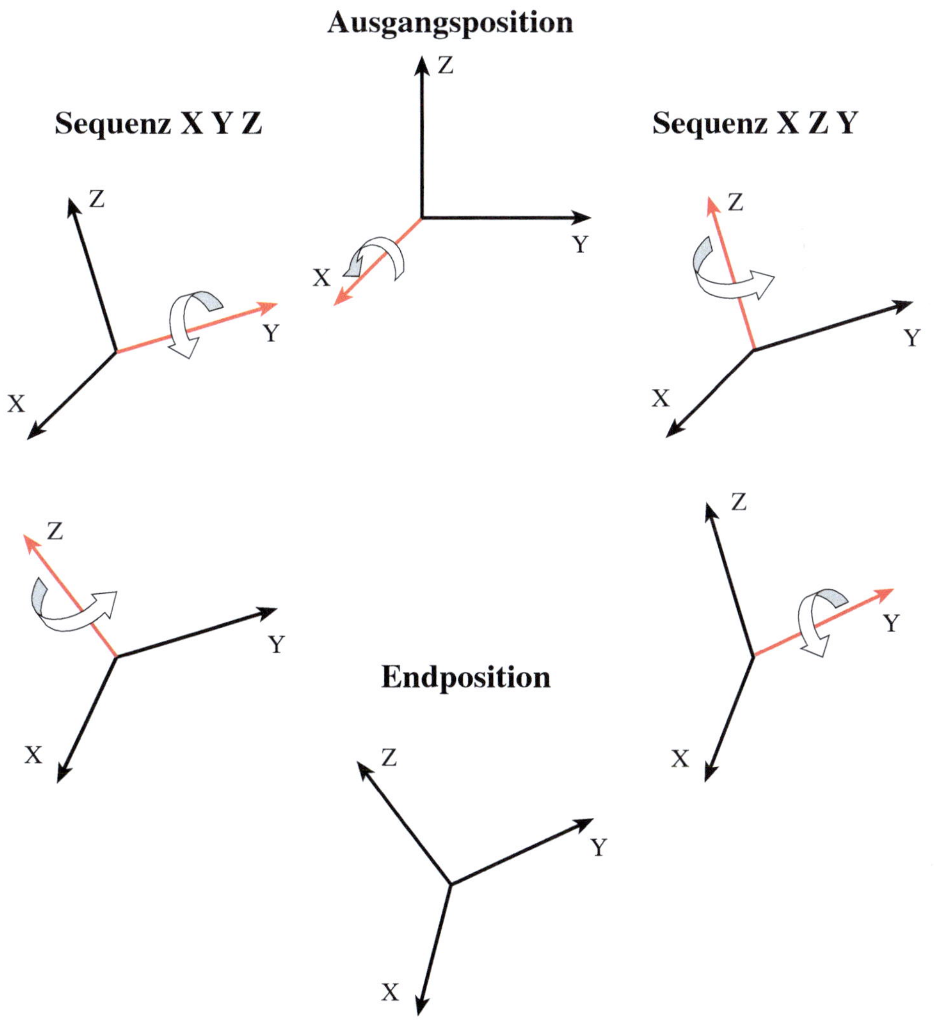

Abb. I.29
Darstellung zweier von sechs möglichen Bewegungssequenzen nach Kardan, die von einer gleichen Ausgangsposition (oben) in eine gleiche Endposition (unten) führen. Die drei Rotationswinkel zwischen den beiden Sequenzen sind nicht gleich. Die Achse, um die jeweils gedreht wird, ist rot markiert.

4.6 Twist-Tilt-Methode

Crawford et al. (1999) beschreiben eine 3-D-Bewegung so, dass man mittels zwei Rotationen um zwei Achsen von einer Ausgangs- zu einer Endposition gelangt (siehe Abb. I.30 auf Seite 45). Diese Autoren sprechen von einer **Neigung** (engl.: *tilt*) um eine eventuell schräg stehende Achse, gefolgt von einer **Drehung** (engl.: *twist*) um eine Längsachse des beweglichen Körpers. In diesem Zusammenhang müssen zwei Bewegungsamplituden (φ_{Twist}, φ_{Tilt}) beschrieben werden. Ein zusätzlicher Winkel (β) wird benötigt, um die Neigungsachse festzulegen.

4.7 Helikoidale Achse

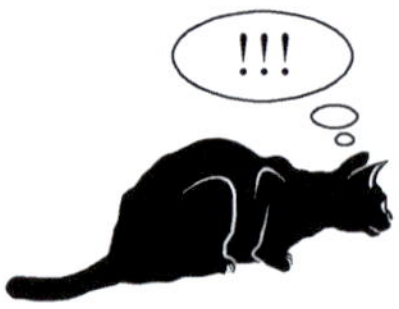

Auf das Konzept der helikoid-alen Achse wurde bereits unter Punkt 3.4 auf Seite 25 eingegangen. Auch wenn dieses Konzept dem ersten Anschein nach nicht leicht verständlich erscheint, so stellt es doch ein aussagekräftiges Werkzeug zur Beschreibung einer 3-D-Bewegung dar. Kommt es bei der Ausführung der Hauptbewegung in einem Gelenk zum Auftreten assoziierter Bewegungen, so können diese anhand der helikoidalen Achse ohne Schwierigkeiten erkannt und berücksichtigt werden. Je genauer die Analyse ist, desto offensichtlicher wird, dass kein Gelenk einer *reinen* Achse, so wie sie anatomisch beschrieben wird, folgt.

Ein weiterer Vorteil dieser Beschreibungsform mittels einer *schrägen* Achse und deren assoziierten Bewegungen besteht darin, dass man Position und Insertionsareale der Bänder im Hinblick zur Kinematik besser verstehen kann. Dies kann z.B. das Verständnis diverser Verletzungsmechanismen erleichtern. Außerdem wird die Bestimmung der Hebelarme* der Muskeln und somit die Analyse deren dreidimensionaler Funktion durch dieses Konzept vereinfacht. All dies wäre viel aufwändiger und vielleicht sogar unmöglich, würde man nur die drei Bewegungskomponenten eines Gelenks *ohne* die dazugehörige Achse beschreiben.

*) Beim **Hebelarm** handelt es sich um den kürzesten Abstand zwischen der Wirkungslinie der Kraft und dem Rotationszentrum. Die Lage des Hebelarmes zum Rotationszentrum bzw. zur Achse zeigt klar die Bewegungsrichtung an, seine Länge gibt an, wie gut die jeweilige Kraft in der Lage ist, eine Rotation hervorzurufen. Siehe dazu die Ausführungen unter dem Punkt „Drehmoment" auf Seite 83.

Beschreibt man z.B. am oberen Sprunggelenk die Hauptbewegung des Talus in Richtung Plantarflexion gemeinsam mit den assoziierten Bewegungen Supination und Adduktion, so wird daraus die Funktion (d.h. die Hebelarme) der Bänder und Muskeln nicht ersichtlich. Erst durch die Beschreibung der Bewegung anhand einer schräg stehenden Achse wird offensichtlich, worin diese Funktionen bestehen. Die Berücksichtigung der assoziierten Bewegungen bleibt dabei erhalten und ist integraler Bestandteil der gesamten Analyse.

Es erscheint uns erwähnenswert, dass solche Überlegungen die rein deskriptive muskulo-skelettale Anatomie überschreiten und somit zu einem funktionelleren Verständnis führen können. Ein solchermaßen vertieftes Erfassen erschöpft sich dann nicht im Auswendiglernen von Insertionszonen, sondern ermöglicht ein Begründen und Verstehen der beschriebenen Struktur und deren funktioneller Dimension über eine kinematisch fundierte Form-Funktions-Interrelation. Die Frage lautet in diesem Kon-

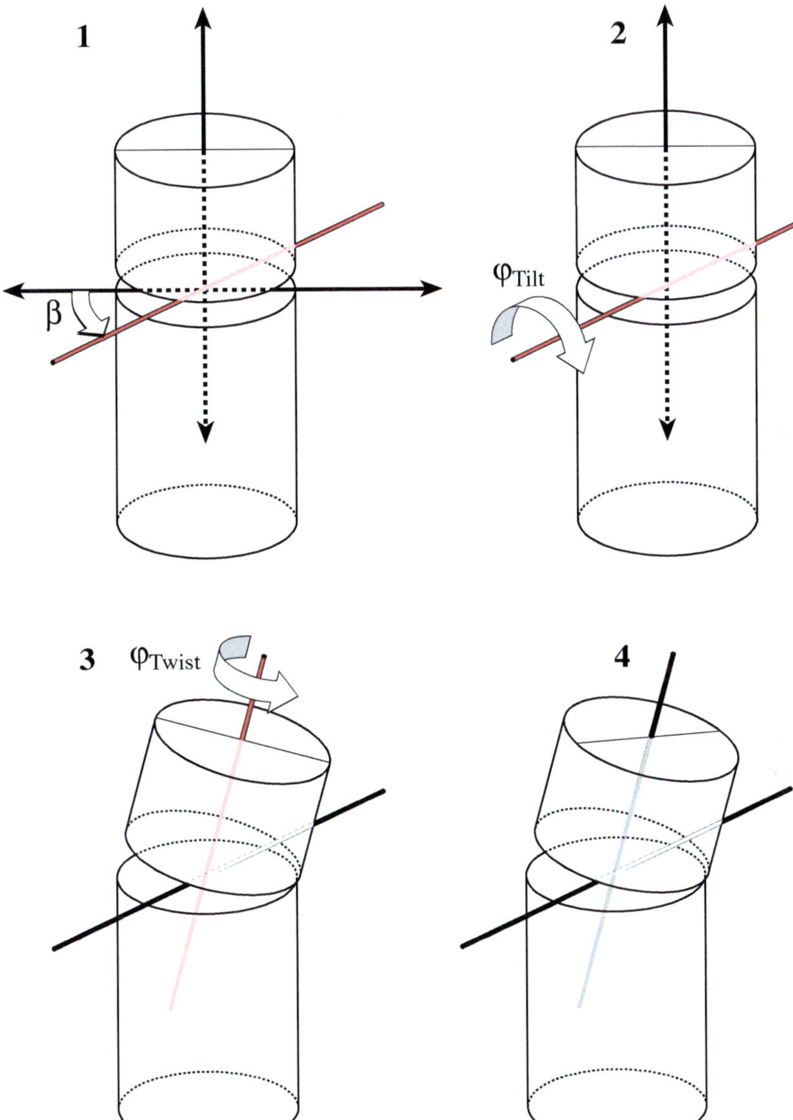

Abb. I.30
Schematisierung der Twist-Tilt-Methode nach Crawford et al. (1999):

Phase 1: Der Winkel (β) der Achse für die Neigung (Tilt) des oberen Körpers in Bezug zu einem Referenzsystem wird angegeben.

Phase 2: Der Körper neigt sich um diese Achse mit einer Amplitude φ_{Tilt}.

Phase 3 zeigt eine Drehung (Twist) des beweglichen Körpers um seine Längsachse an.

Phase 4: Die Drehung ist mit einer Amplitude φ_{Twist} abgeschlossen.

Um die Bewegung von der Ausgangsposition (**1**) zur Endposition (**4**) zu beschreiben, werden somit drei Winkel benötigt (β, φ_{Tilt}, φ_{Twist}).

text dann z.B. weniger, *„wo setzt dieses Band an?“*, sondern eher, *„warum setzt dieses Band dort an?“*. Den Autoren ist es ein Anliegen, eine solche Sichtweise zu unterstützen.

4.8 Andere Methoden

Augenbewegungen

Eine sehr spezifische Methode wird zur Beschreibung der Bewegungen der Augäpfel verwendet. Bei dieser Problemstellung steht die Frage im Vordergrund, wie es das zentrale Nervensystem schafft, mittels minimaler Muskelaktivität die Augen in die jeweiligen Positionen zu bringen. Es geht nicht darum, die dreidimensionale Bewegung des Augapfels zu beschreiben. Eine detaillierte Einführung in diese Materie kann bei Zatsiorsky (1998) gefunden werden.

Quaternions

Unter Quaternions versteht man nicht-traditionelle mathematische Objekte, die komplexe Zahlen enthalten. Der große Vorteil dieser Methode besteht darin, dass sowohl das Problem der Unbestimmbarkeit als auch der Non-Kommutativität aufgehoben ist. Sie ist auch unter gewissen Umständen nicht sehr empfindlich gegenüber Messfehlern. Für den normalen Kliniker ist dieser Zugang höchstwahrscheinlich unverständlich. Die Quaternions-Methode wird hauptsächlich zur Steuerung von Satelliten und Raketen sowie zur Programmierung von Computeranimationen benutzt. In der Biomechanik kann sie als Zwischenglied bei kinematischen Analysen verwendet werden. Für ein vertieftes Studium kann bei Kuipers (2002) nachgelesen werden.

4.9 Schlussbemerkung

Wir haben nun acht verschiedene Methoden zur Beschreibung einer 3-D-Bewegung vorgestellt, deren Resultate sich teilweise decken können (siehe z.B. Crawford et al., 1999). Man kann nicht sagen, dass ein Ansatz besser wäre als der andere. Die Bevorzugung eines Zuganges hängt von methodologischen und pragmatischen Kriterien ab. Bei Gelenkanalysen mag die eine Methode hilfreich sein, bei Analysen von Bewegungen des gesamten Körpers im Raum (wie z.B. beim Turnen oder Turmspringen) wieder eine andere.

5 Referenzsysteme

Im Bereich der manuellen Praxis wird für gewöhnlich die Bewegung eines anatomischen Segments in Bezug zu einem anderen beschrieben. Es handelt sich somit um die Bestimmung eines Referenzsystems. Dabei soll man sich dessen bewusst sein, dass es zwei Möglichkeiten der Bezugsetzung gibt.

5.1 Äußeres und inneres Referenzsystem

Als **äußeres Referenzsystem** wird ein System bezeichnet, das sich außerhalb des Körpers befindet. Es wird somit auch als *absolutes*, *raumfestes* oder *globales* Bezugssystem bezeichnet. Manchmal findet man auch Bezeichnungen wie *Laborsystem* (damit sind die Wände des Labors gemeint) oder *Weltkoordinatensystem*.

Ein **inneres Referenzsystem** bezieht sich auf ein Gelenk. Es wird die Bewegung zwischen zwei Gelenkpartnern beschrieben. Dieses wird auch als *relatives*, *körperfestes* oder *lokales* Bezugssystem bezeichnet.

Wir bevorzugen den Begriff des inneren bzw. äußeren Referenzsystems.

5.2 Unterscheidung der Bewegung eines Gelenkpartners von der Bewegung in einem Gelenk

Zwei sich gegenüberstehende Gelenkpartner (Segmente) bilden ein Gelenk. Geht es um die Beschreibung von Bewegung, so muss zwischen der Bewegung des jeweiligen Segments und der Bewegung des Gelenks unterschieden werden. Es handelt sich um zwei grundsätzlich verschiedene Aspekte, die aber oft vermischt werden. In der Anatomie wird für gewöhnlich die Bewegung eines Segments mit der Gelenkbewegung identifiziert. Hier muss zwischen dem Extremitätenskelett und dem axialen Skelett unterschieden werden.

- **Extremitätenskelett**

  Wird die Bewegung durch den Winkel α beschrieben, so ergibt dies:

  $$\alpha_{Gelenk} = \alpha_{distal} \quad \text{(I.12)}$$

  Es handelt sich hier um eine *Gleichstellung* und nicht um eine Identität. Wird dies nicht beachtet, so kann das zu Fehlinterpretationen führen. Gleichung I.12 muss wie in Gleichung I.13 vervollständigt werden:

  $$\alpha_{Gelenk} = \alpha_{distal} - \alpha_{proximal} \quad \text{(I.13)}$$

- **Axiales Skelett**

  Im axialen Skelett wird die Bewegung im Gelenk wie folgt definiert:

  $$\alpha_{Gelenk} = \alpha_{superior} - \alpha_{inferior} \quad \text{(I.14)}$$

Es handelt sich um eine inverse Beschreibung im Hinblick zum Extremitätenskelett. Eine Ausnahme besteht in der Bewegung des Os coccygis, dessen Bewegung in Bezug zum darüber liegenden (superioren) Segment, dem Os sacrum, beschrieben wird.

Die obigen Betrachtungsweisen erscheinen beinahe banal, können aber Schwierigkeiten und Missverständnisse vermeiden helfen. Das gilt besonders in jenen Fällen, bei denen sich beide Gelenkpartner bewegen, und zwar vor allem im 3-D-Raum mit schräg stehender Achse in Bezug auf die anatomischen Raumebenen. Wir wollen darauf hinweisen, dass in diesem Zusammenhang häufig implizit davon ausgegangen wird, dass einer der beiden Gelenkpartner immobil (fixiert) ist. In der Realität kann dies aber nur als Sonderfall gewertet werden. Bei dreidimensionalen Bewegungen drängt sich die Frage auf, warum *ein* Gelenkpartner *alle* Bewegungskomponenten durchführen sollte. Es könnte ja sein, dass ein Segment eine Komponente ausführt und das andere Segment die übrigen. Wobei zu bemerken ist, dass die Bewegung im jeweils anderen Segment in die entgegengesetzte Richtung abläuft. Dies wird durch das Minuszeichen in den Gleichungen I.13 und I.14 ausgedrückt.

Schlussendlich kann man noch erwähnen, dass sich die rechte Seite von Gleichung I.13 und I.14 auf die Beschreibung der Bewegung in einem *äußeren* Referenzsystem bezieht, währenddessen sich die linke Seite auf ein *inneres* Referenzsystem beruft.

6 Krümmung von Gelenkflächen

Die Beschreibung von Gelenkflächenkrümmungen stellt grundsätzlich ein dreidimensionales Problem dar. Wir wollen an dieser Stelle eine zweidimensionale, vereinfachte Analyse der Krümmung von Kurven vorstellen. Auf die Problematik im dreidimensionalen Raum wird nur kurz eingegangen werden.

Krümmung einer ebenen Kurve

Die Krümmung (k) einer Kurve ist der Kehrwert des momentanen (lokalen) Krümmungsradius bzw. Radius (r):

$$k = \frac{1}{r} \qquad \text{(I.15)}$$

Der Ursprung des Radius (als vektorielle Größe) stellt das **Krümmungszentrum** (engl.: *Center of Curvature; CC*) dar. Um das Krümmungszentrum zu bestimmen, kann, wie in Abb. I.31, die Reuleaux-Methode verwendet werden. Dafür werden mindestens drei Punkte benötigt, die mittels zwei Strecken verbunden werden. Der Schnittpunkt der Streckensymmetralen stellt dann das Krümmungszentrum für den jeweiligen Abschnitt dar.

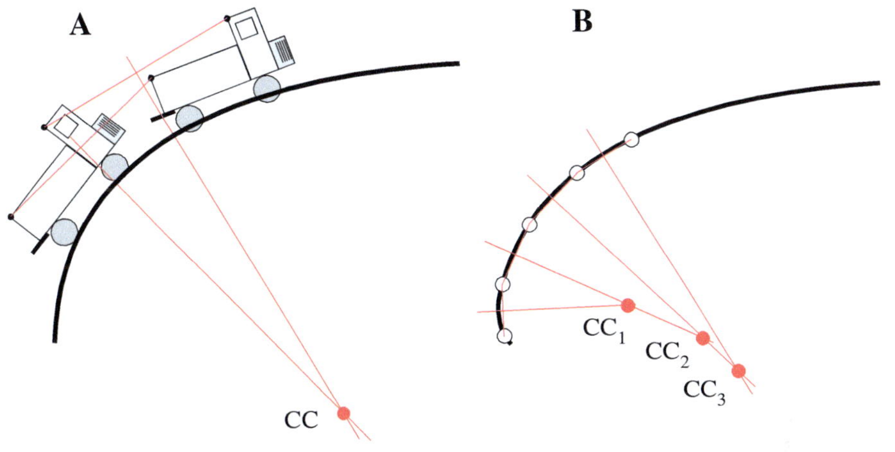

Abb. I.31
Zwei graphische Möglichkeiten zur Bestimmung des Krümmungszentrums (CC) einer Kurve:
In **A** Mittels der Methode nach Reuleaux, in **B** durch die Schnittpunkte der Streckensymmetralen der Verbindungen verschiedener Kurvenpunkte.

Eine weitere Darstellungsmöglichkeit besteht darin, dass einer Kurve lokal mittels drei Punkten ein Kreis angeschmiegt wird. Der Kreismittelpunkt entspricht dem Krümmungszentrum der Kurve in diesem Bereich.

Werden alle aufeinander folgenden Krümmungszentren verbunden, so entsteht eine Kurve: die **Evolute** (siehe Abb. I.32 auf Seite 50).

Der Kreis stellt einen Sonderfall einer ebenen Kurve dar, bei dem sich die Evolute auf einen Punkt beschränkt. Die Krümmung ist in diesem Fall konstant. Ein Schnitt durch eine beliebige Gelenkfläche kann sich zwar einem Kreis annähern (z.B. Caput femoris oder Trochlea tali), bei genauerer Untersuchung wird man aber verschiedene Krümmungszentren finden, die eine Evolute bilden.

Die hier vorgestellte Beschreibung von Krümmungen stellt eine diskrete Analyse dar. Das Krümmungszentrum gilt stets für einen bestimmten Bereich, nicht aber für einen Punkt der Kurve. Die Bestimmung der momentanen Krümmung der Kurve kann für jeden Punkt mittels Differentialrechnung ermittelt werden. Dafür muss jedoch die Funktion der Kurve ($y = f(x)$) bekannt sein:

$$k = \frac{|y''|}{[1+(y')^2]^{3/2}} \qquad \text{(I.16)}$$

Eine ausführliche Anwendung dieser Methode für das untere Sprunggelenk kann bei Klein (1987) gefunden werden. Andere Gelenke, wie das obere Sprunggelenk, das Ellbogengelenk und das Atlantookzipitalgelenk wurden teilweise analysiert.

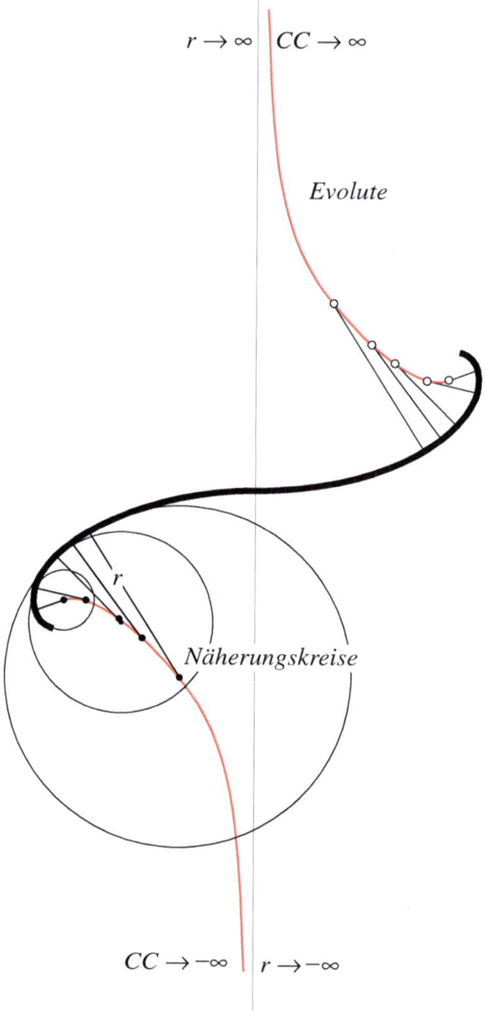

Abb. I.32
Darstellung einer unterschiedlich gekrümmten Kurve (Evolvente) mit ihrer Evolute. Auf der linken Hälfte wurden die Krümmungszentren (*CC*) mittels Näherungskreisen bestimmt und die Krümmungsradien (*r*) eingetragen. Die Krümmungszentren kommen auf einer Kurve zu liegen: die **Evolute**. Im Übergangsbereich von der positiven zur negativen Krümmung (*Inflexionspunkt*) nimmt der Krümmungsradius einen unendlichen Wert an, da die Krümmung Null ist.

Dreidimensionale gekrümmte Flächen

Wie bereits eingangs erwähnt, wollen wir uns an diesem Punkt mit einer reduzierten Darstellung des Themas begnügen. Gelenkflächen stellen dreidimensionale Flächen dar, die eine bestimmte Krümmung aufweisen. Wie aus Abb. I.33 ersichtlich ist, besitzen solche Flächen zwei Hauptebenen (engl.: *principle planes*), die immer rechtwinklig aufeinander stehen. In der einen ist die Krümmung minimal (k_{min}), in der anderen maximal (k_{max}). Stellt man sich die Frage, was die Krümmung im Punkt *P* sei, so erhält man zwei Antworten in Form von zwei verschiedenen Radien (r_{min}, r_{max}) je nach der analysierten Ebene.

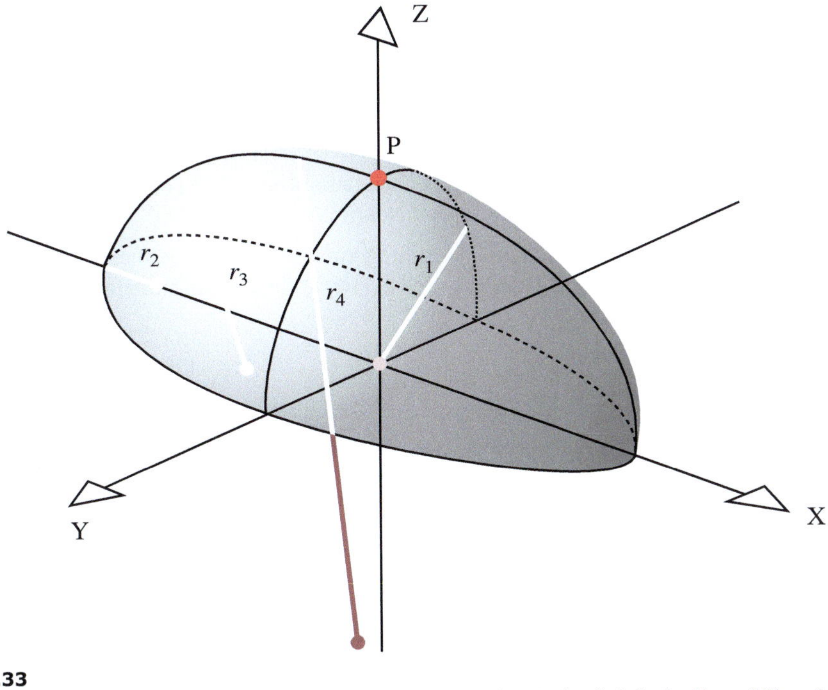

Abb. I.33
Ein Ovoid besitzt eine konstante Krümmung in einer Ebene (YZ) mit dem Radius (r_1). In der Ebene (XZ) verändert sich die Krümmung. Es sind drei verschiedene Radien angegeben (r_2, r_3, r_4). Für jede dreidimensional gekrümmte Fläche gibt es zwei Schnittebenen, in denen die Krümmung einmal minimal und einmal maximal ist. Beide Ebenen stehen immer rechtwinklig zueinander. Bestimmt man den Krümmungsradius im Punkt P in der YZ-Ebene, so hat dieser die Länge r_1. Bestimmt man den Krümmungsradius im Punkt P in der XZ-Ebene, so ist er länger als r_4. Dies zeigt, dass jeder Punkt einer dreidimensional gekrümmten Fläche zwei Krümmungen besitzt. Es handelt sich um die jeweils maximale und minimale Krümmung.

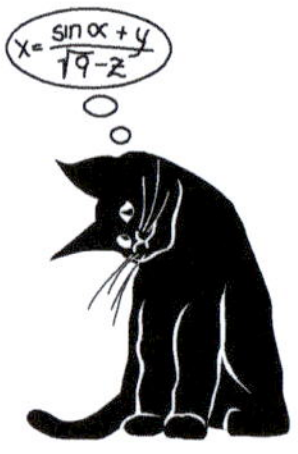

Um aber die Krümmung im Punkt mittels einer einzigen Zahl beschreiben zu können, hat CARL FRIEDRICH GAUSS (1777–1855) die mittlere Krümmung (M) vorgeschlagen. Diese lautet:

$$M = \frac{1}{2}\,(k_{\text{min}}+k_{\text{max}}) \qquad \text{(I.17)}$$

Da der Aussagewert dieser mittleren Krümmung relativ gering ist, hat Gauß die Krümmung durch das Produkt der minimalen und maximalen Krümmung gebildet. Dies ist als **Gauß-Krümmung** (K) bekannt:

$$K = k_{\text{min}} \cdot k_{\text{max}} = \frac{1}{r_{\text{min}} \cdot r_{\text{max}}} \qquad \text{(I.18)}$$

Für K gibt es folgende drei Möglichkeiten

- $K > 0$ Ovoide oder synklastische Fläche (engl.: *synclastic*)
- $K = 0$ Plane oder zylindrische Fläche
- $K < 0$ Sattelförmige oder antiklastische Fläche (engl.: *anticlastic*)

Eine interessante Anwendung einer solchen dreidimensionalen Analyse findet man bei Ateshian et al. (1992) für das Karpometakarpalgelenk des Daumens.

7 Arthrokinematische Beschreibungen von Bewegungen

7.1 Rollen und Gleiten

Besondere Fragestellungen wirft das Phänomen des **Rollgleitens** auf, das ein typisches arthrokinematisches Problem darstellt. In der Literatur wird es öfter erwähnt, aber nicht klar und ausreichend analytisch behandelt. Aus diesem Grund schlagen wir eine Definition der Begriffe Rollen und Gleiten im einzelnen und in der Kombination als Rollgleiten vor. In diesem Zusammenhang können wir einen **Roll-Gleit-Index** entwickeln, der darüber hinaus auch noch die Translation berücksichtigt.

Rollen und Gleiten findet in vielen Gelenken statt, ist am femorotibialen Gelenk jedoch von fundamentaler Bedeutung für das Verständnis der Kinematik und der Funktion der beteiligten anatomischen Strukturen. Das Rollgleiten beschreibt sozusagen die Veränderung des Verhältnisses der Gelenkflächen zueinander während der Bewegung. Es ist von großer Wichtigkeit, zu erkennen, dass sowohl Rollen als auch Gleiten eine Rotation darstellen. Dass Rollen einer Rotation entspricht, darüber gibt es einen breiten Konsens.

Beim Begriff des Gleitens ist die Sachlage nicht ganz so klar. Eine Fülle von terminologischen Zuweisungen wie *Schieben, Rutschen, Schlüpfen* etc. hat hier zu einiger Verwirrung geführt. Wir sind deshalb bemüht, die Sachlage so einfach wie möglich zu halten. Beruft man sich z.B. auf das Hüftgelenk, so wird man allgemein darüber übereinstimmen, dass es sich um eine Gleitbewegung handelt. Weiter besteht keine Diskussion darüber, dass es sich in diesem Gelenk um eine Rotationsbewegung handelt. Somit entspricht Gleiten auch einer Rotation. Was im manuellen Bereich als *translatorisches Gleiten* beschrieben wird, werden wir an späterer Stelle einfach als *Translation* beschreiben.

7.1.1 Rollen

Allgemeine Bestimmung des Rollens

Wir wollen zunächst die Situation vereinfachen und den konvexen Gelenkpartner zweidimensional als Kreis (Rad) darstellen, den konkaven als Gerade.

Werden auf beiden Gelenkflächen **Kontaktpunkte**[6] am Beginn und am Ende der Bewegung markiert, so sind diese auf der einen und der anderen Gelenkfläche gleich weit entfernt. Die Länge der Abrollstrecke am Radumfang (l_1) ist gleich der zurückgelegten Wegstrecke (l_2). Siehe dazu Abb. I.34. Dies ergibt:

$$l_1 = l_2 \tag{I.19}$$

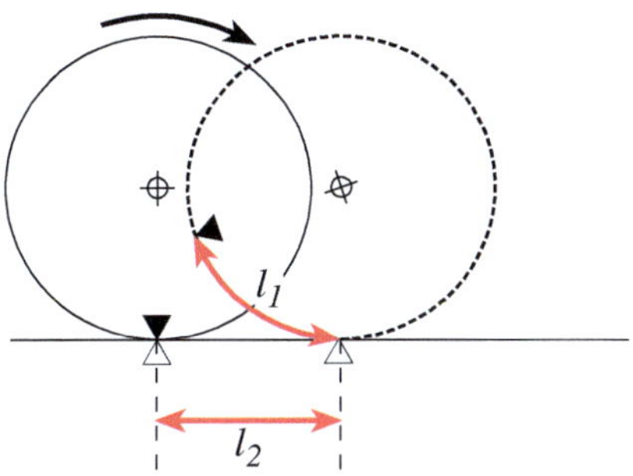

Abb. I.34
Bei einer Rollbewegung sind die Abrollstrecken (l_1, l_2) am konvexen (Rad) wie am konkaven (Gerade) Gelenkpartner gleich.

Würde man mehrere Kontaktpunkte markieren, so wären die Abstände auf der Unterlage und am Radumfang identisch sein. Öfter wird Rollen über die Gleichheit dieser Abstände definiert. Was in der Zeit *zwischen* den durch die Kontaktpunkte markierten Positionen passiert, geht jedoch aus einer solchen Betrachtungsweise nicht hervor. Es handelt sich um ein ähnliches Problem, wie wir es bereits im Rahmen der Betrachtungen über

6 In der Realität handelt es sich um den Mittelpunkt der **Kontaktfläche** der Knorpel der beiden Gelenkpartner.

das diskrete und momentane Rotationszentrum beschrieben haben (siehe Punkt 3.2.2 auf Seite 14). Wir wollen in diesem Zusammenhang eine andere Möglichkeit der Analyse anbieten und müssen dafür vorerst folgende Frage klären: Wo kommt das Rotationszentrum während einer Rollbewegung zu liegen?

Lage des Rotationszentrums beim Rollen

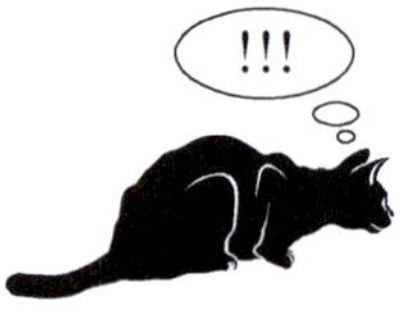

Führt ein Rad eine reine Rollbewegung durch, so fällt das Rotationszentrum in den Kontaktpunkt. Dies gilt in Bezug zu einem äußeren Referenzsystem. Das Rotationszentrum fällt deshalb in den **Kontaktpunkt**, da dieser jenen Punkt darstellt, in dem im Moment keine Bewegung stattfindet. Betrachten wir die Rollbewegung eines Autoreifens, so ist diese ja dadurch gekennzeichnet, dass keine Bewegung zwischen dem Reifen und der Straße stattfindet. Würde das Rotationszentrum nicht in den Kontaktpunkt fallen, so käme es zu einer Bewegung zwischen Reifen und Straße, was zu einer starken Abnützung des Reifens führen würde. Nach einigen hundert Metern Fahrstrecke wäre der Reifen total abgerieben.

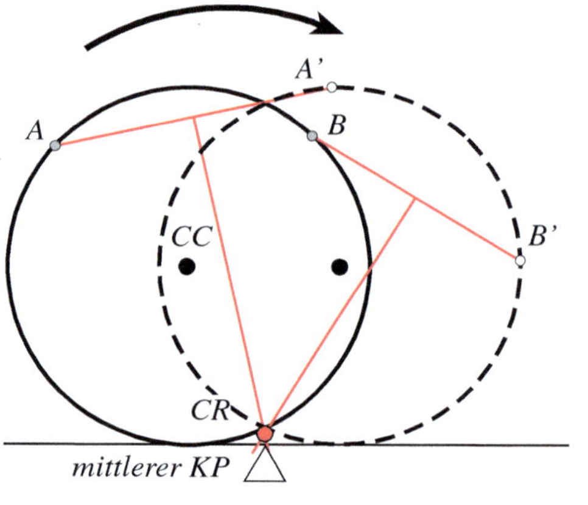

Abb. I.35
Bestimmung des Rotationszentrums (CR) eines rollenden Rades mittels der Reuleaux-Methode. Es handelt sich um ein diskretes Rotationszentrum. Es liegt etwas über dem Kontaktpunkt (KP). Würde man das momentane Rotationszentrum bestimmen, so würde dieses genau in den Kontaktpunkt fallen (CR ≡ KP*). Der mittlere Kontaktpunkt ist im Hinblick auf die beiden Positionen zu betrachten. Es handelt sich nicht um einen momentanen Kontaktpunkt.

A, A′, B, B′ ... Referenzpunkte

CC ... Krümmungszentrum

* „≡“ steht für „ident“, d.h. die Übereinstimmung der Koordinaten der beiden Punkte

Stellt man zwei Positionen eines rollenden Rades dar, so kann mittels der Reuleaux-Methode das Rotationszentrum bestimmt werden (siehe Abb. I.35). Das so ermittelte diskrete Rotationszentrum kommt jedoch nicht exakt auf der Rollfläche zu liegen, sondern etwas über ihr. Dieser Unterschied ergibt sich durch die Tatsache, dass die Reuleaux-Methode in einer diskreten Analyse besteht.

Vom Holzrad über Gummireifen und Kettenfahrzeug zum menschlichen Gang

Als der schottische Tierarzt und Erfinder JOHN BOYD DUNLOP (1840–1921) 1888 den Luftgummireifen erfand[7], war er sich wahrscheinlich dessen bewusst, dass im Vergleich zum Holzrad außer dem Fahrkomfort auch die Straßenlage durch die vergrößerte Kontaktfläche optimiert werden würde. Diese Haftung mit dem Untergrund wird bei Kettenfahrzeugen besonders groß. Mit einem starken Motor ausgestattet, ist es einem solchen Fahrzeug möglich, größte Hindernisse zu überwinden. Steht man neben dem Fahrzeug und beobachtet die auf dem Boden liegenden Kettenglieder (Kontaktfläche), so bewegen diese sich nicht. Das Fahrzeug fährt über sie hinweg. Ist das Fahrzeug über die Kettenglieder mit Bodenkontakt hinweggefahren, so beginnen diese sich der Reihe nach vom Boden zu lösen und das Fahrzeug zu überholen, um wiederum Kontakt mit dem vor dem Fahrzeug gelegenen Boden aufzunehmen. Hat das Fahrzeug eine gewisse Fortbewegungsgeschwindigkeit (v), so ist die Geschwindigkeit der überholenden Kettenglieder $2v$ ($v = 0$ für die am Boden liegenden Kettenglieder).

Der menschliche Gang kann vereinfacht als Sonderform eines Kettenfahrzeuges mit nur zwei Kettengliedern (Füße) dargestellt werden. Während die Geschwindigkeit des Fußes auf der Standbeinseite Null ist, überholt der andere Fuß den Körper mit einer Durchschnittsgeschwindigkeit von $2v$. Die Füße sind nicht durch Ketten verbunden, sondern bewegen sich mittels des Stangensystems der unteren Extremität, wobei mindestens drei Gelenke gebraucht werden:

Das mittlere Gelenk (Knie) dient dabei der funktionellen Längenanpassung der Extremität. Das distale Gelenk (oberes Sprunggelenk) erlaubt der Extremität und dem Rumpf über das Kettenglied (Fuß) zu schwingen. Das proximale Gelenk (Hüfte) erfüllt eine Doppelfunktion:

(1) beim Schwingen des Körpers über dem Fuß den Rumpf senkrecht zu halten und

(2) die untere Extremität nach vorne zu bringen (Spielbeinphase). In diesem Moment wird die Länge der Extremität besonders durch die Knieflexion verkürzt.

Es handelt sich um eine äußerst effektive Anordnung, die auch größere Hindernisse ohne große Probleme überwinden kann, z.B. einen liegenden Baumstamm, eine Treppe oder sogar eine Leiter.

---

7 Der Franzose EDOUARD MICHELIN (1859–1940) erfand 1891 den demontierbaren Luftgummireifen für das Fahrrad. Das Patent für luftgefüllte Autoreifen wurde 1895 eingebracht.

Vom äußeren zum inneren Beobachter

Diese Problematik stellt eine Facette der in der Philosophie intensiv diskutierten Auseinandersetzung zwischen dem empiristischen und rationalistischen Standpunkt dar. IMMANUEL KANT (1724-1804) hat sich in seiner *Kritik der reinen Vernunft* (1781) besonders um die Vereinigung dieser beiden Sichtweisen bemüht und gezeigt, dass uns die Objekte der Erfahrung nicht einfach gegeben sind, sondern erst gefiltert durch die Kategorien der Vernunft von uns beurteilt werden können. Diese Synthesisleistung des Verstandes macht es möglich, dass ein und dieselbe Situation so unterschiedlich beschrieben werden kann.

Bisher haben wir die Situation eines rollenden Rades bzw. des Kettenfahrzeuges von einem externen Beobachterstandpunkt aus beschrieben. Dies entspricht einem äußeren Referenzsystem. Der Beobachter steht am Straßenrand und beobachtet das fahrende Fahrzeug.

Sitzt nun der Beobachter im Fahrzeug, so wechselt er das Referenzsystem. Er befindet sich in einem inneren Referenzsystem. Wir laden nun den Leser ein, sich vorzustellen, er sitze im Auto, kurbele das Fenster herunter und schaue auf das sich drehende Rad. Wo liegt für ihn nun das Rotationszentrum? Es liegt auf der Achse des Rades. Es handelt sich um den Punkt, der sich für ihn nicht bewegt.

Sitzt der Beobachter auf dem mit der Geschwindigkeit $+v$ fahrenden Kettenfahrzeug, so haben die auf dem Boden liegenden Kettenglieder eine Geschwindigkeit von $-v$, während die ihn überholenden Kettenglieder eine Geschwindigkeit $+v$ besitzen. Für den Spaziergänger hat der Fuß des Standbeines eine Geschwindigkeit von $-v$, der Fuß des Spielbeines eine Durchschnittsgeschwindigkeit von $+v$.

7.1.2 Gleiten

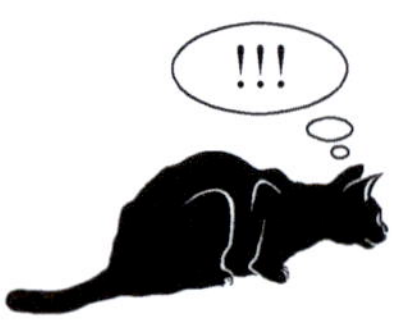

Gleiten kann durch die Rotation eines auf der Stelle drehenden Rades dargestellt werden. Diese Situation entspricht einem auf Glatteis durchdrehenden Autorad. Führt das Hüftgelenk z.B. eine Flexion durch, gleiten die Knorpelflächen gegeneinander. Mittels der Reuleaux-Methode kann das Rotationszentrum bestimmt werden. Es liegt im Radmittelpunkt. Dies entspricht dem Krümmungszentrum (siehe Abb. I.36).

7.1.3 Rollgleiten

Bestimmung eines Roll-Gleit-Index über Gelenkflächenkrümmung und Rotationszentrum

Beim Rollen liegt das Rotationszentrum im Kontaktpunkt, beim Gleiten im Krümmungszentrum. Formalisiert man diese Betrachtungsweise, so kommt bei einer Kombination von Rollen und Gleiten das Rotationszentrum zwischen Kontaktpunkt und Krümmungszentrum zu liegen. Dies ist aus Abb. I.37 ersichtlich.

Liegt das Rotationszentrum auf halber Strecke zwischen Krümmungszentrum und Kontaktpunkt, so ergibt sich eine Bewegung, die zu gleichen Teilen aus Rollen und Gleiten besteht. Liegt das Rotationszentrum näher

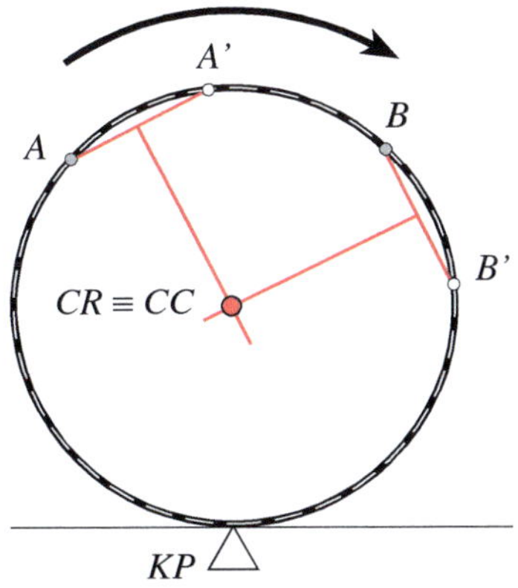

Abb. I.36
Bestimmung des Rotationszentrums (CR) eines gleitenden Rades mittels der Methode nach Reuleaux. Das Rotationszentrum kommt auf das Krümmungszentrum (CC) zu liegen (CR ≡ CC).

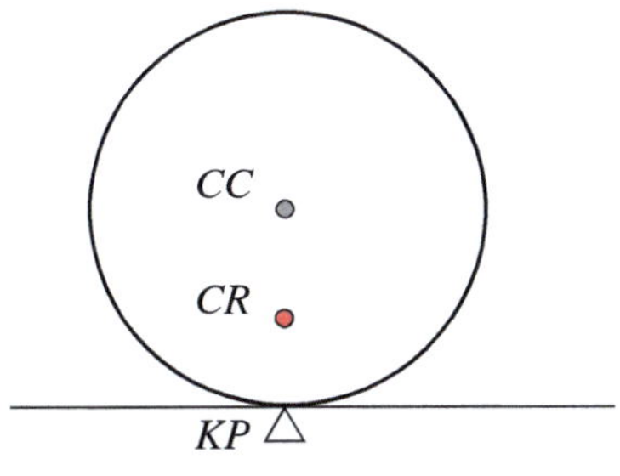

Abb. I.37
Bei einer Bewegung, die aus einer Kombination aus Rollen und Gleiten besteht, liegt das Rotationszentrum (CR) zwischen dem Kontaktpunkt (KP) und dem Krümmungszentrum (CC).

beim Kontaktpunkt, so überwiegt das Rollen, liegt es näher beim Krümmungszentrum, so überwiegt das Gleiten. Dies kann durch die Gleichung I.20 ausgedrückt werden. Es handelt sich um den **Roll-Gleit-Index (I_{RG}):**

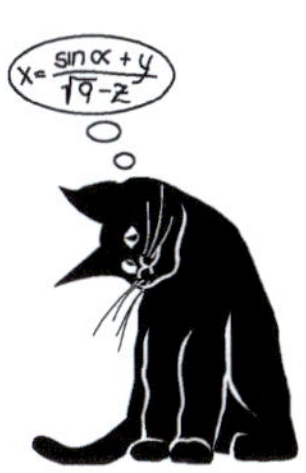

$$I_{RG} = \frac{\left|\overline{CR\,KP}\right|}{\overline{CC\,KP}} \tag{I.20}$$

Da die Distanz CC-KP den Radius darstellt, kann man schreiben:

$$I_{RG} = \frac{\left|\overline{CR\,KP}\right|}{r} \tag{I.21}$$

Grafisch ist die Definition des I_{RG} aus Abb. I.38 ersichtlich:

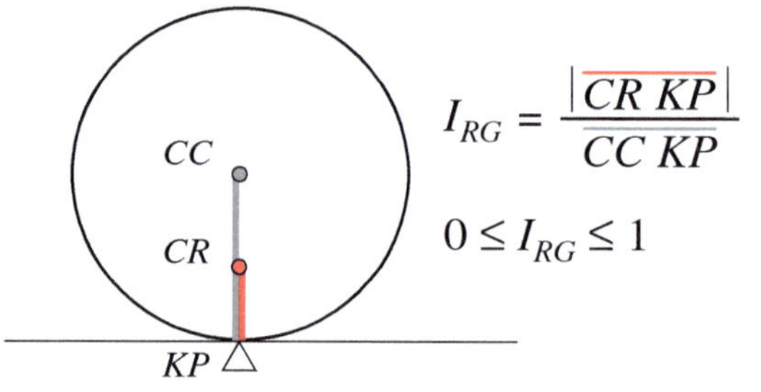

Abb. I.38
Ermittelt man das Verhältnis der Distanz CR-KP zur Distanz CC-KP, so erhält man den Roll-Gleit-Index (I_{RG}). Die Distanz CC-KP stellt den Radius *r* dar. Ist $I_{RG} = 0$, so handelt es sich um Rollen, ist $I_{RG} = 1$, so findet Gleiten statt.

Bei einer Rotationsbewegung gilt formal folgende Beziehung:

$$0 \leq I_{RG} \leq 1 \tag{I.22}$$

Analyse des Roll-Gleit-Index über Kontaktpunkte

Eine in der Literatur angegebene Methode zur Bestimmung des Roll-Gleit-Verhaltens besteht im Vergleich der Kontaktpunktabstände (Müller, 1982; O'Connor und Zavatsky, 1990; Zatsiorsky, 1998). Werden während einer Bewegung mehrere Kontaktpunkte an beiden Gelenkpartnern ermittelt, so kann aus dem Verhältnis der Kontaktpunktabstände der beiden Gelenkflächen auf das jeweilige Roll-Gleit-Verhalten geschlossen werden. Sind die Kontaktpunktabstände auf beiden Gelenkflächen gleich groß, so handelt es sich um eine reine Rollbewegung. Wird der Kontaktpunktabstand an einer Gelenkfläche Null, so findet eine reine Gleitbewegung statt. Sind die Abstände unterschiedlich groß, so sprechen wir von Rollgleiten (siehe Abb. I.39 auf Seite 59).

Ist l_1 die Abrollstrecke am konvexen Partner und l_2 die Wegstrecke am konkaven, so würde man dies in Bezug zu dem vorhin vorgeschlagenen Roll-Gleit-Index wie folgt darstellen:

$$I_{RG} = \frac{l_1 - l_2}{l_1} \tag{I.23}$$

Diese in der Literatur beschriebene Methode analysiert das Verhältnis zwischen Rollen und Gleiten anhand des Verhältnisses zwischen der Abroll- und der Wegstrecke. Hier wird nur die Kinematik berücksichtigt. Wir haben vorhin eine Methode zur Bestimmung eines Roll-Gleit-Index beschrieben, die Rotationszentrum und Krümmungsradius in die Analyse mit einbezieht und somit über die Kinematik hinausgehend auch die

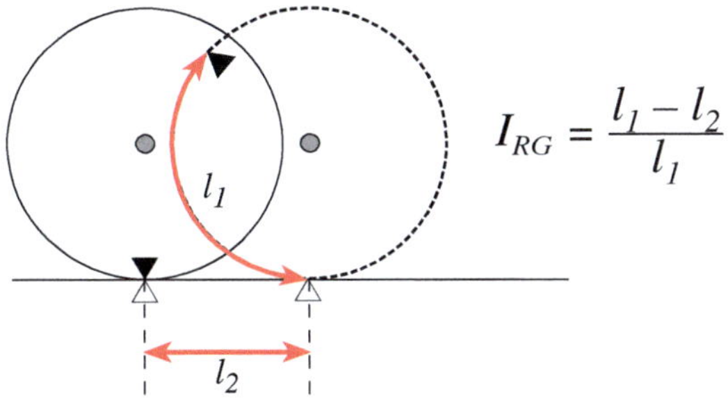

Abb. I.39
Der Roll-Gleit-Index kann durch das Verhältnis zwischen Abroll- (l_1) und Wegstrecke (l_2) bestimmt werden. In dieser Betrachtungsweise handelt es sich jedoch nicht um das einfache Verhältnis $l_1 : l_2$, sondern um ihre Differenz im Bezug zu l_1.

Morphologie berücksichtigt. Vergleicht man beide Ansätze, so lassen sich dadurch für die von uns vorgeschlagene Variante einige Vorteile erkennen. Es kann so z.B. das 3-D-kinematische Verhalten des Kniegelenks vorausgesehen und umgekehrt z.B. die augenblickliche Krümmung des Kondylus für den Entwurf einer Prothese errechnet werden.

Darüber hinaus erlaubt es diese Methode auch, den Sonderfall der Translation zu beschreiben. Wir wollen somit vorschlagen, diese Form des Roll-Gleit-Index im Sinne eines **Bewegungs-Index (I_{Mov})** zu erweitern. Dieser Index erlaubt es nicht nur, die Verteilung von Rollen und Gleiten im Rahmen der Rotation, sondern auch von Rotation und Translation überhaupt zu beschreiben. In Punkt 7.4 auf Seite 62 werden wir eine weitere, abschließende Verallgemeinerung dieses formalen Konzeptes vorstellen. Aus diesem Grund sprechen wir im Weiteren nur mehr vom Bewegungs-Index (I_{Mov}).

7.2 Sonderfall der Translation

Translation kann als Sonderfall der Rotation betrachtet werden. Es handelt sich um eine Rotation, deren Rotationszentrum im Unendlichen liegt. Dies entspricht jener Bewegung, die entsteht, wenn das Rad bei einem Bremsmanöver blockiert und auf der Straße ins Rutschen kommt. Wie unter Punkt „Translation – Ein Sonderfall der Rotation" auf Seite 13 bereits angesprochen wurde, könnte man von Translation sprechen, wenn das Rotationszentrum weiter vom Gelenk entfernt liegt. In Bezug zum Bewegungs-Index würde das bedeuten, dass dieser größere Werte als Eins annehmen würde. Dies ist in Abb. I.40 dargestellt. Man bezieht sich nun nicht mehr auf die in Zentimeter ausgedrückte Distanz des Rotationszentrums, sondern auf den durch den Index ausgedrückten Verhältniswert, dessen Bezugseinheit der Krümmungsradius der Gelenkfläche darstellt. Somit kann die Differenzierung zwischen Rotation und Translation mehr gelenkspezifisch ausgedrückt werden.

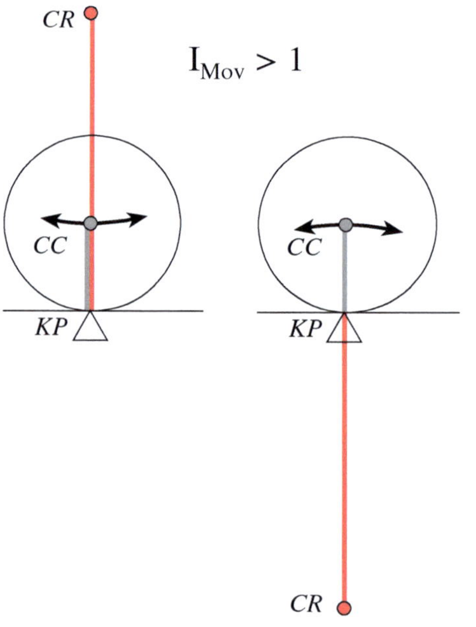

Abb. I.40
Kommt das Rotationszentrum höher als das Krümmungszentrum (CC) bzw. unter dem Kontaktpunkt (KP) zu liegen, so ist der Bewegungs-Index (I_{Mov}) größer als eins. Ab einem gewissen Grenzwert kann man im klinischen Sinn von Translation sprechen.

Zur Beschreibung des Sonderfalles Translation zurückkommend kann festgestellt werden, dass in Fällen, bei denen keine Krümmung bestimmt werden kann, wie dies z.B. beim Diskus der Fall ist, diese Methode problematisch ist. Es muss auf die Vorgehensweise der Distanzbestimmung des Rotationszentrums zurückgegriffen werden.

7.3 Beanspruchung der Knorpelflächen beim Gleiten und bei Translation

Gleiten und Translation unterscheiden sich nicht nur kinematisch, sondern auch im Hinblick auf die Beanspruchung der Knorpelflächen der Gelenkpartner. Beim Gleiten bleibt der Kontaktpunkt auf der konkaven Fläche konstant. Diese wird somit lokal am meisten beansprucht. Die Reibung konzentriert sich hier auf einen Punkt auf der konkaven Gelenkfläche. Bei Translation verhält es sich umgekehrt. Die Reibung konzentriert sich auf einen Punkt der konvexen Gelenkfläche.

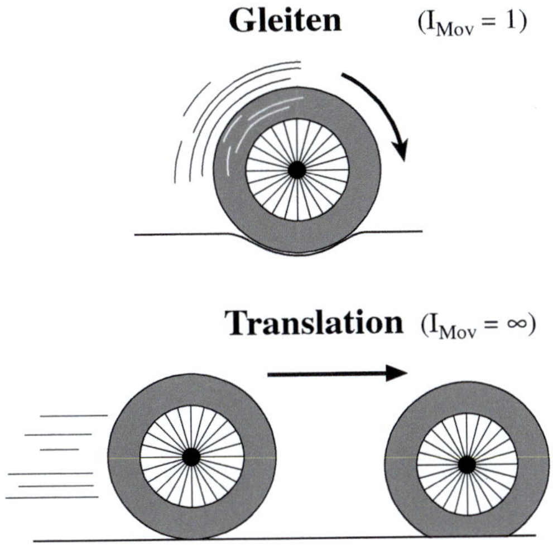

Abb. I.41
Beim Gleiten – Bewegungs-Index (I_{Mov}) =1 – ist die Reibung auf der konkaven (flachen) Gelenkfläche auf einen Punkt konzentriert. Bei Translation (I_{Mov} = ∞) ist sie auf der konvexen Gelenkfläche punktuell.

7.4 Synthese: Der Bewegungs-Index

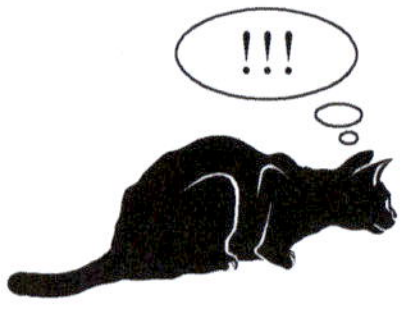

Zusammenfassend können wir nun feststellen:

- **Rollen** ergibt sich aus einer Rotation, deren Rotationszentrum im Kontaktpunkt liegt; $\mathbf{I_{Mov} = 0}$.
- **Gleiten** stellt eine Rotation dar, deren Zentrum im Krümmungszentrum liegt; $\mathbf{I_{Mov} = 1}$.
- **Rollgleiten** ist eine Kombination aus einer Roll- und einer Gleitkomponente; $\mathbf{0 < I_{Mov} < 1}$. Der Index gibt in diesem Fall das Verhältnis zwischen Rollen und Gleiten an.
- **Translation** ist eine Bewegung, deren Rotationszentrum theoretisch im Unendlichen liegt; $\mathbf{I_{Mov} > 1}$ und gibt das Verhältnis zwischen Rotation und Translation an.

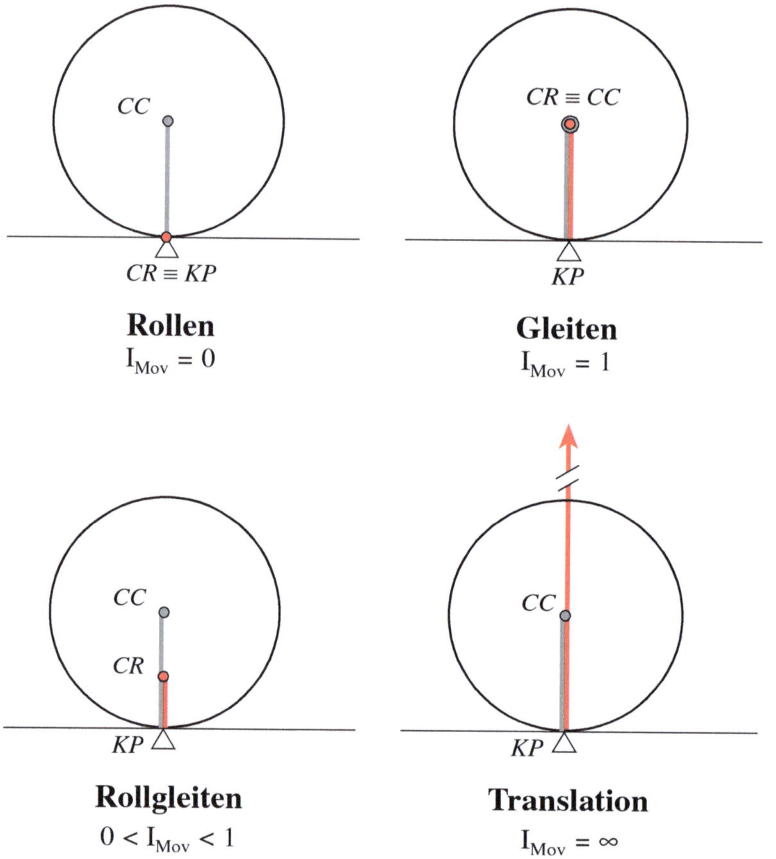

Abb. I.42
Schematische Zusammenfassung des Verhaltens des Rotationszentrums (CR) im Verhältnis zum Kontaktpunkt (KP) beim Rollen, Gleiten, Rollgleiten sowie bei der Translation und den daraus abgeleiteten Werten für den Bewegungs-Index (I_{Mov}).

Die beiden Abbildungen zeigen graphisch und formal, wie sich der Bewegungs-Index zu den verschiedenen kinematischen Prozessen verhält. Angenommen $I_{Mov} = 0{,}7$, so würde dies bedeuten, dass die Rotationsbewegung aus 70% Gleiten und 30% Rollen besteht. Ist I_{Mov} größer als eins, so nimmt die translatorische Komponente zu. Wo man den Grenzwert anlegt, ab dem von Translation gesprochen wird, ist und bleibt willkürlich und hängt von klinischen Zusammenhängen ab. Wir haben darauf bereits vorhin hingewiesen. Möchte man die Translation (*s*) (Bogenstrecke) in Millimeter ausdrücken, so ergibt dies:

$$s = \overline{CR\,KP} \cdot \sin\varphi \qquad \text{(I.24)}$$

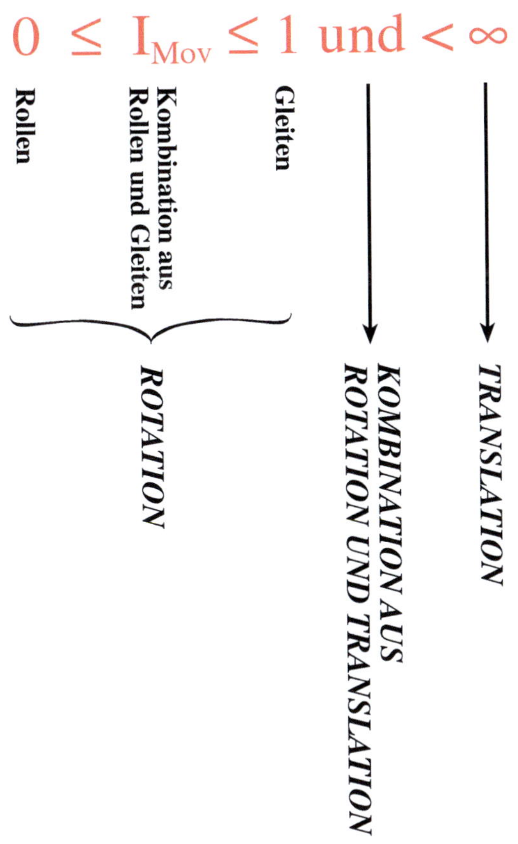

Abb. I.43
Formale Zusammenfassung der möglichen Werte für den Bewegungs-Index (I_{Mov}). Unter anderem gibt dieser Index an, wie viel Prozent Rollen und Gleiten, aber auch wie viel Prozent Rotation und Translation vorhanden sind.

Überschreitet I_{Mov} einen gewissen Grenzwert und gibt dadurch an, dass die Translation relevant sein könnte, so gibt es mehrere Möglichkeiten:

- Formal kann die **Bogenstrecke** wie in Gleichung I.24 errechnet werden.
- Die **Translationsstrecke** kann ganz einfach mit einem Lineal auf dem Röntgenbild vermessen werden (z.B. die Strecke, die die posteriore Wand des Wirbelkörpers zurückgelegt hat).
- Eine weitere Alternative wird von Frobin et al. (2002) vorgeschlagen, die in Abb. I.44 beschrieben ist. Die Autoren geben an, dass diese Methode relativ stabil gegenüber Messfehlern ist (siehe Punkt „Virtuelle Deformation" auf Seite 77).

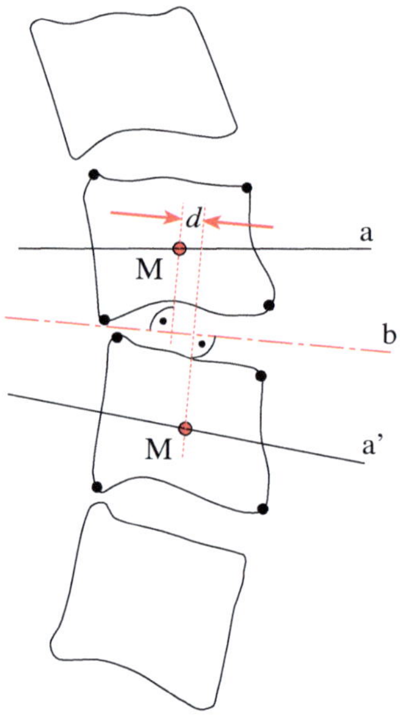

Abb. I.44
Anhand der vier Eckpunkte eines Wirbels wird dessen Mittelpunkt (M) ermittelt. Durch diesen wird eine Mittelebene für den jeweiligen Wirbel festgelegt. In Bezug auf die Mittelebenen (a, a') zweier benachbarter Wirbel wird die Winkelsymmetrale (b) ermittelt. Der Abstand der Normalen auf die Winkelsymmetralen ergibt den anterior-posterioren Abstand (*d*) zwischen den zwei Wirbeln. Die Veränderung dieses Abstandes in Folge einer Bewegung kann als Translationsstrecke beschrieben werden.

Bisher haben wir nur Fälle betrachtet, in denen das Rotationszentrum auf einer Geraden liegt, die durch den Kontaktpunkt und das Krümmungszentrum festgelegt wird. Könnte es aber nicht auch möglich sein, dass das Rotationszentrum irgendwo anders zu liegen kommt? Diese Situation wollen wir im nächsten Kapitel untersuchen.

7.5 Koaptation und Dekoaptation

7.5.1 Winkel Gamma

Eine weitere Variante in der Konstellation zwischen Kontaktpunkt, Krümmungszentrum und Rotationszentrum kann wie folgt beschrieben werden. Befindet sich das Rotationszentrum nicht auf der von Krümmungszentrum und Rotationszentrum definierten Geraden, dann ist der Winkel Gamma entscheidend, wie dieser Fall in der nun folgenden Analyse behandelt wird:

Dieser Winkel wird von der durch Krümmungszentrum und Kontaktpunkt festgelegten Geraden und der durch Rotationszentrum und Kontaktpunkt festgelegten Geraden eingeschlossen (siehe Abb. I.45).

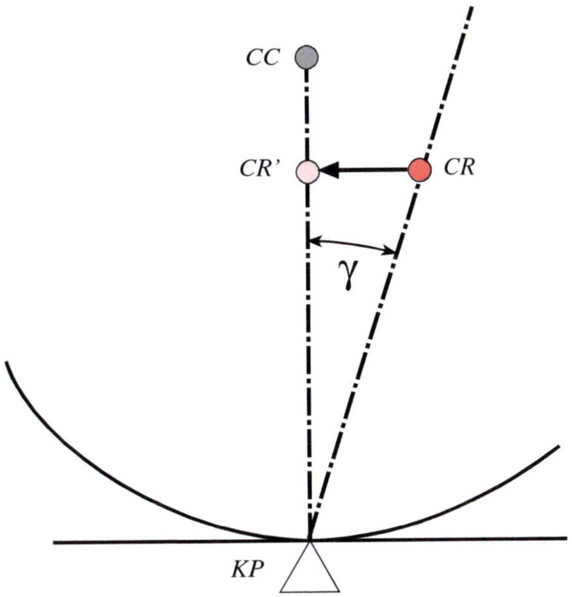

Abb. I.45
Das Rotationszentrum (CR) kommt nicht auf der Geraden CC-KP zu liegen. Es legt mit KP eine Gerade fest, die mit der Geraden CC-KP den Winkel γ einschließt. Ist γ kleiner oder gleich 20°, so wird CR auf die Gerade CC-KP projiziert. In diesem Fall ist die Distanz CR'-KP weniger als 10% kleiner als CR-KP.

Fall 1 – Gamma ist kleiner oder gleich 20°

Ist der Winkel Gamma kleiner als 20°, so wird das Rotationszentrum unter Inkaufnahme eines Fehlers von 10% auf die Gerade CC-KP projiziert (siehe Abb. I.45). Das weitere Verfahren entspricht dem, was wir unter Punkt 7.4 auf Seite 62 für die Bestimmung des Bewegungs-Index besprochen haben. Da der Cosinus von 20° ca. 0,94 ist, liegt der Fehler unter 10% und wird daher nicht berücksichtigt.

Fall 2 – Gamma ist größer als 20°

Ist der Winkel Gamma größer als 20°, so schlagen wir vor, den Bewegungs-Index nicht mehr zu berücksichtigen. Zwischen den Gelenkflächen kommt es nun je nach Drehrichtung zu **Koaptation** bzw. **Dekoaptation** (siehe Abb. I.46).

Hiezu muss bemerkt werden, dass γ während der Ausführung einer Bewegung nur kurzfristig größere Werte als 20° annehmen kann. Bei Koaptation würde dies die Gelenkflächen höchstwahrscheinlich lokal stark beanspruchen. Die Dekoaptation könnte sowieso kaum länger andauern, weil die meisten Kräfte (ligamentär, muskulär, Schwerkraft) die Gelenkflächen zusammendrücken, d.h. koaptieren.

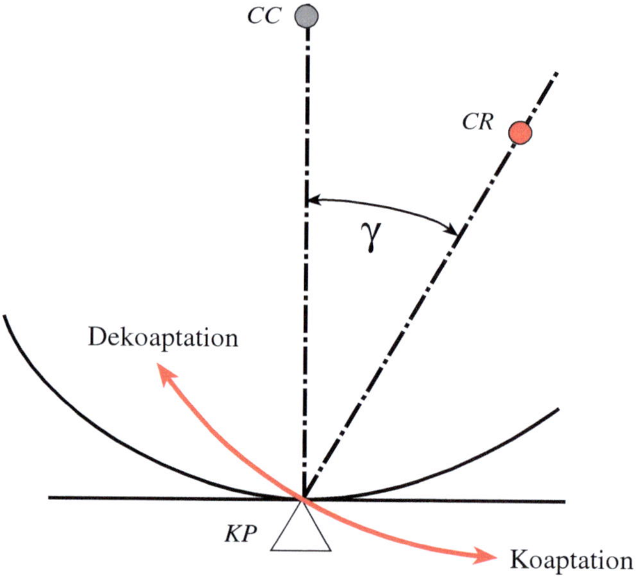

Abb. I.46
Der Winkel γ zwischen der Geraden CC-KP und der Geraden CR-KP ist größer als 20°. In diesem Fall wird CR nicht auf die Gerade CC-KP projiziert. Bei der um diesen Drehpunkt stattfindenden Bewegung kommt es je nach Drehrichtung zu Dekoaptation und Koaptation (roter Pfeil).

7.5.2 Geschwindigkeitsvektor

Die Möglichkeit einer momentanen Koaptation oder Dekoaptation wurde in der Literatur bereits beschrieben. Frankel et al. (1971) und Sammarco et al. (1973) haben, an Hand einer anderen Darstellungsweise als unter Punkt 7.5.1 vorgeschlagen, dieses Phänomen bei Degeneration des Femorotibialgelenks und des oberen Sprunggelenks beschrieben. Diese Autoren haben am Kontaktpunkt einen Vektor angesetzt, der rechtwinklig zur Geraden CR-KP verläuft. Dieser Vektor wird als **Geschwindigkeits-**

vektor bezeichnet. Bei normaler Bewegung steht dieser Vektor tangential zu den Gelenkflächen. Im Rahmen einer Läsion (Meniskusschäden, Arthrose) kommt dieser nicht mehr tangential zu liegen, was eben eine momentane Koaptation bzw. Dekoaptation andeutet (siehe Abb. I.47).

Unserer Meinung nach ist die Aussagekraft der Methode des Geschwindigkeitsvektors dadurch begrenzt, dass das Krümmungszentrum und damit ein morphologisches Kriterium nicht mit einbezogen wird. In Fällen, bei denen das Rotationszentrum auf der durch Kontaktpunkt und Krüm-

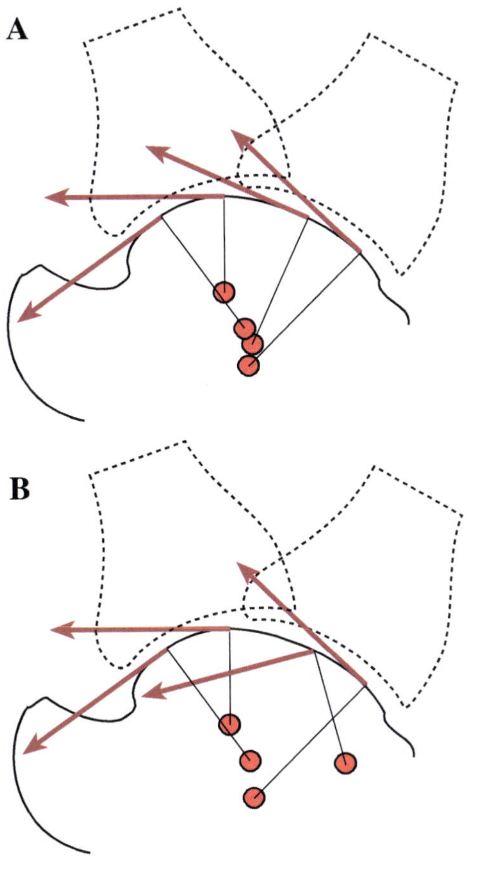

Abb. I.47
Darstellung des Geschwindigkeitsvektors am Beispiel des oberen Sprunggelenks. Die Rotationszentren sind rot markiert.

Abbildung **A** zeigt ein normales Bewegungsverhalten: der Geschwindigkeitsvektor liegt immer tangential zu den Gelenkflächen.

In Abbildung **B** kommt es in diesem Beispiel während der Bewegung zu einer momentanen Koaptation, was eine größere Beanspruchung des Knorpels mit sich bringt.

mungszentrum festgelegten Geraden liegt, würde der Geschwindigkeitsvektor immer tangential zu den Gelenkflächen zu liegen kommen. Wie wir bereits gezeigt haben, ist es jedoch möglich, dass das Rotationszentrum seine Lage auf dieser Geraden verändert, was eine Veränderung des Verhältnisses zwischen Rollen und Gleiten sowie zwischen Rotation und Translation darstellen würde. Ein solcher Fall einer Dysfunktion könnte mit der Methode des Geschwindigkeitsvektors nicht erkannt werden.

8 Versuch einer kinematischen Erklärung der Dysfunktion eines Gelenks

Amplitude

Die Amplitude wird in der klinischen Praxis häufig zur Beurteilung einer Dysfunktion herangezogen. Regionale und segmentale Mobilitätstests sind Ausdruck dieser gängigen Praxis. Wie bereits zu Beginn festgestellt wurde, liefert aber die Amplitude allein zu wenig Information, um eine Bewegung kinematisch voll zu erfassen (siehe Abb. I.4 auf Seite 10). In diesem Kontext scheinen klinisch gebräuchliche Ausdrücke wie *„das Gelenk ist blockiert“*, *„eingeschränkte Beweglichkeit“*, *„ein Gelenk befreien oder deblockieren“* etc. den Parameter Amplitude zu dominant zu bewerten. Aus diesem Grund haben wir als weiteres Kriterium das Rotationszentrum eingeführt.

Rotationszentrum

Die Veränderung der Lage des Rotationszentrums kann als weiterer wesentlicher Parameter zur Beschreibung der Qualität von Gelenkbewegungen genannt werden. Für die Ermittlung eines diskreten Rotationszentrums aus zwei Positionen heraus wurde die Reuleaux-Methode vorgestellt (siehe Seite 11). Diese Methode hat zur Beurteilung radiologischer Funktionsaufnahmen hohen funktionellen Wert, weil in vielen Fällen relativ gut beurteilt werden kann, ob sich das Rotationszentrum in einem bestimmten Bereich noch im Rahmen der Norm (innerhalb des physiologischen Streuungsbereiches oder auf der dementsprechenden Zentrode) befindet oder nicht. Wir wollen jedoch nochmals betonen, dass diese Methode sehr empfindlich gegenüber Messfehlern und 3-D-Verdrehungen des Gelenks gegenüber der Messebene ist (siehe Punkt „Virtuelle Deformation“ auf Seite 77).

Abb. I.48 auf Seite 69 zeigt ein solches Beispiel für die Lendenwirbelsäule. Wenn wir den deutlich vergrößerten Streuungsbereich von diskreten Rotationszentren betrachten, wird auch klar, dass in der Folge die Amplitude eingeschränkt sein muss, da weit vom jeweiligen Rotationszentrum entfernte Strukturen bereits bei geringer Bewegungsamplitude großer Dehnung ausgesetzt werden. Wir wollen jedoch betonen, dass in diesem Fall im Hinblick zur Beschreibung der Dysfunktion die Beweglichkeitseinschränkung im Vergleich zur Verlagerung des Rotationszentrums als sekundär zu betrachten ist. Somit wäre es praktisch nicht gerechtfertigt, nur von einer verringerten Beweglichkeit zu sprechen und somit eine lokale Behandlung mit dem alleinigen Ziel der Beweglichkeitsverbesserung zu applizieren.

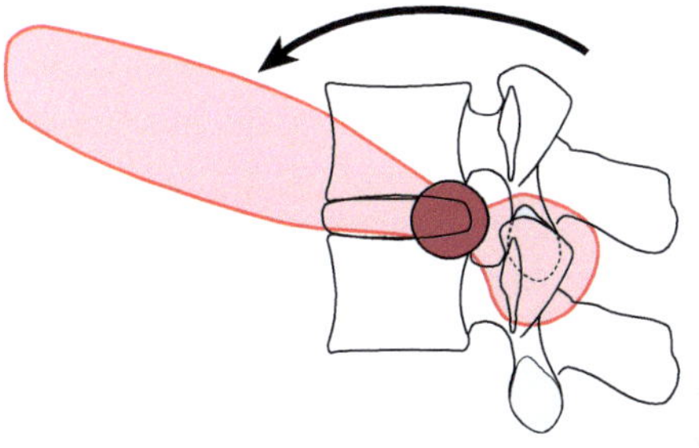

Abb. I.48
Darstellung der Streuungsbereiche der Rotationszentren für die Flexion der Lendenwirbelsäule. Dunkelrot markiert ein normales Bewegungsverhalten, hellrot eine Dysfunktion*. Modifiziert nach White und Panjabi (1978).

*) Bedenkt man, dass, wenn das Rotationszentrum bei Flexion ventral vom Wirbel zu liegen kommt, Dekoaptation zwischen den Wirbeln entsteht, so stellt sich die Frage, wo die doch vorhandenen Druckbeanspruchungen übertragen werden.

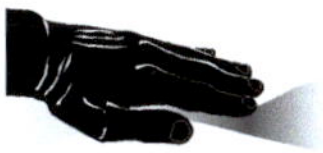

Es ist in diesem Zusammenhang auch interessant, sich zu überlegen, inwieweit ein anatomischer, struktureller Ausdruck für Rotationszentren bzw. Achsen möglich wäre. Grundsätzlich gilt, dass eine unter Spannung stehende Struktur die Tendenz hat, die Achse zu sich zu ziehen. Konvergieren z.B. mehrere Ligamente zu einem Punkt hin, so wird die Achse höchst wahrscheinlich in der Nähe dieses Konvergenzpunktes liegen. Dies lässt sich an den malleolären Insertionszonen der Bänder des oberen Sprunggelenks gut beobachten.

Gibt es zwei Strukturen, deren Kräfte die Achse in verschiedenen Richtungen zu sich ziehen, dann kann keine Bewegung in dieser Ebene mehr stattfinden. Im 3-D-Raum gäbe es noch Bewegungsmöglichkeit um eine Achse, die durch diese beiden Fixpunkte verläuft. Finden sich jedoch drei nicht kollineare Fixpunkte, so ist auch dreidimensional keine Bewegung mehr möglich.

Der Geschwindigkeitsvektor

Der Geschwindigkeitsvektor gibt die mittlere Bewegungsrichtung der Gelenkflächen an und sollte im Optimalfall tangential zur Gelenkflächenkrümmung im jeweiligen Kontaktpunkt stehen. Er dient daher als Hinweis, ob es während der Bewegung durch die Verlagerung des Drehpunktes zu einer Koaptation bzw. Dekoaptation kommt.

Der Bewegungs-Index

Veränderungen des Bewegungs-Index können ebenfalls ein Element der Beschreibung einer Dysfunktion darstellen. Dieser Index gibt Auskunft über mehrere kinematische Varianten:

- Veränderung des Roll-Gleit-Verhaltens ($0 \leq I \leq 1$)
- Veränderung des Verhältnisses der rotatorischen oder translatorischen Komponenten ($I > 1$)
- Auftreten von Koaptation und Dekoaptation ($\gamma > 20°$)

Besonders das femorotibiale und das glenohumerale Gelenk stellen Beispiele dar, bei denen Veränderungen des Roll-Gleit-Verhaltens das Entstehen diverser Pathologien erklären könnten.

Helikoidale Achse

Veränderungen der Lage und/oder der Orientierung der dreidimensionalen Achse stellen eine vollständigere Beschreibung der Dysfunktion dar. Abgesehen von einer modifizierten Amplitude könnte sich z.B. in einem Wirbelsegment die Achse in Bezug auf ihre Lage dem durch welche Kräfte auch immer „fixierten" Facettengelenk annähern. Käme es zu einer Änderung der Orientierung der Achse, so würde sich dies durch das Verhältnis der Amplituden der assoziierten Bewegungen zueinander und im Hinblick auf die Amplitude der Hauptbewegung bemerkbar machen.

Schlussbemerkung

Die vorgestellten Parameter wurden nun eingehend diskutiert. Wir wollen darauf hinweisen, dass eine veränderte Kinematik aber nur das Resultat einer Veränderung der einwirkenden Kräfte darstellt. Die Ursachen für die Veränderung dieser Kräfte genau zu kennen, überschreitet bei weitem die heutigen experimentellen und klinischen Untersuchungsmöglichkeiten und würde den Rahmen dieses Buches sprengen. In diesem Zusammenhang soll jedoch die neuromuskuläre Steuerung erwähnt werden. Dies tangiert das Gebiet der Neurophysiologie der Bewegung. Dieses komplexe Zusammenspiel von unbekannten Prozessen kann in Form der **Harmonie des Bewegungsablaufes** in der Zeit beschrieben werden. So z.B. haben Feipel et al. (1999) dies an der Halswirbelsäule untersucht. Mittels dreidimensionaler Goniometrie unter Berücksichtigung von sechs Freiheitsgraden haben diese Autoren unter anderem den Verlauf der Bewegung in der Sagittalebene an Patienten und asymptomatischen Probanden untersucht. Obwohl die Amplitude der Bewegung bei Patienten im physiologischen Bereich lag, differierte die Harmonie des Bewegungsablaufes qualitativ und quantitativ zwischen beiden Gruppen. Dies ist in Abb. I.49 auf Seite 71 dargestellt.

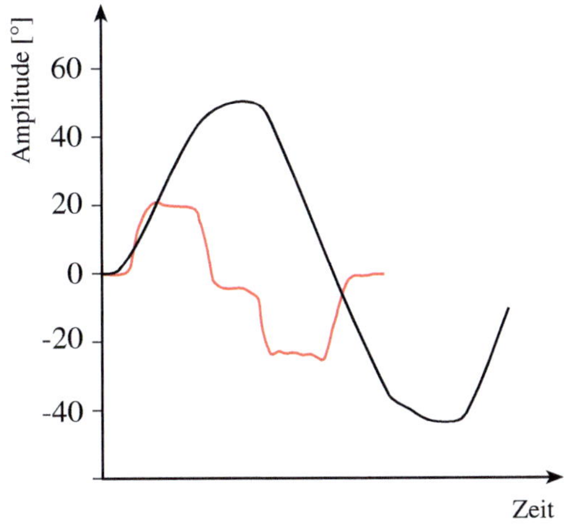

Abb. I.49
Flexions-Extensions-Bewegung der Halswirbelsäule bei asymptomatischen (schwarze Kurve) und bei symptomatischen (rote Kurve) Probanden. Die Harmonie der Kurve ist im Falle des Patienten gestört (nach Feipel et al. 1999).

9 Fehleranalyse in der Kinematik

In diesem Abschnitt widmen wir uns der Fehleranalyse im 2-D-Raum. Wir haben bereits mehrfach darauf verwiesen, dass die Bestimmung der Lage des Rotationszentrums und der Amplitude eines Körpers anhand zweier Positionen fehleranfällig ist. Wir können grundsätzlich zwischen Fehlern, die sich aus der Bestimmungsmethode des Rotationszentrums an sich ergeben und Fehlern, die aus dem experimentellen Aufbau resultieren, unterscheiden. Die ersteren wollen wir methodische Fehler nennen, zweitere experimentell bedingte Fehler.

9.1 Methodisch bedingter Fehler

Ein erster methodisch bedingter Fehler entsteht durch die Differenz zwischen der diskreten und der momentanen Bestimmungsmethode. Dieser Fehler ist untersucherunabhängig. Wir haben in Punkt 7.1 auf Seite 52 bereits darauf hingewiesen, dass das momentane Rotationszentrum bei einer Rollbewegung im Kontaktpunkt zu liegen kommt. Bei diskreter Bestimmung kommt es zwischen den Kontaktpunkten (Fehler auf der X-Achse[8]) und etwas über der Rollebene (Fehler auf der Y-Achse) zu liegen (siehe Abb. I.50).

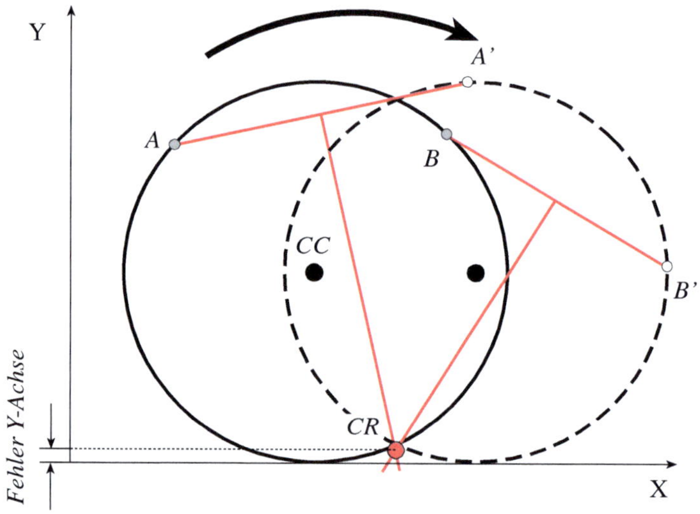

Abb. I.50
Bei der Bestimmung des Rotationszentrums mittels der Reuleaux-Methode entsteht ein methodisch bedingter Fehler (Fehler Y-Achse). Das Rotationszentrum kommt über der Kontaktebene zu liegen.

8 Dieser Fehler stellt ein spezifisches Problem dar, da ungeklärt ist, in Bezug zu welchem Punkt er bestimmt werden soll. Er ist daher in Abb. I.50 nicht angegeben. Siehe diesbezüglich z.B. Moorhead et al. (2003).

Die Differenz zwischen der Rollebene und der Lage des diskreten Rotationszentrums (Y-Achse) lässt sich errechnen. Bei einem Raddurchmesser von 100 mm und einem Rotationswinkel von 20° liegt der Fehler etwas über 1 mm (siehe Tabelle I.6).

Diese Differenz stellt einen methodisch bedingten Fehler dar. Moorhead et al. (2003) schlagen eine Methode vor, diesen Fehler zu minimieren. Da dieser Fehler bis zu einer Bewegungsamplitude von 20° relativ klein ist (ca. 1% des Krümmungsradius), kann man ihn für Analysen, die sich über diesen Bereich erstrecken, vernachlässigen (siehe Abb. I.51).

Amplitude [°]	Differenz Y-Achse
5	0,06
10	0,25
15	0,57
20	1,02
40	4,10

Tabelle I.6
Der bei einem Radradius von 100 mm entstehende Messfehler bei der diskreten Bestimmung des Rotationszentrums.

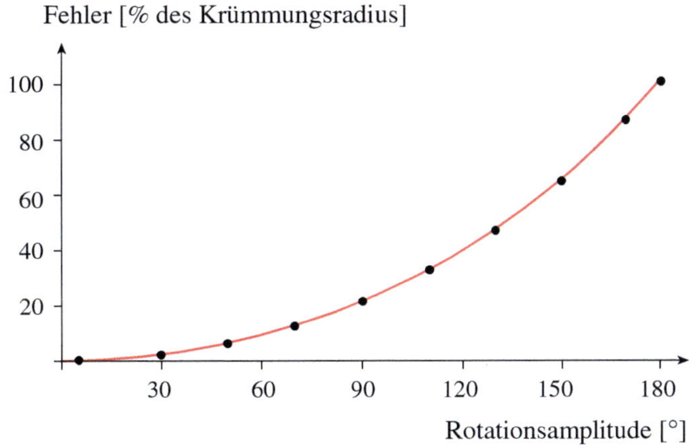

Abb. I.51
Fehler zwischen diskreter und momentaner Analyse in Bezug auf die Y-Achse als Funktion der Rotationsamplitude. Bei 180° ist der Fehler maximal. Das Rotationszentrum liegt im Krümmungszentrum. Bei 20° beträgt der Fehler ca. 1 mm.

9.2 Einfluss der Messfehler

Messfehler

Als erster Parameter muss der Messfehler (Δ) bei der Bestimmung der Koordinaten der Referenzpunkte genannt werden. Ist dieser Fehler von vornherein groß, so ist die Aussagekraft des Resultates schwach. Diese könnte eventuell durch das Hinzufügen weiterer Referenzpunkte gesteigert werden. In Abb. I.52 wurde z.B. ein zusätzlicher Referenzpunkt (C) eingeführt.

Für die folgende Analyse wird ein konstanter Messfehler (Δ) angenommen. Dieser Messfehler könnte wie in Abb. I.53 auf Seite 75 dargestellt werden.

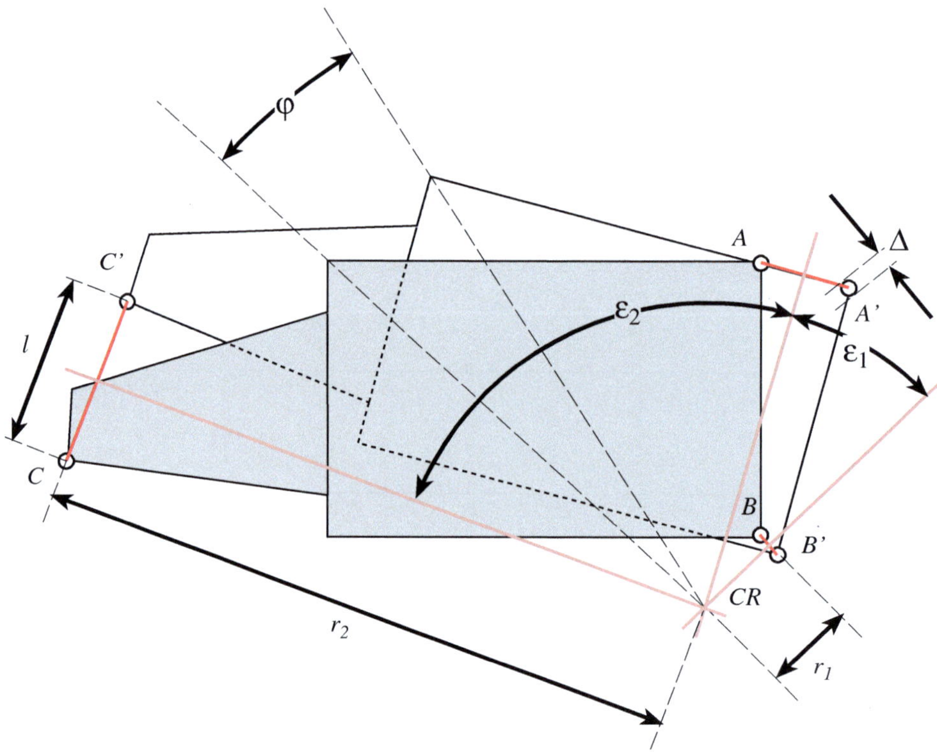

Abb. I.52
Übersicht der in der Fehleranalyse relevanten Parameter für die Genauigkeit der Bestimmung des Rotationszentrums mit der Methode nach Reuleaux:

Δ ... Messfehler

φ ... Bewegungsamplitude

ε ... Von den Radien eingeschlossener Winkel

r ... Länge der Radien

l ... zurückgelegte Distanz eines Referenzpunktes

Bewegungsamplitude

Ist die Bewegungsamplitude (φ) klein, so wird die von einem Referenzpunkt zurückgelegte Strecke (l) klein. Der Einfluss des Messfehlers (Δ) auf das Endresultat und damit auf die Lage des Rotationszentrums und die Größe der Amplitude nimmt zu. In diesem Zusammenhang ist grundsätzlich anzumerken, dass, um sich einem momentanen Rotationszentrum zu nähern, die Amplitude (φ) zwischen zwei Positionen möglichst klein sein sollte. Somit muss bereits beim experimentellen Aufbau ein methodischer Kompromiss eingegangen werden. Bei Gelenken, die von vornherein eine geringe Amplitude aufweisen, kann dieser Umstand die exakte Bestimmung der Kinematik unmöglich machen. Der Ausweg besteht allein darin, den Messfehler (Δ) möglichst klein zu halten, was dementsprechend großen experimentellen Aufwand erfordert. Bei Amplituden von ca. 2°, wie z.B. im Iliosakralgelenk, liegt der zulässige Messfehler in einem Größenbereich von einigen hundertstel Millimetern!

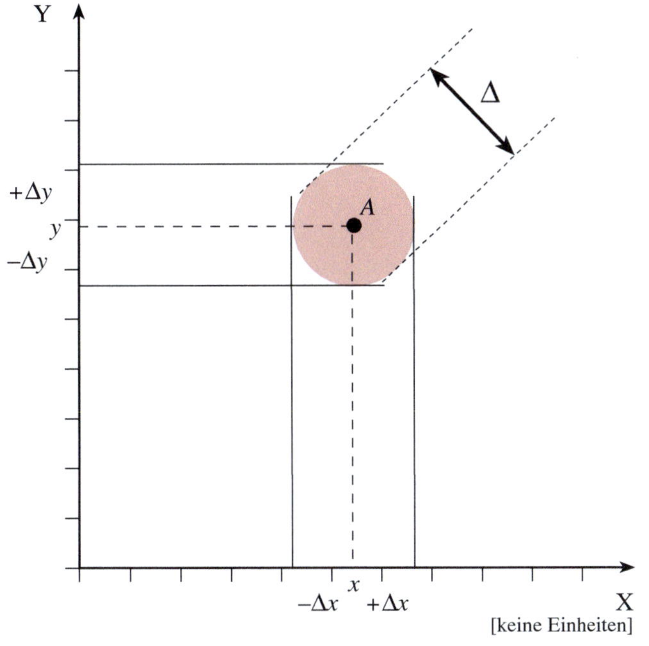

Abb. I.53
Koordinatenbestimmung eines Referenzpunktes (A), welcher einen unvermeidlichen Messfehler (Δ) aufweist. Δ wird durch Δx und Δy bestimmt, die in diesem Beispiel gleich groß sind.

Zurückgelegte Distanz, Radienlänge und Radienwinkel

Die Wahl der Referenzpunkte selbst hat einen dreifachen Einfluss:

(1) Liegen sie möglichst weit vom Rotationszentrum entfernt, so ist die zurückgelegte Strecke (*l*) größer, was sich positiv auswirkt.

(2) Dies entspricht einem möglichst langen Radius (*r*).

(3) Darüber hinaus bestimmt die Wahl der Referenzpunkte den von zwei Radien eingeschlossenen Winkel (ε). Ist dieser klein, so ist der Einfluss des Messfehlers (Δ) groß. Unter Anwendung der Reuleaux-Methode ist er bei einem Winkel von 90° minimal (siehe Abb. I.54). Wird die von Spiegelmann und Woo (1987) vorgeschlagene Vektoranalyse benutzt, so bleibt der Einfluss bei einem Winkel über 90° minimal.

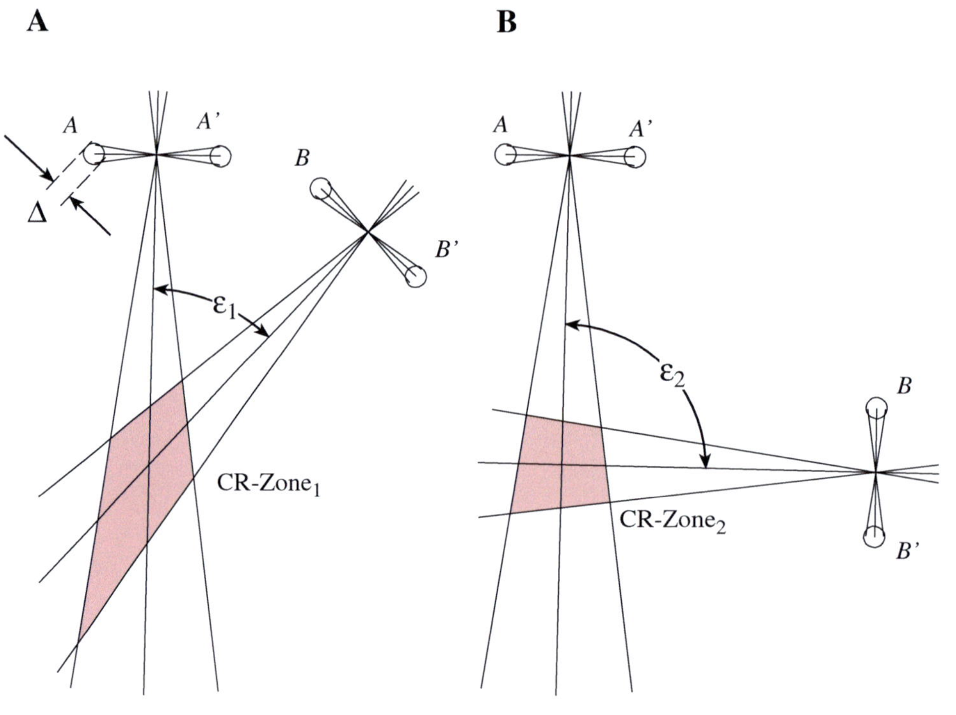

Abb. I.54
Einfluss des Radienwinkels (ε) auf die Größe jenes Bereiches, in dem das Rotationszentrum bestimmt werden kann (CR-Zone).

Neben dem Messfehler (Δ) wurden in diesem Beispiel die Radien und die von den Referenzpunkten zurückgelegten Distanzen konstant gehalten.

Die CR-Zone (farbig) ist in jenem Fall größer, bei dem der Radienwinkel (ε_1) kleiner ist (Beispiel **A**).

Virtuelle Deformation

Virtuelle Deformationen entstehen bei der Projektion einer räumlichen Struktur auf eine Ebene. Dies ist ein Problem, das z.B. die Bestimmung von realen Distanzen auf Röntgenaufnahmen äußerst schwierig macht. Dies aus mehreren Gründen:

Erstens gibt das aufgenommene Bild eine Vergrößerung der Realität wieder. Dieses Problem kann durch eine Standardisierung des Vergrößerungsfaktors behoben werden. Zweitens kann es zu einer virtuellen Deformation des abgebildeten Körpers kommen, wenn die Bewegungsebene nicht parallel zur Aufnahmeebene des Apparates (z.B. Filmplatte) liegt. Drittens geht dieser Parallelismus verloren, wenn dreidimensionale Bewegungen (z.B. durch assoziierte Bewegungen) auftreten. Somit kommt es wiederum zu virtuellen Deformationen oder Distorsionen.

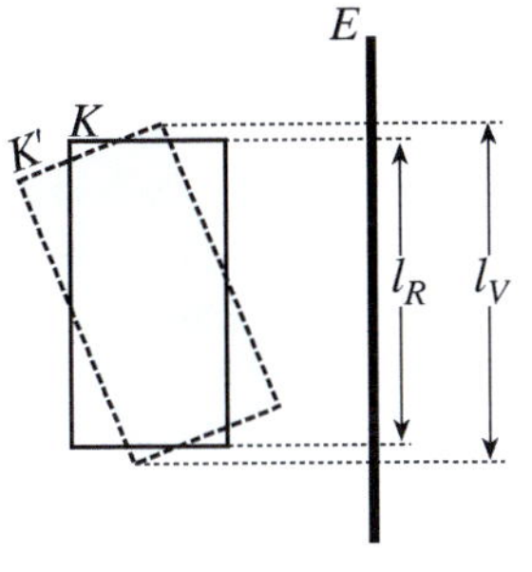

Abb. I.55
Virtuelle Deformation des Körpers (K) bei Verdrehung.
K ... Position des Körpers parallel zur Projektionsebene
K' .. Position des aus der Projektionsebene herausgedrehten Körpers
E ... Projektionsebene
l_R... Reallänge
l_V... Virtuelle Länge

Die Reuleaux-Methode ist sehr sensibel gegenüber solchen Deformationen, da sie zu einer Verschiebung der Referenzpunkte führen. Frobin et al. (1996) haben eine zweidimensionale Methodik zur Minimierung dieses Fehlers vorgeschlagen. Darüber hinaus kann diese Problematik auch durch aufwändige dreidimensionale Analysesysteme gelöst werden (Selvik, 1974).

10 Grundlagen der Dynamik und Statik

Definition

Die Dynamik beschreibt Kräfte, die Bewegungen verursachen, beeinflussen oder beenden. In der Statik werden die Auswirkungen von Kräften auf ruhende Körper untersucht.

Newton-Axiome

Die Newton-Axiome bilden die Grundlage der Dynamik. Sie lauten wie folgt:

- **Erstes Newton-Axiom**

  Ohne äußere Krafteinwirkung verharrt ein Körper im Zustand der Ruhe oder der geradlinig gleichförmigen Bewegung.

  Daraus folgt: Alle Körper haben die Eigenschaft der **Trägheit**. Ursache jeder Änderung des Bewegungszustandes ist das Einwirken von äußeren Kräften.

- **Zweites Newton-Axiom**

  Die einwirkende Kraft und die erzielte Beschleunigung sind einander proportional. Daraus folgt: Das Verhältnis zwischen wirkender Kraft (F) und erzielter Beschleunigung (a) ist für jeden Körper eine konstante Größe, nämlich seine Masse (m):

  Masse ist die Eigenschaft jeder Materie, träge und schwer zu sein. Sie stellt sich der einwirkenden Kraft entgegen und erschwert somit die Bewegung. Ist die Masse größer, so muss bei gleich bleibender Beschleunigung die Kraft größer sein. Es handelt sich um die Trägheit des Körpers, die im ersten Axiom ausgedrückt ist. Daraus leitet sich das Grundgesetz der Dynamik ab:

  $$F = m \cdot a \qquad (I.25)$$

  Ausgehend von Gleichung I.25 stellt man sich allgemein die Frage, wie groß die Beschleunigung ist, die erreicht wird, wenn eine bestimmte Kraft auf einen Körper einwirkt. Dies wird durch Gleichung I.26 ausgedrückt:

  $$a = \frac{F}{m} \qquad (I.26)$$

  In der Biomechanik wird in diesem Zusammenhang des öfteren vom **inversen Problem der Dynamik** gesprochen. Die Frage lautet hier, wie groß die Kraft sein muss, um einen Körper einer gewissen Beschleunigung auszusetzen. Mit anderen Worten, Masse und Beschleunigung des gesamten Körpers oder eines Segmentes sind bekannt, da sie experimentell bestimmt wurden. Nun möchte man die Kraft (z.B. die Muskelkraft) errechnen, die diese Beschleunigung verursacht. Kennt man alle Kräfte, so kann man z.B. die Beanspruchung eines Gelenks errechnen.

- **Drittes Newton-Axiom (Reaktions- oder Wechselwirkungsprinzip).**

  Übt ein Körper auf einen anderen eine Kraft aus, so erfährt er von diesem die entgegengerichtete gleiche Kraft. Kräfte treten also immer paarweise auf.

Kraft und Gewichtskraft

Kraft ist eine Ableitung der Basisgröße Masse und lässt sich, den Newton-Axiomen folgend, als Ursache der Beschleunigung einer Masse verstehen. Demnach gilt das Grundgesetz der Dynamik wie in Gleichung I.25 angegeben. Die SI-Einheit der Kraft ist das *Newton* [N].

Unter der **Gewichtskraft** (G) versteht man die auf einen Körper wirkende Schwerkraft (Gravitationskraft). Es handelt sich um die vom Schwerefeld (Gravitationsfeld) eines Himmelskörpers ausgeübte Kraft. Die von der Schwerkraft hervorgerufene Beschleunigung wird als Fallbeschleunigung (g), im Falle der Erde auch als Erdbeschleunigung bezeichnet. Das Grundgesetz der Dynamik kann dann wie folgt angewendet werden:

$$G = m \cdot g \qquad \text{(I.27)}$$

Die Normfallbeschleunigung liegt an der Erdoberfläche auf Meeresniveau bei ca. 9,81 m/s². Demnach übt ein Körper mit der Masse von 1 kg eine Gewichtskraft von ca. 9,81 N aus. Die Erdbeschleunigung ist jedoch nicht konstant. Sie ist am Äquator geringer und an den Polen größer. Darüber hinaus gibt es Gebiete, wo sie lokal größere oder kleinere Werte annimmt, was mit der Dichte und Zusammensetzung der Erdkruste zusammenhängt. Ein Einfluss dieser Schwankungen auf Physiologie und Biomechanik des Menschen wird in der Regel als nicht relevant in Bezug zu anderen einwirkenden Parametern betrachtet.

Es erscheint uns noch erwähnenswert, auf die im Volksmund häufig anzutreffende Vermischung der Begriffe Gewicht und Masse hinzuweisen. Sagt man, dass ein Mensch 75 kg wiegt, so bedeutet dies, dass er eine Masse von 75 kg besitzt, die auf die Erdoberfläche ein Gewicht und somit eine Gewichtskraft von 75 × 9,81 = 735,75 N ausübt.

Darstellung von Kräften

Physikalisch stellen Kräfte **vektorielle Größen** dar und sind dadurch durch Zahlenwert, Ursprung, Sinn und Richtung charakterisiert. Sie werden anhand von Pfeilen (Vektoren) dargestellt, deren Spitze den Sinn und deren Länge die Größe der jeweiligen Kraft anzeigt. Die durch den Pfeil festgelegte Gerade wird als **Wirkungslinie** (engl.: *line of action*) bezeichnet. Sie gibt die Richtung des Vektors an. Kräfte können entlang ihrer Wirkungslinien verschoben werden.

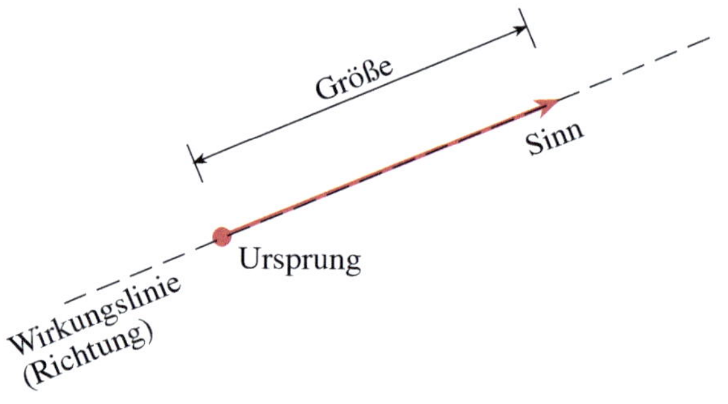

Abb. I.56
Ein Vektor wird durch Ursprung, Richtung, Sinn und Größe definiert.

Addition zweier nicht-paralleler Kräfte mit gleichem Angriffspunkt

Wirken mehrere Kräfte (Komponenten) auf einen Körper, so können diese zu einer **Resultierenden** geometrisch addiert werden. Greifen zwei Kräfte in einem Punkt an, so kann ihre Resultierende anhand des Kräfteparallelogramms ermittelt werden.

Die geometrische Addition kann dann wie folgt dargestellt werden:

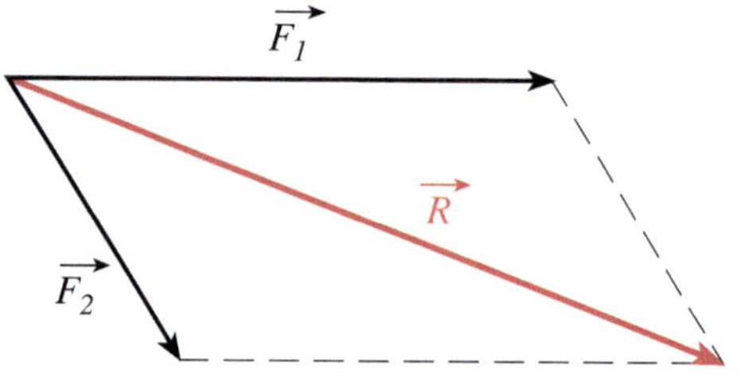

Abb. I.57
Geometrische Addition zweier in einem Punkt ansetzenden Kräfte F_1 und F_2 mittels Bildung des Kräfteparallelogramms. Die Resultierende R ergibt sich als Diagonale des Parallelogramms aus dem Angriffspunkt der Teilkräfte heraus.

Kennt man den Winkel (θ), den die beiden Kräfte einschließen, so kann die Resultierende nach dem *Kosinussatz der Trigonometrie* wie folgt berechnet werden:

$$R = \sqrt{F_1^2 + F_2^2 + 2F_1F_2 cos\theta} \qquad (I.28)$$

Nimmt der Winkel θ einen Wert von 90° an, so ergibt sich folgende Vereinfachung, da der Kosinus von 90° den Wert Null annimmt:

$$R = \sqrt{F_1^2 + F_2^2} \qquad (I.29)$$

Addition zweier nicht-paralleler Kräfte mit verschiedenen Angriffspunkten

Greifen zwei Kräfte an unterschiedlichen Punkten (A, B) an, so verschiebt man ihre Vektoren entlang der Wirkungslinien bis zu deren Schnittpunkt und bildet dort das Kräfteparallelogramm, um die Resultierende zu erhalten. Diese kann anschließend entlang ihrer Wirkungslinie verschoben werden, um z.B. an der Gelenkfläche oder im Rotationszentrum anzusetzen.

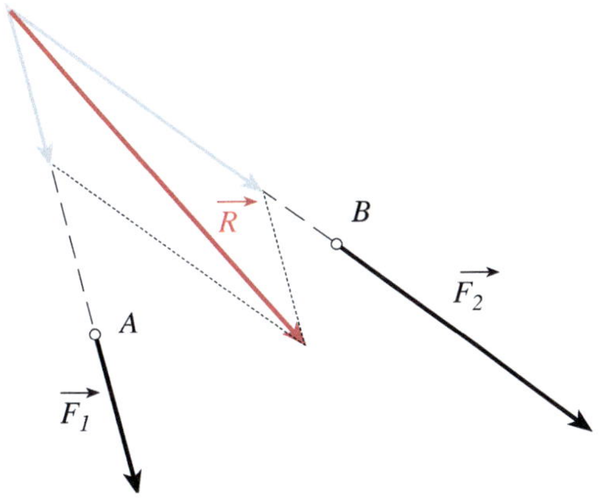

Abb. I.58
Geometrische Addition zweier in den Punkten A und B angreifender Kräfte F_1 und F_2. Die Vektoren werden so lange entlang ihrer Wirkungslinien verschoben, bis sie sich in einem Punkt treffen. Anhand des Kräfteparallelogramms kann die Resultierende R ermittelt werden.

Addition zweier paralleler Kräfte mit verschiedenen Angriffspunkten

- **Kräfte mit gleichem Sinn**
  In diesem Fall entspricht die Größe der Resultierenden der vektoriellen Summe der Kräfte. Ihre Richtung ist parallel zu den beiden Kräften, ihr Ursprung liegt auf der Verbindungsgeraden der Ursprünge der beiden Kräfte in einem Verhältnis, wie es in Abb. I.59 auf Seite 82 dargestellt ist.
- **Kräfte mit entgegengesetztem Sinn**
  Auch in diesem Fall entspricht die Größe der Resultierenden der vektoriellen Summe der Kräfte, es handelt sich jedoch nun um die Differenz der beiden Kräfte. Die Richtung der Resultierenden ist parallel zu den beiden Kräften, ihr Sinn entspricht dem Sinn der größeren Kraft (siehe Abb. I.60 auf Seite 82).

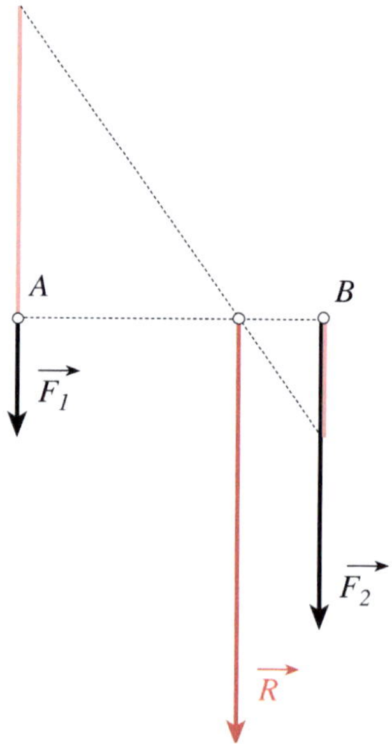

Abb. I.59
Geometrische Addition zweier paralleler, gleichsinniger Kräfte. Der Ansatzpunkt der Resultierenden (R) kann wie folgt ermittelt werden. Die kleine Kraft (F_1) wird auf die große gelegt. Die große Kraft (F_2) wird in entgegengesetztem Sinn auf die Wirkungslinie der kleinen Kraft gelegt. Durch die so definierten Punkte wird eine Gerade gezogen, welche die Gerade AB an einem gewissen Punkt schneidet. Dieser Schnittpunkt stellt den Ansatzpunkt von R dar.

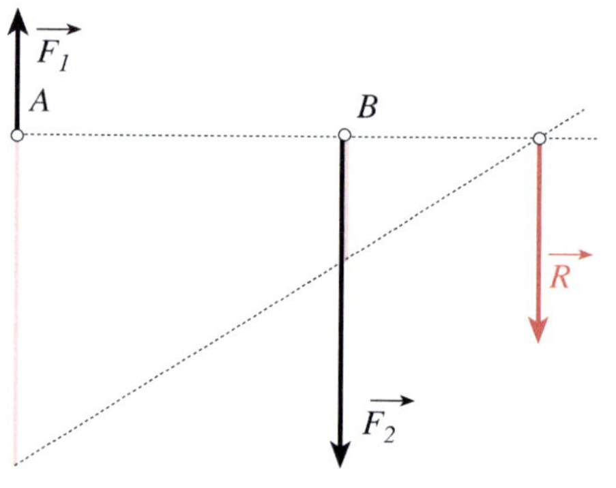

Abb. I.60
Geometrische Addition zweier paralleler, gegensinniger Kräfte. Der Ansatzpunkt der Resultierenden (R) kann ermittelt werden, indem die kleine Kraft (F_1) auf die große gelegt und die große Kraft (F_2) in entgegengesetztem Sinn auf die Wirkungslinie der kleinen Kraft gelegt wird. Durch die so definierten Punkte wird eine Gerade gezogen, welche die durch die Punkt A und B festgelegte Gerade an einem Punkt schneidet. Dieser Schnittpunkt stellt den Ansatzpunkt von R dar. Er liegt außerhalb des Abschnittes AB auf der Seite der großen Kraft.

Addition von mehr als zwei Kräften

Wirken mehr als zwei Kräfte auf einen Körper ein, so können die Kräfte paarweise summiert werden. Dabei werden zwei beliebig ausgewählte Kräfte wie vorhin beschrieben summiert. Deren Resultierende stellt eigentlich eine partielle Resultierende dar, die mit einer weiteren Kraft summiert wird. Dieser Vorgang wird so lange fortgesetzt, bis alle Kräfte berücksichtigt wurden (siehe Abb. I.62 auf Seite 84).

Wir haben nun verschiedene Varianten der Summierung von Kräften vorgestellt. In manchen Situationen ist es jedoch sinnvoll, den umgekehrten Weg zu gehen und eine Kraft in verschiedene Komponenten zu zerlegen. Grundsätzlich kann eine Kraft in eine willkürlich große Anzahl an Komponenten zerlegt werden. Es ist klar, dass ein solches Vorgehen kaum praktischen Sinn macht. Wir werden im Kapitel zum Hüftgelenk im Rahmen der Besprechung von Muskelfunktionsanalysen näher auf diese Problematik eingehen und Kriterien definieren, die die Anzahl der Komponenten auf zwei reduziert (siehe dazu Seite 213).

Das Drehmoment

Bis jetzt wurde in diesem Abschnitt nur das Zusammenspiel von Kräften analysiert, die eine translatorische Bewegung hervorrufen. Kräfte können aber auch Verursacher für Rotationsbewegungen sein. In diesem Fall erzeugen sie ein Drehmoment. Unter einem **Drehmoment** (engl.: *torque*, frz.: *couple*) versteht man das Produkt aus einer Kraft (F) und deren Hebelarm (HA). Der Hebelarm (engl.: *moment arm, lever arm*; frz.: *bras de levier*) stellt den kürzesten Abstand zwischen Wirkungslinie und Rotationszentrum (CR) dar. Man schreibt dann:

$$M = F \cdot \text{HA} \tag{I.30}$$

Die SI-Einheit der Drehmoments ist das *Newtonmeter* [Nm].

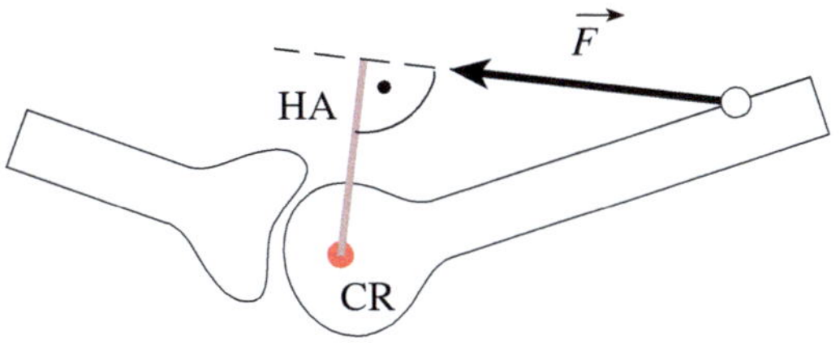

Abb. I.61
Schematische Darstellung eines Gelenks, auf dessen einen Gelenkpartner ein Muskel ein Drehmoment ausübt. Die Muskelkraft ist durch den Vektor F dargestellt. Der Hebelarm (HA) ist die kürzeste Distanz zwischen der Wirkungslinie und dem Rotationszentrum (CR). Er steht rechtwinklig zur Wirkungslinie des Muskels.

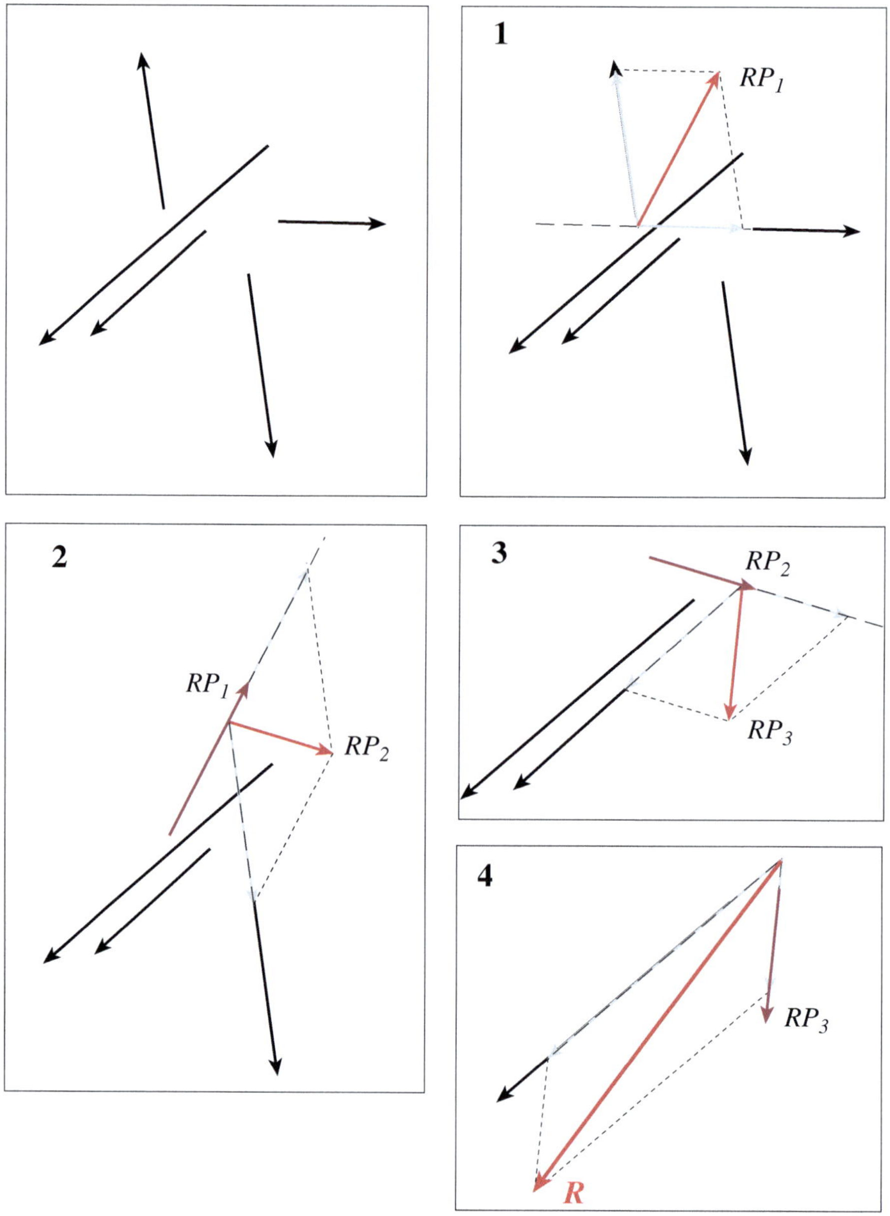

Abb. I.62
Geometrische Addition von mehr als zwei Kräften. Die Ermittlung der Resultierenden (*R*) ist in den Schritten 1–4 angegeben. In **Schritt 1** wird die partielle Resultierende (RP_1) aus zwei beliebig ausgewählten Kräften gebildet. Im nächsten **Schritt (2)** wird RP_1 mit einer weiteren Kraft addiert, um eine weitere partielle Resultierende (RP_2) zu erhalten. Dies wird mit allen vorhandenen Kräften wiederholt, bis in **Schritt 4** die Resultierende (*R*) ermittelt ist.

Ist der Abstand (d) zwischen dem Drehpunkt (CR) und dem Angriffspunkt (I) der Kraft, sowie der von d und F eingeschlossene Winkel α bekannt, so kann das Drehmoment wie folgt berechnet werden:

$$M = F \cdot d \cdot sin\alpha \tag{I.31}$$

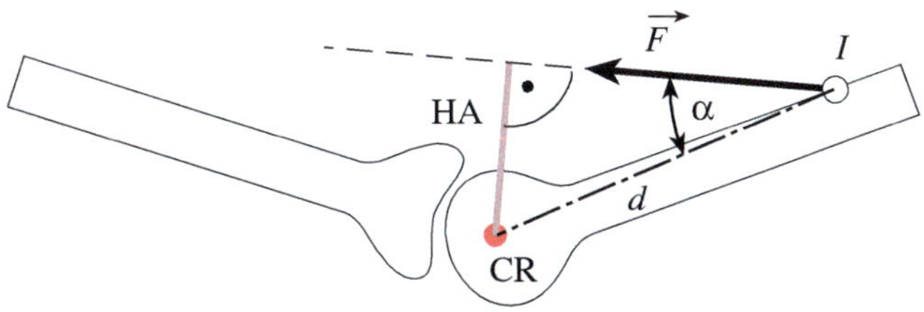

Abb. I.63
Darstellung eines Drehmomentes, das durch die Muskelkraft F mittels des Hebelarmes HA auf das Gelenk wirkt. Der Angriffspunkt der Muskelkraft ist durch den Insertionspunkt I gegeben. Der Hebelarm HA lässt sich in diesem Fall auch ermitteln, wenn man den Abstand d und den Winkel α kennt (HA = d sinα).

Es ist zu bemerken, dass, um den Hebelarm, wie hier besprochen, bestimmen zu können, die Lage des Rotationszentrums bekannt sein muss. Im Rahmen der Behandlung des Femoropatellargelenks werden wir die *Sehnenverlagerungs-Methode* vorstellen, mittels derer eine Hebelarmbestimmung ohne Kenntnis der Lage des Rotationszentrums durchgeführt werden kann.

Das Trägheitsmoment

Das zweite Newton-Axiom der Translation kann auch für die Rotation angewandt werden. Den Begriffen Kraft und Masse entsprechen bei der Rotation die Begriffe **Drehmoment** und **Trägheitsmoment** (engl.: *moment of inertia*; frz.: *moment d'inertie*). Die **Umfangsbeschleunigung** (a) eines Punktes bzw. Teilchens eines in Rotation versetzten Körpers entspricht dem Produkt von **Winkelbeschleunigung** (α) und Abstand des Punktes vom Rotationszentrum (Radius r). Dieser Radius entspricht eigentlich dem Hebelarm einer Kraft, die in diesem Punkt ansetzt.

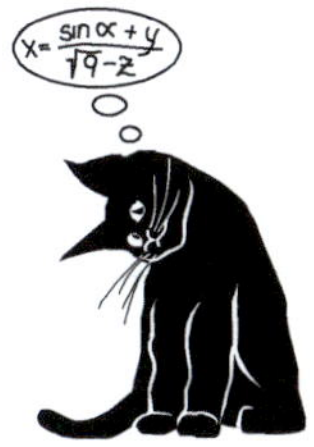

$$a = \alpha \cdot r \tag{I.32}$$

Unter Berücksichtigung des zweiten Newton-Axioms aus Gleichung I.25 ergibt sich:

$$F = m \cdot r \cdot \alpha \tag{I.33}$$

Multipliziert man beide Seiten der Gleichung mit r, so folgt:

$$F \cdot r = m \cdot r^2 \cdot \alpha \tag{I.34}$$

Berücksichtigt man, dass es ich bei r um den Hebelarm handelt, so lautet das Drehmoment:

$$M = m \cdot r^2 \cdot \alpha \quad (I.35)$$

Das **Trägheitsmoment** (I) kann entweder als die Summe der Momente der einzelnen Teilchen oder als Integral für den gesamten Körper mit kontinuierlicher Massenverteilung angegeben werden:

$$I = \sum_i m_i \cdot r_i^2 \quad (I.36)$$

$$I = \int r^2 \cdot dm$$

Das Trägheitsmoment hängt von der Massenverteilung des Körpers in Bezug zur jeweiligen Rotationsachse ab. Auf den menschlichen Körper bezogen ist das gesamte Trägheitsmoment um die kranio-kaudale Achse am geringsten. Die Massenverteilung ist um diese Achse am kompaktesten. Der notwendige Kraftaufwand, um den Körper um diese Achse zu drehen, ist somit geringer als bei einer Rotation um eine quere oder eine anterior-posteriore Achse.

Aus Gleichung I.35 und I.36 kann kurz angeschrieben werden:

$$M = I \cdot \alpha \quad (I.37)$$

Dies entspricht dem zweiten Newton-Axiom für Drehbewegungen (Rotationen). Das resultierende Drehmoment entspricht der resultierenden Kraft, das Trägheitsmoment der Masse, die Winkelbeschleunigung der linearen Beschleunigung.

In der Biomechanik ist das Trägheitsmoment des gesamten menschlichen Körpers und seiner verschiedenen Segmente wiederholt um die verschiedenen Achsen bestimmt worden. Diese Trägheitsmomente können Tabellen bei Dempster (1955), McConville et al. (1980), Winter (1990) entnommen werden. Genauere Details über Berechnungen findet man zusätzlich bei Zatsiorsky (2002) und Hinrichs (1985).

Gleichgewichtsbedingungen

Die auf einen Körper einwirkenden Kräfte können ihn in Bewegung setzen oder im Gleichgewicht halten. Soll sich der Körper im statischen Gleichgewicht befinden, so müssen folgende Voraussetzungen erfüllt sein:

- Die Resultierende aller einwirkenden äußeren Kräfte muss gleich null sein
- Die Summe aller Drehmomente muss gleich null sein

In biomechanischen Analysen werden in diesem Zusammenhang häufig Gleichgewichtsmodelle verwendet. Um ein Gelenk statisch zu stabilisieren, muss dem anfallenden Moment der Gewichtskraft immer ein ebenso großes aktives Muskel- und/oder passives (ligamentäres, fasziales, kapsuläres, etc.) Moment des jeweiligen Segmentes entgegenwirken. Die Ansatzpunkte von muskulären, ligamentären etc. Kräften werden über Insertionspunkte bestimmt. Diese entsprechen den experimentell ermittelten Mittelpunkten der Insertionsflächen der jeweiligen Strukturen. Der Ansatzpunkt der Gewichtskraft ist jeweils der Schwerpunkt des untersuchten Segmentes.

Berücksichtigt man die auf ein Gelenk wirkende resultierende Belastung, so müssen alle einwirkenden Kräfte addiert werden. Die Größe der Resultierenden ist daher bei gleich bleibenden Drehmomenten stets geringer, wenn die muskulären und ligamentären Kräfte kleiner sind, was der Fall ist, wenn deren Hebelarme länger sind. Auf diesen Umstand werden wird im Rahmen der Besprechung der einzelnen Gelenke wiederholt verweisen.

11 Materialeigenschaften von biologischen Geweben

11.1 Spannung und Dehnung

Definition

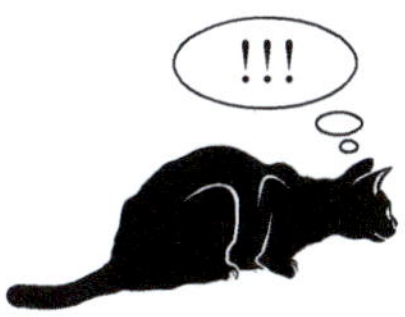

Wirkt auf einen Körper eine Kraft, so kann dies entweder zu einer Bewegung des Körpers insgesamt, oder aber zu einer Bewegung innerhalb der Massepunkte (Moleküle, Atome) des Körpers führen. Ersteres wurde in vorhergehenden Kapiteln diskutiert. Zweiteres bewirkt Formveränderungen, d.h. eine **Deformation** des Körpers. Man spricht daher nicht von Bewegung, sondern von Deformation. Führt ein Wirbel eine axiale Rotation durch, so kommt es zu einer Bewegung der Deckplatte dieses Wirbels im Hinblick auf den benachbarten Wirbel. Der zwischen den Deckplatten liegende Diskus hingegen unterliegt einer Deformation, in diesem Fall einer Torsion.

Spannung

Da der Begriff „*Spannung*“ im umgangssprachlichen Sinn nur als Zugspannung verstanden wird, ist zu beachten, dass Spannung im physikalischen Sinn sowohl als Zug- als auch als Druck- und Scherspannung auftreten kann.

Die innerhalb eines Körpers auftretende Spannung (engl.: *stress*; frz.: *contrainte*) ist als Kraft pro Fläche definiert. Sie wird gewöhnlich mit σ angegeben; folglich gilt:

$$\sigma = \frac{F}{A} \tag{I.38}$$

Die Bezeichnung *Pascal* geht auf den französischen Philosophen, Mathematiker und Physiker BLAISE PASCAL (1623–1662) zurück.

Druckumrechnungen zur Vorstellungshilfe: 1 bar = 100 kPa = 0,1 MPa = 750 mmHg. Der Druck im Reifen eines PKW beträgt ca. 1–2 bar.

Die SI-Einheiten der Spannung sind N/m^2 bzw. *Pascal* [Pa]. Diese Grundeinheit repräsentiert einen sehr kleinen Wert. Die in der Biomechanik vorkommenden Spannungen liegen im Megapascal-Bereich [MPa]. 1 MPa entspricht somit 1 N/mm^2. Die Einheit Pascal wird auch für den in Gasen und Flüssigkeiten auftretenden Druck definiert. In festen Körpern hingegen ist Spannung nicht direkt messbar. Sie kann nur indirekt über die Verformung des Körpers oder mittels der *Finite-Elemente-Methode* errechnet werden. Während Verformungen nur an der Oberfläche eines Körpers vermessen werden können, ermöglicht es die Finite-Elemente-Methode, auch Spannungen im Inneren zu errechnen. Es handelt sich hierbei um ein theoretisches Modell eines Körpers, der aus vielen kleinen Elementen besteht, die unter sich verbunden sind. Die Zahl der Elemente und somit die Zahl der zu lösenden Gleichungen kann sehr groß werden (bis in die Millionen). Diese Methode kam somit erst mit der Entwicklung von rechenstarken Computern auf. Sie wird in der Biomechanik zwar häufig verwendet, ein näheres Eingehen sprengt aber den Rahmen dieses Buches. Die Ergebnisse solcher Untersuchungen sind jedoch für den manuell arbeitenden Kliniker nicht uninteressant, wurden jedoch unseres Erachtens nach noch kaum zielführend eingesetzt.

Dehnung

Die Dehnung (engl.: *strain*; frz.: *deformation*) selbst wird mit ε angegeben; es gilt:

$$\varepsilon = \frac{\Delta l}{l} \qquad (I.39)$$

Sie hat keine Einheit, da es sich um das Verhältnis zwischen zwei Längen handelt. Als Dehnung wird allgemein jegliche Art der Formveränderung (Deformation) bezeichnet, egal ob es sich um Verlängerung oder Verkürzung handelt.

Anmerkung

Man kann sich die Frage stellen, warum für die Dehnung die **Ausgangslänge** (l) berücksichtigt werden muss. Dazu nehme man ein Gummiband mit der Ausgangslänge von 10 cm. Unter einer gewissen Zugkraft kommt es zu einer Verlängerung des Bandes um 1 cm. Würde man nun ein Gummiband von 100 cm der gleichen Zugkraft aussetzen, so würde dieses sich um 10 cm dehnen. Der einzige Parameter, der sich geändert hat, ist die Ausgangslänge. Somit muss diese zusammen mit der Längenänderung (Δl) berücksichtigt werden.

Bei der Spannung wird die **Fläche** berücksichtigt. Wie vorhin angenommen, wollen wir ein Gummiband mit der Ausgangslänge von 10 cm einer Kraft aussetzen, die dieses um 1 cm verlängert. Verdoppelt man nun den Querschnitt des Bandes, indem man z.B. zwei gleiche Bänder nebeneinander setzt, so verlängern sich beide nur mehr um die Hälfte (siehe

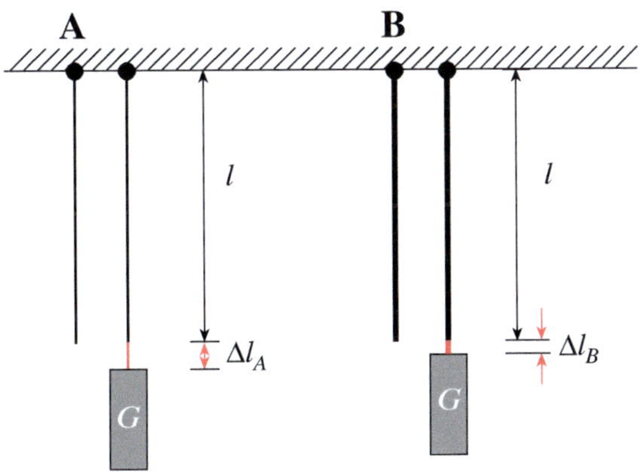

Abb. I.64
In Abbildung **A** wird ein Gummiband mit einer Ausgangslänge *l* durch eine Kraft G um Δl_A verlängert. In **B** besitzt das Band einen doppelten Querschnitt. Unter gleicher Zugkraft *G* ist Δl_B nur mehr halb so groß wie Δl_A.

Abb. I.64). Damit wird klar, dass es nicht nur auf die Zugkraft (*F*) ankommt, sondern auch auf den Querschnitt (*A*).

Spannungs-Dehnungs-Diagramm – Hooke-Gesetz – Elastizitätsmodul

Die Beziehung zwischen Spannung und Dehnung wird im **Spannungs-Dehnungs-Diagramm** dargestellt (siehe Abb. I.65 auf Seite 90). Ein typischer Metallstab zeigt z.B. im Anfangsbereich ein **proportionales** Verhältnis zwischen Spannung und Dehnung, d.h. ein lineares Verhalten. Dies ist nach dem englischen Physiker und Mathematiker Robert Hooke (1635–1703) als *Hooke-Gesetz* bekannt. In diesem Bereich ist das Verhältnis zwischen Spannung und Dehnung eine Konstante, die **Elastizitätsmodul (E-Modul)** oder nach dem englischen Physiker und Arzt Thomas Young (1773–1829) auch *Young-Modul* genannt wird:

$$E = \frac{\sigma}{\varepsilon} \tag{I.40}$$

Die Einheit des E-Moduls ist *Pascal*. Das Hooke-Gesetz gilt nur im linearen Bereich. Wie aus Abb. I.65 auf Seite 90 hervorgeht, wird mit Erreichen der Proportionalitätsgrenze der lineare Bereich verlassen, das Hooke-Gesetz gilt nicht mehr. Biologische Materialien zeigen hingegen größtenteils ein nicht-lineares Verhalten.

Formen der Spannung

Spannung kann in drei Grundformen auftreten (siehe Abb. I.66):

- Druck (Kompression)
- Zug (Traktion)
- Scherung

Zusätzlich kann noch von *Torsion* (Drillung) und *Beugung* (engl.: *bending*; frz.: *flexion*) gesprochen werden. Es handelt sich aber um eine Kombination der oben genannten Grundformen.

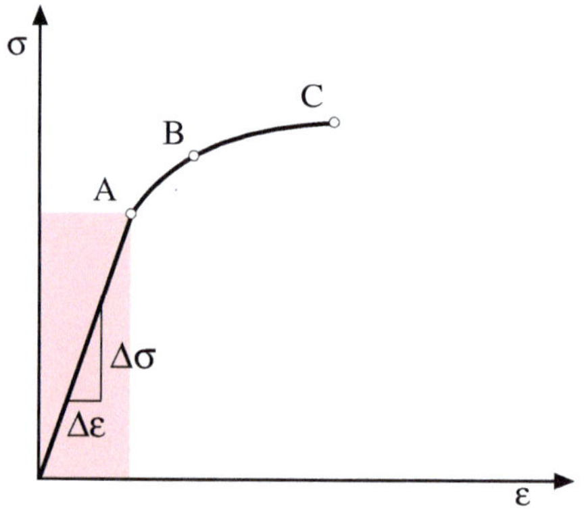

Abb. I.65
Spannungs-Dehnungs-Diagramm eines typischen Metallstabs. Der Proportionalitätsbereich ist rot gekennzeichnet. Der E-Modul ist durch die Steigung $\Delta\sigma/\Delta\varepsilon$ gekennzeichnet.

A Proportionalitätsgrenze
B Elastizitätsgrenze
C Reißpunkt

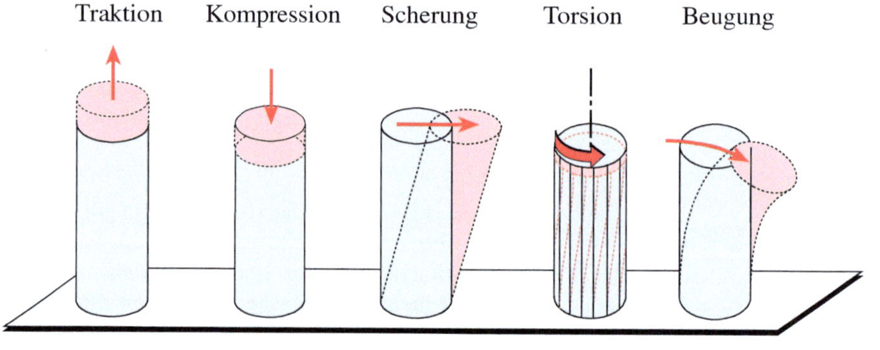

Abb. I.66
Formen von Spannung. Die Grundformen sind Zug (Traktion), Druck (Kompression) und Scherung. Die Torsion stellt eine besondere Form der Scherung dar. Beugung ist eine Kombination aus Druck und Zug. Die Pfeile deuten Kraftvektoren an.

Reaktionstypen auf Deformation

Nimmt ein deformierter Körper nach Abnahme der einwirkenden Kraft wieder seine ursprüngliche Form an, so spricht man von **Elastizität**. Behält der Körper die durch das Einwirken der Kraft verursachte Verformung bei, so spricht man von **Plastizität**. Plastilin weist z.B. ein solches plastisches Verhalten auf.

Wird bei einem Körper die **Elastizitätsgrenze** überschritten, so kann es zur plastischen Verformung des Körpers kommen. Steigt die Spannung weiter an und wird der **Reißpunkt** überschritten, so kommt es schlussendlich zur Kontinuitätsunterbrechung, die Struktur reißt.

11.2 Das Verhalten biologischer Materialien

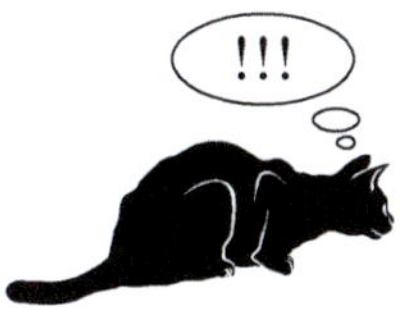

Überträgt man die besprochenen Prinzipien auf den Knochen, so kann festgestellt werden, dass er Druck am besten widersteht, Zug etwas weniger, Scherung am wenigsten. Die Tatsache, dass ein solches Material auf Richtung und Sinn der einwirkenden Kraft verschieden reagiert, wird als **Anisotropie** bezeichnet. Die absolute Deformation eines Metallstabes hingegen wäre bei Zug- als auch Druckspannung die gleiche. Er weist isotropisches Verhalten auf.

Die Homogenität ist bei biologischen Geweben nicht gewährleistet, da sie aus verschiedenen molekularen Strukturen und Grundbausteinen aufgebaut ist und daher z.B. keine kristalline Struktur besitzt wie etwa ein Metallstab. Man spricht von **inhomogenem** Verhalten. Dies bedingt einen weiteren wesentlichen Unterschied im Hinblick zu üblichen technischen Materialien: das **nicht-lineare Verhalten**. Dies geht aus dem Spannungs-Dehnungs-Diagramm hervor, das im nächsten Punkt besprochen wird.

Die **Viskoelastizität** stellt ein weiteres Charakteristikum biologischer Materialien dar. Wir werden unter Punkt 11.2.3 auf Seite 99 näher darauf eingehen. Zusammenfassend können folgende Eigenschaften genannt werden:

- Anisotropie
- Inhomogenität
- Nichtlinearität
- Viskoelastizität

11.2.1 Das Spannungs-Dehnungs-Diagramm biologischer Materialien

Nicht-lineares Verhalten

Wie verhalten sich biologische Materialien grundsätzlich gegenüber Zugspannung? Diese Frage ist im manuellen Bereich besonders für die passiven Strukturen (Faszien, Sehnen, Ligamente, Kapseln) von großer Bedeutung. Prinzipiell gilt, dass biologische Materialien auf Zugbeanspruchung in Form einer nicht-linearen Reaktion antworten. Ein typisches Spannungs-Dehnungs-Diagramm ist in Abb. I.67 angegeben.

Quasi-lineares Verhalten und Reißgrenze

Wird Bindegewebe in einen Testapparat eingespannt, so lässt es sich anfangs mit ziemlich geringer Kraft gut dehnen. Allmählich steigt dann aber der Kraftaufwand an und es wird ein **quasi-lineares Verhalten** (Bereich B-C) sichtbar. Bevor es zur kompletten Ruptur kommt, also bei Erreichen der Reißgrenze (C), bemerkt man partielle Risse im Gewebeinneren, die für gewöhnlich noch eine gewisse Anspannung zulassen. Bandverletzungen führen ja in den meisten Fällen nicht zu einer kompletten Kontinuitätsunterbrechung der Struktur. Um die Schwere der Läsionen im Inneren des Bandes abschätzen zu können, werden verschiedene Diagnoseverfahren benutzt, bei denen die Struktur unter Zug gesetzt wird. Bei diesen Testverfahren riskiert man somit, die obere Reißgrenze zu erreichen. Dass es hierbei zu einer weiteren Verletzung der betroffenen Struktur kommt, wird in der Regel durch den auftretenden Schmerz und die reaktive Muskelspannung verhindert.

Elastizitätsmodul

Der E-Modul wird bei biologischen Geweben für gewöhnlich durch die Steigung einer Geraden angegeben, die an die experimentell ermittelte Kurve im quasi-linearen Bereich angeschmiegt wird (siehe Abb. I.67). Die Einheit des E-Moduls ist N/m^2. Die Größe des Elastizitäts-Moduls gibt Auskunft über die **Steifheit** (engl.: *stiffness, rigidity*; frz.: *rigidité*) des Gewebes. Ist die Steigung der Geraden groß, so ist der Elastizitäts-Modul groß und das Gewebe besitzt eine hohe Steifheit. In der Klinik, besonders in der Pulmologie, wird der Kehrwert der Steifheit, nämlich die **Compliance** verwendet, um die Nachgiebigkeit des Gewebes unter einer gewissen Spannung zu beschreiben. Die Steifheit wird hier auch als **Elastance** bezeichnet.

Absorbierte Energie

Die absorbierte Energie wird durch die Fläche unter der Kurve repräsentiert. Wir wollen darauf hinweisen, dass sich dieser Parameter auch dann ändern kann, wenn die Reißgrenze sich nicht ändert.

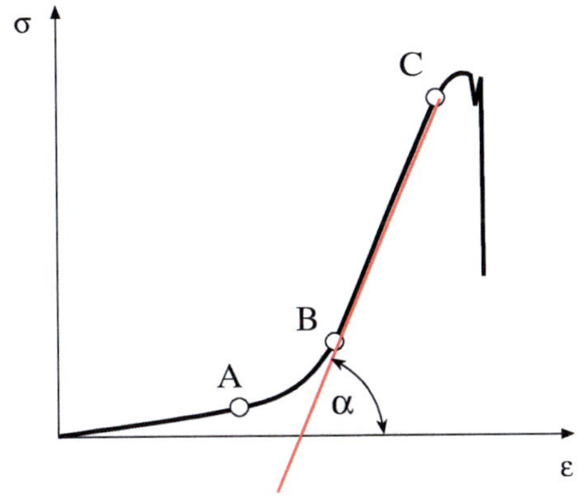

Abb. I.67
Typisches Spannungs-Dehnungs-Diagramm, das das nicht lineare Verhalten biologischer Gewebe zeigt. Bei geringer Spannung deformiert sich das Gewebe ziemlich schnell bis zum Punkt A. Zwischen Punkt B und C zeigt es ein quasi-lineares Verhalten. Dieser Abschnitt wird gewöhnlich verwendet, um den E-Modul zu bestimmen ($E = \text{arctg}\alpha$). Zwischen A und B spricht man von einer Übergangszone. Ab Punkt C nähert man sich der Reißgrenze. Es kann zu lokalen Zerreißungen im Inneren der Struktur kommen. Die Spannung kann aber kurzfristig wieder aufgebaut werden. Schlussendlich kommt es aber zur kompletten Ruptur. Die Fläche unter der Kurve (rot) gibt die absorbierte Energie an.

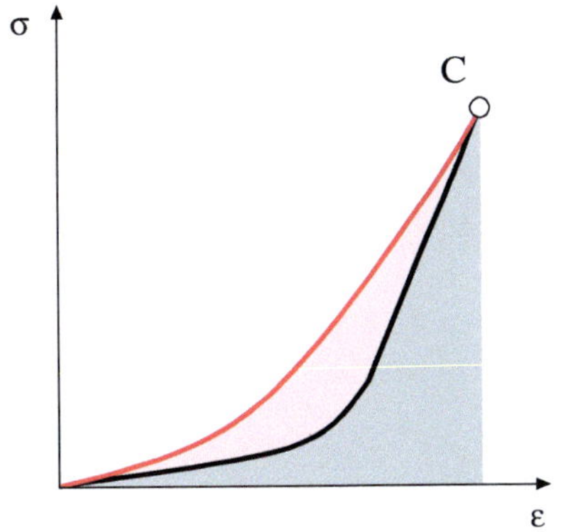

Abb. I.68
Schematische Darstellung zweier Spannungs-Dehnungs-Kurven, die dieselbe Reißgrenze aufweisen, sich jedoch bezüglich der absorbierten Energie unterscheiden, die durch die Fläche unter der jeweiligen Kurve repräsentiert ist.

Vergleich linearen und nicht-linearen Materialverhaltens

Der Unterschied zwischen technischen und biologischen Materialien ist in Abb. I.69 dargestellt. Im Hinblick auf die Linearität kann festgestellt werden, dass der Widerstand, den das Material der einwirkenden Kraft entgegensetzt, bei biologischen Geweben erst mit zunehmender Dehnung ansteigt. Der Widerstand steigt somit erst dann an, wenn es physiologisch notwendig ist. Die Bewegung eines Gelenks wird stärker gebremst, wenn die Endstellung erreicht wird. Weiterhin ist ersichtlich, dass Spannung und Dehnung für technische und biologische Gewebe in Punkt A gleich sind. In Bezug zu einem Gelenk würde dieser Punkt die Endstellung darstellen, in der die Dehnung der Strukturen genügend Spannung aufbaut, um die Bewegung zu stoppen. Der Weg dorthin ist jedoch unterschiedlich. Vergleicht man die Spannung in beiden Materialien, die bei einer gewissen Dehnung ε_1 entsteht, so ist diese bei biologischen Geweben viel geringer als bei sich linear verhaltenden technischen Materialien. Die Bewegung wird folglich bei biologischen Geweben in einem bestimmten Bereich nicht so stark gebremst. Somit wird bis zur Endposition in Punkt A Energie eingespart. Diese Energieersparnis wird durch die Größe der Differenz der Flächen unter den beiden Kurven angezeigt.

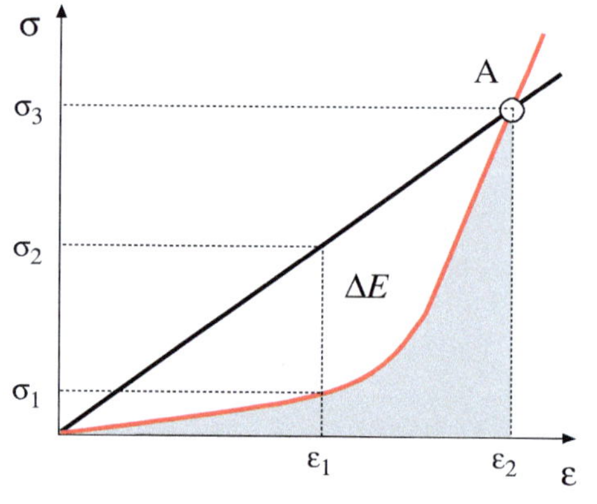

Abb. I.69
Vergleich zwischen sich linear (schwarz) und nicht linear (rot) verhaltenden Materialien. Der Punkt A stellt die maximale Dehnung σ_2 dar, bei der die Spannung ε_3 erreicht wird. An diesem Punkt sind Spannung und Dehnung für beide Materialien gleich groß. Bei einer geringeren Dehnung ε_1 weist das nicht lineare Material (biologisches Gewebe) eine geringere Spannung auf ($\sigma_1 < \sigma_2$). Um den Punkt A zu erreichen wird somit im Falle des biologischen Materials Energie eingespart. Diese wird als Differenz (ΔE) der Flächen unter den Kurven sichtbar.

11.2.2 Von der Biochemie über die Morphologie zur Biomechanik des Bindegewebes

Vorbemerkung

Wir möchten an dieser Stelle eine kurze Beschreibung des Aufbaus des Bindegewebes und seiner wichtigsten biomechanischen Eigenschaften geben. Eine ausführliche Behandlung dieses Themas kann unter anderem bei Viidik und Vuust (1980) sowie Alberts et al. (2002) gefunden werden.

Das Wort **Bindegewebe** steht eigentlich für die gesamte extrazelluläre Matrix mit diversen Zellen, wie *Fibroblasten*, *Makrophagen*, *Mastozyten*, etc. und neurovaskulären Strukturen der Endstrombahn.

Die Konzentration des Bindegewebes ändert sich von Organ zu Organ stark. So z.B. besitzt das Gehirn kaum bindegewebige Anteile, während Haut, Knochen oder Bänder hauptsächlich aus Bindegewebe bestehen.

Die **extrazelluläre Matrix** besteht aus Wasser und festen Bestandteilen, wobei der Wasseranteil überwiegt. Unter den festen Anteilen können erwähnt werden:

- Grundsubstanz (Gel)
- Kollagen
- Elastin
- Fibronektin
- Laminin

Organisation

Die Organisation der extrazellulären Matrix ändert sich je nach funktionellen Anforderungen des jeweiligen Gewebes stark. So besteht z.B. die Augenlinse aus durchsichtiger Matrix, im Fall von Knochen oder Zähnen ist sie kalzifiziert. In Bezug auf diese Organisation unterscheidet man gewöhnlich zwischen lockerem und hoch organisiertem, straffem Bindegewebe. Im Rahmen dieses Kapitels widmen wir uns vor allem dem straffen Bindegewebe, wie es in Sehnen, Bändern und Faszien vorkommt.

Die Organisation wird bei diesem Gewebetypus besonders durch die Orientierung des Kollagens als Hauptbestandteil des festen Anteils des Bindegewebes geprägt. In Sehnen ist diese Kollagenanordnung beinahe parallel, in Bändern nicht mehr so sehr, in Faszien entspricht sie der Hauptrichtung der üblichen Beanspruchungen im zweidimensionalen Raum. Im lockeren Bindegewebe hingegen findet man kaum eine spezifische Ausrichtung.

Kollagen

Kollagene stellen eine Gruppe von Proteinen dar, die in verschiedenen Formen auftreten kann. Es handelt sich um das verbreitetste und auch stärkste Molekül der extrazellulären Matrix des Bindegewebes von Säugetieren. Ca. 25% aller Proteine sind den Kollagenen zuzuordnen. Ihre wichtigste Eigenschaft liegt in ihrem morphologischen Aufbau.

Ein Kollagen-Molekül besteht aus drei miteinander verbundenen *Alpha-Ketten*, die ihrerseits wieder aus ca. tausend Aminosäuren aufgebaut sind (Abb. I.70). Die Aminosäuren einer Kette sind in Form einer links-drehenden Helix angeordnet. Durch diese Verdrehung der Alpha-Kette kann es bereits auf diesem Niveau zu zusätzlichen Bindungen zwischen den Aminosäuren kommen. Somit wird eine Verstärkung der Struktur bewerkstelligt, die sich in einer erhöhten mechanischen Widerstandsfähigkeit ausdrückt.

Innerhalb der Aminosäuren spielen *Glycin*, *Prolin*, *Hydroxyprolin*, *Hydroxylysin* eine wichtige Rolle. Jede dritte Aminosäure z.B. ist Glycin (Miller, 1982). Da Glycin ein kleineres Volumen als die anderen Aminosäuren besitzt, ist es möglich, dass es in der Mitte zu liegen kommt, wenn sich drei Alpha-Ketten miteinander verbinden. Diese Verbindung, die nun ein vollständiges Kollagen-Molekül darstellt, zeigt eine rechts-drehende Super-Helix. Es bildet sich damit eine Art Stamm (Glycin), um den die anderen Aminosäuren zu liegen kommen (siehe Abb. I.70). Dies ermöglicht eine Erhöhung der mechanischen Widerstandsfähigkeit durch folgende Faktoren:

- die Verdrehung an sich
- zusätzliche kovalente Verbindungen zwischen den Alpha-Ketten im Inneren der Super-Helix

Mehr als 25 verschiedene Alpha-Ketten sind beschrieben und somit ist die Möglichkeit, verschiedene Typen von Kollagen auszubilden, sehr hoch. Bis heute sind über 20 verschiedene Formen bekannt. Die häufigsten sind Typ I und Typ II.

- **Typ-I-Kollagen** befindet sich besonders in Bändern, Sehnen und in der Peripherie des intervertebralen Diskus. Es handelt sich um Gewebe, die meistens Zugbeanspruchungen ausgesetzt sind. Dieser Typ widersteht dieser Beanspruchungsform besonders gut. Er ist aus zwei $Alpha_1$-Ketten und einer $Alpha_2$-Kette aufgebaut. Diese Alpha-Ketten unterscheiden sich in der Konzentration der verschiedenen Aminosäuren, aus denen sie aufgebaut sind.
- **Typ-II-Kollagen** kann auf Druckbeanspruchungen gut reagieren. Somit findet man diesen Typ häufig im Knorpel, aber auch teilweise im intervertebralen Diskus. Er ist aus drei gleichen Alpha-Ketten aufgebaut ($Alpha_1$-Ketten).

Fibroblasten bauen in ihrem Inneren Alpha-Ketten auf. Diese werden in einem weiteren Arbeitsgang zu Kollagen-Molekülen verbunden und ausgeschieden. In diesem Stadium spricht man manchmal auch von *Tropo-Kollagen*. Anschließend werden die Moleküle zu Kollagen-Fibrillen gebündelt. Mehrere Fibrillen-Bündel bilden schlussendlich eine Kollagen-Faser.

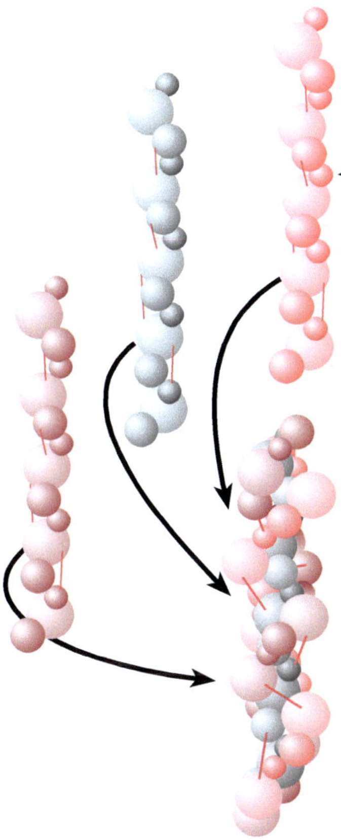

Abb. I.70
Eine Alpha-Kette besteht aus einer links-drehenden Helix, wobei Glycin jede dritte Aminosäure darstellt. Die beiden anderen Aminosäuren, deren Konzentration den Typ einer $Alpha_1$- oder einer $Alpha_2$-Kette bestimmt, sind für gewöhnlich Prolin und Hydroxyprolin. Drei Alpha-Ketten umschlingen sich in einer rechts-drehenden Super-Helix und bilden ein Kollagen-Molekül. Einige Querverbindungen sind als rote Linien angedeutet.

Man kann sich hier die Frage stellen, wie ein mechanischer Reiz die Differenzierung des Kollagens beeinflussen kann. Es werden in diesem Zusammenhang *mechano-sensible Ionen-Kanäle* in der Zellmembran der Fibroblasten oder *beanspruchungsabhängige Potentiale* diskutiert (Ubl et al. 1988, Duncan et al. 1989, Davidson et al. 1990, Sutker et al., 1990, Hannafin et al. 1995).

Die Widerstandsfähigkeit dieser Strukturen wird durch *kovalente Querverbindungen* (engl.: *cross links*; franz.: *liaisons croisées*) verstärkt (siehe Abb. I.71). Solche Querverbindungen befinden sich einerseits im Kollagen-Molekül selbst, also intramolekular und somit zwischen den Alpha-Ketten, andererseits *zwischen* den Kollagen-Molekülen, d.h. intermolekular. Die Widerstandsfähigkeit und die Deformationsmöglichkeit

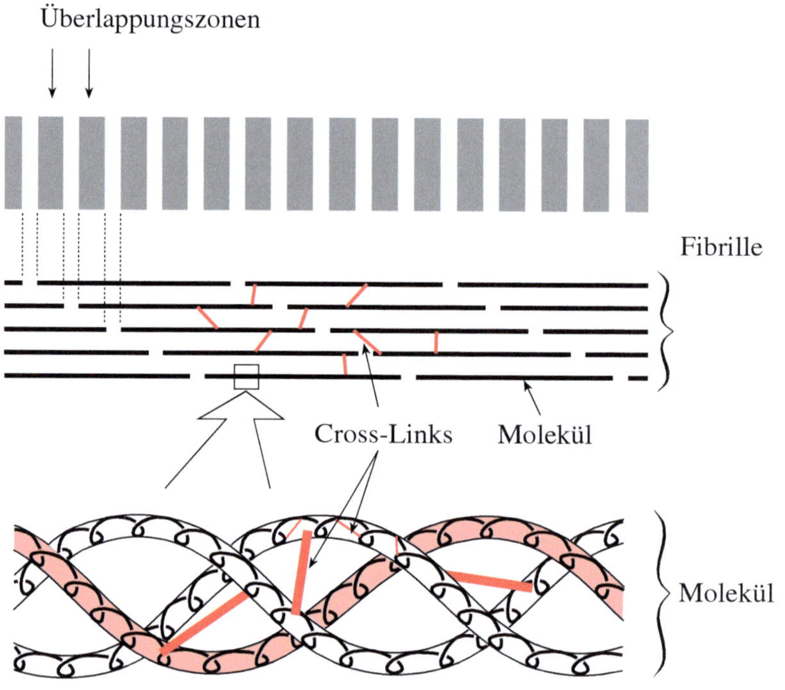

Abb. I.71
Im unteren Bildabschnitt ist das Schema eines aus 3 Alpha-Ketten bestehenden Kollagen-Moleküls dargestellt. Diese Moleküle bilden eine Kollagen-Fibrille. Es kommt zu regelmäßig aufeinander folgenden Überlappungszonen. Die dadurch entstehende Querstreifung ist typisch für das elektronenmikroskopische Bild einer Kollagen-Fibrille. Schematisch sind einige Cross-Links inter- und intramolekular als rote Linien angedeutet.

des Bindegewebes hängt unter anderem von diesen Querverbindungen ab. Ist deren Zahl größer, so ist das Gewebe steifer (größerer E-Modul) und umgekehrt. Die Achillessehne besitzt z.B. eine sehr hohe Konzentration an Querverbindungen. In diesem Kontext spielen Aktivitäten, Sport, aber auch Immobilisation, Alter und Krankheit eine große Rolle. Die Deformationsmöglichkeiten des Bindegewebes hängen zusätzlich nach dem *Hodge-Petruska-Modell* von folgenden drei Faktoren ab: der Dehnung der Moleküle selbst, der Vergrößerung des intermolekularen Spaltes und der Gleitfähigkeit zwischen den Molekülen (Sasaki und Odajima, 1996).

Grundsubstanz

Die Kollagen-Fasern liegen eingebettet in der Grundsubstanz des Bindegewebes. Diese enthält eine große Konzentration an Wassermolekülen, die sich unter anderem mit dem Alter ändert. Man kann annehmen, dass die Zahl der Querverbindungen und somit die Widerstandsfähigkeit des Gewebes auch stark vom Wasserhaushalt abhängt. Andere Faktoren wie Bewegungsreize, Hormone etc. können auch eine Rolle spielen.

Die Grundsubstanz ist aus ***Proteoglykanen*** (PG) und **Wasser** aufgebaut. Somit entsteht eine Art Gel. Die Kollagen-Fasern liegen in diesem Gel eingebettet. Die Proteoglykane selbst werden aus *Glykosaminoglykanen* (GAG[9]) gebildet, sofern diese, wie dies gewöhnlich der Fall ist, an ein Protein gebunden sind. Diese Grundsubstanz ermöglicht die Diffusion von Nährstoffen, Metaboliten und Hormonen zwischen dem Blut und den Zellen der verschiedenen Gewebe.

Die Proteoglykane stellen Riesen-Moleküle dar. Es handelt sich um die größten Moleküle im biologischen Bereich. Sie bilden Aggregate mit einem Molekulargewicht, das Werte von bis zu 10^8 erreichen kann. Proteoglykane bestehen, wie in Abb. I.72 auf Seite 100 schematisch dargestellt, aus Glykosaminoglykanen. Diese bilden einen Stamm, auf dem seitlich in einer dreidimensionalen Anordnung Äste ansetzen. Der Stamm selbst besteht aus *Hyaluronan*[10], die Äste aus anderen Glykosaminoglykanen.

Innerhalb der Familie der Glykosaminoglykane besitzt das Hyaluronan kein Schwefelatom, während Moleküle wie das *Chondroitinsulfat* oder das Keratansulfat ein Schwefelatom besitzen. Es bilden sich somit Sulfatgruppen und Carboxylgruppen (-COO^{2-}), die stark elektrisch geladen sind. Diese negativ geladenen Radikale stoßen sich gegenseitig ab. Daraus folgt, dass das gesamte Aggregat ein möglichst maximales Volumen einnimmt und andere, positiv geladene Moleküle, angezogen werden. Es handelt sich dabei um das an seinen Enden positiv geladene Wassermolekül. Diese Aggregate sind somit extrem hydrophil, was eine der wichtigsten Eigenschaften der Grundsubstanz darstellt. Diese Wasseraufnahme führt zu einem Druckanstieg im Gewebe und erlaubt es, Druckbeanspruchungen zu beantworten. Im Rahmen dieser Gewebereaktion auf Druckbeanspruchung wird Wasser ausgeschieden. Dies bedingt das spezifische viskoelastische Verhalten des Bindegewebes, auf das wir im nächsten Punkt eingehen werden.

Andere Moleküle

Ein weiteres Molekül des Bindegewebes ist das Elastin. Es gibt dem Gewebe eine besonders große Elastizität. Das Lig. flavum besitzt z.B. einen sehr hohen Anteil an Elastin. Die Konzentration anderer Moleküle wie Fibronektin oder Laminin ist typabhängig. Fibronektin verbindet die Zellen des Bindegewebes mit der Matrix und trägt somit zur Organisation und zur Widerstandsfähigkeit des Gewebes bei.

11.2.3 Viskoelastisches Verhalten von Geweben

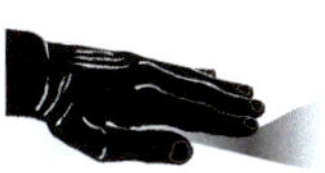

In den vorhergehenden Überlegungen wurde der Zeitfaktor nicht berücksichtigt. Ein Gummiband dehnt sich unter dem Einfluss einer gewissen Zugspannung und erreicht eine gewisse Endlänge, die nicht von der Zeit abhängt. Bei biologischem Gewebe wird jedoch unter anderem Wasser

9 früher als *Mucopolysaccharide* bezeichnet
10 auch als *Hyaluronsäure* oder *Hyaluronat* bezeichnet

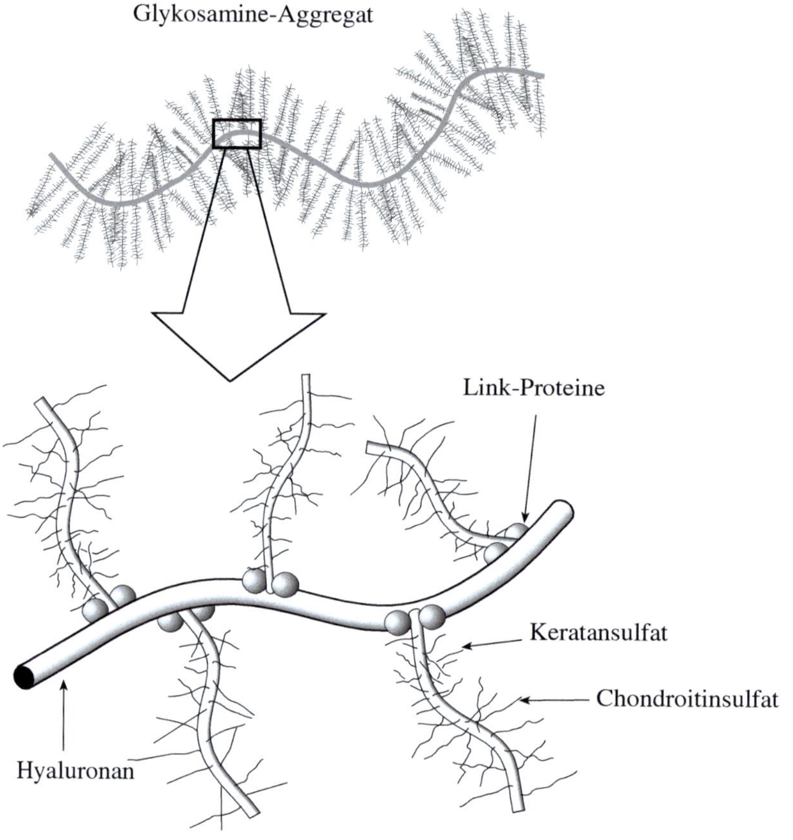

Abb. I.72
Schematische Darstellung eines Proteoglykan-Aggregates. Der Stamm dieser Riesen-Moleküle besteht aus Hyaluronan, an dem seitlich durch Link-Proteine die Glykosaminoglykane befestigt sind. Das Gesamtvolumen des Aggregats entspricht in etwa dem Volumen einer Bakterie (nach Alberts et al., 2002).

ausgeschieden, Moleküle können gegebenenfalls langsam zueinander verrutschen, etc., was darauf hinweist, dass die Zeitdauer des Einwirkens von Spannung einen zusätzlich zu berücksichtigenden Parameter darstellt. Beim Einsatz von myotensiven Techniken ist dies wesentlich. Man muss dem Gewebe Zeit zur Deformation geben. Dies ist in Abb. I.73 bildlich dargestellt. Es hat keinen Sinn, mit Brachialgewalt auf den Kolben zu drücken. Setzt man weniger Kraft über einen längeren Zeitraum ein, wird dasselbe Resultat erreicht.

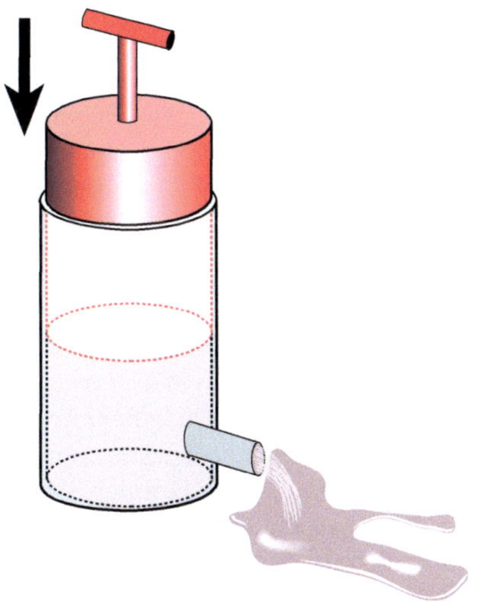

Abb. I.73
Versucht man, Flüssigkeit mittels des Kolbens aus dem Zylinder zu drücken, so ist es nicht nötig, die Kraft zu erhöhen. Eine geringere Kraft über eine längere Zeitspanne führt zum selben Ergebnis. Ist die Viskosität der Flüssigkeit geringer, so wird eine kürzere Zeit benötigt, um den Zylinder zu leeren. Dasselbe kann durch zusätzliche Öffnungen oder einen größeren Öffnungsquerschnitt erreicht werden.

Kriechverhalten

Wird Bindegewebe einem konstanten Zug ausgesetzt, so kann in der Messung bemerkt werden, dass die Dehnung allmählich zunimmt, um sich bei einem gewissen Wert zu stabilisieren. Folglich wird bei konstantem Zug die Dehnung zu einer Funktion der Zeit. Das Kriechen ist Ausdruck des viskoelastischen Verhaltens des Gewebes. Diese Funktion kann grafisch wie in Abb. I.74 dargestellt werden.

In der Praxis stellt dieses Prinzip neben der Neurofazilitation einen der Hauptfaktoren zur Erklärung von *Muskelenergietechniken* dar. Insofern

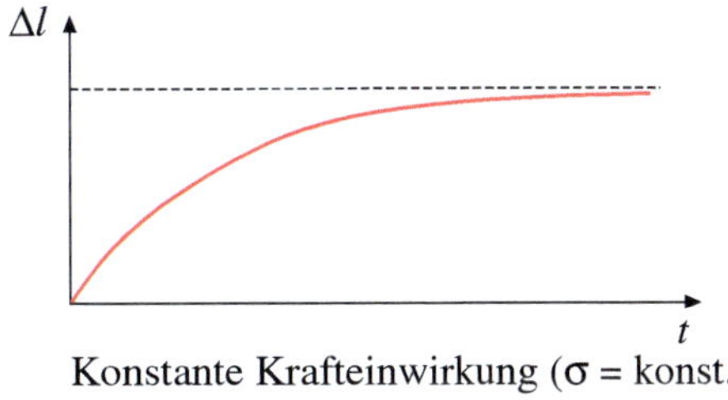

Abb. I.74
Kriechverhalten: Längenveränderung bei konstanter Krafteinwirkung über eine gewisse Zeitspanne.

wird ersichtlich, dass der Begriff der *motorischen Barriere* (frz.: *barrière motrice*) einen sehr subjektiven Parameter darstellt, da sie in der oben gezeigten Kurve nicht als exakt zu definierender Punkt angegeben werden kann. In der manuellen Therapie wird in der Beurteilung der maximalen Amplitude von *physiologischem Endgefühl* gesprochen (Schomaker, 2001a, 2001b). All diese Befundungsparameter hängen sowohl von der Spannung als auch von der Zeit ab.

Relaxations-Phänomen

Wird nun im Gegensatz zum Kriechverhalten das viskoelastische Verhalten unter konstanter Deformation betrachtet, so zeigt sich, dass es mit Zunahme der Zeit zu einem Kraftabfall kommt, was anhand von Abb. I.75 veranschaulicht wird. Dies steht im Gegensatz zum Verhalten technischer Materialien, wie z.B. einer Stahlfeder. Zieht man diese um eine gewisse Länge auseinander, so ist die Kraft, die aufgewendet werden muss, um die gedehnte Feder zu halten, nach einigen Minuten noch immer dieselbe wie zu Beginn.

Dieses Relaxations-Phänomen wurde experimentell für den M. triceps surae und den M. quadriceps femoris in vivo ermittelt. Toft et al. (1989) konnten für den M. triceps surae zeigen, dass es nach ca. 5 min zu einem Abfall der Zugkraft um ca. 22% kommt. Souhail (1992) fand für den M. quadriceps femoris, dass es nach fünf Dehnungen zu einem Kraftabfall von ca. 15–20 N im Inneren des Muskels kam. Diese Verringerung wurde bei entspanntem Muskel in der Dehnstellung bei extendierter Hüfte und flektiertem Knie ermittelt. Dies gilt also für die passive Kraft des Muskels. Im Rahmen des retropatellaren Syndroms könnte dies von Relevanz sein, da die Beanspruchung des Gelenks zumindest im entspannten Zustand reduziert ist. Somit wären Dehnungsübungen für dieses Beschwerdebild eine denkbare Maßnahme. In diesem Zusammenhang ist es wichtig zu bemerken, dass sich die aktive Kraft hingegen, wie sie klinisch anhand des Extensionsmomentes des Knies ermittelt wird, auch nach intensiven Dehnungsübungen nicht signifikant geändert hat. Dies gilt auch für den Kraftaufbau.

Das Hysteresis-Phänomen

Wie aus Abb. I.76 ersichtlich ist, zeigen biologische Materialien in der An- und Entspannungsphase unterschiedliches Verhalten, was sich in zwei verschiedenen Kurven niederschlägt.

Dies bezeichnet man als Hysteresis-Phänomen. In der Entspannungsphase verlagert sich die Kurve nach rechts. Die Längendifferenz zwischen Anfangs- und Endpunkt ist Ausdruck des Längengewinns. Mit der Zeit (einige Tage), falls kein weiterer Dehnreiz gesetzt wird, verschwindet die Differenz. Die Fläche zwischen den Kurven gibt den Energieverlust im Gewebe an.

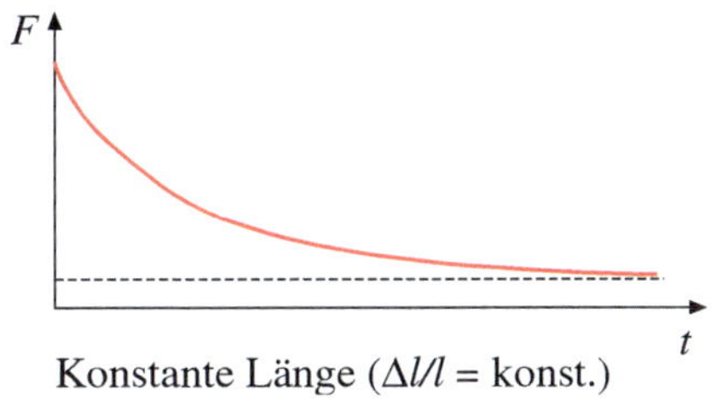

Abb. I.75
Relaxationsphänomen: Spannungsverlust bei über eine gewisse Zeitspanne hinweg konstant gehaltener Länge.

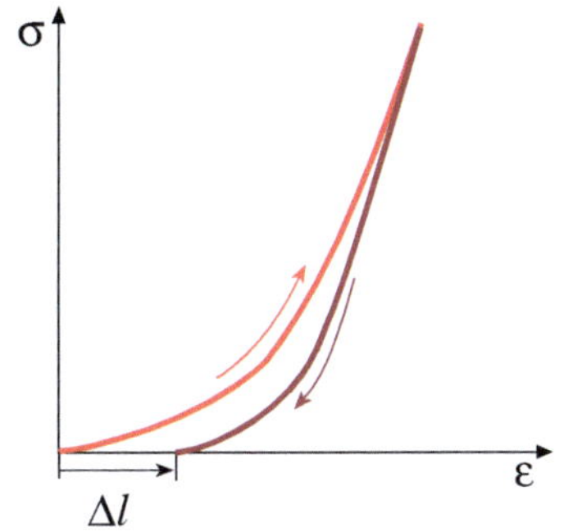

Abb. I.76
Hysteresis-Phänomen: Unterschiedliches Verhalten während An- und Entspannung. Nach einer Dehnung kommt es zu einer Restdeformation Δl. Nach einer gewissen Zeit wird das Gewebe aber seine ursprüngliche Länge wieder einnehmen.

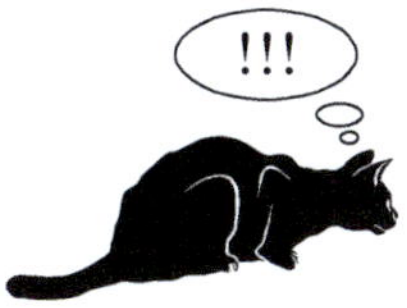

Zusammenfassend können unter anderem folgende Parameter angeführt werden, die im Kontext der viskoelastischen Eigenschaften der Gewebe bei myotensiven Techniken von Relevanz sein können:

- Der E-Modul
- Der Längengewinn
- Der Kraftabfall
- Die maximale Widerstandskraft (engl.: *failure load* oder *stress to failure*)
- Die maximal mögliche Verlängerung (engl.: *strain to failure*)
- Die absorbierte Energie; sie entspricht der Fläche unter der Kurve bis zum Reißpunkt.

Die Frage stellt sich nun, wie man einen oder mehrere dieser Faktoren beeinflussen könnte. Darauf wollen wir im nächsten Punkt eingehen.

11.3 Das viskoelastische Verhalten beeinflussende Faktoren unter besonderer Berücksichtigung des Bindegewebes

Gewebeaufbau

Die Anordnung der Kollagenfasern spielt eine wesentliche Rolle im Reaktionstypus des jeweiligen Gewebes. Viidik und Vuust (1980) geben an, dass bei paralleler Anordnung die Kurve im Spannungs-Dehnungs-Diagramm weitaus steiler ansteigt als bei entsprechender Vernetzung. Der E-Modul hängt folglich unter anderem vom Gewebeaufbau ab. Dies wird aus Abb. I.77 ersichtlich. Darüber hinaus gibt es große artspezifische, interindividuelle und auch intraindividuelle (z.B. zwischen der linken und rechten Extremität) Unterschiede. Die Wasserkonzentration kann in diesem Zusammenhang auch erwähnt werden. Ist mehr Wasser im Gewebe vorhanden, so lässt es sich leichter deformieren (Sasaki und Enyo, 1995).

Die Kraft selbst

Ist die Kraft größer, kommt es zu einer größeren Dehnung und somit auch zu einem größeren Längengewinn nach der Dehnung.

Die Zeit

Aus dem Vorhergehenden ist es offensichtlich, dass mit zunehmender Zeit die Dehnung zunimmt, auch wenn die Kraft konstant bleibt.

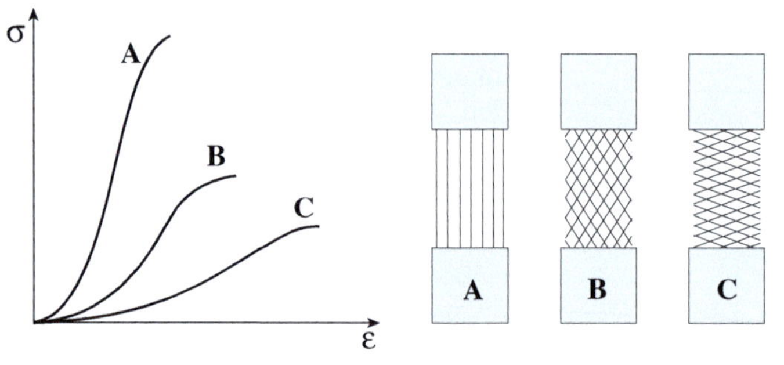

Abb. I.77
Schematische Darstellung der Unterschiede im Spannungs-Dehnungs-Verhalten bei verschiedenen Kollagenanordnungen. Nach Viidik und Vuust (1980).

Anspannungsgeschwindigkeit

Unter der Anspannungsgeschwindigkeit (engl.: *strain rate*; frz.: *vitesse de mise en charge*) versteht man jene Geschwindigkeit, mit der Spannung im Gewebe aufgebaut wird. Die Spannungs-Dehnungs-Kurve wird auch durch diesen Parameter beeinflusst. Die Größe dieses Einflusses hängt aber wiederum von der Geschwindigkeit ab. Ist diese gering, so ist der Einfluss größer und umgekehrt. Abb. I.78 ist zu entnehmen, dass die Kur-

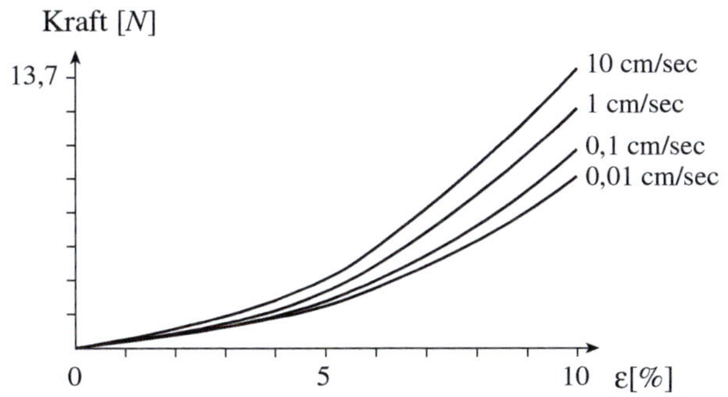

Abb. I.78
Einfluss der Anspannungsgeschwindigkeit auf die Kraft-Dehnungs-Kurve. Mit ansteigender Geschwindigkeit wird die Kurve steiler, d.h. der E-Modul wird größer. Nach Taylor et al. (1990).

ve mit zunehmender Geschwindigkeit steiler ansteigt, d.h. E-Modul bzw. Steifheit nehmen zu. Ein solches Verhalten wurde von Noyes et al. (1974) Viidik & Vuust (1980), Haut (1985) und Taylor et al. (1990) beschrieben.

Der Einfluss der Anspannungsgeschwindigkeit auf verschiedene Gewebe-Parameter wird zum Teil kontrovers diskutiert. So geben z.B. Woo et al. (1981) an, dass Bindegewebe größtenteils nicht sehr sensibel gegenüber Veränderungen der Anspannungsgeschwindigkeit ist. Butler et al. (1978) meinen, dass bei physiologischen Anspannungsgeschwindigkeiten, die in der Regel eher hoch sind, dieser Parameter zwar ansteigt, aber die Differenz statistisch nicht signifikant ist.

Bei myotensiven Techniken wird, schon allein um spinale Reflexe, z.B. den Dehnungsreflex, auszuschalten, die Anspannungsgeschwindigkeit für gewöhnlich klein gehalten. Somit kann man annehmen, dass in diesen Fällen dieser Parameter einen Einfluss auf das biomechanische Verhalten des Bindegewebes hat.

Die Anspannungsgeschwindigkeit ändert auch das Verhalten des Gewebes im maximalen Belastungsbereich. Bei höheren Anspannungsgeschwindigkeiten liegt die Reißgrenze höher und die absorbierte Energie steigt an (Butler et al., 1978; Taylor et al., 1990). Abschließend sei noch auf das Verhalten der Knochen-Band-Einheit unter verschiedenen Anspannungsgeschwindigkeiten verwiesen. Noyes et al. (1974) haben Experimente am Segment Knochen – vorderes Kreuzband – Knochen auf Tierpräparaten durchgeführt. In den meisten Fällen führten langsame Anspannungsgeschwindigkeiten eher zu knöchernen Ausrissen, bei schnellen Anspannungsgeschwindigkeiten kam es zur Ruptur des Ligaments. Neben der Anspannungsgeschwindigkeit können natürlich auch andere Faktoren dafür verantwortlich sein, ob es zu einer ligamentären Ruptur oder einem knöchernen Ausriss kommt. So konnte Noyes (1977) z.B. feststellen, dass nach Immobilisation die knöchernen Ausrisse zunahmen.

Vorgeschichte

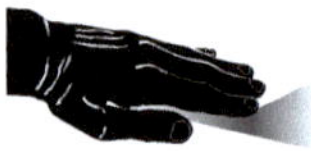

Unter dem Begriff Vorgeschichte versteht man den Einfluss zyklischer Beanspruchungen. Dies wurde unter anderem von Viidik & Vuust (1980), Taylor et al. (1990) und Hannafin et al. (1995) untersucht. Aus Abb. I.79 können folgende Veränderungen abgelesen werden:

Die Kurve verschiebt sich bei wiederholten Dehnungen nach rechts, was eine Zunahme der Dehnbarkeit bedeutet: bei gleicher Spannung ist die Dehnung größer. Dies ist Ausdruck des Kriechverhaltens.

Der Anstiegswinkel (α) im quasi-linearen Bereich der Kurve wird größer, was eine Zunahme des E-Moduls bedeutet. Dies könnte als eine verminderte Dehnbarkeit aufgefasst werden, was jedoch im Hinblick auf den vorherigen Punkt paradox erscheint. Klinisch lässt sich dieser Widerspruch aber folgendermaßen erklären: Nach Durchführung von zyklischen myotensiven Techniken wird die Bewegungsamplitude zwar größer, der Gewebewiderstand am Ende der Bewegung nimmt aber zu (Endgefühl), was bedeutet, dass die Bewegung stärker abgebremst wird. Dies stellt eigentlich einen typischen Schutzmechanismus gegen eventuelle Überdehnung eines Gelenks dar.

Das Relaxationsphänomen macht sich bemerkbar indem bei gleicher Dehnung (ε') die Spannung abnimmt. Man kann bemerken, dass die jeweilige Differenz abnimmt ($[\sigma_3 - \sigma_2] < [\sigma_2 - \sigma_1]$). In der Anwendung myotensiver Techniken mit dem Ziel, die passive Spannung zu reduzieren, ist somit der größte Gewinn am Beginn zu bemerken. Nach mehreren Zyklen ist die Effektivität der Maßnahmen nicht mehr so groß.

Immobilisation

Noyes (1977) ermittelte die Widerstandsfähigkeit des vorderen Kreuzbandes an vier Vergleichsgruppen im Tierversuch. Neben der Kontrollgruppe wurden drei Gruppen für acht Wochen mittels Gipsverband am Kniegelenk immobilisiert. Die erste Gruppe wurde sofort nach Immobilisation getestet und wies einen Verlust der maximalen Widerstandsfähigkeit von 39% auf. Die zweite und dritte Gruppe wurde nach fünf- bzw. zwölfmonatigem Aufbautraining getestet und zeigte einen Verlust von 21% bzw. 8% (siehe Abb. I.80 auf Seite 107).

Eine rapide Verschlechterung der Widerstandsfähigkeit sowie des E-Moduls von Bindegewebe nach Immobilisation wurde auch von Akeson et al. (1980), Woo et al. (1982), Viidik (1987) und Matsumoto et al. (2003) beschrieben. Newton et al. (1995) fanden für das vordere Kreuzband zwar einen Unterschied in Bezug auf den E-Modul, geben aber an, dass dieser nicht signifikant ist. Weiterhin stellten diese Autoren fest, dass keine signifikante Differenz zwischen Immobilisationspositionen besteht, wenn das Band mehr oder weniger angespannt ist.

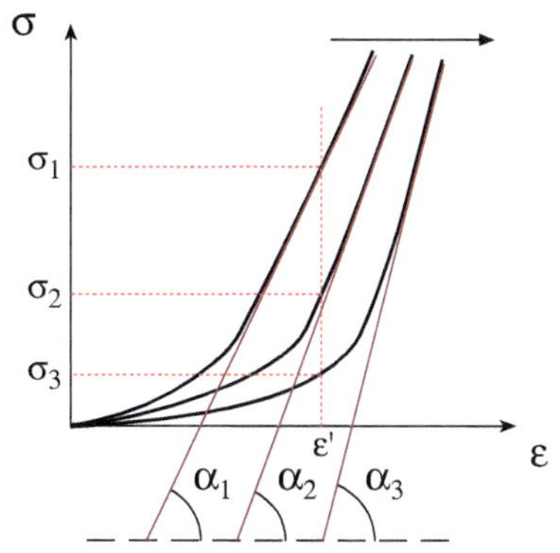

Abb. I.79
Schematische Darstellung der Veränderungen bei zyklischer Beanspruchung von Bindegewebe. Es sind drei Zyklen exemplarisch dargestellt. Mit zunehmender Zyklenanzahl kann Folgendes bemerkt werden:

(1) Die Kurve verlagert sich nach rechts (Pfeil): das Gewebe ist bei gleicher Spannung mehr dehnbar (Kriechverhalten).

(2) Die Steigung im quasi-linearen Bereich nimmt zu ($\alpha_3 > \alpha_1$): der E-Modul wird größer.

(3) Bei gleicher Dehnung (ε') nimmt die Spannung ab ($\sigma_3 < \sigma_1$): das Relaxations-Phänomen macht sich bemerkbar.

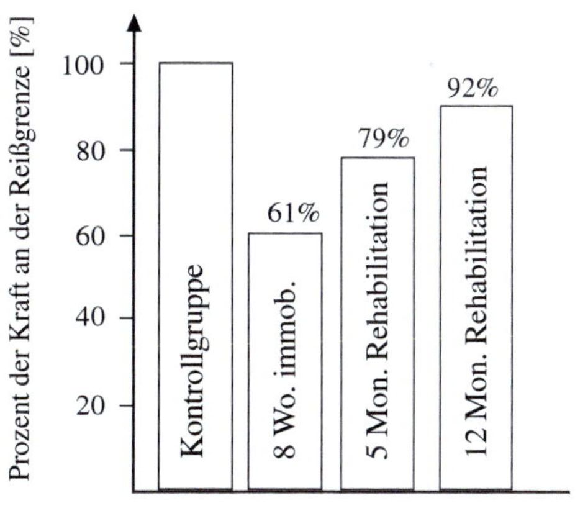

Abb. I.80
Prozentualer Verlust der Widerstandskraft des vorderen Kreuzbandes nach 8 Wochen Immobilisation ohne und mit anschließender Rehabilitation von 5 bzw. 12 Monaten (nach Noyes, 1977).

Training und Mobilisation

Je nach Art des Trainings kann es zu Verlängerungen aber auch Verkürzungen im Muskelgewebe kommen. Bei exzentrischer Muskelarbeit über den gesamten Bewegungsumfang hinweg kommt es zur Verlängerung der Muskel-Sehnen-Einheit, bei konzentrischer Beanspruchung im inneren Bewegungsbereich eher zu Verkürzungen. Ligamente und Sehnen reagieren auf Training mit einer Erhöhung des E-Moduls und der Widerstandsfähigkeit, d.h. die Reißgrenze steigt (Tipton et al., 1970; Noyes, 1977; Viidik & Vuust, 1980). Es kann mehr Energie gespeichert werden, was sich z.B. günstig bei Sprung- und anderen Schnellkraftsportarten auswirkt.

Art der myotensiven Technik

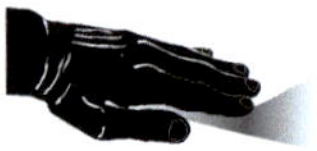

Der Einfluss von verschiedenen myotensiven Techniken für die ischiokruralen Muskeln wurde von Sady et al. (1982), Van Coppenolle (1984) und Walin et al. (1985) untersucht. Van Coppenolle untersuchte die ischiokruralen Muskeln anhand der Veränderung der Hüftflexion bei gestrecktem Knie. Die Differenz zwischen dem totalen Gewinn nach einem zweiwöchigen täglichen Training und dem Verlust nach elf Tagen wurde zwischen folgenden Techniken verglichen:

- statisches Dehnen
- ballistisches (wippendes) Dehnen
- postisometrische Relaxation (PNF1[11], CR[12])
- postisometrische Relaxation mit anschließender Kontraktion der Antagonisten (PNF2, CRAC[13])

Die Resultate zeigen, dass PNF-Techniken signifikant besser im Hinblick auf beide Parameter abschneiden. Etnyre & Abraham (1986) bestätigen diese Ergebnisse durch den Vergleich von statischen Dehntechniken, CR-Techniken und CRAC-Techniken im Hinblick auf die Dehnung des M. soleus. Diese Autoren haben jedoch den Verlust nach dem Dehnungsprogramm nicht untersucht.

Wird ein Dehnungsprogramm beendet, so stellt sich nach einigen Wochen wieder der ursprüngliche Zustand ein. Walin et al. (1985) und Van Roy et al. (1987) fanden heraus, dass ein Minimum an zwei Trainingseinheiten pro Woche mit ca. 25 Minuten erbracht werden muss, um den Längengewinn nach einem Dehnungsprogramm zu erhalten.

Alter

Viidik (1987) hat im Tierversuch 3, 12 und 34 Monate alte Ratten verglichen und festgestellt, dass die Spannungs-Dehnungs-Kurve bei älteren Tieren steiler ansteigt. Am Menschen bemerkt man, dass ca. bis zum 20. Lebensjahr die Widerstandskraft der Sehnen und Bänder zunimmt. Dieser Zustand wird anschließend über eine bestimmte Zeitspanne beibehalten, um dann mit zunehmendem Alter abzunehmen (Viidik & Vuust, 1980). Hubbard & Soutas-Little (1984) konnten dies anhand der Sehnen des M. palmaris longus und des M. extensor hallucis longus nicht bestätigen. Die Autoren meinen, dass die Ergebnisse möglicherweise durch andere Faktoren, wie Ernährung, allgemeiner Gesundheitszustand,

11 PNF: Propriozeptive neuromuskuläre Fazilitation
12 CR: Contract – Relax
13 CRAC: Contract – Relax – Antagonistic Contraction

Erkrankungen oder Trainingszustand verdeckt wurden. Da der Wassergehalt des Gewebes im Alter abnimmt, spielt auch die Wasserkonzentration eine Rolle. Die Deformierbarkeit des Gewebes nimmt ab.

Temperatur

Anhand eines theoretischen Modells haben Maes et al. (1989) errechnet, dass sich die Spannungs-Dehnungs-Kurve mit ansteigender Temperatur nach rechts verlagert, d.h. das Gewebe wird theoretisch mehr elastisch. Die Berechnungen wurden für einen Bereich von ca. 21 °C bis 40,5 °C durchgeführt.

Woo et al. (1987) untersuchten den Einfluss der Temperatur auf das Lig. collaterale tibiale an zehn Hundeknien. Sie konnten feststellen, dass das Hysteresis-Phänomen bei ansteigender Temperatur abnimmt, d.h. die Fläche zwischen den Spannungs-Dehnungs-Kurven wird kleiner. Bei niedriger Temperatur war der Kraftabfall beim Relaxations-Phänomen nicht so stark ausgeprägt. Für einen gewisse Dehnung war die Spannung bei höheren Temperaturen kleiner, die Dehnfähigkeit nahm zu.

Experimentell wurden an Versuchspersonen Dehnungsübungen bei normaler Körpertemperatur (Kontrollgruppe), nach Applikation einer Fangopackung (Wärmegruppe) bzw. einer Kryopackung in Form eines mit Eiswürfeln gefüllten Sackes (Kältegruppe) durchgeführt (Dandoy, 1981). Während es zwischen der Kontrollgruppe und der Wärmegruppe zu einem signifikanten Unterschied kam, konnte in Relation zur Kältegruppe kein signifikanter Unterschied festgestellt werden. Es ist jedoch erwähnenswert, dass zwanzig Tage nach dem Behandlungsende der Verlust im Hinblick zur Kontrollgruppe für die Wärmegruppe am größten, für die Kältegruppe am kleinsten war. Die Differenz zwischen Kälte- und Kontrollgruppe war jedoch nicht signifikant.

Hormonelle Faktoren

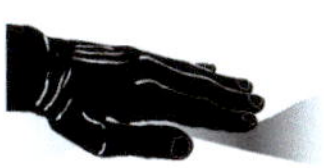

Die Dehnbarkeit von Ligamenten und Sehnen im Bereich der Symphysis pubis nimmt im letzten Schwangerschaftsabschnitt unter anderem in Folge des Anstiegs der *Progesteron*-Konzentration im Blut zu (Tortora und Grabovski, 1994). Dies könnte im Zusammenhang mit dem prämenstruellen Syndrom von Interesse sein, da die Progesteron-Konzentration am Ende des Zyklus wieder abnimmt. Progesteron könnte somit einen Einfluss auf das Bindegewebe und somit auf die Wand der Blutgefäße haben.

Albert et al. (1997) untersuchten den möglichen Einfluss der *Relaxin*-Konzentration auf Beschwerden im Beckengürtel bei Schwangeren in der 33. Schwangerschaftswoche an insgesamt 910 Frauen. Die Autoren konnten keinen diesbezüglichen Zusammenhang feststellen. Wood et al. (2003) konnten ein verbessertes Kriechverhalten an isolierten Rattensehnen unter dem Einfluss von Relaxin und dem Pentapeptid NKISK feststellen. Othera et al. (2001) verglichen das Spannungs-Dehnungs-

Verhalten von vorderen Kreuzbändern und medialen Kollateralbändern schwangerer und nicht-schwangerer Ratten vor und nach einer 2-wöchigen Immobilisation des Kniegelenks in Beugestellung. Die Unterschiede zwischen den beiden Versuchsgruppen waren zwar nicht statistisch signifikant, jedoch konnte ein Trend beobachtet werden, dass eine Schwangerschaft und damit hormonelle Faktoren das Entstehen einer Kontraktur in Folge der Immobilisation eher verzögern könnte. Ein Einfluss hormoneller Faktoren auf das Iliosakralgelenk oder die intervertebralen Gelenke wird von Lansac et al., (1983) beschrieben.

Medikamente

Intraartikuläre oder ins Bindegewebe abgegebene Steroid-Injektionen haben einen Einfluss auf das biomechanische Verhalten der jeweiligen Strukturen. Diesbezügliche Untersuchungen, die Noyes (1977) an Primaten durchgeführt hat, geben an, dass die Widerstandsfähigkeit nach Injektion verringert ist. Für nicht-steroidale Substanzen wurde eher eine Verbesserung des biomechanischen Verhaltens verletzter Bindegewebsstrukturen festgestellt (Carlstedt et al., 1986).

12 Bauprinzipien eines Gelenks

In diesem Kapitel wollen wir versuchen, eine Synthese kinematischer und dynamischer Fragestellungen zu entwerfen und verschiedene Modellvorstellungen zur Frage des Vorhandenseins allgemeiner Grundprinzipien vorzustellen, die dem Aufbau von Gelenken zugrunde liegen könnten.

Wir haben bereits zu Beginn Faktoren vorgeschlagen, die die Gelenkbewegung beeinflussen können (siehe Punkt 2 auf Seite 3). Von diesen sechs Punkten werden wir nun die ersten beiden genauer analysieren. Es handelt sich um die Anordnung der Bänder und die Gelenkflächenform.

Zur allgemeinen Bandfunktion

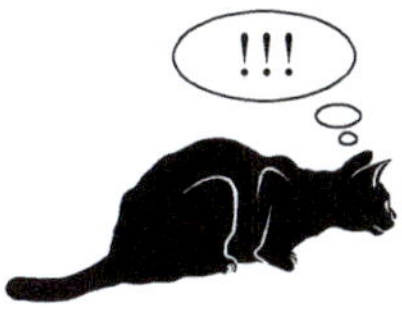

Zunächst sollte die Fragestellung der allgemeinen Bandfunktion geklärt werden. Gewöhnlich wird angenommen, dass Ligamente die Bewegung bremsen oder steuern. Das kommt einer Stütz- bzw. Stabilisierungsfunktion in dem Sinne gleich, dass verschiedene Freiheitsgrade erlaubt sind, andere verhindert werden. Wenn auch das prinzipiell richtig ist, so bevorzugen wir als primäre Funktion den **Zusammenhalt der knöchernen Strukturen** (engl. *osseous cohesion*, frz. *cohésion osseuse*). Bänder bringen somit eine Einschränkung um einen Freiheitsgrad, nämlich der Dekoaptation (i.d.R. eine Translation entlang der Längsachse der beteiligten Knochen) mit sich.

Formalisierung von Gelenkflächentypen

Formalisiert man die allgemeinen Bauprinzipien von Gelenken, so stellt sich heraus, dass die Gelenkflächentypen sowie die ligamentäre Anordnung im Hinblick auf ihre Funktion in Gruppen aufgeteilt werden können.

Prinzipiell kann die dreidimensionale Geometrie der Gelenkflächen, wie bereits von MacConaill & Basmajian (1969) vorgeschlagen, auf zwei fundamentale Grundformen zurückgeführt werden und sich auf die *Gauss-Krümmung* (K) berufen, die wir bereits erwähnt haben (siehe Punkt 6 auf Seite 48):

- die ovoide Form (konkav oder konvex); K > 0
- die Sattelform; K < 0
- Planare Gelenkflächen (K = 0), die ja in Wirklichkeit nie eine exakte geometrische Ebene darstellen, können als Spezialfall betrachtet werden, wo die beiden obengenannten Formen sich vereinigen. Dazu sind auch zylindrische Formen zu rechnen.

Klassifikation von Ligamenten

Die ligamentäre Klassifikation beruht auf der Anordnung zweier Bänder in Relation zur Bewegungsebene, wobei wir uns in der Hauptsache auf eine zweidimensionale Sicht beschränken werden. Diese Zuordnung ist nicht absolut zu verstehen. Einem Band können in Wirklichkeit mehrere der hier aufgezählten Aspekte zugewiesen werden.

Liegen zwei Ligamente in derselben Ebene, so gibt es verschiedene Möglichkeiten:

- Die Ebene der Ligamente fällt mit der Bewegungsebene zusammen. Dieser Punkt kann in zwei weitere Punkte unterteilt werden:
  - Gekrümmte Gelenkflächen (darunter fallen zylindrische Gelenke, aber auch Kugelgelenke, die nur in einer Ebene analysiert werden, etc.)
  - Flache Gelenkflächen (planes Gelenk)
- Die Ebene der Ligamente steht rechtwinklig zur Bewegungsebene
- Kreuzbänder
- Bänder, die einen Drehpunkt darstellen
- Bänder, die eine Gelenkfläche bilden
- Bänder, die kein Gelenk überbrücken

Diese sechs Möglichkeiten werden wir unter Punkt 12.2 auf Seite 114 besprechen.

Einschränkende Bedingungen

Der Einfachheit halber werden die Muskelfunktion und besonders ihre neuronalen Schutzmechanismen nicht in die Betrachtung miteinbezogen. Es handelt sich demnach um die Analyse passiver Bewegungen. Wenn nicht anders angegeben, werden Bänder als auch der Gelenkknorpel als nicht deformierbar betrachtet, d.h. Bänder wirken isometrisch. Zum großen Teil werden die vorgestellten Aspekte nur im zweidimensionalen Raum beschrieben.

12.1 Gelenkspiel

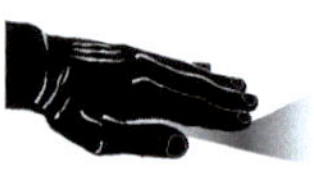

Der Begriff des Gelenkspiels (engl.: *joint play, loose packed position*; frz.: *jeu articulaire*) ist in der Praxis der manuellen Therapie und der strukturellen Osteopathie von großer Bedeutung, da für die richtige Durchführung struktureller Techniken ein gewisses Maß an Vorspannung, jedoch auch noch Gelenkspiel vorhanden sein muss, damit die Technik überhaupt ausgeführt werden kann. Andererseits sind Mobilisationen und *a fortiori* Manipulationen im Bereich der verriegelten Position unmöglich und sogar gefährlich.

Die folgenden Ausführungen zeigen, dass der Versuch, allgemeingültige, biomechanisch begründete Prinzipien zu definieren, an denen sich die manuelle Therapie auszurichten hätte, ein schwieriges und bisweilen unmögliches Unterfangen darstellt. Die jeweiligen Ergebnisse sollten immer wieder kritisch hinterfragt werden und die darauf basierenden Behandlungskonzepte sollten sich auch stets selbst dieser kritischen Hinterfragung unterziehen. Dem Versuch der Verallgemeinerung steht letztendlich der therapeutische Alltag gegenüber, wo es darum geht, die Spezifität einer Dysfunktion innerhalb der Individualität des Patienten so weit wie möglich zu berücksichtigen. Die hohe Kunst besteht somit im dreidimensional korrekten Einstellen einer spezifisch angepassten Spannung, die den biomechanischen Eigenschaften des jeweiligen Gelenks sowie der Individualität des Patienten und der jeweiligen Dysfunktion gerecht wird.

Biomechanische Definition

Grundsätzlich gilt, dass Bewegung nur stattfinden kann, wenn die Ligamente mehr oder weniger entspannt sind. Gelenkspiel ist in jener Stellung vorhanden, in der die Bänder am meisten entspannt sind. Die Summe der auf das Gelenk einwirkenden ligamentären Kräfte ist minimal. Daraus geht klar hervor, dass die Größe des Gelenkspiels von der Gelenkposition abhängig ist. Führt man in dieser Position bei entspannter Muskulatur eine Traktion durch, die eine **Dekoaptation**[14] im betreffenden Gelenk bewirkt, so kann die Distanz (*d*) zwischen den Gelenkflächen maximal werden (siehe Abb. I.81).

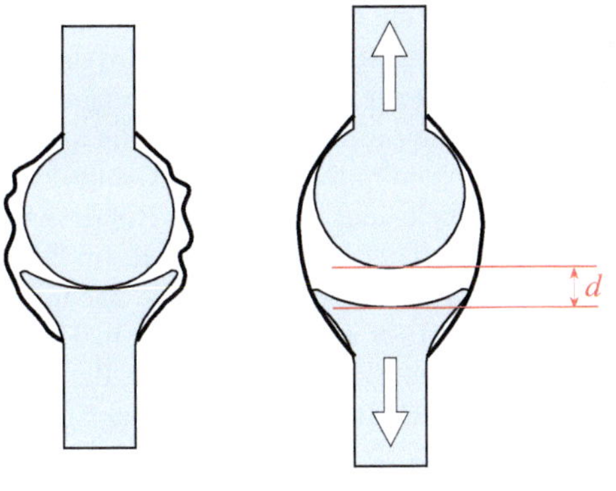

Abb. I.81
Schematische Darstellung des Gelenkspiels. Die linke Abbildung zeigt eine Position, in der die Bänder allgemein am meisten entspannt sind. Folglich können die Gelenkpartner, wie in der rechten Abbildung, mittels Traktion um die Distanz (*d*) voneinander getrennt werden. Es findet Dekoaptation statt und man kann von einem Gelenkspiel sprechen.

14 Dekoaptation kann bei Traktion entstehen, wenn die Gelenkflächen sich in axialer Richtung voneinander entfernen.

Wir schlagen also vor, das Gelenkspiel durch die Dekoaptation zu definieren. Das Zusammenspiel von Gelenkflächenform (momentane Krümmung) und Anordnung der Bänder stellt folglich einen wichtigen Faktor für die Gelenkmechanik dar.

Die Existenz des Gelenkspiels erlaubt es überhaupt erst, Bewegungen passiv durchzuführen, die in aktiver, muskulär geführter Form nicht vorkommen (z.B. laterale Translation im Kniegelenk). Man könnte auch annehmen, dass ein großes Gelenkspiel einer großen Instabilität gleichkommt. Die Dekoaptation bietet einen guten allgemeinen Parameter für das Vorhandensein eines Gelenkspiels, der darüber hinaus radiologisch verifizierbar wäre. Im Gegensatz dazu stellen Bewegungskomponenten wie Varus/Valgus oder laterale, bzw. anterior-posteriore Translationen sehr spezifische Parameter dar. Der so definierte Begriff des Gelenkspiels ist somit sehr funktionell, kann aber klinische Tests zur Abklärung von Pathologien (z.B. Rupturen) nicht ersetzen, da solche Tests wiederum sehr spezifisch für einige wenige Strukturen sein wollen.

12.2 Versuch einer funktionellen Klassifikation von Bändern

12.2.1 Gelenke, bei denen die Ebene der Ligamente mit der Bewegungsebene zusammenfällt

Gekrümmte Gelenkflächen

In Gelenken mit gekrümmten Gelenkflächen, bei denen die Bänder in der Bewegungsebene liegen, wird das jeweils auf der kontralateralen Seite im Bezug zur Bewegungsrichtung liegende Band angespannt. Es handelt sich um eine simple Situation. Die Spannung des Bandes hängt von der Bewegungsamplitude und der Größe des Hebelarmes ab. Die Abhängigkeit des Hebelarmes vom Ort des Rotationszentrums beweist wiederum die Wichtigkeit der Kenntnis des CR. Im Prinzip liegt es auf der Seite des konvexen Gelenkpartners. Um die Sachlage zu vereinfachen, nehmen wir in Abb. I.82 eine Kreisform an. Die Bewegung wird in dem Moment gebremst, wo das Moment des Bandes dem Bewegungsmoment gleich wird. Folglich gilt die Gleichgewichtsbedingung:

$$F_{Lig} \cdot HA_{Lig} = F_{Bew} \cdot HA_{Bew} \qquad (I.41)$$

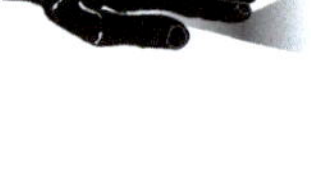

Das Ende der Bewegung ist in diesem Falle nicht hart, sondern entspricht dem bandspezifischen Spannungs-Dehnungs-Verhalten. Begriffe wie *hartes, festelastisches* oder *weichelastisches Endgefühl* sind eigentlich nichts anderes als der subjektive Beschreibungsversuch der Spannungs-Dehnungs-Kurve der jeweiligen gedehnten Struktur (siehe Abb. I.83). Ob es sich um Ligamente oder Muskeln handelt, ist in diesem Fall nicht von Bedeutung. Es ist jedoch wichtig anzumerken, dass Bänder propriozeptiv versorgt sind und infolge des Spannungsanstiegs eine reflektorische Muskelantwort auslösen.

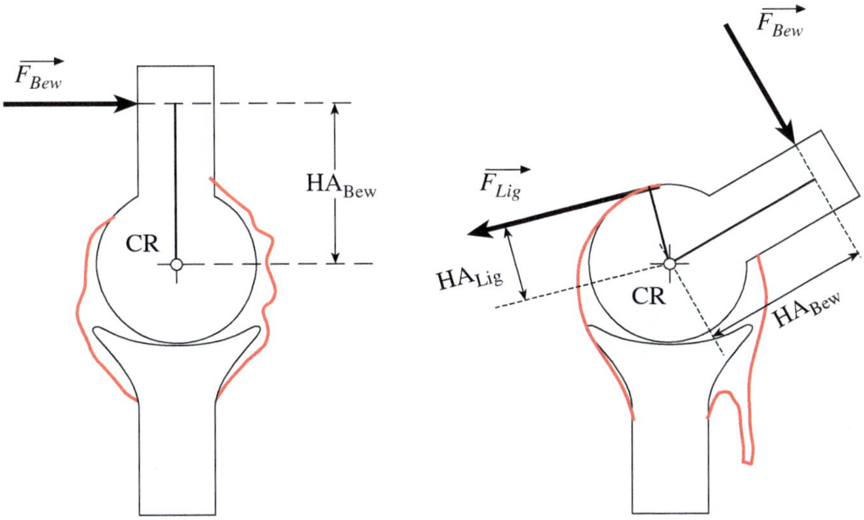

Abb. I.82
Anordnung der Ligamente in der Bewegungsebene eines kreisförmigen Gelenks. Es kommt zur Anspannung des kontralateral zur Bewegungsrichtung liegenden Bandes.

CR ... Rotationszentrum
F_{Lig} ... Bremskraft des Ligaments
F_{Bew} ... Die Bewegung verursachende Kraft
HA_{Lig} ... Hebelarm der Bremskraft des Ligaments
HA_{Bew} ... Hebelarm der bewegungsauslösenden Kraft

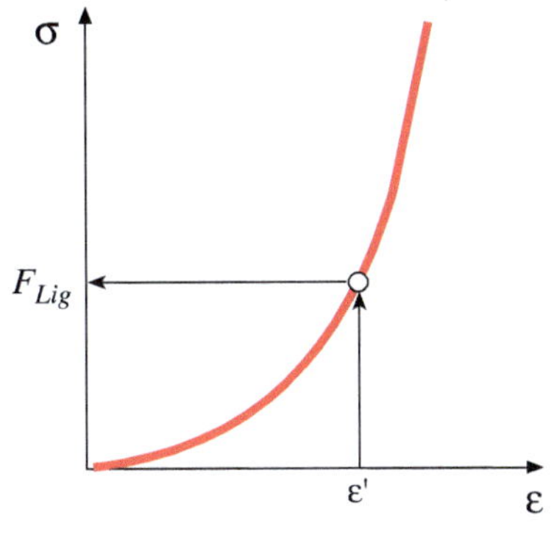

Abb. I.83
Wird ein Band gedehnt (ε'), so reagiert es gemäß seinem individuellen Spannungs-Dehnungs-Verhalten und baut Kraft auf (F_{Lig}).

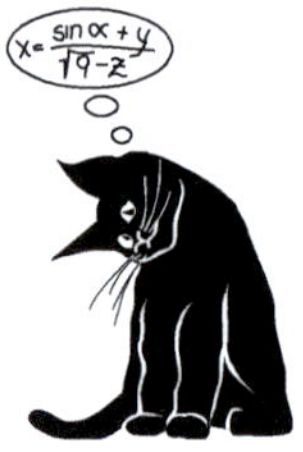

Man kann weiterhin vermerken, dass der Parameter Hebelarm eigentlich zweimal mitspielt. Einerseits, wie in Gleichung I.41, ist er ein Faktor, der das Moment bestimmt, andrerseits bestimmt er die Banddehnung (ε') selbst. Diese Dehnung ist ja eine Funktion der Amplitude und des Hebelarmes des Bandes. Formal können wir wie folgt schreiben:

$$\varepsilon' = \frac{\pi}{180} \cdot \varphi \cdot HA_{Lig} \qquad \text{(I.42)}$$

wobei φ die Amplitude [°] ab dem Punkt darstellt, wo das Band angespannt wird.

Berücksichtigt man den Querschnitt des Bandes nicht, so lautet nach dem Hooke-Gesetz:

$$F_{Lig} = E' \cdot \varepsilon' \qquad \text{(I.43)}$$

wobei E' der momentane Elastizitätsmodul bei Dehnung ε' darstellt.

Aus Gleichung I.42 und I.43 ergibt sich:

$$F_{Lig} = \frac{\pi}{180} \cdot \varphi \cdot E' \cdot HA_{Lig} \qquad \text{(I.44)}$$

Ersetzt man F_{Lig} in Gleichung I.41 durch Gleichung I.44, so erhält man für das ligamentäre Moment (M_{Lig}):

$$\mathbf{M_{Lig} = \frac{\pi}{180} \cdot \varphi \cdot E' \cdot HA^2_{Lig}} \qquad \text{(I.45)}$$

Man bemerkt somit, dass der Hebelarm im Quadrat steht. Das heißt eine kleine Variation des Hebelarmes kann große Auswirkungen auf das Gelenk und die periartikulären Strukturen haben. Dies ist nicht uninteressant, wenn man bedenkt, dass eine eventuelle Verlagerung des Rotationszentrums im Falle einer Dysfunktion den Hebelarm verändert.

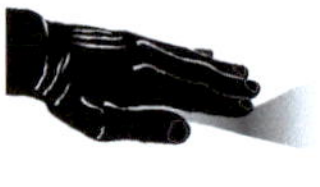

Vergegenwärtigt man sich diese Sachlage am Beispiel eines hypertonen M. brachialis mit eingeschränkter Ellbogenextension, so wird durch Ausübung eines passiven Extensionsmomentes (Mobilisationsversuch) in der Regel die Amplitude kaum vergrößert. Viel eher kommt es zum Auftreten von Schmerzen auf der Dorsalseite des Ellbogengelenks. Vom kinematischen Standpunkt aus könnte man die Situation wie folgt analysieren (siehe Abb. I.84):

Ist der Muskel sehr gespannt, so kann man annehmen, dass sich das Bewegungszentrum zum Muskel hin verlagert. Der oben beschriebene Mobilisationsversuch führt daher zur Kompression der posterioren Gelenkabschnitte. Diese Kompression könnte den subchondralen Druck ansteigen lassen, was zu Schmerzen führt. Fügt man jedoch dem Extensionsmoment eine Traktionskomponente hinzu, so kommt dies dem Versuch gleich, den Drehpunkt wieder an die korrekte Stelle zu verlagern, wodurch die Kompression im posterioren Bereich zumindest reduziert wird oder vielleicht sogar wegfällt.

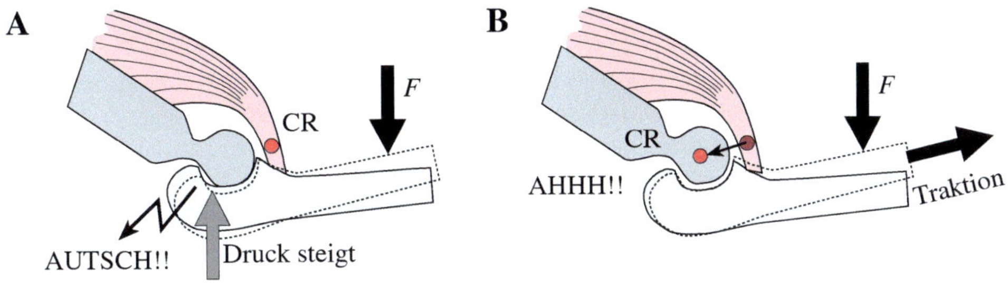

Abb. I.84
Mögliches Erklärungsmodell des Schmerzempfindens im posterioren Ellbogenbereich beim Versuch, ein Ellbogengelenk mit hypertonem M. brachialis in Richtung Extension zu mobilisieren (**A**). Durch das Einbringen einer zusätzlichen Traktion am Unterarm (**B**) käme es zu einer optimalen Verlagerung des Rotationszentrums (CR), der subchondrale Druck würde nicht ansteigen und der M. brachialis würde gedehnt werden. Dies könnte die Effizienz dieser Mobilisationstechnik erklären.

Benutzt man Mobilisations- bzw. Manipulationstechniken mit großen Hebelarmen, so sollte man sich dessen bewusst sein, dass die auftretenden ligamentären Kräfte schnell sehr hoch werden können. Im Gegensatz dazu ist ihr Anstieg bei Verwendung kleiner Hebelarme umso geringer.

Flache Gelenkflächen (planes Gelenk)

Im Falle eines Gelenks mit flachen Gelenkflächen finden hauptsächlich Gleitbewegungen (Translation) statt (Abb. I.85 A). Die Amplitude ist abhängig von der Entspannung des Bandes in der Ausgangsposition. Ist das Band bereits in der Ausgangsstellung angespannt, so könnte theoretisch keine Bewegung stattfinden. Ist das Band entspannt, so ist die oben erwähnte Gleitbewegung möglich, man kann aber auch die Gelenkflächen voneinander trennen, was das Gelenkspiel darstellt. Das Gelenkspiel ist somit in Neutralstellung am größten (Abb. I.85 B).

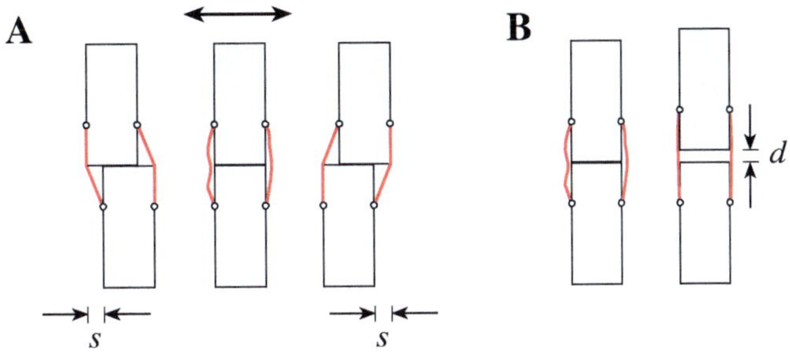

Abb. I.85
A) Schematische Darstellung einer Gleitbewegung entlang der Ebene der Gelenkflächen. Diese Bewegung ist möglich, weil die Bänder in der Ausgangsstellung entspannt sind. Die Amplitude (*s*) ist theoretisch zu beiden Seiten hin gleich groß.

B) Das Gelenkspiel (*d*) ist möglich, da die Bänder in der Neutralstellung entspannt sind.

Theoretisches Modell nach Huson

In Anlehnung an Huson (1965) schlagen wir nun eine Analyse vor, bei der die Bänder zum Teil als Pleuelstangen idealisiert sind. Wie aus Abb. I.86 ersichtlich ist, legt der am beweglichen Gelenkpartner liegende Punkt A eine gewisse Bogenstrecke zurück. Die Bewegung wird durch den Kontakt der Gelenkflächen limitiert, nachdem sich diese um die Strecke d genähert haben, d.h. wenn der Punkt A die Tangente der Gelenkfläche des ruhenden Gelenkpartners (Gerade g) erreicht. Das Zentrum dieser Bogenstrecke befindet sich in Punkt C, dem Insertionspunkt des Bandes. Die Bogenstrecke ist somit eine Funktion des Radius (r), der den Abschnitt AC des Bandes darstellt und des von diesem Abschnitt zurückgelegten Winkels α. Da die Bewegungsamplitude (s) unter anderem von der Länge dieses Abschnittes abhängt, kann man von der **funktionellen Länge** des Bandes sprechen. Ist diese funktionelle Länge größer, so ist die Amplitude größer und umgekehrt. Die Amplitude ist also nicht von der anatomischen, sondern von der funktionellen Länge des Bandes abhängig.

Alle Punkte des mobilen Segments beschreiben den gleichen Bogen, was bedeutet, dass diese Bewegung eine Translation darstellt. Im Prinzip genügt die Tatsache, dass zwei Punkte eines bewegten Referenzsystems denselben Weg zurücklegen, damit man von einer Translation sprechen kann. Dass es sich um eine Translation handelt, kann, wie in Abb. I.87 gezeigt, mit der Reuleaux-Methode bewiesen werden. Die Winkelsymmetralen stehen parallel zueinander, somit liegt das Rotationszentrum im Unendlichen.

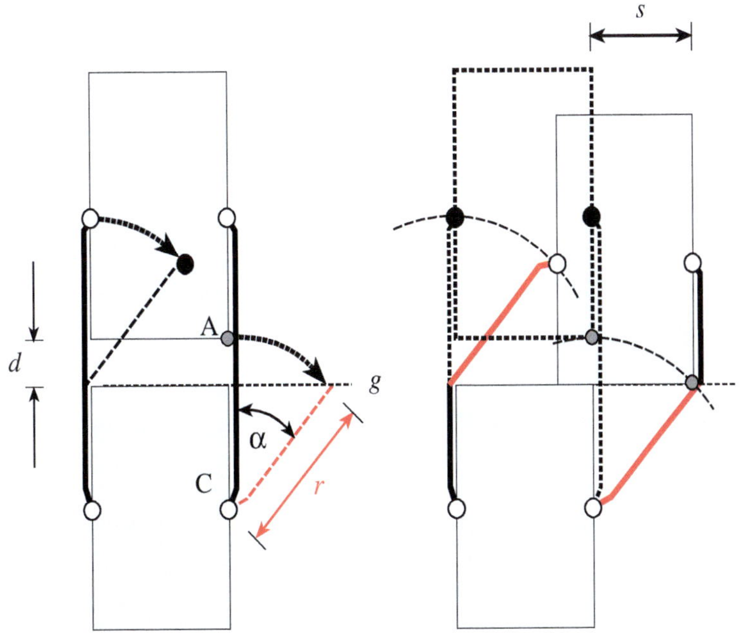

Abb. I.86
Schematische Darstellung der Abhängigkeit der Bewegungsamplitude (*s*) von der funktionellen Länge (*r*) des Bandes und des Gelenkspiels *d*. Punkt A führt theoretisch eine Kreisbewegung über den Winkel α durch, deren Zentrum im Insertionspunkt des Bandes (C) liegt. A führt diese Kreisbewegung so lange durch, bis er auf der Geraden *g*, der Tangente der Gelenkfläche des anderen Gelenkpartners, zu liegen kommt. Es wird ersichtlich, dass nicht die anatomische, sondern die funktionelle Bandlänge entscheidend für die Amplitude ist.

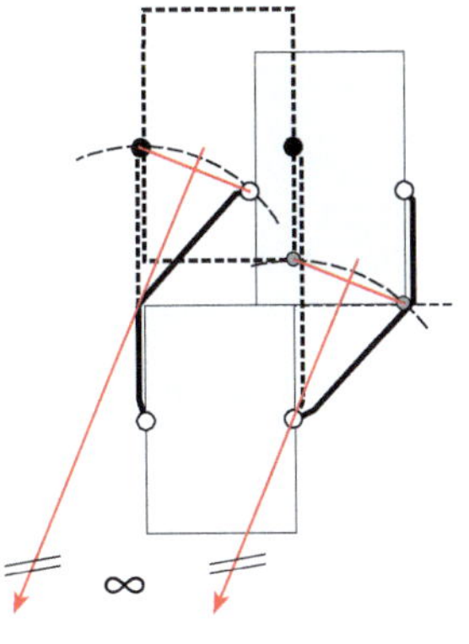

Abb. I.87
Anhand der Reuleaux-Methode kann man zeigen, dass es sich bei einer Bewegung, wie sie hier dargestellt ist, um eine Translation handelt: die Winkelsymmetralen liegen parallel zueinander.

Man sollte sich bewusst sein, dass die Bewegung in Wirklichkeit wie in Abb. I.85 A auf Seite 117 schematisiert, abläuft. Es findet ein Gleiten entlang der Gelenkflächen statt. Sind die Bänder symmetrisch aufgebaut, so ergibt sich zu beiden Seiten dieselbe Bewegungsamplitude. Die Frage, wie die Bänder angebracht sein müssen, um bei gleicher Bandlänge Bewegung nach nur einer Seite zu ermöglichen, wurde von Huson (1982) geklärt. Aus den vorhergehenden Überlegungen wird klar, dass die Amplitude zu jener Seite hin am größten ist, an der die funktionelle Bandlänge größer ist (Abb. I.88 B). Dass, wie bereits erwähnt, funktionelle Bandlänge (*r*) und Gelenkspiel (*d*) determinierende Faktoren für die Amplitude (*s*) darstellen, tritt hier besonders deutlich zutage (siehe Abb. I.88).

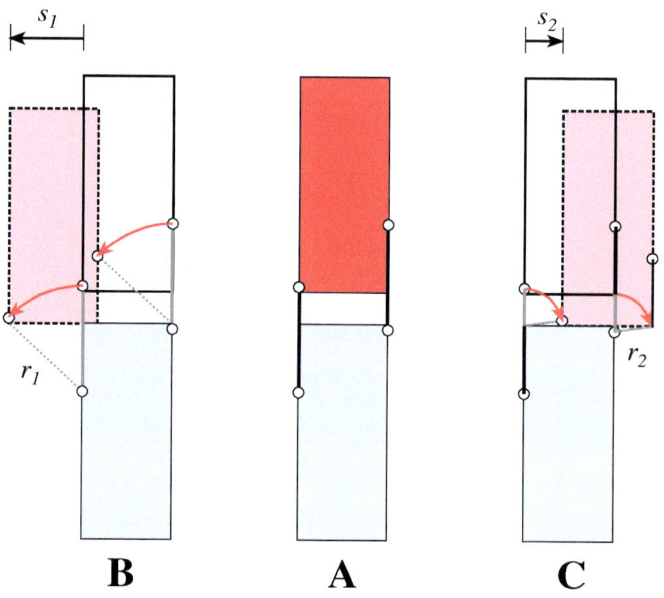

Abb. I.88
Stellung **A** zeigt die Ausgangsposition mit einer asymmetrischen Bandanordnung. Diese Stellung lässt ein gewisses Gelenkspiel zu.

In **B** ist die Amplitude (s_1) groß, da die funktionelle Bandlänge (r_1) groß ist. In diesem Fall entspricht sie der anatomischen Länge.

In **C** ist die Amplitude (s_2) kleiner, da die funktionelle Bandlänge (r_2) kleiner ist.

Formale Analyse des Zusammenhangs zwischen Amplitude und funktioneller Bandlänge

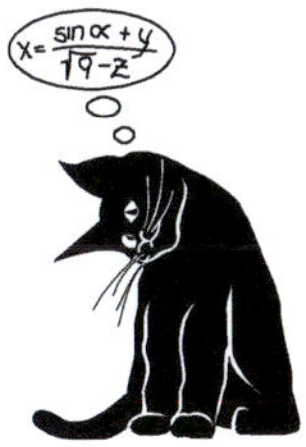

Aus Gründen der Verständlichkeit gehen wir hier vom Sonderfall aus, bei dem die funktionelle (*r*) und die anatomische Bandlänge (AC) gleich sind. Wie aus Abb. I.89 hervorgeht, führt das Band eine Kreisbewegung um den Punkt C mit der Amplitude α durch. Mathematisch lassen sich folgende Beziehungen aufstellen:

$$s = r \cdot \sin\alpha \qquad \text{(I.46)}$$

$$d = r \cdot (1 - \cos\alpha)$$

Daraus ist klar zu erkennen, dass die Translationsbewegung *s* eine Funktion der funktionellen Bandlänge *r* ist.

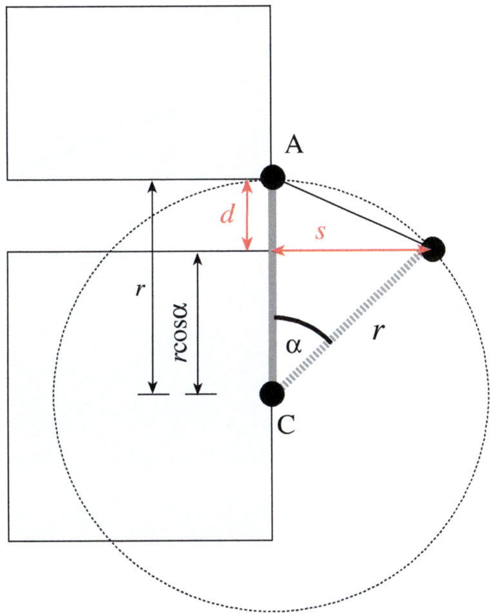

Abb. I.89
Graphische Darstellung der in Gleichung I.46 ausgedrückten Beziehung zwischen dem funktionellen Radius (*r*) eines Bandes, dem Gelenkspiel (*d*) und der Translationsamplitude (*s*).

Da ein großes Gelenkspiel mit einer gewissen **Instabilität** einhergeht, liegt die Frage nahe, wie die Anordnung in Abb. I.88 auf Seite 120 verändert werden könnte, damit diese potentielle Instabilität ohne Einbuße an Bewegungsamplitude verringert wird. Huson hat gezeigt, dass dies durch die Neigung θ der Gelenkebene (Gerade *g*) beeinflusst werden kann (siehe Abb. I.90). Dadurch kommt der Punkt A tiefer zu liegen (Position A") als bei nicht geneigter Gelenkebene (Position A'). Dies ergibt einen größeren Kreisbogen für A und somit eine größere Amplitude (*s*). Die so erreichte Amplitudenvergrößerung bei gleich bleibendem Gelenkspiel bedeutet aber auch umgekehrt, dass bei gleicher Amplitude das Gelenkspiel kleiner ist. Zur anderen Seite hin wird durch die Neigung der Gelenkebene die Amplitude eingeschränkt.

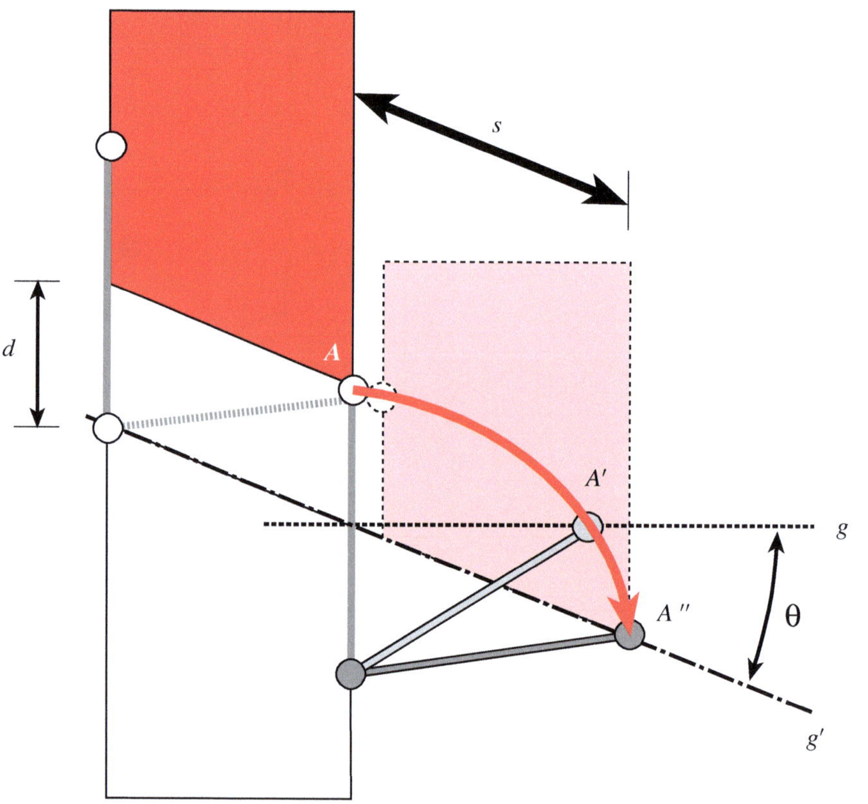

Abb. I.90
Durch eine zusätzliche Neigung der Gelenkebene (*g*) um den Winkel (θ) bei gleich bleibendem Gelenkspiel (*d*) wird die Amplitude (*s*) weiter vergrößert. Der Punkt würde bei nicht geneigter Gelenkebene (*g*) nur bis zur Position A' gelangen. Die Amplitude wäre dann geringer. Durch die Neigung gelangt der Punkt zur Position A".

Formalisierung des Modells nach Huson

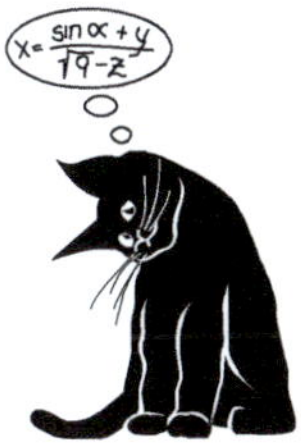

Mathematisch kann diese Beziehung wie folgt ausgedrückt werden:

$$s = r \cdot sin\theta \qquad (I.47)$$

$$d = r \cdot sin\theta \cdot tan\frac{\theta}{2}$$

wobei *r* die funktionelle Bandlänge, *d* das Gelenkspiel, *s* die Amplitude und θ die Neigung der Gelenkebene darstellt.

Nimmt man die funktionelle Bandlänge als Einheit, d.h. $r = 1$, so kann man s und d als Funktion von θ berechnen. Die Graphen der Funktionen sind in Abb. I.91 dargestellt. Man sieht daraus, dass bei einer leichten Neigung von z.B. 10° das Gelenkspiel (*d*) als Ausdruck einer gewissen Instabilität kaum verändert wurde, während die Amplitude stark zugenommen hat. Dadurch wäre die eingangs gestellte Forderung nach Vergrößerung der Amplitude bei gleich bleibender Instabilität (Gelenkspiel) bzw. nach verringerter Instabilität bei gleich bleibender Amplitude erfüllt.

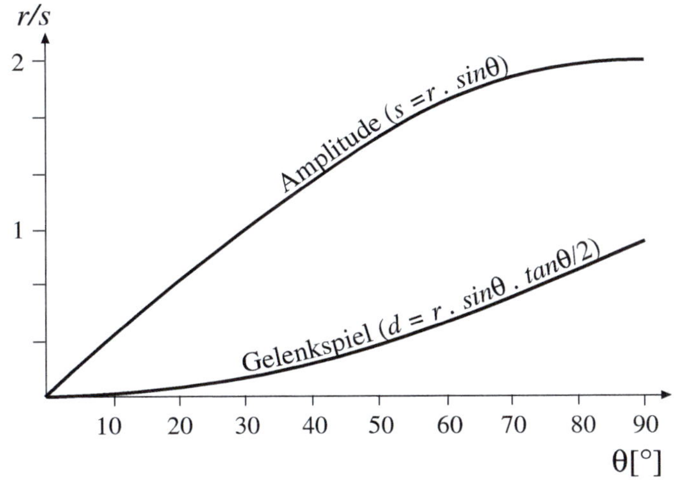

Abb. I.91
Darstellung der Beziehung zwischen funktionellem Radius (*r*) eines Bandes und Neigungswinkel der Gelenkfläche (θ) im Hinblick auf Amplitude (*s*) und Gelenkspiel (*d*).

Praktische Anwendung des Modells

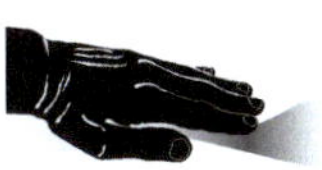

Huson (1982) hat dieses Modell elegant in den dreidimensionalen Raum übertragen und präzisiert, dass das Kalkaneokuboidalgelenk solchen Prinzipien folgt (siehe Abb. I.92 auf Seite 124). Palpatorisch kann man leicht prüfen, dass das Os cuboideum in Relation zum Kalkaneus eher nach plantar gleitet als nach dorsal. Vom anatomischen Standpunkt aus gesehen kann beobachtet werden, dass das Lig. calcaneocuboideum plantare weit hinten am Kalkaneus ansetzt und sofort nach Überbrückung des

Gelenkspalts am Os cuboideum inseriert. Wie aus Abb. I.92 ersichtlich, handelt sich hier um eine dreidimensionale Bewegung. In Wirklichkeit steht die Gelenkebene schräg im Hinblick zur Längsachse des Kalkaneus und ist nicht plan. Das Os cuboideum rutscht nach plantar und führt eine Supination sowie eine Adduktion durch.

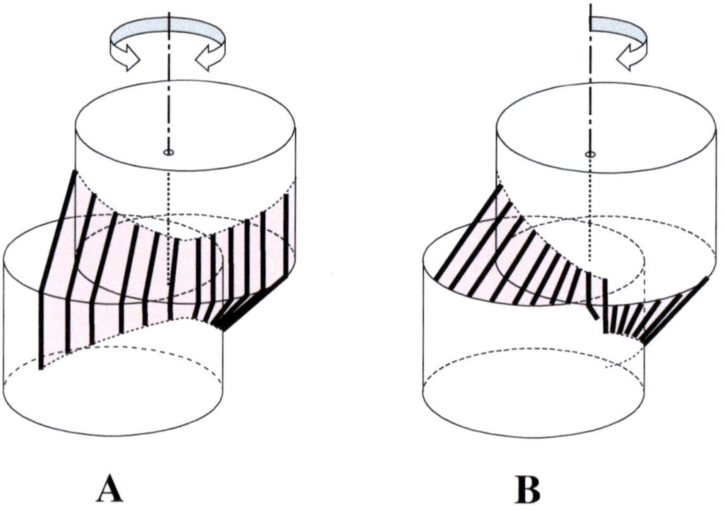

Abb. I.92
Schema einer dreidimensionalen Bandanordnung für bilaterale (**A**) und unilaterale (**B**) Bewegung. Nach Huson (1982)

12.2.2 Gelenke, bei denen die Ebene der Ligamente rechtwinklig zur Bewegungsebene steht

Um den Einfluss einer solchen Bandanordnung zu analysieren, berufen wir uns ausschließlich auf den Idealfall kreisrunder Gelenkflächen. In dieser Analyse genügt es, sich auf ein Band zu beschränken, da beide Bänder deckungsgleich übereinander zu liegen kommen.

Liegt das Rotationszentrum (CR) wie in Abb. I.93 im Krümmungszentrum (CC) der konvexen Gelenkfläche, so gibt es nur einen einzigen Punkt (A), wo man ein Ligament anbringen kann, damit es seine Funktion erfüllen kann, ohne die primäre Bewegung zu behindern: das Rotationszentrum (A ≡ CR ≡ CC). Es ist der einzige Punkt, der sich nicht bewegt. Da es sich um eine reine Gleitbewegung handelt, stellt dieser Punkt auch das Krümmungszentrum (CC) dar. Die Lokalisation des distalen Insertionspunktes ist diesbezüglich nicht von Relevanz. Das Ligament hält die Knochen zusammen, ohne die Bewegung zu behindern. Es liegt auf der Hand, dass es sich hier um einen Idealfall handelt, da das Bewegungszentrum infinitesimal klein ist – es handelt sich um einen mathematischen Punkt – und somit kein echtes Band dort inserieren könnte.

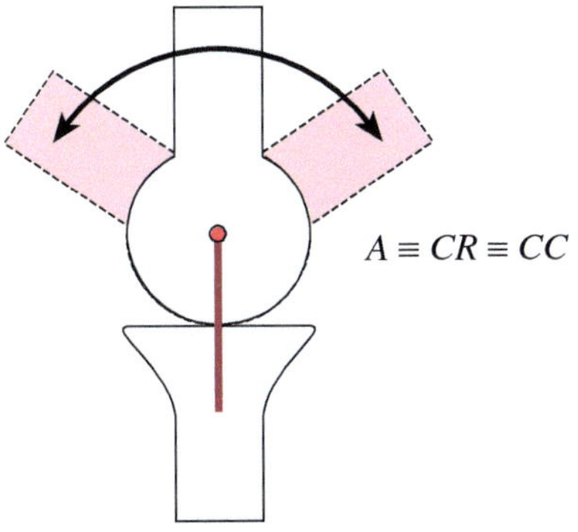

Abb. I.93
Inseriert ein Band im Krümmungszentrum einer kreisrunden Gelenkfläche, so wird die Bewegung in keine Richtung gehemmt. Es handelt sich um den einzigen Punkt, in dem diese Bedingung erfüllt wird.

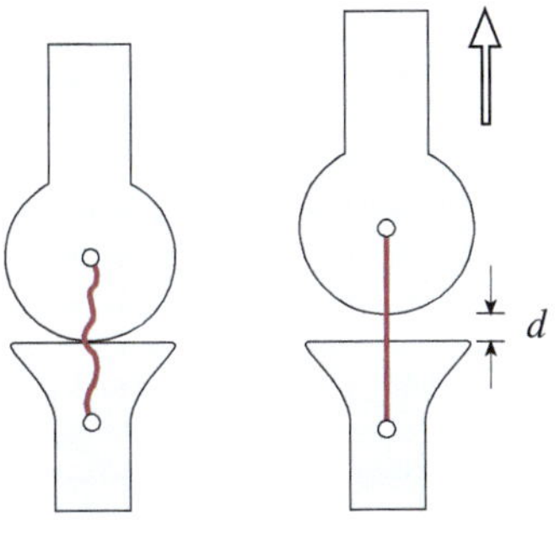

Abb. I.94
Ist das Band in der Ausgangsstellung entspannt, so lässt sich mittels Traktion eine Dekoaptation im Gelenk als Zeichen eines Gelenkspiels (*d*) erzeugen.

Trotz aller Idealisierungen im Analysemodell können jedoch von der anatomischen Bandanordnung Rückschlüsse auf die Lage des Bewegungszentrums bzw. der Bewegungsachse gezogen werden. So setzen z.B. die Bänder des oberen Sprunggelenks an den distalen Enden der Malleolen an, nämlich dort, wo die Achse ermittelt werden kann. Eine ähnliche Situation kann unter anderem am Ellbogen gefunden werden.

Fügt man nun den Begriff des Gelenkspiels hinzu, so lassen sich die Gelenkflächen um die Distanz (*d*) voneinander trennen (Abb. I.94).

Gibt es ein Gelenkspiel, so ist die Situation der von planen Gelenken ähnlich. Dies kann wiederum als Instabilität betrachtet werden. Es kommt zu einer Translationsbewegung nach rechts und nach links. In der Folge wird nur die Translation zu einer Seite berücksichtigt. Diese Translationsbewegung kann auf folgende Arten reduziert werden:

- Verkürzung des Bandes
- Schrägstellung des Bandes
- Schrägstellung der Gelenkebene
- Anbringung zusätzlicher Bänder

Diese vier Varianten sind in Abb. I.95 und Abb. I.96 dargestellt.

Die potentielle Instabilität kann verkleinert werden, indem der distale Insertionspunkt dem Gelenkspalt angenähert wird, was einer Verkürzung des Bandes gleichkommt. Eine weitere Reduktion wird durch die Verlagerung des distalen Insertionspunktes in die Gegenrichtung zur Bewegungsrichtung erreicht, wodurch das Band schräg verläuft. Wird die Gelenkfläche schräg gestellt, so kann die Instabilität zusätzlich minimiert werden. Eine Konkavität der Gelenkfläche kann in diesem Fall eine bilaterale Stabilisation bewirken.

Soll die bilaterale Instabilität weiter verringert werden, so kann ein zweites Band in entgegengesetzter Schräglage hinzugefügt werden. Dies kann auch durch ein Ligament in Dreieckform gewährleistet werden, dessen Fasern zu einem Punkt hin konvergieren, wie z.B. das Lig. deltoideum.

12.2.3 Gelenke mit Kreuzbändern

Für eine genauere Analyse verweisen wir auf die Beschreibung des einzigen Gelenks, das eine solche kreuzförmige Anordnung der Ligamente aufweist, das Femorotibialgelenk. Wir wollen in der Folge nur auf allgemeine Prinzipien einer solchen Anordnung eingehen und aus Gründen der Einfachheit die Gelenkflächenform nicht berücksichtigen.

Paralleles Pleuelstangensystem mit gleicher Stangenlänge

Kreuzbänder können als Spezialfall eines **Pleuelstangensystems** betrachtet werden, in dem die Stangen gekreuzt verlaufen (engl.: *crossed four bar linkage*, frz.: *système de deux bielles croisées*). Die Kreuzbänder entsprechen den Pleuelstangen. Um solch einen Mechanismus zu verstehen, kann von einem einfachen System ausgegangen werden, bei dem die Pleuelstangen parallel verlaufen und gleich lang sind. Aus Abb. I.97 auf Seite 128 geht hervor, dass die Insertionspunkte am beweglichen Gelenkpartner den gleichen kreisförmigen Weg zurücklegen. Es handelt sich folglich um eine Translation. Die Winkelgeschwindigkeit der beiden Pleuelstangen ist gleich groß, sie bleiben während der Bewegung parallel.

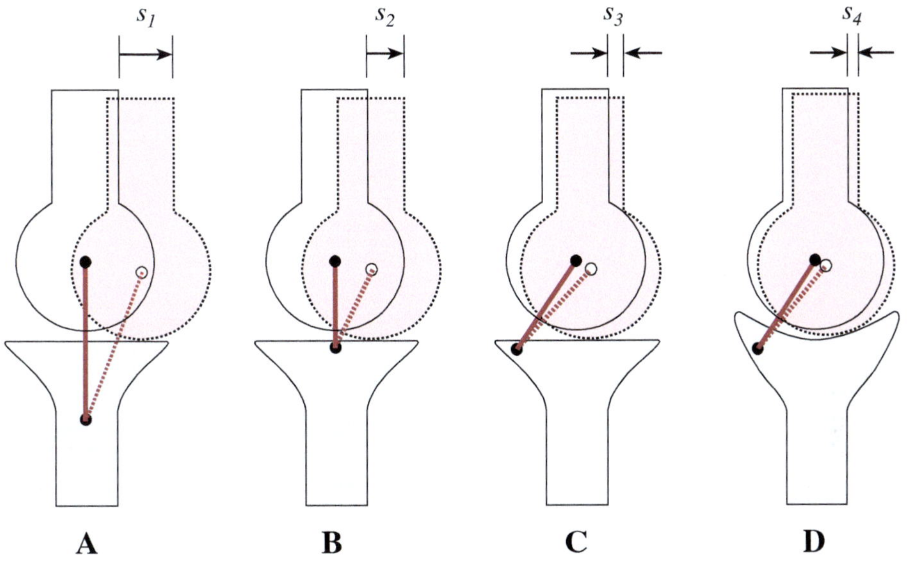

Abb. I.95
Möglichkeiten zur Verringerung der Instabilität von zylindrischen Gelenken mit einer Bandanordnung rechtwinklig zur Bewegungsebene:

Beispiel **A** zeigt die Translationsamplitude s_1

Beispiel **B** zeigt den Effekt der Verkürzung des Bandes: die Amplitude verringert sich auf s_2.

In Beispiel **C** findet eine zusätzliche Verlagerung des distalen Insertionspunktes gegen die Bewegungsrichtung statt, das Band verläuft schräg: die Amplitude verringert sich weiter auf s_3.

Beispiel **D** zeigt den Effekt einer zusätzlichen Schrägstellung der Gelenkfläche. Es entsteht eine Konkavität: die Translationsamplitude wird minimal (s_4), die Instabilität ist minimal.

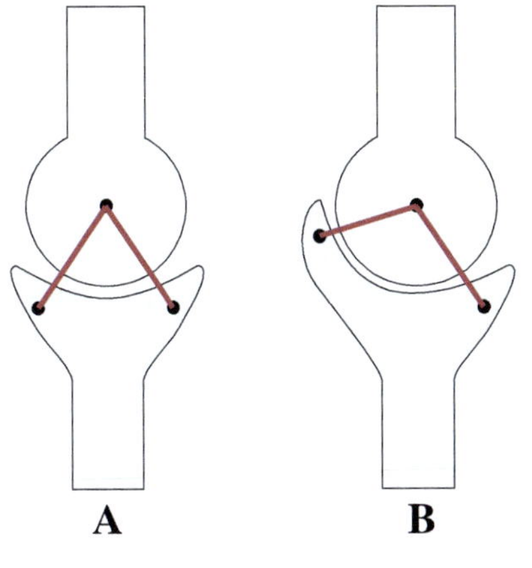

Abb. I.96
Die Stabilität wird bilateral durch das Anbringen eines zweiten schräg stehenden Bandes verbessert (**A**). In **B** ist die Schrägheit eines Bandes verstärkt. Dazu wird ein knöchernes Insertionsareal benötigt, wodurch sich die Konkavität weiter vergrößert. Die Instabilität ist am geringsten.

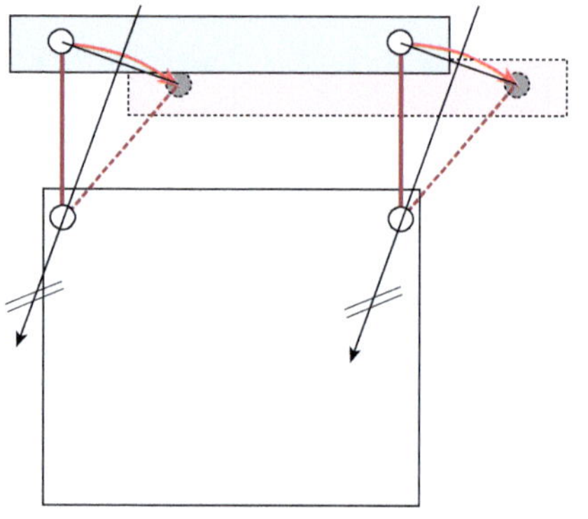

Abb. I.97
Schema eines parallelen und gleichlangen Pleuelstangensystems. Die Pleuelstangen bleiben während der Bewegung parallel, der mobile Gelenkpartner führt eine Translation durch. Diese ist mittels der Reuleaux-Methode angegeben.

Pleuelstangensystem mit ungleicher Stangenlänge

Sind die Pleuelstangen nicht mehr gleich lang, so sind die zurückgelegten Wege nicht mehr die gleichen. Es handelt sich daher um eine Rotationsbewegung des mobilen Gelenkpartners. Sofern die Pleuelstangen in der Ausgangsstellung parallel zueinander standen, geht diese Parallelität mit der Bewegung verloren. Die Winkelgeschwindigkeit beider Stangen ist verschieden. Je nach Bandanordnung und -länge kann das Rotationszentrum weiter entfernt liegen. Seine Lage bleibt während der Bewegung nicht konstant. Das Rotationszentrum liegt, wie in Abb. I.98 auf Seite 129 angegeben, jeweils am Kreuzungspunkt der virtuellen Verlängerung der beiden Stangen. Die sukzessiven Rotationszentren kommen auf einer Kurve zu liegen: der **Axode**. Unserer Kenntnis nach ist eine solche Bandanordnung bisher weder in der Anatomie noch in der Biomechanik beschrieben worden. Ein solches System könnte eventuell im Bereich der Wirbelsäule beschrieben werden, wenn die beiden Längsbänder die Pleuelstangen darstellen und eine Längendifferenz aufweisen. Diese kann durch eine vorangegangene Kippbewegung der Wirbel entstehen. Ein Vorteil eines solchen Systems läge darin, eine gewisse Bewegungsamplitude zu ermöglichen, ohne die Bänder (oder ein Band) dabei mehr in Dehnung zu bringen.

Gekreuztes Pleuelstangensystem

Verlaufen die Pleuelstangen überkreuzt, so sprechen wir von einem gekreuzten Pleuelstangensystem. Der mobile Gelenkpartner führt wiederum eine Rotationsbewegung durch. Die sukzessiven Rotationszentren liegen jeweils auf den Schnittpunkten der beiden Pleuelstangen (siehe Abb. I.99 auf Seite 130).

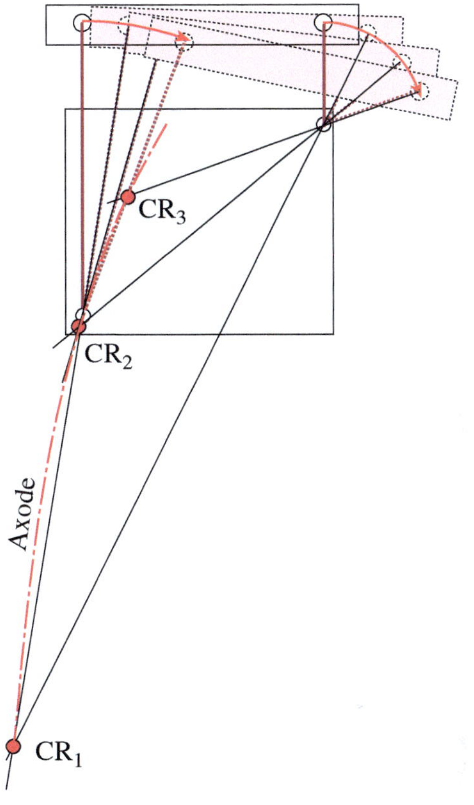

Abb. I.98
Die Pleuelstangen sind in dieser schematischen Anordnung nicht gleich lang. Mit der Bewegung verlieren sie ihre Parallelität. Der bewegliche Gelenkpartner führt eine Rotation durch, deren sukzessive Rotationszentren auf der angegebenen Axode liegen. Das Rotationszentrum liegt am Beginn der Bewegung sehr weit vom Gelenk entfernt. Deshalb ist in diesem Moment der Anteil der Translationskomponente groß.

12.2.4 Gelenke mit Bändern, die einen Drehpunkt darstellen

Drehpunkt: engl., frz.: *pivot*

Es gibt Bänder, die relativ kurz und unelastisch sind und somit kaum Bewegung zulassen. Das Rotationszentrum wird sich daher in unmittelbarer Nähe dieser Ligamente befinden. Es kann angenommen werden, dass die Geometrie der Gelenkflächen und/oder die Bewegung aufgrund der Gelenkflächen dem entspricht. Darunter fallen Bänder wie das Lig. costoclaviculare, der mediale Teil des Lig. interosseum im subtalaren Gelenk und im Iliosakralgelenk.

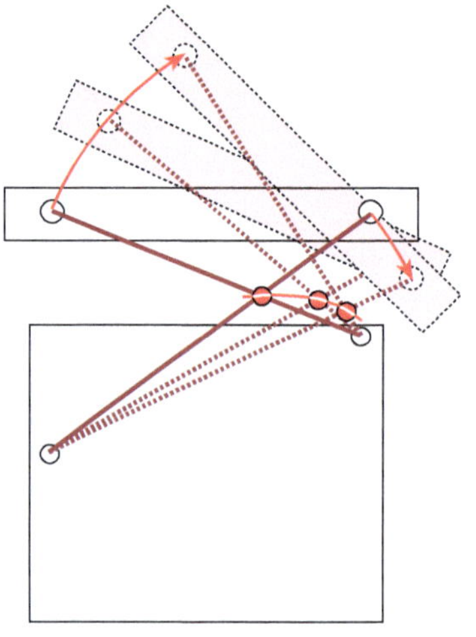

Abb. I.99
Die Pleuelstangen laufen überkreuzt. Es findet eine Rotationsbewegung des mobilen Gelenkpartners statt. Die Rotationszentren geben die eingezeichnete Axode an.

12.2.5 Gelenke mit Bändern, die eine Gelenkfläche bilden

Zu dieser Gruppe zählen Bänder, die zum Teil mit einer Knorpelschicht versehen sind. Entweder ergänzen sie eine oder mehrere angrenzende Gelenkflächen oder sie bilden eine Art schlingenförmige Gelenkfläche, die in knöcherner Ausführung nur schwer möglich wäre. Unter diese Gruppe fallen z.B. das *Lig. calcaneonaviculare plantare*, das *Lig. transversum acetabuli*, der *Discus articularis*, das *Lig. anulare radii* und das *Lig. transversum atlantis*. Diese Bänder erlauben, wenn nötig, eine Anpassung des konkaven Gelenkpartners an eine sich mit der Bewegung verändernde Krümmung des konvexen Gelenkpartners.

12.2.6 Bänder, die kein Gelenk überbrücken

Es handelt sich hier um Ligamente, deren Ursprung und Ansatz auf demselben Knochen liegen und in keiner Verbindung mit einem anderen Knochen stehen. Ihre Funktion könnte darin bestehen, Öffnungen teilweise zu verschließen (Teile des *Lig. sacrotuberale*) und/oder einen Auflagepunkt für Organe oder andere Strukturen zu bilden (*Lig. coracoacromiale*), manchmal stellen sie membranöse Gebilde dar (z.B. *Membr. obturatoria*) oder dienen der Gewebeverstärkung (*Lig. inguinale*). Darüber hinaus gibt es noch Fälle, deren Funktion nicht so evident ist, wie das Lig. transversum scapulae oder das Lig. pterygospinale.

12.3 Das Nockenwellen-Phänomen

Eine Möglichkeit, wie ein Band bei kreisförmiger Gelenkfläche eine Bewegung bremsen kann, wurde in Punkt 12.2.1 auf Seite 114 erwähnt. In diesem Fall fiel die Ebene der Bänder mit der Bewegungsebene zusammen. Das **Nockenwellen-Phänomen** (frz.: *effet came*) und die anschließend behandelte exzentrische Bandanordnung stellen Möglichkeiten dar, eine Bremswirkung zu erzielen, wenn die Ebene der Bänder rechtwinklig zur Bewegungsebene liegt.

Wird die konvexe Gelenkfläche als Kreis idealisiert und die Bandinsertion im Mittelpunkt dieses Kreises angenommen (CR ≡ CC), so bleibt die Bandlänge konstant. Um eine Bremsfunktion des Bandes zu erreichen, muss dieses aber während der Bewegung angespannt werden. Dies kann durch eine allmähliche Vergrößerung des Krümmungsradius während der Bewegung erreicht werden. Wie aus Abb. I.100 hervorgeht, wird die Bremswirkung durch den Kontakt der Nocke mit dem fixierten Gelenkpartner erreicht. Die Ansatzpunkte des Bandes entfernen sich um die Strecke Δl. Diese Anspannung bewirkt eine mechanische Bremswirkung. Es ist aber in diesem Zusammenhang wesentlich, zu bedenken, dass die Bewegung vor allem durch eine propriozeptiv hervorgerufene Muskelantwort gebremst werden kann.

Verallgemeinernd kann gesagt werden, dass es im Falle einer konvexen Gelenkfläche bei Zunahme des Krümmungsradius zu einem Nockenwellen-Phänomen mit anschließender Bremswirkung kommt.

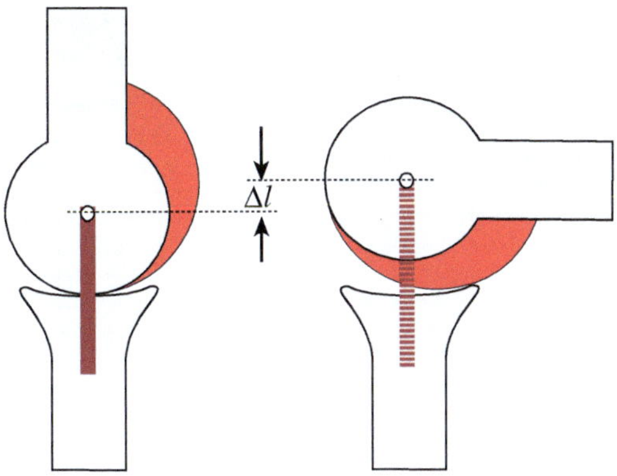

Abb. I.100
Das Nockenwellen-Phänomen. Durch die Nocke kommt es zur Dehnung des Bandes um die Strecke Δl und somit zu einer Bremswirkung.

Wie in Abb. I.101 A dargestellt, nähert sich der Wert des Krümmungsradius der konvexen Fläche (r_1) am mittleren Kontaktpunkt dem Krümmungsradius der konkaven Fläche (r_2) an. Rein theoretisch kann r_1 höchstens gleich groß wie r_2 werden, aber nicht größer ($r_1 \leq r_2$). Wäre dies so, dann würde die konvexe Gelenkfläche nicht mehr in die konkave hineinpassen (Abb. I.101 B). In der Praxis kann jedoch nicht ausgeschlossen werden, dass eine solche eigenartige Situation trotzdem stattfindet. In diesem Fall müsste die Differenz der Radien gering sein, damit es durch die Elastizität des Knorpels oder/und des Knochens wieder zu einer Anpassung der Gelenkflächen kommen könnte. Dies würde zu einer ganz spezifischen Druckverteilung führen und könnte auf eine reale, dreidimensionale Gelenkfläche übertragen werden.

Als typisches Beispiel für einen Nockenwelleneffekt können die Femurkondylen genannt werden. Wie aus Abb. I.102 hervorgeht, kann man den posterioren Abschnitt des Kondylus als fast kreisförmig betrachten, der anteriore Anteil weist jedoch einen Anstieg des Krümmungsradius auf. In voller Extension kommt es folglich zu einem Nockenwellen-Phänomen. Der Ansatz der Kollateralbänder befindet sich in etwa im Bereich des Krümmungszentrums des Kreises. In Extension kommt es folglich zu einer Anspannung der großen Bänder im Femorotibialgelenk.

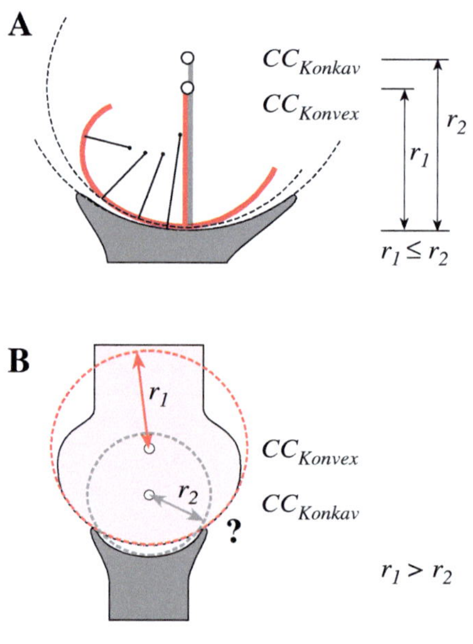

Abb. I.101
In Beispiel **A** erkennt man, dass der Krümmungsradius (r_1) der konvexen Gelenkfläche kleiner oder höchstens gleich groß sein kann wie der Krümmungsradius der konkaven Gelenkfläche (r_2) im mittleren Kontaktpunkt.

Beispiel **B** zeigt den Fall, wenn der konvexe Krümmungsradius (r_1) größer als der konkave (r_2) werden würde. Diese Situation mutet befremdlich an.

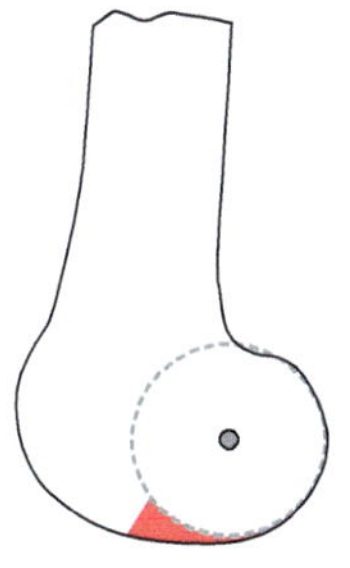

Abb. I.102
Schematisierung der Nockenwellenform des Femurkondylus, die sich durch die Zunahme des Krümmungsradius nach anterior ergibt (rote Zone). Der Insertionsbereich der Kollateralbänder liegt in etwa im Mittelpunkt des Krümmungskreises des dorsalen Abschnittes.

12.4 Die exzentrische Bandinsertion

Eine exzentrische Bandinsertion liegt dann vor, wenn das Band nicht im Drehpunkt ansetzt. Es besitzt somit einen Hebelarm (HA_{Lig}) im Hinblick zum Rotationszentrum (siehe Abb. I.103 A). Ob das Band unter Zug gesetzt wird und folglich die Bewegung bremst, ist in diesem Falle von der Bewegungsrichtung abhängig. In Abb. I.103 B liegt die Bandinsertion unter dem Rotationszentrum. Das Band wird bei Bewegungen in beide Richtungen angespannt. Es kann auch in Neutralstellung am meisten angespannt sein, wenn die Bandinsertion über dem Rotationszentrum liegt. Das Band wird dann bei einer Bewegung in beide Richtungen entspannt (Abb. I.103 C).

Da in Wirklichkeit kein Ligament eine punktförmige[15] Insertion am Drehpunkt aufweist (siehe Abb. I.104 auf Seite 134), werden in Folge einer Bewegung verschiedene Teile des Bandes unterschiedlich unter Zug gesetzt oder auch entspannt. Es ist daher auch möglich, dass Teile eines Bandes in Spannung kommen, während sich andere Anteile desselben Ligaments entspannen. Daraus wird ersichtlich, dass es nicht immer einfach ist, die Rolle eines Bandes eindeutig zu definieren. Man könnte das Lig. talofibulare anterius in diesem Zusammenhang erwähnen. Der superiore Anteil dieses Bandes würde bei Plantarflexion, der inferiore Anteil bei Dorsalflexion angespannt werden.

Wenn Rotations- und Krümmungszentrum zusammenfallen (CR ≡ CC), könnte man das vorhin besprochene Nockenwellen-Phänomen als einen Sonderfall einer exzentrischen Insertion betrachten. Der Nockenwellen-Effekt wird eigentlich durch die exzentrische Insertion erreicht.

15 Wie bereits erwähnt, stellt der Begriff des Rotationszentrums einen mathematisch infinitesimal kleinen Punkt dar. Anatomische Insertionszonen können sich aber nicht auf einen Punkt beschränken.

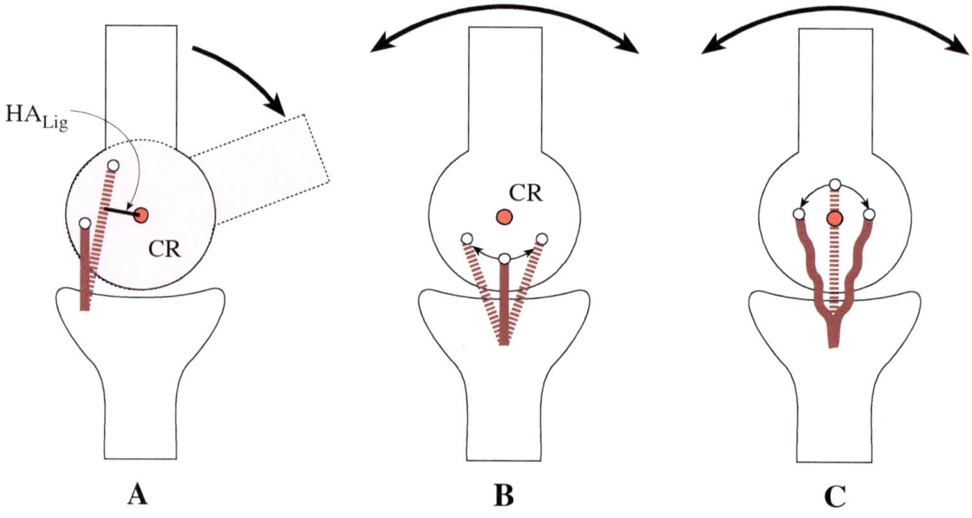

Abb. I.103
Beispiel **A** zeigt schematisiert den Hebelarm (HA$_{Lig}$) eines Bandes mit exzentrischer Insertion. Bei einer Bewegung wird das Band angespannt.

In Beispiel **B** liegt die Insertion des Bandes unter dem Rotationszentrum (CR). Es wird bei Bewegung in beide Richtungen angespannt.

In Beispiel **C** ist das Band in Neutralstellung am meisten angespannt, da die Insertion über dem Rotationszentrum liegt. Bei Bewegung in die eine oder andere Richtung entspannt es sich.

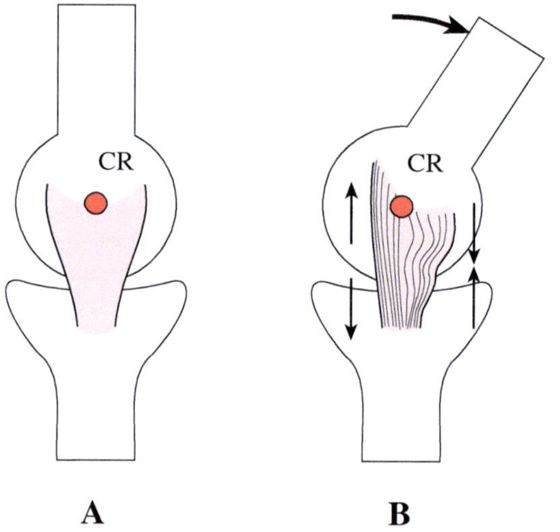

Abb. I.104
Schema einer breiteren Insertionszone. Bei Bewegung unterliegt das Band einer unterschiedlichen Spannung.

Wird ein Band durch seine exzentrische Insertion unter Zug gesetzt, so muss es auch zu einer Dehnung kommen. Diese Dehnung kann jedoch z.B. durch eine zusätzliche Translation vermieden oder zumindest reduziert werden (siehe Abb. I.105 auf Seite 136). Je nach Schrägstellung des Bandes kann diese Translation in die eine oder andere Richtung ablaufen. Es ist in diesem Falle egal, ob diese Nebenbewegung vom mobilen oder vom fixierten Segment durchgeführt wird.

Die bei dieser zusätzlichen Translation erreichte Bandentspannung könnte durch eine Konvexität der Gelenkfläche des distalen Gelenkpartners noch vergrößert werden. Die anterior-posteriore Konvexität des lateralen Tibiaplateaus oder die konvexen Gelenkflächen zwischen Atlas und Axis könnten eine solche Funktion erfüllen.

Diese zusätzliche Bewegung könnte wie in Abb. I.106 auf Seite 137 dargestellt, im dreidimensionalen Raum in einer anderen Ebene ausgeführt werden. In diesem Falle könnte es sich um Translation, aber auch um Rotation handeln. Man spricht von einer assoziierten Bewegung. So würde z.B. bei einer Radialduktion im Karpalgelenk theoretisch das Lig. radiocarpeum palmare angespannt werden. Das Band dehnt sich jedoch kaum, da das Os lunatum nach palmar rotiert (Feipel et al. 1998, Feipel & Rooze 1999).

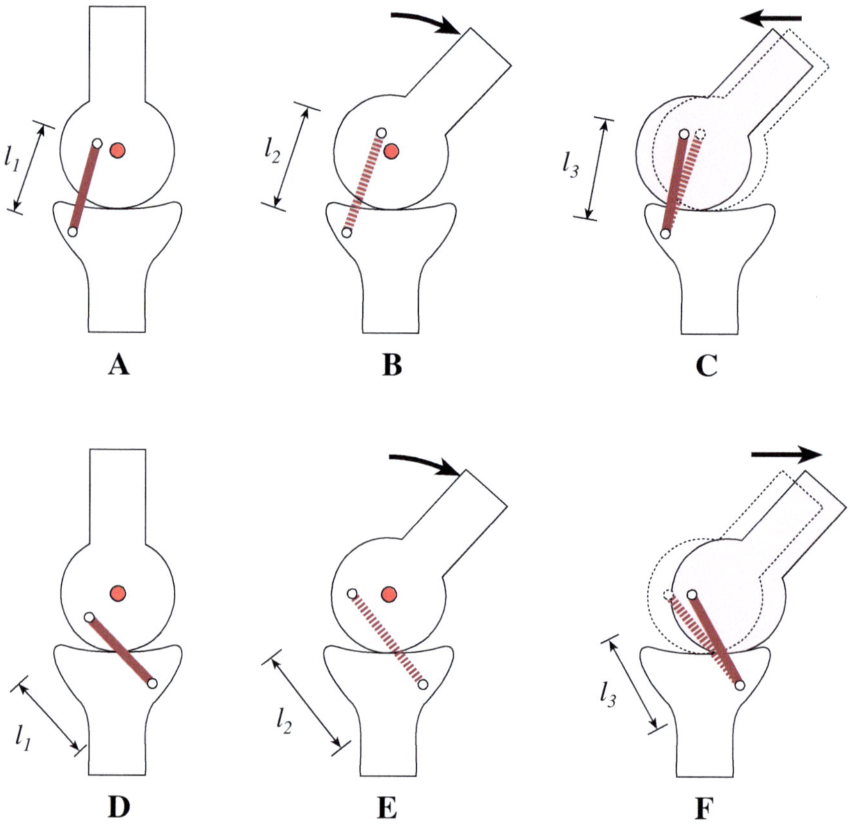

$$l_1 < l_2 > l_3$$

Abb. I.105
Wird ein Band bei einer Drehbewegung in Spannung versetzt (**B**, **E**), so kann es durch eine zusätzliche Translation wieder teilweise entspannt werden. Die Richtung der Translation hängt vom Bandverlauf ab (**C**, **F**).

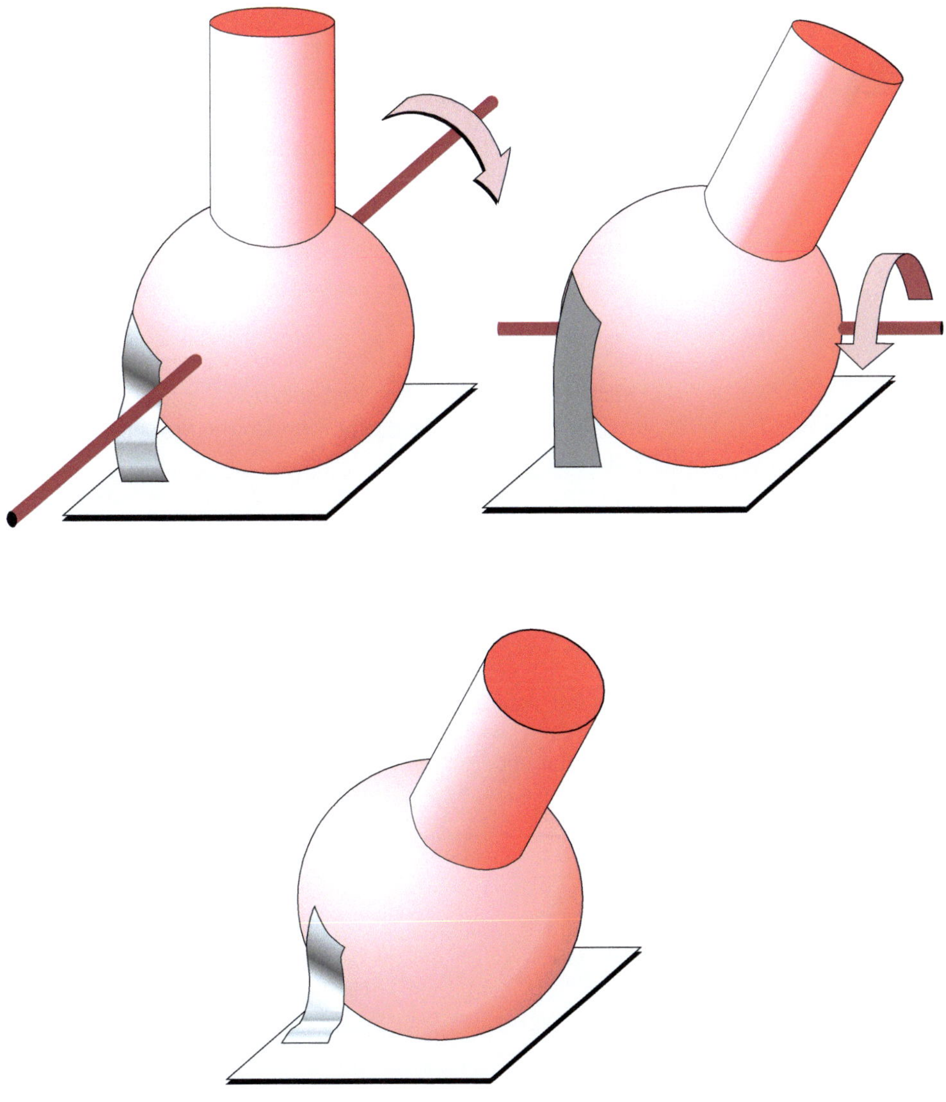

Abb. I.106
Durch eine zusätzliche Rotation in einer weiteren Raumebene (assoziierte Bewegung) kann ein exzentrisch inserierendes Band wieder entspannt werden.

12.5 Die verriegelte Position

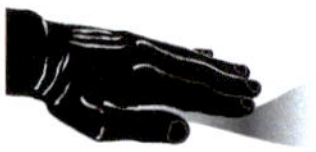

Der Begriff der verriegelten Position (engl.: *close packed position*, frz.: *position de verrouillage*) wurde im Konzept nach MacConaill & Basmajian (1969) exakt definiert:

- Die Ligamente sind am meisten gespannt.
- Die Kontaktfläche ist am größten.
- Die Gelenkflächen können nicht durch Traktionskräfte voneinander getrennt werden.

Man könnte noch weitere Parameter zur Definition der verriegelten Position anführen:

- Der Krümmungsradius der konvexen Gelenkfläche ist maximal.
- Das Nockenwellen-Phänomen findet statt.
- Kurz vor Erreichen dieser Position finden die assoziierten Bewegungen statt.
- Bandzerrungen und andere artikuläre Irritationen (z.B. Gelenkmaus) können in dieser Position am deutlichsten spürbar sein.
- In dieser Position sollte keine Manipulation durchgeführt werden.

Eine genaue gelenkspezifische Analyse in Relation zu diesem Konzept ergibt, dass sich die angeführten Punkte doch nicht zu sehr verallgemeinern lassen.

Die Zuordnung der verriegelten Position für die peripheren Gelenke ist der angegebenen Tabelle zu entnehmen. Verschiedene Studien haben jedoch den einen oder anderen der oben angegebenen Punkte für manche Gelenke widerlegt.

Gelenk	Verriegelte Position	Widersprechende Analyseergebnisse
Hüfte	EXT/ABD/IR	
Knie	EXT	
Oberes Sprunggelenk	Dorsalflexion	in Dorsalflexion kleinste Kontaktfläche
Unteres Sprunggelenk	Inversion	größte Kontaktfläche in Neutral-Stellung
Glenohumeralgelenk	ABD/AR	
Ellbogengelenk	EXT (Humero-ulnar)	
	EXT/SUP (Radio-humeral)	
Handgelenk	Dorsalflexion	
Metakarpophalangealgelenke	FLEX	
Proximale und distale Interphalangealgelenke	EXT	leichte Flexion

Tabelle I.7
Angaben der verriegelten Positionen für die jeweiligen Gelenke nach MacConaill & Basmajian (1969) in der mittleren Spalte sowie nach Ergebnissen diverser experimenteller Studien in der rechten Spalte).

Kapitel II Das Becken

1 Einführung

1.1 Die Beckenregion als Funktionseinheit

Klassisch gesehen stellt der Beckengürtel einen geschlossenen, knöchern-gelenkigen Ring dar. Dieser besteht aus dem linken und rechten *Os coxae* und dem *Os sacrum*. Die drei knöchernen Elemente sind dorsal über die Iliosakralgelenke (*Art. sacro-iliaca*) und ventral über das Pubisgelenk (*Symphysis pubica*) verbunden. Trotz der hohen Anforderungen an Stabilität, denen dieser Bereich gerecht zu werden hat, weist das Becken in sich eine gewisse Beweglichkeit auf. Dies war in der Vergangenheit immer wieder Gegenstand von Diskussionen. Mittlerweile gilt es, wie die Ausführungen im Folgenden zeigen werden, als gesichert, dass zwar sehr kleine, aber doch definitive Bewegungen in den Gelenken des Beckengürtels stattfinden.

Das Becken kann daher schematisch mit einer deformierbaren Schachtel verglichen werden, die auf zwei Kugeln, den Femurköpfen, ruht (siehe Abb. II.1). Betrachtet man die Gleichgewichtssituation dieses Systems, so kann beobachtet werden, dass es in der Frontalebene gute Stabilität besitzt, in der Sagittalebene jedoch einen hohen Grad an Instabilität aufweist.

Diese labile Gleichgewichtslage wird durch muskuläre und fasziale Elemente stabilisiert. Daraus lassen sich folgende Schlüsse ziehen:

- Das Hüftgelenk ist ein primär muskulär geführtes Gelenk; dem sollte bei der Behandlung Rechnung getragen werden. Offiersky und MacNab (1983) stellten eine signifikante Korrelation zwischen lumbalen Beschwerden und Hüftgelenksproblemen fest.
- Bereits geringe Dysbalancen des myofaszialen Systems können einen Einfluss auf das Gleichgewicht des Beckens und der Wirbelsäule haben. Dies unterstreicht den engen funktionellen Kontext zwischen den beiden Arealen.

- Die biartikulären Muskeln des Oberschenkels und der Tractus iliotibialis können als wesentliche Elemente gesehen werden, welche die Balance der Region gewährleisten.

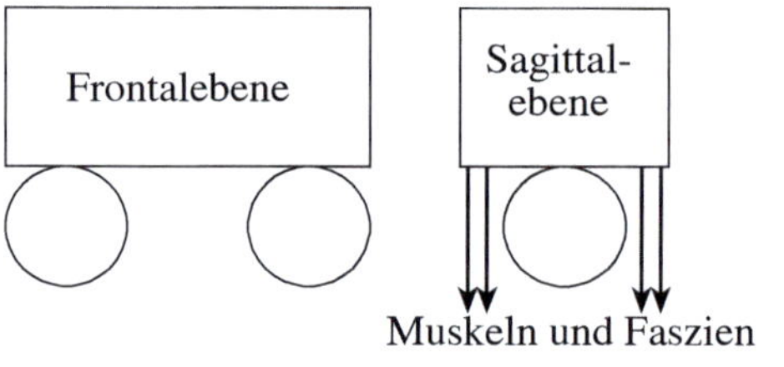

Abb. II.1
Schema des „Schachtelmodells" für die Gleichgewichtssituation des Beckens. Während in der Frontalebene gute Stabilität durch die knöchernen Elemente gewährleistet ist, muss die labile Situation in der Sagittalebene durch muskuläre und fasziale Strukturen unterstützt werden.

Darüber hinaus ist zu bedenken, dass der Beckenraum mit Organen gefüllt ist. Als kaudalster Abschnitt des Rumpfskelettes schließt er den Bauchraum nach unten hin ab. Betrachtet man den Beckengürtel somit als funktionelles Verbindungsglied zwischen unterer Extremität und Rumpf, so können ihm folgende Gelenke zugerechnet werden:

- Der lumbosakrale Übergang
- Iliosakralgelenke
- Sakrokokzygealgelenk
- Interkokzygealgelenke
- Pubisgelenk
- Coxofemoralgelenke.

Die genannten Gelenke stehen in einem engen funktionellen Kontext (so z.B. über Stoßdämpfermechanismen). Frisch (1989) spricht in diesem Zusammenhang von der *Lenden-Becken-Hüft-Region*. Funktionsminderungen eines Elementes wirken sich demnach auf alle Teile aus. Im Hinblick auf die Stoßdämpferfunktion ist sowohl die Deformierbarkeit der Knochen des Beckenringes als auch die geringe Beweglichkeit der Gelenke von Relevanz.

1.2 Die Bewegungen des Beckenringes im Gesamten

Für analytische Zwecke muss zwischen Bewegungen innerhalb des Beckenringes und Bewegungen des Beckens als Einheit unterschieden werden. Wir werden zunächst kurz die Bewegungsmöglichkeiten beschreiben, die das Becken als Gesamtstruktur durchführen kann. Diese führen vor allem zu Bewegungen in der Lendenwirbelsäule und in den Hüftgelenken.

In der Sagittalebene

Die Verlagerungsmöglichkeiten des Beckengürtels in der Sagittalebene werden mit **Ventralkippung** und **Dorsalkippung** (engl.: *forward- & backward tilt*) beschrieben. Das Ventralkippen des Beckens entspricht einer **Anteversion**. Dies bringt im aufrechten Stand eine Verstärkung der lumbalen Lordose (Extension) mit sich sowie eine Flexion im Hüftgelenk. Wir möchten darauf hinweisen, dass die Veränderung der lumbalen Lordose eine Adaptation der gesamten Wirbelsäule induziert. Das Dorsalkippen wird als **Retroversion** bezeichnet und führt zu umgekehrten Bewegungen in Lendenwirbelsäule und Hüftgelenk.

In der Sagittalebene kann außerdem eine Translationsbewegung nach anterior und posterior ausgeführt werden, die als **Antepulsion** bzw. **Retropulsion** bezeichnet wird.

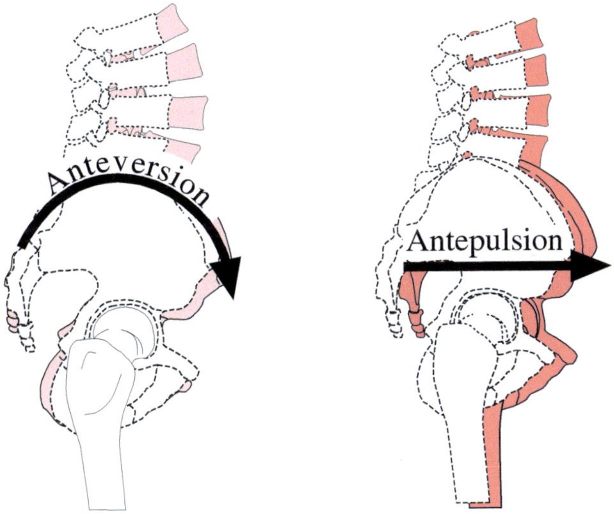

Abb. II.2
Bewegungen des Beckengürtels im Gesamten in der Sagittalebene. Es werden rotatorische (*Ante-* und *Retroversion*) und translatorische (*Ante-* und *Retropulsion*) Bewegungen unterschieden.

In der Frontalebene

In dieser Ebene kann ein laterales Abkippen (engl.: *lateral tilt*) des Beckens stattfinden. In der Regel bezeichnet man die Richtung des jeweiligen Abkippens immer nach der Seite, an der das Becken tiefer steht. Ein Abkippen rechts bringt somit sowohl eine Adduktion im linken Hüftgelenk als auch eine rechts-konvexe, d.h. linke Lateralflexion der Lendenwirbelsäule mit sich.

Außerdem kann noch eine translatorische Verlagerung nach lateral durchgeführt werden. Man nennt dies dann eine **Lateralpulsion** rechts oder links.

In der Transversalebene

Das Becken kann eine Rotation nach rechts oder links durchführen. In der Ganganalyse spricht man auch von einer Außen- oder Innenrotation in Bezug zum jeweiligen Standbein. Dreht der Beckengürtel somit über einem rechten Standbein nach rechts, so würde dies als eine Außenrotation bezeichnet werden und umgekehrt. Diese Bewegungen des Beckens führen zu Rotationsbewegungen in der Lendenwirbelsäule und in den Hüftgelenken.

2 Das Iliosakralgelenk

Vom anatomischen Standpunkt aus betrachtet herrscht Uneinigkeit über die Klassifikation des Iliosakralgelenks (*Art. sacroiliaca*). Dies rührt zum Teil daher, dass lange Zeit angenommen wurde, es finde keine Bewegung, außer vielleicht im Rahmen der Geburt, in diesem Gelenk statt und dass bei *In-vitro*-Studien wiederholt Präparate von älteren Menschen untersucht wurden, deren Gelenke zum Teil ankylosiert waren.

So kann ein Teil der Gelenkregion als **Diarthrose** beschrieben werden. Es handelt sich demnach um ein synoviales Gelenk mit Gelenkhöhle, mit hyalinem Knorpel überzogenen Gelenkpartnern, Kapsel und Bändern. Diese Beschreibung findet sich das erste Mal bei Von Luschka (1954) und wird unter anderem von Bowen & Cassidy (1981) und Lavignolle (1983) geteilt.

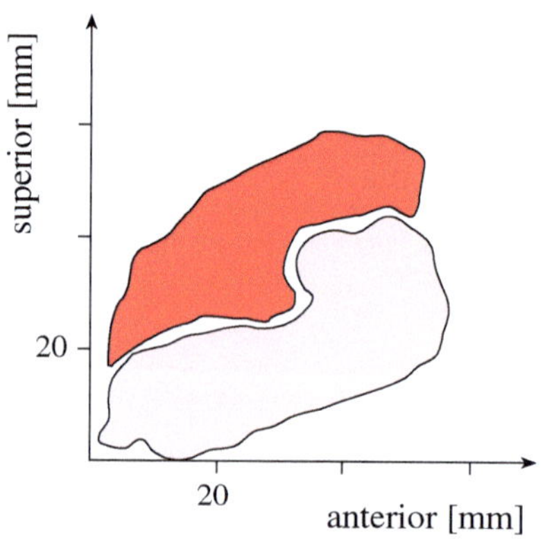

Abb. II.3
Die posteriore Insertionszone des *Lig. interosseum* (dunkelrot) ist fast so groß wie die Gelenkfläche (*Facies auricularis* – hellrot) selbst und reicht sehr nahe an diese heran (nach Hefzy et al., 2003)

Betrachtet man jedoch den dorsalen, vom *Lig. interosseum* ausgefüllten Aspekt zwischen Ilium und Sacrum auch als einen zum Gelenk gehörigen Bereich, so kann dieser isoliert als **Syndesmose** beschrieben werden (siehe Abb. II.3). In diesem Sinne wird das Gelenk auch als **Amphiarthrose** (Brunner et al., 1991) bezeichnet.

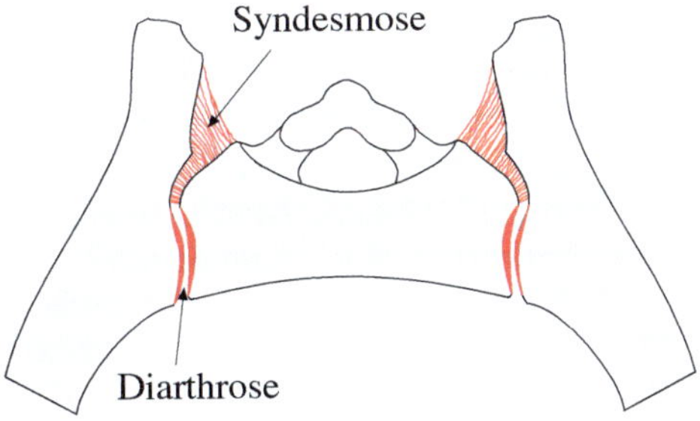

Abb. II.4
Schematisierter Transversalschnitt durch die Iliosakralgelenke mit der Beschriftung als Kombination aus einer *Diarthrose* im ventralen Teil und einer *Syndesmose* im dorsalen Teil. Die Syndesmose wird durch die Fasern des Lig. interosseum gebildet. Der gesamte Komplex kann dann als *Diarthro-Amphiarthrose* beschrieben werden (nach Gray's Anatomy, 1999).

Amphiarthrosen stellen Gelenke dar, die nur kleine Bewegungen zulassen, deren Gelenkpartner eine hyaline Knorpelschicht aufweisen, wobei die Gelenkhöhle jedoch von bindegewebigen Fasern ausgefüllt ist. Andere Autoren neigen (Gray's Anatomy, 1999) wieder eher dazu, das Iliosakralgelenk als eine Mischung aus einer Diarthrose und einer Amphiarthrose zu betrachten und schlagen eine Beschreibung im Sinne einer **Diarthro-Amphiarthrose** vor (siehe Abb. II.4).

2.1 Knorpelbeschaffenheit und Knorpeldicke

Betrachtet man die iliakale und die sakrale Gelenkfläche des Iliosakralgelenks, so fällt auf, dass sie histologisch nicht identisch aufgebaut sind. Während die sakrale Gelenkfläche aus hyalinem Knorpel besteht, weist die iliakale Fläche eine eher fibröse Struktur auf (Bowen & Cassidy,1981). Dies stellt ein Spezifikum dieses Gelenks dar und kann von klinischer Relevanz sein, da die Widerstandskraft des fibrösen Knorpels nicht so hoch ist. Andere Studien (Brunner et al., 1991) haben dies bestätigt, indem eine höhere Häufigkeit von Degenerationen der iliakalen Gelenkfläche nachgewiesen werden konnte.

Die Knorpeldicke beträgt beim Sacrum 1–2,5 mm, während beim Ilium die Schicht mit 0–1,0 mm dünner ist. Nach Bowen & Cassidy ist der sakrale Knorpel ca. dreimal so dick wie der iliakale. Im Vergleich zu anderen Gelenken ist die Dicke relativ groß, was Rückschlüsse auf die Deformierbarkeit der Gelenkflächen und in der Folge auf die Größe der Kontaktflächen und somit die Druckverteilung im Gelenk zulässt.

2.2 Morphologie der Gelenkflächen

Die Gelenkflächen sind nicht plan, sondern weisen Erhöhungen und Vertiefungen auf, die ähnlich den Höhenschichtlinien einer Landkarte dargestellt werden können (Weisl, 1954; Brunner et al., 1991). Dies ist in Abb. II.5 dargestellt. Generell kann man sagen, dass sich die konvexen Anteile vermehrt auf dem Ilium, die konkaven Anteile vermehrt auf dem Sacrum befinden (Vleeming et al., 1990a). Die Topographie kann jedoch nicht vereinheitlicht gesehen werden und entwickelt sich erst ab der Pubertät (Weisl, 1954; Bowen & Cassidy, 1981). Vleeming et al. (1990b) konnten anhand einer Untersuchung auf 47 Präparaten mit einem Alter von 12 bis 60 Jahren eine Korrelation zwischen Unregelmäßigkeiten der Knorpeloberfläche und dem Alter finden: mit zunehmendem Alter wird der Knorpel mehr verformt. Zudem nahm der Reibungskoeffizient mit dem Alter zu. Bei weiblichen Präparaten war der Anstieg dieses Parameters geringer als bei männlichen.

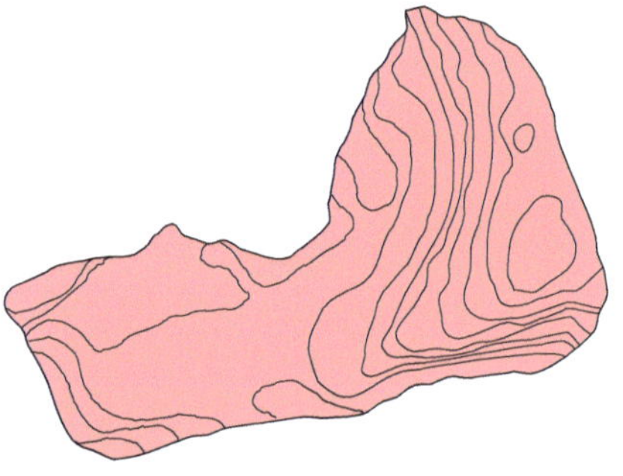

Abb. II.5
Darstellung einer sakralen Gelenkfläche mit Höhenlinien (nach Weisl, 1954).

Aufgrund der unregelmäßigen Oberflächenstruktur können die iliosakralen Gelenkflächen mittels gedrehter Röntgenaufnahmen nur teilweise zur Darstellung gebracht werden. In ihrer Gesamtform gleichen die Gelenkflächen einem „L" oder auch der Ohrform. Daraus ergibt sich der lateinische Name *Facies auricularis*. An der L-Form können folglich zwei Schenkel unterschieden werden. Der lange Schenkel liegt im Stehen ziemlich horizontal und ist nach posterior ausgerichtet. Der kurze Schenkel steht hingegen ungefähr senkrecht.

Der von den beiden Schenkeln eingeschlossene Winkel beträgt im Mittel ca. 110 ± 11° [16] (Geudvert, 1991). Siehe dazu Abb. II.6. Nach Delmas ist dieser Winkel bei ausgeprägten Krümmungen der Wirbelsäule kleiner; bei abgeflachter Wirbelsäule ist dieser Winkel größer. Im ersten Fall spricht dieser Autor von einem dynamischen Typus, im zweiten von einem statischen Typus (siehe dazu Kapandji, 1985). Es ist jedoch zu be-

16 Bei dieser Schreibweise wird der Mittelwert ± Standardabweichung angegeben.

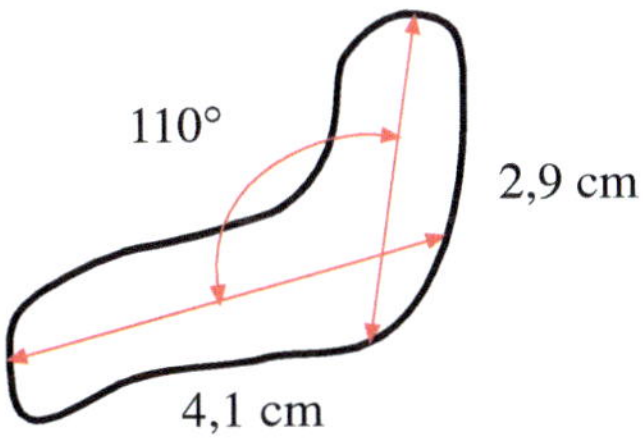

Abb. II.6
Mittelwerte für die Länge der Schenkel der Facies auricularis und des von den Schenkeln eingeschlossenen Winkels.

merken, dass diese Klassifikation problematisch ist, da sie zu widersprüchlichen Interpretationen führen kann, was die Zuordnung der Begriffe statisch und dynamisch zu Wirbelsäulenmorphologien mit weniger oder stärker ausgeprägten Krümmungen betrifft. Während manche Konzepte eine Wirbelsäule, die verstärkte Krümmungen aufweist, als hypoton bezeichnen, würde Delmas eine solche Form als dynamisch definieren.

Die Länge der beiden Schenkel beträgt im Mittel 4,1 ± 0,5 cm für den langen Arm und 2,9 ± 0,6 cm für den kurzen Arm (siehe Abb. II.6). Die Größe der jeweiligen Gelenkfläche unterscheidet sich ebenfalls. Sie liegt für das Ilium bei ca. 13,6 ± 1,8 cm^2, für das Sacrum bei ca. 14,4 ± 2,7 cm^2 im Mittel. Dieser Unterschied könnte bereits Rückschlüsse auf die Beweglichkeit zulassen. Mit der Lippenstiftmethode wurde die Kontaktfläche zwischen den beiden Knochen festgestellt. Sie beträgt ca. 80% der Gesamtfläche (Geudvert, 1991).

Die Gelenkfläche steht schräg im Hinblick zu den anatomischen Raumebenen. Definiert man den Abweichungswinkel zu einer anterior-posterioren Achse, so beträgt dieser ca. 12°–20°. Der Neigungswinkel in Relation zur Transversalebene beträgt ca. 75°–85° (Hefzy et al., 2003). Dies bedeutet, dass die Gelenkflächen ziemlich vertikal stehen und nach posterior sowie nach inferior konvergieren. Eine solche Ausrichtung benötigt im Hinblick zur Schwerkraft ein besonders ausgeprägtes ligamentäres und muskuläres Stabilisationssystem. Die unregelmäßige Oberflächentopographie stellt in diesem Zusammenhang auch ein stabilisierendes Element dar.

Die Gelenkfläche erstreckt sich beim Menschen über die ersten drei Sakralwirbel. Die Zahl der von den Gelenkflächen eingeschlossenen Wirbel nahm im Laufe der phylogenetischen Entwicklung zu. Bei den Amphibien beinhalten die sakralen Gelenkflächen zum Beispiel nur zwei Wirbel (Brunner et al., 1991; Aiello & Dean, 1999).

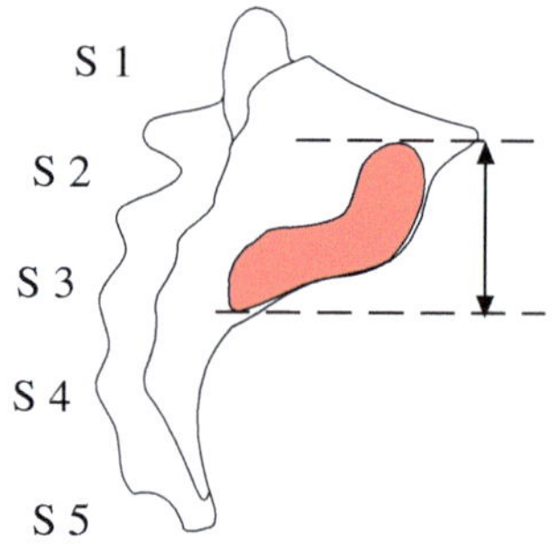

Abb. II.7
Bei Primaten, Hominiden und Menschen erstreckt sich die sakrale Gelenkfläche über drei Sakralsegmente.

2.3 Ligamente

Da dieses Gelenk hohen Belastungen ausgesetzt ist, gibt es mehrere Gruppen kräftiger Bänder, die den dorsalen Zusammenhalt des Beckenringes gewährleisten. Die Ligamente der Iliosakralgelenke können grob in eine **intrinsische** und eine **extrinsische** Gruppe aufgeteilt werden.

2.3.1 Intrinsische Ligamente

Die intrinsischen Bänder stellen kurze, flächige Bandzüge dar, die direkt das jeweilige Iliosakralgelenk von dorsal und von ventral her überspannen.

Anterior

Die ventralen sakroiliakalen Bänder (*Ligg. sacroiliaca ventralia*) werden aus kurzen, ziemlich horizontal verlaufenden Fasern gebildet. Sie verbinden das Sacrum mit dem Ilium im Gelenkbereich und sind schwer vom

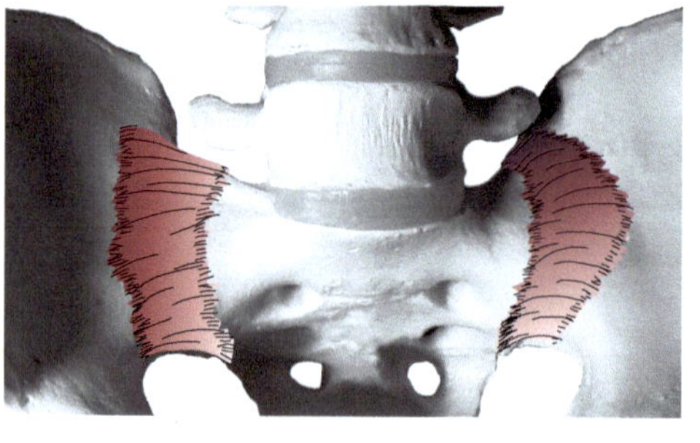

Abb. II.8
Schematische Darstellung der Ligg. sacroiliaca ventralia. Es handelt sich um eine quer verlaufende Faserschicht, die intensiv mit dem Periost verbunden ist. Es können keine individuellen Bandzüge isoliert werden.

Periost der jeweiligen Knochen zu trennen. Ein kleiner Anteil des *Lig. iliolumbale* strahlt in dieses Band ein (Pool-Goudzwaard et al., 2001). Dieser Anteil kann somit als lumbosakrales und iliosakrales Band bezeichnet werden (siehe den rot bzw. grau markierten Anteil in Abb. II.9).

Posterior

Im Hinblick auf ihre Insertionsbereiche werden an der Dorsalseite anatomisch drei verschiedene Schichten definiert. In der Realität und funktionell bilden sie jedoch eine untrennbare Einheit.

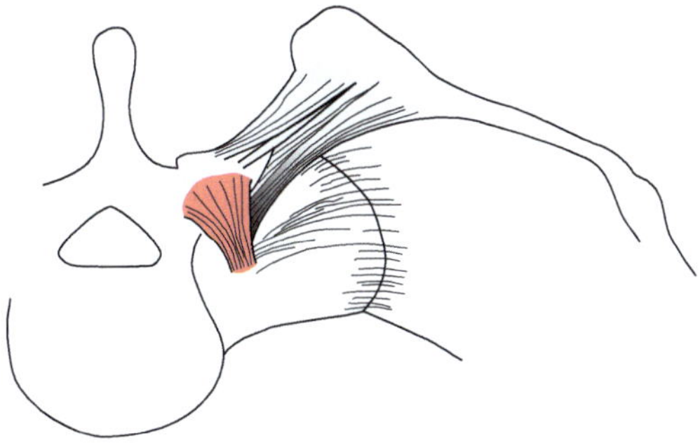

Abb. II.9
Schema der Anteile des iliolumbalen Ligamentes und seine Verbindungen (rot und grau) mit dem ventralen sakroiliakalen Band (nach Pool-Goudzwaard et al., 2001).

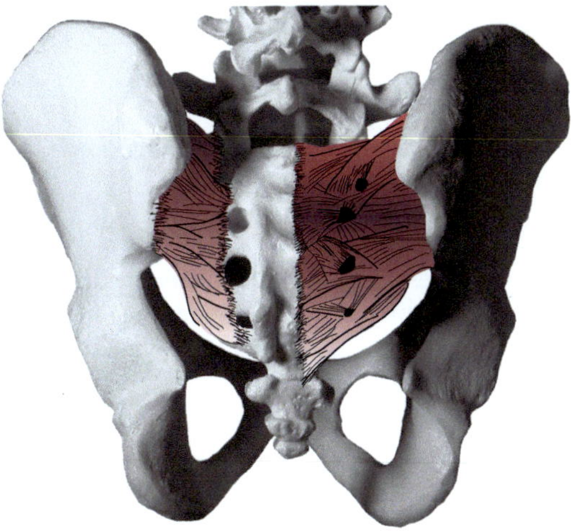

Abb. II.10
Schema der oberflächlichsten und mittleren Schicht der posterioren Gruppe der intrinsischen Beckenbänder.

- Die **oberflächlichste Schicht** wird von den *Ligg. sacroiliaca dorsalia superf.* gebildet. Sie ziehen über die Sakrallöcher hinweg bis zur Crista sacralis intermedia (siehe Abb. II.10 auf Seite 147).
- Die **mittlere Schicht** wird von den *Ligg. sacroiliaca dorsalia prof.* repräsentiert. Diese Bandzüge inserieren lateral von den Sakrallöchern an der Crista sacralis lateralis (siehe Abb. II.10 auf Seite 147).
- Die **tiefe Schicht**, die *Ligg. sacroiliaca interossea*, bestehen aus kurzen Fasern, die den dorsalen Überlappungsbereich des Iliums mit dem Sacrum füllen (siehe Abb. II.11).

  Diese Bandzüge verbinden die *Tuberositas iliaca* mit der *Tuberositas sacralis* und liegen somit direkt dorsal vom eigentlichen Gelenkspalt. Sie strahlen in die hinteren Teile der Kapsel ein. Wie bereits erwähnt, werden sie von manchen Autoren auch dem Gelenk direkt zugeordnet. Da von verschiedenen Autoren (Farabeuf, 1894; Meyer, 1878; Latarjet, 1928; Gray, 1938) die Region dieser Bänder als ungefährer Lagebereich der Achse des Iliosakralgelenks angenommen wurde, wird es auch als *„Achsenband"* bezeichnet.

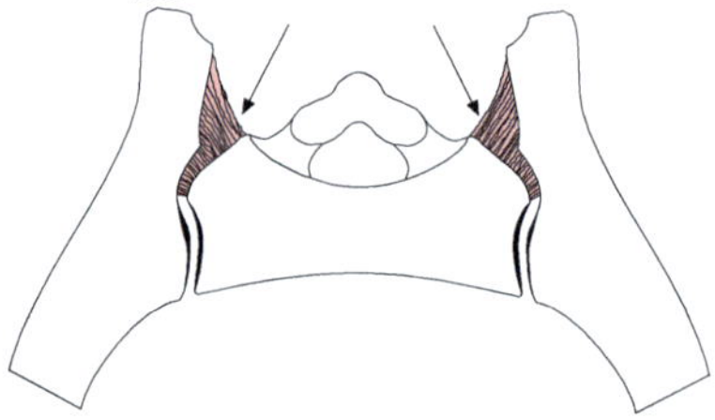

Abb. II.11
Die tiefste Schicht der Bänder des Iliosakralgelenks: die Ligg. sacroiliaca interossea oder das „Achsenband".

2.3.2 Extrinsische Ligamente

Diese Bänder überbrücken nicht, wie dies normalerweise der Fall ist, das Gelenk, sondern befinden sich in einiger räumlicher Entfernung von diesem.

Das Lig. sacrotuberale

Dieses Band kann, besonders im Hinblick auf seine funktionellen Aspekte, in drei Abschnitten beschrieben werden (siehe Abb. II.12). Ein Teil (1) zieht von der Region, die durch die beiden posterioren Spinae des Os ilium begrenzt wird, zum lateralen Rand des Sacrums. Diese Fasern überbrücken direkt das Iliosakralgelenk und unterstützen somit die Ligg. sacroiliaca dorsalia. Ein zweiter Abschnitt (2) verläuft vom latero-inferioren Winkel des Os sacrum und vom Os coccygis zum Tuber ischiadicum und repräsentiert den dominierenden Anteil des Bandes. Er läuft nicht direkt über das Gelenk und dient funktionell als *Nutationsbremse* (siehe Punkt 5 auf Seite 177). Schlussendlich gibt es aber auch Fasern, die vom dorsalen Bereich des Os ilium zum Tuber ischiadicum laufen und somit keine gelenkmechanische Funktion erfüllen (3).

Diese Bandzüge dienen neben anderen Strukturen dem Abschluss des Beckenbodens nach dorso-lateral. Folgende Hauptfunktionen lassen sich zusammenfassen:

- Nutationsbremse (siehe Punkt 5 auf Seite 177)
- Unterstützung der dorsalen intrinsischen Bänder
- Verschluss des Beckenbodens (dies ist auch durch die Breite des gesamten Bandes gegeben).
- Insertionsareal des M. gluteus maximus, der thorakolumbalen Faszie und manchmal von Anteilen der Sehne des M. biceps femoris.

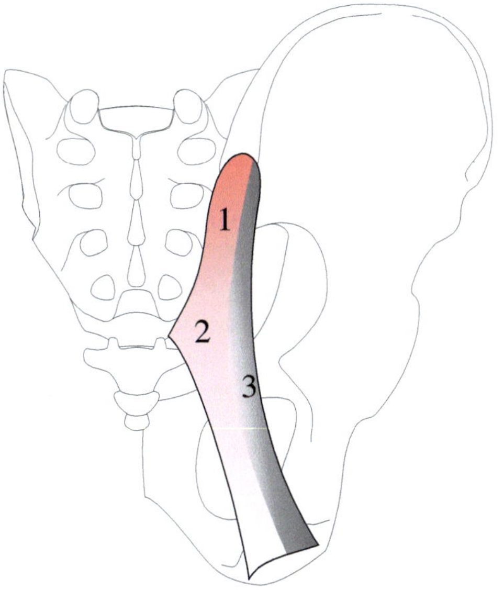

Abb. II.12
Funktionelle Aufteilung des Lig. sacrotuberale:
(1) Überbrückt das Iliosakralgelenk
(2) Läuft vom Sacrumwinkel zum Tuber ischiadicum
(3) Überbrückt kein Gelenk

Das Lig. sacrospinale

Das sakrospinale Band zieht vom lateralen Rand des Os sacrum und des Os coccygis zur Spina ischiadica. Wie das vorherige Band ist die sakrale und kokzygeale Insertionsfläche ziemlich breit und fächerförmig ausladend, was wiederum die Verschlussfunktion des Beckenbodens andeutet. Neben der Funktion als Nutationsbremse übt es auch eine stabilisierende Wirkung auf das Os coccygis aus. Der relativ horizontale Verlauf dieses Bandes bringt mit sich, dass das Steißbein in der Frontalebene ziemlich unbeweglich ist.

2.4 Terminologie der Bewegungen im Iliosakralgelenk

Da die Bewegungen in diesem Gelenk ziemlich klein sind, sahen sich verschiedene Autoren dazu veranlasst, sie eher als Beanspruchung denn als reelle Bewegung zu beschreiben. Im besonderen Fall des Geburtsvorganges, wo die Ligamente durch die hormonelle Situation eine höhere Elastizität besitzen, war man sich einig, dass tatsächlich Bewegungen stattfinden. Heutzutage gibt es aber genug experimentelle Untersuchungen, die sowohl Bewegungen am Lebenden als auch am Präparat beschreiben. Eine Ausnahme bilden jedoch pathologische Prozesse, wie z.B. die *Spondylitis ankylosans*, die zu einem totalen Mobilitätsverlust in diesem Gelenk führen.

Auf der einen Seite gewährleistet die geringe Beweglichkeit eine hohe Stabilität des Beckenringes, auf der anderen Seite jedoch ermöglicht die vorhandene Beweglichkeit eine gute Stoßdämpferfunktion.

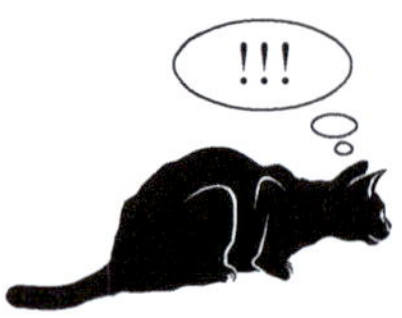

Bereits in frühen Beschreibungen des Iliosakralgelenks wurde angenommen, dass die Hauptbewegungen in diesem Gelenk in der Sagittalebene stattfinden. Dies konnte auch experimentell bestätigt werden. Diese Bewegungen werden mit **Nutation** und **Kontranutation** bezeichnet. Zur Analyse werden die Veränderungen der sagittalen Durchmesser (*Diameter conjugata* bzw. *sagittalis*) des Beckenein- und -ausganges berücksichtigt.

Es handelt sich folglich um eine relative, gegensinnige Bewegung des Os sacrum und des Os coxae, die über ein relatives (inneres) Referenzsystem definiert wird. Es ist dabei egal, ob die Bewegung von dem einen oder dem anderen Gelenkpartner ausgeht.

Nutation

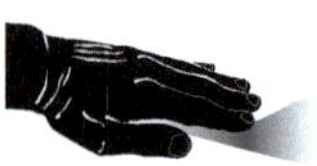

Unter Nutation versteht man eine Vergrößerung des sagittalen Durchmessers des Beckenausganges bei gleichzeitiger Verringerung des Diameter conjugata des Beckeneinganges. Möchte man die spezifische Bewegung des Os sacrum, bzw. des Os coxae beschreiben, so muss man hierfür diese Bewegung in Bezug zu einem absoluten (äußeren) Referenzsystem setzen. Eine solche Bewegung würde für das **Sacrum** einer **Fle-**

xion entsprechen (mit Analogie zur Flexion eines Wirbels). Die Bewegung des Hüftbeines wird als **Ilium posterior**[17] bezeichnet. Dies bezieht sich auf die Rotationsbewegung des Iliums, oder genauer gesagt, der Crista iliaca nach hinten. In der manuellen Praxis, in der man sich auf möglichst einfach zu palpierende Strukturen zu beziehen versucht, spricht man auch von einer inferioren Spina iliaca post. sup. (Siehe Abb. II.14 auf Seite 152). Diese Posteriorisierung eines Os coxae kann auch als *Retroversion* bezeichnet werden.

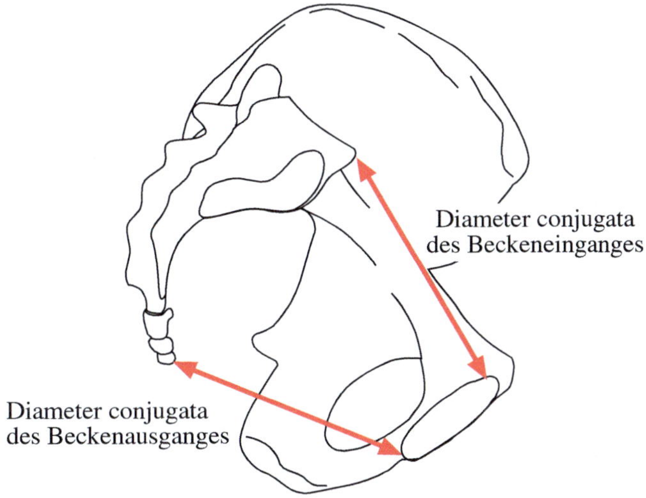

Abb. II.13
Die sagittalen Durchmesser des Beckenein- und -ausganges.
Der Diameter conjugata des Beckeneinganges wird auch als *Conjugata anatomica* bezeichnet, der Beckenausgang als *Distantia pubococcygea*.

17 In der manualtherapeutischen Praxis wird in der Regel von einem *Ilium anterior* bzw. *posterior* gesprochen, obwohl die Bewegung des gesamten Os coxae im Raum damit gemeint ist. Der Bezug zum Os ilium ergibt sich durch den Sitz der Gelenkfläche (Facies auricularis) auf diesem Abschnitt des Os coxae und durch den Umstand, dass das Os ilium gut palpierbar ist.

Kontranutation

Die Kontranutation führt zu einer Verkleinerung des sagittalen Durchmessers des Beckenausganges mit gleichzeitiger Vergrößerung des Diameter conjugata des Beckeneinganges. In Bezug zu einem absoluten Referenzsystem spricht man für das **Sacrum** von einer **Extension**, für das Os coxae von einem **Ilium anterior** oder einer Anteversion. Palpatorisch würde dies einer superioren Spina iliaca post. sup. entsprechen.

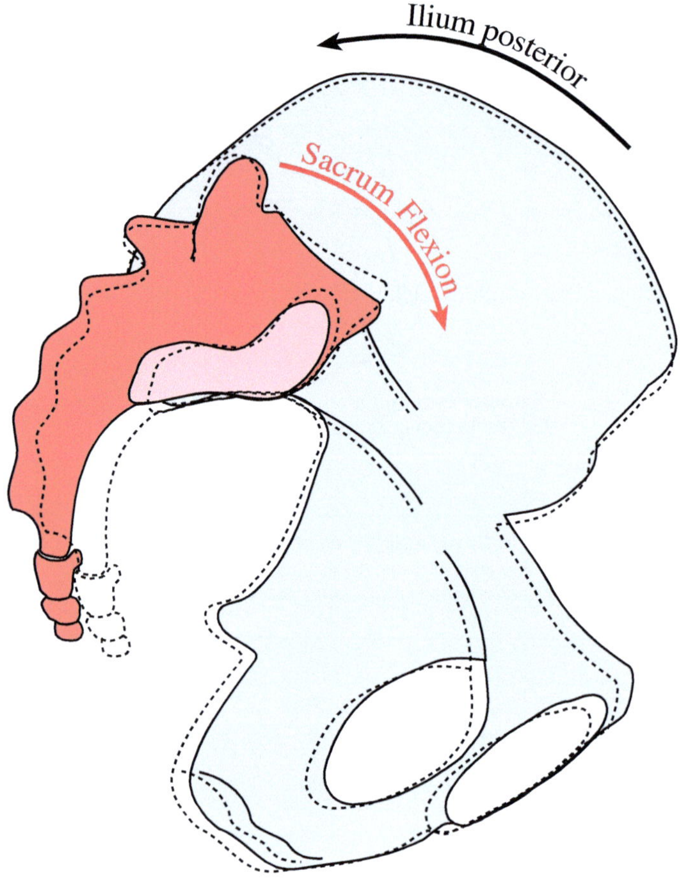

Abb. II.14
Veränderungen der knöchernen Beckenelemente während der Nutationsbewegung. Es ist ersichtlich, dass die Nutation zu einer Verringerung des sagittalen Durchmessers des Beckeneinganges und zu einer Vergrößerung des sagittalen Durchmessers des Beckenausganges führt. Betrachtet man die Bewegung von einem äußeren Referenzsystem, so würde dies eine Flexion des Sacrums ergeben, bzw. eine Posteriorisierung des Iliums (Os coxae).

2.5 Bewegungsstudien zum Iliosakralgelenk

Im Zusammenhang mit dem Iliosakralgelenk ist es interessant, einen kleinen historisch-chronologischen Überblick über die Bewegungsstudien zu geben, um die Schwierigkeiten herauszustreichen, die mit der Analyse eines Gelenks mit geringem Bewegungsumfang verbunden sind. Von HIPPOKRATES (460–370 v.Chr.) bis VESALIUS (1514–1564) wurde von Medizinern angenommen, dass dieses Gelenk immobil sei und nur während der Schwangerschaft und Geburt gewisse Bewegungen zuließe. Eine weitere bemerkenswerte Tatsache besteht darin, dass sich zu Beginn eher Mediziner aus dem Fachgebiet der Gynäkologie und später erst Orthopäden für dieses Gelenk zu interessieren begannen.

2.5.1 Alte Theorien

- Eine der ersten experimentellen Bewegungsanalysen des Iliosakralgelenks wird Zaglas (1851) zugeschrieben. Dieser Autor fand Rotationsbewegungen des Sacrums in Bezug zum Os coxae am Präparat. Er stellte Veränderungen des Beckenein- und -ausganges fest und nahm eine transversale Achse im Bereich des zweiten Sakralwirbels an.
- Duncan (1854) vermutete, dass in diesem Gelenk eine Rotationsbewegung stattfindet. Er schloss dies aufgrund der Beschaffenheit der Gelenkoberflächen und des Verlaufes des Lig. interosseum. Er nahm eine Achse im Bereich der Tuberositas iliaca an.
- Diese Achsenlokalisation wurde auch von Meyer (1878) beschrieben.
- Klein (1891) führte manuelle Messungen durch und beschrieb Veränderungen der Beckendurchmesser, die durch Veränderungen der Haltung hervorgerufen wurden.

2.5.2 Klassische Theorien

Es handelt sich hier um Pionierarbeiten, die in der einschlägigen Fachliteratur häufig erwähnt werden. Siehe dazu Abb. II.15.

- Faraboeuf (1894) ermittelte eine Rotationsachse, die sich im Bereich des Lig. interosseum (Achsenband) befindet. Dies wurde auch von Meyer (1878), Latarjet (1928) und Gray (1938) berichtet.
- Bonnaire & Bué (1899) bezogen sich ebenfalls auf die Veränderungen der Beckendurchmesser. Die Autoren beschreiben eine Rotationsbewegung, deren Achse sich in etwa am Schnittpunkt der beiden Schenkel der Gelenkflächen befindet. Dabei beziehen sie sich auf das *Tuberculum Bonnaire*.
- Weisl (1954, 1955) hat zwei Theorien auf der Basis einer dreidimensionalen Analyse der Form der Gelenkflächen einerseits und mittels Röntgenaufnahmen andererseits entwickelt. Im ersten Modell (Weisl 1) würde das Sacrum um eine Achse drehen, die sich im

kleinen Becken befindet; im zweiten Modell (Weisl 2) spricht er von einer Translation des Sacrums längs des horizontalen, langen Schenkels. Es ist zu bemerken, dass im zweiten Modell die Diameter conjugata des Beckenein- als auch Beckenausganges vergrößert werden.

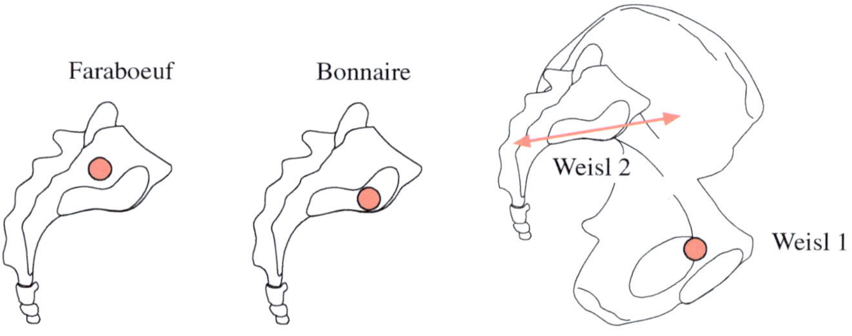

Abb. II.15
Übersicht über die in älteren Studien angegebenen Rotationszentren für das Iliosakralgelenk.

2.5.3 Neuere Studien

Colachis et al. (1963) untersuchten die Bewegungen an 12 erwachsenen männlichen asymptomatischen Probanden. Die Autoren haben mit Positionierungshilfen (kleine Nylonbälle) versehene Kirschner-Drähte in die posterioren Darmbeinstachel eingebracht. Es wurden die Bewegungsausschläge zwischen einer Reihe von Positionen mittels eines Tastzirkels vermessen. Das Team ermittelte Bewegungen im Bereich der Spina iliaca post. sup. in einem Umfang von maximal 5 mm.

Egund et al. (1978) haben die Prinzipien der Photogrammetrie angewandt, wie sie allgemein im Vermessungswesen Verwendung finden. Die Adaptation der photogrammetrischen Methode für radiologische Analysen wurde von Selvik (1974) beschrieben und unter der Bezeichnung *Röntgenstereophotogrammetrie* eingeführt. Heute wird diese Methode *Radiostereometrie* genannt.

Radiostereometrie (ehem. Röntgenstereophotogrammetrie)

Es handelt sich um eine der exaktesten uns heute zur Verfügung stehenden Methoden, um Bewegungen mit kleiner Amplitude (unter 5°) dreidimensional am Lebenden zu bestimmen.

In der Zeitspanne von 1974–1990 wurden weltweit ca. 20 000 Kügelchen bei ca. 2000 Patienten in die verschiedensten Knochen eingesetzt. Es gibt kaum Nebenwirkungen, außer hie und da auftretende Irritationen nach dem operativen Einsetzen der Tantalum-Kügelchen (Selvik, 1990).

Dazu werden gleichzeitig zwei Röntgenaufnahmen mit verschiedenem Strahlengang (z.B. anterior-posterior und frontal) gleichzeitig angefertigt. Beide Aufnahmen müssen synchron erfolgen, da sonst eine Bewegung des Probanden zwischen den Aufnahmen nicht ausgeschlossen werden kann. Man weiß, dass die unausweichlichen Messfehler bei Analysen von Bewegungen mit kleiner Amplitude, wie sie im Iliosakralgelenk vorkommen, einen grossen Einfluss auf das Endresultat haben.

Es werden folglich je zwei Röntgenbilder pro Position erstellt. Jedes Paar von Röntgenbildern erlaubt die Bestimmung der dreidimensionalen Koordinaten von Referenzpunkten. Kennt man die Koordinaten von drei nicht kollinearen Punkten eines Körpers vor und nach der Bewegung, so kann man die dreidimensionale Kinematik berechnen. Um eine größtmögliche Präzision zu erreichen, muss man sicher sein, dass auf allen Röntgenaufnahmen die gleichen Referenzpunkte (*R*) bestimmt werden. Um dies zu erreichen, werden bei dieser Methode biokompatible Metallkügelchen (Tantalum) in die beiden Gelenkpartner eingebracht. Zusätzlich wird ein Kalibrationsrahmen (*K*) verwendet. Die Koordinaten der Referenzpunkte (R_K) des Kalibrationsrahmens sind mit großer Genauigkeit bekannt. Dies ist notwendig, um die durch die Streuung der Strahlen bedingten Ver-

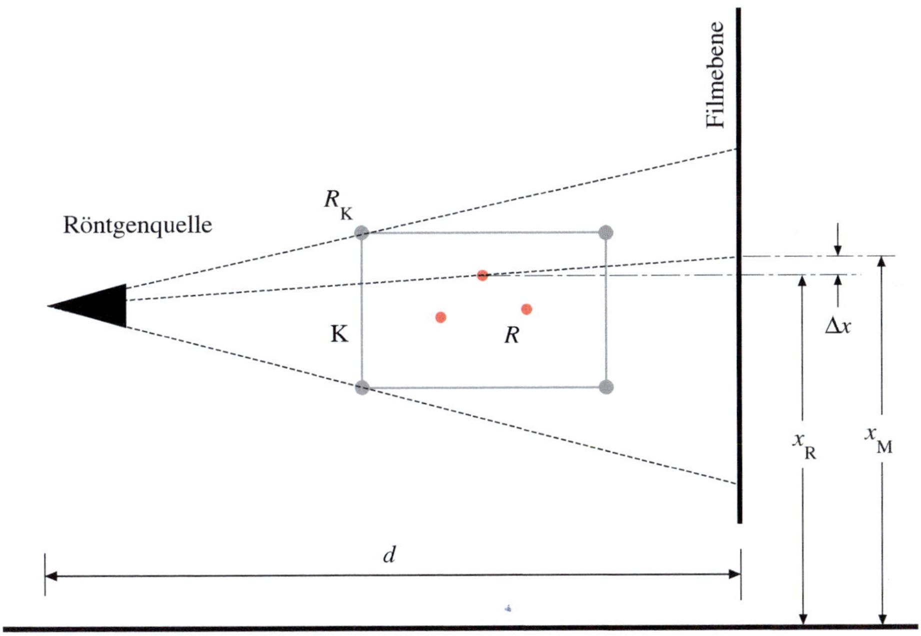

Abb. II.16
Vereinfachtes Schema des Prinzips der Röntgenstereophotogrammetrie nach Selvik. Während die Realkoordinaten der Referenzpunkte des Kalibrationsrahmens (R_K) bekannt sind, müssen die Realkoordinaten der anatomischen Referenzpunkte (*R*) über einen Vergrößerungsfaktor (Δx) errechnet werden.

d ... Abstand zwischen Röntgenquelle und Filmplatte
K ... Kalibrationsrahmen
R ... Referenzpunkte (Marker, z.B. aus Tantalum-Kügelchen)
R_K ... Referenzpunkte des Kalibrationsrahmens
Δx ... Vergrößerungsfaktor
x_M ... Messkoordinate von *R* (Projektion auf die Filmplatte)
x_R ... Realkoordinate von *R* (über Δx berechenbar)

zerrungen zwischen den Realkoordinaten und den Messkoordinaten eines Punktes definieren zu können. Dies ist durch die Bestimmung eines Vergrößerungsfaktors (Δx) möglich, der aus der Kenntnis der exakten Realkoordinaten von Punkten des Kalibrationsrahmens und des genauen Abstandes der Röntgenquellen zur Filmplatte (d) errechnet wird.

Dadurch wird die dreidimensionale Errechnung der realen Referenzpunkte aus deren Projektionen auf die Röntgenaufnahmen möglich. Siehe Abb. II.16 auf Seite 155.

Egund et al. (1978) verwendeten Tantalum-Kügelchen von 0,8 mm Durchmesser. Vier dieser Kügelchen wurden unter lokaler Anästhesie in die betreffenden Knochen eingesetzt. Diese wurden bei vier Patienten mit Lumbalschmerzen in beide Hüftbeine und das Sacrum eingebracht. Die folgenden sieben Positionen wurden aufgenommen:

- Rückenlage
- Bauchlage
- Bauchlage mit manuellem Druck auf die Apex des Sacrums
- Stand
- Rechter Einbeinstand
- Linker Einbeinstand
- Stand mit maximaler Lendenlordose

Vergleich Positionen	Amplitude (MW)	Bewegung
1 → 2	1,5°	Nutation
1 → 4	2°	Nutation
2 → 3	2°	Kontranutation
4 → 5	1°	Nutation oder Kontranutation
4 → 6	1°	Nutation oder Kontranutation
4 → 7	1°	Nutation oder Kontranutation

Tabelle II.1
Bewegungsamplituden des Sacrums in Relation zum Ilium aus der Studie von Egund et al., 1978. Es handelt sich um Mittelwerte (MW).

1 Rückenlage
2 Bauchlage
3 Bauchlage mit manuellem Druck auf die Apex des Sacrums
4 Stand
5 Rechter Einbeinstand
6 Linker Einbeinstand
7 Stand mit maximaler Lendenlordose

Anschließend wurden die Rotationen für alle drei Raumebenen durch Vergleiche unter den sieben definierten Positionen anhand von sechs Analysen dargestellt. Dabei wurden jeweils die Relativbewegungen zwischen dem Sacrum und dem linken oder rechten Ilium als auch zwischen dem linken und rechten Ilium berücksichtigt. Die größten Amplituden wurden für Bewegungen des Sacrums in Bezug zum Ilium in der Sagittalebene gefunden. Siehe dazu Tabelle II.1.

Der Schnittpunkt der Bewegungsachse mit der Sagittalebene wurde ungefähr im Bereich des Lig. interosseum gefunden. Durch weitere Berechnungen anhand dieser Resultate konnten die Autoren auch eine Gleitbewegung der Gelenkflächen von ca. 2 mm bestimmen.

Lavignolle et al. (1983) untersuchten die Kinematik des Iliosakralgelenks sowohl am Präparat als auch am Lebenden. *In vitro* wurde das Bewegungsverhalten der beiden Hüftbeine an einem Beckenpräparat mit fixiertem Sacrum mittels optischer Methoden vermessen. Für die Untersuchung *in vivo* wurden fünf Versuchspersonen, die ein Alter von unter 25 Jahren aufwiesen, analysiert. In der Versuchsanordnung wurde das Coxofemoralgelenk in Rückenlage an einer Seite in 15° Extension fixiert, während die andere Seite in 60° Hüftflexion eingestellt wurde. Mit Röntgenaufnahmen und photogrammetrischen Methoden wurden die Bewegungen der Hüftbeine vermessen, wobei anatomische Referenzpunkte am Sacrum und an den beiden Darmbeinen verwendet wurden. Es wurde die Bewegung je eines Os coxae in Relation zum Os sacrum als auch zwischen den beiden Hüftbeinen untersucht.

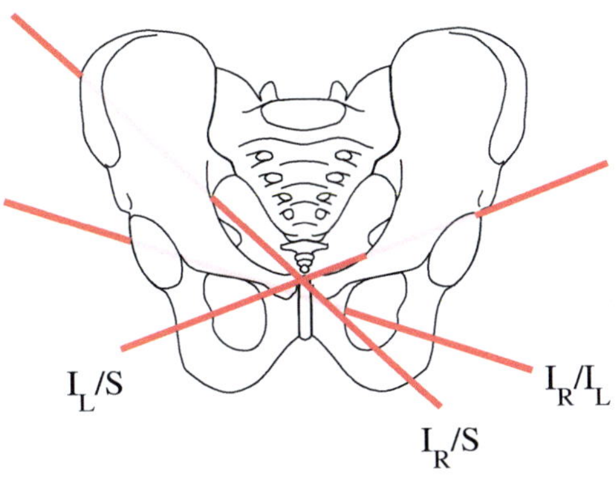

Abb. II.17
Schematische Darstellung der von Lavignolle et al. beschriebenen Achsen in Rückenlage mit Flexion des rechten Hüftgelenks von ca. 60° und Extension des linken Hüftgelenks von ca. 15°.

I_R/S ... Achse für die Bewegung des rechten Iliums in Relation zum Sacrum

I_L/S ... Achse für die Bewegung des linken Iliums in Relation zum Sacrum

I_R/I_L ... Achse für die Bewegung des rechten Iliums in Relation zum linken Ilium

Nach Lavignolle et al. (1983)

Die Autoren beschreiben schräg im Raum liegende Achsen (siehe Abb. II.17 auf Seite 157). Die Achse für die Bewegung des Iliums in Bezug zum Sacrum verläuft von lateral-posterior nach medial-anterior, wobei die Lage für die linke und rechte Seite nicht symmetrisch ist. Die Achse für die Bewegung zwischen den beiden Hüftbeinen liegt knapp hinter dem Schambein. Zusätzlich wird ein diskretes Drehzentrum im Schnittbereich der drei Achsen beschrieben, der sich hinter der Symphysis pubis befindet.

Für die Bewegungen um diese Achsen werden rotatorische und translatorische Komponenten beschrieben. Es handelt sich demnach um helikoidale Achsen. Die gemessene Rotationsamplitude variiert zwischen 10°–12° bei einer translatorischen Komponente von ca. 6 mm.

Im Hinblick auf die Resultate späterer Studien vermuten wir, dass die ermittelten Werte für die Amplituden zu hoch sind. Da unter anderem keine künstlichen Referenzpunkte verwendet wurden, ist anzunehmen, dass sich Messfehler stärker auswirken, was unausweichlich zu einer Überschätzung der Amplituden führt. Die Lage der von Lavignolle et al. angegebenen Achsen scheint von diesen Messfehlern beeinflusst zu sein.

Miller et al. (1987) analysierten acht frische Präparate mit einem Durchschnittsalter von 66 Jahren. Davon waren sieben weiblich und eines männlich.

Bei der Präparation wurde der iliakale Anteil aus beiden Hüftbeinen herausgesägt und in Acryl fixiert. Die beiden Iliosakralgelenke und das Sacrum wurden bis auf die ligamentären Strukturen freipräpariert. Am Sacrum waren ventral und dorsal Metallplatten angebracht, an denen Hebelarme montiert wurden. Zur Vermessung der Bewegungsausschläge wurde ein optisches System verwendet.

Über das Anbringen von verschiedenen definierten Kräften (39–294 N) und Drehmomenten (6–42 Nm) wurde das Bewegungsverhalten des Sacrums bei uni- und bilateraler Fixation der Ilia analysiert. Alle rotatorischen und translatorischen Freiheitsgrade wurden untersucht.

In Abb. II.18 ist der Bewegungsablauf in der Sagittalebene unter dem Einfluss unterschiedlicher Drehmomente an verschiedenen Präparaten angegeben. Bei den rotatorischen Bewegungen war die Extension am größten, die Lateralflexion am geringsten. Wurde nur ein Ilium fixiert, so waren die Amplituden ca. dreimal so groß. Die folgende Tabelle zeigt die Werte für die rotatorischen Komponenten.

Die Translationsamplituden lagen bei unilateraler Fixation bei ca. 2,7 mm und reduzierten sich bei bilateraler Fixation auf ca. 0,5 mm. Es war jeweils die anterior-posteriore Komponente am größten.

Sturesson et al. (1989) untersuchten 25 Patienten (21 Frauen und 4 Männer) mit sakroiliakalen Gelenksyndromen. Sieben Probanden hatten bilaterale Beschwerden. Es wurde wie bei Egund et al. (1978) die radiostereometrische Methode mit Tantalum-Kügelchen angewandt.

Folgende Positionen wurden untereinander verglichen:

- Rückenlage und Stand
- Rückenlage und Langsitz
- Stand und Bauchlage mit Extension des linken bzw. rechten Beines.

Rotationen und Translationen wurden für alle drei Raumebenen ermittelt. Für die Rotation in der Sagittalebene (Flexion – Extension) wurde eine mittlere Amplitude von ca. 2,5 ± 0,5° (0,8°–3,9°) gefunden. Die Translationskomponente lag im Mittelwert bei 0,7 mm (0,1–1,6 mm).

Es ist bemerkenswert, dass zwischen symptomatischen und asymptomatischen Gelenken keine signifikante Differenz feststellbar war. Dies kann unseres Erachtens nach besonders im manuellen Bereich von klinischer Relevanz sein.

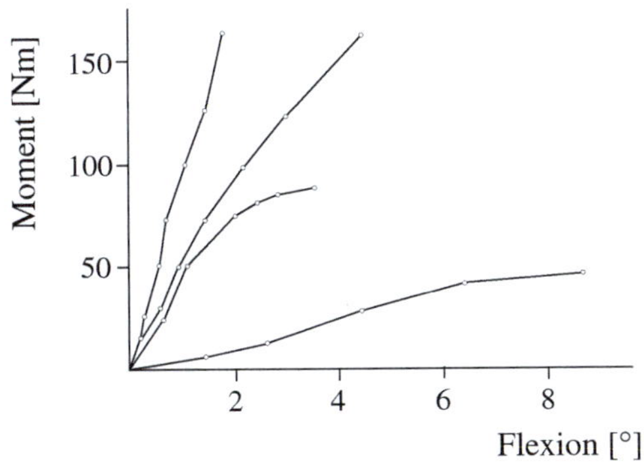

Abb. II.18
Diagramm der durch verschiedene Drehmomente (0–160 Nm) auslösbaren Flexion des Sacrums. Die beiden linken Graphen stammen vom linken und rechten Gelenk eines Präparates (nach Miller et al., 1987).

Testrichtung	Ilia bds. fixiert	Ein Ilium fixiert	
	Mittelwert [°]	Mittelwert [°]	Min.–Max*. [°]
Flexion	1,3	2,7	0,9–4,5
Extension	1,9	3,5	1,9–4,7
Latflex	0,4	1,4	0,4–2,2
Rotation	0,8	6,2	1,2–8,2

Tabelle II.2
Zusammenfassung der Ergebnisse der Studie von Miller et al. (1987).
*) Es handelt sich um die gemessenen Minimal- und Maximalwerte.

In dieser Studie wurde das Ilium in Relation zum Sacrum gesetzt. Die Richtung der Rotation entsprach dem, was allgemein angenommen wurde: Nutation im Stehen sowie im Langsitz in Relation zur Rückenlage. Kontranutation in Bauchlage mit Extension eines Beines. In dieser Position war bemerkenswert, dass auch das kontralaterale Ilium in dieselbe Richtung rotierte, beide Ilia bewegten sich folglich wie eine Einheit um das Sacrum. Dies könnte von klinischer Relevanz sein, da bei Mobilitätstests für gewöhnlich ein Ilium in Relation zum anderen getestet wird.

Jacob & Kissling (1995) untersuchten im Unterschied zu Egund und Sturesson gesunde Testpersonen mit einer Ausnahme, wo Symptome aufgrund einer Hypermobilität vorhanden waren.

Außerdem versuchten sie ohne Röntgenbelastung und ohne permanent im Knochen verbleibende Markierungskügelchen vorzugehen. Anstatt der Kügelchen wurden mit jeweils drei Referenzpunkten versehene orthopädische Nägel in die jeweiligen Knochen eingebracht, die anschließend wieder entfernt wurden. Die Versuchsgruppe bestand aus 15 Männern und 9 Frauen zwischen 20 und 50 Jahren. Die Untersuchungsmethode berief sich auf stereophotogrammetrische Prinzipien, um das räumliche Verhalten vermessen zu können. Folgende Bewegungsübergänge wurden im Stehen untersucht:

- Normaler Stand → Maximal mögliche Lumbalflexion
- Normaler Stand → Maximal mögliche Lumbalextension
- Normaler Stand → Einbeinstand links/rechts.

Die Bewegungsrichtung wurde in dieser Studie nicht berücksichtigt. Die Autoren untersuchten die absolute Amplitude des Bewegungsausschlages. Ausschlaggebend für diese Beurteilungsvariante war die Tatsache, dass zum Beispiel bei maximaler Lumbalflexion sowohl Flexion als auch Extension des Sacrums gemessen werden konnten. Die interindividuellen Unterschiede waren in Bezug zur Drehrichtung so unterschiedlich, dass der Mittelwert sich Null annähern würde.

Die Tatsache, dass Bewegungen (φ) um eine helikoidale Achse, die drei Rotationskomponenten (α, β, γ) miteinschließt, gemessen wurden, ist ein klarer Hinweis auf das Vorhandensein von schrägen Achsen (siehe Tabelle II.3 auf Seite 161).

Im Fall des symptomatischen Gelenks wurden viel höhere Werte gefunden. Die Rotationsamplitude (φ) ist mit 8,4° angegeben. In diesem Falle war die größte Komponente um eine transversale Achse (γ = 8,0°).

Wie Abb. II.19 auf Seite 161 zu entnehmen ist, verlaufen die helikoidalen Achsen nicht durch die Gelenke. Sie kommen eher posterior vom Sacrum zu liegen. Lavignolle et al. (1983) haben bereits schräge Achsen beschrieben. Jedoch besteht ein deutlicher Unterschied in der Lage der Achsen als auch in den Amplituden, die Lavignolle et al. durchwegs viel höher angeben.

Die Tatsache, dass die jeweiligen Achsen eher posterior zu den Gelenken liegen, ist für den Kliniker nicht uninteressant. Der Bewegungsausschlag der Spina iliaca posterior superior, der zur Beurteilung verwendet wird, ist in diesem Falle eher gering. Prinzipiell wäre es aber vorteilhafter, einen palpatorischen Referenzpunkt zu wählen, der möglichst weit von der Achse entfernt liegt.

Bewegungsübergang	Winkel	MW [°]	SD [°]	Min. [°]	Max. [°]
Stand → Lumbalflexion	φ	**1,7**	**0,9**	**0,4**	**4,3**
	α	0,8	0,8	0	3,6
	β	0,6	0,5	0	1,7
	γ	1,1	0,8	0,1	3,8
Stand → Lumbalextension	φ	**1,3**	**0,7**	**0,2**	**3,1**
	α	0,7	0,6	0	2,3
	β	0,4	0,5	0	2,0
	γ	0,9	0,6	0	2,9
Stand → Einbeinstand	φ	**1,5**	**0,9**	**0,3**	**5**
	α	0,8	0,7	0	3,1
	β	0,5	0,4	0	1,7
	γ	1,0	0,8	0,1	4,4

Tabelle II.3
Zusammenfassung der Ergebnisse der Studie von Jacob und Kissling (1995)
φ ... Rotationsamplitude um die helikoidale Achse
α ... Rotationskomponente um eine kranio-kaudale Achse
β ... Rotationskomponente um eine sagittale Achse
γ ... Rotationskomponente um eine transversale Achse
MW ... Mittelwert
SD ... Standardabweichung
Min./Max. ... Minimal- und Maximalwerte

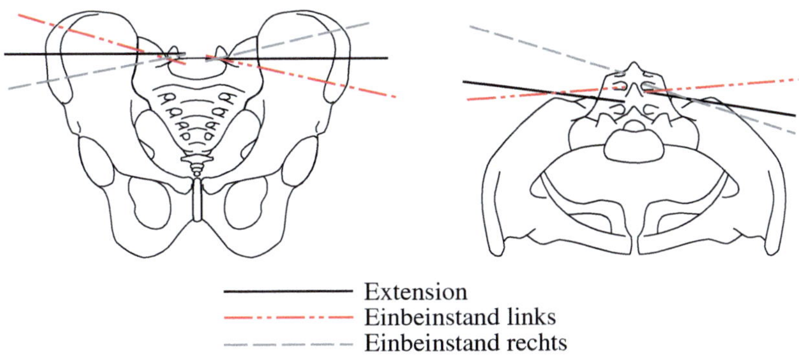

Abb. II.19
Räumliche Lage und Orientierung der helikoidalen Achsen für die Bewegungen der Ilia in Relation zum Sacrum während Extension sowie linkem und rechtem Einbeinstand. Es sind die Projektionen der Achsen in die Frontal-, Sagittal- und Transversalebene gezeigt (nach Jacob & Kissling, 1995).

Smidt et al. (1995) untersuchten die Kinematik der Iliosakralgelenke von 32 gesunden Probanden (15 Männer, 17 Frauen) mit einem mittleren Alter von 26 ± 4 Jahren in reziproken Schreitstellungen.

Für die Messungen befand sich der Proband in einer Vorrichtung, die eine Fixation von Rumpf und Füßen in der erwünschten Position ermöglicht. Über ein dreidimensionales Digitalisierungsgerät (*Metrecom®; Faro Medical Technologies*) wurden die räumlichen Koordinaten der Spina iliaca anterior superior (SIAS) und posterior superior (SIPS) jeweils im normalen Stand und in der rechten und linken Schreitstellung bestimmt. Als Schreitstellung wurde jene Position für die Messung verwendet, die 90% der maximal möglichen Position betrug.

Für die Bewegungen zwischen den beiden Ilia wurden zwischen linker und rechter Schreitposition 9 ± 6,5° in der Sagittalebene (α) und 5 ± 3,9° in der Transversalebene (β) gemessen.

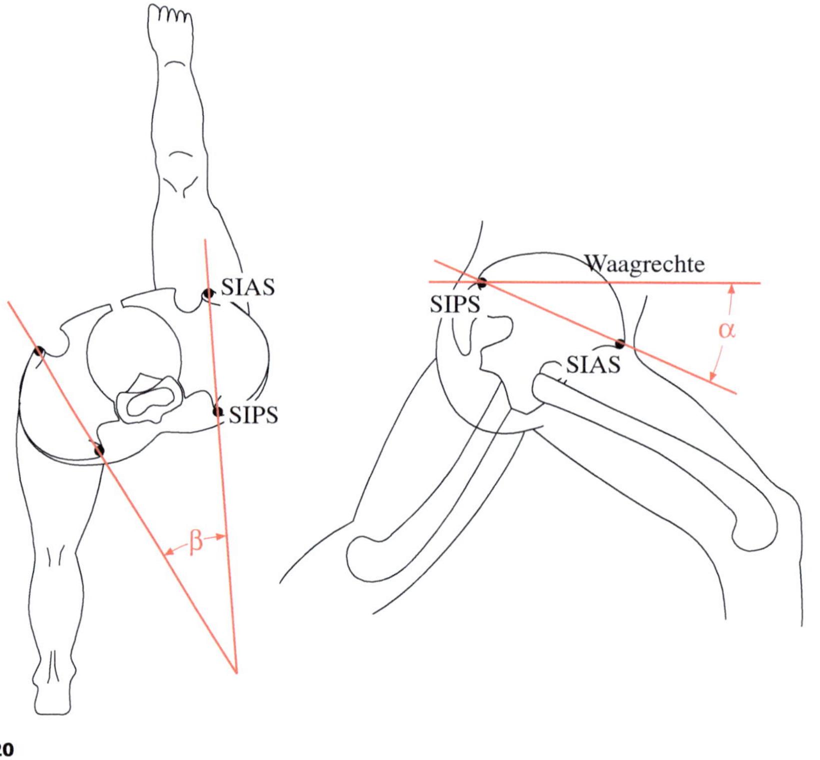

Abb. II.20
Bestimmung der Rotation des linken und rechten Iliums in der Schreitstellung über Bestimmung der Raumkoordinaten der Spina iliaca anterior superior (SIAS) und der Spina iliaca posterior superior (SIPS). Für die relativen Bewegungen zwischen den beiden Ilia zueinander wurden in der Sagittalebene die Veränderungen des Winkels α gemessen, in der Transversalebene die Veränderungen des Winkels β. Diese Abbildung zeigt eine Schreitposition rechts (nach Smidt et al., 1995).

Ein interessantes Detail dieser Studie besteht darin, dass die beobachteten Veränderungen der Hüftbeine nicht immer der jeweils zu erwartenden weiterlaufenden Bewegung vom Hüftgelenk her entsprachen. Normalerweise würde man annehmen, dass eine Hüftextension zu einer Kontranutation (entspricht einem Ilium anterior) des ipsilateralen Iliums führen würde und umgekehrt. Demnach müsste sich in der Schreitstellung das Ilium des anterioren Beines in Nutation bewegen, das Ilium des posterioren Beines in Kontranutation. Nach Angabe der Autoren war dies aber nur bei 12 von 32 Probanden der Fall. Bei 8 verhielt es sich genau umgekehrt. Bei 14 Probanden bewegten sich beide Ilia in beiden Schreitstellungen in dieselbe Richtung.

Die Amplituden für das gesamte Becken betrugen zwischen Stand und Schreitstellung im Mittel 11° Anteversion, 17° Innenrotation (in Bezug zum vorderen Bein) und 4,5° Lateralflexion (Absinken zur Seite des hinteren Beines).

Decupere (2000) verfolgte eine ähnliche Methode wie Smidt et al. Es wurden 28 asymptomatische Probanden mit einem mittleren Alter von 22 ± 2,1 mittels einer neuen Version des *Metrecom*® Digitalisierungsapparates (*Faro Medical Technologies, Lake Mary, FL, USA*) in reziproken Schreitpositionen vermessen. In Neutralstellung wurde die Beckenposition über einen Winkel definiert, der von folgenden Geraden eingeschlossen wird: die Horizontale und eine Gerade, die durch die Spinae iliacae anteriores und posteriores verläuft.

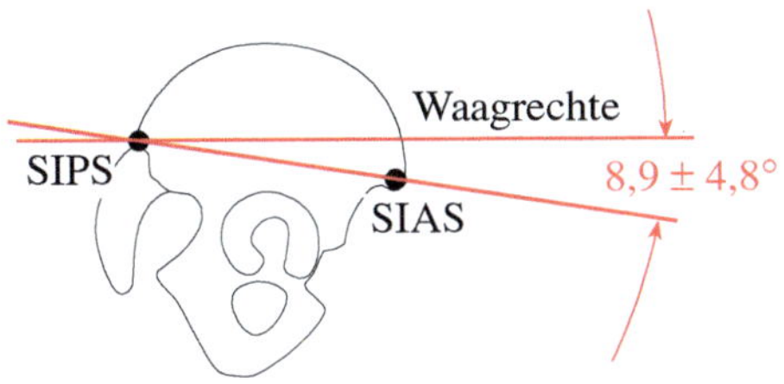

Abb. II.21
Winkel, der von der Verbindungsgeraden SIPS – SIAS mit der Horizontalen eingeschlossen wird. Dieser Winkel ist beim rechten Ilium etwas größer, es steht somit in leichter Anteversion.

Dieser Winkel betrug im Mittel 8,9 ± 4,8° (siehe Abb. II.21). Das rechte Ilium stand mehr in Anteversion als das linke (9,4 ± 4,9°, bzw. 8,4 ± 4,8°; p = 0,0286). In beiden Schreitpositionen kam es zu einer Anteversion des gesamten Beckens von ca. 8,0°. Tabelle II.4 auf Seite 164 zeigt die jeweiligen Veränderungen.

Die Anteversion der Beckenhälfte des posterior stehenden Beines fiel jeweils größer aus. Die Amplitude der beiden Ilia in der Sagittalebene betrug 4,1 ± 1,9°. Bei diesem Wert ist zu bedenken, dass es sich um die Mobilität beider Iliosakralgelenke handelt, was für ein Gelenk eine Amplitude von ca. 2° ergeben würde. Dies entspricht in etwa anderen Studien, deren Messaufwand bedeutend höher und invasiver war. Die Größe der Standardabweichung lässt jedoch auf größere Ungenauigkeiten in der Messmethode schließen, als dies beim Einsatz radiostereometrischer Methoden der Fall wäre.

	Neutral	Re	Li
Ilium links	8,3	16,2	15,9
Ilium rechts	9,4	14,6	18,4
Mittelwert	8,9	15,4	17,1

Tabelle II.4
Gemessene Werte (Mittelwerte in [°]) für die Veränderung des Winkels, der von der Horizontalen und der Verbindung SIPS-SIAS eingeschlossen wird während der rechten (Re) und linken (Li) Schreitposition im Vergleich zur Neutralstellung. In der rechten Schreitposition steht das rechte Bein vorne und umgekehrt.

In den Studien von Smidt et al. (1995) und Decupere (2000) werden erstmals palpatorische Referenzpunkte bestimmt, die anschließend mit einem Digitalisationsgerät dreidimensional vermessen werden. Dies bedeutet, dass hier von vornherein eine große Fehlerquelle in Kauf genommen wird, die eigentlich die Möglichkeit jeder weiteren Schlussfolgerung ausschließt. Um aber trotzdem zu einem aussagekräftigeren Resultat zu kommen, werden die palpatorisch bestimmten Punkte bis zu 40-mal vermessen. Da man annehmen kann, dass der Messfehler randomisiert einmal größer und einmal kleiner ist, liegt der errechnete Mittelwert mit einer gewissen Wahrscheinlichkeit dem richtigen Punkt sehr nahe.

Sturesson et al. (2000a) analysierten ebenfalls reziproke Schreitstellungen. Die Bewegungen wurden mit der radiostereometrischen Methode analysiert.

Es wurden 6 symptomatische weibliche Probanden im Alter zwischen 28 und 35 Jahren vermessen. Als Referenzpunkte wurden 0,8 mm Tantalum-Kügelchen in beide Ilia nahe dem Iliosakralgelenk eingebracht. Neben der Schreitposition wurden folgende weitere Stellungen untersucht:

- Stand
- Rückenlage
- Bauchlage mit Extension in linkem bzw. rechtem Hüftgelenk.

Das Sacrum wurde als Referenz für die Bewegungen der beiden Ilia angenommen.

Die Autoren beschreiben Rotationen in den einzelnen Raumebenen und um eine helikoidale Achse. Für die Bewegungen zwischen den beiden Ilia zwischen den beiden Schreitpositionen werden für die helikoidale Rotation im Mittel 2,0° (1,3°–2,4°) angegeben. Tabelle II.5 auf Seite 165 gibt eine Übersicht über die gemessenen Rotationsamplituden der Ilia in den drei Raumebenen und um eine helikoidale Achse.

Aus den entsprechenden Mittelwerten ist zu ersehen, dass es beim Wechsel zwischen den Schreitstellungen zu entgegengesetzten Rotationen zwischen den beiden Ilia um die transversale Achse (x-Achse) kommt. Die Drehrichtung entspricht dabei der jeweiligen Hüftgelenkbewegung.

Achse	Ilium	1 → 2*	2 → 3*	2 → 4*	5 → 6*
x	Links	–1,1	1,7	1,8	–1,0
	Rechts	–1,1	1,5	1,3	0,9
y	Links	0,7	–0,1	–0,2	0,3
	Rechts	0,2	–0,8	–0,7	0,4
z	Links	–0,3	–0,4	0,1	–0,5
	Rechts	0,3	–0,5	–0,4	–0,4
Helikoidal	**Links**	**1,4**	**1,9**	**1,9**	**1,3**
	Rechts	**1,2**	**1,8**	**1,7**	**1,2**

Tabelle II.5
Zusammenfassung der Ergebnisse der Studie von Sturesson et al. (2000a)
* Alle Werte sind Mittelwerte [°]
Positives Vorzeichen:
Rotation um die x-Achse → Kontranutation
Rotation um die y-Achse → Rotation rechts
Rotation um die z-Achse → Lateralflexion links

x ... Transversale Achse
y ... Kranio-kaudale Achse
z ... Anterior-posteriore Achse

1 – Rückenlage
2 – Stand
3 – Bauchlage mit Extension des linken Hüftgelenks
4 – Bauchlage mit Extension des rechten Hüftgelenks
5 – Schreitposition mit rechtem Bein vorne
6 – Schreitposition mit linkem Bein vorne

Sturesson et al. (2000b) analysierten in einer anderen Studie den *Rücklauftest*, der auch als *Gillet-Test* oder als *Standing-Hip-Flexion-Test* bekannt ist, mittels radiostereometrischer Methode. 22 Patienten (18 Frauen, 4 Männer) mit einem Alter von 19 bis 45 Jahren wurden untersucht. Die Autoren fanden einen Mittelwert für die Rotationsamplitude um die helikoidale Achse von 0,6°. Die Drehrichtung lief für gewöhnlich nach posterior, bei einigen Patienten aber auch nach anterior. Beide Ilia drehten meistens in die gleiche Richtung. Die Autoren schließen daraus, dass der Rücklauftest nicht geeignet ist, um eine postulierte Beweglichkeitseinschränkung im Iliosakralgelenk manuell zu diagnostizieren.

Bussey et al. (2004) untersuchten die Mobilität der Ilia zwischen Bauchlage mit flektierten Knien und einer Stress-Position, in der ein Bein in Bauchlage im Hüftgelenk flektiert, abduziert und außenrotiert wurde. Die Autoren konnten mittels eines elektromagnetischen Messgerätes (*Polhemus Fastrack®*) eine Amplitude von ca. 3°–4° zwischen den beiden Ilia in der Transversalebene messen.

Gherman et al. (2000) führten eine radiologische Untersuchung der Veränderungen der Diameter conjugata an 37 Schwangeren jenseits der 37. Schwangerschaftswoche durch. Es konnten keine signifikanten Veränderungen der Diameter conjugata zwischen der gynäkologischen Untersuchungsposition (*Steinschnittlage*) und dem *McRoberts-Manöver*[18] gefunden werden. Es konnte eine Retroversion beider Ilia und eine Delordosierung auf dem Niveau L5/S1 festgestellt werden.

2.5.4 Synthese

Vergleicht man die Ergebnisse aus den verschiedenen experimentellen Studien, so kommt man zum Schluss, dass in den Iliosakralgelenken zwar Bewegung stattfindet, deren Amplitude jedoch klein ist. Deshalb ist es verständlich, dass lange Zeit angenommen wurde, in diesem Gelenk fänden unter physiologischen Bedingungen mit Ausnahme von Geburt und Schwangerschaft keine Bewegungen statt. Man sprach von Beanspruchungen. Nur mit größerem technischen Aufwand (z.B. radiostereometrische Methoden) wurde eine Messpräzision erreicht, die es ermöglichte, definitive Bewegungen zu ermitteln und zu beschreiben.

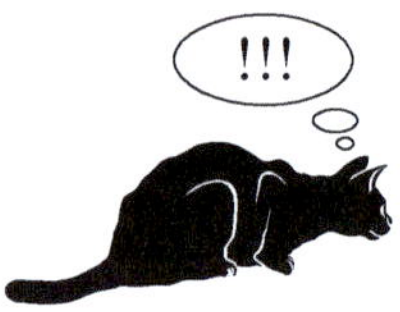

Zusammenfassend kann auf eine gesamte **Bewegungsamplitude von ca. 2°–4°** geschlossen werden. Hierbei ist auffallend, dass Arbeiten, welche die Radiostereometrie nach Selvik unter Einsatz von Tantalum-Markern verwenden, grundsätzlich geringere Amplituden ermitteln (Egund et al., 1978; Sturesson et al., 1989; Jacob & Kissling, 1995; Sturesson et al., 2000a, b). Aufgrund der hohen Präzision dieser Methode kann angenommen werden, dass bei anderen Methoden Messfehler zu höheren Amplituden führen (Lavignolle et al., 1975; Smidt et al., 1995; Decupere, 2000). Es ist interessant, dass in den genannten Arbeiten kaum signifikante Unterschiede zwischen Männern und Frauen, sowie zu Frauen, die bereits Geburten hinter sich hatten, gefunden werden konnten. Ergänzend sei in diesem Kontext noch die Arbeit von Tullberg et al. (1998) erwähnt. Diese Autoren konnten mittels der radiostereometrischen Methode keine Veränderung der Position des Sacrums im Hinblick auf das Ilium vor und nach einer Manipulation feststellen.

Schräg stehende, helikoidale Achsen, die auf einen dreidimensionalen Bewegungsablauf in diesem Gelenk hinweisen, wurden übereinstimmend beschrieben. Die Hauptkomponente läuft in der Sagittalebene ab, wie das bereits auch die frühen Arbeiten angenommen haben. Was die Achsenlokalisation betrifft, so kann davon ausgegangen werden, dass der Schnittpunkt der Achse mit der Sagittalebene posterior zum Sacrum, in etwa im Bereich der posterioren Ligamente und der Tuberositas iliaca liegt.

Es gibt keine gemeinsame Achse für beide Gelenke, d.h. das Sacrum kann sich nicht frei zwischen beiden Ilia bewegen. Kommt es zu einer Bewe-

18 Es handelt sich um eine Hyperflexion bei gleichzeitiger Abduktion beider Hüftgelenke. Dieses Manöver wird bei der Geburt angewendet.

gung in einem Gelenk, so muss eine Bewegung im anderen Gelenk stattfinden. Falls sich das Sacrum bewegt, so muss es zu einer Bewegung zwischen beiden Ilia kommen. Es handelt sich um eine **kinematisch geschlossene Kette**.

„Schräge" Scharniere

Die **geschlossene kinematische Kette** der Gelenke des Beckens lässt sich an folgendem kleinen Gedankenexperiment illustrieren, in dem das Sacrum als Türe betrachtet wird, die über zwei Scharniere (die beiden Iliosakralgelenke) mit der Wand (das übrige Becken) verbunden ist. Die Scharniere einer Türe sind normalerweise so angebracht, dass sie eine einzige Achse definieren. Es ist dies die Achse, um die die Türe rotieren kann. Stellen wir uns vor, dass jemand[19] eine besondere Türe konstruiert, um eine Person auf eine etwas unkonventionelle Weise am Verlassen eines Raumes zu hindern: Er schlägt die Türe mittels zwei Scharnieren an, die schräg angebracht sind und somit keine gemeinsame Achse definieren. Jedes der Scharniere legt seine eigen Achse fest, und die Türe lässt sich nun nicht mehr so einfach öffnen. Der Gefangene hat nun zwei Möglichkeiten. Er kann die Türe zwischen den Scharnieren in zwei Hälften schneiden. Jede Türhälfte kann nun ihre eigene Bewegung je nach Achsenorientierung ausführen. Übertragen wir dies auf das Becken, so würde das bedeuten, dass das Sacrum in zwei Hälften geteilt oder einer großen Deformation unterliegen würde. Dies wäre z.B. in Bezug auf die geforderte Stabilität im Becken ungünstig. Eine andere Variante bestünde darin, aus der Wand, an der die Scharniere fixiert sind, zwei Elemente herauszuschneiden, von denen je eines mit einem der beiden Scharniere in Verbindung steht. Der Gefangene kann nun die Tür öffnen. Die beiden Wandelemente bewegen sich in Folge um die von den Scharnieren definierten Achsen, während die Türe geöffnet wird. Die Wandelemente würden in unserem Fall den beiden Hüftbeinen entsprechen, die je einer schrägen Achse folgen. Sie führen jene Bewegungskomponenten aus, die das Sacrum (die Türe) nicht ausführt.

Neben definitiven **Ankylosierungen** kann auch, wie im Falle einer symptomatischen Testperson in der Studie von Jacob & Kissling (1995), **Hypermobilität** bei diesem Gelenk nicht ausgeschlossen werden. Es wurde in diesem Fall eine 3- bis 4-mal höhere Amplitude gefunden. Die Studie führt jedoch nicht aus, aufgrund welcher Parameter oder Tests, wenn überhaupt, die Hypermobilität vor der Messung definiert wurde. Andererseits konnten Sturesson et al. (1989) im Seitenvergleich keine Differenz zwischen symptomatischen und asymptomatischen Gelenken feststellen.

Wird die Belastung größer, wie z.B. beim Stehen oder im Einbeinstand, so verringern sich die Amplituden. Es kann daraus geschlossen werden, dass es bei entsprechender Belastung zur Verriegelung des Gelenks kommt,

19 Vorausgesetzt, dieser Jemand kennt die Prinzipien der 3-D-Kinematik.

was durch muskuläre Einflüsse noch verstärkt werden könnte. Dies entspricht dem **Selbst-Verriegelungs-Mechanismus** (engl.: *self-locking* oder *self-bracing mechanism*), der von Vleeming et al. (1990a,b) und Snijders et al. (1993a,b) beschrieben wurde. Im Hinblick auf dieses Modell werden der M. transversus abdominis, der mittlere Teil des M. obliquus abdominis internus, der M. piriformis und die Kokzygealmuskulatur als Verriegler diskutiert. Richardson et al. (2002) konnten in diesem Zusammenhang bei einer Aktivität des M. transversus abdominis feststellen, dass die Übertragung von Vibrationen vom Ilium zum Sacrum verbessert ist, was auf eine Verriegelung des Iliosakralgelenks hindeutet.

In diesem Zusammenhang wäre ergänzend noch das **theoretische Modell nach Kapandji (1985)** zu erwähnen. In diesem Modell kommt es während der Nutationsbewegung des Sacrums zu einer Rotation der beiden Hüftbeine, die eine zusätzliche Bewegungskomponente ausdrückt. Dies führt zu einer Lateralisierung der beiden Tuber ischiadici und einer Medialisierung der beiden Cristae iliacae.

Implizit wird aber in diesem Modell angenommen, die Achsen würden symmetrisch zueinander stehen. Dies ist, wie die kinematischen Analysen gezeigt haben, nicht der Fall und könnte schon z.B. in der Asymmetrie der Gelenkflächen begründet sein.

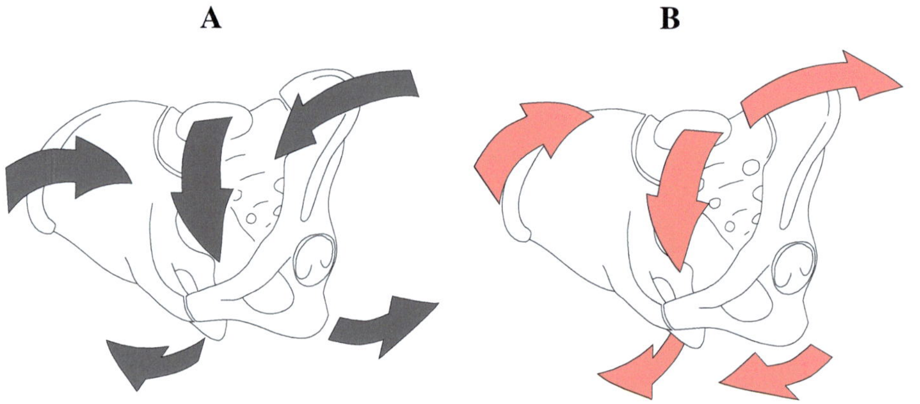

Abb. II.22
Abbildung **A** zeigt eine symmetrische Nutationsbewegung der Elemente des Beckengürtels, wie sie von Kapandji (1985) beschrieben wird.

Abbildung **B** zeigt eine mögliche Variante einer asymmetrischen Nutationsbewegung des Beckens. Da die Achsen für jedes Gelenk verschieden sind, führt jedes Ilium bei einer Nutationsbewegung des Sacrums andere Komponenten aus. Es ist anzunehmen, dass diese Bewegungen von Individuum zu Individuum variieren.

3 Das Pubisgelenk

3.1 Gelenkflächen

Die Form der Gelenkflächen ist oval, wie in Abb. II.23 schematisiert. Die beiden Gelenkflächen stehen nicht exakt parallel zueinander, sondern bilden einen nach anterior offenen Winkel. Sie sind mit einer 1–2 mm dicken hyalinen Knorpelschicht überdeckt. Dazwischen befindet sich der Discus interpubicus, der in den meisten Fällen einen Hohlraum (*Cavitas symphysialis*) aufweist. Das Vorhandensein dieses Hohlraumes (ca. ab dem 1. Lebensjahr) und von hyalinem Knorpel legt die Annahme nahe, dass es sich bei diesem Gelenktyp um eine **Amphiarthrose** und nicht, wie oft angenommen, um eine *Symphyse* handelt.

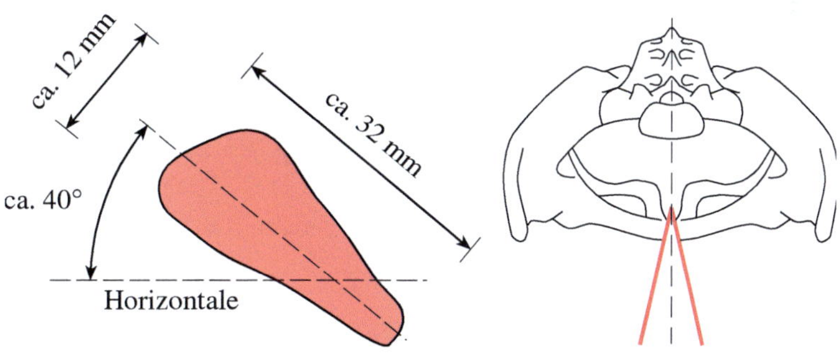

Abb. II.23
Ausrichtung und Größe der Gelenkflächen des Pubisgelenks (Symphysis pubica).

3.2 Ligamente

Es lassen sich zwei Gruppen von Ligamenten unterscheiden (siehe Abb. II.24 auf Seite 170):

- Das *Lig. interosseum* (*Discus interpubicus*) (**A**)
  Es handelt sich um einen Faserknorpel, der den Gelenkraum in der Peripherie ausfüllt und dadurch im Zentrum einen Hohlraum formt (*Cavitas symphysialis*) (**B**).
- Die peripheren Ligamente
  – Posterior handelt es sich eher um faseriges Gewebe, als um ein definitives Band.
  – Superior liegt das *Lig. pubicum superius* (**C**). Es stellt einen ziemlich dicken und starken Bandzug dar.
  – Inferior verläuft das *Lig. arcuatum pubis* (**D**). Dieses Band ist sehr kräftig und füllt die Spitze des Schambeinwinkels aus.

- Anterior besteht die ligamentäre Verstärkung des Pubisgelenks aus den Ausläufern der Sehnen folgender Muskeln:
  Von oben:
  M. rectus abdominis (1)
  M. pyramidalis (2)
  M. obliquus abdominis externus – Crus mediale (3)
  Von unten:
  M. adductor longus (4)
  M. gracilis (5).

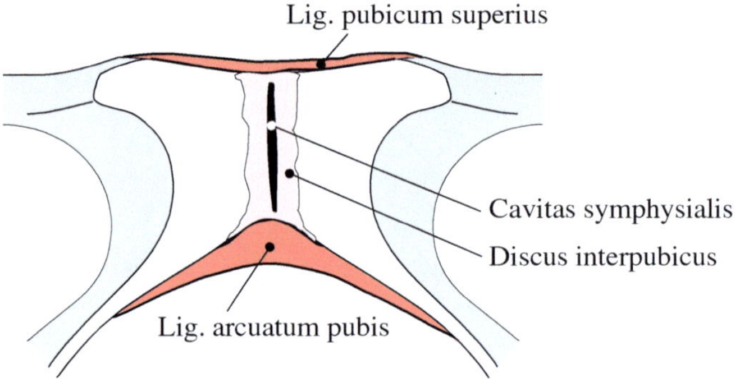

Abb. II.24
Schematischer Schnitt durch das Pubisgelenk mit Darstellung des Discus interpubicus.

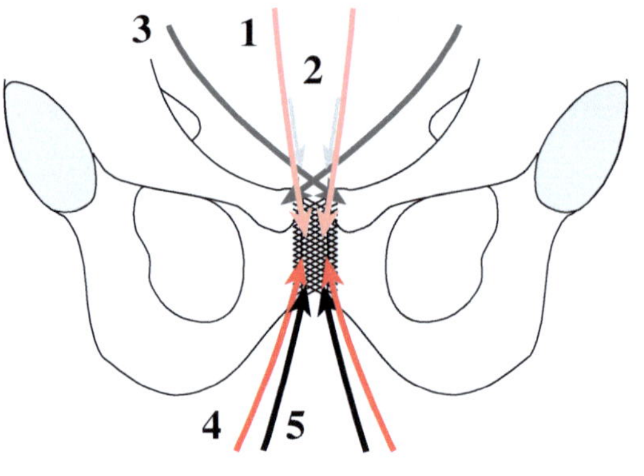

Abb. II.25
Schematische Darstellung jener Muskeln, deren Sehnen den ventralen Bandapparat des Pubisgelenks bilden.

1 ... M. rectus abdominis
2 ... M. pyramidalis
3 ... M. obliquus abdominis externus – Crus mediale
4 ... M. adductor longus
5 ... M. gracilis

Betrachtet man eine solche anatomische Anordnung, bei der die Insertionsbereiche von Sehnen und Bändern ineinander verschmelzen, so ist es verständlich, dass in manchen klinischen Fällen eine klare Differenzierung zwischen Gelenkschmerzen (in diesem Fall *Pubalgie*), einer *Tendopathie* oder einer *Insertionstendopathie*[20] schwierig sein kann.

3.3 Bewegungen

Es gibt kaum kinematische Studien zu diesem Gelenk. Um fragliche Instabilitäten des Pubisgelenks abzuklären, wurden von Chamberlain (1932) zwei anterior-posteriore Röntgenaufnahmen des linken und rechten Einbeinstandes verglichen. Eine kranio-kaudale Translationsamplitude bis zu 2 mm wird von Chamberlain als normal angesehen, was darüber hinausgeht, als Instabilität betrachtet. Dieses Kriterium wurde später von Hagen (1974) bis auf 5 mm hinaufgesetzt. Dieselbe Bewegung wurde von Pitkin (1937) als eine Rotation mit einer Amplitude von ca. 5,5° beschrieben, deren Achse im posterioren Bereich des Iliosakralgelenks liegt.

Walheim et al. (1984a) haben anhand von 4 Präparaten und 15 asymptomatischen Probanden die Bewegung in diesem Gelenk mit ziemlich hoher Präzision bestimmt: Es wurde mit einer elektromechanischen Methode gearbeitet, welche die Bewegungen zwischen zwei parallelen Metallstiften, die auf jeder Seite des Gelenks in den oberen Teil des Os pubis eingebracht wurden, misst. Als Messinstrument diente eine Art elektromagnetisch gekoppelte Schublehre, die sehr geringe Distanzveränderungen bestimmen kann. Zwei solcher Apparate wurden pro Ebene benutzt, um die Translations- und Rotationskomponente in der jeweiligen Ebene zu bestimmen. Die Autoren kamen zu folgenden Resultaten (Angaben in Mittelwerten):

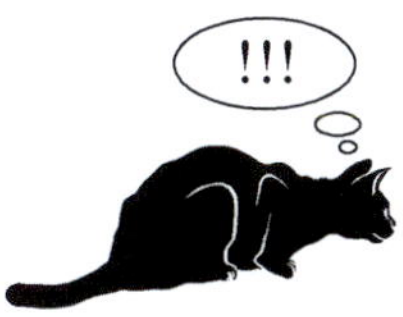

- Die Amplitude kranio-kaudaler Translationen war bei Männern 1,0 mm, bei Frauen 1,6 mm. Es handelte sich aber um eine statistisch nicht signifikante Differenz.
- Die mediale-laterale Translation betrug 0,5 mm bei Männern, 0,9 mm bei Frauen. Die Differenz war signifikant ($p<0{,}025$).
- Anterior-posteriore Bewegungen konnten in einer Größenordnung von unter 1 mm gefunden werden und ergaben keine signifikanten geschlechtsspezifischen Unterschiede.
- Rotationen in der frontalen und sagittalen Ebene lagen unter 1,5°.

Zusammenfassend lässt sich sagen, dass die Hauptbewegung nach dieser Untersuchung in einer kranio-kaudalen Translation besteht und dass bis auf eine Ausnahme keine Unterschiede in der Mobilität zwischen Männern und Frauen bestehen.

20 *Insertionstendopathien* werden auch als *Enthesiopathien* bezeichnet.

Walheim et al. (1984b) untersuchten in einer Folgestudie 15 Patienten mit Schmerzen in einem oder mehreren Beckengelenken mit derselben Methode. Die Autoren wollten damit der Frage nachgehen, ob aufgrund verschiedener klinischer Zeichen auf eine Instabilität des Beckens geschlossen werden kann, die über eine erhöhte Mobilität des Pubisgelenks verifizierbar wäre.

Unter den Probanden waren drei Männer und zwölf Frauen im Alter von 20 bis 54 Jahren. Bei sieben Frauen hatten die Beschwerden *post partum* begonnen. Beinahe alle Patienten gaben Schmerzen im Bereich der Symphyse, in der Inguinalregion sowie in einem der Iliosakralgelenke an und klagten über Ischialgien. Palpatorisch konnten bei den meisten Verhärtungen über der Symphyse, in der Inguinalregion und über einem Iliosakralgelenk festgestellt werden. Radiologisch zeigten fast alle Patienten Veränderungen in den Iliosakralgelenken.

Im Vergleich zu der vorangegangenen Untersuchung an 15 gesunden Probanden konnten nur bei zwei Patienten deutlich erhöhte Amplituden in der kranio-kaudalen Translation gefunden werden (eine Frau mit 7 mm und ein Mann mit 10 mm). Diese Ergebnisse legen nahe, dass der klinische Befund einer „Beckeninstabilität" nur in wenigen Fällen mit einer erhöhten Mobilität der Symphyse korreliert. Interessant war jedoch die deutliche Häufung positiver radiologischer Befunde für das Iliosakralgelenk. Damen et al. (2002) konnten diesbezüglich keine signifikante Korrelation zwischen schwangerschaftsbedingten Beckenschmerzen und einer möglicherweise größeren Mobilität des Beckenringes finden.

Die meisten Dysfunktionen dieses Gelenks findet man wohl nach der Entbindung. Die Morbiditätsrate würde zwischen 1 : 300 und 1 : 30 000 liegen (Lindsey et al., 1988). Bjorklund et al. (1999) finden keine signifikante Korrelation zwischen dem Schweregrad der Beschwerden und radiologisch als auch mit Ultraschall feststellbaren Diastasen. Tortora und Grabovski (1994) geben an, dass die Dehnbarkeit kollagener Strukturen im Bereich des Pubisgelenks im letzten Schwangerschaftsab-

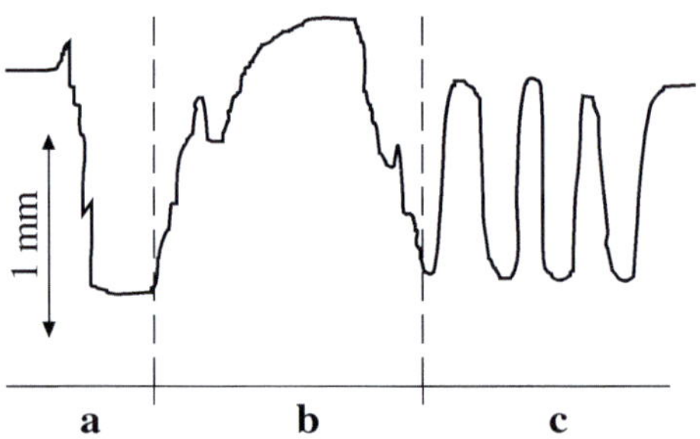

Abb. II.26
Translatorische Bewegungsausschläge im Pubisgelenk in kranio-kaudaler Richtung während das linken (**a**) und rechten (**b**) Einbeinstandes, sowie während des Ganges (**c**). Nach Walheim et al. (1984a).

schnitt zunimmt. Diese Autoren führen das vor allem auf den Anstieg der *Progesteron*-Konzentration im Blut zurück. Dies könnte im Zusammenhang mit dem Prämenstruellen Syndrom von Interesse sein, da die Progesteronkonzentration am Ende des Zyklus wieder abnimmt. Albert et al. (1997) konnten an insgesamt 910 Frauen in der 33. Schwangerschaftswoche keinen signifikanten Einfluss der *Relaxin*-Konzentration auf Beschwerden im Becken-Bereich feststellen.

3.4 Beanspruchung

Modell nach Kapandji

Siehe dazu Abb. II.27 A. Für Kapandji (1985) arbeitet das Pubisgelenk im Zweibeinstand in Kompression. Dieses Modell entspricht einer sehr statischen Funktion. Bei Bewegung oder bereits im Einbeinstand sind die Beanspruchungen wohl anders.

Modell nach Pauwels

Siehe dazu Abb. II.27 B. Pauwels (1979) hat in einer ersten Annäherung das Becken während des Zweibeinstandes mit einem Balken verglichen, der auf zwei Pfeilern liegt. Die im Zentrum aufliegende Kraft bewirkt eine Deformation des Balkens und somit das Auftreten von Druckkräften an seiner Oberseite und von Zugkräften an seiner Unterseite.

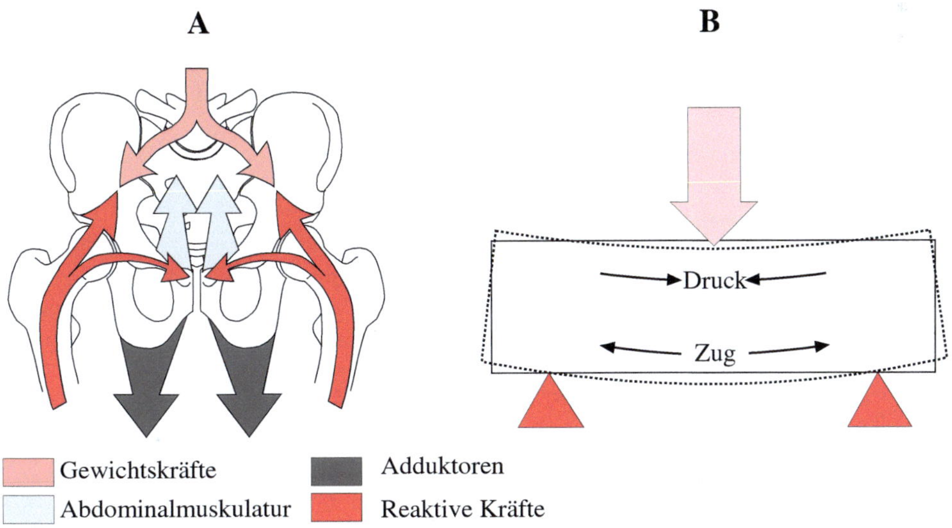

Abb. II.27
Modell nach Kapandji (**A**) und Modell nach Pauwels (**B**) für die Beanspruchungen des Pubisgelenks im Zweibeinstand.

Dieses äußerst vereinfachte Modell würde die Annahme nahe legen, dass Zugbeanspruchungen im Pubisgelenk vorherrschen. Pauwels schließt aber nicht aus, dass das Gelenk auch unter Druck beansprucht wird. Er führt in diesem Zusammenhang aus, dass wahrscheinlich im Rahmen diverser Aktivitäten der obere Anteil des Gelenks öfter Druck-, der untere Anteil öfter Zugkräften ausgesetzt ist, was die überaus kräftige Ausprägung des Lig. arcuatum pubis im Schambeinwinkel erklären würde.

Wie die Bewegungsuntersuchungen von Walheim et al. (1984a) und Smidt et al. (1995) zeigen, ist eine Zugbeanspruchung des Gelenks im Einbeinstand sehr wahrscheinlich, da es, bedingt durch die beschriebenen Bewegungen der Ilia zu einem Auseinanderweichen der beiden Schambeine und zu kranio-kaudalen Scherbewegungen kommt.

Muskuläre Stabilisationsfaktoren

Neben der ligamentären Stabilisation müssen auch muskuläre Stabilisationskräfte für das Pubisgelenk berücksichtigt werden. Es handelt sich um die bereist erwähnten Muskeln, deren quer verlaufende Sehnenausläufer den ventralen Bandapparat verstärken (siehe Abb. II.25 auf Seite 170). Weiterhin können der M. transversus abdominis und eventuell die Beckenbodenmuskulatur in diesem Zusammenhang erwähnt werden.

Sieht man das Gelenk nicht isoliert, sondern bringt es in einen größeren anatomischen Kontext, so kann man erkennen, dass Kräfte von der unteren Extremität direkt zur Bauchmuskulatur geleitet werden. Dies ist in Abb. II.27 A angedeutet. Der kaudale Zug der Adduktoren könnte durch den kranialen Zug der Bauchmuskulatur neutralisiert werden. Die Kräfte würden über eine Sehnen-Knochen-Sehnen-Kette weitergeleitet werden. Das Gelenk würde somit weniger belastet werden.

4 Das Sakrokokzygealgelenk

4.1 Gelenkflächen

Es handelt sich bei diesem Gelenk wiederum um eine **Amphiarthrose**. Das Fasergewebe, das beide Knochen verbindet, stellt ein Relikt des Diskus dar. Die Form der Gelenkflächen an der Apex ossis sacri und an der Basis des ersten Kokzygealwirbels ist elliptisch mit einem großen transversalen und einem kleinen sagittalen Durchmesser. Die sakrale Gelenkfläche ist eher konvex, die kokzygeale eher konkav (siehe Abb. II.28 auf Seite 175).

4.2 Ligamente

Innerhalb der Ligamente kann man ein zentrales *Lig. interosseum* (das Relikt des Diskus) und periphere Bänder unterscheiden. Letztere kann man in eine posteriore, laterale und anteriore Gruppe aufteilen. Die einzelnen Gruppen können aufgrund unterschiedlicher Insertionsbereiche in einzelne Bandzüge zerlegt werden, was aber vom funktionellen Standpunkt aus kaum von Belang ist.

Es handelt sich um ein Bandsystem, das eine kontinuierliche Faserschicht darstellt, in die Fasern des Lig. sacrospinale und kaudale Anteile des Lig. sacrotuberale einstrahlen. Zentral posterior befinden sich noch die letzten Ansätze der Dura mater spinalis. Das Lig. sacrococcygeum ventrale und das Lig. sacrococcygeum dorsale prof. stellen eine Fortsetzung des vorderen und hinteren Längsbandes dar (siehe Abb. II.28).

4.3 Bewegungen

In der Sagittalebene

Die Bewegungen des Sakrokokzygealgelenks werden gewöhnlich in der Sagittalebene beschrieben, aber kaum benannt. Wir schlagen vor, die Flexion als jene Bewegung zu definieren, während der die Spitze das Os coccygis nach anterior wandert (siehe Abb. II.29). Dies stellt somit eine Ausnahme zur Richtungsbezeichnung in der übrigen Wirbelsäule und für das Sacrum dar.

In der Studie von Rondas (1994) wurde die Mobilität des Steißbeins an 14 Freiwilligen im Alter zwischen 18 und 29 Jahren untersucht. Um die Bewegungen nicht durch zusätzliche Kräfte zu verfälschen, wurden die Testpersonen auf eine *Klosettbrille* gesetzt. In dieser Position wurden drei Röntgenaufnahmen gemacht:

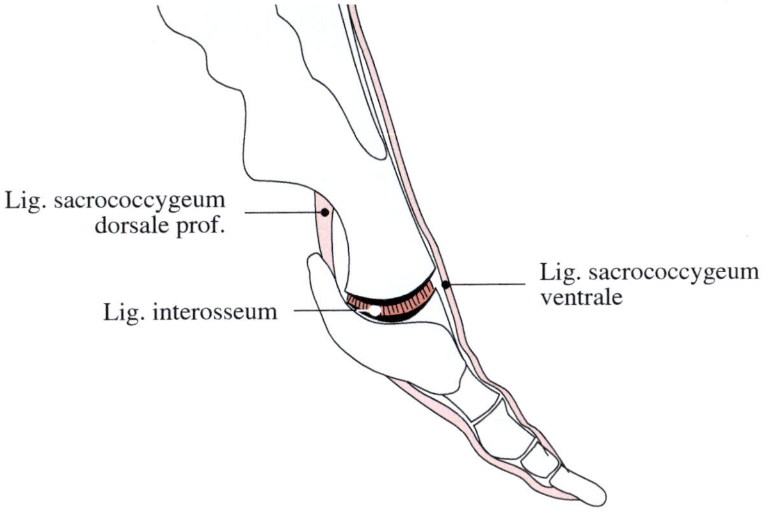

Abb. II.28
Schema des sakrokokzygealen Gelenks mit den tief liegenden Bandstrukturen.

- In Neutralstellung
- Während eines Valsalva-Manövers mit möglichst entspannter Beckenbodenmuskulatur. Dies führt zu einer Extensionsbewegung.
- Mit aktiver Anspannung der Beckenbodenmuskulatur. Dies entspricht einer Flexionsbewegung.

Die Mittelwerte der gemessenen Bewegungsausschläge können der folgenden Tabelle entnommen werden:

	Kontraktion (Flexion)	Valsalva (Extension)	Gesamt
Mittelwert	8,2	6,1	15,4
Standardabweichung	7,7	8,0	11,1

Tabelle II.6
Amplituden des Sakrokokzygealgelenks (Mittelwerte in [°])

Dieses Resultat deutet an, dass die Flexionskomponente größer ist als die Extension. Dies ist unter anderem methodologisch erklärbar. Bei den meisten Testpersonen konnte eine deutliche Bewegung zwischen den einzelnen Kokzygealwirbeln festgestellt werden. Mangels Referenzpunkten wurde kein Versuch unternommen, die jeweiligen interkokzygealen Bewegungsamplituden zu bestimmen.

In der Frontalebene

Über die Bewegungen in der Frontalebene liegen unseres Wissens nach keine Untersuchungen vor. Man kann annehmen, dass, falls vorhanden, Bewegungen sehr klein sind, da die lateralen Bänder einen ziemlich guten Hebelarm über die Cornua coccygeae laterales besitzen.

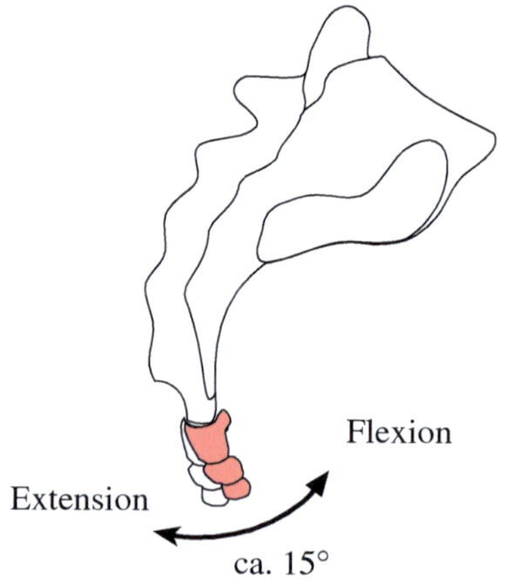

Abb. II.29
Richtung der Flexionsbewegung des Steißbeins. Die Spitze verlagert sich nach anterior.

5 Die Lenden-Becken-Schere

Wie schon in der Einleitung dieses Kapitels angedeutet wurde, kann man den lumbosakralen Übergang sowie auch die beiden Hüftgelenke im biomechanischen Sinn nicht vom Becken trennen. Im Modell der Funktionseinheit der *Lenden-Becken-Schere*, die als ein wichtiges Stoßdämpfersystem des Körpers betrachtet werden kann, kommt dies zu voller Geltung.

5.1 In der Sagittalebene

Die Lenden-Becken-Schere wird grundsätzlich in der Sagittalebene beschrieben. Dies erscheint auch vor allem deshalb sinnvoll, weil die Hauptbewegung der Iliosakralgelenke in dieser Ebene abläuft. Sie setzt sich aus einem knöchernen Hebelsystem, bestehend aus Os sacrum und Os coxae, aus deren gelenkiger Verbindung, dem Iliosakralgelenk und aus einem passiven (Bänder) und aktiven (Muskeln) Federungssystem zusammen (siehe Abb. II.30).

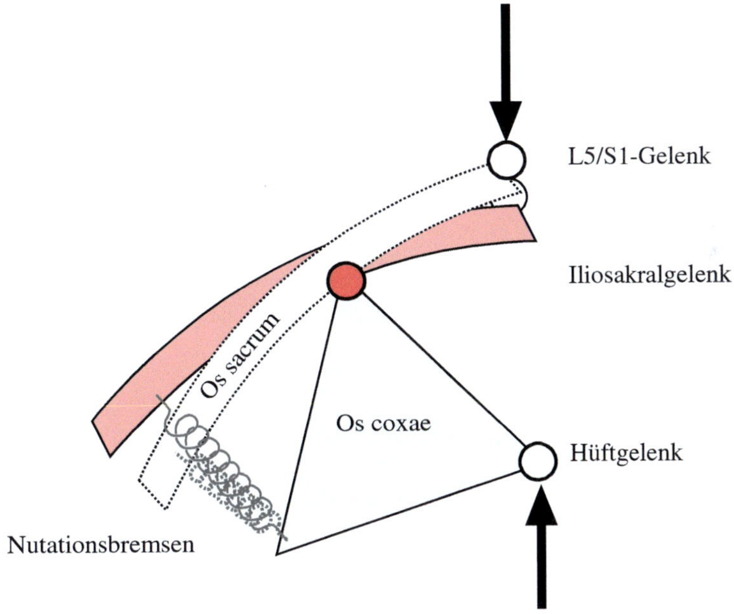

Abb. II.30
Schema des Modells der Lenden-Becken-Schere in der Sagittalebene:
- Die beiden Hebelelemente Os sacrum und Os coxae.
- Die gelenkigen Verbindungen Iliosakralgelenk, Hüftgelenk und L5/S1-Gelenk.
- Das Federungssystem der Nutationsbremsen.
- Die auf das System einwirkenden Kräfte (die Gewichtskraft über das L5/S1-Gelenk und die reaktive Kraft über das Hüftgelenk).

Dieses Stoßdämpfersystem ist nur möglich, wenn es Bewegungen im Iliosakralgelenk gibt, selbst wenn diese minimal sind. Wird das Gelenk verriegelt, so ist dieses Modell hinfällig.

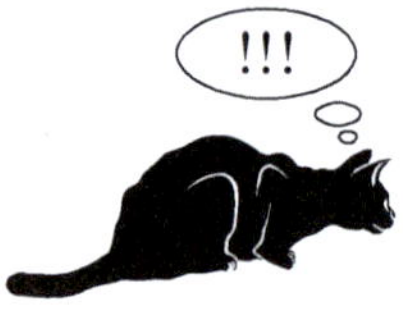

Dieses Modell geht davon aus, dass die im aufrechten Stand auf Sacrum und Coxofemoralgelenk einwirkenden Kräfte eine Nutation aufgrund beider Hebelarme bewirken. Dies konnte auch durch vergleichende Bewegungsanalysen von Rückenlage und Stand experimentell wiederholt bestätigt werden (siehe dazu Sturesson et al., 1989, 2000a, b). Diese Nutationsbewegung wird durch das Lig. sacrotuberale und das Lig. sacrospinale gebremst. Die beiden bilateral angeordneten Ligamente stellen damit passive Nutationsbremsen dar. Wegen der Größe ihrer Hebelarme kann man annehmen, dass es sich um die wichtigsten Bremsen handelt, was das Vorhandensein anderer Bremsen aber nicht ausschließt. Dass die Bänder des Hüftgelenks eine passive Nutationsbremse des Hüftbeins darstellen, ist unwahrscheinlich. Um eine Bremswirkung über diese Bänder zu entfalten, müsste eigentlich eine volle Extension der Hüfte stattfinden.

Als aktive Nutationsbremsen können folgende Muskeln vorgeschlagen werden: die Hüftflexoren, der M. piriformis und teilweise die Beckenbodenmuskulatur (siehe Abb. II.31).

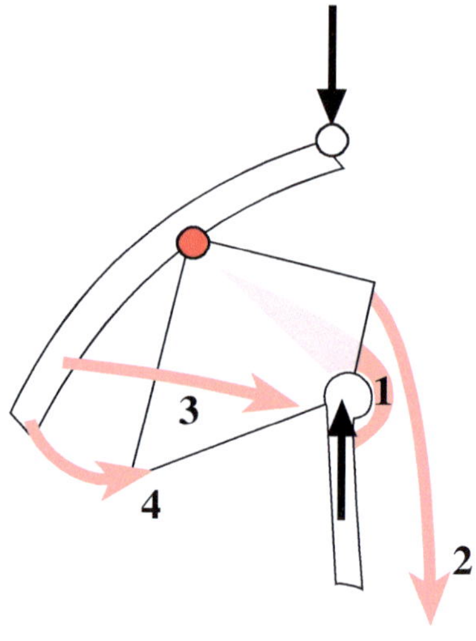

Abb. II.31
Schematische Darstellung der aktiven Nutationsbremsen:
1 ... M. iliacus
2 ... M. rectus femoris, M. tensor fasciae latae, M. sartorius
3 ... M. piriformis
4 ... Beckenbodenmuskulatur

Aus Abb. II.32 kann man ableiten, dass der M. psoas major eventuell auch eine Nutationsbremse für das Os coxae darstellt. Andererseits aber bringt er ein Flexionsmoment sowohl in die Lendenwirbelsäule als auch in den lumbosakralen Übergang, was wiederum in Bezug auf die Bremsfunktion ungünstig ist, da er auf das Sacrum im Sinne einer Nutation wirkt. Dies wäre ein gutes Beispiel für die Notwendigkeit, den M. psoas (major und minor) und den M. iliacus funktionell zu trennen und nicht von einem M. iliopsoas zu sprechen.

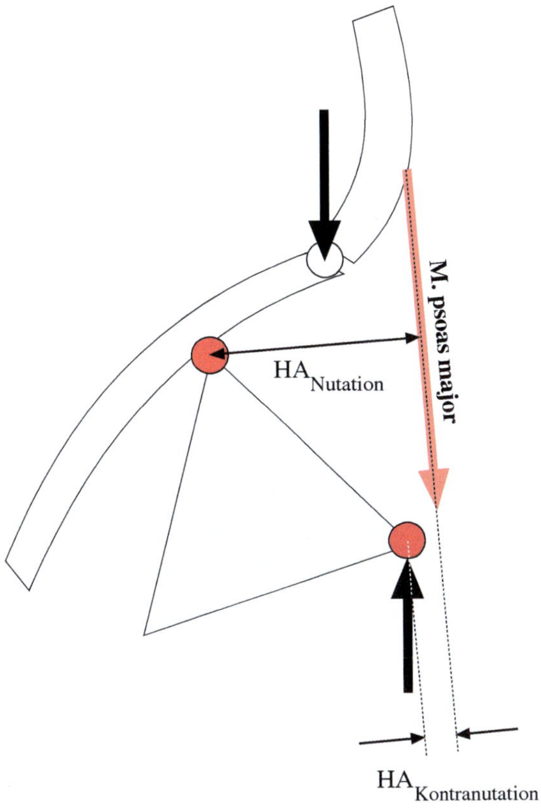

Abb. II.32
Das Schema einer vereinfachten Analyse der Drehmomente des M. psoas major. Der M. psoas major kann zwar das Ilium in Kontranutation bringen ($HA_{Kontranutation}$) und damit als Nutationsbremse fungieren, die überwiegenden Anteile wirken jedoch im Sinne einer Nutation auf das Sacrum ($HA_{Nutation}$).

5.2 In der Frontalebene

*) Siehe dazu Punkt 5.1 auf Seite 202

Dieses System kann auch in der Frontalebene beschrieben werden, sofern man den Einbeinstand berücksichtigt. Es handelt sich hier eigentlich um das klassische *Gleichgewichtsmodell für das Hüftgelenk**, dem man das Sakroiliakalgelenk hinzufügt. Sowohl die bloße Existenz der Ligg. sacroiliaca interossea als auch deren kräftige Ausprägung und kraniale Lage im Bezug zum Gelenk könnten Hinweise für die Berechtigung dieses Modells sein. Darüber hinaus konnten Miller et al. (1987) *In-vitro*-Bewegungen des Iliosakralgelenks in der Frontalebene bestimmen.

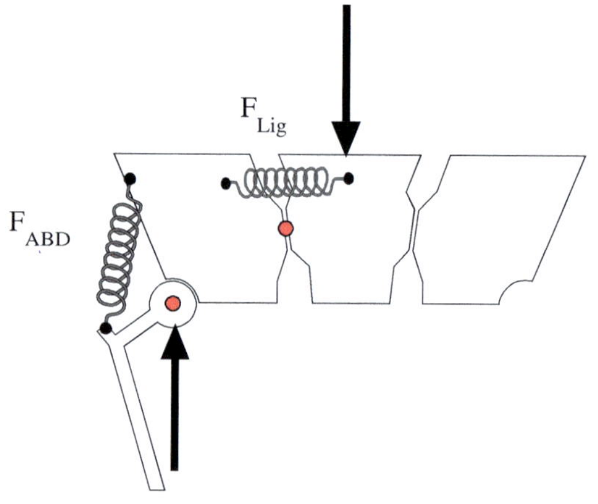

Abb. II.33
Schema des Modells der Lenden-Becken-Schere in der Frontalebene. Die Gewichtskraft wirkt auf das System im Sinne einer Adduktionsbewegung. Diese wird durch die Hüftabduktoren (F_{ABD}) – wie im Gleichgewichtsmodell für das Hüftgelenk im Einbeinstand beschrieben (Punkt 5.1 auf Seite 202) – und die Ligg. sacroiliaca interossea (F_{Lig}) gebremst.

5.3 In der Transversalebene

Theoretisch könnte man die Lenden-Becken-Schere ebenfalls in dieser Ebene analysieren. Im Zweibeinstand kann angenommen werden, dass durch bilaterale Kontraktion des M. piriformis eine Außenrotation des Femurs induziert wird. Dieser Außenrotation wirkt die innenrotatorische Komponente des Stoßdämpfersystems des unteren Sprunggelenks entgegen. Dies ist deshalb der Fall, weil das untere Sprunggelenk bei Belastung in Eversion dreht, was eine Innenrotation des Unterschenkels bewirkt. Schaltet man rotatorische Kompensationen auf Höhe des Kniegelenks aus, so könnte diese Innenrotation durch die Außenrotation auf Höhe des Hüftgelenks gebremst werden.

Da beide Rotationssysteme entgegengesetzte Wirkrichtungen haben, kann die untere Extremität als ein Stoßdämpfersystem beschrieben werden, das ähnlich einer *Drehstabfederung* funktioniert.

5.4 Epilog

Der Ansatz eines Analyseversuchs der Lenden-Becken-Schere könnte im Hinblick auf die Zusammenarbeit verschiedener Stoßdämpfersysteme des Körpers um folgende Schlüsse erweitert werden:

- Dem außenrotatorischen Moment des M. piriformis als Teil des Funktionsmechanismus der Lenden-Becken-Schere in der Transversalebene steuern wiederum die innenrotatorisch arbeitenden Anteile des M. gluteus medius entgegen, der in Bezug auf die Lenden-Becken-Schere als Abduktor in der Frontalebene und als Beuger in Bezug auf die Sagittalebene wirkt.
- In dieser Funktion wird der M. gluteus medius vom M. tensor fasciae latae unterstützt, dessen Vorteil jedoch darin besteht, dass er auch weiter distal seine antagonistische Wirkung zum varisierenden und flektierenden Moment im Kniegelenk ausübt.
- Das Kniegelenk seinerseits besitzt ein sehr gutes Stoßdämpfersystem in der Wechselwirkung zwischen dem durch die Gewichtskraft induzierten Flexionsmoment und dem entgegewirkenden Extensionsmoment des M. quadriceps femoris.
- Kommt es zu einer Beugebewegung im Kniegelenk, so zieht dies eine assoziierte Bewegung im Sinne einer Innenrotation der Tibia in Relation zum Femur nach sich. Diese Nebenbewegung scheint auch darin ihre Begründung zu haben, dass das Femur durch den M. piriformis nach außen, die Tibia durch das untere Sprunggelenk nach innen rotiert wird.

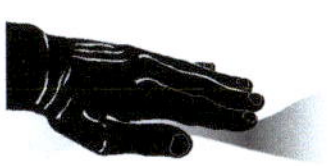

Diese theoretischen Konklusionen zeigen, dass Beckenfunktionen mit Knie und Fuß in engem Zusammenhang stehen können. Dies kann folglich einen Versuch darstellen, biomechanische Überlegungen in einen mehr holistischen Kontext zu bringen. Setzt man die Einflüsse nach kranial fort, so wird klar, dass das Gleichgewicht der Beckenregion auch von maßgeblicher Bedeutung für das Gleichgewicht der gesamten Wirbelsäule ist.

All das könnte den Schluss zulassen, das Becken nähme biomechanisch eine zentrale Stellung ein. Wir glauben jedoch, dass es sich im Falle des menschlichen Organismus um ein ganzheitliches Funktionssystem handelt, das am Fuß beginnt und „oben" endet. Es gibt in diesem System keinen effektiven Dirigenten. In diesem Sinne sind alle Mitspieler prinzipiell als gleichwertig zu betrachten. Das System ist demnach so gut wie sein schwächstes Glied.

Das Reduzieren der Interaktionen der systemkonstituierenden Teile auf stereotyp ablaufende Dysfunktionsmuster wäre eine problematische Vereinfachung einer prinzipiell komplexen und in seiner individuellen Entwicklung letztlich schwer vorhersehbaren Funktionsdynamik. Es handelt sich schlussendlich um einen nicht-prädikativen Determinismus.

Kapitel III Das Hüftgelenk

1 Anatomische Grundlagen

1.1 Entwicklung des Os coxae sowie des Acetabulums

Im 3.-7. Fetalmonat kann das Auftreten von drei Knochenkernen für *Os ilium, Os ischium* und *Os pubis* innerhalb des knorpeligen *Os coxae* im Bereich des Acetabulums beobachtet werden.

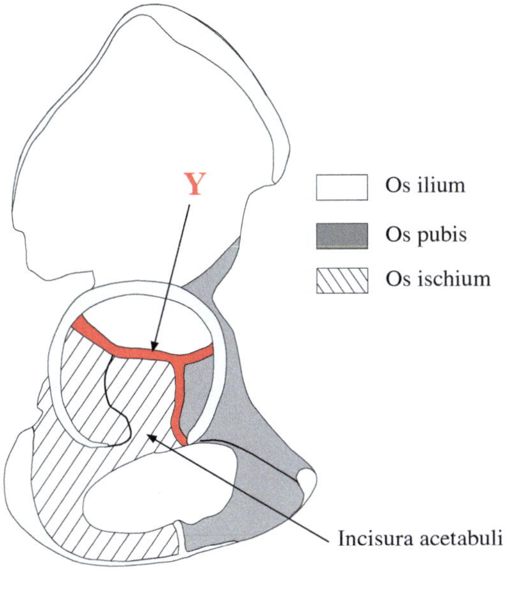

Abb. III.1
Dreiteiliger Aufbau des Os coxae mit der Y-förmigen Knorpelfuge. Alle drei Teile treffen sich im Acetabulum. Dies führt zur Bildung der Incisura acetabuli. Anterior und posterior bestehen auch Incisurae zwischen Ilium und Pubis bzw. Ilium und Ischium. Beide sind aber nur schwach ausgeprägt.

Alle drei Anteile des Hüftbeines treffen sich folglich im Acetabulum und sind durch drei Y-förmig angeordnete Knorpelfugen voneinander abgrenzbar. Während die peripheren Bereiche des Os coxae um das 6.–10. Lebensjahr verknöchern, verschmilzt der zentrale Abschnitt um das Acetabulum erst mit dem 13.–18. Lebensjahr. Die *Incisura acetabuli* stellt ein Relikt dieser Fusion dar. Der Knochen ist in diesem Bereich nicht so kräftig ausgeprägt. Er lässt gewisse Deformationen des Acetabulums bei Beanspruchung zu.

1.2 Die Form des Acetabulums und der Facies lunata

Der mit dem Femurkopf artikulierende, von hyalinem Knorpel überzogene Anteil des Acetabulums hat die Form eines Sichelmondes oder Hufeisens, dessen Öffnung nach anterior, inferior und lateral zeigt (auf die räumliche Ausrichtung wird in Punkt 2 auf Seite 189 näher eingegangen). Die kaudal liegende Unterbrechung der Knorpelfläche, die *Incisura acetabuli* (a) wird vom *Lig. transversum acetabuli* (b) überspannt, das an seiner Oberfläche mit Faserknorpel überzogen ist, wodurch sich eine annähernd kreisförmig geschlossene Form ergibt. Der unter dem Lig. transversum acetabuli entstehende Hiatus wird durch das *Lig. capitis femoris* (c) geschlossen, das dort auch inseriert. Oonishi et al. (1976) präzisieren für das Acetabulum eine ellipsoide Form mit dem großen Radius in annähernd kranio-kaudaler Richtung. Brown & Shaw (1983) und auch Eckstein et al. (1997) folgern, dass es sich nicht um eine kreisförmige Morphologie handelt.

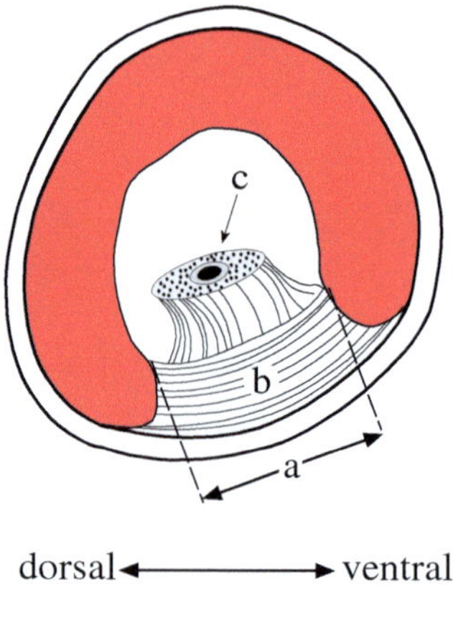

Abb. III.2
Überblick über die anatomischen Strukturen im Bereich der Hüftgelenkspfanne.
a ... Incisura acetabuli
b ... Lig. transversum acetabuli
c ... Lig. capitis femoris

Bei Beanspruchung wird die Facies lunata deformiert (Bay et al., 1997). Das Lig. transversum acetabuli unterliegt hierbei einer Längenveränderung von bis zu 3,7% (Löhe, 1996). Dies ist für Größe der Kontaktflächen und somit für die Druckverteilung im Gelenk relevant.

1.3 Das Labrum acetabulare

Das faserknorpelige *Labrum acetabulare* liegt ohne Unterbrechung als geschlossener Kreis um den Rand des Acetabulums. Es besteht vor allem aus Kollagen Typ I. Die Fasern verlaufen in konzentrischen Kreisen annähernd parallel zum Pfannenrand (Shibutani, 1988). Anordnung und Typ lassen den Rückschluss zu, dass das Labrum hauptsächlich unter Zugbeanspruchung steht. Das Gelenk wird dadurch hermetisch abgeschlossen. Nach Ferguson et al. (2000, 2003) könnte dies hydrostatische Druckbedingungen im Gelenk erzeugen. Dem Labrum kommt somit eine stabilisierende Funktion zu, was bereits die GEBRÜDER WEBER (1837) erwähnten. Beim Versuch, den Kopf aus der Pfanne zu ziehen, entsteht ein Unterdruck (Takechi et al. 1982). Unter normalen Bedingungen herrscht im Gelenk selbst kein Unterdruck. Eine wesentliche Funktion des hermetischen Abschlusses des Gelenkraumes durch das Labrum scheint jedoch darin zu bestehen, Synovialflüssigkeit im Gelenkspalt zu halten (Hlavacek, 2002). Ist diese Funktion reduziert, so könnte dies die Ursache für osteoarthritische Veränderungen darstellen.

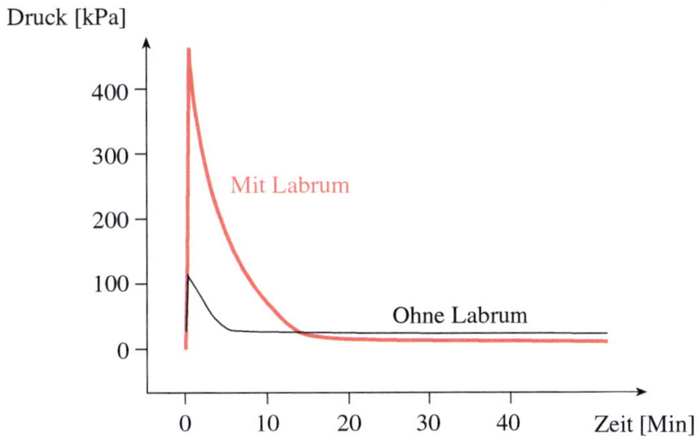

Abb. III.3
Diagramm des intraartikulären Druckanstiegs mit oder ohne Labrum acetabulare bei einer Belastung von 570 N (nach Ferguson, 2003). Ohne Labrum ist der Druckanstieg viel kleiner und dauert nicht so lange. Dies ist ungünstig, da Synovia aus dem Gelenkspalt gedrückt würde, was osteoarthritische Veränderungen begünstigen könnte.

Wird ein Druckausgleich ermöglicht, indem z.B. die Kapsel eröffnet wird, so lässt sich das Gelenk leichter dekoaptieren und sogar luxieren. Wingstrand et al. (1990) benötigten eine Zugkraft von ca. 200 N, um ein intaktes Gelenk am Präparat ca. 5 mm zu dekoaptieren. Kann Luft während des Traktionsvorganges einströmen, so können die Gelenkflächen ohne weiteren Kraftaufwand bis ca. 8 mm voneinander getrennt werden. Bei weiterer Dekoaptation werden die kapsulo-ligamentären Strukturen angespannt und erzeugen einen gewissen Widerstand. Wird derselbe Vorgang bei voll extendiertem Gelenk durchgeführt, so erschweren die kapsulo-ligamentären Strukturen die Dekoaptation, auch wenn Luft einströmen kann (siehe Abb. III.4).

Diese Resultate sind insbesonders in Bezug auf manuelle Techniken interessant. Berücksichtigt man zusätzlich jene Kräfte, die durch das muskuläre Gewebe in entspanntem Zustand verursacht werden, so kann nicht erwartet werden, dass es am Lebenden zu einer tatsächlichen Trennung der Gelenkflächen kommt. Eine Entlastung des Knorpels ist jedoch durchaus möglich.

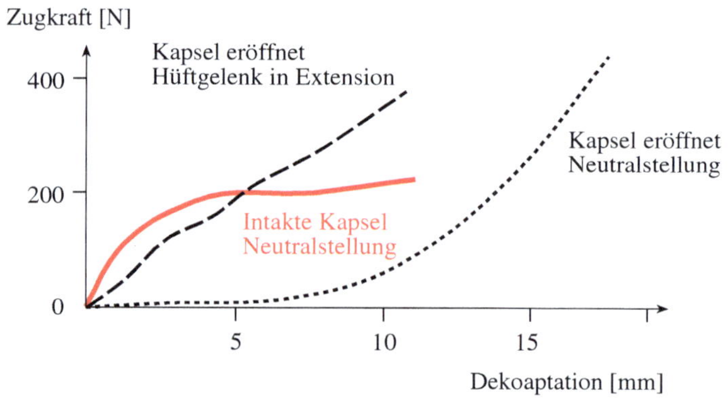

Abb. III.4
Darstellung der Traktionskräfte, die aufgebracht werden müssen, um das Hüftgelenk zu subluxieren (nach Wingstrand, 1990).

1.4 Die Form des Femurkopfes

In den meisten Lehrbüchern werden der Femurkopf und auch das Acetabulum als kugelförmig beschrieben. Oonishi (1976), Kurrat et al. (1978) und Menschik (1997) beschreiben aber eine Abweichung von der reinen Kugelform. Oonishi beschreibt das Caput femoris als ellipsoide Form, Menschik als **Konchoide** (Muschelform) (siehe dazu Abb. III.5 auf Seite 187).

Eine von der Kugelgeometrie abweichende Form bedingt spätestens bei Bewegungen eine **Inkongruenz**. Somit kann Synovia vermehrt zwischen die Gelenkflächen eindringen, was die Gleitfähigkeit im Gelenk und die Ernährung des Knorpels günstig beeinflusst.

An 12 Präparaten konnten Eckstein et al. (1997) einen Gelenkspalt unter gangähnlichen Belastungen nachweisen, der 0,75–2 mm je nach Individuum und Lage betrug. Bernd et al. (1996) konnten am Präparat mittels CT-Scan Verschiebungen des Femurkopfes im Acetabulum beobachten.

Das Vorhandensein eines solchen Spaltes könnte ein gewisses Gelenkspiel erlauben. Im manualtherapeutischen Kontext, speziell in der Osteopathie, könnte dies von Relevanz sein, da translatorische Verschiebungen des Femurkopfes im Acetabulum postuliert und als Dysfunktionen beschrieben werden.

1.5 Die Bänder des Hüftgelenks

Für das Hüftgelenk können sechs Bänder genannt werden (siehe dazu Abb. III.6 auf Seite 188):

- **Lig. transversum acetabuli**
  Dieses Band stellt, wie bereits erwähnt, eine faserknorpelige Überbrückung der Incisura acetabuli dar.
- **Lig. capitis femoris**
  Das Lig. capitis femoris umhüllt eine kleine Arterie (Endast des R. acetabularis der A. obturatoria bzw. der A. circumflexa femoris). Es spielt mechanisch keine Rolle, weil es an der Leiche oder intraoperativ, beim Versuch, den Kopf aus der Pfanne zu ziehen, keinen Widerstand bietet und schnell zerreißt. Ein solches Verhalten wird z.B. von Shatsillo & Ariel (1996) beschrieben.

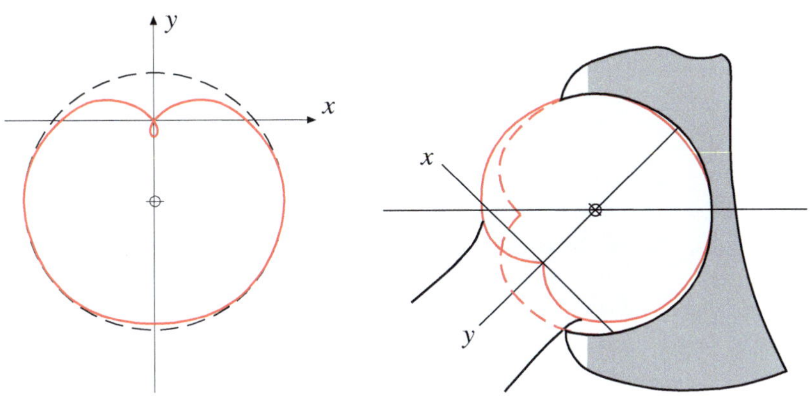

Abb. III.5
Hüftkopf und Acetabulum als Konchoiden dargestellt. Links ist die mathematische Konchoide zu sehen. Rechts ist der Gelenkspalt zu erkennen. Dieser entsteht durch die Rotation einer Konchoide gegenüber der anderen in Folge der nicht kreisförmigen Krümmung (nach Menschik, 1997).

- **Zona orbicularis**

  Die Zona orbicularis stellt eine ringförmig angelegte Kapselverstärkung dar, die um die engste Stelle des Collums läuft. Sie hält das Caput femoris ähnlich einem Knopfloch in der Pfanne.

- **Lig. iliofemorale**

  Dieses kräftige Band läuft V-förmig von der Spina iliaca ant. inf. weg zur Linea intertrochanterica. Es verläuft mit den Fasern des Querzuges kranial und mit den Fasern des Längszuges ventral vom Gelenk. Es bremst vor allem die Extension. Die kranial liegenden Fasern des Querzuges werden in maximaler Adduktion angespannt.

- **Lig. pubofemorale**

  Das pubofemorale Band liegt ventral und etwas kaudal zum Hüftgelenkszentrum. Es bremst die Extension, die Außenrotation und die Abduktion.

- **Lig. ischiofemorale**

  Das dorsal und leicht kranial zum Hüftgelenkszentrum liegende Lig. ischiofemorale wird in Extension, Innenrotation und teilweise in Adduktionsstellung angespannt.

Zusammenfassend ist für den Kapsel-Band-Apparat des Hüftgelenks festzustellen, dass er in Extension angespannt wird (siehe dazu auch Abb. III.21 auf Seite 211). In Neutralstellung, wie im normalen Stand, sind die Bänder entspannt. Es wird manchmal postuliert, man würde im Stehen in den Bändern des Hüftgelenks *„hängen"*. Unter diesen Umständen wäre aber eine weitere Extension des Gelenks, wie sie ja beim Gehen gebraucht wird, kaum mehr möglich. Übt die Schwerkraft ein Flexions-

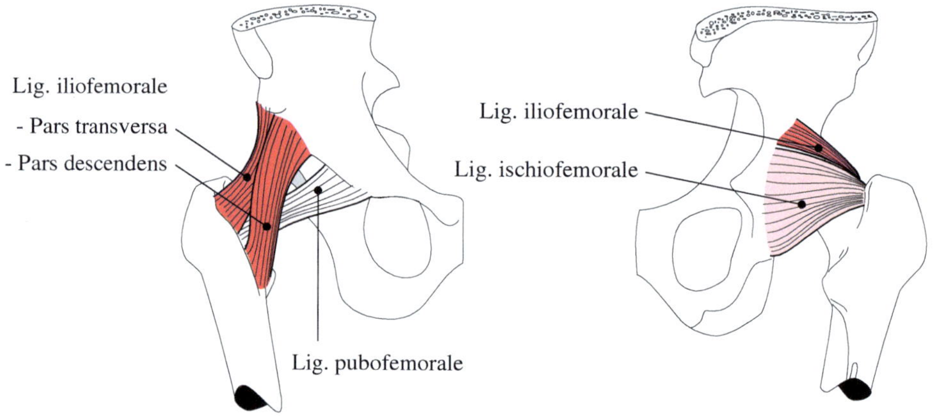

Abb. III.6
Bänder des Hüftgelenks von ventral (links) und dorsal (rechts). Das Lig. iliofemorale kann in zwei Faserbündel, die medial gelegene Pars descendens und die lateral gelegene Pars transversa zerlegt werden.

bzw. Extensionsmoment auf das Gelenk aus, so wird dieses durch Muskelkraft ausgeglichen. Man denke in diesem Zusammenhang besonders an die ischiokruralen Muskeln. Vrahas et al. (1990) fanden einen vernachlässigbaren Beitrag der passiven Strukturen beim Gehen und beim Treppaufwärts-Gehen.

2 Coxometrie

2.1 In der Frontalebene

Grundlage für die Bestimmung der funktionell relevanten Winkel des Hüftgelenks in der Frontalebene bildet eine a.-p.-Röntgenaufnahme des Gelenks im Stehen mit leicht innenrotiertem Femur. Die Innenrotation verhindert eine virtuelle Verzerrung des Femurhalses, der ja in Neutralstellung aufgrund des Anteversionswinkels aus der Frontalebene herausgedreht ist. Dies ermöglicht eine exakte Bestimmung des Collum-Diaphysen-Winkels.

Folgende Parameter können nach Arlet (1990) in einer solchen Aufnahme definiert werden (siehe dazu Abb. III.7 auf Seite 191):

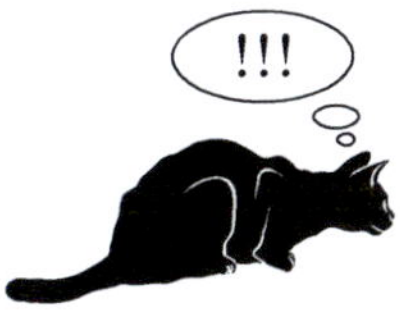

- **Der äußere Überdeckungswinkel** – *Wiberg-Winkel* (**WL**)

  Dieser Winkel wird durch eine Senkrechte durch das Hüftgelenkszentrum (**Z**) und eine Gerade durch den äußerst lateralen Punkt des Pfannendaches (**L**) und das Hüftgelenkszentrum (**CR**) gebildet. Er beträgt ca. 25°–30°. Genda et al. (2001) ermittelten einen Wert von 27,9 ± 7,1° für Frauen und 28,7 ± 7,8° für Männer. Der Unterschied ist nicht signifikant. Einen größeren Wert für diesen Winkel geben Brickmann et al. (1981) mit ca. 38° an.
- **Der innere Überdeckungswinkel** (**WM**)

  Der innere Überdeckungswinkel wird durch eine Senkrechte durch das Hüftgelenkszentrum (**Z**) sowie durch eine Gerade durch den äußerst medialen Punkt des Pfannendaches (**M**) und das Hüftgelenkszentrum (**Z**) gebildet. Er misst ca. 35°–40°.
- **Der Collum-Diaphysen-Winkel** – CD-Winkel (**CD**)

  Der CD-Winkel wird als jener Winkel definiert, den die Längsachse des Collum femoris mit der Längsachse der Femurdiaphyse einschließt. Er beträgt ca. 125°. Ist der CD-Winkel vergrößert, so spricht man von einer *Coxa valga*, eine Verkleinerung bezeichnet man als *Coxa vara*. Beide Varianten können zu einer Veränderung der Größe der Kontaktflächen und der Beanspruchungen führen.

- **Der Dachwinkel (WD)**

  Der Dachwinkel schließt eine Waagrechte durch den äußerst medialen Punkt des Pfannendaches (**M**) und eine Gerade durch den äußerst lateralen (**L**) und den äußerst medialen (**M**) Punkt des Pfannendaches ein. Er beträgt ca. 7° oder etwas mehr. Im Falle einer dysplastischen Hüfte ist dieser Winkel deutlich vergrößert.

- **Shenton-Menard-Linie (SML)**

  Die SML stellt einen gedachten Bogen vom Unterrand des Foramen obturatum zum medialen Rand des Collum femoris dar. Sie wird nur bei Kindern als Beurteilungskriterium herangezogen. Ist die SML unterbrochen, so gilt dies als Hinweis auf eine kongenitale Hüftluxation.

- **Medialer Abstand Acetabulum – Femurkopf (a)**

  Dieser Abstand beträgt in der Regel ca. 7 mm. Eine Verkleinerung der Distanz (**a**) gilt als Hinweis auf eine *protrusive Coxarthrose*.

- **Linea terminalis (LT)**

  Die Kontur der Linea terminalis kann ebenfalls als Hinweis auf das Vorhandensein einer protrusiven Coxarthrose verwendet werden, wenn diese, als Ausdruck einer osteogenen Adaptation auf vermehrte Belastung, im Bereich das Acetabulums eine konvexe Abweichung ($\mathbf{K_{LT}}$) aufweist.

- **Neigungswinkel des Acetabulums**

  Dieser Winkel gibt an, wie sehr das Acetabulum nach kaudal ausgerichtet ist. Er beträgt im Hinblick zur Senkrechten ca. 40°.

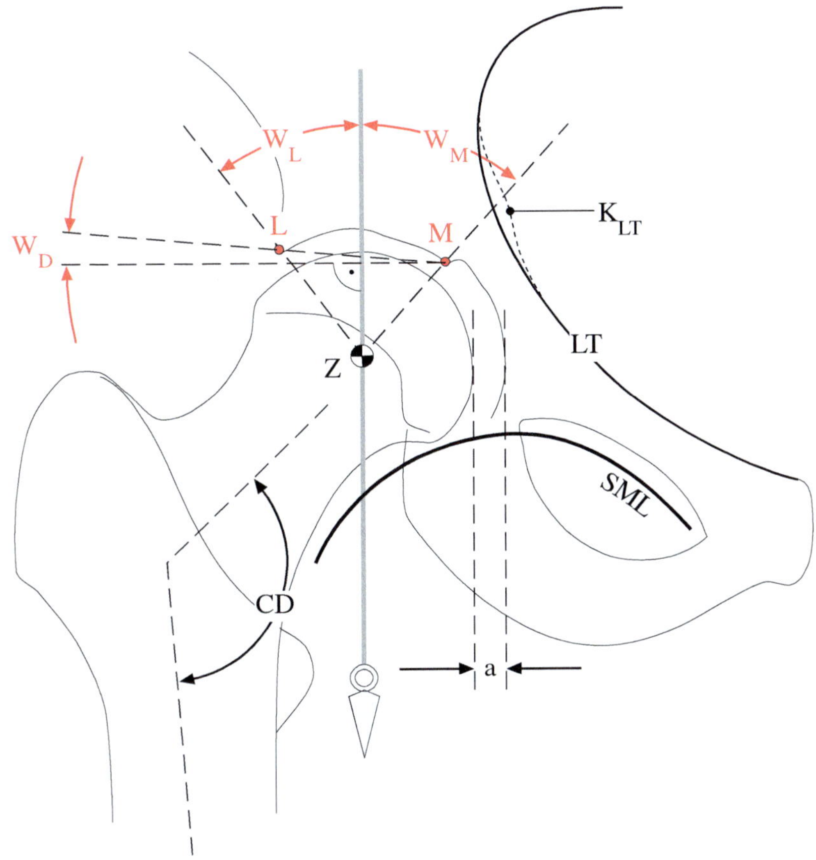

Abb. III.7
Coxometrische Beurteilungskriterien anhand einer Röntgenaufnahme mit anterior-posteriorem Strahlengang (modifiziert nach Arlet, 1990):

W_L ... Äußerer Überdeckungswinkel (Wiberg) – ca. 25°–30°
W_M ... Innerer Überdeckungswinkel – ca. 35°–40°
W_D ... Dachwinkel – < 10°
CD ... Collum-Diaphysen-Winkel – ca. 125°
L ... Lateraler Begrenzungspunkt des Pfannenerkers
M ... Medialer Begrenzungspunkt der Facies lunata
SML ... Shenton-Menard-Linie
LT ... Linea terminalis
K_{LT} ... Abweichung der LT in Folge einer protrusiven Coxarthrose
a ... Medialer Abstand Acetabulum-Caput femoris – ca. 7 mm
Z ... Hüftgelenkszentrum (ungefähre Lage des Rotationszentrums)

2.2 In der Sagittalebene

Zur Bestimmung der in der Sagittalebene relevanten Winkel muss radiologisch eine *„Falsche Profilaufnahme“* des Coxofemoralgelenks herangezogen werden. Hierfür muss der Strahlengang der Ausrichtung des Schenkelhalses entsprechen, d.h. die Längsachse des Schenkelhalses muss in die optische Achse genommen werden, um virtuelle Verzerrungen, die sonst durch den Anteversionswinkel auftreten würden, zu vermeiden.

- Vorderer Überdeckungswinkel (**W_A**)
  Dieser Winkel beträgt ca. 30°–35°. Er wird von der Senkrechten durch das Hüftgelenkszentrum (**Z**) sowie einer Geraden durch den anteriorsten (**A**) Punkt des Pfannendaches und das Hüftgelenkszentrum gebildet.
- Hinterer Überdeckungswinkel (**W_P**)
  Der hintere Überdeckungswinkel, gebildet von der Senkrechten durch das Hüftgelenkszentrum und einer Geraden durch den posterior/inferioren Endpunkt (P) des Acetabulums, beträgt über 90°.

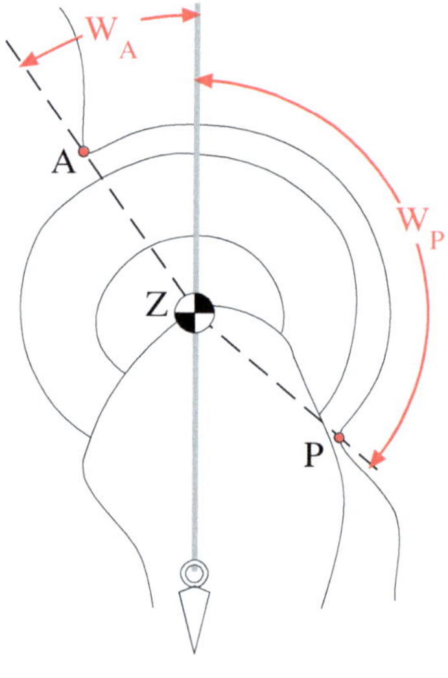

Abb. III.8
Beurteilung der Überdeckungswinkel des Hüftgelenks in der Sagittalebene anhand einer *„Falschen Profilaufnahme“*.

A ... Vorderste Begrenzung des Pfannendaches
P ... Hinterste Begrenzung des Acetabulums
Z ... Hüftgelenkszentrum
W_A ... Vorderer Überdeckungswinkel
W_P ... Hinterer Überdeckungswinkel

2.3 In der Transversalebene

2.3.1 Anteversionswinkel des Femurs

Der Anteversionswinkel (α in Abb. III.9) entsteht durch eine Torsion innerhalb der Femurdiaphyse. Er ist als jener Winkel definiert, um den der Schenkelhals nach ventral von der Frontalebene abweicht. Er beträgt beim Erwachsenen ca. 10°–15°. Er kann jedoch auch Null werden und sogar negative Werte annehmen (*Retroversion*).

Beim Neugeborenen beträgt der Anteversionswinkel ca. 30°–35°. Hinderaker et al. (1994) konnten eine Beziehung zur Geburtsposition feststellen. Kinder, die in Beckenendlage zur Welt kamen, wiesen einen um ca. 10° größeren Winkel auf, als Kinder, die in der Hinterhauptslage geboren wurden. Im Zuge der Knochenentwicklung reduziert sich dieser Winkel und erreicht in der Regel am Ende des Wachstums die oben genannten Werte.

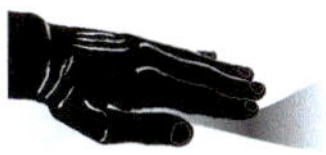

Eine insuffiziente Reduktion des Winkels im Rahmen der kindlichen Entwicklung stellt die häufigste Ursache für die Innenrotationsstellung des Beines beim Gehen dar (Dietz, 1994). Vom funktionellen Standpunkt aus gesehen ist das Kind zu dieser Position gezwungen, um die Möglichkeit einer Bewegung in die Außenrotation zu erhalten, die insbesondere am Übergang von der 2. in die 3. Standbeinphase notwendig ist. Andernfalls würde das Collum femoris posterior am Labrum acetabulare anstehen. Es handelt sich daher, bezogen auf das kindliche Hüftgelenk, eher um eine Nullstellung als um eine Innenrotation.

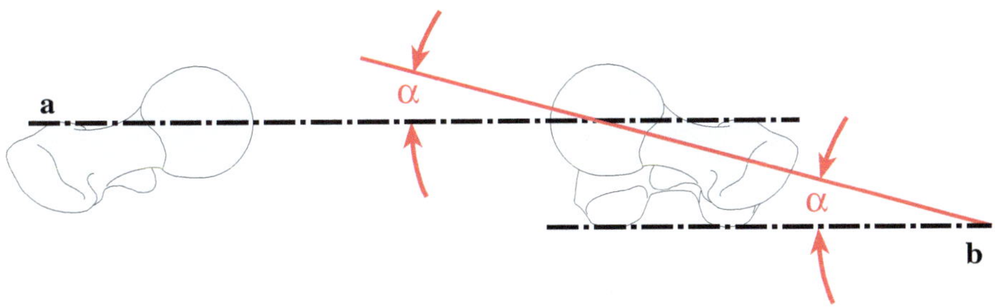

Abb. III.9
Der Anteversionswinkel (α) wird durch die Längsachse des Schenkelhalses und die Frontalebene gebildet. Diese kann entweder durch die beiden Hüftgelenkzentren (**a**), so z.B. im CT-Scan, oder retrokondylar (**b**), so z.B. auf dem isolierten Femur, definiert werden. Er beträgt beim Erwachsenen ca. 10°–15°.

Für die Reduktion des Anteversionswinkels können mehrere Modelle zur Diskussion gestellt werden:

- Durch die **Aktion des M. iliopsoas** (Sohier, 1974). Diese Theorie ist eher fragwürdig, weil dies bedeuten würde, dass die Torsion zwischen Trochanter major und minor stattfindet; sie findet jedoch in der Diaphyse statt.
- Durch die **Aktion der Hüftadduktoren** oder der **ischiokruralen Muskeln.**
- Durch das unterschiedliche **Drehmoment der Außen- und Innenrotatoren**. Bis zum 18. Lebensjahr haben die innenrotatorisch wirkenden Muskeln ein stärkeres Drehmoment als die Außenrotatoren. Danach kommt es zu einer Umkehr der Momentverhältnisse. Die funktionelle Bedeutung dieser Umkehr ist noch nicht geklärt.

2.3.2 Anteversionswinkel des Acetabulums

Der Anteversionswinkel des Acetabulums (β) ist jener Winkel, um den das Acetabulum nach ventral aus der Frontalebene herausgedreht ist. Er beträgt ca. 40°.

Er wird durch die Normale (a) auf die Verbindungslinie (b) des posterioren und anterioren Begrenzungspunktes des Acetabulums und die Frontalebene gebildet.

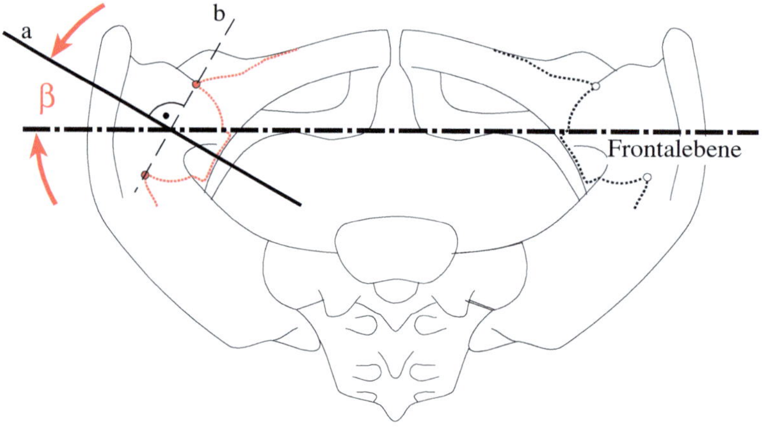

Abb. III.10
Der Anteversionswinkel des Acetabulums (β) wird durch die Gerade **a** und die Frontalebene definiert. Er beträgt ca. 40°. Dieser Winkel zeigt an, dass die Hüftgelenkspfanne nicht nach lateral, sondern leicht nach ventral orientiert ist.

3 Femurüberdeckung und mögliche klinische Konsequenzen

Das Ausmaß der Überdeckung bestimmt Stabilität bzw. **potentielle Instabilitäten** des Hüftgelenks. Es wird durch die Größe des **äußeren, inneren** und **vorderen Überdeckungswinkels** bestimmt (siehe Punkt 2 auf Seite 189) Da diese Winkel in Bezug zum Ilium definiert werden, kann eine Veränderung lediglich durch die Position des Hüftbeines beeinflusst werden, nicht aber durch die Femurkopfposition.

Eine Adduktionsstellung vom Becken aus verringert somit die äußere Überdeckung und vergrößert die innere. Dies könnte z.B. infolge einer Beinlängendifferenz der Fall sein. Bei Retroversion des Beckens kommt es zu einer Verkleinerung der vorderen Überdeckung, während die Anteversion diese vergrößert. Besonders in der Sagittalebene ist die Stabilität aufgrund der ungleichen Deckungsverhältnisse und der labilen Gleichgewichtssituation primär von der koordinativen Balance der muskulären Strukturen abhängig. Diese Aufgabe kommt vor allem den biartikulären Muskeln des Oberschenkels zu.

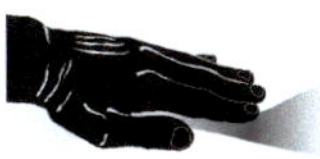

Von ihrer klinischen Bedeutung her lassen sich **drei kritische Winkel** erkennen. Es handelt sich um den äußeren, inneren und vorderen Überdeckungswinkel. Die Verkleinerung eines oder mehrerer dieser Winkel können als potentielle Instabilitäten beschrieben werden. Man spricht dann von einer potentiellen äußeren, inneren bzw. vorderen Instabilität.

Kommt es zu einer Reduktion der Kontaktflächen, so nimmt die äußere, innere bzw. vordere Bedeckung des Femurs ab. Dies kann zu einer zunehmenden Belastung des Gelenks führen. Klinisch kann eine solche Entwicklung in Form folgender zwei Manifestationen beschrieben werden:

- **Expulsive Coxarthrose**
- **Protrusive Coxarthrose.**

Dieses Klassifikationsschema leitet sich von funktionellen, beschreibenden Kriterien ab; im Unterschied dazu basiert die heute in der Orthopädie gängige Einteilung auf kausalen Kriterien, d.h. auf Pathologien, aus denen sich eine Coxarthrose entwickelt, wie:

- Kongenitale Hüftluxation
- Kongenitale Hüftdysplasie
- Epiphysiolyse
- Aseptische Knochennekrose
- Posttraumatisch
- Idiopathisch
- etc.

Im Rahmen konservativer manueller Behandlungsansätze erscheint die vorgeschlagene Einteilung in expulsive und protrusive Coxarthrose sinnvoll. Sie ermöglicht die Fundierung eines funktionelleren therapeutischen Zuganges. Beide Varianten führen klinisch zu einem Verlust von Extensions-, Innenrotations- und eventuell Abduktionsamplitude. Im Rahmen einer protrusiven Form kann auch die Flexion und unter Umständen die Außenrotation reduziert sein.

3.1 Expulsive Coxarthrose

Diese Form stellt die häufigste Variante dar. Ungefähr 95% aller Coxarthrosen können diesem Typus zugeordnet werden. Die **Verkleinerung des äußeren und vorderen Überdeckungswinkels** begünstigt die Entstehung dieser Form. Häufig kommt sie in Kombination mit einem vergrößerten CD-Winkel (>130°) im Sinne einer **Coxa valga** vor.

Folgende klinisch-funktionelle Zeichen können dieser Variante zugeschrieben werden:

- Antero-laterale potentielle Instabilität
- Reduktion der Extensionsamplitude
- Schmerzhaftigkeit und Einschränkung der endgradigen Flexion
- Verlust der Innenrotation
- Hypertone Außenrotatoren
- Verlust der Abduktion.

Es ist zu betonen, dass diese Aufzählung sehr schematisch ist. Oft sind die Symptome und Zeichen nicht so klar ausgeprägt bzw. teilweise fehlend.

3.2 Protrusive (penetrierende) Coxarthrose

Diese Form tritt viel seltener auf. Sie betrifft nur etwa 5% aller Coxarthrosen. Sie geht mit einer **Verkleinerung des inneren Überdeckungswinkels** einher und ist häufig mit einer **Coxa vara** kombiniert.

Die folgenden klinischen Zeichen können im Rahmen dieses Typus auftreten:

- Postero-mediale potentielle Instabilität
- Reduktion der Flexion
- Reduktion der Außenrotation
- Fibrose des M. iliacus.

4 Größe und Kongruenz der Kontaktflächen

4.1 Größe der Kontaktflächen

Bei einem mittleren Durchmesser des Femurkopfes von ca. 5 cm beträgt die Größe der Kontaktfläche in etwa 12 cm². Eckstein et al. (1997) geben eine Kontaktfläche von 10,4 cm² anhand der Vermessung eines Präparates an. Nur ein geringer Teil der Gesamtoberfläche des Caput femoris steht somit in Kontakt mit der Gelenkpfanne. Demnach ist zwar ein großer Teil der acetabularen Gelenkfläche mit der femoralen in Kontakt, aber nur ein kleiner Teil der femoralen Gelenkfläche mit der acetabularen. Eine Veränderung der Position des Femurs verändert demnach auch das Verhältnis der Kontaktflächen zueinander.

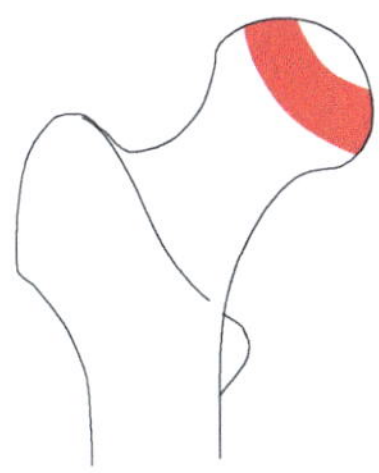

Abb. III.11
Der rot gekennzeichnete Bereich entspricht jener Fläche am Caput femoris, die mit dem Acetabulum in Kontakt steht. Sie ist im Mittel etwa 12 cm² groß.

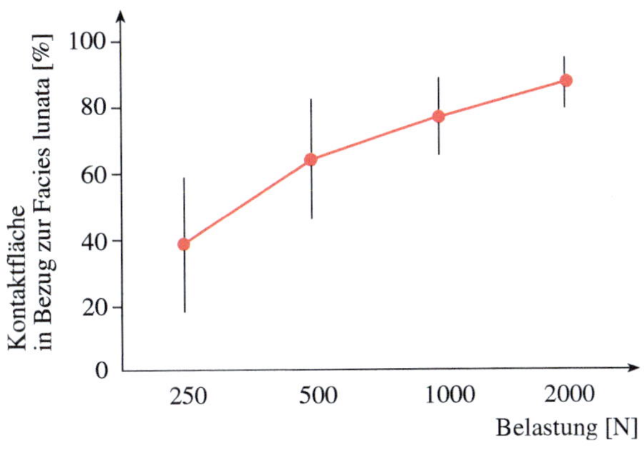

Abb. III.12
Veränderung der Kontaktfläche im Hüftgelenk unter ansteigender Belastung (nach Eckstein et al., 1997)

Eckstein et al. (1997) haben anhand von 10 Präparaten die Veränderung der Kontaktfläche unter dem Einfluss ansteigender Belastung untersucht. Die Autoren konnten mit zunehmender Kraft ein Ansteigen der Kontaktfläche beobachten.

4.2 Kongruenz der Gelenkflächen

Die Kongruenz ist allgemein abhängig von der lokalen **Krümmung** und der Lage des jeweiligen **Krümmungszentrums** für den konvexen und konkaven Gelenkpartner. Sind lokale Krümmung und Lage des Krümmungszentrums für beide Gelenkpartner gleich, so entspräche dies einer perfekten Kongruenz. Diese wäre gegeben, wenn Femurkopf und Acetabulum z.B. eine exakt kugelförmige Geometrie aufweisen würden und die jeweiligen Kugelmittelpunkte in einen Punkt zusammenfielen. Wie in Punkt 1.4 auf Seite 186 bereits behandelt, weicht aber die Geometrie der beiden Gelenkpartner von der reinen Kugelform ab und es ist daher mit dem Auftreten von Inkongruenzen während einer Bewegung zu rechnen. Dies führt zu einer Veränderung der Kräfteverhältnisse und zu eventuellen Scherbewegungen im Gelenk. Es findet eine gewisse Knorpeldeformation statt, die infolge der auftretenden Pumpwirkung eine positive Wirkung auf die Ernährung des Knorpels haben kann und die Schmierung (engl.: *lubrication*) im Gelenk verbessert, was letztlich für alle Gelenke gilt.

Kleine Einführung in die Tribologie[21] der Gelenke

Unter Schmierung wird das Eindringen eines dünnen Flüssigkeitsfilmes zwischen zwei sich gegeneinander bewegende Flächen verstanden. Im technischen Bereich wird die **dynamische** und die **hydraulische** Schmierung verwendet.

Unter **dynamischer Schmierung** versteht man jenen Vorgang, bei dem das Schmiermittel durch die Bewegung zwischen die Gelenkflächen gelangt. Die Ölwanne eines Automotors funktioniert z.B. nach diesem Prinzip.

Bei der **hydraulischen Schmierung** wird das Schmiermittel unter hohem Druck zwischen die Gelenkflächen gepresst. Diese Variante findet z.B. bei der Lagerung von großen Teleskopen ihre Anwendung.

Die Schmierung von Gelenkflächen ist von besonderer Art. Sie wird als **elastohydrodynamische Schmierung** (engl.: *elastohydrodynamic lubrication*) bezeichnet. Sie entsteht durch die elastische Deformation der Knorpeloberfläche (elastische Komponente). In zweiter Instanz wird Flüssigkeit (Wasser, Hyaluronsäure, etc.) durch die Knorpeloberfläche hindurchgedrückt (hydraulische Komponente). Man kann diesbezüglich den Knorpel als Schwamm sehen, der, wenn er zerdrückt wird, Flüssigkeit in den Gelenkspalt abgibt.

---

21 Wissenschaft von Reibung, Verschleiß und Schmierung gegeneinander bewegter Körper.

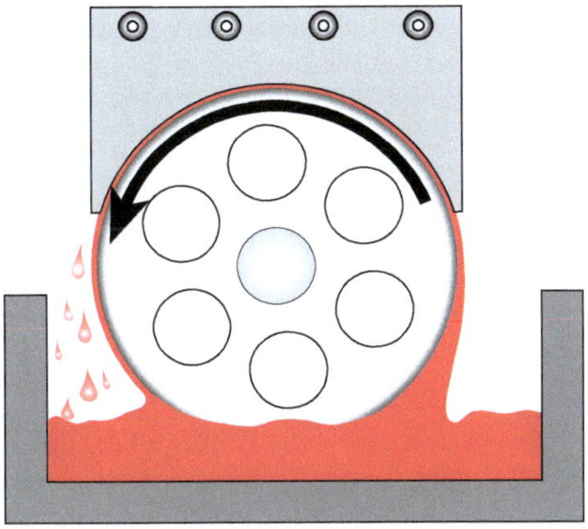

Abb. III.13
Schematische Darstellung einer dynamischen Schmierung, wie sie z.B. bei Automotoren Anwendung findet. Die Schmierflüssigkeit (rot) kommt erst durch die Bewegung zwischen die beiden Bauteile (Gelenkpartner).

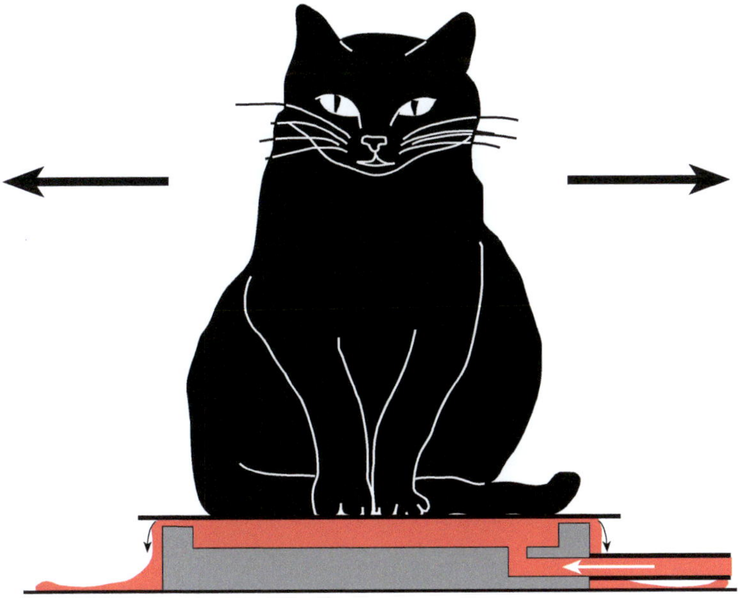

Abb. III.14
Vereinfachte Darstellung einer hydraulischen Schmierung mittels derer sehr schwere Objekte bewegt werden können. Das Objekt schwimmt auf dem Schmiermittel auf.

Zusätzlich zu dieser elasto-hydrodynamischen Schmierung tragen sich an der Oberfläche anheftende **Proteine (Schmierungsproteine)** dazu bei, dass sich die Gelenkflächen nicht berühren. Es entsteht schlussendlich ein Spalt, der einige tausendstel Millimeter groß ist.

In diesem Zusammenhang kann eine gewisse **Verschiebbarkeit des Caput femoris** innerhalb des Acetabulums diskutiert werden, wie sie in osteopathischen Dysfunktionsmodellen beschrieben wird (siehe dazu Abb. III.15 B). Dieses Gelenkspiel konnte mittels CT-Scan nachgewiesen werden (Bernd et al., 1996).

Darüber hinaus konnte auch eine **Verformung des Acetabulums** im Rahmen der Eigenelastizität des subchondralen Knochens bei Beanspruchung des Coxofemoralgelenks nachgewiesen werden (Oonishi et al., 1987; Laudet et al., 1992). Solche Deformationen der Pfanne können zu einer Veränderung des Krümmungsradius führen. Zyklisch auftretende Veränderungen können Probleme in der Endoprothetik aufwerfen, wenn das Elastizitätsmodul des Pfannenersatzes nicht dem des umgebenden Knochens entspricht. Darüber hinaus kann sich das Elastizitätsmodul des Knochens auch im Rahmen ossärer Umbauprozesse ändern. Dies kann z.B. durch das Fehlen von Belastungsreizen infolge von Bewegungsmangel in fortgeschrittenem Alter oder durch hormonelle Faktoren bedingt sein. Dadurch wird schließlich die Belastbarkeit des Gelenks beeinflusst.

Deutliche Veränderungen des Krümmungsgrades gehen mit Formveränderungen an knöchernen und knorpeligen Strukturen im Rahmen pathologischer Prozesse einher und sind daher therapeutisch schwer beeinflussbar (siehe dazu Abb. III.15 C). Dazu gehören z.B.:

- Knorpelverdickungen aufgrund lokaler Druckerhöhungen
- anschließende Lacunenbildungen
- Dysplastische Veränderungen
- Femurkopfnekrosen.

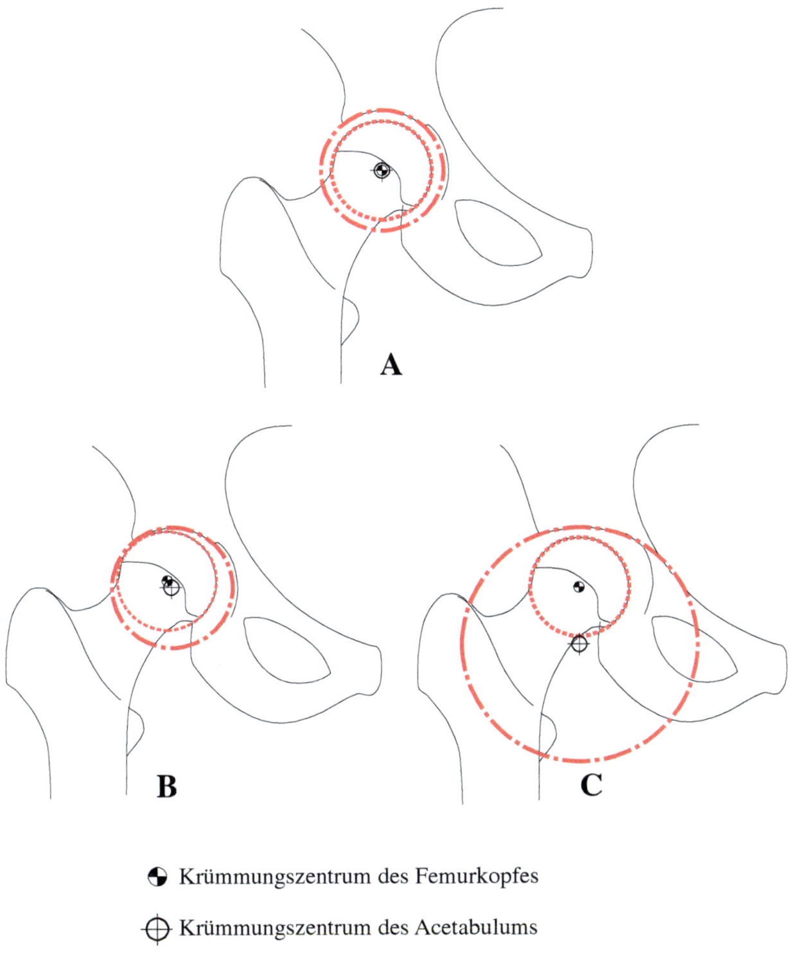

Abb. III.15
Schematisch idealisierte Darstellung verschiedener Möglichkeiten der Veränderung der Kongruenz im Hüftgelenk.

Beispiel **A** zeigt perfekte Kongruenz, da für beide Gelenkpartner eine kugelförmige Krümmung angenommen wurde, deren Krümmungszentren zusammenfallen.

In Beispiel **B** wird eine Verlagerung des Femurkopfes im Acetabulum angenommen. Trotz der idealisierten Kugelform beider Gelenkpartner kommt es zu einem Kongruenzverlust. Die Krümmungszentren fallen nicht mehr in einem Punkt zusammen.

In Fall **C** weist das Acetabulum eine deutlich geringere Krümmung als der Femurkopf auf. In diesem Fall ist es anatomisch unmöglich, dass die Krümmungszentren in einem Punkt zusammenfallen. Es ist demnach keine Kongruenz gegeben. Ein solcher Fall wäre bei einer dysplastischen Hüfte denkbar.

5 Auf das Hüftgelenk wirkende Kräfte

5.1 Gleichgewichtsmodell für die Frontalebene im Einbeinstand

Der aufrechte Gang auf zwei Beinen stellt die artspezifische Fortbewegungsweise des Menschen dar. Das Hüftgelenk ist besonders hier größeren Belastungen ausgesetzt. Obschon es diese Beanspruchung normalerweise gut verarbeiten kann, so können doch belastungsbedingte degenerative Einflüsse auf das Gelenk nicht von der Hand gewiesen werden. Unter Bezugnahme auf Pauwels (1965) wollen wir in diesem Kontext eine Analyse der Belastung des Hüftgelenks im Einbeinstand vorstellen. Diese Position lässt bedingt Rückschlüsse auf die Standbeinphase während des langsamen Gehens zu, sofern Trägheitskräfte vernachlässigt werden können.

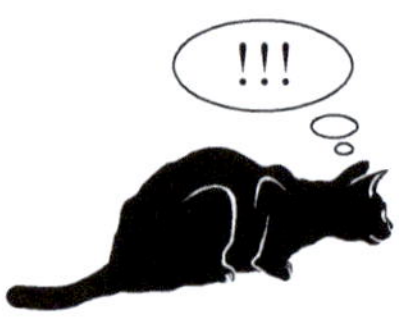

In einem solchen Modell werden die Verhältnisse im Einbeinstand im zweidimensionalen Raum unter Berücksichtigung der Schwerkraft und der Muskelkraft der Hüftabduktoren analysiert. Es handelt sich um ein vereinfachendes Modell, da andere Muskeln (z.B. die Hüftadduktoren), kapsulo-ligamentäre und andere auf das Hüftgelenk wirkende Kräfte nicht mit einbezogen werden. Nichtsdestotrotz lässt diese Analyse gewisse Schlüsse auf die Höhe der Belastung des Hüftgelenks in dieser Position zu.

Um eine Gleichgewichtssituation errechnen zu können, werden folgende Parameter benötigt:

- M ... Kraft der Hüftabduktoren
- a ... Hebelarm der Hüftabduktoren (Kraftarm)
- G ... Gewichtskraft (Körpergewicht minus Standbeingewicht
- b ... Hebelarm des Körpergewichts (Lastarm).

Stellt man nun das von der Gewichtskraft erzeugt Moment dem Muskelmoment der Hüftabduktoren gegenüber, so ergibt sich:

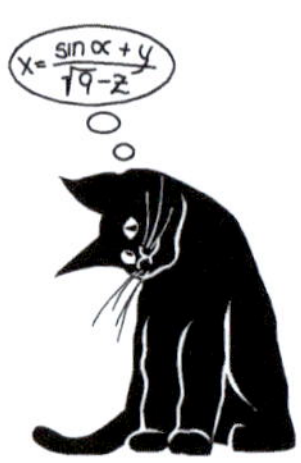

$$M \cdot \mathrm{a} = G \cdot \mathrm{b} \qquad \text{(III.1)}$$

Der große Abstand des Hüftgelenks von der Schwerlinie zeigt bereits an, dass der Lastarm (b) größer ist als der Kraftarm (a). Somit muss die Muskelkraft (M) auf alle Fälle größer sein als die Gewichtskraft (G). Um das Verhältnis zwischen M und G zu eruieren, muss das Verhältnis der Hebelarme bekannt sein. Pauwels hat in diesem Zusammenhang angenommen, dass der Lastarm (b) dreimal so groß ist wie der Kraftarm (a):

$$\mathrm{b} = 3\mathrm{a} \qquad \text{(III.2)}$$

Wird dieses Verhältnis in der Momentgleichung berücksichtigt, so ergibt sich folgende Beziehung:

$$M = \frac{G \cdot \mathrm{b}}{\mathrm{a}} \qquad \text{(III.3)}$$

$$M = \frac{G \cdot 3\mathrm{a}}{\mathrm{a}}$$

Somit muss die Kraft der Hüftabduktoren dreimal so groß sein, wie die einwirkende Gewichtskraft:

$$M = 3\,G \qquad \text{(III.4)}$$

Soll nun die Größe der resultierenden Kraft (R) anhand dieser Modellanalyse errechnet werden, so müssen Muskelkraft (M) und Gewichtskraft (G) addiert werden, was in diesem Fall ungefähr das Vierfache von G ergibt:

Da die beiden Kräfte nicht parallel sind, müssen sie geometrisch addiert werden. Dabei ergäben sich 3,9768 G. Aufgrund des geringen Unterschiedes runden wir auf 4 G auf.

$$\vec{R} = \vec{M} + \vec{G} \qquad \text{(III.5)}$$
$$R \approx 4\,G$$

Wird für eine Person mit einem Körpergewicht von 72 kg ein Bein (das Standbein) mit ca. 12 kg Masse abgezogen, so erhält man die für die Modellrechnung relevante Masse von 60 kg. Dies ergibt eine Gewichtskraft (G) von ca. 590 N:

$$G = m \cdot g \qquad \text{(III.6)}$$
$$G = 60 \cdot 9{,}81$$
$$G \approx 590\,N$$

Als resultierende Kraft ergeben sich dann ca. 2360 N. Berücksichtigt man nun den auf den Knorpel wirkenden mittleren Gesamtdruck (p), so ergibt sich bei einer Kontaktfläche von 12 cm^2 ein durchschnittlicher Wert von ca. 2 MPa (20 kg/cm^2):

2 MPa = 20 bar; der Druck im Reifen eines PKW beträgt ca. 2 bar.

$$p = \frac{F}{A} \qquad \text{(III.7)}$$

$$p = \frac{2360N}{0{,}0012\,m^2}$$

$$p \approx 2\,MPa$$

Seit diesen Berechnungen wird angenommen, dass dieser Wert in etwa die Obergrenze der physiologischen Beanspruchbarkeit von hyalinem Knorpel darstellt. Außerdem wäre zu beachten, dass der Druck nicht regelmäßig über die in Kontakt stehenden Flächen verteilt ist, was lokal zu größeren Beanspruchungen führen kann.

Relativierend muss jedoch für dieses einfache Modell angemerkt werden, dass sich die Hebelarmverhältnisse in der Realität nicht so drastisch verhalten werden, wie von Pauwels angenommen. Außerdem ist die Lage der Schwerlinie nicht konstant. Sie ändert sich während der Bewegung ständig. Ein weiterer wesentlicher Faktor ist die Dauer der Belastung. Kurzfristige Maximalbelastungen kann das Gelenk wohl ohne weiteres verkraften.

Für die Richtung der Resultierenden ergibt sich in diesem Modell ein Winkel von 16° zur Vertikalen.

Abb. III.16 auf Seite 205 zeigt ein solches geometrisch konstruiertes Gleichgewichtsmodell, basierend auf einem Beckenübersichtsröntgen. Der proximale Insertionspunkt (I_P) des Muskelvektors (*M*) ermittelt sich durch das mediale Ende das lateralen Drittels der Strecke L-M, wobei **L** den lateralsten Punkt der Ala ossis ilii und **M** den nächstgelegenen Punkt am medialen Rand des Iliums darstellen (Ninomiya, 1975). Der distale Insertionspunkt (I_D) ist durch den lateralsten Punkt am Trochanter major definiert. Das Rotationszentrum (CR) ist die annähernde geometrische Mitte des Hüftgelenks. Der Verlauf der Wirkungslinie der Schwerlinie (*G*) wird durch die Mitte der Symphyse angenommen. Sie könnte natürlich auch weiter medial oder lateral liegen.

In diesem Fall ist das Verhältnis a : b ca. 1 : 1,7. In der Modellrechnung wird bei einer Gewichtskraft von 590 N eine Muskelkraft von 1003 N ermittelt, was in der Folge eine resultierende Kraft von 1593 N ergibt. Für den mittleren Druck errechnet sich ein Wert von ca. 1,3 MPa. Die Richtung der Resultierenden (α_R) ist in diesem Beispiel ca. 10,7° zur Vertikalen.

5.2 Experimentelle Daten

Genda et al. (2001) haben aufgrund genauer coxometrischer Analysen von a.p.-Röntgenaufnahmen von 56 asymptomatischen Probanden ein mathematisches Modell für die Belastungen und deren Zusammenhänge mit anatomischen Variablen im Einbeinstand errechnet. Diese Autoren geben für den im Bereich der Kontaktflächen auftretenden Druck einen mittleren Wert von 1,59 ± 0,34 MPa an. Unter anderem wurde in dieser Studie der Einfluss der Muskelkraft der Hüftabduktoren auf den Druck als Funktion des äußeren Überdeckungswinkels errechnet. So konnten die Verhältnisse bei dysplastischen Hüftgelenken simuliert werden. Innerhalb eines Normbereiches des Wiberg-Winkels zeigte die Veränderung der Zugrichtung der Hüftabduktoren (α) keinerlei Einfluss auf den Maximaldruck. Erst bei sehr kleinen Werten (<10°) konnte ein signifikantes Ansteigen des Drucks aufgrund der sehr vertikalen Orientierung des Muskelvektors errechnet werden (siehe Abb. III.17).

Unter Anbetracht der experimentellen Daten als auch der vorgestellten Modellrechnung anhand eines Röntgenbildes kann angenommen werden, dass die von Pauwels vorgeschlagenen Hebelarmverhältnisse wahrscheinlich zu ungünstig gewählt sind. Die Autoren stellen resümierend fest, dass viele anatomische Parameter die Funktion des Hüftgelenks beeinträchtigen können. In diesem Sinne ist es nicht möglich, einen hauptverantwortlichen Faktor zu bestimmen. Für einen funktionell stimmigen Behandlungszugang ist es demnach notwendig, die Bedeutung der einzelnen derzeit diskutierten Parameter zu kennen und so weit wie möglich zu berücksichtigen.

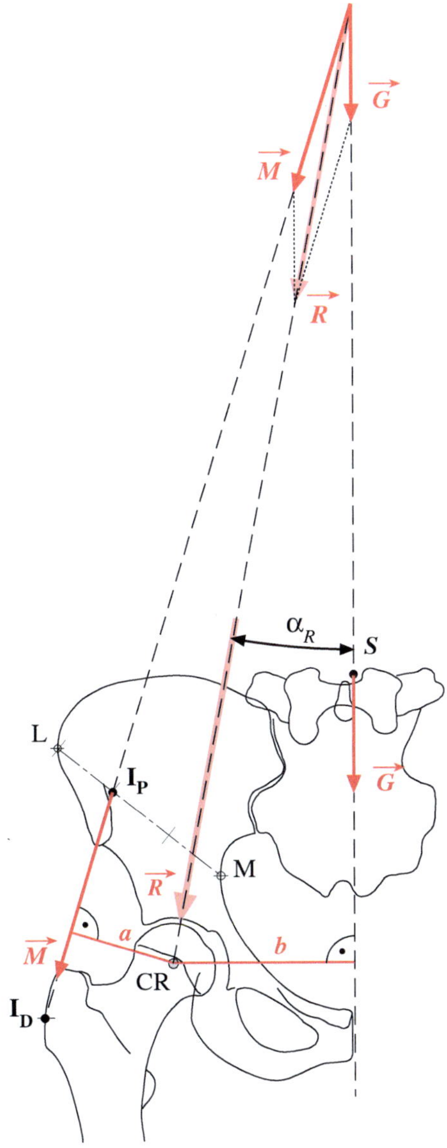

Abb. III.16
Geometrische Konstruktion eines Gleichgewichtsmodells für das Hüftgelenk im Einbeinstand. Es werden die Muskelkraft der Hüftabduktoren (*M*) und die Gewichtskraft des Körpers ohne Standbein (*G*) als Kräfte berücksichtigt. Der Verlauf von *M* wird durch den proximalen (I_P) und den distalen Insertionspunkt (I_D) festgelegt. I_P liegt am medialen Ende der Strecke L-M. Die Hebelarme *a* und *b* stehen im Verhältnis 1 : 1,7 zueinander. Der Winkel der Resultierenden (*R*) zur Vertikalen (α_R) beträgt α_R=10,7°.

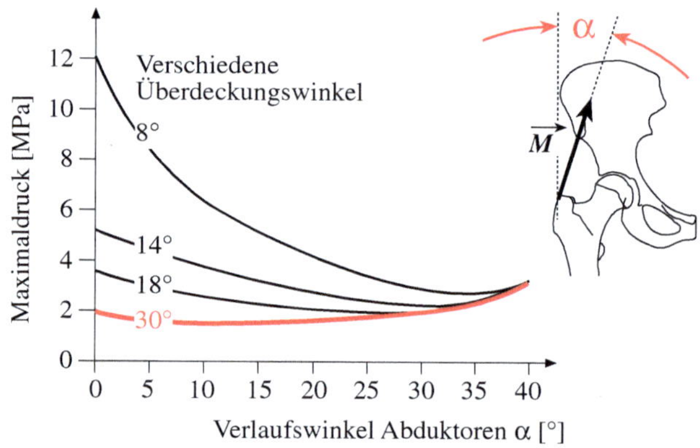

Abb. III.17
Veränderung des Maximaldrucks im Hüftgelenk unter dem Einfluss des Verlaufswinkels der Hüftabduktoren (im Hinblick zur Vertikalen) und des äußeren Überdeckungswinkels (Wiberg-Winkel). Befindet dieser sich im Normbereich (ca. 30°), so ändert sich der Druck unter dem Einfluss der Zugrichtung der Hüftabduktoren kaum.
Nach Genda et al. (2001).

Um Einblicke zur Belastung des Hüftgelenks am Lebenden zu gewinnen, werden telemetrisch ausgestattete Endoprothesen verwendet. Erste Messungen dieser Art wurden von Rydell (1966) durchgeführt. Die Daten dienen in erster Linie der Optimierung der Endoprothetik und der postoperativen Nachbehandlung. Sie können jedoch unter Miteinbeziehung der vorgestellten Modellrechnungen gewisse Rückschlüsse auf die Belastungen in einem normalen Gelenk erlauben.

Davy et al. (1988) haben einen Patienten 31 Tage lang postoperativ vermessen. Sie geben die Belastung im zweibeinigen Stand mit ca. einfachem Körpergewicht, im Einbeinstand und in der Standbeinphase während des Ganges mit ca. 2,6- bis 2,8-fachem Körpergewicht an. Die Richtung der maximalen Kraft liegt ca. 30° geneigt zur Längsachse des Prothesenhalses.

Bergmann und Mitarbeiter untersuchten in mehreren Studien die Belastungsprofile des Hüftgelenks mittels telemetrischer Messungen unter unterschiedlichen Bedingungen. In Bergmann et al. (2001a)[22] wurden vier Patienten über einen Zeitraum von 11–31 Monaten nach der Implantation vermessen. Es wurden folgende Aktivitäten des täglichen Lebens untersucht:

- Langsamer Gang (3,5 km/h)
- Normaler Gang (3,9 km/h)
- Schneller Gang (5,3 km/h)
- Treppensteigen aufwärts
- Treppensteigen abwärts

22 Eine interaktive Zusammenstellung der Daten dieser Studie ist unter „Hip 98“ auf der Internetadresse *www.biomechanik.de* erhältlich.

- Aufstehen
- Niedersetzen
- Zweibein-, Einbein-, Zweibeinstand
- Kniebeuge.

Aus den Daten der vier Probanden wurde ein Durchschnitt errechnet. Generell waren die intraindividuellen Unterschiede sehr klein, die interindividuellen Differenzen teilweise groß.

Die Autoren fanden, dass die Größe der resultierenden Kraft zwischen den einzelnen Ganggeschwindigkeiten nicht sehr stark variiert. Sie geben für den normalen Gang bei 3,9 km/h eine durchschnittliche Maximalbelastung von 238% des Körpergewichtes an. Die Belastung im Einbeinstand ist dem langsamen Gehen sehr ähnlich, während sie beim Treppensteigen etwas zunimmt und ein Mittel von ca. 250% des Körpergewichts beim Treppabsteigen erreicht (siehe Abb. III.18). Die rotatorisch um die Femurlängsachse wirkenden Kräfte waren beim Treppensteigen höher als beim Gehen.

Für die Richtung der Resultierenden in der Frontalebene gibt diese Studie für beinahe alle Aktivitäten einen Bereich von 12°–16° an. Die Ausnahme bildet der statische Einbeinstand, wobei sich der Winkel im Mittel auf 7° reduziert.Vergleicht man Pauwels Modellrechnung mit den experimen-

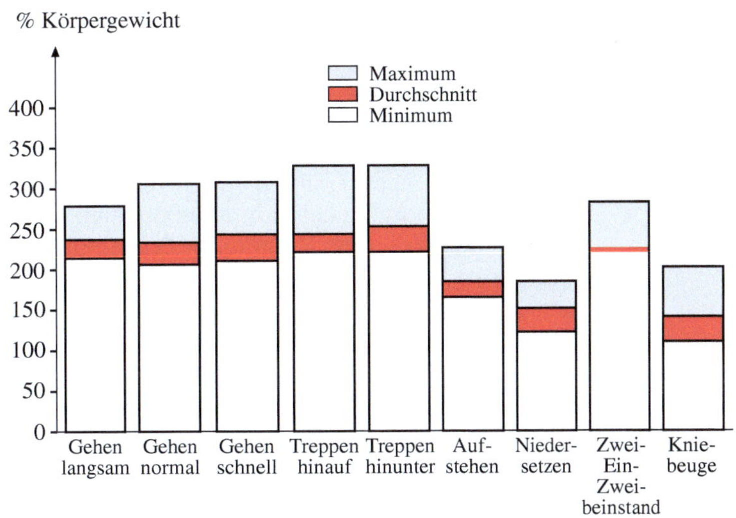

Abb. III.18
Übersicht über die in Hüfttotalendoprothesen auftretenden Belastungsmaxima bei verschiedenen Beanspruchungen. Die weißen Blöcke zeigen die jeweils ermittelten Minimalwerte, die grauen Blöcke die Maxima. Aus allen Probanden wurde ein „Durchschnittspatient" errechnet. Die roten Blöcke zeigen diese Werte an (nach Bergmann et al., 2001a).

tell gewonnenen Daten, so kann davon ausgegangen werden, dass der Lastarm in Wirklichkeit geringer ist als der dreifache Kraftarm. Die Richtung der Resultierenden stimmt mit den experimentell ermittelten Werten während des Gehens gut überein. Im statischen Einbeinstand scheint er, den Angaben Bergmanns et al. zufolge, nur etwa die Hälfte zu betragen.

Neben den hier vorgestellten Aktivitäten untersuchte dieses Team in früheren Studien (Bergmann et al., 1993; Bergmann 1997) unter anderem auch folgende Belastungen:

Tätigkeit	% Körpergewicht
Zweibeinstand	80–100
Joggen	500
Stolpern	800
Gehen mit 2 Krücken	150
Fahrradfahren	240
Heben des Beckens im Liegen	300
Heben des Beines im Liegen	150

Tabelle III.1
Telemetrisch vermessene Belastungsmaxima in Hüfttotalendoprothesen (nach Bergmann, 1997. In: Brinckmann et al., 2000)

Wie bereits Brinckmann et al. (2000) erwähnt haben, ist es bemerkenswert, dass beim zweibeinigen Stand eine Belastung von 80–100% des Körpergewichts in einem Hüftgelenk auftritt. Ausgehend davon, dass Rumpf, Kopf und obere Extremität ca. 60% des Körpergewichtes ausmachen, würde man nur 30% auf jedem Hüftgelenk erwarten. Der höhere Wert ist auf die Einflüsse muskulärer Kräfte zurückzuführen, welche die durch die Schwerkraft bedingten Drehmomente ausgleichen. Kapsulo-ligamentäre Kräfte haben in Neutralstellung nur einen untergeordneten Einfluss (siehe dazu Punkt 1.5 auf Seite 187).

Bergmann et al. (1993) untersuchten die Belastungen während des Gehens und Laufens an zwei Patienten mittels telemetrischer Messungen. Bei einer Gehgeschwindigkeit von 1 km/h liegt die Belastung bei 280% des Körpergewichtes und steigt bei 5 km/h auf ca. 480% an. Für das Stolpern wird bei einem Probanden ein Spitzenwert von 870% des Körpergewichts angegeben.

Der Einfluss des Schuhwerks auf die Belastungen der Gelenke wird heute öfter diskutiert. Bergmann et al. (1995) untersuchten dies anhand telemetrischer Messungen an einem Patienten und fanden heraus, dass die kleinsten Belastungen beim Barfußgehen oder -laufen auftreten. Alle untersuchten Schuhtypen verstärkten die Kräfte im Gelenk. Zwischen den Schuhtypen (Sportschuhe, Lederschuhe, Holzschuhe etc.) gab es nur geringe Unterschiede. Nur Schuhe mit sehr harten Sohlen waren wirklich ungünstig.

Bergmann et al. (2001b) untersuchten darüber hinaus die Erwärmung des Implantates während des Gehens und Radfahrens (auf einem Hometrainer). Die Studie zeigt, dass die Temperatur kurz nach dem Beginn der jeweiligen Aktivität deutlich anzusteigen beginnt und nach ca. 45–60 Minuten einen Maximalwert erreicht. Ca. 50% des Temperaturanstieges werden dabei innerhalb der ersten 6 Minuten erreicht. Die Spitzenwerte lagen im Mittel bei 41,3 °C (siehe Abb. III.19). Es ist interessant, dass die Autoren keine signifikante Korrelation zwischen dem Körpergewicht und der Höhe der gemessenen Temperaturmaxima fanden. Weiterhin geben die Autoren an, dass Radfahren geringere Spitzenwerte in den Belastungsmaxima produziert als Gehen und auch zu einer geringeren Erwärmung des Implantates führt (siehe Abb. III.20 auf Seite 210).

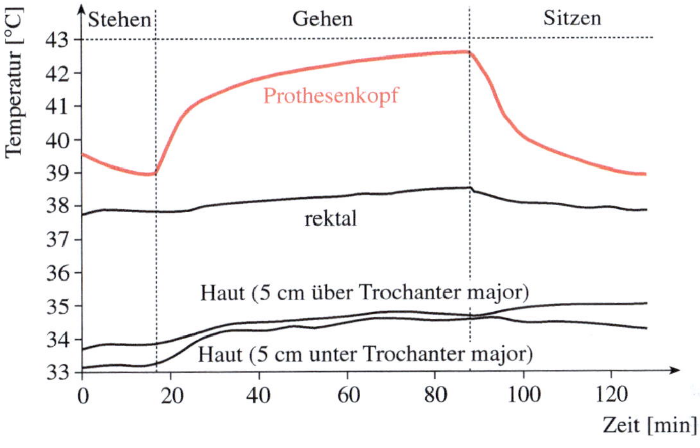

Abb. III.19
Temperaturverhalten bei verschiedenen Tätigkeiten bei einem Patienten mit einem Körpergewicht von 720 N mit einer Polyäthylen-Pfanne (nach Bergmann et al., 2001b).

5.3 Kapsulo-ligamentäre Kräfte

Die Analysen von Pauwels (1965) und Genda et al. (2001) haben solche Kräfte nicht miteinbezogen. Es ist jedoch klar, dass der kräftige Kapsel-Band-Apparat des Hüftgelenks unter gewissen Voraussetzungen einen Einfluss auf die Kraft- und Druckverhältnisse im Gelenk hat. Wie wir bereits angemerkt haben, steht der Kapsel-Band-Apparat in Neutralstellung nicht unter Spannung. Bei alltäglichen Bewegungen wie Gehen oder Treppensteigen kommt es kaum zur Anspannung passiver Strukturen (Vrahas et al., 1990).

Bezüglich ihrer Globalfunktion sind alle Bänder in Flexion entspannt und in endgradigen Bewegungen, besonders aber in der endgradigen Extension, angespannt. Dies gilt besonders für die Pars descendens des Lig. iliofemorale und das Lig. ischiofemorale, da sie bei Extension buchstäblich um den Femurhals gewickelt werden. Geraten kapsulo-ligamentäre

Strukturen unter Spannung, so kann mit einem Anstieg des Drucks auf die artikulierenden Flächen gerechnet werden. Siehe Abb. III.21 auf Seite 211.

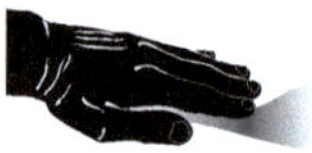

Bei degenerierenden Prozessen des Hüftgelenks wird in der Regel angenommen, dass es zu einer Verkürzung des Kapsel-Band-Apparates kommt. In einem solchen Fall könnte es bereits in Neutralstellung zu einer Druckerhöhung im Bereich der Kontaktflächen kommen. Insbesondere Bewegungen in Extension können dann zu ungünstigen Belastungen des Knorpels führen. Dies sollte bei entsprechenden Mobilisationen bedacht werden.

Was den Einfluss der Gelenkkapsel auf den intraartikulären Druck betrifft, so konnten Wingstrand et al. (1990) an 6 Präparaten zeigen, dass dieser unter normalen Verhältnissen erst am Ende der Flexion ansteigt. Wird Flüssigkeit in die Kapsel infundiert, so steigt der Druck deutlich früher an und erhöht sich ab einer bestimmten Menge bereits in Neutralstellung (siehe Abb. III.22 auf Seite 211).

Dies kann für akute und entzündliche Prozesse von Relevanz sein, wenn bereits geringe Bewegungen aus einer gewissen Neutralstellung heraus schmerzhaft sind.

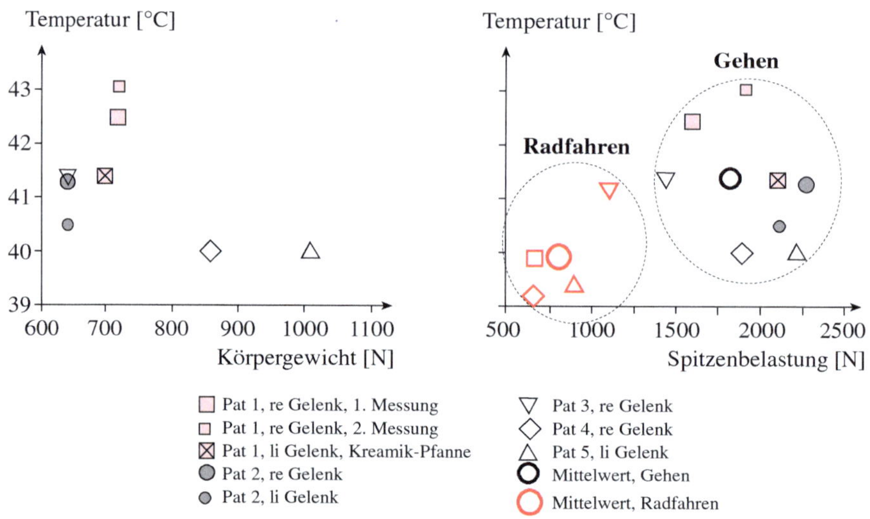

Abb. III.20
Gemessene Temperaturen in Hüftprothesen in Bezug zum Körpergewicht beim Gehen (linkes Diagramm). Vergleich der gemessenen Temperaturen beim Gehen und Radfahren in Bezug zu den jeweiligen Belastungen (rechtes Diagramm). Auffällig ist, dass es keine signifikante Korrelation zwischen der Temperatur und dem Körpergewicht sowie der Spitzenbelastung gibt. Beim Radfahren sind Temperatur und Belastung deutlich niedriger als beim Gehen. Es handelt sich um Spitzenwerte (nach Bergmann et al., 2001b).

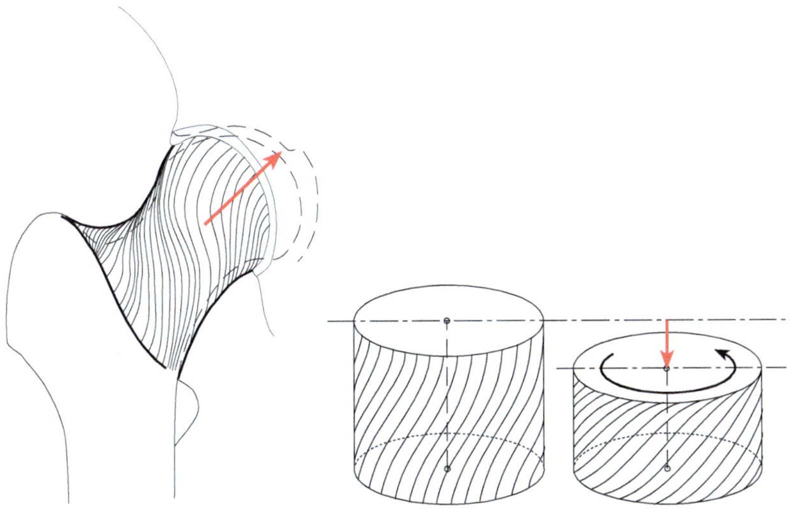

Abb. III.21
Schematische Darstellung der generellen Verlaufsrichtung der Fasern des Kapsel-Band-Apparates des Hüftgelenks. Wird das Gelenk in Extension gebracht, so kommen die Fasern in Spannung, was eine Erhöhung des Druckes im Bereich der Kontaktflächen mit sich bringt. Der Vorgang ist mit einem Zylinder vergleichbar, der an Höhe verliert, wenn er unter Torsion gesetzt wird.

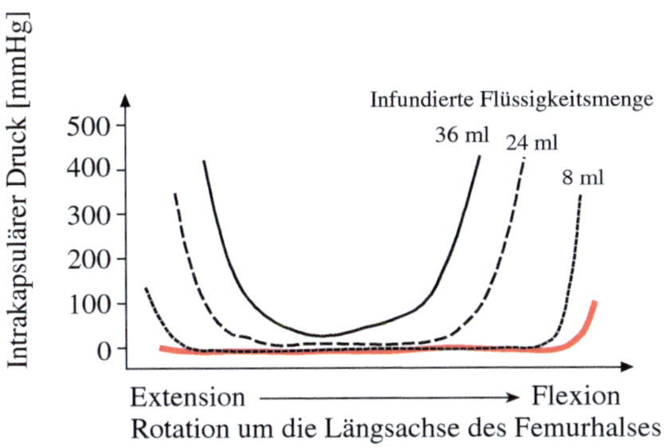

Abb. III.22
Veränderung des Drucks in der freien Gelenkhöhle während der Rotation um die Längsachse des Femurhalses. Die rote Kurve zeigt die Werte, bevor zusätzlich Flüssigkeit in des Gelenk injiziert wurde. 0° gibt die maximale Extension an. Es ist auffällig, dass, sobald zusätzlich Lösung in das Gelenk infundiert wird, der Druck jenseits der Neutralstellung schnell anzusteigen beginnt. Dies könnte bei entzündlichen Prozessen von Wichtigkeit sein (nach Wingstrand et al., 1990).

5.4 Muskuläre Funktionsanalyse

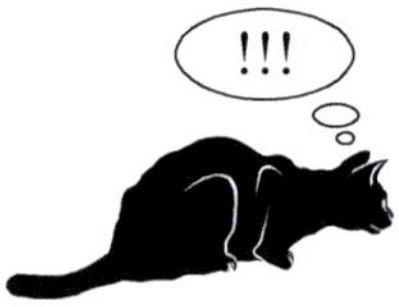

Im Allgemeinen kann die Muskelfunktion in Bezug auf ein Gelenk durch zwei verschiedene Modelle dargestellt werden:

- das **Geraden-Modell** (engl.: *straight line model*)
- das **Flächenmittelpunkt-Modell** (engl.: *centroid line model*)

Beide Modelle erlauben zwei prinzipielle Analysemöglichkeiten:

- Über das **Drehmoment**; bei dynamischen Problemen in der Biomechanik wird in der Regel ein solcher Zugang verwendet. So z.B. wurde das Gleichgewichtsmodell für das Hüftgelenk in dieser Art und Weise abgehandelt (siehe dazu Punkt 5.1).
- Über **Komponentenzerlegung**; diese Methode lässt schnell erkennen, welchen Beanspruchungen das Gelenk ausgesetzt ist. Sie wird daher in verschiedenen Bereichen der Bewegungstherapie gerne angewendet. Sie erlaubt die Bestimmung einer **Bewegungs**- und einer **Koaptationskomponente**. Erstere ist dafür verantwortlich, dass ein Muskel Bewegung hervorrufen kann, zweitere gibt Auskunft über die Belastung, die ein Muskel auf das Gelenk ausübt. Die Größe der errechneten Komponenten bezieht sich dabei stets auf eine gegebene Gelenksposition. Bei Bewegung verändern sich beide.

Die Analyse der Muskelfunktion wird in diesem Kapitel am Beispiel des Hüftgelenks exemplarisch dargestellt, ist aber auf jedes Gelenk übertragbar.

5.4.1 Drehmomentanalyse

Zur Bestimmung der Möglichkeit, inwiefern in einem Gelenk Bewegung hervorgerufen werden kann, müssen zwei Parameter herangezogen werden: die Kraft (F) und der Hebelarm (HA). Es handelt sich somit um ein Drehmoment, das erzeugt wird. Es gilt:

$$Moment = F \cdot \mathrm{HA} \qquad \text{(III.8)}$$

Für die Möglichkeit, eine Bewegung hervorzurufen, ist folglich nicht die Kraft allein entscheidend, sondern auch der Hebelarm. Dieser definiert sich als der kürzeste Abstand zwischen der Wirkungslinie der Kraft und dem Rotationszentrum. Im Gleichgewicht muss die Summe aller Momente Null ergeben, d.h. die Resultierende aller Kräfte besitzt keinen Hebelarm. Sie verläuft durch das Rotationszentrum.

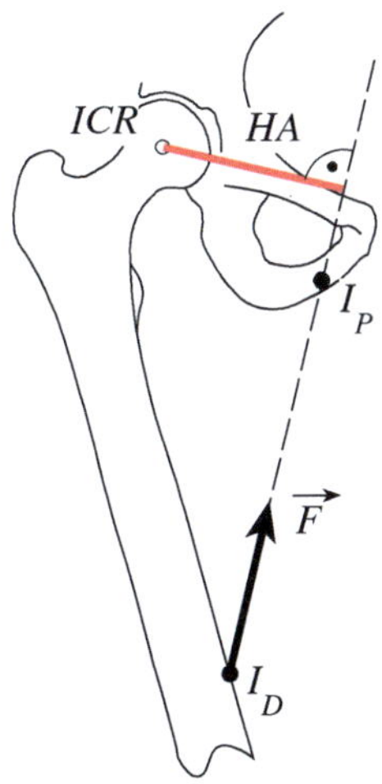

Abb. III.23
Der Hebelarm (*HA*) einer Kraft (*F*) ist stets die kürzeste Verbindung zwischen Wirkungslinie und Rotationszentrum (*ICR*).

5.4.2 Komponentenzerlegung

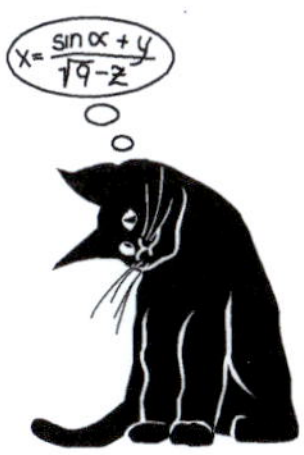

Der Vektor, der die Muskelkraft repräsentiert, wird nun in zwei Komponenten zerlegt. Dass es keinen Sinn macht, den Vektor in mehr als zwei Komponenten zu zerlegen, wollen wir nun an einem einfachen Beispiel erklären. Prinzipiell kann ein Vektor in eine unendliche Zahl an Komponenten zerlegt werden, solange die vektorielle Summe der Komponenten der Größe des zerlegten Vektors entspricht. Wie aus Abb. III.24 hervorgeht, hat es aber keinen Sinn, in einem solchen Fall irgendeine der so gewonnenen Komponenten isoliert zu betrachten.

Um diese Willkürlichkeit auszuschließen, wird für die Zerlegung einer Muskelkraft ein **Minimal-** und ein **Maximalkriterium** in Bezug auf den Hebelarm definiert.

Zunächst stellt sich die Frage: Welche Komponente hat einen Hebelarm, der minimal, d.h. gleich Null ist? Diese Komponente muss durch das Rotationszentrum laufen. Dies bedeutet, dass die Muskelkraft auf eine Wirkungslinie projiziert werden muss, die durch den Insertionspunkt und das Rotationszentrum läuft. Diese Gerade ist somit durch zwei Punkte festgelegt. Da der Hebelarm dieser Komponente gleich Null ist, ist das Drehmoment, das auf das Gelenk ausgeübt wird, auch gleich Null, d.h., es wird keine Bewegung hervorgerufen. Sie erzeugt reine Druckspannung auf den Gelenkflächen. Wir nennen sie **Koaptationskomponente** (*C*).

Für das zweite Kriterium stellt sich die Frage: Welche von allen möglichen Komponenten hat den maximalen Hebelarm? Sie liegt auf einer Geraden, die, vom Insertionspunkt ausgehend, im rechten Winkel zur Koaptationskomponente verläuft. Somit stellt die Strecke Insertionspunkt–Rotationszentrum den maximal möglichen Hebelarm dar. Diese Gerade ist

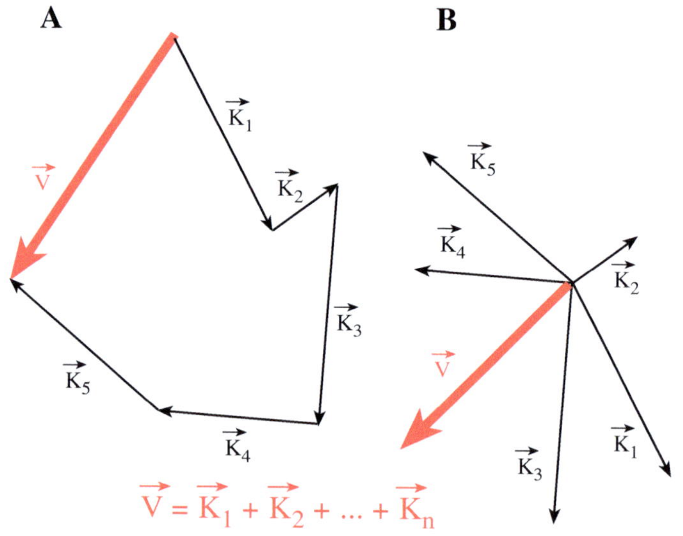

Abb. III.24
Zerlegung eines Vektors (V) in eine willkürlich große Anzahl von Komponenten (K). **B** zeigt eine andere Darstellungsmöglichkeit. Die einzige Bedingung ist, dass die Summe der Komponenten der Größe des Vektors entspricht. Es hat keinen Sinn, z.B. den Vektor K_4 aus Figur **B** aus seinem Kontext herauszulösen und seine Spezifität (Größe, Richtung, Sinn) zu diskutieren.

durch einen Punkt und einen Winkel festgelegt. Da der Hebelarm dieser Komponente maximal ist, ist auch das durch sie hervorgerufene Drehmoment maximal. Die so bestimmte Komponente nennen wir **Bewegungskomponente** (*B*).

Jede andere Komponente besitzt einen Hebelarm, der entweder größer als die Koaptationskomponente, aber immer kleiner als die Bewegungskomponente ist. Wie aus Abb. III.25 hervorgeht, soll diese Analyse für beide Insertionspunkte durchgeführt werden. Die durch den jeweiligen Muskel bedingte Belastung des Gelenks entspricht der vektoriellen Summe (R_C) der zwei ermittelten Koaptationskomponenten.

Ein zusätzlicher Parameter, der die Analyse vervollständigt, ist der Winkel zwischen der Aktionslinie der Muskelkraft und der Wirkungslinie der Koaptationskomponente (α). Wird dieser Winkel kleiner, so vergrößert sich die Koaptationskomponente, während sich die Bewegungskomponente verkleinert und umgekehrt. Mathematisch kann dies wie folgt ausgedrückt werden:

$$B = M \cdot \sin \alpha \qquad \text{(III.9)}$$
$$C = M \cdot \cos \alpha$$

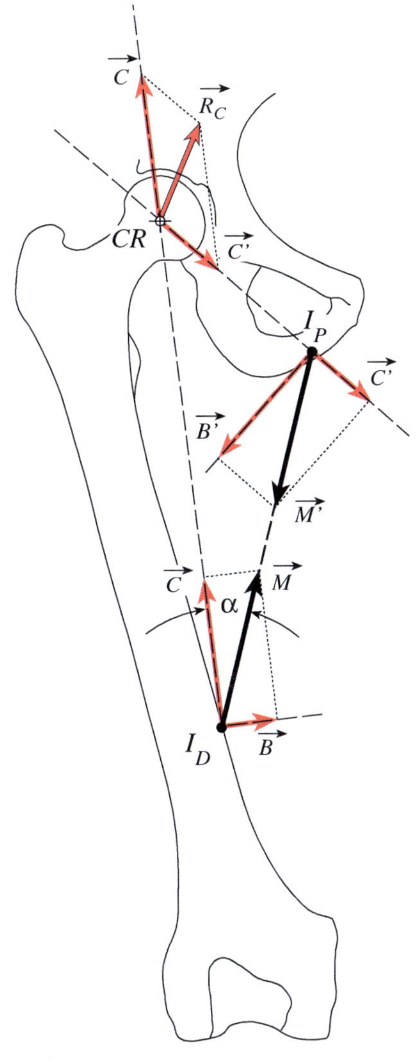

Abb. III.25
Grundelemente einer Komponentenzerlegung am Beispiel der Hüftadduktoren des Hüftgelenks. Die Muskelgruppe wird durch eine Gerade repräsentiert, die durch den proximalen (I_P) und den distalen Insertionspunkt (I_D) festgelegt ist. Dadurch kann die Richtung der Muskelkraft (*M*) bestimmt werden. Die Koaptationskomponente (*C*) und die Bewegungskomponente (*B*) sind durch den minimalen bzw. maximalen Hebelarm im Bezug zum momentanen Drehzentrum (*ICR*) gekennzeichnet. Werden die distale (*C*) und die proximale Koaptationskomponente (*C'*) addiert, so erhält man Richtung und Größe der resultierenden Koaptationskraft (R_C) für den Muskel in der jeweiligen Position. Wird der Winkel α kleiner, so wird die Koaptationskomponente größer.

Wir wollen darauf hinweisen, dass sich Drehmomentanalyse und Komponentenzerlegung demselben Problem in unterschiedlichem methodischem Zugang widmen. Schlussendlich kommen beide Ansätze zum selben Ergebnis. Dies kann anhand der folgenden Gleichungen verdeutlicht werden:

$$F \cdot \mathrm{HA} = C \cdot \mathrm{HA}_C + B \cdot \mathrm{HA}_B \qquad \text{(III.10)}$$

da $\mathrm{HA}_C = 0$, ergibt sich:

$$F \cdot \mathrm{HA} = B \cdot \mathrm{HA}_B$$

Wie zu Beginn dieses Kapitels angedeutet, können beide Analysemethoden an zwei verschiedenen Muskelmodellen angewendet werden, auf die wir in der Folge etwas näher eingehen möchten.

5.4.3 Muskelmodelle

Geraden-Modell

Das Geraden-Modell (engl.: *straight line model*) eignet sich für die Analyse von Muskeln, die in ihrem Verlauf keine Richtungsänderung erfahren. In diesem Fall wird der Muskel durch eine **Aktionslinie** dargestellt, die durch einen proximalen (I_P) und einen distalen Insertionspunkt (I_D) definiert ist. Vom Insertionspunkt aus verläuft der Vektor der Muskelkraft (M) entlang dieser Linie. Bei Analysen, wie vorhin unter Punkt 5.4.1 und 5.4.2 beschrieben und in Abb. III.23 und Abb. III.25 dargestellt, handelt es sich um ein Geraden-Modell. In vielen Fällen ist dieses ausreichend.

Das Flächenmittelpunkt-Modell

Das von Jensen & Davy (1975) vorgestellte Flächenmittelpunkt-Modell (engl.: *centroid line model*) wird dann verwendet, wenn die vereinfachende Darstellung des Muskels als Gerade nicht ausreicht. Möchte man z.B. für einen Adduktor des Hüftgelenks berücksichtigen, dass sich dieser um das unter ihm liegende Gewebe legt, so wäre dafür das Geraden-Modell nicht mehr adäquat.

Zur Erstellung eines Flächenmittelpunkt-Modells werden die Mittelpunkte mehrerer Muskelquerschnitte aus CT-Scan oder MRT-Aufnahmen ermittelt. Die einzelnen Flächenmittelpunkte bzw. Flächenschwerpunkte, die *Centroiden*, werden im dreidimensionalen Raum miteinander verbunden (siehe Abb. III.26 auf Seite 217). Die Aktionslinie wird somit nicht mehr durch eine Gerade dargestellt, sondern durch eine Kurve. Bei einer solchen Analyse wird davon ausgegangen, dass sich die Muskelkraft homogen über den gesamten Muskelquerschnitt aufbaut.

Das Flächenmittelpunkt-Modell bietet höhere Genauigkeit bei bestimmten Muskelformen, bei denen das Muskelvolumen sich nicht regelmäßig in Bezug zu der im Geraden-Modell ermittelten Geraden erstreckt, die die beiden Insertionspunkte miteinander verbindet. Dies gilt besonders für einfach- oder mehrfachgefiederte Formen. Außerdem ermöglicht es, den kurvigen Verlauf von Muskeln zu berücksichtigen. Ein solcher Verlauf kann dadurch zustande kommen, dass ein Muskel an einem Knochen umgelenkt wird (Hypomochlion) oder dass er sich um andere Muskeln schlingt. In letzterem Fall würde eine Muskelkontraktion die Kurve der Aktionslinie verändern. Dieses Modell erlaubt es, Sonderfälle zu analysieren, die bei einem Geraden-Modell nicht berücksichtigt werden können.

In diesem Zusammenhang betrachten wir, wie in Abb. III.27 auf Seite 218 angegeben, einen einfachen Fall am Beispiel des M. iliopsoas. Dieser Muskel erfährt am proximalen Femur eine Richtungsänderung. Um Richtung und Größe der daraus resultierenden Koaptationskomponente (C) zu ermitteln, müssen die proximale (M_P) und distale (M_D) Muskelkomponente in Bezug zum Umlenkpunkt addiert werden. Entscheidend für die Größe dieser Kraft ist der von den beiden Muskelvektoren eingeschlossene Umlenkwinkel.

Die Größe des Winkels α, gebildet durch die Muskelkraft und die Koaptationskomponente, wird auch durch die Wahl des jeweiligen Muskelmodells beeinflusst. Im Vergleich zum Geraden-Modell wird er sich durch die Miteinbeziehung des Muskelvolumens vergrößern (siehe Abb. III.28). Dies gibt auch zu erkennen, dass ein Muskel mit mehr Volumen und einem größeren Querschnitt einen größeren Winkel α besitzt und somit ef-

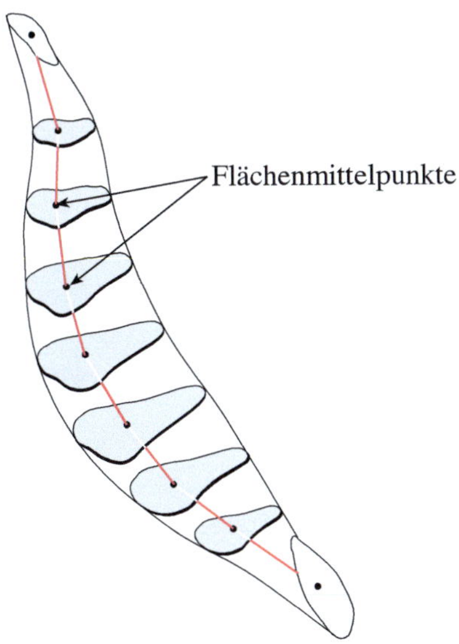

Abb. III.26
Schematische Darstellung eines Flächenmittelpunkt-Modells für einen Muskel. Die Aktionslinien dieses Muskelmodells ergeben sich aus den Verbindungen der Flächenmittelpunkte, die anhand von CT-Scan-Aufnahmen, anderer bildgebender Verfahren oder mittels Querschnitten vom Präparat ermittelt werden.

fizienter auf das Gelenk einwirkt: bei gleicher Muskelkraft nimmt die Koaptationskomponente ab, das Gelenk wird geschont und die Bewegungskomponente nimmt zu. Bei gleichem Drehmoment braucht der Muskel nun weniger Kraft, was zusätzlich die Belastung des Gelenks verringert.

Aus diesem Zusammenhang könnte man schließen, dass sich ein trainierter Muskel schonend auf das Gelenk auswirkt, da er einen größeren Querschnitt aufweist. Man könnte jedoch hier einwenden, dass das Gelenk im Rahmen des Trainings besonderen zusätzlichen Belastungen ausgesetzt wird.

Patienten, deren klinisches Bild Gelenkbeschwerden gemeinsam mit einer Muskelatrophie zeigt, könnten sich in einem gewissen *circulus vitiosus* befinden. Diese Überlegung könnte besonders in der Rehabilitation von klinischer Bedeutung sein. Ist der Muskelquerschnitt geringer, so kann man annehmen, dass der Winkel α kleiner ist und die Koaptationskomponente bei gleicher Muskelkraft zunimmt. Eine Anwendung dieser Überlegung wäre im Glenohumeralgelenk gegeben. Patienten mit degenerativen Beschwerden in diesem Gelenk zeigen z.B. unter anderem häufig eine Atrophie des M. deltoideus.

Bis jetzt wurden nur Muskelmodelle analysiert, die von der Annahme ausgehen, dass die vom Muskel aufgebaute Kraft gleichmäßig zum proximalen wie zum distalen Insertionspunkt übertragen wird. Es handelt sich um eine serielle Übertragung von Kräften innerhalb des Muskels in Bezug zu seiner Aktionslinie. Es gibt Hinweise, dass nicht ausgeschlossen werden kann, dass Kräfte zumindest teilweise auch vom Muskel aus über Bin-

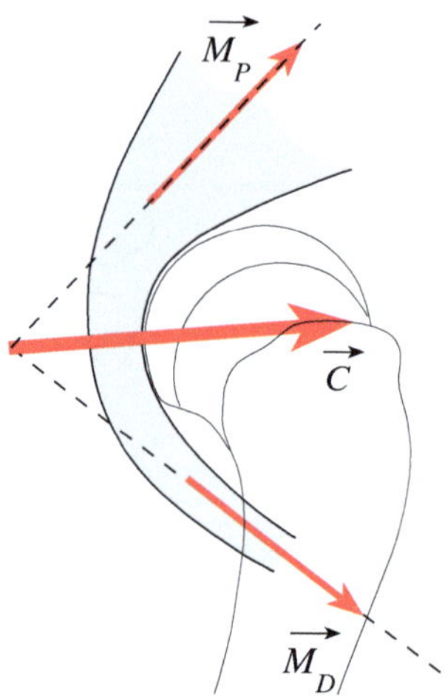

Abb. III.27
Das Flächenmittelpunkt-Modell am Beispiel des M. iliopsoas. Der Muskel wird in eine proximale (M_P) und eine distale (M_D) Komponente zerlegt, deren Vektorsumme eine vom Muskel produzierte Koaptationskomponente (C) ergibt. Ihre Größe ist u.a. vom Umlenkwinkel abhängig.

degewebe in andere Richtungen verteilt werden. Es würde sich nun um eine parallele Kraftübertragung handeln. Eine Synthese dieser Problematik kann unter anderem bei Huijing (1999, 2003) und Maas et al. (2004) gefunden werden.

Eine solche Betrachtungsweise kann im manuellen Bereich beim Einsatz von myotensiven Techniken oder einfachen Dehnungstechniken, aber auch bei faszialen Techniken von Bedeutung sein. Bei der Durchführung solcher Techniken denkt der Kliniker in der Regel eher an eine Beeinflussung der seriellen Kraftübertragung. Es ist aber gut denkbar, dass besonders bei Techniken, die quer zum Faserverlauf arbeiten, auch die parallele Kraftübertragung beeinflusst wird. Dies ist unseres Wissens nach noch nicht klinisch untersucht, wäre aber im Hinblick auf die Optimierung solcher Therapieansätze interessant.

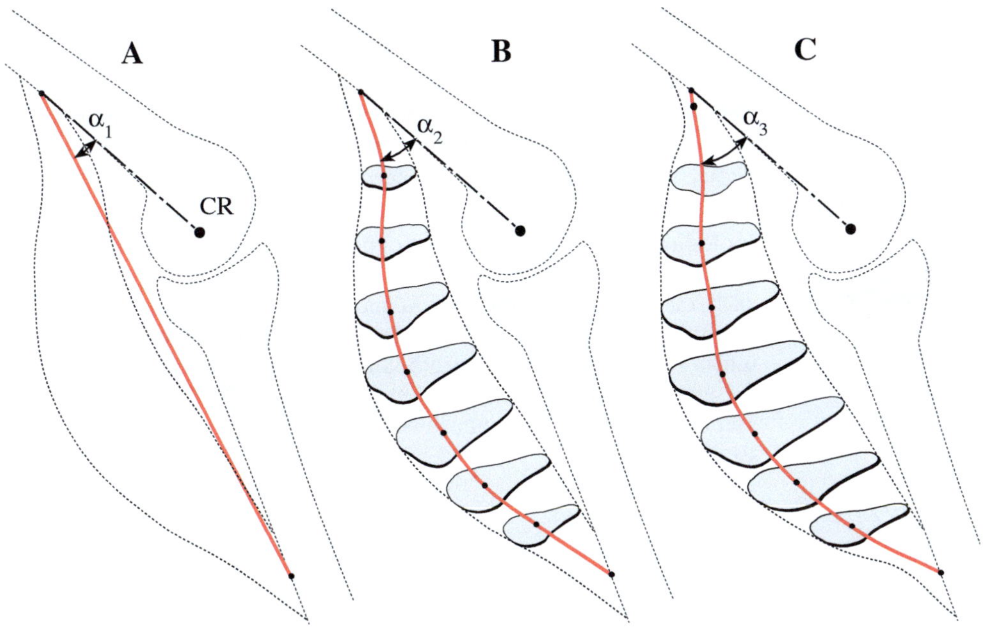

Abb. III.28
Schematische zweidimensionale Darstellung der Veränderung des Winkels α zwischen der Koaptationskomponente und der Muskelkraft vom Geraden-Modell (**A**) zum Flächenmittelpunkt-Modell (**B**). **C** zeigt den gleichen Muskel mit einem größeren Querschnitt, was zu einer weiteren Vergrößerung von α führt. Mit größerem Winkel α vergrößert sich auch der Hebelarm des Muskels.

5.5 Verhalten der Koaptationskomponente der Hüftadduktoren während der Bewegung

Führt man eine dem Geraden-Modell folgende Analyse für die Adduktorengruppe des Hüftgelenks in mehreren Positionen durch, so fällt auf, dass sich in zunehmender Adduktionsstellung die von dieser Muskulatur erzeugten Komponenten zunehmend belastend für das Gelenk verhalten. Ergänzend sei jedoch angemerkt, dass bei dieser Analyse die Größe des Muskelvektors konstant gehalten wird, was in Wirklichkeit nicht der Fall ist. Es ist im Gegenteil damit zu rechnen, dass mit zunehmender Adduktion die Kraft nachlässt, da sich der Muskel im inneren Bewegungsausmaß befindet.

Die Analyse zeigt, dass es bei zunehmender Adduktion zu einer Verkleinerung des Winkels α zwischen der Koaptationskomponente und der Muskelkraft (F) kommt. Dies bedeutet, dass die Koaptationskomponente steigt, während die Bewegungskomponente abnimmt (siehe Abb. III.29). Der Hebelarm nimmt ebenfalls in Adduktion ab.

Neben der Intensität ändert sich auch die Richtung der Koaptationskomponente. Es kommt zu einer vermehrten Lateralisierung dieser Komponente, was sich ungünstig auf eine expulsive Coxarthrose auswirken könnte.

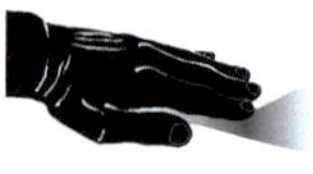

Im Rahmen einer Coxarthrose ist es denkbar, dass der Patient aufgrund einer Tonuserhöhung der Hüftadduktoren Schmerzen im Gelenk entwickelt, da es zu einer vermehrten Koaptation kommt. Um die Irritation zu verringern, bringt der Patient das Bein in Adduktion, was jedoch wiederum zu einer vermehrten Druckerhöhung im Gelenk führt. So können sich diese Komponenten zu einem *Circulus vitiosus* aufschaukeln und einen Teil des bekannten Kapselmusters[23] mit Verlust der Abduktion (Sohier, 1974) erzeugen.

---

23 Im Allgemeinen wird für die im Rahmen eines degenerativen Prozesses sich entwickelnde Beweglichkeitseinschränkung, besonders für das Hüft- und Schultergelenk, der Begriff *Kapselmuster* verwendet. Wir möchten an dieser Stelle darauf hinweisen, dass dieser Amplitudenverlust vorerst wahrscheinlich nicht so sehr auf kapsuläre, sondern vielmehr auf muskuläre Verkürzungen zurückzuführen ist. Eine definitive Kapselverkürzung entsteht wohl erst nach einigen Jahren.

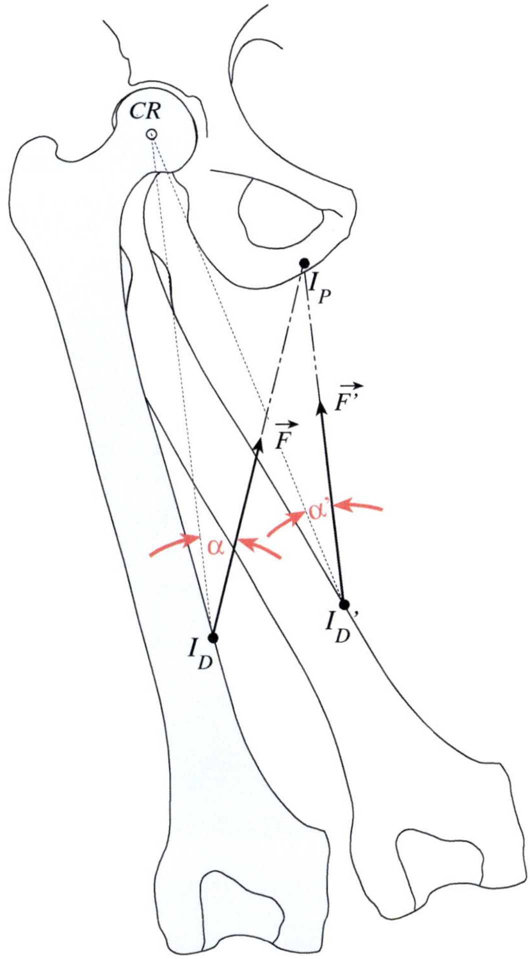

Abb. III.29
Analyse des Verhaltens der Koaptationskomponente der Hüftadduktoren anhand eines Geraden-Modells. Der Muskel ist im Modell durch die Insertionspunkte I_P, I_D bzw. I_D' (für die adduzierte Stellung) definiert. Das Femur wird um ein momentanes Drehzentrum (*CR*) im Sinne einer Adduktion rotiert.

Die Größe der Muskelkraft ist konstant gehalten ($F = F'$). Der Winkel α verkleinert sich ($\alpha > \alpha'$). Verkleinert sich α, so nimmt die Koaptationskomponente zu, der Hebelarm des Muskels nimmt ab.

5.6 Verhalten der Koaptationskomponente der Hüftabduktoren während der Bewegung

Betrachtet man das Verhalten der Hüftabduktoren in einem Geraden-Modell, so kann bemerkt werden, dass sich die Bewegungskomponente dieser Muskeln mit zunehmender Abduktionsstellung vergrößert. Dies geht mit einer Vergrößerung des Winkels α einher. Um die Hüftabduktoren zu kräftigen, ist es daher günstiger, aus der Nullstellung oder einer gewissen Abduktionsstellung heraus zu beginnen. In Abduktion ist die Koaptationskomponente verringert, der Hebelarm der Muskeln vergrößert. In Adduktion verhält es sich umgekehrt. Die Koaptationskomponente der Hüftabduktoren nimmt zu (siehe Abb. III.30).

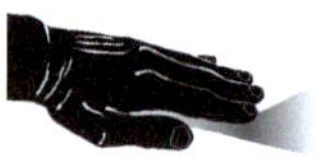

Es wurde bereits erwähnt, dass die Entstehung eines *Circulus vitiosus* infolge hypertoner Adduktoren theoretisch entwickelt werden kann. Diese Situation kann nun durch die zusätzliche Annahme hypotoner Abduktoren ergänzt werden. Das könnte in der Folge zu einem Beckenschiefstand führen, wodurch der Wiberg-Winkel und der Hebelarm der Abduktoren abnehmen, während die Koaptationskomponente der Abduktoren wie auch der Adduktoren ansteigt, was letztendlich zu einer vermehrten Be-

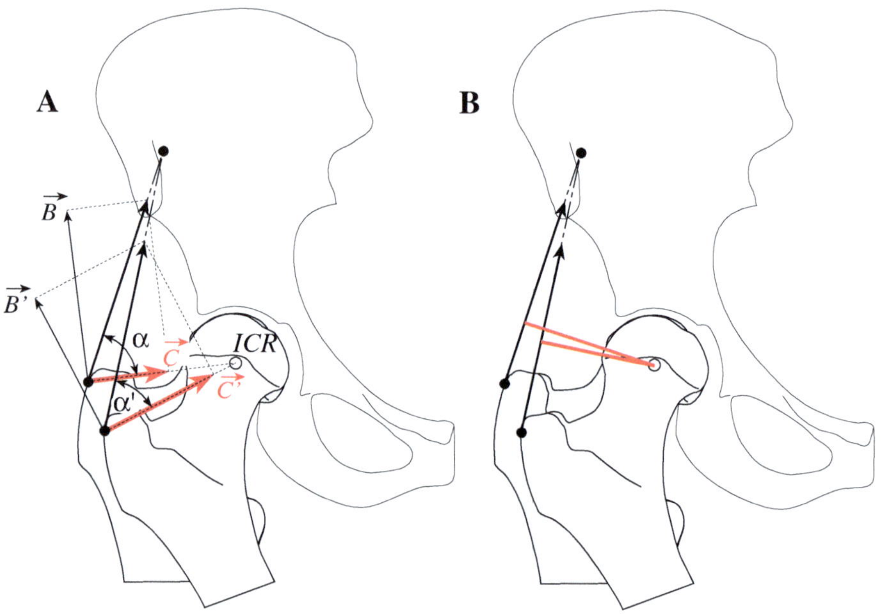

Abb. III.30

A zeigt eine Analyse der Veränderung der Koaptations- (*C*) und der Bewegungskomponente (*B*), sowie des Winkels α der Hüftabduktoren anhand eines Geraden-Modells. Die Muskeln werden in Neutralstellung und 20° Adduktion repräsentiert. Die Größe der Muskelkraft ist konstant gehalten.

Es ist klar erkennbar, dass sich *C* in Adduktion vergrößert (C' > C), während sich α verkleinert (α' < α).

B zeigt die Veränderung des Hebelarmes. Dieser verkleinert sich in Adduktion.

lastung des Gelenks führt. Ergänzend ist zu bemerken, dass der Hebelarm der Abduktoren in Adduktion kleiner wird. Um ein gleiches Drehmoment zu erreichen, muss somit die Muskelkraft ansteigen. Dies bedingt einen weiteren Anstieg der Koaptationskomponente.

Für Ab- und Adduktoren gilt somit in der Adduktionsstellung dasselbe: Die Koaptationskomponente steigt, die Hebelarme nehmen ab. Diese Position ist daher ungünstig, da die Druckbelastung des Knorpels größer ist.

5.7 Verhalten der Koaptationskomponente des M. iliopsoas während der Bewegung

Da der M. iliopsoas sich in der Sagittalebene ventral über das proximale Femur schlingt und damit sein Anteil proximal (M_P) und distal (M_D) des Drehpunktes (*CR*) jeweils eine andere Richtung hat, kann ein Teil der Koaptationskraft als eine Resultierende aus den Muskelkräften errechnet werden (*C*). Die Größe dieser Komponente ist vom Umlenkungswinkel abhängig. Zusätzlich lässt sich aber auch von proximal und distal je eine Koaptationskomponente (C_P, C_D) finden, die vom jeweiligen Insertionspunkt zum Rotationszentrum verläuft. Bei Bewegungen im Hüftgelenk müssen demnach Veränderungen aller drei Koaptationskomponenten berücksichtigt werden (siehe Abb. III.31).

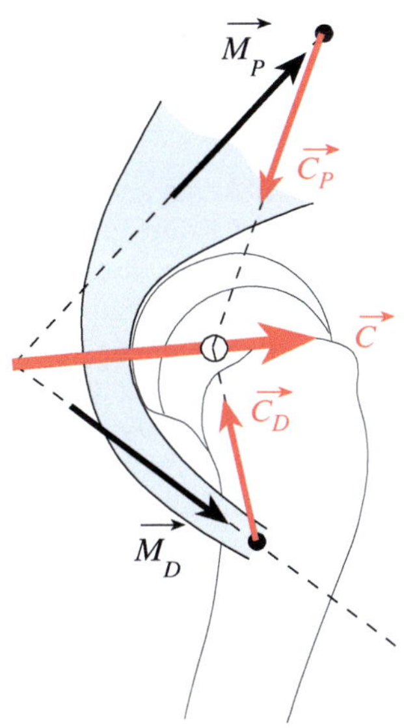

Abb. III.31
Analyse der Koaptationskomponenten (*C*) des M. iliopsoas.

Mittels eines Flächenmittelpunkt-Modells wird der Muskel in einen proximalen (M_P) und distalen (M_D) Anteil zerlegt. Die Resultierende dieser beiden Komponenten ist die Koaptationskomponente (*C*).

Dem M. iliopsoas kann somit eine anterior stabilisierende Funktion zugeschrieben werden. Er kann dadurch eventuelle, aus dem kleinen vorderen Überdeckungswinkel resultierende Instabilitäten ausgleichen. Eine antero-laterale Stabilisierungsfunktion kann in diesem funktionellen Kontext für den M. rectus femoris diskutiert werden.

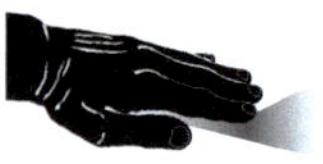

Geht man davon aus, dass sich bei zunehmender Extension im Hüftgelenk der Umlenkwinkel des M. iliopsoas verkleinert, so würde dies eine Vergrößerung dieser Koaptationskomponente nach sich ziehen. Das könnte die Entstehung des Verlustes an Extension im Rahmen der Coxarthrose erklären, da sich durch Einbringen einer gewissen Flexion der Druck im Bereich der Kontaktflächen, der durch die Adduktionsstellung ja bereits erhöht ist, zumindest kurzfristig verringern lässt. Zusätzlich muss angemerkt werden, dass sich der Muskel bei Flexion verkürzt und zumindest seine passive Kraft abnimmt.

5.8 Zusammenfassung

Es kann davon ausgegangen werden, dass die Belastungen des Hüftgelenks während des Gehens groß sind. Die vorgestellten Gleichgewichtsmodelle (siehe Punkt 5.1 auf Seite 202) berücksichtigen nur die Muskelkraft der Hüftabduktoren und die Schwerkraft im zweidimensionalen Raum. Telemetrische Daten erlauben bereits einen genaueren Einblick in das Belastunsprofil dieses Gelenks und ergänzen die Modellrechnungen. Während des Gehens kann somit mit einer Belastung gerechnet werden, die ca. dem zwei- bis dreifachen Körpergewicht entspricht.

Wie in Punkt 5.3 auf Seite 209 beschrieben, müssen auch kapsuläre und ligamentäre Kräfte berücksichtigt werden, um der Realsituation näher zu kommen. Ferner wurde in Punkt 5.4 auf Seite 212 der Einfluss verschiedener Muskeln anhand von einfachen zweidimensionalen Vektormodellen in verschiedenen Gelenkpositionen untersucht. Es stellte sich heraus, dass bezüglich der kapsulo-ligamentären Faktoren und dem M. iliopsoas besonders die Extension problematische Belastungsspitzen für das Gelenk bringen kann. In Bezug auf die Adduktoren- und Abduktorenmuskeln kann sich vor allem die Adduktionsstellung aufgrund vergrößerter Koaptationskräfte negativ auf das Gelenk auswirken.

Abschließend ist jedoch zu betonen, dass all diese Modelle Beschränkungen beinhalten. Größe und Richtung der im Coxofemoralgelenk resultierenden Kraft hängt von vielen zusätzlichen Faktoren ab, die in diesen Analysen nicht berücksichtigt wurden. So z.B. das dreidimensionale Zusammenspiel von Kräften, individuelle Morphologien (z.B. CD-Winkel etc.), individuelle Pathologien etc. Es handelt sich somit um ein dreidimensionales Problem, innerhalb dessen uns der Großteil der einzelnen Kräfte unbekannt ist.

6 Die Verteilung der Belastungen

Die Verarbeitung der Belastungen zwischen Femur und Becken lässt sich anhand des Verlaufes der Spongiosabälkchen vom kortikalen Mantel des Femurs zum Iliosakralgelenk hin nachvollziehen. Kapandji (1985) unterscheidet diesbezüglich zwei Verlaufsmuster:

- Eine Zone (A) beginnt an der lateralen Kortikalis des Femurschaftes, folgt den trabekulären Strukturen des Caput und Collum femoris bis zum inferioren Pol des Hüftgelenks und setzt sich dann entlang der Linea terminalis bis hin zum oberen Pol des Iliosakralgelenks fort.
- Die andere Zone (B) nimmt an der medialen Kortikalis der Femurdiaphyse ihren Anfang, verläuft in der Spongiosa des proximalen Femurs zum superioren Pol des Hüftgelenks hin und von dort über das Ilium weiter zum inferioren Pol des Iliosakralgelenks.

Eine solche Darstellung könnte darauf hinweisen, dass im Falle von Dysfunktionen oder gar Pathologien eines Gelenks, das andere Gelenk (in diesem Fall das Iliosakralgelenk) ebenfalls betroffen sein könnte. Werden Kräfte nicht mehr über die „üblichen" trabekulären Wege übertragen, wird der Knochen sich durch Umbau adaptieren. Dies würde die Kräfte im nachfolgenden Gelenk ebenfalls beeinflussen, was sich unter Umständen auch negativ auswirken könnte.

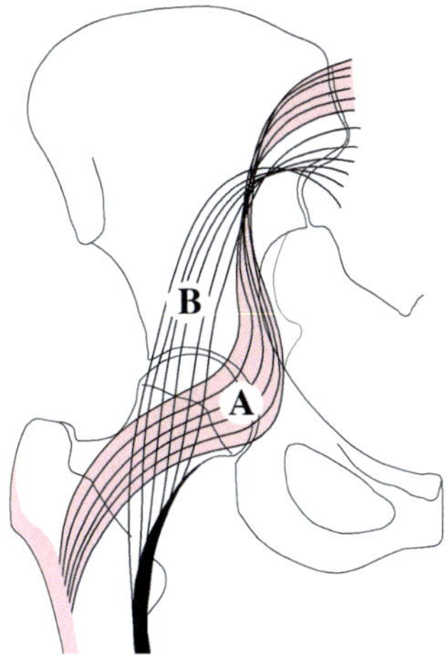

Abb. III.32
Schematische Darstellung der Kräfteverteilung zwischen Femur und Becken aufgrund des Verlaufes der trabekulären Strukturen. Ein System (**A**) läuft von der lateralen Kortikalis des Femurschaftes zum oberen Pol des Iliosakralgelenks, das andere System (**B**) von der medialen Kortikalis des Femurschaftes zum unteren Pol des Iliosakralgelenks (nach Kapandji, 1985).

Der Einfluss eines intakten Beckenringes auf die Belastung und deren Verteilung im Acetabulum wurde von Bay et al. (1997) untersucht. Die Autoren konnten anhand einer *In-vitro*-Untersuchung zeigen, dass sich bei Belastung eines isolierten Beckenfragmentes die Kraftverteilung ungünstig verändert. Es kommt zu einer Fokussierung der Belastung im superioren Bereich. Bei einem intakten Beckenring werden die anteriore und posteriore Region mehr beansprucht, was zu einer besseren Verteilung der Kräfte führt. Dies zeigt, dass das gesamte Becken einen Einfluss auf die Kräfteverteilung im Hüftgelenk ausübt.

Die Verteilung der Belastungen innerhalb des Acetabulums unter Einfluss verschiedener Beckenpositionen wurde von Petit et al. (1987) mittels *Fuji prescale film* am Präparat vermessen. Die Autoren konnten zeigen, dass die gesamte Kraft, die Kontaktfläche und somit auch der Druck nicht nur auf den oberen Pol des Acetabulums beschränkt bleiben, sondern sich auch auf den unteren und posterioren Abschnitt der Gelenkfläche verteilen. Sie nimmt in Anteversion, Retroversion und Neutralstellung jeweils andere Formen an (siehe Abb. III.33).

Am isolierten Femur durchgeführte Experimente (Blaimont et al. 1968) haben gezeigt, dass ein unter einem Winkel von 16° am oberen Pol des Caput femoris erzeugter Druck neben der Kompression eine unter dem Einfluss von Zugkräften stehende Zone hervorruft. Diese liegt im proximalen Bereich lateral und verlagert sich im distalen Bereich weiter nach ventral (siehe Abb. III.34). Diese Untersuchung gibt nur einen Teilausschnitt der realen Verhältnisse wieder, da außer der vertikalen Druckkraft keine anderen Kräfte (Muskeln, Tractus iliotibialis etc.) berücksichtigt wurden. Die Resultate dieser Studie deuten jedoch darauf hin, dass die Beanspruchung eines isolierten Femurs bereits komplexer ist, als man vorerst annehmen würde.

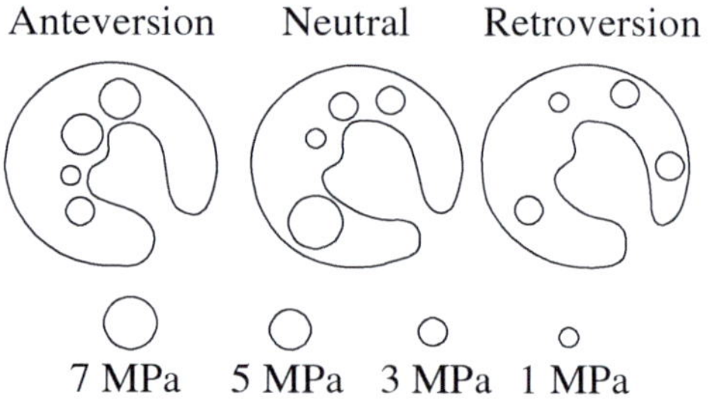

Abb. III.33
Schematische Darstellung der Druckverteilung im Acetabulum in drei verschiedenen Beckenpositionen (nach Petit et al., 1987).

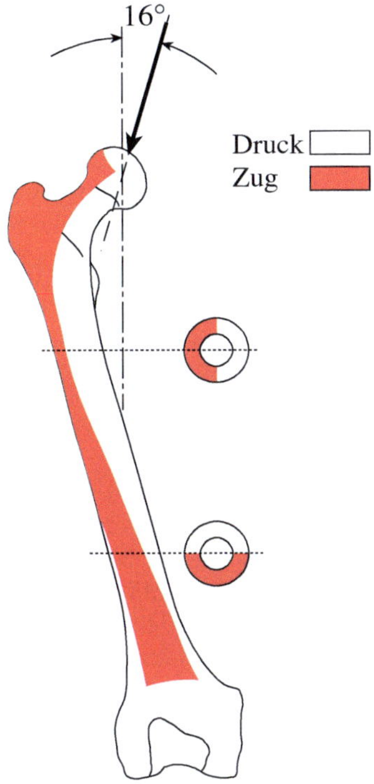

Abb. III.34
Verteilung der Druck- und Zugkräfte am isolierten Femur. Die Kraft wurde in einem Winkel von 16° eingebracht, was nach den Angaben von Pauwels (1965) der Richtung der Resultierenden im Einbeinstand entspricht. Die Zugzone (rot) erstreckt sich vom superioren Femurhals lateral über die proximale Diaphyse und gelangt distal an die ventrale Seite des Schaftes (nach Blaimont et al., 1968).

7 Dreidimensionale Muskelfunktionen

Im folgenden Kapitel sind die Muskeln nach ihren Hauptkomponenten gegliedert, wie sie in der klassischen Anatomie beschrieben werden. In der Folge sollen die Nebenkomponenten diskutiert werden. Darüber hinaus wird auf Veränderungen der dreidimensionalen Muskelfunktionen während der Bewegung eingegangen werden. Eine Zusammenfassung dieses Kapitels kann Tabelle III.2 auf Seite 233, Tabelle III.3 auf Seite 234 und Tabelle III.4 auf Seite 235 entnommen werden.

Ein großer Teil der Muskelfunktionen ist bei Kapandji (1985) theoretisch beschrieben. Daneben gibt es eine Reihe von experimentellen Arbeiten, welche die Annahmen von Kapandji bestätigen oder widerlegen.

7.1 Adduktoren

Der distale Abschnitt des M. adductor magnus wirkt extensorisch. Die Mm. adductores longus und brevis, der proximale Teil des M. adductor magnus sowie der M. gracilis und M. pectineus sind in Neutralstellung Flexoren (Kapandji, 1985). Dies konnte experimentell von Pressel und Lengsfeld bestätigt werden. Ab ca. 30° Flexion wird der M. gracilis Extensor, ab ca. 90° der M. adductor brevis und longus (Pressel & Lengsfeld, 1998).

Der M. pectineus wirkt in Nullstellung als Flexor und Innenrotator. Während der Flexion wird er zum Außenrotator (Pressel & Lengsfeld, 1998).

7.2 Flexoren

In einer Frontalansicht ist erkennbar, dass der M. rectus femoris lateral um das Caput femoris umgelenkt wird. Dies ergibt eine abduktorische Komponente. Bei Dehnungsübungen ist das klar spürbar, da es durch Einbringen einer Abduktion zu einer deutlichen Reduktion des Dehngefühls kommt. Dies ist natürlich durch die Annäherung des proximalen und distalen Insertionspunktes bedingt.

Die rotatorische Komponente des M. iliopsoas ist wiederholt Gegenstand von Diskussionen. Während Strasser (1917), Kapandji (1985), Gray's Anatomy (1999) und Tillmann & Tondury (1987) dem Muskel eine außenrotatorische Funktion zuweisen, beschreiben ihn Dostal et al. (1986), Hanssens (1991), Pressel & Lengsfeld (1998) sowie Delp et al. (1999) als Innenrotator. Die beiden letztgenannten Studien geben an, dass er ab ca. 80° Flexion seine Rotationsfunktion ändert. Dies geschieht auch ab 30° Außenrotation, wo er zu einem Außenrotator wird.

Aus Abb. III.35 kann man ersehen, dass der Hebelarm (HA) des M. psoas major und des M. iliacus (*M*) in der Transversalebene nicht sehr groß ist. Dies kann schon die Widersprüchlichkeit der verschiedenen Spekulationen erklären. Außerdem ist nicht auszuschließen, dass die medialsten Fasern des M. psoas major auch außenrotatorisch wirken. Die lateralsten

Fasern des M. iliacus wären demnach sehr gute Innenrotatoren. Bei Außenrotation besteht die Möglichkeit, dass beide Muskeln Außenrotatoren werden. Darüber hinaus können auch die Länge des Trochanter minor, Länge und Ausrichtung des Schenkelhalses und andere Parameter, die sich in interindividuellen Differenzen äußern, für unterschiedliche Rotationsmomente verantwortlich sein.

7.3 Abduktoren

In Flexion werden der M. gluteus medius und minimus deutliche Innenrotatoren. Der M. gluteus minimus wird zum Adduktor (Kapandji, 1985).

Der vordere Abschnitt des M. gluteus medius wirkt in Neutralstellung als Innenrotator, der posteriore Abschnitt als Außenrotator. Ab ca. 20° Flexion wird der gesamte Muskel zum Innenrotator (Mansour & Pereira, 1987; Delp et al., 1999). Bei ca. 90° Flexion wird sein Abduktions-Hebelarm Null (Dostal & Andrews, 1981).

7.4 Extensoren

Die ischiokruralen Muskeln und der M. gluteus maximus haben in Neutralstellung eine adduktorische und außenrotatorische Komponente (Kapandji, 1985). Pressel und Lengsfeld ermitteln den M. semimembranosus als Innenrotator und die am Tractus inserierenden Teile (antero-laterales Kompartment) des M. gluteus maximus als Abduktor. Laut diesen Autoren wird der gesamte M. gluteus maximus bei ca. 70° Flexion zum Abduktor.

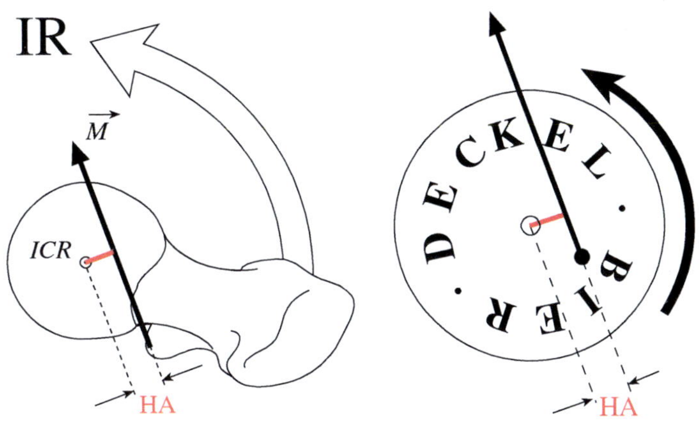

Abb. III.35
Hebelarm (HA) des M. psoas major (*M*) in Bezug auf die Funktionen in der Transversalebene. In diesem Schema hat er ein kleines innenrotatorisches Moment.

In Flexion verringert der M. gluteus maximus sein außenrotatorisches Moment. Das antero-laterale Kompartment wirkt sogar innenrotatorisch (Mansour & Pereira, 1987; Pressel & Lengsfeld, 1998; Delp et al., 1999).

7.5 Außenrotatoren

Der M. quadratus femoris hat bei ca. 20°–30° Flexion das größte außenrotatorische Moment. In Extension, besonders aber in Flexion nimmt dieses Drehmoment ab (Wets, 1994; Delp et al., 1999). Die Ab- und Adduktion verändern den Hebelarm nicht ((Wets, 1994).

Der M. quadratus femoris, M. obturatorius internus und externus, sowie die Mm. gemelli wirken adduktorisch. In Extension ist der M. quadratus femoris Flexor, in Flexionsstellung wird er Extensor (Kapandji, 1985).

Der M. obturatorius internus wirkt in Flexion abduktorisch. In Flexions-Neutralstellung wird der M. obturatorius ext. bei zunehmender Innenrotation zum Innenrotator (Kapandji, 1985).

Der M. piriformis ist Flexor und Außenrotator bis ca. 60° Flexion. Ab diesem Beugewinkel wird er Innenrotator und Extensor. Über den gesamten sagittalen Bewegungsablauf hinweg bleibt er Abduktor (Kapandji, 1985).

Wets (1994) konnte eine interindividuelle Streuung des Umkehrpunktes für die rotatorische Funktion des M. piriformis experimentell beschreiben. Je nach Individuum liegt der Punkt zwischen 60° und 80° Flexion.

Wie bereits oben bemerkt, bleibt der M. quadratus femoris auch in voller Flexion Außenrotator. Das Drehmoment der zwischen M. piriformis und M. quadratus femoris liegenden Muskeln (Mm. obturatorii internus und

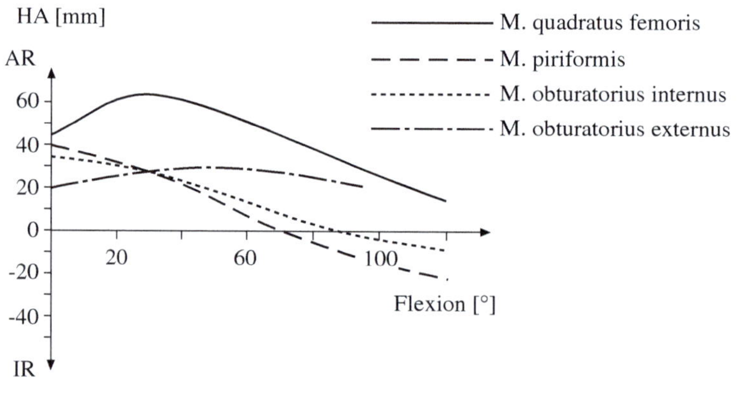

Abb. III.36
Schematische Übersicht über das Verhalten der rotatorischen Hebelarme der Hüftaußenrotatoren während der Flexion. Während der M. quadratus femoris und der M. obturatorius externus über die gesamte Flexion hinweg Außenrotatoren bleiben, ändern der M. piriformis und der M. obturatorius internus ihre rotatorische Funktion und werden oberhalb von ca. 60°–80° Flexion Innenrotatoren.

externus) hängt von der anatomischen Lage ab: der M. obturatorius internus wird bei zunehmender Flexion beinahe Innenrotator wie der M. piriformis. Der M. obturatorius externus bleibt klar Außenrotator wie der M. quadratus femoris (Delp et al., 1999). Siehe Abb. III.36 auf Seite 230.

7.6 Innenrotatoren

Der M. tensor fasciae latae sowie die Pars anterior des M. gluteus minimus, die sonst abduktorisch und innenrotatorisch wirken, werden in voller Innenrotation zu Außenrotatoren. Die Pars posterior des M. gluteus minimus wirkt in Neutralstellung außenrotatorisch (Kapandji, 1985).

7.7 Das Verhältnis der Rotatoren zueinander

Zusammenfassend lässt sich ableiten, dass die Außenrotatoren in Neutralstellung ein größeres Moment erzeugen. In Beugestellung überwiegt das Drehmoment der Innenrotatoren. Das ist erstens durch die innenrotatorische Wirkung der Abduktoren bedingt, zweitens reduziert sich das außenrotatorische Moment des M. gluteus maximus mit zunehmender Flexion. Dies spiegelt sich auch in den Ergebnissen isokinetischer Untersuchungen wider. Bei solchen Analysen sollte exakt angegeben werden, in welcher Stellung die jeweiligen Muskeln untersucht wurden. Der Gleichgewichtspunkt (beide Drehmomente sind in etwa gleich groß) ist unseres Erachtens nach noch nicht bestimmt worden. Für den M. gluteus medius wurde er bei ca. 20° Flexion isoliert definiert (Mansour & Pereira, 1987; Delp et al., 1999). Man kann annehmen, dass es in diesem Zusammenhang auch interindividuelle Unterschiede gibt.

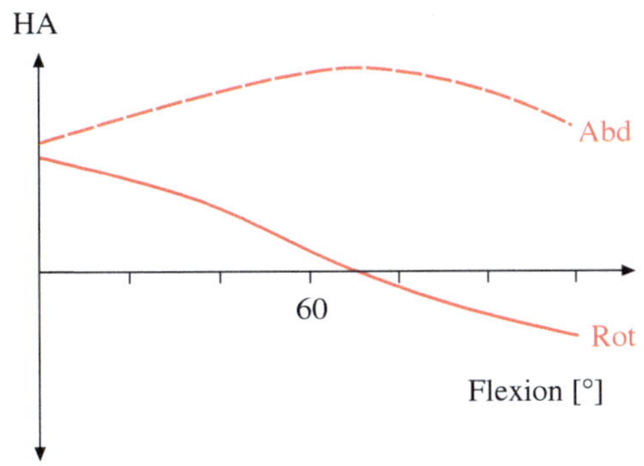

Abb. III.37
Schematische Darstellung des Verhaltens der ABD-ADD- als auch der Rotationskomponenten des M. piriformis während der Flexion. Es ist zu beachten, dass der Hebelarm für die Rotation bei ca. 60° bis 80° Flexion Null erreicht, während er für die Abduktion maximal wird.

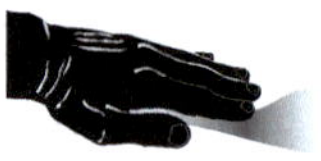

Aus Abb. III.37 auf Seite 231 lässt sich erkennen, dass der Hebelarm für die Abduktion maximal wird, wenn er für die Rotation Null ist. Diese theoretische Überlegung ist von praktischer Relevanz z.B. bei der Durchführung der Muskelenergietechniken für den M. piriformis. Die Dehnung dieses Muskels wird aus Gründen der Stabilisierung des Patienten in Rückenlage mit Flexion der Hüfte ausgeführt. In dieser Stellung ist der Muskel Innenrotator und Abduktor. Somit müsste er durch Außenrotation und Adduktion gedehnt werden. Dies kann in manchen Fällen zu Irritationen der Inguinalgegend führen. Um dies zu verhindern, kann der Therapeut entweder weniger Außenrotation oder weniger Adduktion einbringen. In beiden Fällen muss die jeweils andere Komponente verstärkt werden, um eine suffiziente Dehnung des Muskels zu erreichen. Aus diesem Beispiel ist erkennbar, dass bei der Anwendung solcher Techniken fixe Regeln nicht sinnvoll sind. Die Applikation muss der jeweiligen Situation angepasst werden.

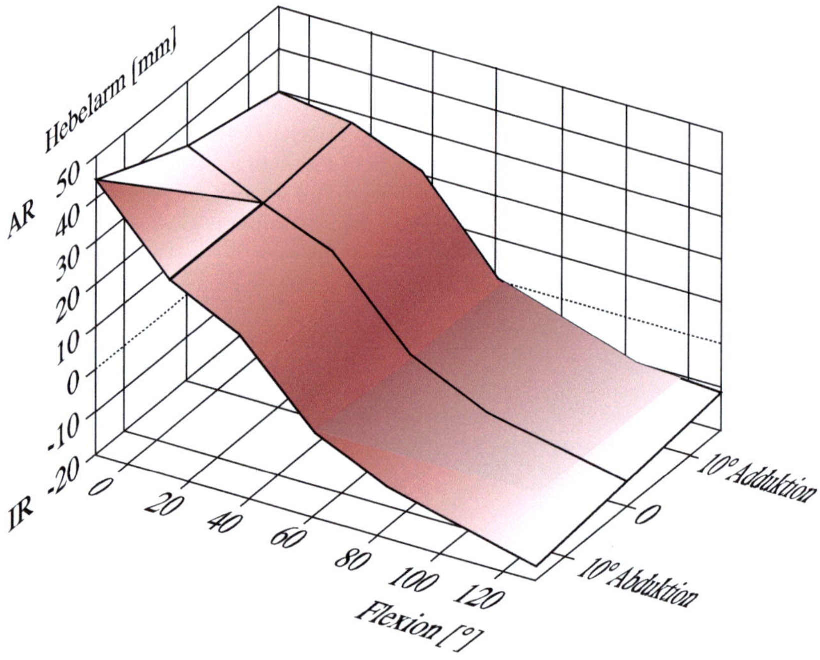

Abb. III.38
3-D-Diagramm des rotatorischen Hebelarmes des M. piriformis als Funktion der Flexion und der Abduktion/Adduktion. In Extension ist der Muskel Außenrotator. Sein Hebelarm ist in dieser Stellung in Abduktion etwas größer als in Adduktion. In voller Flexion ist er mit ca. –20 mm Hebelarm Innenrotator. Der Hebelarm ist in dieser Stellung in Abduktion etwas kleiner als in Adduktion. Bei ca. 60° ist sein Hebelarm Null (nach Wets, 1994).

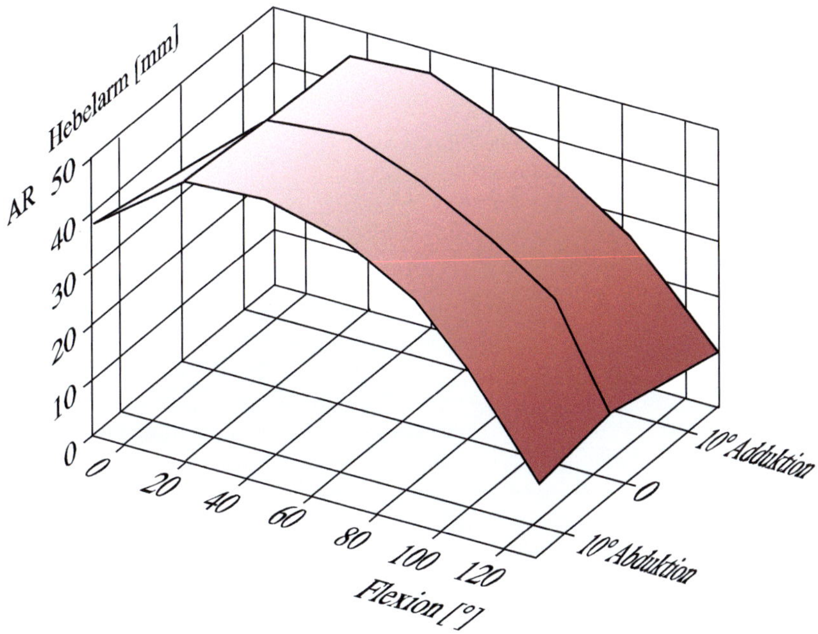

Abb. III.39
3-D-Diagramm des rotatorischen Hebelarmes des M. quadratus femoris als Funktion der Flexion und der Abduktion/Adduktion. Dieser ist Außenrotator über die gesamte Flexion hinweg. Ad- und Abduktion ändern diesen Hebelarm kaum (nach Wets, 1994).

Muskel	Komponente	Komponente	Komponente
AUSSENROTATOREN	SAGITTAL	FRONTAL	TRANSVERSAL
M. quadratus femoris	FLEX in Ext	ADD	AR (max bei 20°–30° Flex)
M. obturatorius externus		ADD	
M. obturatorius internus		ADD in 0-St.; ABD in Flex	AR bis 90° Flex
			IR über 90° Flex
M. piriformis	FLEX bis 60° Flex	ABD ab 60° Flex	AR bis 60° Flex
	EXT über 60-80° Flex		IR über 60°–80° Flex
INNENROTATOREN			TRANSVERSAL
M. tensor fasciae latae			AR in voller Ir
M. gluteus minimus (ant)			AR in voller Ir
M. gluteus minimus (post)			AR in 0-St.

Tabelle III.2
Zusammenfassung der im Text erwähnten Neben- und Umkehrkomponenten für die Rotatoren, nach Muskelgruppen geordnet. Die jeweiligen Werte sind als ungefähre Angaben zu betrachten.
Für Erklärungen der Abkürzungen siehe Tabelle III.3.

Muskel	Komponente	Komponente
ADDUKTOREN	SAGITTAL	TRANSVERSAL
M. adductor magnus (distal)	EXT in 0-St.	
M. adductor magnus (proximal)	FLEX in 0-St.	
M. adductor longus	FLEX in 0-St.; Ext ab 90° Flex	
M. adductor brevis	FLEX in 0-St.	
M. pectineus	FLEX in 0-St.	IR in 0-St.; AR in Flex
M. gracilis	FLEX in 0-St.; Ext ab 30° Flex	
FLEXOREN	FRONTAL	TRANSVERSAL
M. rectus femoris	ABD in 0-St.	
M. iliopsoas		AR in 0-St.*
		IR in 0-St.**
		AR ab 80° Flex, ab 30° Ar**
ABDUKTOREN	FRONTAL	TRANSVERSAL
M. gluteus medius		IR in Flex
M. gluteus medius (ant)		IR in 0-St.
M. gluteus medius (post)		AR in 0-St.; IR ab 20° Flex
M. gluteus minimus	ADD in Flex	IR in Flex
EXTENSOREN	FRONTAL	TRANSVERSAL
Ischiokrurale Muskeln	ADD in 0-St.	AR in 0-St.
M. gluteus maximus	ADD in 0-St.; ABD ab 70° Flex	AR in 0-St.; AR verringert in Flex
M. gluteus maximus (lat)	ABD in 0-St.	IR in Flex
M. semimembranosus		IR in 0-St.

Tabelle III.3

Zusammenfassung der im Text erwähnten Neben- und Umkehrkomponenten für Adduktoren, Flexoren, Abduktoren und Extensoren, nach Muskelgruppen geordnet. Die jeweiligen Werte sind als ungefähre Angaben zu betrachten.

Das Moment ist jeweils in Großbuchstaben (FLEX, ABD, etc.) angegeben, während die Gelenkstellung (bzw. der Bereich) in Groß- und Kleinbuchstaben (Flex, Abd, etc.) notiert ist.

ABD, Abd ... Abduktion
ADD, Add ... Adduktion
EXT, Ext ... Extension
FLEX, Flex ... Flexion
AR, Ar ... Außenrotation
IR, Ir ... Innenrotation
0-St. ... Neutralstellung
* ... Angaben in der anatomischen Literatur
** ... Angaben aus experimentellen Untersuchungen

Muskel	Rel. Drehmoment [% des Gesamtdrehmoments]		
	Sagittal	Frontal	Transversal
M. adductor brevis	32	–95	5
M. adductor longus	45	–89	–3
M. adductor magnus (U: ramus inf. ossis pubis)	2	–100	4
M. adductor minimus	26	–93	26
M. biceps femoris, Caput longum	–93	–36	10
M. gemellus inferior	7	–47	88
M. gemellus superior	–9	–11	99
M. gluteus maximus (A: Tractus iliotibialis)	–33	40	86
M. gluteus maximus (A: tuberositas glutea)	–71	–56	43
M. gluteus medius	–45	89	6
M. gluteus minimus	–32	94	11
M. gracilis	20	–98	8
M. iliacus	98	–7	–19
M. obturatorius externus	22	–76	61
M. obturatorius internus	–4	–21	98
M. pectineus	50	–87	1
M. piriformis (U: Incisura ischiadica major)	–35	56	75
M. piriformis (U: Facies pelvina)	–25	40	88
M. psoas major	99	–8	–13
M. quadratus femoris	17	–84	52
M. rectus femoris	99	13	1
M. sartorius	88	48	5
M. semimembranosus (A: Condylus med. tibiae)	–95	–30	–2
M. semimembranosus (A: Fascia poplitea)	–96	–26	–6
M. semitendinosus	–96	–28	0
M. tensor fasciae latae	74	67	–4

Tabelle III.4
Übersicht über die Drehmomente der Hüftmuskeln in Neutralstellung. Die Werte stellen das relative Drehmoment der jeweiligen Komponenten in Prozent des Gesamtdrehmoments des Hüftgelenks dar. Sie wurden anhand eines Geraden-Modells errechnet. Nach Pressel & Lengsfeld (1998).

Positive Werte: Flexion, Abduktion, Außenrotation

Negative Werte: Extension, Adduktion, Innenrotation

U ... Ursprung

A ... Ansatz

Kapitel IV Das Kniegelenk

Das Kniegelenk lässt sich anatomisch und funktionell in das **femorotibiale** und das **femoropatellare** Gelenk gliedern. Die gelenkige Verbindung zwischen Tibia und Femur weist eine Reihe von Besonderheiten auf, auf die im folgenden Kapitel eingegangen wird.

Die Hauptbewegungen im femorotibialen Gelenk sind Flexion und Extension. Ist das Gelenk entriegelt, so ist auch Rotation möglich. Während der Flexions- bzw. Extensionsbewegung finden assoziierte Bewegungen in der Transversal- und in der Frontalebene statt. Es handelt sich demnach um ein Gelenk, dessen Kinematik im dreidimensionalen Raum zu beschreiben sein wird.

Während der Bewegungen in der sagittalen Ebene kommt es zu einer Roll-Gleit-Bewegung zwischen Tibia und Femur. Dieser Mechanismus kann zwar in anderen Gelenken ebenfalls beobachtet werden, für das funktionelle Verständnis des Kniegelenks ist er jedoch von großer Bedeutung.

Neben den knöchernen Elementen, die dem Gelenk grundsätzlich eine schlechte Kongruenz zur Verfügung stellen, spielen Weichteilstrukturen wie Kreuzbänder und Menisken eine fundamentale Rolle. Ohne sie wäre eine biomechanisch sinnvolle Funktion schwer denkbar.

1 Das femorotibiale Gelenk

1.1 Kinematik in der Sagittalebene

Vorbemerkung

Die folgenden Überlegungen leiten sich aus einem zweidimensionalen Modell ab, in dem die Isometrie der Bänder angenommen wird. In diesem Zusammenhang sollte darauf hingewiesen werden, dass z.B.:

- die Kinematik des Kniegelenks im dreidimensionalen Raum abläuft (siehe Punkt 1.3 auf Seite 259) und am Beginn der Flexion eine Innenrotation mit Adduktion der Tibia stattfindet
- verschiedene Teile der Kreuzbänder unterschiedlich angespannt werden und auch eine elastische Deformation von ca. 10% zulassen (Wang et al., 1973; Blankevoort et al., 1991)
- die Kreuzbänder nicht immer geradlinig verlaufen
- die Gelenkflächen selbst deformierbar sind (im menschlichen Femorotibialgelenk befindet sich der dickste Gelenkknorpel nach dem Femoropatellargelenk)
- das Vorhandensein der Menisken ignoriert wird.

1.1.1 Allgemeine Kinematik des Rollgleitens

Wie bereits Eingangs erwähnt, stellt der Roll-Gleit-Mechanismus einen wesentlichen Aspekt im Bewegungsverhalten zwischen der femoralen und tibialen Gelenkfläche während der Flexions- und Extensionsbewegung dar. Dieser Vorgang ist mit einem Rad vergleichbar, das nicht nur rollt, sondern teilweise durchdreht, was im Endeffekt zu einer Reduktion der zurückgelegten Wegstrecke führt. Dass es tatsächlich zu einer Kombination von Rollen und Gleiten kommen muss, kann am besten durch die Veranschaulichung der beiden Extremfälle in einem einfachen sagittalen Modell gezeigt werden (siehe Abb. IV.1).

Im Falle der reinen Rollbewegung nehme man an, dass der konvex gekrümmte Femurkondylus Punkt für Punkt auf der „Straße" des Tibiaplateaus (das Femur bewegt sich somit im Hinblick zur feststehenden Tibia) in Richtung Flexion abrollen würde. Dabei fällt auf, dass zwischen der femoralen und der tibialen Gelenkkurve eine Diskrepanz besteht: das Tibiaplateau ist in anterior-posteriorer Richtung deutlich kürzer als die dazu gehörige Abrollstrecke am Femur (siehe Beispiel A in Abb. IV.1).

Würde demnach eine **reine Rollbewegung** der Femurkondylen auf der feststehenden Tibia stattfinden, so käme es zu einer Luxation des Femurs. Man könnte auch sagen, dass sich das Femur viel zu weit nach posterior verlagert. Eine solche Komponente wird, wie wir in der Folge sehen werden, vom vorderen Kreuzband gebremst.

Wäre die Bewegung zwischen Femur und Tibia hingegen eine **reine Gleitbewegung**, so käme es zu einem vorzeitigen Kontakt zwischen distalem Femurschaft und dem Hinterrand des Tibiaplateaus, was zu einer Einschränkung der Beweglichkeit führen würde (siehe Beispiel B in Abb. IV.1). In diesem Fall könnte man sagen, dass das Femur in der Endstellung zu weit anterior steht. Diese Komponente wird durch das hintere Kreuzband verhindert.

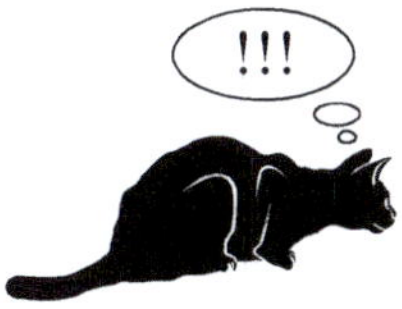

Die vorangegangenen Überlegungen machen deutlich, dass zwischen der femoralen und tibialen Gelenkfläche eine **Kombination von Rollen und Gleiten** stattfinden muss, da die Abrollstrecken nicht gleich lang sind ($l_T \neq l_F$). Dies ist aus Abb. IV.2 auf Seite 240 schematisch ersichtlich. Für die gesamte Flexionsbewegung kann das Verhältnis zwischen Rollen und Gleiten wie folgt ausgedrückt werden:

$$I_{RG} = \frac{l_F - l_T}{l_F} \tag{IV.1}$$

In der Literatur wird dieses Verhältnis häufig in der Form l_F/l_T angegeben. Im Falle des reinen Gleitens würde der Nenner (l_T) Null werden und das Verhältnis ist somit nicht definierbar (Zatsiorsky, 1998; Moorhead et al. 2003). Deshalb schlagen wir eine Schreibweise wie in Gleichung IV.1 vor. In diesem Fall liegt der Index zwischen Null und Eins. Bei reinem Gleiten ist $I_{RG} = 1$, bei reinem Rollen ist $I_{RG} = 0$.

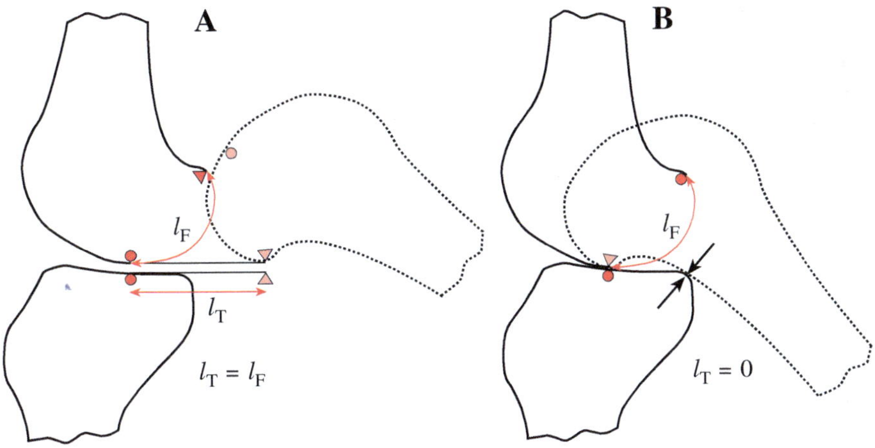

Abb. IV.1
Darstellung der zwei Extremfälle des reinen Rollens (**A**) und des reinen Gleitens (**B**) im femorotibialen Gelenk. Die erste Variante würde zu einer klaren Luxation führen, im zweiten Fall wäre die Beweglichkeit in Richtung Flexion deutlich eingeschränkt. Die Symbole zeigen die Kontaktpunkte in der Anfangs- und Endposition.
Bei reinem Rollen sind die Abrollstrecken an beiden Gelenkflächen gleich ($l_T = l_F$). Bei reinem Gleiten kommt es auf der tibialen Gelenkfläche zu keiner Verlagerung des Kontaktpunktes ($l_T = 0$).

Der in Gleichung IV.1 auf Seite 239 dargestellte Roll-Gleit-Index beschreibt das mittlere Verhältnis für den gesamten Bewegungsumfang. Das Verhältnis beider Komponenten ist jedoch nicht konstant, es verändert sich während des Bewegungsablaufes. Am Beginn der Flexion ist die Rollkomponente ziemlich groß. Bei fortschreitender Flexion, insbesondere in maximaler Beugung, kommt es zu einer fast reinen Gleitbewegung. Ein solcher Vorgang kann nicht mehr wie in Gleichung IV.1 auf Seite 239 beschrieben werden.

Geht man von einem zweidimensionalen, sagittalen Modell aus, so kann das Roll-Gleit-Verhalten durch die Beziehung des momentanen Rotationszentrums (CR) zum Krümmungszentrum (CC) und zum Kontaktpunkt KP beschrieben werden (siehe Kapitel I Punkt 7.1 auf Seite 52).

Wird der Femurkondylus in einem vereinfachenden zweidimensionalen Modell als Kreis mit dem Radius (r) dargestellt, so bleibt der Abstand zwischen Krümmungszentrum und Kontaktpunkt (CC-KP) konstant. Wird dieser Distanz der Abstand zwischen Rotationszentrum und Kontaktpunkt (CR-KP) gegenübergestellt, so kann das sich über den Bewegungsablauf verändernde Verhältnis zwischen Rollen und Gleiten anhand eines Index dargestellt werden, den wir bereits im Kapitel Grundlagen als Bewegungsindex (I_{Mov}) vorgeschlagen haben (siehe Abb. IV.3):

$$I_{Mov} = \frac{\overline{CR\ KP}}{r} \qquad \text{wobei } 0 < I_{Mov} < 1 \tag{IV.2}$$

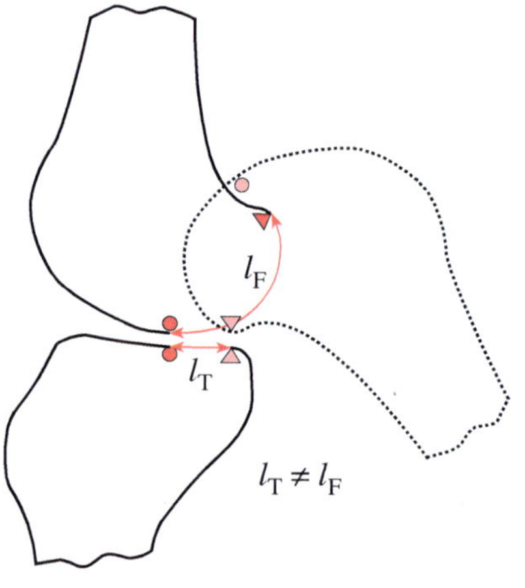

Abb. IV.2
Bei der Flexionsbewegung im femorotibialen Gelenk sind die Abrollstrecken auf Femur (l_F) und Tibia (l_T) nicht gleich groß. Es muss daher eine Kombination von Rollen und Gleiten stattfinden.

Nähert sich das Rotationszentrum dem Kontaktpunkt, so wird I_{Mov} kleiner und schließlich Null, solbald reines Rollen erreicht ist. Nähert sich das Rotationszentrum jedoch dem Krümmungszentrum, so wird I_{Mov} größer und erreicht den Wert Eins, sobald reines Gleiten entsteht.

Abb. IV.3 zeigt das momentane Roll-Gleit-Verhältnis an einem fiktiven Gelenk in zwei verschiedenen Positionen in Anlehnung an die aus der Literatur bekannten Verhältnisse für das Kniegelenk im extensions- und flexionsnahen Bereich.

In Beispiel A aus Abb. IV.3 ist das Roll-Gleit-Verhalten am Beginn der Flexion mit einem Index von ca. 0,4 angegeben. Es handelt sich um Rollgleiten mit einer überwiegenden Rollkomponente. Menschik (1987) gibt für das Kniegelenk ein Verhältnis von 1:2 an (I_{Mov} = 0,5).

Beispiel B aus Abb. IV.3 zeigt das Roll-Gleit-Verhalten am Ende der Flexion. Es kann mit einem Index von ca. 0,9 angegeben werden. In diesem Fall findet fast nur noch Gleiten statt. Müller (1982) und Menschik (1987) geben in voller Flexion ein Roll-Gleit-Verhältnis von 1 : 4 an (I_{Mov} = 0,75).

In diesem vereinfachten sagittalen Modell mit kreisförmigem Femurkondylus ist zu beobachten, dass sich das Rotationszentrum während der Flexion vom Kontaktpunkt wegbewegt, um sich dem Krümmungszentrum anzunähern. Um zu verstehen, was den doch so komplexen Roll-Gleit-

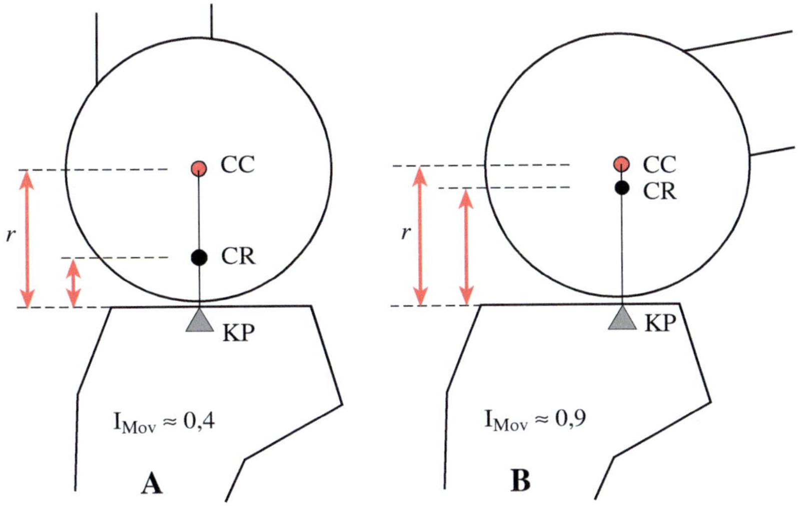

Abb. IV.3
Schematisierte Darstellung des Roll-Gleit-Verhaltens im femorotibialen Gelenk mit idealisiertem, kreisförmigem Femurkondylus. **A** zeigt dominierendes Rollen am Beginn der Flexion, **B** dominierendes Gleiten am Ende der Flexion.

CC ... Krümmungszentrum
CR ... Rotationszentrum
KP ... Kontaktpunkt
r ... Abstand CC-KP = Kreisradius

Mechanismus im Kniegelenk hervorruft und wie sich dort die einzelnen Parameter (CR, KP, CC) zueinander verhalten, muss das funktionelle Zusammenspiel zwischen Kreuzbändern und Krümmung der Femurkondylen in dieses Modell integriert werden.

1.1.2 Kreuzbänder und Kondylenform

Eine anatomische Anordnung , wie sie die Kreuzbänder aufweisen, ist am gesamten menschlichen Körper einmalig. Es ist in diesem Zusammenhang bemerkenswert, dass diese Strukturen bereits in der 10. Schwangerschaftswoche nachweisbar sind, zu einem Zeitpunkt, in dem noch nicht einmal ein freier Gelenkraum vorhanden ist (Tillmann, 1974). Zwischen Kreuzbändern und Form der Femurkondylen besteht eine enge Beziehung, die in der Folge erklärt werden soll.

Das Modell des gekreuzten Pleuelstangensystems

Betrachtet man das Verhalten der Kreuzbänder in der sagittalen Ebene, so kann dies mit der mechanischen Vorrichtung eines **gekreuzten Pleuelstangensystems** (engl.: *Crossed four-bar-linkage*; frz.: *système de deux bielles croisées*) verglichen werden (Menschik, 1974, 1987; Huson 1974, 1977; Müller 1982; Kapandji 1985).

Das Bewegungsverhalten von Femur und Tibia wird demnach durch das Längenverhältnis der Pleuelstangen (Kreuzbänder) und deren Ansatzpunkte determiniert. Dieses Modell ist eine Vereinfachung in dem Sinne, dass die Ligamente durch Stangen ersetzt werden, die geradlinig verlaufen und keine Elastizität besitzen (siehe Abb. IV.4).

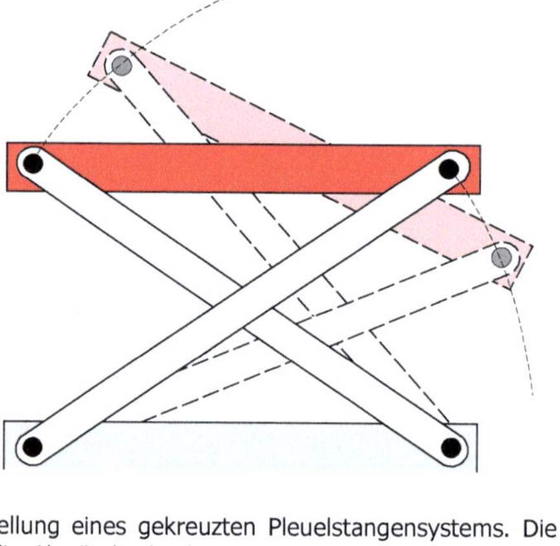

Abb. IV.4
Schematische Darstellung eines gekreuzten Pleuelstangensystems. Die Bewegungen der Balken sind durch die Abstände der beweglichen Verbindungspunkte und die Länge der Pleuelstangen (weiß) determiniert. In diesem Modell sind die Pleuelstangen gleich lang.

In Abb. IV.5 wird das Modell der gekreuzten Pleuelstangen in einer schematischen sagittalen Konstruktion am femorotibialen Gelenk angewandt. Das Längenverhältnis der Kreuzbänder beträgt ca. 4 : 5. Das hintere Kreuzband (LCP) hat demnach ca. $^4/_5$ der Länge des vorderen (LCA). Verbindet man die proximalen Insertionspunkte der Bänder am Femur (A, P), so steht diese Linie in einem Winkel von ca. 40° zur Längsachse des Femurs (Müller 1982; Menschik, 1987). Wir nennen diesen Winkel den **Insertionswinkel** (α). Der bewegliche Balken steht für das Tibiaplateau. Wird dieser Balken bewegt, so ist zu erkennen, dass er sich einer Kurve anschmiegt, die dem Umriss der Femurkondylen sehr ähnlich ist. Dies wird in der Abb. IV.5 durch die verschiedenen Tangenten veranschaulicht.

Die Krümmung des Femurkondylus

Die Krümmung der Femurkondylen nimmt von anterior nach posterior hin zu, was bedeutet, dass der Krümmungsradius kleiner wird ($r' < r$). Reiht man die Krümmungszentren aneinander, so ergibt sich eine Kurve, die als **Evolute** bezeichnet wird (siehe Abb. IV.6 auf Seite 244). Fick (1911) hat diese Evolute beschrieben (siehe dazu auch Kapandji, 1985). Die Evolute stellt einen wesentlichen Parameter zur Analyse des Roll-Gleit-Verhaltens dar und wird in der Folge in das Modell zur Bestimmung des Bewegungsindex integriert. In Wirklichkeit ist die Krümmung am lateralen und am medialen Kondylus unterschiedlich. Wir werden später darauf eingehen.

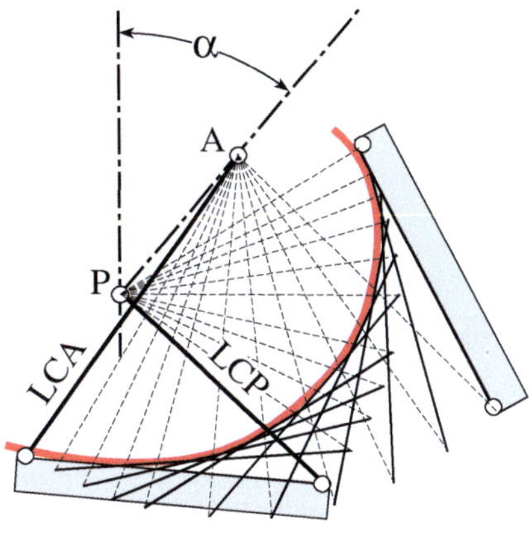

Abb. IV.5
Übertragung eines gekreuzten Pleuelstangensystems auf die Kreuzbänder. Die proximalen Insertionspunkte (A, P) des vorderen Kreuzbandes (LCA) und des hinteren Kreuzbandes (LCP) liegen auf einer Geraden im Winkel von 40° (Insertionswinkel α) zur Femurlängsachse. Der graue Balken schematisiert die Tibia in Extensionsstellung. Von dort weg wurde der Balken in Richtung Flexion bewegt. Die Zwischenpositionen sind als Tangenten angezeigt, die sich an eine Kurve schmiegen, die dem Femurkondylus ähnlich ist.

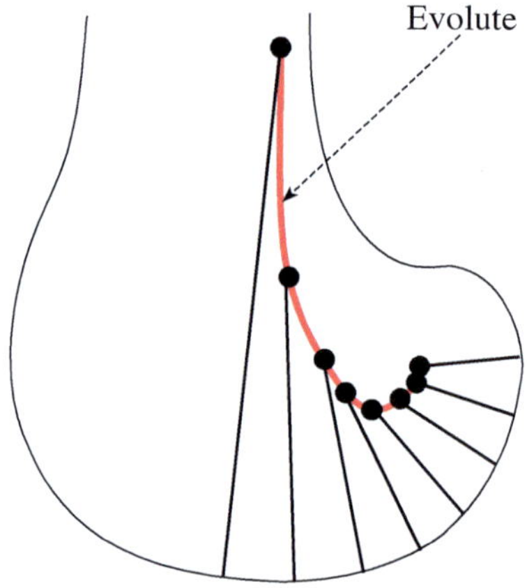

Abb. IV.6
Entwicklung der Evolute aus dem Umriss des Femurkondylus durch Anschmiegen von sechs Kreisen an die jeweiligen Krümmungen und Verbinden der Krümmungsmittelpunkte. Es ist zu erkennen, dass die Radien von anterior nach posterior abnehmen, während die Krümmung zunimmt.

Andere Autoren haben versucht, die Krümmung der Kondylen durch mathematische Funktionen zu beschreiben. Hiss und Schwerbrock (1980) haben die Kondylenform am Präparat direkt vermessen. Sie beschreiben den dorsalen Kondylenbereich als Kreis. Der Radius dieses Kreises ist mit ca. 20 mm für den medialen und lateralen Kondylus in etwa gleich. Iwaki et al. (2000) geben diesbezüglich für den medialen Kondylus 22 mm an, für den lateralen 21 mm. Diese Autoren haben dies anhand von MRI-Daten ermittelt. Für den anterioren Kondylenbereich waren alle versuchten Annäherungen möglich (*Ellipse*, *archimedische* und *logarithmische Spirale*, *Kardioide*). Rehder (1983) konnte zeigen, dass bei Annäherung mittels mathematischer Funktionen (*Evolvente* eines Kreises, *archimedische* und *logarithmische Spirale*) die Kondylenform mit einer Genauigkeit von ± 0,2 mm beschrieben werden kann (siehe Abb. IV.7).

1.1.3 Verhalten der Kreuzbänder während der Bewegung im Hinblick auf das Rotationszentrum

In Abb. IV.8 sind Ausgangs- und Endposition einer Flexionsbewegung des Femurs gegenüber der fixierten Tibia von O-Stellung bis ca. 135° dargestellt. Beide Kreuzbänder können um ihre distalen Insertionspunkte (a, p) drehen, wobei die Distanz zu den proximalen Insertionspunkten (A, P, A', P') des Femurs konstant bleiben muss.

Dies bedeutet, dass eine Längenveränderung der Bänder während der Bewegung im Modell nicht berücksichtigt wird. Während sich das vordere Kreuzband eher dem Tibiaplateau annähert, kommt das hintere in der Endstellung beinahe in Richtung der Tibialängsachse zu liegen.

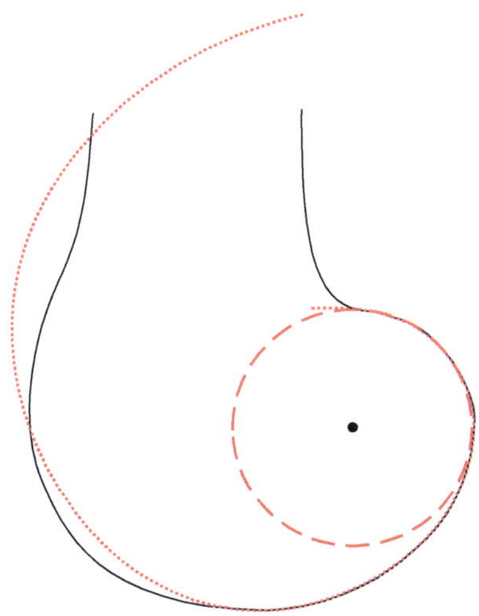

Abb. IV.7
Schematische Darstellung der Annäherung an den posterioren Kondylenabschnitt durch einen Kreis und an den femorotibialen Anteil des Kondylus durch eine archimedische Spirale. Der graue Bereich kennzeichnet die durch die Spiralenform (zunehmender Krümmungsradius) entstehende Nocke.

Beide proximalen Insertionspunkte (A, P) bewegen sich auf je einer Kreislinie nach posterior. Der Umstand, dass zwei Referenzpunkte des Femurs eine eindeutige Bewegung nach posterior beschreiben, ist ein Hinweis, dass sich das Femur nach posterior verlagert, was wiederum die Rollkomponente erklärt. Dies deutet an, dass neben der Evolute die Kreuzbänder einen wichtigen Einfluss auf das Roll-Gleit-Verhalten haben.

Weiterhin kann aus Abb. IV.8 abgeleitet werden, dass der vom hinteren Kreuzband zurückgelegte Winkel größer ist ($\alpha_P > \alpha_A$). Nimmt man für das vordere Kreuzband eine konstante Winkelgeschwindigkeit an, so muss das hintere eine Beschleunigung erfahren.

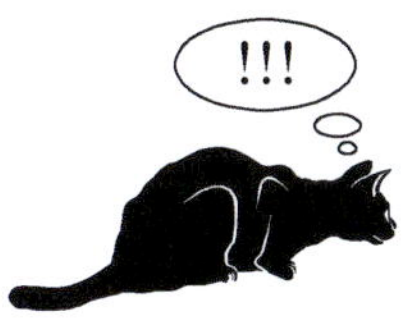

Betrachtet man das Verhalten der Rotationszentren in einem gekreuzten Pleuelstangensystem, so fällt auf, dass diese stets in den Kreuzungspunkt der Pleuelstangen fallen. Auf diese Weise lässt sich das jeweilige momentane Rotationszentrum in einem sagittalen Modell des femorotibialen Gelenks durch den Kreuzungspunkt der Kreuzbänder in der jeweiligen Stellung definieren. Die momentanen Rotationszentren kommen in der Folge auf einer Kurve zu liegen, die als **Axode** bezeichnet wird.

In Abb. IV.9 auf Seite 247 sind mehrere Zwischenpositionen angegeben, um die Axode genauer bestimmen zu können. In diesem Modell kann ein momentanes Rotationszentrum gefunden werden, das sich nach hinten verlagert und sich dem Tibiaplateau, d.h. dem Kontaktpunkt, nähert. Wie wir in Punkt 1.1.1 gesehen haben, müsste dies eine Vergrößerung der Rollkomponente nach sich ziehen. Dies steht aber im Widerspruch zum Verhalten des Kniegelenks, das einen deutlichen Anstieg der Gleitkomponente mit zunehmender Flexion zeigt. Das Rotationszentrum müsste sich folglich vom Kontaktpunkt entfernen. Die Klärung dieses Problems soll im anschließenden Kapitel erörtert werden.

1.1.4 Spezifisches Roll-Gleit-Verhalten für einen typischen Kondylus

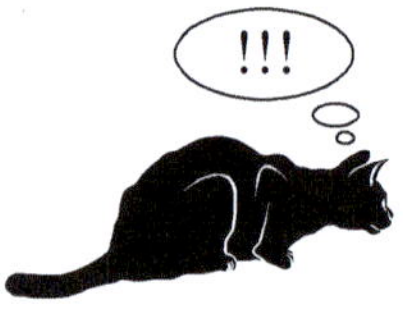

Betrachtet man Abb. IV.9, so ist klar ersichtlich, dass sich die momentanen Rotationszentren während einer Bewegung von Extension in Richtung Flexion von anterior nach posterior und etwas von kranial nach kaudal verlagern.

Unter Bezugnahme auf das Verhalten des momentanen Rotationszentrums beim Rollgleiten würde das aber eine Annäherung an den Kontaktpunkt bedeuten, was eine Zunahme der Rollbewegung mit zunehmender Flexion induzieren würde. Diese falsche Schlussfolgerung ergibt sich daraus, dass wir in Punkt 1.1.1 ein Modell mit kreisförmig vereinfachten Femurkondylen angenommen haben. Inzwischen wurde jedoch die Form der Femurkondylen geklärt. In diesem Zusammenhang konnten wir feststellen, dass sich die Krümmungszentren auf einer Kurve befinden: der

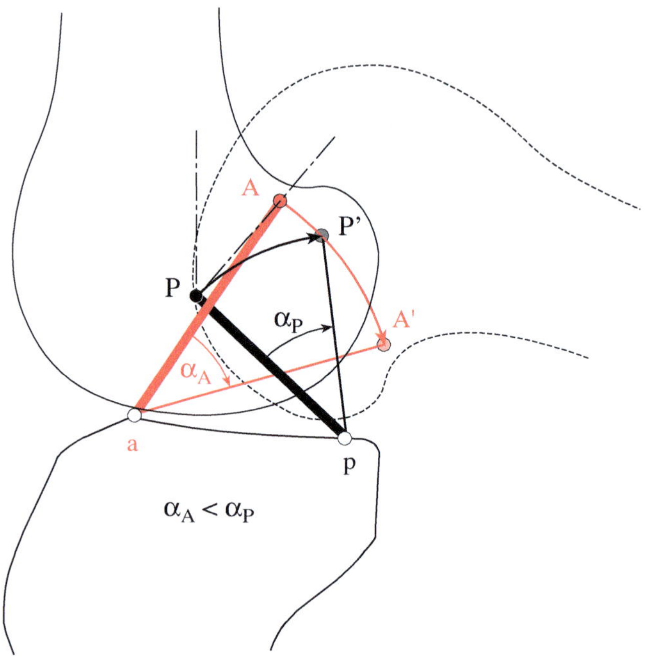

Abb. IV.8
Darstellung der Verlagerung des vorderen und hinteren Kreuzbandes bei einer Flexionsbewegung des Femurs gegenüber der fixierten Tibia. Da die Tibia sich nicht bewegt, kommt es auch zu keiner Verlagerung der distalen Insertionspunkte (a, p), während sich die beiden proximalen Insertionspunkte (A, P) auf Kreisbahnen nach posterior (A', P') verlagern. Diese Verlagerung ist Ausdruck der Rollkomponente des Femurs. Der vom vorderen Kreuzband zurückgelegte Weg (α_A) ist geringer als der des hinteren (α_P).

Evolute. So ist es nun möglich, das Verhalten des Rotationszentrums bei nicht kreisförmigen Femurkondylen zu analysieren. Eine schematische geometrische Analyse ist in Abb. IV.10 auf Seite 248 dargestellt. Durch die deutliche Zunahme der Krümmung im posterioren Abschnitt der Kondylen ist somit die Verkleinerung des Krümmungsradius (dies entspricht der Strecke CC-KP) größer als die Annäherung des momentanen Rotationszentrums (CR) an den Kontaktpunkt (KP).

Setzen wir nun die für die Ermittlung des Bewegungsindex relevanten Strecken miteinander in Beziehung, so sehen wir, dass zwar der Abstand CR-KP in der Flexion abnimmt. Viel deutlicher ist jedoch zu erkennen, dass gleichzeitig der Abstand CC-KP abnimmt (diese Strecke entspricht ja dem Krümmungsradius), da eben die Krümmung im posterioren Abschnitt des Femurkondylus zunimmt.

zur Auffrischung:

$$I_{Mov} = \frac{\overline{CR\ KP}}{\overline{CC\ KP}}$$

Es kommt also zu einer Annäherung des Krümmungszentrums an das Rotationszentrum. Wendet man Gleichung IV.2 auf Seite 240 an, so bemerkt man, dass der Nenner schneller abnimmt als der Zähler. Daraus folgt, dass I_{Mov} zunimmt, was bedeutet, dass die Gleitkomponente größer wird, wie dies ja bereits in Punkt 1.1.1 postuliert wurde.

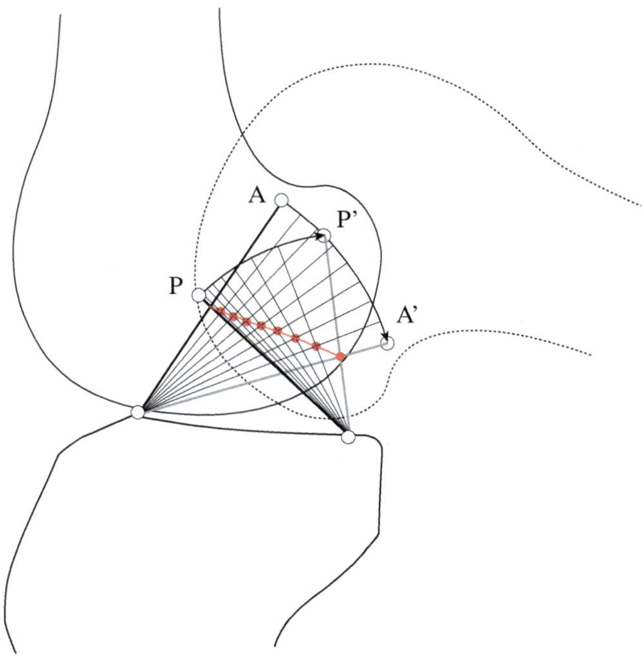

Abb. IV.9
Konstruktion der Axode des femorotibialen Gelenks aus den Kreuzungspunkten der Kreuzbänder heraus. In dieser Darstellung bewegt sich das Femur in Relation zur feststehenden Tibia. A und P sind die proximalen Insertionspunkte des vorderen und hinteren Kreuzbandes.

In Abb. IV.10 wird die Analyse einmal mit der Tibia und einmal mit dem Femur als Referenzsystem durchgeführt. Man muss sich bewusst sein, dass die Axoden sowie die Evoluten in beiden Fällen identisch sind. Ihre unterschiedliche Form ergibt sich lediglich aus der Änderung des Referenzsystems. Es handelt sich um die gleiche Bewegung.

Was die Verlagerung des Kontaktpunktes betrifft, so kann aus dem Diagramm in Abb. IV.11 entnommen werden, dass dieser nach posterior wandert (Draganich et al., 1987). Die Abstände zwischen den Kontaktpunkten nehmen mit zunehmender Flexion ab. Dies entspricht der Theorie des Bewegungs-Index, der zu dieser Phase eine überwiegende Gleitbewegung anzeigt, während der sich der Kontaktpunkt auf der konkaven Gelenkfläche kaum verlagert. Dies wurde unter anderem von Nisell (1985) und Iwaki et al. (2000) experimentell bestätigt.

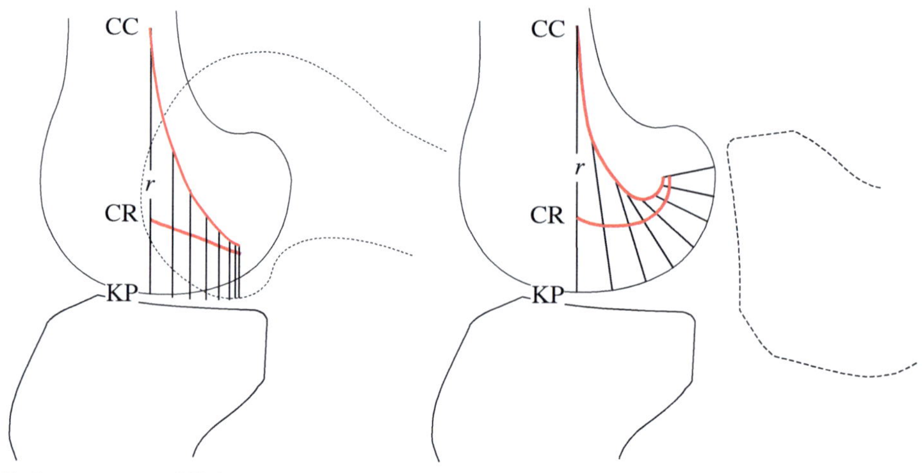

Abb. IV.10
Schematische Darstellung des Roll-Gleit-Verhaltens im Kniegelenk unter Miteinbeziehung der Krümmung der Femurkondylen durch die *Evolute* und der Lage der momentanen Rotationszentren durch die *Axode*. In der linken Abbildung ist die Tibia das Referenzsystem, in der rechten das Femur. Das Verhalten von Krümmungszentrum (CC), Rotationszentrum (CR) und Kontaktpunkt (KP) kann über den gesamten Bewegungsablauf hinweg kontinuierlich analysiert werden. Somit kann in jeder beliebigen Position der Bewegungs-Index als das Verhältnis von CR-KP zu CC-KP ermittelt werden. Die Beschreibung von Evolute und Axode hängt von der Wahl des Referenzsystems ab. Obschon die gezeichnete Form der beiden Kurven je nach Referenzsystem verschieden aussieht, handelt es sich um dasselbe Ereignis. Der Unterschied in der Darstellung ist Ausdruck der Relativität, die in der Wahl des Referenzsystems begründet liegt.

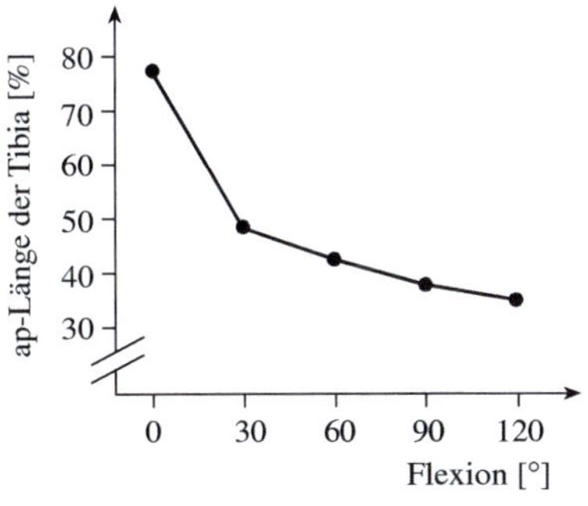

Abb. IV.11
Diagramm der Verlagerung des femorotibialen Kontaktpunktes während der Flexion. Die Y-Achse zeigt die prozentuale Verlagerung in Relation zum anterior-posterioren Durchmesser des Tibiaplateaus. Bei 100% befände sich der Kontaktpunkt am anterioren Rand des Tibiaplateaus (Nisell, 1985).
Die starke Steigung der Kurve während der ersten 30° repräsentiert die schnelle Verlagerung des Kontaktpunktes. Gegen Ende wird die Kurve zunehmend flacher, es findet kaum mehr eine Verlagerung statt. Es handelt sich um fast reines Gleiten.

1.1.5 Rollgleitverhalten des lateralen und medialen Kondylus

Der laterale und der mediale Kondylus weisen morphologische Unterschiede auf. Wie wir im Weiteren ausführen werden, ist dies einer der Faktoren, die die Schlussrotation im Gelenk bedingen. In Bezug zur Krümmung befindet sich der größte Unterschied im inferioren, anterioren Bereich, dort, wo diese am geringsten ist. Der laterale Kondylus ist in diesem Bereich weniger gekrümmt als der mediale. Wie in Abb. IV.12 auf Seite 250 zu sehen ist, ist der Krümmungsradius (*r*) in diesem Bereich größer.

Für gewöhnlich wird dieser Umstand als Ursache für das deutlichere Rollen des lateralen Kondylus postuliert, das zur Schlussrotation führt. Dies ist eine zureichende, aber keine ausreichende Begründung. Sie wäre korrekt, wenn eine reine Rollbewegung stattfinden würde. Da aber zusätzlich Gleiten vorhanden ist, muss die Lage des Rotationszentrums berücksichtigt werden: Evolute und Axode bestimmen gemeinsam das Roll-Gleit-Verhalten.

Das Verhältnis der beiden Parameter wird im Bewegungsindex (I_{Mov}) ausgedrückt. Wie aus Abb. IV.12 ersichtlich ist, ist im lateralen Kondylus der Krümmungsradius (Strecke CC-KP) im Extensionsbereich größer, das Rotationszentrum (CR) liegt deutlich tiefer als medial. Dies weist auf die räumliche Orientierung der Achse hin und ist Ausdruck der Schlussrotation. Wir werden darauf im Rahmen der Behandlung der dreidimensionalen Kinematik noch genauer eingehen. Darüber hinaus kann man folgern, dass sich der Kontaktpunkt im lateralen Kompartment mehr verlagert als medial. Dies wurde von Wretenberg et al. (2002) experimentell mittels MRI am Lebenden nachgewiesen.

Am Beginn der Flexion hat der laterale Kondylus einen deutlich kleineren Bewegungs-Index als der mediale. Man könnte annehmen, dass ab ca. 30°–40° Flexion beide Kondylen einen etwa gleichen Bewegungs-Index aufweisen. Ab dem Moment, bei dem der Index lateral und medial gleich ist, ist die Schlussrotation zu Ende. Mit fortschreitender Flexion steigen beide Indizes an und nähern sich Eins, d.h. es kommt zu überwiegendem Gleiten.

1.1.6 Einfluss der Kreuzbänder auf Amplitude und Stabilität des Kniegelenks

Wir haben bereits darauf hingewiesen, dass Bewegungen innerhalb eines gekreuzten Pleuelstangensystems vom Abstand der Verbindungspunkte der Pleuelstangen mit den mobilen Segmenten und den Längen der Pleuelstangen selbst abhängig sind. Es ist folglich anzunehmen, dass sich Veränderungen der Insertionspunkte als auch der Länge der Kreuzbänder deutlich auf die Kinematik und in der Folge auf Bewegungsamplitude und Stabilität des Gelenks auswirken.

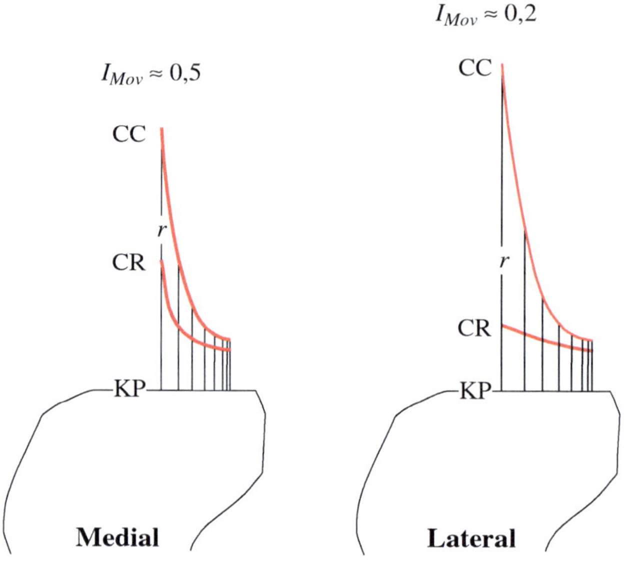

Abb. IV.12
Schematische Darstellung eines hypothetischen Kniegelenkmodells. Axode (CR) und Evolute (CC) zeigen das unterschiedliche Roll-Gleit-Verhalten am medialen und lateralen Kondylus zu Beginn der Flexion.

Im lateralen Kondylus ist der Krümmungsradius (*r*) in diesem Bereich deutlich größer, die Distanz CR-KP kleiner. Mit zunehmender Flexion nähern sich die Indizes einander an (d.h. der Unterschied zwischen den lateralen und medialen Kurven wird kleiner – grauer Bereich in der Abbildung) und tendieren zu Eins.

Die Verlagerung des Kontaktpunktes im lateralen Kondylus ist größer. Dies steht auch für eine größere Rollkomponente im lateralen Kompartment.

Veränderung des Insertionswinkels

Die Bewegungsamplitude eines normalen Kniegelenks reicht von ca. 5° Extension bis ca. 150° Flexion. Verändert man den Insertionswinkel, der die proximalen Insertionsstellen der Kreuzbänder am Femur (A, P) festlegt, so führt dies zu einer Verschiebung der Amplitude. Wird der Insertionswinkel wie in Abb. IV.13 B von 40° auf 60° vergrößert, so kommt es zu einer Verlagerung des Insertionspunktes des vorderen Kreuzbandes (A'). Das Band weist nun eine andere Verlaufsrichtung auf. Dies führt zu einer Verschiebung des Bewegungsumfanges in Richtung Hyperextension bis ca. 30°. Der graue Bereich zeigt an, wie sich die Form der Femurkondylen verändern müsste, um eine solche Beweglichkeit zuzulassen. Das unterstreicht wiederum die enge Beziehung zwischen Kreuzbändern und Kondylenform.

Veränderung der Bandlänge

Siehe Abb. IV.14 auf Seite 252

Eine Veränderung der Länge der Kreuzbänder kann einen großen Einfluss auf die Amplitude und die Stabilität des Gelenks haben. Aus der Relation zwischen der Morphologie der Kreuzbänder und der Form der Kondylen lässt sich klar ableiten, dass sich nach einer Längenveränderung eines Kreuzbandes, z.B. als Folge eines chirurgischen Eingriffs, eine andere Kondylenform anhand der Tangentenmethode ermittelt lässt (siehe Abb. IV.14 auf Seite 252). In Wirklichkeit bleibt die Form der Kondylen

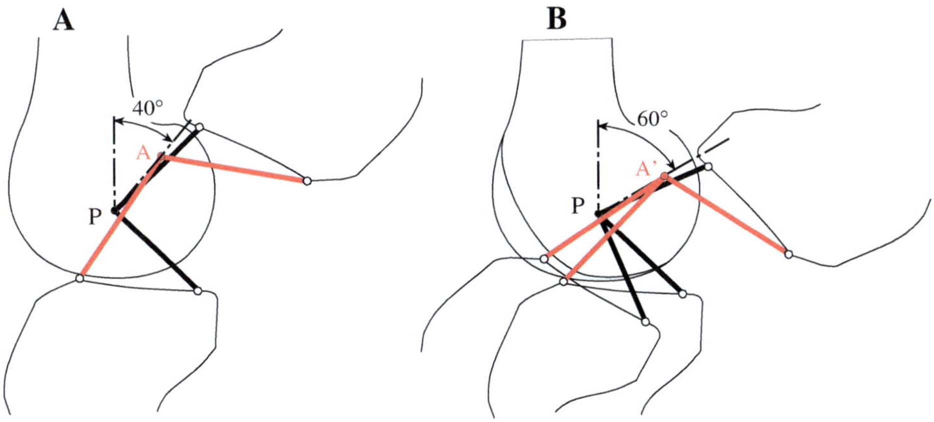

Abb. IV.13
Schematisierte Darstellung der Veränderung des Bewegungsumfanges im femorotibialen Gelenk infolge der Vergrößerung des Insertionswinkels von ursprünglich 40° (Abb. **A**) auf 60° (Abb. **B**). Es kommt zu einer Verlagerung des proximalen Insertionspunktes des vorderen Kreuzbandes (A → A'). Die ursprüngliche Verlaufsrichtung und Länge des Bandes verändert sich. Dies führt letztendlich zu einer deutlichen Vergrößerung der Extensionsamplitude bei gleichzeitiger Verringerung der Flexionsamplitude im Gelenk.

Der graue Bereich in Abb. **B** zeigt die ursprüngliche Form des distalen Femurs. Der weiße Bereich zeigt jene Form an, die das Femur haben müsste, damit bei einer solchen Anordnung der zu erwartende Bewegungsumfang auch durchführbar ist.

natürlich unverändert. Es ist die veränderte Bandlänge, die nun einer anderen, virtuellen Kondylenform folgen möchte als der tatsächlich vorhandenen. Die virtuell veränderte Kondylenform bringt eine Veränderung des Krümmungsradius in einem bestimmten Abschnitt mit sich.

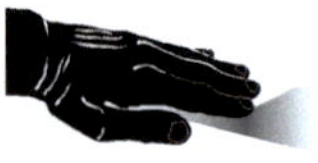

Ist der virtuelle Krümmungsradius kleiner und damit die virtuelle Krümmung stärker als die reale, so kommt es zu einem **Nockenwellen-Phänomen** (grauer Bereich in Abb. IV.14): die Kreuzbänder wollen das Gelenk um einen kleineren virtuellen Krümmungsradius ($r_v < r$) führen. Daraus ergeben sich mehrere klinische Konsequenzen:

- Verlust von Bewegungsamplitude, speziell in voller Flexion oder Extension.
- Lokale Erhöhung der Kompressionskraft auf die Gelenkflächen, was auf längere Zeit zu chronischen Knorpel- oder Meniskusschäden führen kann.
- Ruptur des Bandes.
- Eine Adaptation der Bandlänge kann nicht ausgeschlossen werden.

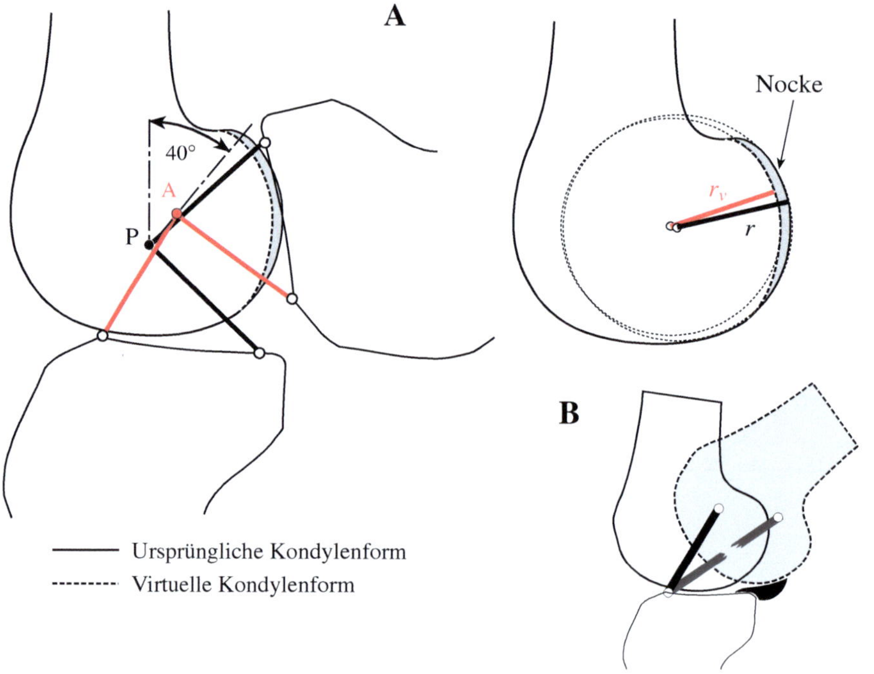

Abb. IV.14
Darstellung möglicher Konsequenzen einer Längenveränderung des vorderen Kreuzbandes.

In Abb. **A** wurde das vordere Kreuzband verkürzt. Das Tibiaplateau folgt während der Flexion einer virtuellen Kondylenform, deren Krümmung größer als die ursprüngliche ist ($r_v < r$). Da sich das Femur in Wirklichkeit nicht verändert, ist eine Verringerung der Mobilität aufgrund des Nockenwellen-Phänomens (grauer Bereich) die Folge.

In Abb. **B** ist die vermehrte Belastung eines Meniskushinterhorns infolge einer Ruptur des vorderen Kreuzbandes schematisiert.

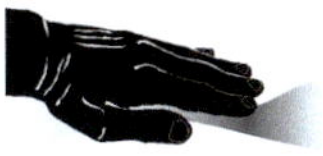

Ist der virtuelle Krümmungsradius größer, das heißt die virtuelle Krümmung schwächer als die reale, so führt dies zu einer Instabilität mit folgenden möglichen klinischen Konsequenzen:

- Vergrößerung des Gelenkspiels im lokalen Abschnitt, wie z.B. ein Schubladen-Phänomen oder eine größere Extensionsamplitude, etc.
- Meniskusprobleme (siehe Abb. IV.14 B).

In beiden Fällen kommt es höchstwahrscheinlich zu einer momentanen Verlagerung der Bewegungsachse, was zu einer neuen mechanischen Situation führt, da sich die Hebelarme aller einwirkenden Kräfte verändert haben.

1.1.7 Muskuläre Synergismen und Antagonismen der Kreuzbänder

Von jenen Muskeln, die das femorotibiale Gelenk überbrücken, wird besonders für den *M. quadriceps femoris*, die *ischiokrurale Muskelgruppe* und die *Mm. gastrocnemii* eine klare Wirkung auf die Kreuzbänder beschrieben (Baratta et al., 1988; Solomonow et al. 1989; Hirokawa et al., 1991; O'Connor, 1993; Dürselen et al., 1995). Prinzipiell geht man davon aus, dass eine Synergie zwischen Muskel und Band dann besteht, wenn der Muskel in der Lage ist, das Band in Folge einer Kontraktion zu entspannen. Dies ist dann der Fall, wenn die Zugrichtung des Muskels in etwa der des Bandes entspricht.

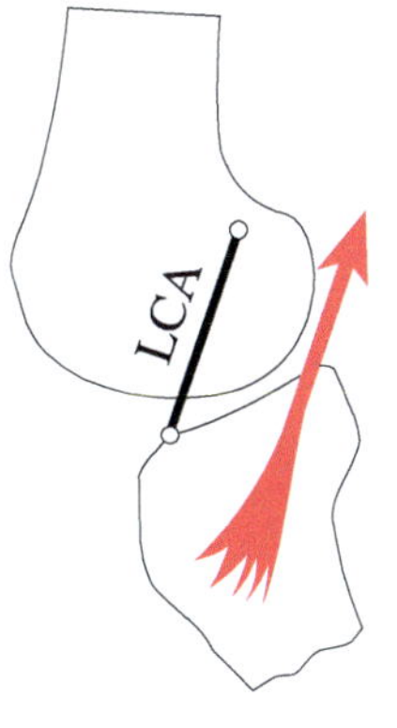

Abb. IV.15
Schema der Synergie zwischen dem vorderen Kreuzband (LCA) und der ischiokruralen Muskulatur (roter Pfeil). Eine Anspannung der Muskeln führt zu einer Entspannung des Bandes.

Hirokawa et al. (1991) konnten auf dem Präparat mittels Zug an den Sehnen der untersuchten Muskeln feststellen, dass das durch eine Quadrizeps-Aktivität ausgelöste vordere Schubladen-Phänomen durch die Kokontraktion der ischiokruralen Muskeln verringert wird. Dies ist besonders im Bereich von 15°–80° Flexion relevant. Von 0°–15° war die Kokontraktion ineffektiv. Aus dem Diagramm in Abb. IV.16 ist zu erkennen, dass die ischiokruralen Muskeln zur Verringerung der Spannung im vorderen Kreuzband nicht mehr notwendig sind, da es unter dem Einfluss des Quadrizeps bereits zu einer Posteriorisierung der Tibia kommt.

Dürselen et al. (1995) untersuchten den Einfluss der Muskulatur auf die Kreuzbänder mittels passiver und aktiv-simulierter Bewegungen an neun Präparaten. Sie konnten den intensivsten Effekt (deutlichster Unterschied zwischen passiver und aktiv-simulierter Bewegung) auf beide Kreuzbänder für den *M. quadriceps femoris* feststellen. Er bringt das vordere in Spannung und entspannt das hintere. Dieser Einfluss ist im Bereich zwischen 20°–60° besonders groß. Die *Mm. gastrocnemii* haben laut dieser Studie keinen klaren Einfluss auf das vordere Kreuzband, spannen jedoch das hintere im Bereich zwischen 40°–110° Flexion an. Die *ischiokrurale Muskelgruppe* wurde erst ab 70° Flexion aktiviert. Bis zum Ende der Flexion unterstützt sie das vordere Kreuzband, während sie das hintere anspannt. Siehe dazu Abb. IV.17 auf Seite 255.

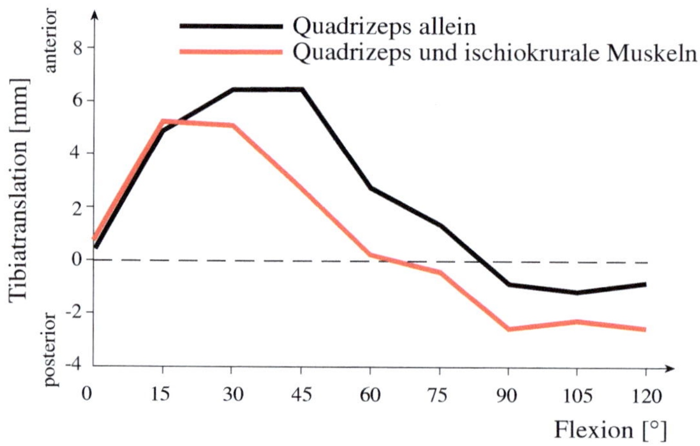

Abb. IV.16
Die Translation der Tibia in verschiedenen Flexionsstellungen des Kniegelenks. Bei isoliertem Zug am Quadrizeps kommt es in Extension nur zu einem geringen vorderen Schubladen-Phänomen, zwischen 30°–45° vergrößert sich dieses deutlich auf bis zu 6,5 mm. Ab ca. 80° Flexion kommt es zu einem hinteren Schubladen-Phänomen. Durch den Einfluss der ischiokruralen Muskeln unter einer Zugkraft von 60 N verringert sich die anteriore Translation ab 15° Flexion deutlich (Hirokawa et al., 1991).

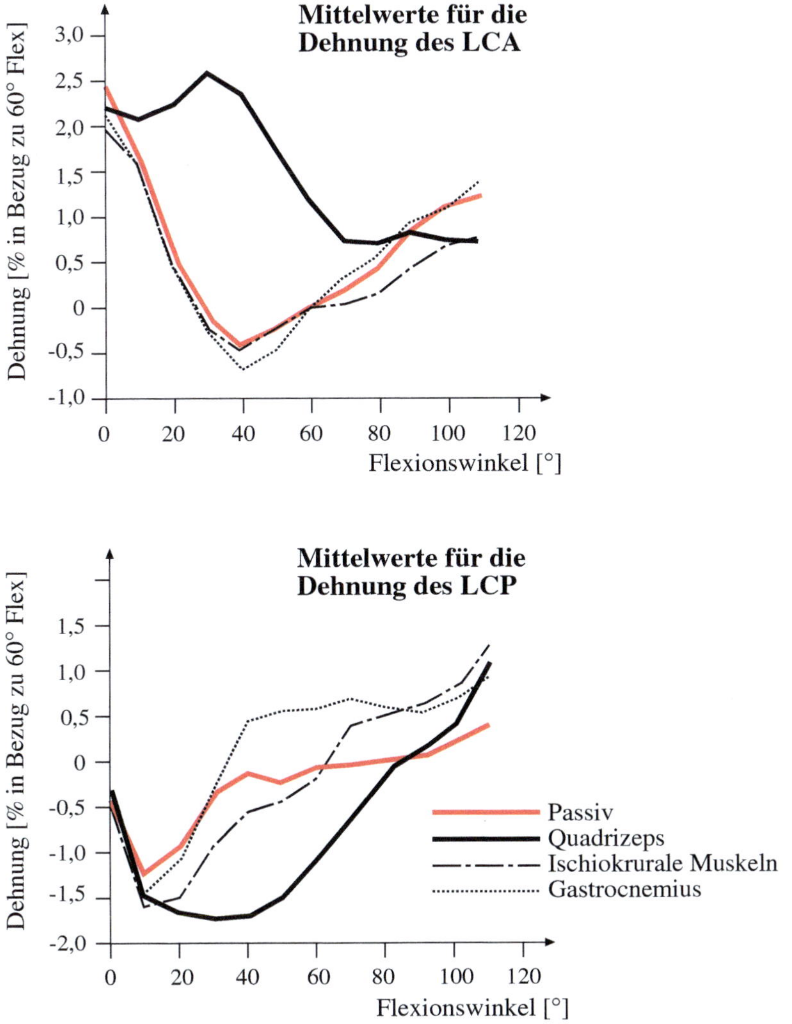

Abb. IV.17
Mittelwerte für den Einfluss der passiven Bewegung (rot) und verschiedener Muskeln (M. quadriceps femoris, ischiokrurale Muskelgruppe, Mm. gastrocnemii) auf den Spannungszustand des vorderen (oben) und hinteren (unten) Kreuzbandes. Die deutlichste Differenz in Bezug zur passiven Bewegung zeigt der Quadrizeps. Er ist Antagonist für das vordere und Synergist für das hintere Kreuzband (nach Dürselen et al., 1995).

O'Connor (1993) hat in einem zweidimensionalen mathematischen Modell den Einfluss der Kokontraktion mehrerer Muskeln auf die Entlastung der Kreuzbänder untersucht (siehe Abb. IV.18). Werden der M. quadriceps femoris und die ischiokruralen Muskeln gleichzeitig angespannt, so wird laut diesem Modell bei 22° Flexion eine Art Gleichgewichtszustand erreicht, der zu einer maximalen Entspannung beider Bänder führt. Im Bereich von 22° bis zur vollen Extension dominiert der M. quadriceps femoris und bringt das vordere Kreuzband in Spannung. Im Bereich von 22° bis zur maximalen Flexion dominieren die ischiokruralen Muskeln und setzen das hintere Kreuzband zunehmend unter Spannung.

Werden der Quadrizeps und die Mm. gastrocnemii gleichzeitig kontrahiert, so führt dies laut O'Connor zu einer deutlichen Anspannung des vorderen Kreuzbandes über den gesamten Bewegungsumfang des Gelenks hinweg. Am günstigsten wirkt sich in diesem Modell die gleichzeitige Kontraktion von Quadrizeps, ischiokruralen Muskeln und den Mm. gastrocnemii ab 20° Flexion aus. Ab diesem Beugewinkel unterstützt eine Kokontraktion der genannten Muskeln beide Kreuzbänder.

Kingma et al. (2004) fanden, dass bei Kokontraktion des Quadrizeps und der ischiokruralen Muskelgruppe die Zunahme des EMG-Signals infolge einer Verstärkung des Extensionsmoments im Kniegelenk in den beiden Muskelgruppen nicht proportional ist. Der Anstieg war für die ischiokruralen Muskeln immer signifikant geringer ($p<0{,}001$).

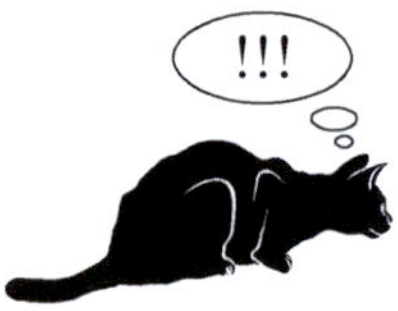

Zusammenfassend kann gesagt werden, dass das vordere Kreuzband besonders in Flexion durch die ischiokruralen Muskeln unterstützt wird. Durch die Kontraktion dieser Muskeln wird die Tibia nach hinten gezogen und somit das Band entspannt (siehe Abb. IV.15 auf Seite 253). Eine Hauptfunktion könnten hier die mittleren Sehnenstränge des M. semimembranosus erfüllen, die direkt am hinteren Rand des Tibiaplateaus ansetzen.

Der M. quadriceps femoris wirkt in diesem Zusammenhang antagonistisch. Er setzt das vordere Kreuzband unter Spannung, entspannt dafür aber das hintere. Da Rupturen des LCA in der Regel mit einer Atrophie des Quadrizeps einhergehen, kann dieser Umstand in der Rehabilitation von Bedeutung sein und sollte bei der Auswahl von Kräftigungsübungen berücksichtigt werden.

Abschließend ist es noch interessant zu erwähnen, dass diese Synergie zwischen Muskulatur und Ligamenten nicht nur auf mechanischer, sondern auch auf neurologischer Ebene nachvollzogen werden kann. Dies ist im Falle der Kreuzbänder, insbesondere für die Beziehung zwischen dem vorderen Kreuzband und der ischiokruralen Muskulatur bekannt (Solomonow et al., 1987; Baratta et al., 1988; Hirokawa et al., 1991). Dieses Prinzip kann auch auf andere Ligamente übertragen werden.

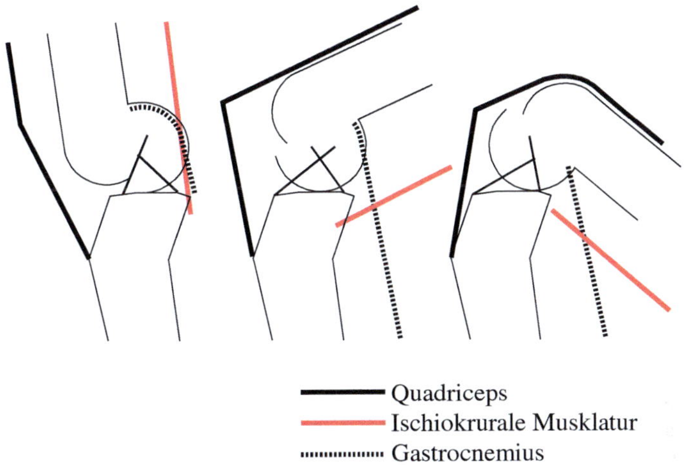

Abb. IV.18
Schematische Darstellung eines Modells für die synergistische bzw. antagonistische Beziehung zwischen Muskeln und Kreuzbändern (nach O'Connor, 1993).

1.2 Die Kollateralbänder

1.2.1 Kinematik der Kollateralbänder

Aufgrund ihrer Hebelarme und in Bezug auf ihr relativ großes E-Modul stellen die Kollateralbänder die passiven Hauptbremsen für die lateralen Bewegungen im Kniegelenk, wie Varus/Valgus, dar. Wie die Kreuzbänder, so können auch die Kollateralbänder in einem idealisierten, zweidimensionalen Modell betrachtet und untersucht werden.

Menschik (1977) schlägt ein Modell vor, in dem die Kollateralbänder gemeinsam mit den Kreuzbändern in die Sagittalebene projiziert werden. Man erhält so eine sehr schematische Anordnung, wie sie in Abb. IV.19 auf Seite 258 gezeigt wird. Diese Betrachtungsweise lässt den Schluss zu, dass die beiden Kollateralbänder ein weiteres **gekreuztes Pleuelstangensystem** darstellen, deren Kreuzungspunkt im theoretischen Fall mit dem der Kreuzbänder übereinstimmt.

Um die Funktion der Seitenbänder betrachten zu können, wäre eine weitere Möglichkeit, sie möglichst nahe dem Mittelpunkt jenes Kreises anzusetzen, den man sich dem posterioren Kondylenabschnitt anschmiegen lässt. Durch den **Nockenwellen-Effekt** werden die Bänder in Extension angespannt. Bei fortschreitender Flexion nähert sich das Rotationszentrum dem Krümmungszentrum, wodurch beinahe **reines Gleiten** entsteht. Um die Bewegung in diesem Bereich nicht zu behindern, gibt es nur einen Ort, an dem Bänder inserieren können: im Rotationszentrum bzw. im Krümmungsmittelpunkt (siehe Abb. IV.20 auf Seite 258).

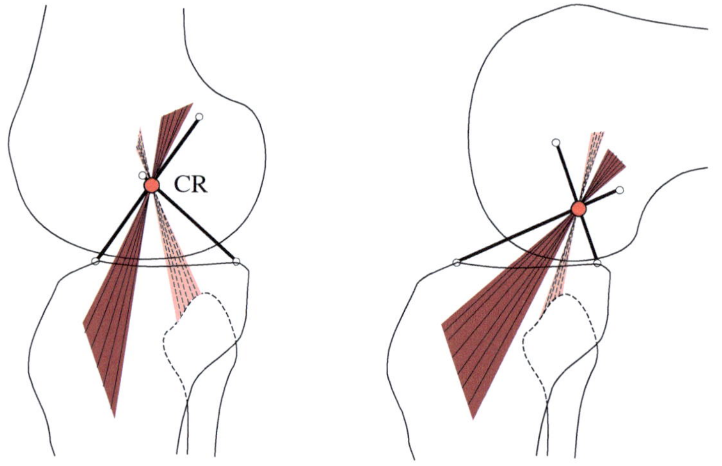

Abb. IV.19
Schema des von Menschik vorgeschlagenen Modells der Funktion der Seitenbänder. Die Bänder bilden ein zweites Pleuelstangensystem, dessen Kreuzungspunkt sich im Idealfall mit dem der Kreuzbänder deckt (Menschik, 1977).

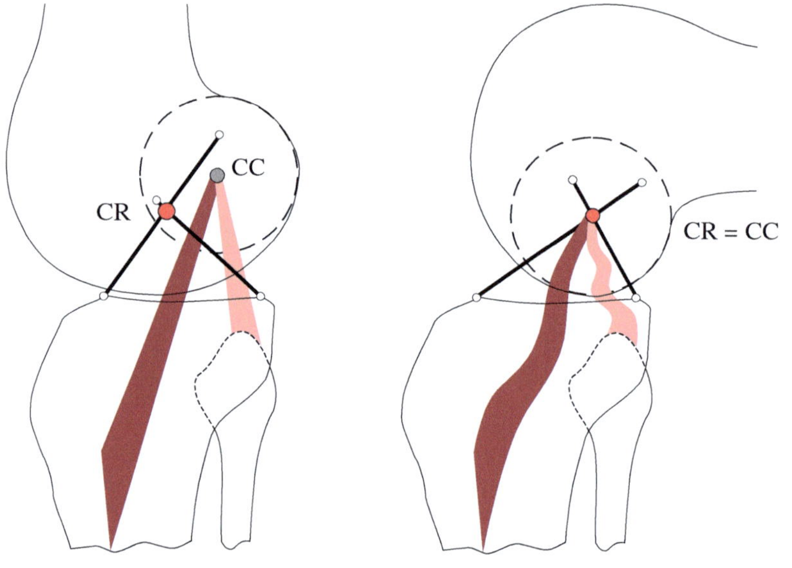

Abb. IV.20
Modell der Kollateralbänder im Hinblick auf ihre Insertion im Bereich des Mittelpunktes eines an den posterioren Kondylenbereich annäherbaren Kreises. Im anterioren Kondylenbereich ist der Krümmungsradius größer, dadurch entsteht eine Nocke (grau). In Extension führt dies zum Nockenwellen-Phänomen, die Bänder werden angespannt. Mit zunehmender Flexion nähert sich das Rotationszentrum (CR) dem Krümmungszentrum (CC). Beide nähern sich dem Tibiaplateau, und die Bänder entspannen sich.

In Neutralstellung ist das laterale Kollateralband von kranial/anterior nach kaudal/posterior, das mediale von kranial/posterior nach kaudal/anterior, ausgerichtet. Obschon stark vereinfacht, kann dies doch einige klinische Phänomene erklären, wie z.B. die Vergrößerung des Schubladen-Phänomens bei gleichzeitiger Ruptur des vorderen Kreuzbandes und des medialen Kollateralbandes, da beide die gleiche Verlaufsrichtung aufweisen. Im selben Sinne ist auch die Häufigkeit einer kombinierten Ruptur des hinteren Kreuzbandes mit dem lateralen Kollateralband zu erklären.

1.2.2 Muskuläre Synergismen der Seitenbänder

In der Frontalebene ist das laterale Kollateralband durch den *Tractus iliotibialis* und den *M. biceps femoris* unterstützt. Diese Synergie wird bei der Analyse des Gleichgewichtes des Kniegelenks in der Frontalebene genauer beschrieben und untersucht (siehe Punkt 1.5 auf Seite 281). Das mediale Kollateralband wird besonders von den Muskeln des Pes anserinus entspannt. Bei Bewegungen in der Transversalebene werden die Seitenbänder durch die Aktion der Innenrotatoren des Kniegelenks unterstützt. Im Gegensatz dazu werden sie durch die Kontraktion der Außenrotatoren angespannt.

1.3 Kinematik im dreidimensionalen Raum

Die Hauptbewegung des femorotibialen Gelenks entspricht der sagittalen Referenzebene. Dies verleitet dazu, Bewegungen dieses Gelenks so zu beschreiben, als würden sie nur in dieser doch fiktiv gewählten Bezugsebene ablaufen. Man sollte sich jedoch bewusst sein, dass dies einem Sonderfall entspräche (siehe Kapitel I Punkt 3.5 auf Seite 30). Es ist aber für den Kliniker auffällig, dass es im extensionsnahen Bereich kaum mehr möglich ist, eine reine sagittale Bewegung auszuführen. Das Gelenk führt sichtlich eine dreidimensionale Bewegung im Hinblick auf das anatomische Bezugssystem durch. Die in dieser Phase auffälligste assoziierte Komponente stellt die Rotation dar. Sie wurde bereits 1836 von den Gebrüdern Weber beschrieben. Dieses Phänomen wurde mit verschiedenen Terminologien besetzt, so z.B. *Verriegelung, Verschraubung, automatische Rotation, Screw-home-mechanism* u.Ä. Heute hat sich der Terminus **Schlussrotation** weitestgehend durchgesetzt. Wir werden darüber hinaus sehen, dass es neben der Rotation auch eine Komponente in der Frontalebene gibt.

1.3.1 Die Schlussrotation

Kommt das Kniegelenk in volle Extension, so werden alle Ligamente gespannt. Das Gelenk bewegt sich auf die *verriegelte Position* hin und die assoziierten Bewegungen werden maximal. Es handelt sich um ein Phänomen, das ungefähr während der letzten 20° Extension auftritt und von ca. 14° Rotation begleitet wird. Im folgenden Kapitel wird darauf noch näher eingegangen. Das **vordere Kreuzband** scheint in dieser Phase eine dominante Rolle zu spielen, indem es versucht, seine Insertionspunkte anzunähern, was eine Außenrotation hervorruft.

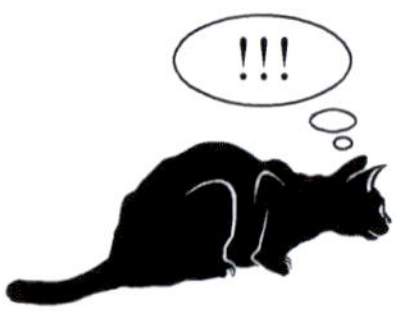

Mit großer Sicherheit kann aber angenommen werden, dass nicht nur das vordere Kreuzband für diese automatische Rotation verantwortlich ist. Andere Faktoren, wie die **ligamentären und muskulären Kräfte** und das Vorhandensein der **Menisken** dürften ebenso im Rahmen dieses Phänomens mitwirken. Auch die **Morphologie der Gelenkflächen** kann genannt werden. Wir haben in der Beschreibung des Bewegungs-Index darauf hingewiesen, dass dieser für den lateralen und medialen Kondylus unterschiedlich ist. Aus Abb. IV.12 auf Seite 250 kann in diesem Zusammenhang entnommen werden, dass die Evoluten für beide Kondylen unterschiedlich sind.

Blankevoort et al. (1985, 1988) konnten zeigen, dass die Schlussrotation stark von **externen Kräften** abhängt. Dies würde bedeuten, dass die Verriegelung nicht so zwanghaft abläuft, wie dies allgemein dargestellt wird. Wird das Gelenk in einer Beugestellung z.B. passiv innenrotiert, so reduziert sich unter Beibehaltung dieses Rotationsmomentes während der Extension die Schlussrotation. Unter Einwirkung eines Außenrotationsmomentes würde die Richtung der Schlussrotation geändert werden: es kommt zu Innenrotation, was aus dem Anstieg der unteren Kurve in Abb. IV.21 ersichtlich ist. Zudem bemerkt man, dass beide Kurven nicht am gleichen Punkt auf der Y-Achse ankommen. Dies würde bedeuten, dass in voller Extension axiale Rotation möglich wäre.

1.3.2 Dreidimensionale Analyse der assoziierten Bewegungen während Flexion/Extension

Bestimmung der Achse und ihrer Veränderung

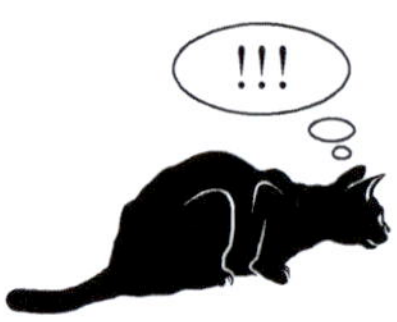

Jedes Gelenk bewegt sich über einen begrenzten Zeitraum um eine einzige Achse. Bedenkt man, dass Bewegung eine gewisse Zeit verbraucht, so kann die Achse ihre Orientierung und ihre Lokalisation ändern. So entsteht die **Axode**. Um das Problem zu vereinfachen, untersucht man für gewöhnlich nur Teilabschnitte der Axode. In der Literatur spricht man von verschiedenen Achsen. Es handelt sich jedoch um eine Achse, die über den Zeitraum einer Bewegung hinweg eine räumliche Veränderung erfährt.

In Punkt 1.1.5 auf Seite 249 wurde die dreidimensionale Kinematik zusammen mit dem Bewegungs-Index in rein theoretischer Form an einem idealisierten Gelenk vorbereitet. Betrachtet man wie in Abb. IV.22 die Verlagerung des Rotationszentrums an der medialen und lateralen Seite des Gelenks, so kann daraus die dreidimensionale Lage der Achse und deren Veränderung abgeleitet werden. Dies wurde experimentell unter anderem von De Lange et al. (1982), Blankevoort et al. (1990), Klein et al. (1993), Van Sint Jan et al. (2002) und Mannel et al. (2004) bestätigt.

Abb. IV.23 auf Seite 262 zeigt eine schematische dreidimensionale An-

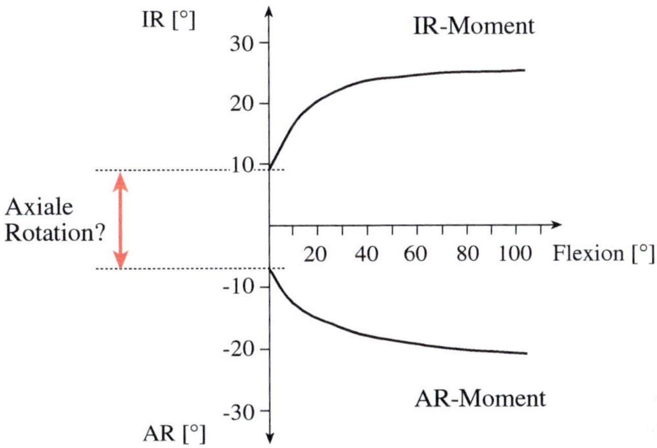

Abb. IV.21
Mögliche Bewegungsabläufe bei forcierter Innen- bzw. Außenrotation mit einem Drehmoment von 3 Nm während der Flexions-Extensions-Bewegung. In voller Extension lässt sich immer noch eine Rotationsamplitude erzwingen. Dies würde bedeuten, dass in dieser Stellung noch freie axiale Rotation möglich wäre (modifiziert nach Blankevoort et al., 1985, 1988).

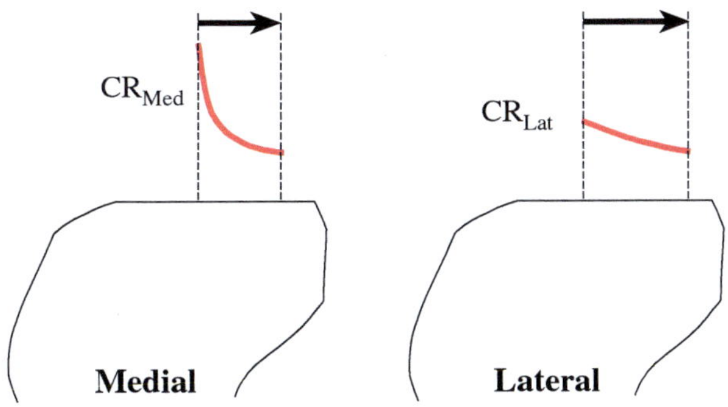

Abb. IV.22
Schnittpunkte der helikoidalen Achse des Kniegelenks mit einer medial und lateral gelegenen Sagittalebene. In voller Extension befindet sich der mediale Schnittpunkt (CR_{Med}) deutlich höher als lateral (CR_{Lat}). Während der Flexion horizontalisiert sich die Achse. Der mediale Schnittpunkt verlagert sich nicht so weit nach posterior wie der laterale.

sicht der Veränderung der helikoidalen Achse des Kniegelenks. Der Einfachheit halber sind nur einige Schritte angegeben. Man erkennt, dass sich die Kreuzungspunkte der sukzessiven Achsen auf engem Raum befinden. Es ist anzunehmen, dass es sich hier um den Kreuzungspunkt der Kreuzbänder handelt. Man bemerkt, dass die Achse in voller Extension von medial nach lateral, von kranial nach kaudal und von anterior nach posterior verläuft. Das ergibt eine Kombination von Flexion, Innenrotation und Adduktion (Varisierung) der Tibia und somit des Kniegelenks. Aus Abb. IV.23 geht ebenfalls hervor, dass es zu einer Verringerung der assoziierten Bewegungen mit zunehmender Flexion kommt.

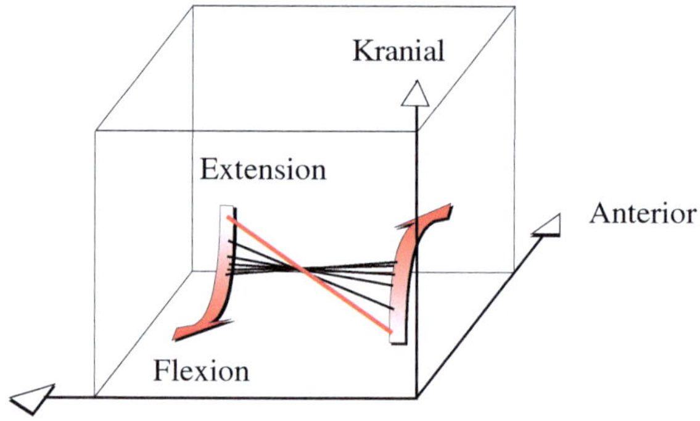

Abb. IV.23
Dreidimensionales Schema der Lageveränderungen der helikoidalen Achsen eines rechten Kniegelenks in der Ansicht von dorso-lateral. Die rot gekennzeichnete Achse beschreibt den Beginn der Flexionsbewegung. Sie verläuft von medial/kranial/anterior nach lateral/kaudal/posterior. Dies entspricht einer Bewegungsassoziation von Flexion/Innenrotation/Adduktion. Bei fortschreitender Flexion nehmen die assoziierten Bewegungen ab: die Achse nähert sich der Transversalebene an.

Um die Veränderung der Orientierung der Achse während der Bewegung leichter beurteilen zu können, werden die sukzessiven Achsen in die Frontal- bzw. Transversalebene projiziert. Aus der Analyse der Frontalebene (siehe Abb. IV.24 a) geht hervor, dass die Schrägheit der Achse in voller Extension einen Neigungswinkel von ca. 40° zur Horizontalen aufweist. Das bedeutet, dass das Verhältnis von Flexion zu Innenrotation fast 1 : 1 ist, sofern man den Abweichungswinkel vernachlässigt. Dieses Verhältnis nimmt aber sehr rasch ab, und bei ca. 20° Flexion findet kaum mehr Rotation statt.

Die Analyse des Abweichungswinkels in der Transversalebene (siehe Abb. IV.24 b) ergibt eine Adduktion (Varisierung) des Gelenks am Beginn der Flexion, die rasch abnimmt.

Van Sint Jan et al. (2002) haben die Achse in 16 Flexionsschritten am Präparat ermittelt. Dies ist aus Abb. IV.25 auf Seite 264 ersichtlich. In dieser Studie wurde zusätzlich eine dreidimensionale Rekonstruktion der knöchernen Strukturen mittels CT-Scan durchgeführt. Somit kann die jeweilige Lage der Achse im Hinblick zum Gelenk gut beobachtet werden.

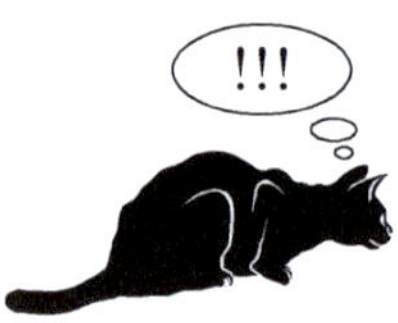

Anhand der experimentellen Daten kann am Beginn der Flexion eine Achse beschrieben werden, die von medial nach lateral, von kranial nach kaudal und etwas von anterior nach posterior verläuft. Dies entspricht bei einer Flexionsbewegung einer Assoziation von Innenrotation und Adduktion. Bei Extension kommt es somit zu Außenrotation und Abduktion. Bei der Außenrotation handelt es sich um die Schlussrotation. Die Amplitude für die assoziierte Rotation liegt bei ca. 15°-20°. Die assoziierte Abduktion beträgt kaum 5°. Mit fortschreitender Flexion nehmen die assoziierten

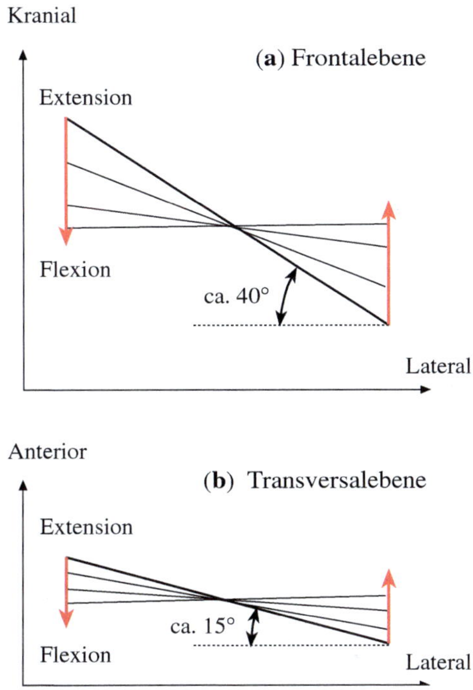

Abb. IV.24
Projektion der helikoidalen Achsen eines Kniegelenks in die Frontal- (**a**) und Transversalebene (**b**). Die Veränderungen des Neigungs- und Abweichungswinkels können damit verdeutlicht werden, was Rückschlüsse auf die Verteilung der assoziierten Bewegungen zulässt. Die Größe des Neigungswinkels am Beginn der Flexion deutet an, dass die assoziierte Innenrotation in diesem Moment beinahe die gleiche Amplitude hat wie die Flexion. Mit fortschreitender Flexion nehmen die assoziierten Bewegungen allmählich ab, das Gelenk entriegelt sich langsam.

Bewegungen allmählich ab. Je nach Präparat und experimentellen Bedingungen klingt die Assoziation bei ca. 20°–40° Flexionswinkel ab. Als Ausdruck der Rollkomponente verlagert sich die Achse während der Bewegung nach posterior. Man beachte aber, dass dies nicht der einzige Parameter ist, der das Rollgleiten bestimmt. Man darf aus diesem Grund nicht den falschen Schluss ziehen, dass eine große Verlagerung nach posterior einer großen Rollkomponente entspricht. Dafür muss zusätzlich, wie dies im Bewegungs-Index ausgedrückt ist, das Verhältnis zwischen der Lage des Rotationszentrums und dem jeweiligen Krümmungsradius berücksichtigt werden (siehe Punkt 1.1.4 auf Seite 246).

Klinische Relevanz der 3-D-Kinematik des Kniegelenks

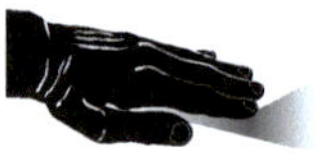

Wie Blankevoort et al. (1985, 1988) gezeigt haben (siehe Punkt 1.3.1 auf Seite 259), beeinflussen äußere Kräfte die Kinematik des Kniegelenks. Dies könnte im Rahmen von Verletzungsmechanismen, bei denen z.B. rotatorische Momente vorkommen, von Relevanz sein.

Kommt es zu einer Veränderung innerer Kräfte, wie dies z.B. bei einer Kreuzbandinstabilität der Fall ist, so führt dies ebenfalls zu einer Veränderung der Kinematik. Im Allgemeinen geht man davon aus, dass beim Vorliegen einer Bandinsuffizienz die Bewegungsamplitude zunimmt. Dies wird als *Instabilität* bezeichnet. Interessanterweise konnten

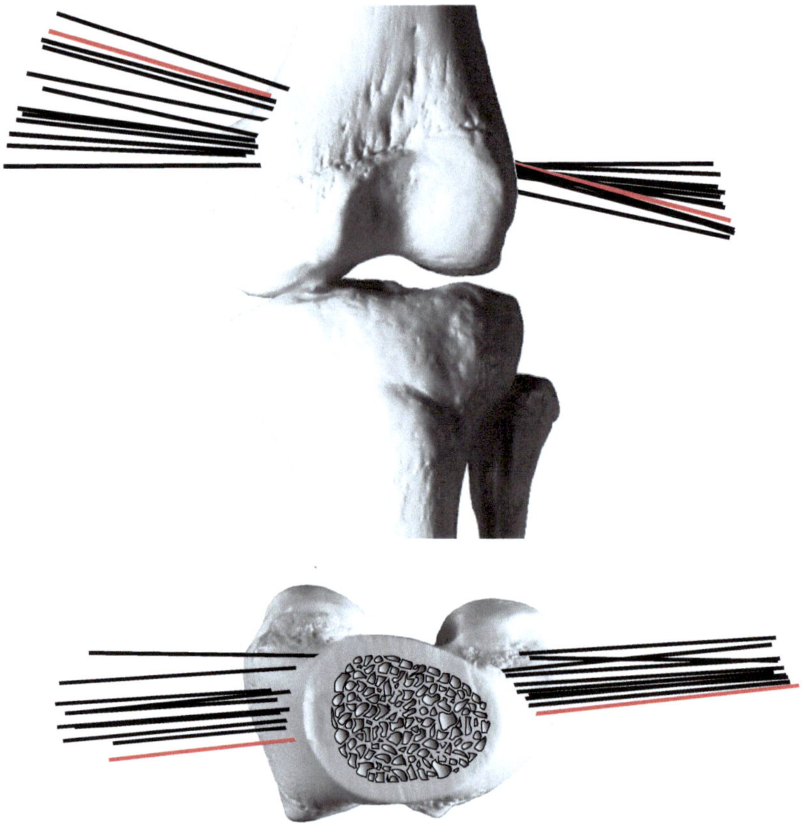

Abb. IV.25
Orientierung und Lokalisation der helikoidalen Achse des femorotibialen Gelenks in Projektion auf die knöchernen Strukturen (nach Van Sint Jan et al., 2002). Man bemerkt, dass die Achse am Beginn der Flexion schräg von medial/kranial nach lateral/kaudal verläuft (rot markiert). Dies entspricht der Schlussrotation (Innenrotation bei Flexion). In Flexion horizontalisiert und posteriorisiert sich die Achse, wobei die Posteriorisierung medial größer als lateral ist (siehe dazu auch Abb. IV.22 auf Seite 261). In der Transversalebene kann eine Verlaufstendenz von medial/anterior nach lateral/posterior beobachtet werden, was einer kleinen Adduktionskomponente während der Flexion entspricht.

Kärrholm et al. (1988) mittels Radiostereometrie an 10 Patienten und Klein et al. (1993) mittels 3-D-Elektrogoniometrie an 5 Präparaten zeigen, dass die Amplituden der assoziierten Bewegungen nicht zunehmen sondern abnehmen (siehe Abb. IV.26). Für Mannel et al. (2004) sind die assoziierten Bewegungen nach LCA-Entfernung kaum verändert.

Der hier auftretende Widerspruch in der Definition einer Instabilität könnte dahingehend geklärt werden, dass sich Kliniker auf spezifische Testergebnisse, wie z.B. den Lachman-Test, den Schubladen-Test oder den Pivot-Shift-Test berufen und nicht auf die Amplituden der assoziierten Bewegungen, wenn sie von einer Instabilität sprechen. Mannel et al. (2004) beschreiben im Falle des Fehlens des vorderen Kreuzbandes eine Verlagerung der Achse im Raum (Veränderung der *Lokalisation*). Das kann bewirken, dass in der Peripherie des Gelenks eine größere Verlagerung des Kondylus palpiert wird. Dies ist durch den größeren Abstand der palpierten Struktur vom Rotationszentrum (*Bogenstrecke*) bedingt, während die Amplitude der Bewegung (*Winkel*) gleich groß geblieben ist*.

*) In Bezug auf die Wichtigkeit der Lage des Rotationszentrums siehe auch Abb. I.4 auf Seite 10.

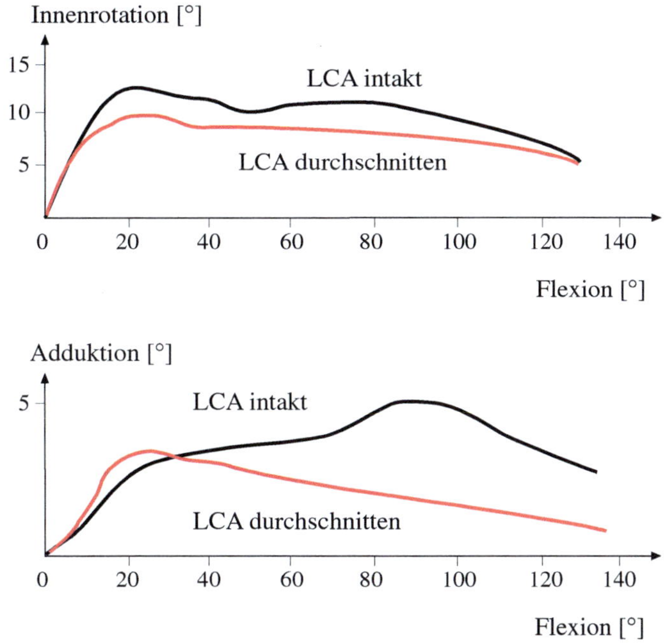

Abb. IV.26
Einfluss des vorderen Kreuzbandes (LCA) auf die automatische Rotation und Abduktion/Adduktion im Kniegelenk bei simuliert-aktiver Durchführung der Bewegung. Ein deutlicher Einfluss des Bandes in Bezug auf Amplitude und Verhalten der Rotationskomponente ist erst ab ca. 15° Flexion sichtbar. Die Amplitude der assoziierten Bewegungen nimmt besonders für die Rotation ab (modifiziert nach Klein et al., 1993)

Assoziierte Bewegungen bei aktiver und passiver Durchführung

Mit Hilfe eines Goniometers, der Bewegungen innerhalb von sechs Freiheitsgraden vermessen kann, konnten für das Kniegelenk an fünf Präparaten die helikoidalen, sukzessiven Bewegungsachsen sowie die Amplituden der assoziierten Bewegungen bestimmt werden (Klein et al., 1993). Um den Unterschied in den assoziierten Bewegungen zwischen aktiver und passiver Durchführung beurteilen zu können, wurde die Extensionsbewegung auf zwei Arten durchgeführt. Zuerst wurde das Gelenk passiv durch manuelles Bewegen des Unterschenkels ausgestreckt. Anschließend wurde die Extension durch Zug an der Sehne des M. quadriceps femoris erzeugt. Es handelt sich hierbei um eine simuliert-aktive Extension. Dieser Zug hatte die Größe von ca. 150 N. In späteren experimentellen Untersuchungen wurde dieser sogar auf 300 N erhöht. Dies könnte von Belang sein, da es zu einer völlig anderen Beanspruchung der anatomischen Strukturen kommen kann. Die dabei auftretenden assoziierten Bewegungen (Rotation sowie Abduktion/Adduktion) wurden unter diesen beiden Umständen untersucht.

- **Die assoziierte Rotation**; Abb. IV.27 zeigt das Verhalten der Rotation während einer sagittalen Bewegung von 140° Flexion bis zur Nullstellung. Folgende Schlüsse können daraus gezogen werden:

  Die automatische Innenrotation weist am Beginn der Flexion (bzw. Außenrotation am Ende der Extension) bei simuliert-aktiver Extension mit ca. 12° einen höheren Wert auf als bei passiver Extension mit ca. 8°. Dies könnte einfach durch einen höheren Zug im vorderen Kreuzband als Folge der simulierten Quadrizepskontraktion erklärt werden. Da das vordere Kreuzband in Extension angespannt wird, initiiert es bereits eine Außenrotation. Wird diese Spannung durch die Kontraktion des Quadrizeps noch erhöht, erhöht sich auch die Außenrotation.

  Durch den nicht linearen Anstieg der Kurve kommt zum Ausdruck, dass die Schlussrotation nicht starr mit der Flexions-/Extensionsbewegung verbunden ist. Die Kombination nimmt allmählich ab bzw. zu. Dies ist durch die variable Spannung der beteiligten anatomischen Strukturen bedingt.

  Bei simuliert-aktiver Kontraktion dauert die automatische Rotation über einen größeren Bereich der Flexion/Extension an (ca. 35° gegen ca. 10° bei passiver Bewegungsausführung). Dies könnte ebenfalls durch die erhöhte Spannung auf das vordere Kreuzband erklärt werden.
- **Die assoziierte Adduktion/Abduktion**; Abb. IV.28 zeigt, dass es innerhalb der Flexionsbewegung zu einer Adduktion (Varisierung) der Tibia und somit des Kniegelenks kommt. In der allgemeinen Fachliteratur wird diese Bewegungsassoziation kaum beschrieben.

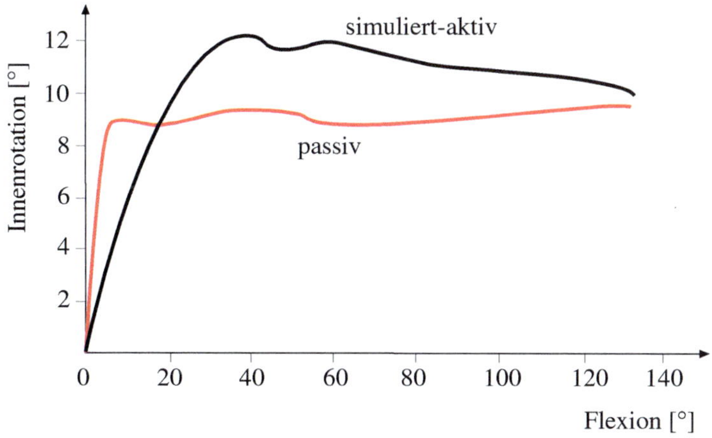

Abb. IV.27
Typisches Beispiel für das Verhalten der automatischen Rotation im Kniegelenk während passiver und simuliert-aktiver Extension. Die Amplitude ist am Beginn der Flexionsbewegung bei passiver Durchführung geringer und erstreckt sich über einen kleineren Bereich der Flexions-Extensions-Amplitude.

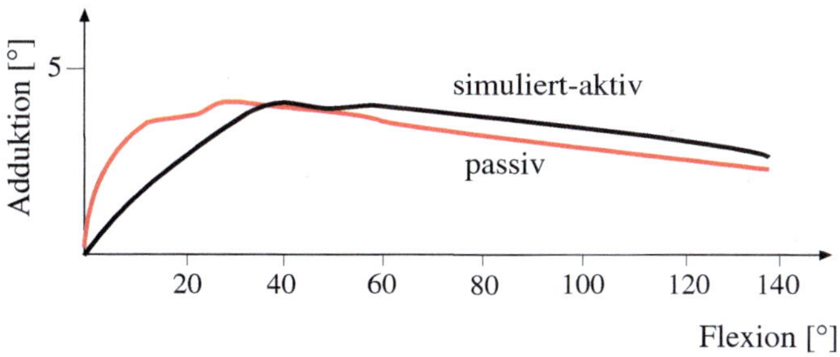

Abb. IV.28
Verhalten der assoziierten Ad- und Abduktion im Kniegelenk während passiver und simuliert-aktiver Extension. Bei simuliert-aktiver Durchführung hält die Komponente über einen längeren Flexionsbereich hinweg an.

Der Unterschied zwischen passiver und simuliert-aktiver Bewegung scheint geringer zu sein als in der Rotation. In diesem Beispiel beträgt die Amplitude der Adduktion ca. 5°, was aber auch als Mittelwert angenommen werden kann.

Wie schon bei der assoziierten Rotation erwähnt, sieht man, dass diese Adduktion auch nicht starr mit der Flexion verbunden ist. Der erste Abschnitt der Kurve ist demnach nicht linear.

Diese assoziierte Adduktion scheint länger anzudauern, wenn die Bewegung simuliert-aktiv durchgeführt wird. Dies ist höchstwahrscheinlich durch den erhöhten Zug der beteiligten anatomischen Strukturen erklärbar.

1.3.3 Die freie axiale Rotation

Unter freier axialer Rotation verstehen wir rotatorische Bewegungen der Tibia in der Transversalebene, die *nicht* als assoziierte rotatorische Komponenten bei Flexion/Extension auftreten.

Achsenlage

Im Allgemeinen geht man davon aus, dass diese Achse sich auf der medialen Seite des *Tuberculum intercondylare mediale* befindet. Dies wurde z.B. von De Lange et al. (1982) und Iwaki et al. (2000) experimentell bestätigt. Abb. IV.29 zeigt schematisch diese mediale Achsenlage. Es handelt sich hier um den Schnittpunkt der Achse mit der Transversalebene auf Höhe des Tibiaplateaus. Die räumliche Orientierung und deren Veränderung während der Rotationsbewegung wurde unseres Erachtens nach noch nicht experimentell untersucht und beschrieben. De Lange et al. (1982) konnten zeigen, dass die Lage der Achse von der Flexionsstellung abhängt, in der die Rotation durchgeführt wird.

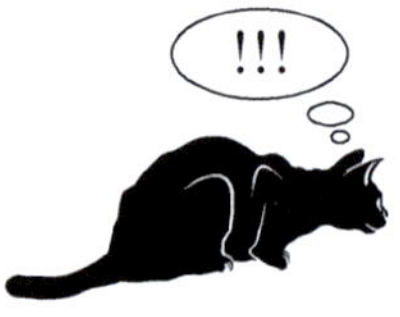

Da die Achse eher medial liegt, besitzen die lateralen Aspekte des Kniegelenks einen größeren Hebelarm. Palpatorisch ist dies einfach zu erkennen: bei freier Rotation der Tibia in Bezug zum Femur spürt man lateral einen größeren Bewegungsausschlag als medial. Dies bedeutet auch, dass der laterale Meniskus beweglicher sein muss als der mediale (siehe Punkt 1.4 auf Seite 274).

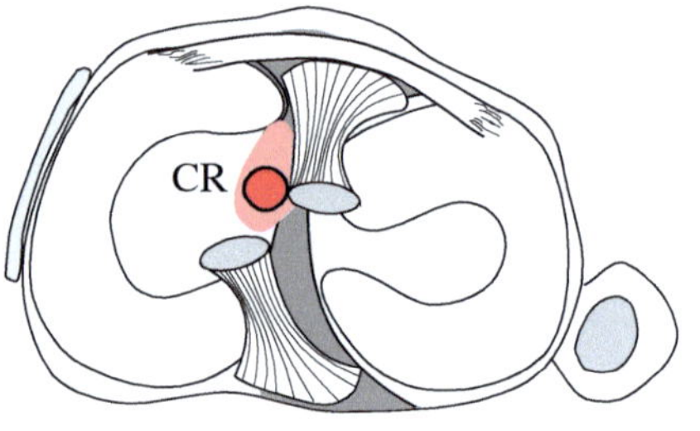

Abb. IV.29
Lage des mittleren Schnittpunktes der Rotationsachse (CR) des femorotibialen Gelenks an der medialen Seite der Area intercondylaris. Die Lage verändert sich etwas im Hinblick auf den Flexionswinkel. Dies ist durch den hellroten Bereich angedeutet.

Assoziierte Bewegungen bei freier Rotation

Huson (1974) beschreibt die Konvexität des lateralen Tibiaplateaus als wichtigen Parameter bei der freien Rotation. In Bezug auf die Rolle der Kreuzbänder, worauf wir noch zu sprechen kommen, hat Huson vornehmlich die Innenrotation untersucht (siehe Punkt „Vorderes Kreuzband und Konvexität des lateralen Tibiaplateaus" auf Seite 272). Während der Innenrotation kommt es zu einer Anteriorisierung des lateralen Tibiakondylus bzw. einer Posteriorisierung des lateralen Femur-

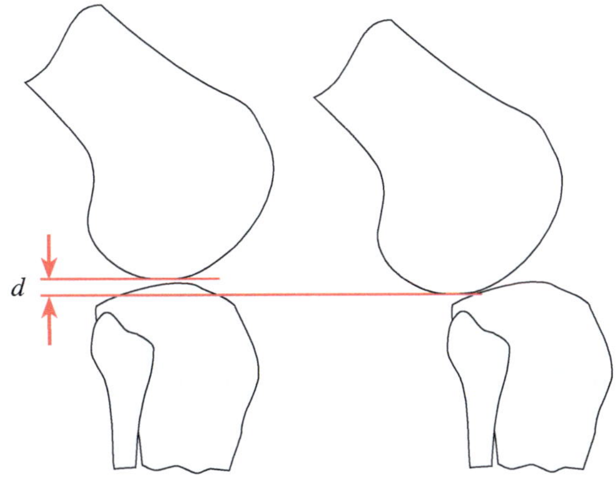

Abb. IV.30
Durch die Konvexität des lateralen Tibiaplateaus kommt es bei Innenrotation zum Absinken des lateralen Femurkondylus um die Strecke *d*.

kondylus. Da der laterale Tibiakondylus in anterior-posteriorer Richtung konvex ist, kommt es zu einem kaudalen Abrutschen des lateralen Femurkondylus bzw. zu einem Ansteigen des lateralen Tibiakondylus.

Es handelt sich somit um eine assoziierte Bewegung. In diesem Zusammenhang ist es interessant, sich die Beziehung zwischen Tibia und Femur zu überlegen:

- Wir betrachten zunächst die **Bewegung des Femurs in Bezug zur axial rotierenden Tibia**. Das kaudale Abrutschen des lateralen Kondylus bei der Innenrotation der Tibia führt zu einer Rotation des Femurs um eine anterior-posteriore Achse (*a*), die im Referenzsystem der Tibia liegt. Im Falle eines ca. 90° flektierten Kniegelenks stimmt diese Achse mit der Längsachse des Femurs ziemlich überein. Es kommt zu einer **Außenrotation** des Femurs. Im Falle eines fast ausgestreckten Kniegelenks, d.h., eine Innenrotation der Tibia muss noch möglich sein, ergibt die Rotation des Femurs um diese a.-p.-Achse eine **Valgisierung** des Kniegelenks (siehe Abb. IV.31).
- Nun gehen wir davon aus, dass das Femur sich nicht bewegt. Falls das Femur die assoziierte Bewegung im Sinne einer Valgisierung bzw. Außenrotation nicht durchführt, so ist es die Tibia, die während der Innenrotation die **Valgisierung (Abduktion)** ausführt. Dies ist in Abb. IV.32 dargestellt. Ob es einen Zusammenhang zwischen der physiologisch assoziierten Valgisierung des Kniegelenks bei Innenrotation der Tibia und der Ätiologie einer Valgusfehlstellung gibt, bleibt offen.

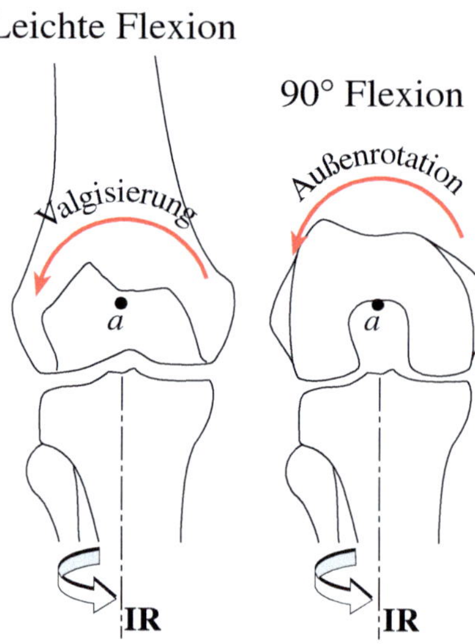

Abb. IV.31
Die Möglichkeiten der Rotation des Femurs infolge des Absinkens des lateralen Kondylus in Innenrotation der Tibia. Das Femur kippt um eine anterior-posteriore Achse *a*, die im Referenzsystem der Tibia liegt, d.h. sie ändert ihre Lage nicht, wenn sich das Femur im Raum verlagert. In 0-Stellung führt dies zu einer Valgisierung, in 90° Flexion zu einer Außenrotation des Femurs.

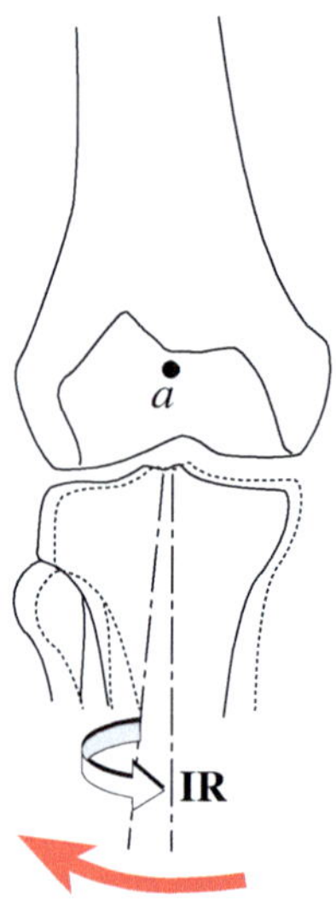

Abb. IV.32
Bei fixiertem Femur führt die Tibia während der Innenrotation eine assoziierte Abduktion aus. Diese entspricht einer Valgisierung des Kniegelenks.

Man kann davon ausgehen, dass es bei einer Außenrotation zu einer umgekehrten Assoziation im Sinne einer Varisierung kommt. Unseres Wissens nach gibt es darüber aber keine spezifischen Angaben in der Literatur.

Einfluss der Hauptligamente

Da die vier Hauptbänder des Kniegelenks dreidimensionale Insertionsareale haben, was bedeutet, dass ein Ligament nie in einer einzigen Ebene zu liegen kommt, haben sie einen großen Einfluss auf die räumliche Kinematik des Gelenks.

Bei Außenrotation des gebeugten Kniegelenks kommt es zur Entspannung der Kreuzbänder und zur Anspannung der Kollateralbänder. Umgekehrt kommt es bei der Innenrotation zu entgegengesetzten Spannungsverhältnissen. Dies wurde von Blankevoort et al. (1991) experimentell bestätigt. Es kommt daher in der Rotation durch diese Ligamente zu einer Erhöhung des Drucks auf den femorotibialen Knorpel. Andererseits sorgt der Antagonismus zwischen Kollateral- und Kreuzbändern für eine gewisse Stabilität in der jeweiligen Stellung.

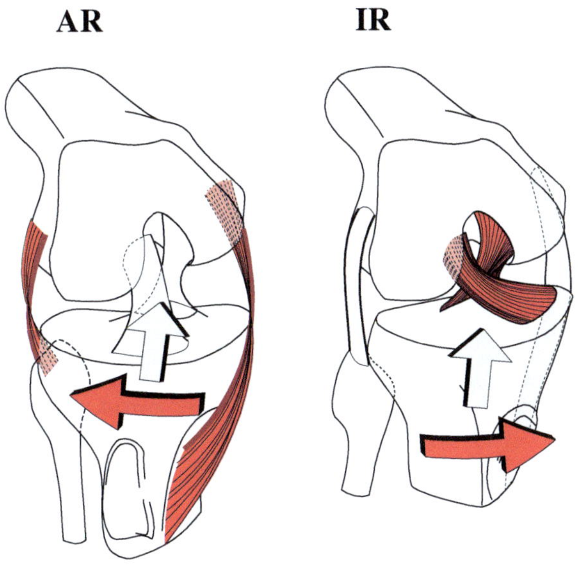

Abb. IV.33
Darstellung des Einflusses der Bänder des Kniegelenks auf die freie Rotation. Die Außenrotation (AR) bringt die Kollateralbänder in Spannung, während die Innenrotation (IR) die Kreuzbänder anspannt. In beiden Fällen kommt es zu einer Druckerhöhung im Bereich der Kontaktflächen (nach Müller, 1983).

Vorderes Kreuzband und Konvexität des lateralen Tibiaplateaus

Müller (1983) beruft sich auf Menschik, wenn er feststellt, dass die Kreuzbänder in Rotationsneutralstellung bereits angespannt sind. Geht man davon aus, dass das vordere Kreuzband die Rollbewegung während der Flexion bremst, so steht es ständig unter einer gewissen Spannung. In diesem Fall wäre eine Innenrotation nur sehr begrenzt möglich, d.h. nur soweit es die Deformierbarkeit des Bandes zulassen würde.

Da das vordere Kreuzband an der medialen Seite des lateralen Femurkondylus inseriert, kommt es durch das kaudale Abrutschen des Kondylus während der Innenrotation zu einer relativen Entspannung des Bandes, was in der Folge eine vermehrte Innenrotation ermöglicht (siehe Abb. IV.34).

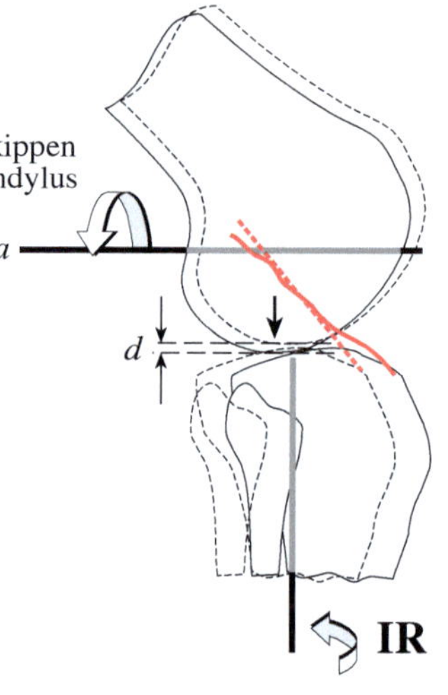

Abb. IV.34
Schematische Darstellung der Entspannung des vorderen Kreuzbandes durch das Abrutschen des lateralen Femurkondylus an der Konvexität des lateralen Tibiakondylus bei Innenrotation der Tibia. Der laterale Femurkondylus kommt durch Rotation um die Achse *a* um die Distanz *d* tiefer zu stehen. Dies führt zu einer Entspannung des vorderen Kreuzbandes.

Die Rotatoren

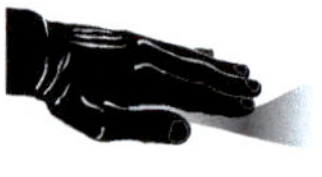

Der Wirkung der verschiedenen, das Kniegelenk überbrückenden Muskeln ist allgemein bekannt. Da sie über das Gelenk selbst ziehen, kann man sie als direkte Rotatoren bezeichnen. Hat die untere Extremität aber einen Auflagepunkt (z.B. durch Aufsetzen des Fußes), dann ist es nicht auszuschließen, dass Muskeln, die eigentlich auf den Fuß einwirken, auch einen Einfluss auf das Kniegelenk haben, insbesondere wenn der Oberschenkel oder sogar der Rest des Körpers unter dem Einfluss anderer Kräfte stehen (z.B. durch die Trägheit bedingt). Diese Muskeln könnte man dann als indirekte Rotatoren des Kniegelenks bezeichnen.

- **Direkte Rotatoren**; alle Muskeln, die einen Hebelarm im Hinblick auf die Rotationsachse aufweisen, üben im Moment der Kraftentwicklung ein Drehmoment aus. In diesem Zusammenhang wäre es wichtig zu wissen, wo sich diese Achse und die Aktionslinie des jeweiligen Muskels befindet. Es kann angenommen werden, dass sich diese Verhältnisse während der Flexion verändern, was die Beschreibung nicht erleichtert. Berücksichtigt man darüber hinaus die drei Ansätze des M. semimembranosus, so wird das Modell noch komplizierter. Vereinfacht gesehen können der M. biceps femoris und der M. tensor fasciae latae als Außenrotatoren betrachtet werden, der M. semimembranosus, der M. semitendinosus, der M. gracilis, der M. sartorius und der M. popliteus als Innenrotatoren.
- **Indirekte Rotatoren**; wie eingangs erwähnt, können auch Muskeln, die nicht über das Kniegelenk ziehen, unter genannten Bedingungen Einfluss auf das Rotationsverhalten des Gelenks haben. Hat der Fuß Bodenkontakt, so führt eine Kontraktion der supinatorisch wirkenden Muskeln zu einer Außenrotation der Tibia. Steht das Kniegelenk nicht in voller Extension, d.h. ist es rotatorisch entriegelt und ist das Femur durch irgendwelche Kräfte fixiert, so führt dies zu einer Außenrotation des Kniegelenks.

  In diesem Sinne können z.B. folgende Muskeln als indirekte Außenrotatoren des Kniegelenks bezeichnet werden:
  - M. tibialis posterior
  - M. flexor hallucis longus.

  Pronatorisch wirkende Muskeln und somit indirekte Innenrotatoren des Kniegelenks sind z.B.:
  - M. peroneus longus
  - M. peroneus brevis.

  Genauere Erläuterungen dieser muskulären Zusammenhänge im Hinblick auf das untere Sprunggelenk werden zusammen mit diesem ausgeführt (siehe dazu besonders Kapitel V Seite 374).

  Ob es nicht auch indirekte rotatorische Einflüsse auf das Kniegelenk von kranial her gibt, wurde noch nicht diskutiert. Theoretisch können sie nicht ausgeschlossen werden.

1.4 Die Menisken

1.4.1 Morphologie, Insertionen, Beziehungen

Die Menisken sind aus faserknorpeligem Material aufgebaut. Sie liegen zwischen den Kondylen des Femurs und der Tibia. Ihre Form ähnelt einem „C", wobei der laterale mehr geschlossen ist und dadurch eher mit einem „O" verglichen werden kann. Ihr Querschnitt ist dreieckig.

Beide Menisken sind, von Vorder- und Hinterhorn ausgehend, über vier kleine Ligamente mit dem Tibiaplateau verbunden. Insofern sind sie anatomisch gesehen eher dem Tibiaplateau zugehörig als dem Femur. Funktionell deformieren sie sich aber unter dem Bewegungsverhalten der Femurkondylen. Da das Femur eine Roll-Gleit-Bewegung durchführt, müssen sich die Menisken dieser Bewegung anpassen. Das Rollen ergibt eine a.-p.-Verschiebung, während das Gleiten eine Veränderung des jeweiligen mit dem Meniskus in Kontakt stehenden Krümmungsradius der Femurkondylen zur Folge hat, auf die dieser reagieren muss.

Weitere Beziehungen haben die Menisken an ihren peripheren Rändern mit der Gelenkkapsel, seitlich ziehen Kapselverstärkungen zur Patella hin. Der mediale Meniskus hat in seinem mittleren Bereich eine intensivere Verbindung mit der Kapsel. Der zur Tibia laufende Anteil dieser Verbindung wird in der Literatur als *coronary ligament* (Arnoczky, 1990) bezeichnet. Fasern, die zum Femur laufen werden gemeinsam mit dem *coronary ligament* auch als *posterior oblique ligament* (Müller, 1983) bezeichnet. Letzteres kann auch als ein posteriorer Abschnitt des Lig. collaterale tibiale gesehen werden.

Anterior sind beide Menisken durch das Lig. transversum genus verbunden. Vom Lig. cruciatum posterius strahlen Fasern zum Hinterhorn des lateralen Meniskus aus (*Wrisberg-Ligament*), während vom Lig. cruciatum anterius Fasern zum Vorderhorn des medialen Meniskus hinziehen. Schlussendlich wird noch eine Beziehung zwischen dem Hinterrand des medialen Meniskus und der Sehne des M. semimembranosus beschrieben, sowie eine lockere Verbindung zwischen dem Hinterrand des lateralen Meniskus und dem M. popliteus.

1.4.2 Interner Aufbau

Die Menisken bestehen ca. zu 75% aus Wasser, zu 20% aus Kollagenfasern (besonders Typ I) und zu 5% aus Proteoglykanen, Glykoproteinen und Elastin. Die Kollagenfasern sind in eine hydrophile Matrix (Gel) eingebettet. Bezogen auf die Ausrichtung der Kollagenfasern können zwei Gruppen unterschieden werden: **radiale** und **zirkuläre** Fasern. Der Hauptanteil wird von den zirkulär verlaufenden Fasern gebildet. Im Querschnitt fällt auf, dass sich die ersteren eher an der Oberfläche befinden, während die zweiteren im Zentrum verlaufen (Arnoczky, 1990; Tissakht und Ahmed, 1995) .

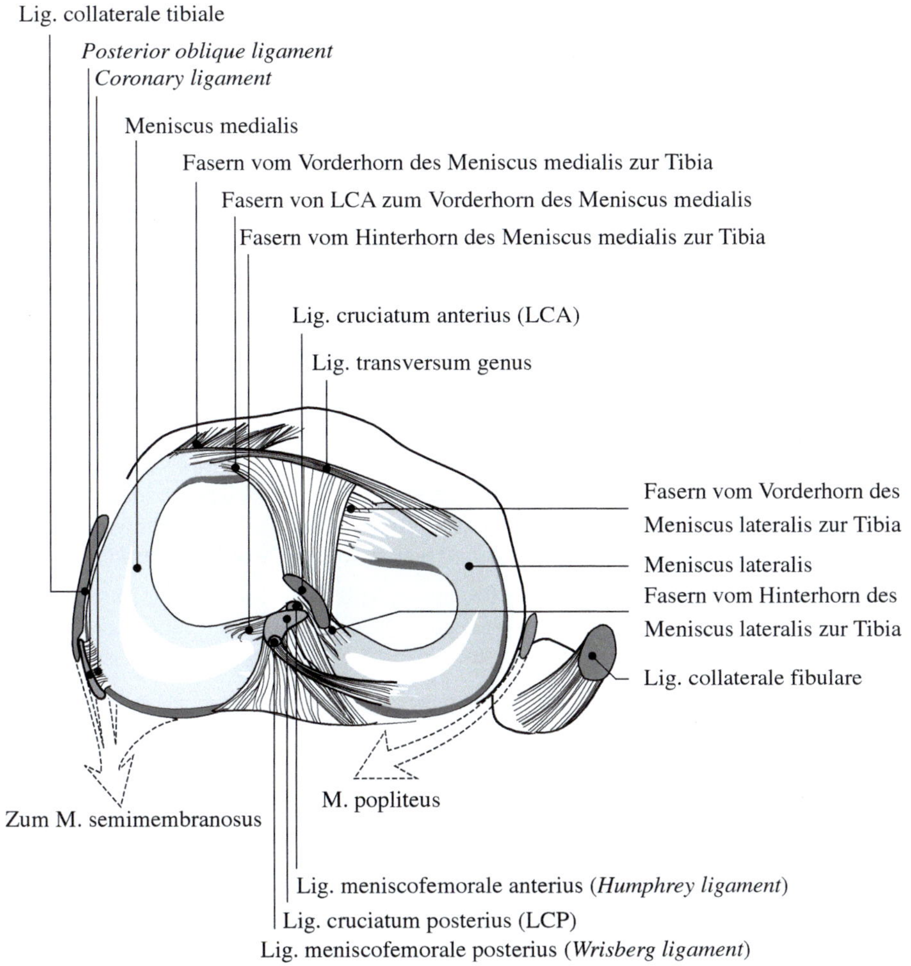

Abb. IV.35
Rechtes Kniegelenk mit Menisken und ligamentären Strukturen; Ansicht von kranial. Überblick über die anatomischen Beziehungen zwischen Menisken und benachbarten Strukturen.

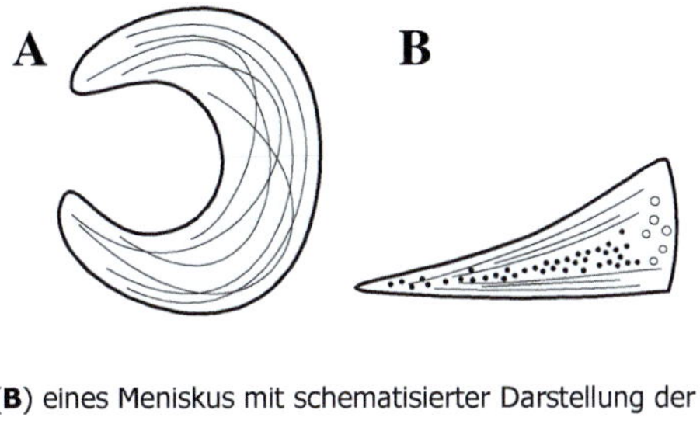

Abb. IV.36
Draufsicht (**A**) und Querschnitt (**B**) eines Meniskus mit schematisierter Darstellung der zirkulären und radialen Fasern.

Anatomisch erwähnenswert wäre noch, dass die Menisken eine Vaskularisation aufweisen, die sich aber auf ihre peripheren Anteile im Hinblick auf die Membrana synovialis und die Cornua beschränkt. 10–30% der Breite des medialen Meniskus sind von Gefäßen versorgt, beim lateralen Meniskus sind es 10–25% (Arnoczky und Warren, 1982). Dies könnte von klinischer Relevanz sein, da dadurch ein Heilungsprozess einer Läsion dieses Anteils nicht ausgeschlossen werden kann.

1.4.3 Funktionen

Kraftübertragung

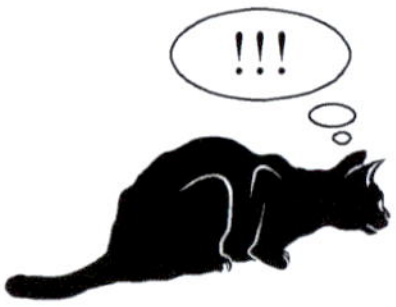

Die Übertragung von Kräften von der Tibia zum Femur ist wohl eine der wichtigsten Funktionen der Menisken. Parameter, die diese Übertragung beeinflussen, sind: die Kraft selbst, der Flexionswinkel, die Zeit. In einem Bereich von 0°–90° Flexion bei einer Kraft von 1335 N übertragen beide Menisken wenigstens 50% der Gesamtkraft. Dieses Verhältnis kann bis auf 30% absinken, wenn die Tibia ca. 3 mm nach posterior rutscht (hinteres Schubladen-Phänomen). Innen- bzw. Außenrotation von jeweils 10° beeinflussen die Kraftübertragung nicht (Ahmed und Burke, 1983).

Je nach Größe der auftretenden Kräfte variiert auch der Anteil der Kraftübertragung für die Menisken. Wie aus folgender Tabelle ersichtlich ist, verringert sich die Kraftübertragung mit ansteigender Belastung.

	Anteil der Kraftübertragung im Kompartment [%]	
Kraft [N]	**medial**	**lateral**
445	82	69
1335	77	62

Tabelle IV.1
Kraftübertragung für den medialen und lateralen Meniskus bei niedriger und hoher Belastung. Die Prozentangaben beziehen sich auf die Gesamtkraft im jeweiligen Kompartment (Ahmed und Burke, 1983).

Kontaktflächenvergrößerung

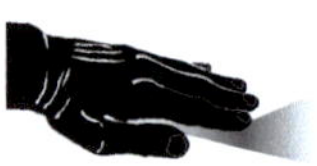

Fukubayashi und Kurosawa (1980) geben eine femorotibiale Kontaktfläche von ca. 10 cm^2 an, die sich ohne Menisken auf ca. 5 cm^2 reduziert. Diese Autoren haben die Situation unter sehr geringen Kräften untersucht (30–80 N). Unter einer Beanspruchung von bis zu 2668 N kann eine Kontaktfläche von bis zu ca. 20 cm^2 vermessen werden. Nach einer Meniskektomie verringert sich die Kontaktfläche im medialen Kompartment um 50–70% (Ahmed und Burke, 1983). Folgende Tabelle gibt die Kontaktflächen mit den jeweiligen Meniskusanteilen für beide Kompartimente an.

mediales Kompartment [cm^2]		laterales Kompartment [cm^2]	
Meniskus	**Gesamtfläche**	**Meniskus**	**Gesamtfläche**
7,3	12,0	8,6	11,2

Tabelle IV.2
Anteile des Meniskus an der gesamten Kontaktfläche für jedes Kompartment unter 1335 N (Ahmed und Burke, 1983).

Druckverminderung

Aus dem vorangehenden Punkt ergibt sich, dass bei gleicher Auflagekraft die Menisken den Druck zwischen Femur und Tibia vermindern.

Kraftverteilung

Ohne Menisken wird die Kraft eher punktförmig übertragen, mit Menisken kommt es zu einer besseren Kraftverteilung, was sich aus den zwei vorhergehenden Punkten ableiten lässt. Nach Meniskektomie ist auf der verbleibenden Kontaktfläche die Kraftverteilung unregelmäßiger (Ahmed und Burke, 1983). Fukuda et al. (2000) konnten eine Zunahme in der Beanspruchung des subchondralen Knochens nach Meniskektomien feststellen.

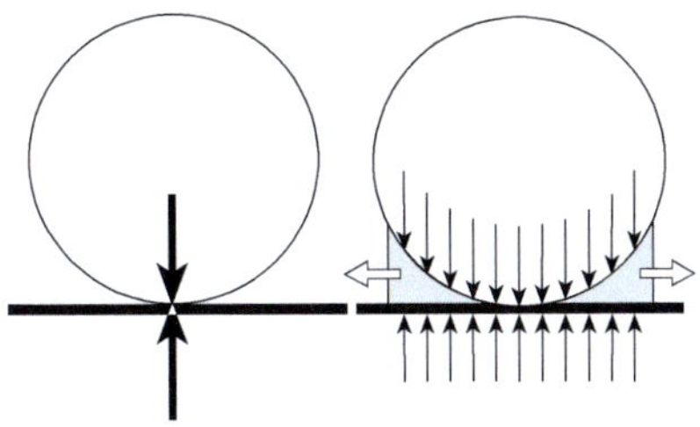

Abb. IV.37
Schematische Darstellung der Verteilung der Kraft im femorotibialen Gelenk durch die Menisken.

Stoßdämpfung

Da sich die Menisken unter Druck deformieren lassen, stellen sie, wie auch der normale Knorpel, ein Stoßdämpfersystem dar, obschon mit einem anderen Elastizitätskoeffizienten, der nur ca. 50% jenes Wertes ausmacht, der bei Kollagenfasern aus Bändern und Sehnen gefunden wird (Tissakht und Ahmed, 1995).

In diesem Zusammenhang ist es interessant anzumerken, dass die meisten Meniskektomien in einem Zeitraum von einigen Jahren zu Arthroseerscheinungen führen (Fairen et al., 1976). Andere, meist unbekannte Faktoren, spielen aber auch eine Rolle.

Übrige diskutierte Funktionen

- **Schmierung**; die Menisken könnten die Schmierung verbessern, indem sie die Synovialflüssigkeit besser verteilen helfen.
- **Stabilisationsfaktor** für die axiale Rotation.

1.4.4 Beanspruchung

Da Kompression die Hauptbeanspruchung des femorotibialen Gelenks darstellt, sind die Menisken natürlich Druckkräften ausgesetzt. In ihrem Inneren sind sie aber eher Zugbeanspruchungen unterworfen, da sie zwischen den Kondylen buchstäblich „ausgequetscht" werden, was die zirkulären und auch die radialen Fasern unter Zug setzt (Kelly et al., 1990).

1.4.5 Deformation und Bewegungen

Die Beanspruchung der Menisken hängt sowohl von den femorotibialen Kräften als auch von den femorotibialen Bewegungen ab. Erstere könnte man als „statische", letztere als „dynamische" Beanspruchung beschreiben.

Statisches Verhalten

Statisch kommt es bei Druckanstieg im Femorotibialgelenk, wie bereits beschrieben, zu einer Deformation der Menisken. Sie haben die Tendenz, sich zu verlängern. Dieses Phänomen ist aber nur möglich, wenn sich der Knorpel an Femur und Tibia deformiert (siehe Abb. IV.38).

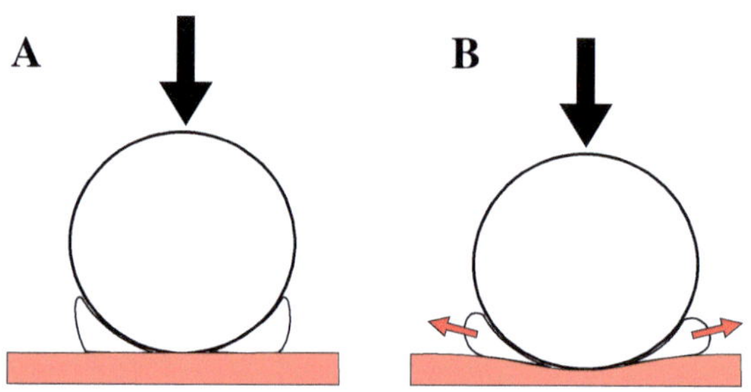

Abb. IV.38
In Beispiel **A** kommt es zu keiner Knorpeldeformation, die Menisken werden daher auch nicht beansprucht. Beispiel **B** zeigt die Deformation der Menisken infolge der Deformation des Gelenkknorpels.

Dynamisches Verhalten bei Flexions-/Extensionsbewegung

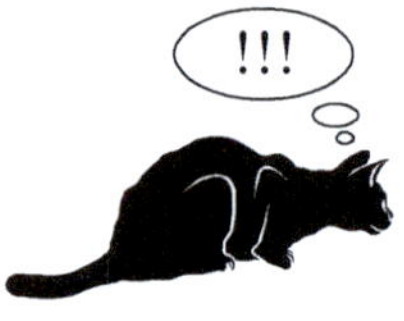

Die Rollkomponente bewirkt eine Verlagerung der Menisken nach posterior während der Flexionsbewegung. Beide Menisken legen hierbei nicht denselben Weg zurück. Der laterale Meniskus verlagert sich im Mittelwert um ca. 11–12 mm, während die Strecke des medialen sich auf ca. 5–6 mm beschränkt (Kapandji, 1985, Thompson et al., 1991). Da die

Hörner mit der Tibia verbunden sind, betrifft diese Verlagerung hauptsächlich die zentralen Anteile, was wiederum eine starke Zugbeanspruchung im Meniskus selbst hervorruft. Wird das *Lig. transversum genus* durchschnitten, erhöht sich die anterior-posteriore Verlagerung des Vorderhorns des medialen Meniskus am Beginn der Flexionsbewegung (Muhle et al., 1999).

Die Gleitkomponente bewirkt eine Veränderung des Krümmungsradius desjenigen Abschnittes des Femurkondylus, der dem Meniskus gegenübersteht. Dies führt ebenfalls zur Deformation des Meniskus (siehe Abb. IV.40 auf Seite 280). Während der Flexion ruft dieses Phänomen ein Zusammenziehen des Meniskus hervor, da der Krümmungsradius abnimmt. Dies steht im Gegensatz zu der Erhöhung der Zugbeanspruchung innerhalb der Rollkomponente. Global könnte dadurch die effektive Beanspruchung des Meniskus vermindert werden. Dies bedingt, dass sich der anteriore Anteil der Menisken mehr nach posterior verlagert als der posteriore. Das wurde experimentell durch Thompson et al. (1991) und Vedi et al. (1999) bestätigt. Während der Flexion verlagert sich der anteriore Teil des medialen Meniskus um 7,0 mm, der posteriore um 3,2 mm. Für den lateralen Meniskus beträgt die Amplitude für den anterioren Abschnitt 12,8 mm, für den posterioren 9,6 mm. Wenn die in Extensionsstellung bestehende Dehnung des Meniskus durch zusätzliche Belastungen, wie z.B. durch eine forcierte axiale Rotation vermehrt wird, kann es zum Überschreiten der physiologischen Belastungsgrenzen der Struktur kommen.

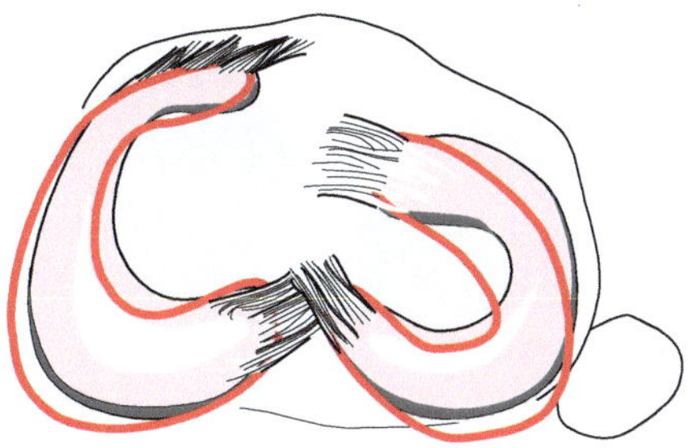

Abb. IV.39
Schema der anterior-posterioren Verlagerung der Menisken während der Flexion/Extension.

Dynamisches Verhalten bei Rotationsbewegungen

Da sich die Rotationsachse (CR) bei freier Rotationsbewegung zwischen den Menisken befindet, kommt es zu einer jeweils entgegengesetzten Verlagerung (siehe Abb. IV.41 auf Seite 281). Da die Achse dezentral nach medial verlagert ist, wird der laterale Meniskus mehr beansprucht als der mediale. Bei der Außenrotation kommt es zu einer anterioren Verlagerung des lateralen Meniskus und zu einer posterioren Verlagerung des medialen Meniskus. Bei der Innenrotation ist dies umgekehrt.

Es ist zu bemerken, dass Rotationsbewegungen erst bei gebeugtem Kniegelenk stattfinden können, nachdem sich der Krümmungsradius aufgrund der Gleitkomponente verkleinert hat. Dies könnte die Menisken entlasten und somit eine erneute Beanspruchung durch die Rotation erlauben.

Die Amplitude der posterioren Verlagerung des lateralen Meniskus, ob durch Flexion oder Innenrotation hervorgerufen, wird laut De Gunsch (1983) durch die Entfernung des *M. popliteus* vergrößert. Die Verlagerung des lateralen Meniskus ist daher eher eine Folge der Posteriorisierung des lateralen Femurkondylus als, wie manchmal angegeben wird, durch direkten Zug des M. popliteus auf den Meniskus bedingt. Die anatomische Verbindung zwischen dem M. popliteus und dem lateralen Meniskus besteht nur aus relativ lockerem Bindegewebe, das kaum Zug aushalten kann. Insofern ist dieser Muskel mehr als ein Puffer für den lateralen Meniskus zu betrachten. Was die Relation zwischen dem medialen Meniskus und der Sehne des *M. semimembranosus* anbelangt, so haben wir diesbezüglich keine experimentellen Angaben.

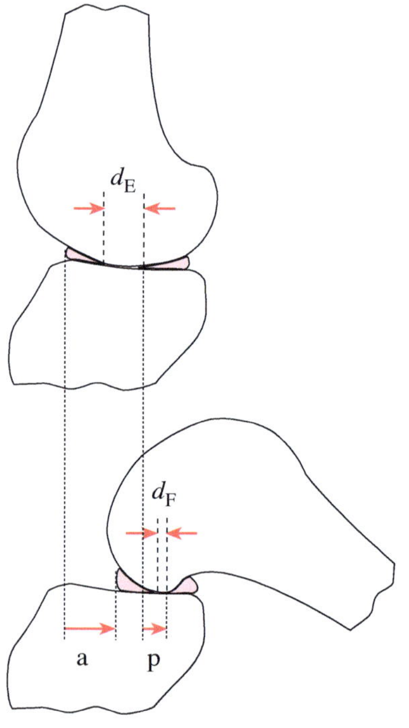

Abb. IV.40
Verlagerung und Deformation eines Meniskus während der Flexion. Da der Krümmungsradius in Extension groß ist, werden der vordere und hintere Anteil voneinander getrennt (d_E). Diese Distanz nimmt in Flexion ab (d_F), da der Krümmungsradius abnimmt. Dies bedingt, dass sich der hintere Anteil weniger nach posterior verlagert (Strecke p) als der vordere Anteil (Strecke a).

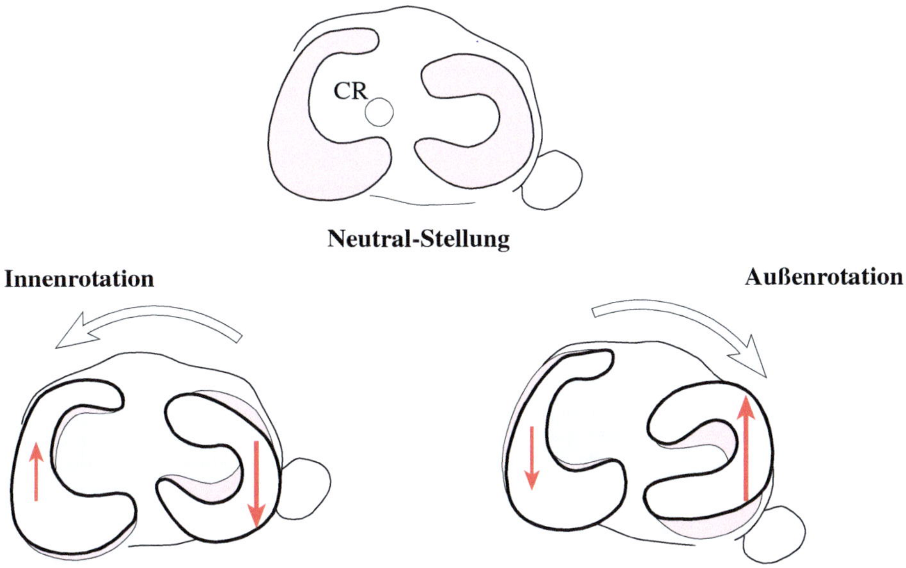

Abb. IV.41
Schema der Verlagerung der Menisken während der Rotation. Die dezentrale Lage des Rotationszentrums (CR) bedingt, dass der Weg des Außenmeniskus größer ist als der des Innenmeniskus.

1.5 Das Gleichgewicht in der Frontalebene

1.5.1 Physiologische Beanspruchung

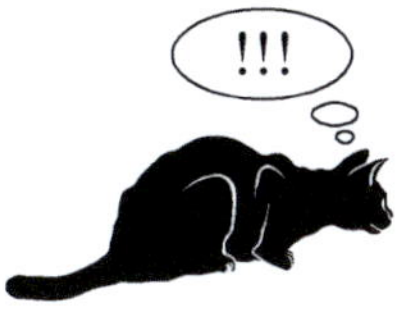

Im Einbeinstand läuft die Schwerlinie der über dem Kniegelenk liegenden Massen durch den Fuß. Man bemerkt, dass sie an der medialen Seite des Kniegelenks vorbeizieht. Dies ruft ein varisierendes Moment (Mom_{VAR}) hervor. Um das Gleichgewicht herzustellen, muss ein entgegengesetztes Moment hervorgerufen werden. Dies kann durch das laterale Kollateralband geschehen. Ist das Knie aber leicht gebeugt, wie z.B. während des Gehens, so kommt es zur Entspannung des lateralen Kollateralbandes, das nur durch eine vermehrte Varisierung wieder in genügend Spannung gebracht würde. In diesem Falle wird die ligamentäre Funktion durch aktive, muskuläre Kontraktion ersetzt.

Muskeln, die theoretisch für diese Funktion in Betracht gezogen werden könnten, sind:

- M. biceps femoris
- M. vastus lateralis
- M. tensor fasciae latae
- M. gastrocnemius lateralis
- M. gluteus maximus.

Durch Elektrostimulation konnte experimentell festgestellt werden, dass höchstwahrscheinlich nur der M. biceps femoris und der M. tensor fasciae latae in Frage kommen. Ebenso sind diese beiden Muskeln in der Standbeinphase während des Ganges und im Einbeinstand aktiv (Blaimont et al., 1971; Plas et al., 1979, Inman et al. 1981). Diese Muskeln können als ein laterales Haltetau des Kniegelenks betrachtet werden. Im Schiffsbau würde man von einer *Wante* sprechen. Das Lig. collaterale fibulare wurde von Pauwels (1965) für diese Funktion vorgeschlagen.

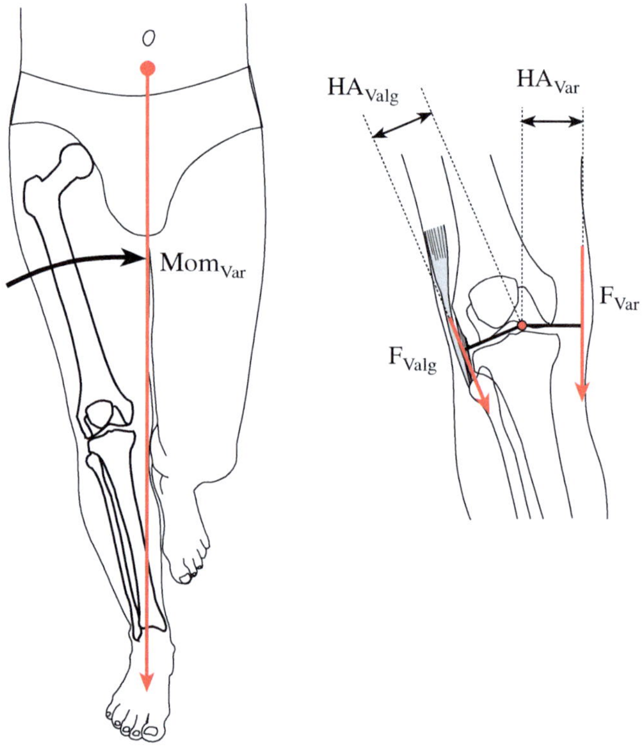

Abb. IV.42

Schema des auf das femorotibiale Gelenk wirkenden varisierenden Moments (Mom_{Var}), das durch die Lage der Schwerlinie entsteht.

Die Sicherung des Beines wird durch lateral laufende Strukturen (z.B. Lig. collaterale fibulare, M. biceps femoris, Tractus iliotibialis) gewährleistet. Soll das System im Gleichgewicht sein, so müssen beide Drehmomente gleich groß sein:

$F_{Valg} \times HA_{Valg} = F_{Var} \times HA_{Var}$.

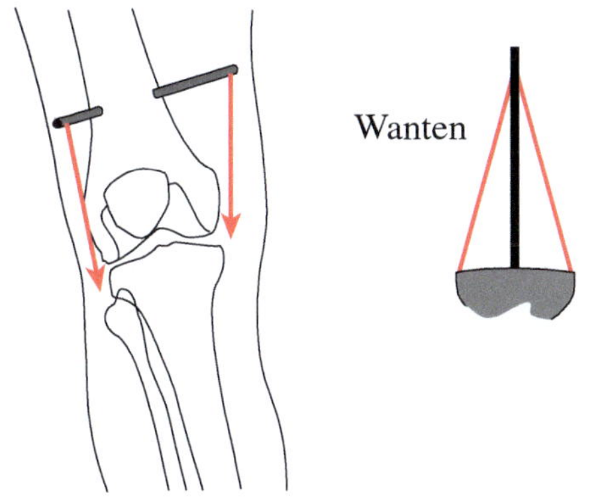

Abb. IV.43
Medial zieht die Schwerkraft das Femur in den Varus. Dies wird durch die lateralen gelenküberbrückenden Strukturen ähnlich einer Wante verhindert.

1.5.2 Quantifizierung des valgisierenden Momentes

Blaimont et al. (1971) haben das valgisierende Moment des Kniegelenks in der Frontalebene experimentell bestimmt. Zuerst stellt sich in diesem Kontext die Frage nach dem Auflagepunkt der resultierenden Kraft. Es handelt sich dabei eigentlich um ein virtuelles Rotationszentrum in Bezug auf die Varus-/Valgus-Bewegung.

Idealer Auflagepunkt der resultierenden Kraft

Näheres über die Funktionsweise von Dehn-Mess-Streifen kann auf Seite 323 nachgelesen werden.

Anhand von am Tibiaplateau aufgeklebten *Dehn-Mess-Streifen* wurde am Präparat der ideale Auflagepunkt ermittelt (Burnotte, 1975; Wagner, 1982, 1983). Es handelt sich um jenen Punkt der Kraftübertragung, der zu einer möglichst gleichmäßigen Deformation des gesamten Tibiaplateaus führt. Das Resultat ergab, dass sich dieser Punkt (S) an der medialen Seite des *Tuberculum intercondylare mediale* befindet (siehe Abb. IV.44). Er stellt den **Schwerpunkt** der gesamten Knorpelfläche des Tibiaplateaus dar.

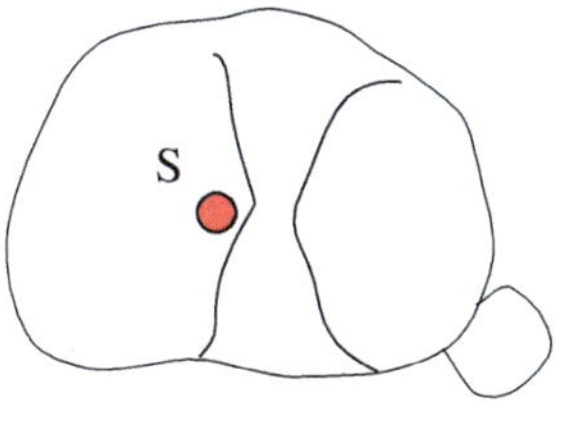

Abb. IV.44
Lage des Schwerpunktes (S) der Knorpeloberfläche des Tibiaplateaus.

Es ist bemerkenswert, dass auch die Rotationsachse in etwa in diesen Punkt fällt. Kinematisch betrachtet verliefe somit die Varus-/Valgus-Bewegungsachse durch diesen Punkt, auch wenn es sich nur um eine virtuelle Bewegung handelt. Somit können nun Last- und Kraftarm in Bezug zu dieser Achse radiologisch bestimmt werden (siehe Abb. IV.45 auf Seite 285).

Bestimmung der valgisierenden Kraft

Blaimont et al. (1971) haben asymptomatische Probanden, sowie Patienten mit einer Varusdeformation vergleichend gegenübergestellt. Die Testperson lag dabei in kontralateraler Seitenlage, der Oberschenkel war unterstützt, der Unterschenkel hing frei. Das Knie war zur Entriegelung leicht flektiert, was eine Varisierung im Ruhezustand zuließ (siehe Abb. IV.45). Davon ausgehend wurde durch Anbringung von Gewichten am distalen Unterschenkel das varisierende Moment allmählich vergrößert. Nach jeder Gewichtszunahme (ca. 5 N) wurde die Testperson aufgefordert, die Muskulatur so anzuspannen, dass die Varusstellung wieder aufgehoben wird. Dies entspricht dem Wiederherstellen eines Gleichgewichtszustandes:

$$F_{\mathrm{Var}} \cdot \mathrm{HA}_{\mathrm{Var}} = F_{\mathrm{Valg}} \cdot \mathrm{HA}_{\mathrm{Valg}} \tag{IV.3}$$

Wobei F_{Var} die varisierende Gewichtskraft, F_{Valg} die valgisierende Muskelkraft und HA die jeweiligen Hebelarme darstellen.

Die einzelnen Schritte wurden radiologisch kontrolliert. War die Testperson nicht mehr imstande, die normale Valgusposition zu erreichen, wurde somit ihre maximale Valgisierungskraft ermittelt, da die Last bekannt war und die Hebelarme auf dem Röntgenbild bestimmt werden konnten. Nach Vergleich der zwei Testgruppen stellte sich heraus, dass die Patienten mit Varusdeformation eine signifikant verminderte Muskelkraft aufwiesen. Dies könnte bedeuten, dass diese Pathologie durch eine muskuläre Schwäche hervorgerufen werden könnte.

1.5.3 Varus- und Valguspathologie

Stadium der varisierenden Präarthrose

Rein formell ist der Begriff der Arthrose radiologisch definiert. Es genügt das Vorhandensein eines der vier folgenden Parameter, um von einer Arthrose sprechen zu können:

- Gelenksspaltverschmälerung
- Osteophytose
- Subchondrale Sklerosierung
- Zystenbildung.

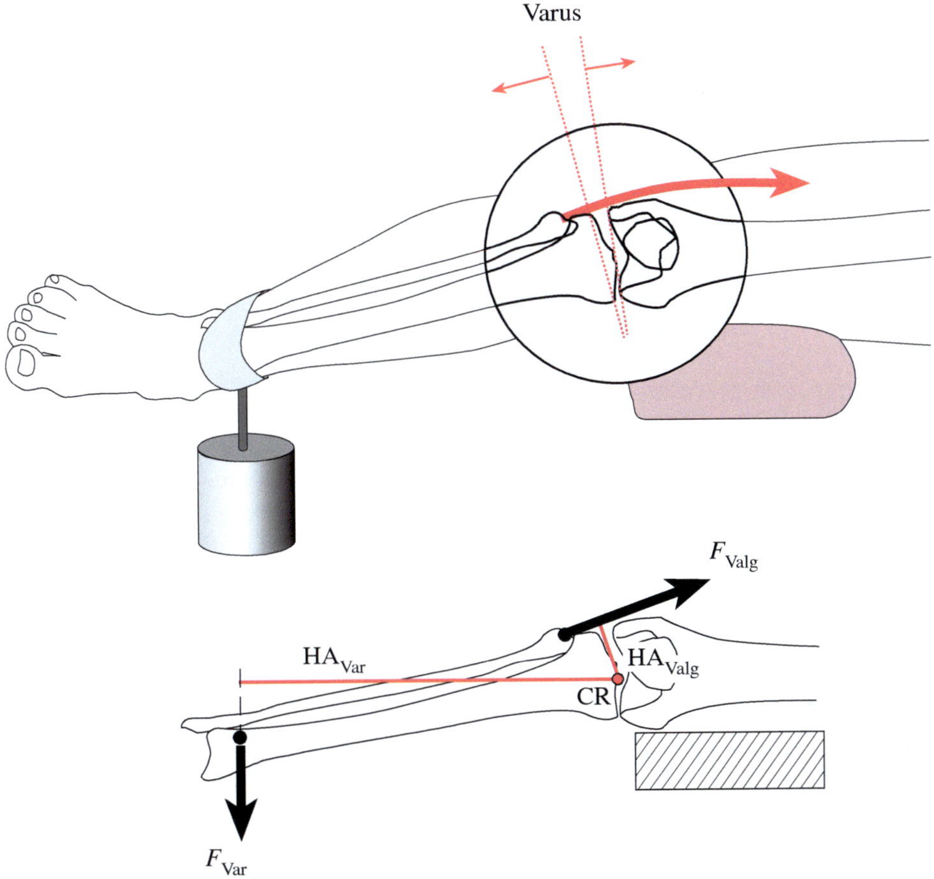

Abb. IV.45
Schematische Darstellung der experimentellen Anordnung zur Bestimmung der Größe der valgisierenden Kraft im Femorotibialgelenk. F_{Var} repräsentiert die varisierende Gewichtskraft, die über den Lastarm HA_{Var} auf den Unterschenkel wirkt. F_{Valg} repräsentiert die valgisierende Muskelkraft (hier durch den M. biceps femoris schematisiert), die über den Kraftarm HA_{Valg} einwirkt. Der Drehpunkt (CR) befindet sich am medialen Ende der Area intercondylaris.

Im Kontext der varisierenden Pathologie käme eine konservative Vorgehensweise zu spät, falls eines der Arthrosezeichen vorhanden ist. Somit haben Blaimont et al. (1971) ein Stadium der Präarthrose definiert. Die Hauptsymptome der Präarthrose sind:

- Medialer oder/und lateraler Knieschmerz; medial durch Kompression im medialen Gelenksabschnitt, lateral durch zu hohe Zugbeanspruchung des lateralen Kollateralbandes. Die Differentialdiagnose wäre eine mediale Meniskusläsion oder eine Läsion des lateralen Kollateralbandes.
- Plötzliches, varisierendes Einknicken bei voller Gewichtsübernahme in der Standbeinphase. Dieses Zeichen ist am einfachsten von hinten zu beobachten.

Biomechanisch könnte man dieses Stadium dadurch erklären, dass der Auflagepunkt der resultierenden Kraft sich stark nach medial verlagert. Dies wäre durch das varisierende Einknicken und den daraus resultierenden Kontaktverlust im lateralen Gelenksabschnitt erklärbar. Die Medialisierung des Auflagepunktes würde somit eine Verkleinerung des Last- ($b_{Prä}$) und eine Vergrößerung des Kraftarmes ($a_{Prä}$) mit sich bringen (siehe Abb. IV.46 B).

Die Kraft, die der Patient mit seinen valgisierenden Muskeln entwickeln kann, könnte folglich wieder ausreichen, um das Gelenk zu stabilisieren. Man könnte dies im Moment als relativ vorteilhaft für das Gelenk erachten. Nach längerer Zeit käme es aber ohne Behandlung zu Arthroseerscheinungen: die Kontaktflächen verkleinern sich, der Druck nimmt zu.

Stadium der varisierenden Arthrose

Auf längere Zeit kommt es zur Arthrose. Das Knie weicht so weit in die Varusstellung ab, dass es schlussendlich zu einer Vergrößerung des Lastarmes ($b_{Arthrose}$) kommt. In diesem Falle kann der Kraftarm nicht mehr zunehmen ($a_{Arthrose} = a_{Prä}$), was sich zu einem *Circulus vitiosus* aufschaukelt (siehe Abb. IV.46 C).

Valguspathologie

Die Genese der Valguspathologie ist unseres Erachtens nach kaum bekannt. Es scheint, als ob die Valgusdeformation häufiger bei Frauen mit geringerer Größe und breitem Becken auftritt (Burnotte, 1975).

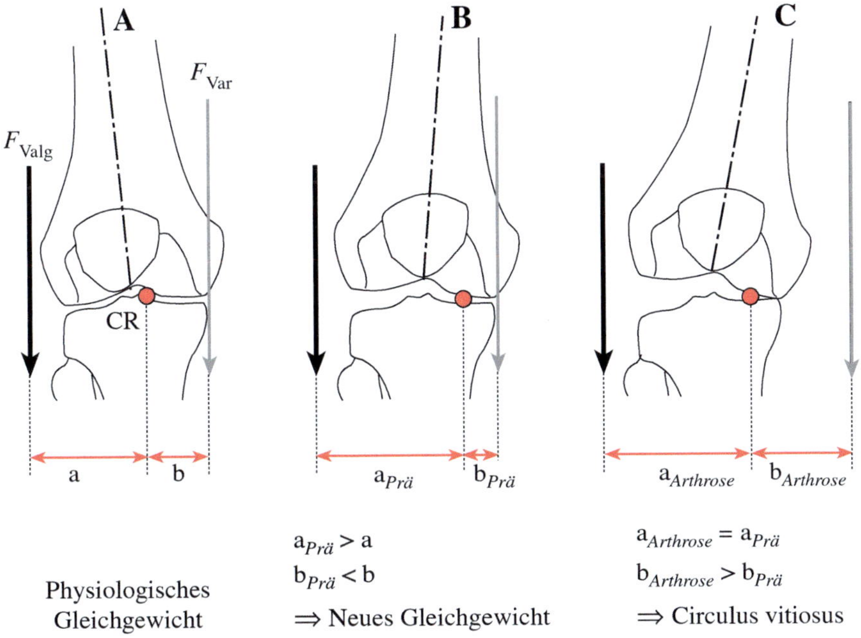

Abb. IV.46
Darstellung der Entwicklung einer Varus-Pathologie im Kniegelenk.

Abb. **A** zeigt den Normalzustand. Das Rotationszentrum (CR) für die Varus-/Valgus-Komponente liegt am medialen Ende der Area intercondylaris. Die varisierende Kraft F_{Var} mit dem Lastarm b wird durch die valgisierende Muskelkraft F_{Valg} mit dem Kraftarm a im Gleichgewicht gehalten, wenn gilt:

$F_{Valg} \times a = F_{Var} \times b$

Abb. **B** zeigt das Stadium der Präarthrose. Das Rotationszentrum hat sich nach medial verlagert, was zu einer vorübergehenden Vergrößerung des Kraftarmes ($a_{Prä}$) führt. Es kann somit für eine gewisse Zeit ein neues Gleichgewicht geschaffen werden:

$F_{Valg} \times a_{Prä} = F_{Var} \times b_{Prä}$

Abb. **C** zeigt das Stadium der Arthrose. Durch weiteres varisierendes Abknicken des Kniegelenks wird der Lastarm $b_{Arthrose}$ wieder größer. Die inzwischen funktionell geschwächten Muskeln können dem sich vergrößernden varisierenden Moment kein adäquates valgisierendes Moment mehr gegenüberstellen, da ihr Hebelarm sich nicht adäquat vergrößert:

$F_{Valg} \times a_{Arthrose} \neq F_{Var} \times b_{Arthrose}$

2 Das femoropatellare Gelenk

2.1 Bewegungen der Patella

Definition der Bewegungen

Während der Knieflexion unterliegt die Patella Bewegungen in allen drei Raumebenen. In der klassischen Anatomie sind diese Bewegungen nicht definiert. Man könnte sie wie folgt angeben (Van Kampen, 1987; Van Kampen und Huiskes, 1990, Hefzy et al., 1991):

- Sagittalebene: Flexion/Extension (wie die Bewegung der Tibia)
- Transversalebene: Mediale/Laterale Neigung (engl.: *tilt*)
- Frontalebene: Innenrotation/Außenrotation[24].

Werden die Translationskomponenten beschrieben, so gelten die jeweiligen Richtungsbezeichnungen (z.B. Translation nach medial etc.). Die Bewegungen der Patella haben höchstwahrscheinlich einen Einfluss auf die lokale Beanspruchung der Patella selbst und der Patellarsehne. Sie verhindern somit das Auftreten von Scherkräften im Inneren dieser Sehne, was sonst zu pathologischen Situationen führen könnte.

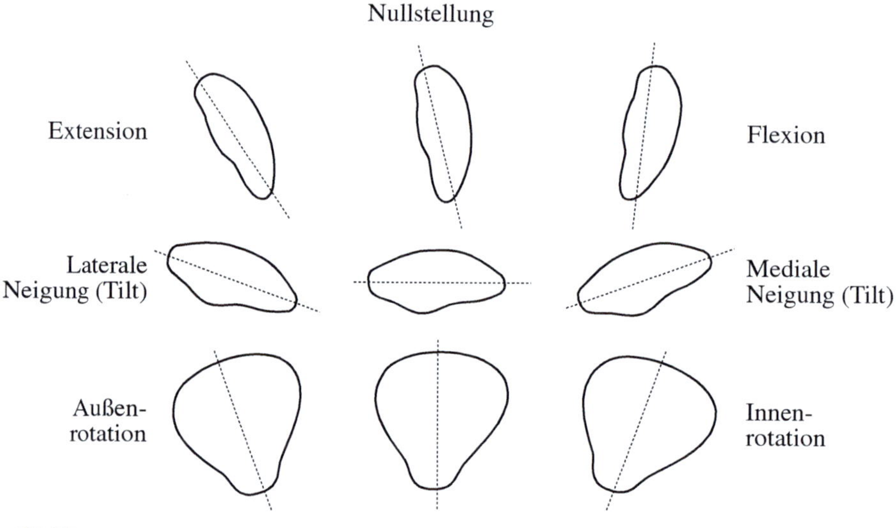

Abb. IV.47
Definition der Bewegungen am Beispiel einer rechten Patella. Flexion/Extension entsprechen der Bewegung der Tibia. Mediale/laterale Neigung entsprechen der axialen Rotationsbewegung der Tibia im Sinne einer Innen-/Außenrotation um einer kranio-kaudale Achse. Innen-/Außenrotation werden durch die Bewegungen der Apex patellae definiert. Es handelt sich um Rotation um eine anterior-posteriore Achse. Translationen sind nicht dargestellt. Ihre Nomenklatur entspricht der jeweiligen Bewegungsrichtung.

24 Die Nomenklatur entspricht der Definition der Bewegungen der Scapula. Hier wird ebenfalls die Rotation in der Frontalebene im Hinblick zum Angulus inferior als *Rotation* bezeichnet.

Bewegungen in der Sagittalebene

Für die Analyse des Bewegungsverhaltens der Patella werden folgende Elemente zueinander in Beziehung gesetzt:

- Patella
- Lig. patellae
- Quadrizepssehne
- Tibialängsachse
- Femurlängsachse.

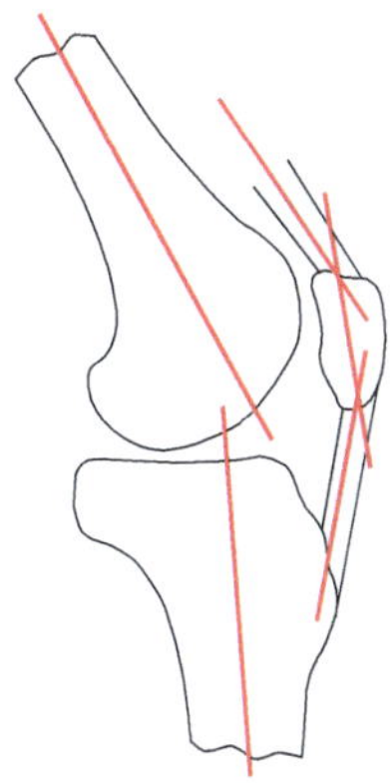

Abb. IV.48
Übersicht über die in Relation zu setzenden Elemente bei Analysen der Patellabewegungen in der Sagittalebene.

Liegt das Referenzsystem im Femur, so dreht die Patella um eine **Achse**, die im distalen Femurende liegt. Es ist anzunehmen, dass diese Achse sich während der Bewegung verlagert, genauere Daten liegen dazu aber nicht vor. Diese Achsenlage ist jedoch von einer gewissen Relevanz, da dadurch die Hebelarmverhältnisse der Quadrizeps- und der Patellarsehne bestimmt werden. Geht man davon aus, dass die Hebelarme sich unterschiedlich verändern, so führt dies zu unterschiedlichen Zugspannungen in den beiden Sehnen. Bedenkt man verschiedene klinische Erscheinungsformen (z.B. das Patellaspitzensyndrom), so wäre es nicht uninteressant das Verhalten dieser Zugspannungen genauer zu kennen (siehe Punkt 2.3.2 auf Seite 307).

Die **Amplitude** beträgt ca. 80°–90° für eine Knieflexion bis ca. 120°. Die Patella flektiert weniger als das Kniegelenk. Dies deutet an, dass eine Bewegung zwischen Patella und Tibia stattfinden muss. Daraus folgt, dass die Patellarsehne keine rigide Struktur sein darf, sie muss solche Bewegungen erlauben.

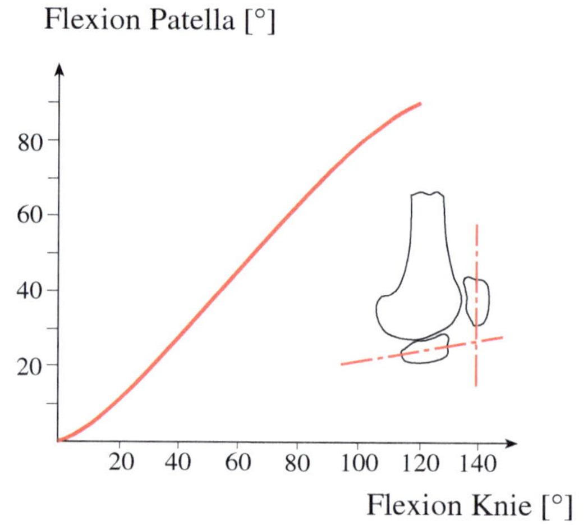

Abb. IV.49
Diagramm der Flexion der Patella (nach Van Eijden et al., 1985)

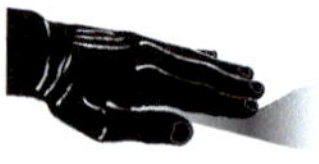

Liegt das Referenzsystem in der Tibia, so kann diese Bewegung der Patella durch die Veränderung der Lage der Patellarsehne zur Tibialängsachse bestimmt werden (Winkel α in Abb. IV.50 A). Die Veränderung dieses Winkels wird durch die Rollkomponente im Femorotibialgelenk hervorgerufen. Außerdem beeinflusst dieser Winkel den vorderen Schubladeneffekt im Femorotibialgelenk, der durch die Quadrizepskraft hervorgerufen wird und somit das vordere Kreuzband unter Spannung setzt. Dieser Winkel stellt einen Parameter dar, der die Spannung des vorderen Kreuzbandes bestimmt. Er kann bei Vorliegen einer hinteren Instabilität positiv werden. Dies lässt sich mit bloßem Auge bei flektiertem Knie erkennen (siehe Abb. IV.51).

Der Winkel β zwischen Patellarsehne und Längsachse der Patella verändert sich hingegen kaum, was aus dem Diagramm B in Abb. IV.50 ersichtlich ist. Beide Winkel wurden von Nisell (1985), Van Eijden et al. (1985) und Draganich et al. (1987) beschrieben.

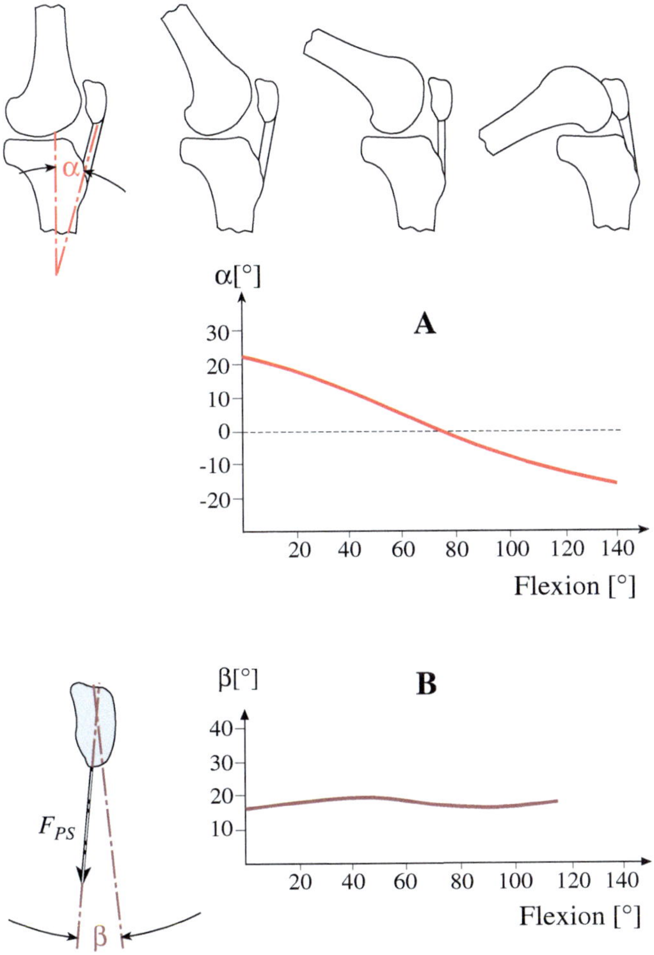

Abb. IV.50

A - Veränderung des Winkels (α) zwischen der Tibialängsachse und der Patellarsehne während der Flexion.

B - Veränderung des Winkels (β) zwischen der Patellarsehne und der Längsachse der Patella während der Flexion.

Nach Van Eijden et al. (1985)

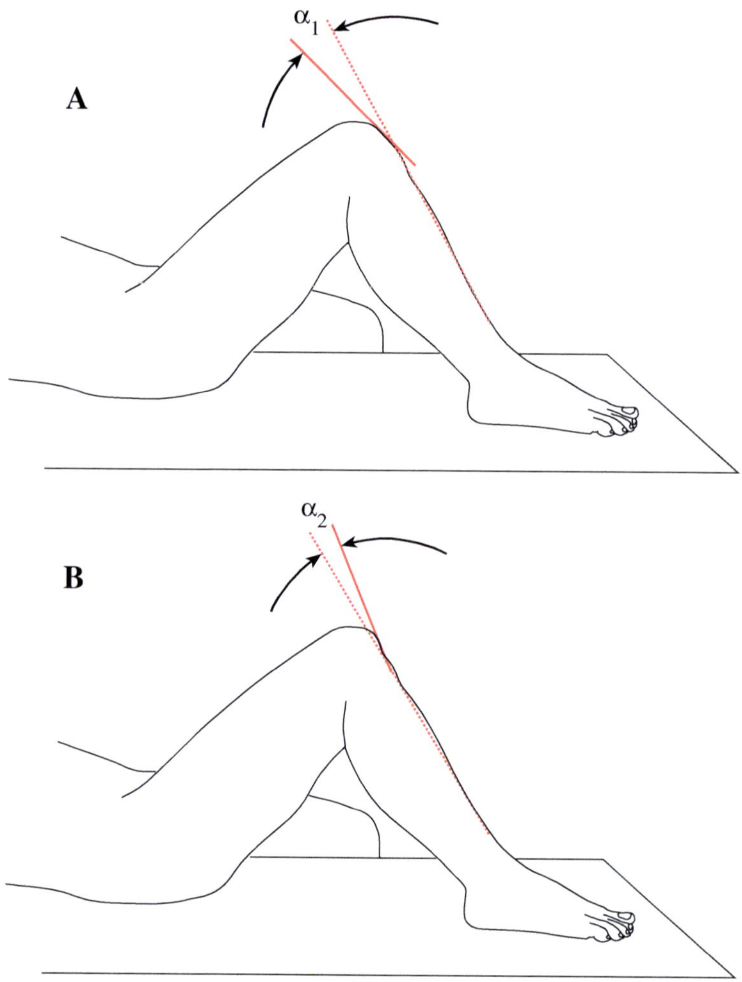

Abb. IV.51
Die Veränderung des Winkels (α) zwischen Patellarsehne und Tibialängsachse ist ein klinisches Kriterium zur Abklärung einer Ruptur des hinteren Kreuzbandes. Unter dem Zug der ischiokruralen Muskeln wird die Tibia nach posterior gezogen, der Winkel α_1 wird positiv (α_2).

Bewegungen in der Transversalebene

Aus Abb. IV.52 geht hervor, dass die Patella eine Neigung um eine kraniokaudale Achse durchführt, die besonders durch die Form der *Facies patellaris* am distalen Femur hervorgerufen wird. Andere Faktoren, die Bewegungen in der Transversalebene, aber auch in der Frontalebene beeinflussen, können sein:

- das unterschiedliche Rollgleiten der beiden Femurkondylen
- die automatische Rotation
- die freie Rotation
- Varus-Valgus-Bewegungen
- etc.

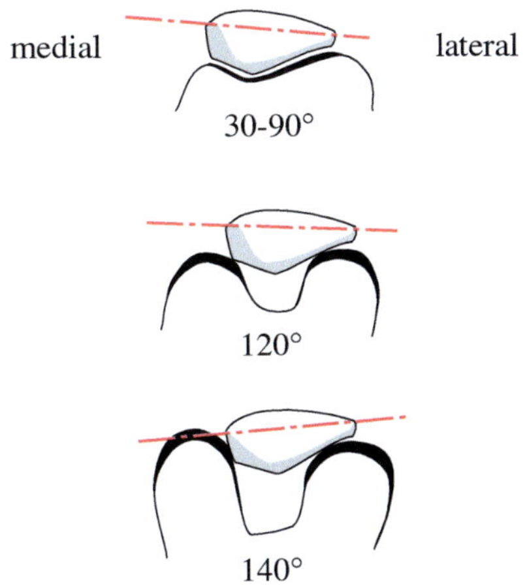

Abb. IV.52
Schema der Bewegungen der Patella in der Transversalebene während der Flexion (nach Hehne, 1983).

Van Kampen (1987), Van Kampen und Huiskes (1990) und Hefzy et al. (1991) geben am Beginn der Flexion eine mediale Neigung mit einer Amplitude von ca. 2°–4° an. Ab ca. 20° Beugung neigt sich die Patella mit einer Amplitude von ca. 6° nach außen. Van Kampen findet Maxima bis ca. 18° an einem Präparat. Die axiale tibiale Rotation verändert das Verhalten der Patella besonders am Beginn der Knieflexion. Bei Außenrotation neigt sie sich mehr nach außen, bei Innenrotation mehr nach innen (siehe dazu das Diagramm in Abb. IV.53 auf Seite 294).

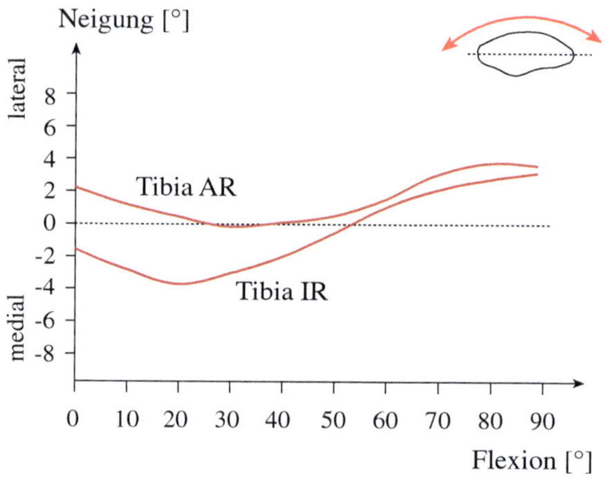

Abb. IV.53
Diagramm für die Patella-Neigung unter Außen- bzw. Innenrotation der Tibia während der Flexion des Kniegelenks (nach Hefzy et al., 1991).
Das Vorkommen einer medialen Neigung am Ende der Flexion ist nicht angegeben. Diese Phase weist große interindividuelle Unterschiede auf.

Bewegungen in der Frontalebene

Die Bewegung der Patella in der Frontalebene wird als Rotation beschrieben. Dazu kommt noch eine Translationskomponente nach lateral bzw. nach medial. Diese Translationsbewegung könnte im Rahmen von Patellasyndromen von Relevanz sein. Wir werden später darauf zu sprechen kommen (siehe Punkt 2.4 auf Seite 311).

Die Amplitude der **Rotation** wurde von Hefzy et al. (1991) mit ca. 6° angegeben (siehe Abb. IV.54), Van Kampen (1987) und Van Kampen & Huiskes (1990) fanden aber Amplituden bis ca. 16°, besonders nach medial bei innenrotierter Tibia. Die Rotation der Tibia scheint erst ab ca. 50°–60° Knieflexion einen Einfluss auf die Patellarotation zu haben.

Die **Translation** nach lateral hat für Hefzy und Mitarbeiter eine Amplitude von ca. 2–3 mm (siehe Abb. IV.54), während Van Kampen und Huiskes wiederum größere interindividuelle Unterschiede fanden. Diese Autoren geben eine Maximalamplitude von ca. 15 mm an. Interessanterweise geben diese Autoren in den ersten Flexionsgraden eine mediale Translation an. Diese ist bei innenrotierter Tibia besonders ausgeprägt, bei außenrotierter Tibia verringert sie sich stark oder verschwindet überhaupt. Bei außenrotierter Tibia ist die Amplitude der Translation nicht größer, die Patella verlagert sich aber mehr nach lateral.

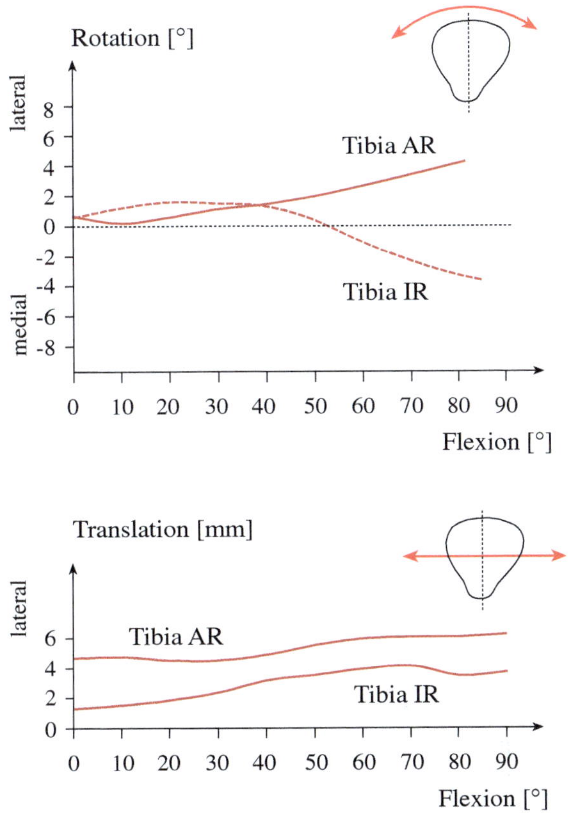

Abb. IV.54
Rotation und Translation der Patella während der Flexion des Kniegelenks mit innen- und außenrotierter Tibia (nach Hefzy et al., 1991).

2.2 Auf das Gelenk wirkende Kräfte

2.2.1 Der Druck im Femoropatellargelenk

Es wird allgemein angenommen, dass der Druck im Femoropatellargelenk eine klinisch wichtige Relevanz besitzt. Zu hohe Belastungen führen zu Schmerzen und degenerativen Erscheinungen. Einen anderen Parameter könnte die Zeit darstellen; kommt es durch eine bereits bestehende Pathologie zu einem länger anhaltenden, wenn auch geringen Druck ohne Bewegung, so könnte auch dies zu Symptomen im Gelenk führen. Dieser Druck könnte unter anderem durch die passive Spannung und den Grundtonus des M. quadriceps femoris hervorgerufen werden. Dies wäre eine mögliche Erklärung für das *Kinozeichen*.

Druck ist durch die Kraft pro Fläche definiert, demnach gilt:

$$p_{FP} = \frac{F_{FP}}{A_{FP}} \qquad \text{(IV.4)}$$

In Gleichung IV.4 stellt p_{FP} jenen Druck dar, der unter Einfluss der femoropatellaren Kraft F_{FP} auf die femoropatellare Kontaktfläche A_{PF} wirkt (siehe dazu auch Abb. IV.56 auf Seite 297). Es wurde schon von mehreren Autoren versucht, die Größe dieser Kontaktfläche zu bestimmen. Die Resultate sind jedoch so unterschiedlich, dass nur ein Mittelwert von ca. 3 cm² angenommen werden kann. Diese Fläche variiert natürlich im Hinblick auf den Flexionswinkel und die femoropatellare Kraft selbst.

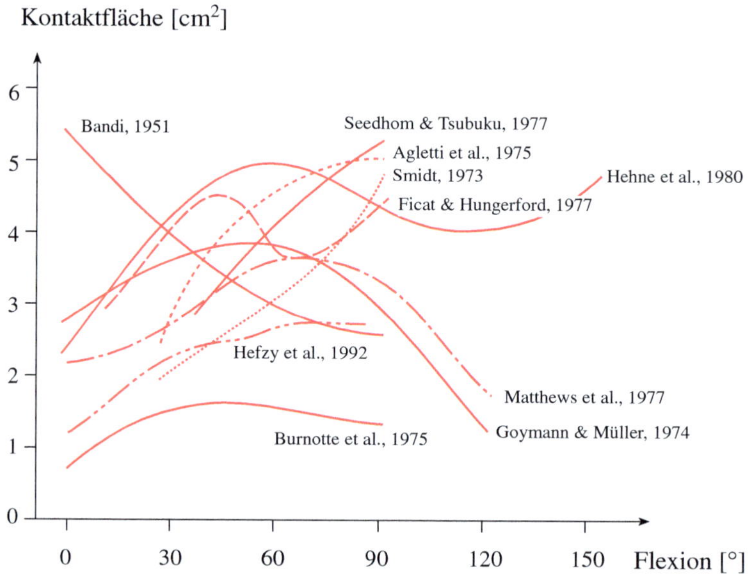

Abb. IV.55
Femoropatellare Kontaktflächenangaben verschiedener Autoren. Die große Streuung hängt wohl mit den verschiedenen experimentellen Bestimmungsmethoden zusammen (modifiziert nach Hehne, 1983).

2.2.2 Bestimmung der femoropatellaren Kraft

Rein statisch betrachtet kann man in einem einfachen sagittalen Modell unter Berücksichtigung der Hauptkräfte, die bei leicht flektiertem Knie auf die Patella wirken (siehe Abb. IV.56), folgende Berechnung anstellen, in der die femoropatellare Kraft (F_{FP}) mit dem Cosinussatz bestimmt werden kann (Maquet, 1976):

$$F_{FP} = \sqrt{F_Q^2 + F_{PS}^2 + 2F_Q F_{PS} \cos\varphi} \qquad \text{(IV.5)}$$

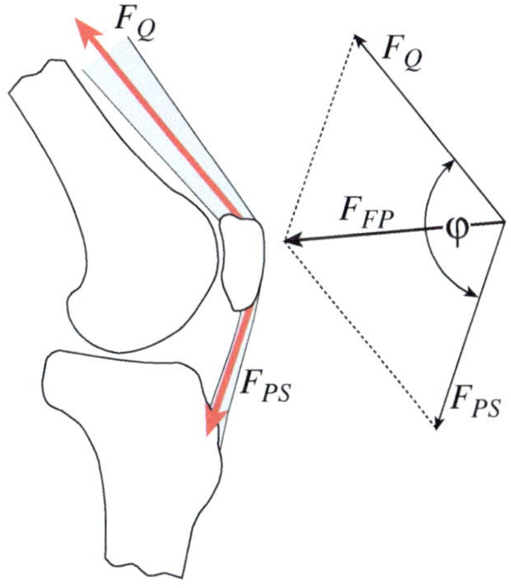

Abb. IV.56
Geometrische Analyse eines einfachen sagittalen Modells zur Bestimmung der femoropatellaren Kraft (F_{FP}) als Resultierende der Zugkraft des Quadrizeps (F_Q) und der Patellarsehne (F_{PS}). Die Größe der Resultierenden ist neben den beiden Kräften vom Winkel φ abhängig.

Der Winkel φ entspricht nicht exakt dem Flexionswinkel des Kniegelenks, da z.B. die Patellarsehne einen gewissen Winkel zur Tibialängsachse aufweist, der sich während der Flexion verändert (siehe Abb. IV.50 auf Seite 291). Es ist wichtig anzumerken, dass in diesem geometrischen Modell F_{FP} mit zunehmendem Flexionswinkel nur ansteigen kann, was in Wirklichkeit aber nicht eintritt.

Ahmed et al. (1983), Van Eijden et al. (1986) und Singerman et al. (1995) geben für das Verhältnis der femoropatellaren Kraft (F_{FP}) zur Quadrizepskraft (F_Q) eine Kurve an, der zu entnehmen ist, dass F_{FP} am Beginn der Flexion schneller ansteigt als F_Q. Ab einem Flexionswinkel von ca. 70° pendelt sich dieses Verhältnis auf eine Konstante ein (siehe Abb. IV.57 auf Seite 298).

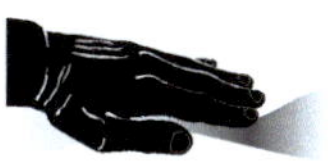

Daraus geht hervor, dass bereits in voller Extension die halbe Quadrizepskraft auf das femoropatellare Gelenk wirkt, bei Singerman et al. sogar bis beinahe 70% der Quadrizepskraft. Bei Maßnahmen zum Muskelaufbau geht man oft davon aus, dass das Gelenk in Extension kaum beansprucht wird. Dies ist aber nicht der Fall. Berücksichtigt man darüber hinaus, dass der Hebelarm des Extensionsmechanismus in dieser Stellung minimal ist (siehe Seite 305), so muss der Quadrizeps eine große Kraft aufbringen, um das Gelenk gegen Widerstand strecken zu können. Das Femoropatellargelenk wird dabei umso mehr beansprucht.

Dass sich das Verhältnis zwischen femoropatellarer Kraft und Quadrizepskraft ab ca. 70° Flexion stabilisiert, könnte unter anderem durch den Umstand erklärt werden, dass die Quadrizepssehne bei vermehrter Flexion an der Facies patellaris des Femurs umgelenkt wird (siehe Abb. IV.58). Somit kommt es zu einer anderen Kräfteverteilung. Wie aus dem Diagramm in Abb. IV.58 hervorgeht, findet ab einem Flexionswinkel des Kniegelenks von ca. 70°–80° eine deutliche Umlenkung der Quadrizepssehne statt (Winkel γ).

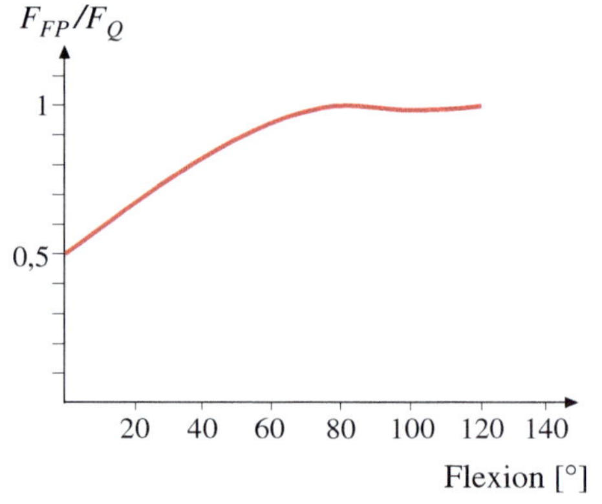

Abb. IV.57
Veränderung des Verhältnisses zwischen femoropatellarer Kraft (F_{FP}) und Quadrizepskraft (F_Q) während der Flexion im Kniegelenk. F_{FP} steigt im Vergleich zu F_Q am Beginn der Flexion deutlich an, um sich ab ca. 70° auf einen gewissen Wert einzupendeln (nach Van Eijden et al., 1986).

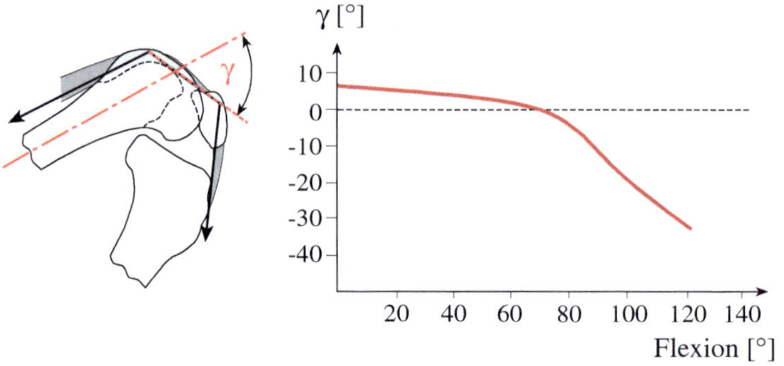

Abb. IV.58
Die Umlenkung der Quadrizepssehne an der Facies patellaris des distalen Femurs. Der Winkel γ zeigt den von Femurschaftlängsachse und Quadrizepssehne eingeschlossenen Winkel.
Das Diagramm zeigt die Veränderung des Winkels γ während der Flexion des Kniegelenks. Ab dem Zeitpunkt des Eintritts eines Umlenkeffektes bei ca. 70° ändert sich der Winkel deutlich (nach Van Eijden et al., 1985).

2.2.3 Der Einfluss der Knieflexion

Nochmals zum Cosinussatz zurückkommend (siehe Gleichung IV.5 und Abb. IV.56 auf Seite 297), kann folgende Beziehung zwischen dem Flexionswinkel des Kniegelenks, dem Winkel zwischen Quadrizepssehne und Patellarsehne (φ) und der femoropatellaren Kraft (F_{FP}) abgeleitet werden:

Nimmt der Flexionswinkel des Kniegelenks zu, so nimmt der Winkel (φ) ab und die femoropatellare Kraft (F_{FP}) zu. Auf die klinische Praxis bezogen, könnte das Folgendes bedeuten:

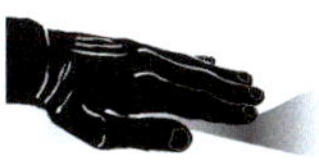

Hebt man ein Gewicht auf, so müsste man demnach den Flexionswinkel des Kniegelenks möglichst klein halten. Dies müsste aber dann durch ein vermehrtes Vorneigen des Rumpfes (aus der Hüfte oder LWS heraus) kompensiert werden, was letztendlich zu einer erhöhten Beanspruchung der LWS führt. Bejjani et al. (1984) untersuchten diesbezüglich den Zusammenhang zwischen der femorotibialen Kraft und der resultierenden Kraft in der LWS und bestätigen diesen Zusammenhang. Ein ähnliches Resultat wurde von Schipplein et al. (1990) beschrieben. Diese Überlegungen unterstreichen die Wichtigkeit einer Zusammenarbeit von LWS, Becken und Kniegelenk im Sinne eines **Lenden-Becken-Knie-Rhythmus**. Genauere Arbeiten über diesen Funktionskomplex liegen derzeit noch nicht vor.

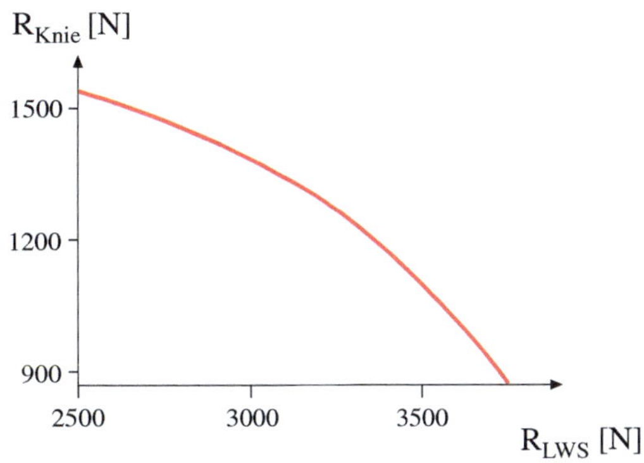

Abb. IV.59
Diagramm der inversen Beziehung zwischen der Beanspruchung des Kniegelenks (R_{Knie}) und der Lendenwirbelsäule (R_{LWS}). Nach Bejjani et al. (1984).

2.2.4 Einfluss des Gewichtsmomentes

Ist das Kniegelenk gebeugt, so übt die darüberliegende Körpermasse ein Flexionsmoment auf das Gelenk aus. Soll sich dieses System im Gleichgewicht befinden, so muss diesem Flexionsmoment ein gleich großes Extensionsmoment gegenübergestellt werden.

Betrachtet man die Gewichtskraft (G) des Körpers und die Kraft des Extensionssystems (F_{Ext}), so ergibt sich:

$$F_{Ext} \cdot \mathrm{HA}_{Ext} = G \cdot \mathrm{HA}_G \qquad \text{(IV.6)}$$

Die femoropatellare Kraft stellt eine Funktion der Gewichtskraft (G) dar. Theoretisch würde somit bei erhöhtem Körpergewicht die Patella mehr beansprucht. In der Praxis findet sich jedoch kein klarer Hinweis auf solch einen Bezug. DeVita und Hortobágyi (2003) untersuchten die im Hüft-, Knie- und Sprunggelenk auftretenden Drehmomente bei 18 normalgewichtigen (66,0 ± 10,5 kg; BMI[25]: 22,7 ± 2,9 kg/m^2) und 21 adipösen (123,4 ± 28,5 kg; BMI: 42,3 ± 7,7 kg/m^2) Probanden beim Gehen. Die Autoren konnten feststellen, dass Kräfte und Drehmomente an Hüfte und Knie zwischen den beiden Gruppen statistisch nicht verschieden waren, nur im oberen Sprunggelenk waren die Drehmomente in der adipösen Gruppe signifikant größer. Die Autoren führen dies auf eine veränderte neuromuskuläre Funktion zurück, welche die Kinematik verändert.

Der Lastarm (HA_G) kann durch die Verlagerung des Schwerpunktes der über dem Knie liegenden Masse verändert werden. Das Vorbeugen des Rumpfes wäre somit eine Möglichkeit, die Beanspruchung der Patella zu verringern. Wie bereits vorhin angedeutet, führt dies aber zu einer erhöhten Beanspruchung der Lendenwirbelsäule. Dieser Einfluss der Positionierung des Rumpfes könnte eine Erklärung dafür bieten, dass Patienten mit einem Retropatellarsyndrom weniger Schmerzen beim Treppauf- als beim Treppabwärtsgehen haben. Das kann damit zusammenhängen, dass man allgemein die Tendenz hat, sich spontan weniger nach vorne zu beugen, wenn man vor einer abwärts führenden Treppe steht, als umgekehrt.

Die Frage nach der Schmerzentstehung beim Treppauf- bzw. Treppabwärtsgehen gehört somit zu einem wichtigen anamnestischen Detail zur Abklärung eines retropatellaren Syndroms. Andere Parameter für die Schmerzentstehung beim Treppabwärtsgehen, außer der Rumpfhaltung, könnten sein:

- Ein größerer Flexionswinkel des Kniegelenks (Andriacchi et al., 1980; Brechter und Powers, 2001)
- Weniger Mithilfe des anderen Fußes
- Zunahme der Trägheitskräfte aufgrund der Bremsarbeit des Extensionssystems.

2.2.5 Einfluss anderer Flexionsmomente

Andere Flexionsmomente werden durch die im Kniegelenk beugenden Muskeln hervorgerufen. Gleichung IV.6 könnte demnach wie folgt vervollständigt werden:

---

25 BMI = Body Mass Index = Körpergewicht/Körpergröße^2 [kg/m^2]

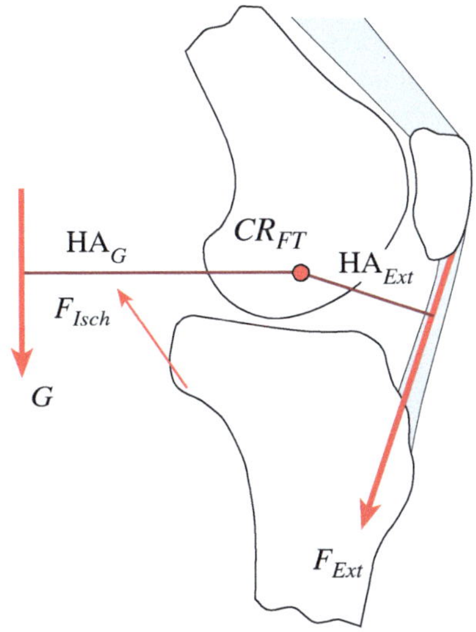

Abb. IV.60

Sagittales Gleichgewichtsmodell für das Kniegelenk. Das Extensionsmoment (Produkt aus der Kraft des Extensorensystems (F_{Ext}) und dem Hebelarm (HA_{Ext}) zum femorotibialen Drehpunkt (CR_{FT}) muss gleich groß sein wie das durch die Gewichtskraft (G) und ihren Hebelarm HA_G wirkende Flexionsmoment. Letzteres kann auch noch durch andere flektierende Kräfte, wie z.B. die ischiokruralen Muskeln (F_{Isch}), ergänzt werden.

$$F_{Ext} \cdot HA_{Ext} = G \cdot HA_G + F_{Isch} \cdot HA_{Isch} + \ldots \qquad \text{(IV.7)}$$

Verschiedene biomechanische sowie elektromyographische Untersuchungen geben an, dass innerhalb der meisten physiologischen Bewegungsabläufe, wobei Hüft- und Kniegelenk gleichzeitig extendiert werden, die ischiokruralen Muskeln mit dem Quadrizeps und besonders dem M. rectus femoris zusammenarbeiten (Lombard und Abbott, 1907; Elftmann, 1939; Klein, 1992; Chéron et al., 1998). Es handelt sich um ein Extensionssystem der unteren Extremität, zu dem auch der M. gastrocnemius gezählt wird (Klein, 1990).

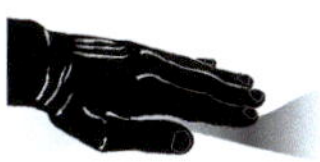

Abschließend kann somit gefolgert werden, dass die Patella durch die Arbeit dieses biartikulären Muskelsystems beansprucht wird. Sind diese Muskeln schlecht dehnbar, so erhöht sich dadurch auch die Beanspruchung der Patella.

2.2.6 Einfluss der passiven Quadrizepskraft

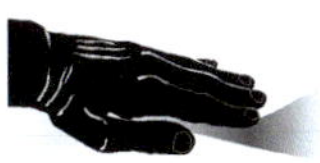

Wie in jedem Muskel, so ist auch im Quadrizeps das Bindegewebe für das Auftreten von Spannungen im Ruhezustand verantwortlich. Diese Spannung ist umso größer, wenn der Muskel durch die Knieflexion gedehnt wird. Befindet sich das Kniegelenk über längere Zeit ohne Bewegung in einer flektierten Stellung, so kann es beim retropatellaren Syndrom zu einem Schmerzempfinden kommen, das als *Kinozeichen* (Frz.: *„signe de cinéma"*) bekannt ist.

Diese passive Kraft sowie der Kraftabfall nach fünf Dehnungen wurden für den M. quadriceps femoris in einer Studie experimentell bestimmt (Souhail, 1992). Nach fünf Dehnungen kam es zu einem Kraftabfall von ca. 15–20 N im Inneren des entspannten Muskels bei extendierter Hüfte und flektiertem Knie. Somit wäre der Einsatz myotensiver Techniken für dieses Beschwerdebild gerechtfertigt.

2.3 Funktionen der Patella

Häufig wird der Patella die Funktion einer Umlenkrolle zugewiesen (Benninghoff & Drenckhahn, 2003). Wir denken jedoch, dass dies keine spezifische Funktion der Patella darstellt, da es auch ohne die Patella (z.B. nach Patellektomie) zu einer Umlenkung der Quadrizeps- bzw. Patellarsehne kommt.

Zwei spezifische Funktionen können der Patella zugeschrieben werden:

- Veränderung des Hebelarmes des Extensormechanismus
- Veränderung der Beanspruchung der Patellarsehne.

2.3.1 Einfluss auf den Hebelarm des Extensormechanismus

Theoretisches Modell

Schematisch kann man den Einfluss der Patella auf den Hebelarm des Extensormechanismus wie in Abb. IV.61 darstellen. Bei fehlender Patella würde die Sehne direkt auf der Umlenkrolle aufliegen. Der Hebelarm entspräche dem Radius der Rolle (*a*). Fügt man die Patella hinzu, so vergrößert sich der Hebelarm auf die Strecke *b*. Um ein gleich großes Moment zu erzeugen, ist nun eine geringere Kraft notwendig, was sich sowohl auf das femoropatellare als auch auf das femorotibiale Gelenk günstig auswirkt.

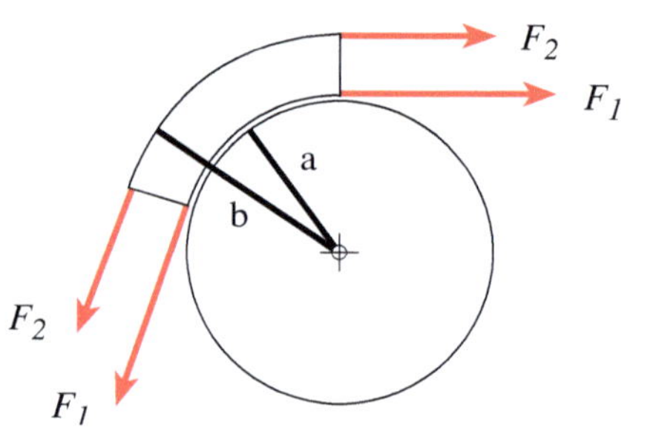

Abb. IV.61
Schematische Darstellung der Vergrößerung des Hebelarmes des Extensorsystems durch die Patella.
a ... Hebelarm ohne Patella
b ... Hebelarm mit Patella
Bei gleichem Moment kann folglich F_2 kleiner sein als F_1, da b größer ist als a.

Experimentelle Bestimmung des Hebelarmes

Zur Bestimmung eines Hebelarmes können grundsätzlich verschiedene Methoden angewandt werden. Prinzipiell handelt es sich um das Problem, die geringste Distanz zwischen der Wirkungslinie der einwirkenden Kraft (Muskelkraft, gespanntes Ligament) und der Bewegungsachse zu bestimmen. Im Hinblick auf das Kniegelenk sind diese beiden Elemente schwer zu definieren. Einerseits ist eine exakte Bestimmung der Lage der Wirkungslinie aufgrund der Dicke der Patellarsehne eher willkürlich. Andererseits ändern sich Ort und Ausrichtung der femorotibialen Achse während der Bewegung. Dies deutet schon an, dass der Hebelarm sich während der Bewegung verändert, was aus einem theoretischen Modell nicht ableitbar ist. In der Literatur werden vier Zugänge zu diesem Problem beschrieben (An et al., 1984; Nisell, 1985):

- Direkte geometrische Vermessung (z.B. am Präparat oder am Röntgenbild, etc.)
- Sehnenverlagerungs-Methode (engl.: *Tendon excursion method*)
- Direkte Bestimmung der Kräfte und Momente
- Mathematische Modelle.

Die Sehnenverlagerungs-Methode

Um die Schwierigkeiten bei der direkten Vermessung des Hebelarmes zu umgehen, kann eine spezifische Methode angewendet werden, die in der Literatur als *Tendon excursion-Methode* bezeichnet wird. Ein Nachteil dieser Methode besteht aber darin, dass sie augenblicklich nur auf dem Präparat durchführbar ist. Dabei wird eine Insertion des zu untersuchenden Muskels abgetrennt. Wird nun das Gelenk bewegt, so kommt es zu einer Verlagerung des abgetrennten Sehnenendes (daher auch der Ausdruck *Tendon excursion*), sofern der Muskel für die durchgeführte Gelenkbewegung einen Hebelarm aufweist. Für verschiedene Abschnitte einer Bewegung werden nun die jeweiligen Verlagerungen des Sehnenendes bestimmt, wie dies in Abb. IV.62 dargestellt ist.

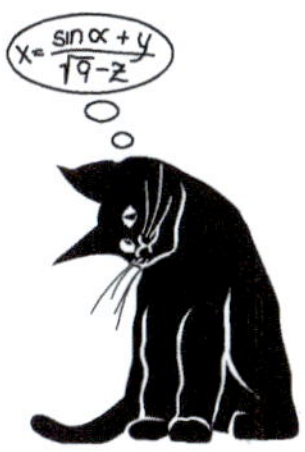

Der zurückgelegte Weg der freipräparierten Sehne (ΔL) kann somit als Funktion der Amplitude der Gelenkbewegung (α) betrachtet werden:

$$\Delta L = f(\alpha) \qquad \text{(IV.8)}$$

Diese Funktion lässt sich wie in Abb. IV.63 graphisch darstellen.

Der Hebelarm (HA) stellt sich schließlich als die Steigung der Kurve im jeweiligen Punkt dar. Es handelt sich somit um die erste Ableitung der in Gleichung IV.8 dargestellten Funktion:

$$\text{HA} = f'(\alpha) \qquad \text{(IV.9)}$$

Diese erste Ableitung der Funktion der Verlagerung der Sehne im Hinblick auf die Amplitude kann geometrisch und rechnerisch wie folgt dargestellt werden:

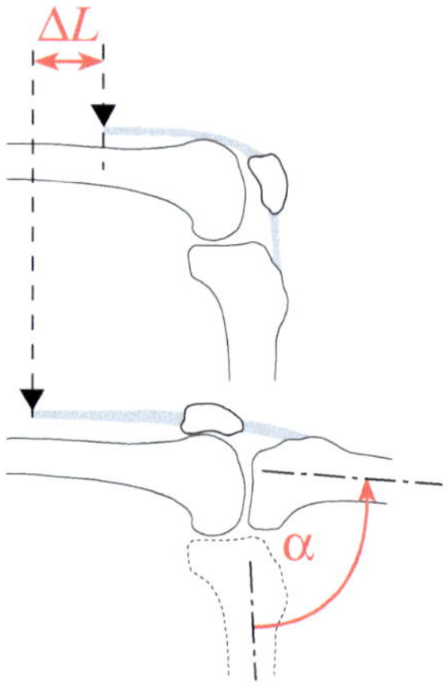

Abb. IV.62
Schema der Sehnenverlagerungs-Methode. Der vom freipräparierten Sehnenende zurückgelegte Weg (ΔL) wird in Beziehung zur Bewegungsamplitude α gesetzt. Beide Parameter können experimentell mit einfachen Mitteln bestimmt werden.

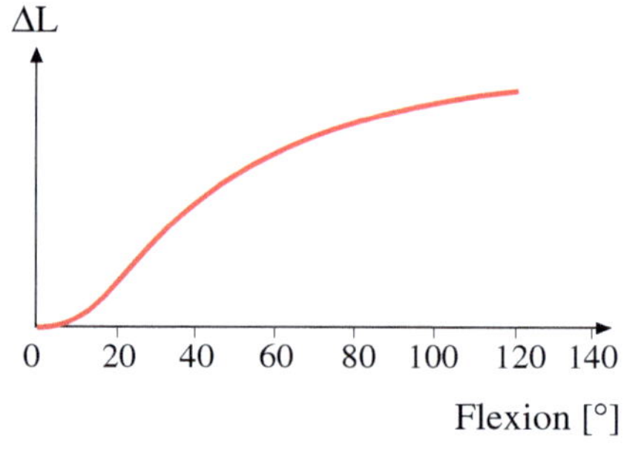

Abb. IV.63
Typisches Diagramm der Verlagerung (ΔL) der Quadrizepssehne während der Kniebeugung. ΔL ist somit eine Funktion des Flexionswinkels.

$$HA = \frac{\Delta L}{\Delta\alpha_{[rad]}} \qquad (IV.10)$$

weil $\Delta\alpha_{[rad]} = \frac{\pi}{180}\,\Delta\alpha_{[°]}$ folgt:

$$HA = \frac{180}{\pi} \cdot \frac{\Delta L}{\Delta\alpha_{[°]}}$$

wird $\Delta\alpha$ infinitesimal klein ($\Delta\alpha \rightarrow 0$),
so gilt:

$$HA = \frac{180}{\pi} \cdot \frac{dL}{d\alpha_{[°]}}$$

In Gleichung IV.10 handelt es sich um die Bestimmung der Bogenstrecke eines Kreises. Setzt man für $\Delta\alpha$ 360° ein, so erhält man den Radius eines Kreises mit dem Umfang ΔL. Es liegt also eine Umwandlung der Umfangberechnung eines Kreises vor.

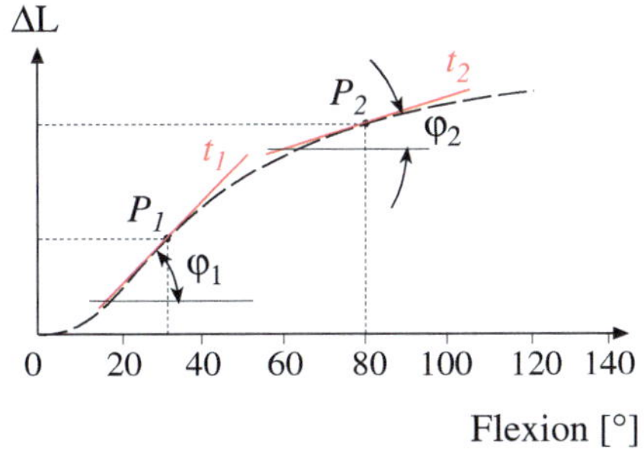

Abb. IV.64
Darstellung der Steigung der Tangente t in zwei Punkten (P_1, P_2) zu einem Flexionswinkel von 30° und 80°. Es ist klar ersichtlich, dass die Steigung von t_1 in P_1 größer ist als von t_2 im Punkt P_2: $\varphi_1 > \varphi_2$.

Die Steigung der Tangente stellt die Größe des jeweiligen Hebelarmes dar. Dieser ist folglich bei 30° größer als bei 80°. Er kann mathematisch auch als der Tangens der Tangente im jeweiligen Punkt ausgedrückt werden:

$HA_1 = \arctan\varphi_1$

$HA_2 = \arctan\varphi_2$

Der Hebelarm des Extensormechanismus wurde mit der vorhin erklärten Methode bestimmt, indem man die Quadrizepskontraktion durch einen Zug mit ca. 150 N simulierte. Es wurde eine simulierte Extension des Gelenks hervorgerufen. Während der Bewegung wurden gleichzeitig die Verlagerung der Quadrizepssehne sowie die Bewegungsamplitude bestimmt. Diese Methodologie wurde auf 14 Präparaten angewandt (Alexandre, 1989).

Bei einem normalen Kniegelenk verändert sich der Hebelarm des Extensormechanismus, wie im Diagramm in Abb. IV.65 auf Seite 306 angegeben. In voller Extension beträgt die Länge des Hebelarmes ca. 30 mm, bei 20–30° Flexion steigt er auf 45–50 mm an, danach fällt er wieder allmählich ab, um sich bei 70°–80° beinahe zu stabilisieren. Ähnliche Resultate wurden von Grood et al. (1984), Nisell (1985) und Draganich et al. (1987) angegeben.

Von besonderer klinischer Relevanz ist die Tatsache, dass die Zunahme des Hebelarmes über die ersten 30° fast 50% beträgt. Dies stellt für diesen Flexionsbereich einen großen mechanischen Vorteil dar, ist aber andererseits von Nachteil für die volle Extension, wo für die letzten Streckgrade viel Quadrizepskraft aufgewendet werden muss. Bei gleichem Moment beeinflusst dies deutlich die Gesamtbeanspruchung des Kniegelenks.

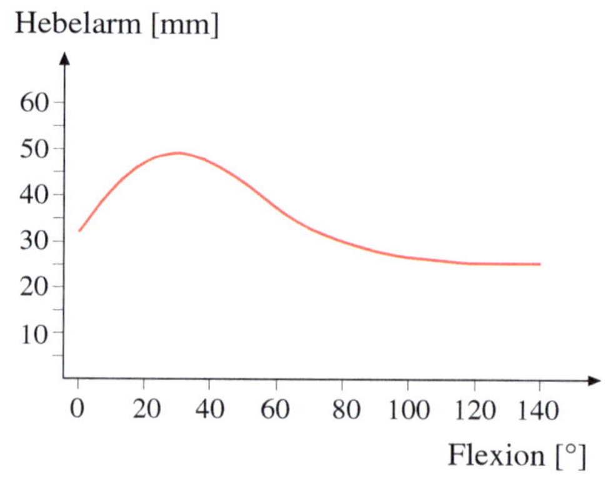

Abb. IV.65
Schematische Darstellung der Veränderung des momentanen Hebelarmes des Extensionsmechanismus bei normalem Kniegelenk.

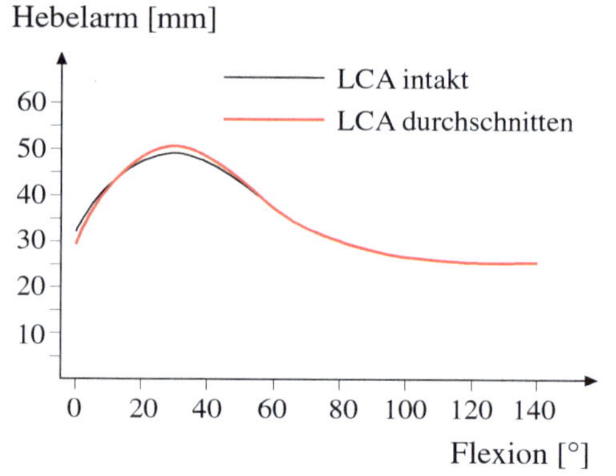

Abb. IV.66
Schematische Veränderung des mittleren Hebelarmes des Extensorensystems des Kniegelenks bei Insuffizienz des vorderen Kreuzbandes (LCA).

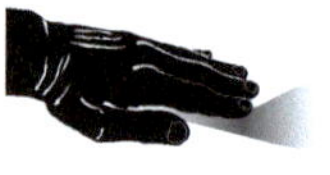

Dieses Phänomen ist klinisch gut bekannt, wenn die Quadrizepskraft durch Ausstrecken des Unterschenkels gegen die Schwerkraft überprüft wird. Bereits bei geringem Kraftverlust des Quadrizeps sind die letzten Extensionsgrade nur unter Schwierigkeiten zu erreichen.

Nach Bestimmung des Hebelarmes, wie vorhin beschrieben, wurde das vordere Kreuzband durchschnitten. Es stellte sich heraus, dass sich dadurch der Hebelarm nicht wesentlich verändert. In voller Extension ist er verringert, bei 20°–30° Flexion ist er zwar geringfügig, aber doch signifikant vergrößert ($p < 0,05$). Dies geht aus Abb. IV.66 hervor. Ein ähnliches Resultat wird von Draganich et al. (1987) beschrieben.

In der Praxis würde dies bedeuten, dass eine vordere Instabilität im Rahmen einer Alltagsbeanspruchung des Gelenks (von ca. 10°–60°) auf den Extensionsmechanismus keinen wesentlichen negativen Einfluss ausübt.

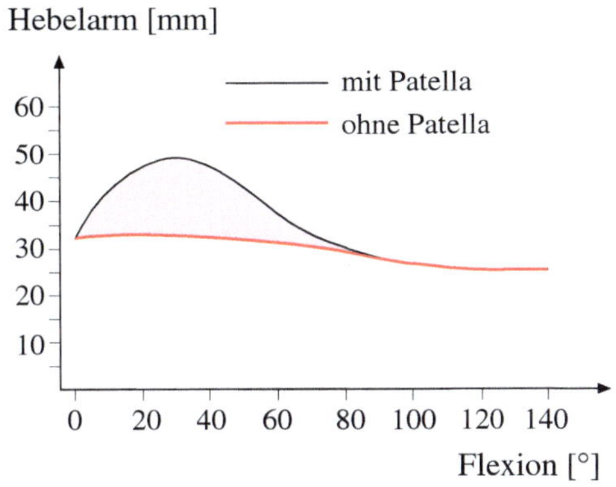

Abb. IV.67
Veränderung des mittleren Hebelarmes des Extensionsmechanismus des Kniegelenks infolge einer Patellektomie. Der Hebelarm verringert sich besonders im Bereich von 0° bis ca. 70°. Die rot markierte Zone entspricht der Funktion der Patella.

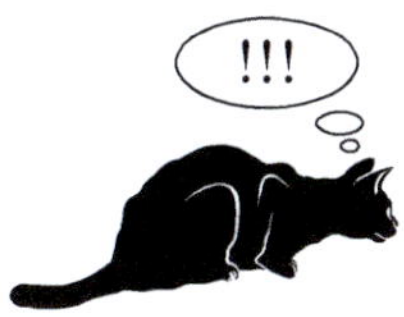

In einer dritten Phase wurde bei dieser experimentellen Untersuchung die Patella entfernt (Rooze und Klein, 1986). Es ergab sich nun eine deutliche Veränderung des Hebelarmes im Bereich zwischen 0°–70° Flexion. Die typische Vergrößerung fand nicht mehr statt, was aus Abb. IV.67 hervorgeht. Eine der Funktionen der Patella besteht somit darin, den Hebelarm des Quadrizeps besonders im Bereich zwischen 20°–40° Flexion zu vergrößern.

2.3.2 Einfluss auf die Beanspruchung der Patellarsehne

An einem mathematischen Modell, aber auch experimentell konnte gezeigt werden, dass die Zugbeanspruchung in der Patellarsehne nicht immer gleich der der Quadrizepssehne ist (Bishop & Denham, 1977; Ellis et al., 1980; Nisell, 1985; Ahmed et al., 1983), Van Eijden et al., 1986; Buff et al., 1988). Dies kann anhand von Abb. IV.68 auf Seite 308 erläutert werden.

Bei einer gewissen Flexionsstellung des Kniegelenks bemerkt man, dass der Hebelarm der Patellarsehne (HA_{PS}) im Hinblick zur Bewegungsachse des Femoropatellargelenks (CR_{FP}) größer ist als der Hebelarm der Quadrizepssehne (HA_Q). Im Gleichgewicht ergibt dies eine geringere Kraft in der Patellarsehne als in der Quadrizepssehne. Sind also das Drehmoment der Quadrizepssehne und das Moment der Patellarsehne gleich groß, so gilt:

$$F_Q \cdot HA_Q = F_{PS} \cdot HA_{PS} \quad \text{(IV.11)}$$

falls: $HA_{PS} > HA_Q$

dann gilt: $F_{PS} < F_Q$

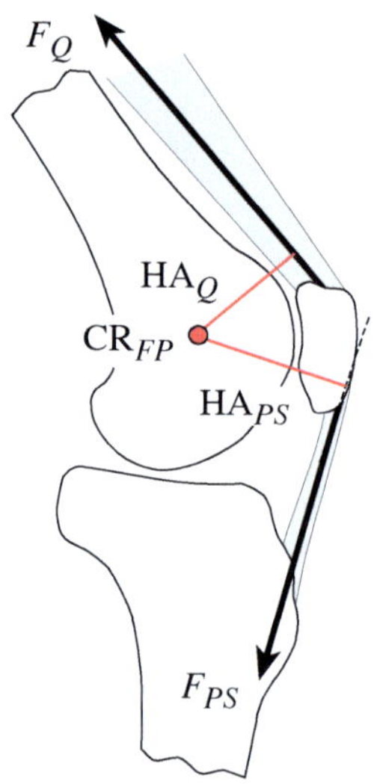

Abb. IV.68
Schema der Hebelarmverhältnisse von Quadrizepssehne (F_Q) und Patellarsehne (F_{PS}) bei leicht gebeugtem Kniegelenk in Bezug zum femoropatellaren Rotationszentrum (CR_{FP}). Da der Hebelarm der Quadrizepssehne (HA_Q) größer als der der Patellarsehne (HA_{PS}) ist, ist die Zugspannung in der Patellarsehne geringer. Dies gilt nur bei flektiertem Knie.

Diese Situation könnte mit einer Schaukel verglichen werden, die speziell für zwei Kinder mit ungleichem Gewicht gebaut wurde (Abb. IV.69). Der Patellamechanismus ist jedoch komplizierter, da sich neben dem Auflagepunkt auch die Ansatzwinkel der beiden Sehnen (β, δ) während der Bewegung verändern (Abb. IV.70).

Die Verlagerung des Auflagepunktes während der Flexion des Kniegelenks kann anhand einer qualitativen Analyse der Kontaktfläche untersucht werden (siehe Abb. IV.70). Am Beginn der Bewegung kommt der distale Abschnitt der Knorpelfläche der Patella in Kontakt mit der Facies patellaris des distalen Femurs. Mit fortschreitender Flexion verlagert sich der mittlere Kontaktpunkt nach superior. In voller Flexion liegt die Patella auf beiden Femurkondylen auf (Goodfellow et al., 1976a, b; Grant & Basmajian, 1965). Singerman et al. (1995) präzisieren, dass der mittlere Kontaktpunkt zwischen 20°–90° Flexion nach superior wandert, während ab 90° eine tendenzielle Verlagerung nach inferior stattfindet.

Was die Veränderung des Ansatzwinkels der Quadrizepssehne (δ) betrifft, so ist zu bemerken, dass sich dieser mit zunehmender Flexion stark verändert (siehe dazu Abb. IV.71 auf Seite 310). Der Winkel zwischen Patellalängsachse und Patellarsehne (β) wurde bereits erwähnt. Er verändert sich kaum (siehe dazu Abb. IV.50 auf Seite 291).

Experimentell wurde das Verhältnis der Beanspruchung zwischen beiden Sehnen ermittelt. Das Resultat dieser Studie geht aus Abb. IV.72 auf Seite 310 hervor. Am Beginn der Flexion ist die Beanspruchung der Patellarsehne gleich groß der Beanspruchung der Quadrizepssehne. In voller Extension ist sie sogar etwas größer, für Buff et al. (1988) bis 1,5-mal.

Mit beginnender Flexion nimmt das Verhältnis zugunsten der Patellarsehne ab. Ab ca. 70° ist die Zugkraft in der Patellarsehne nur etwa halb so groß wie in der Quadrizepssehne.

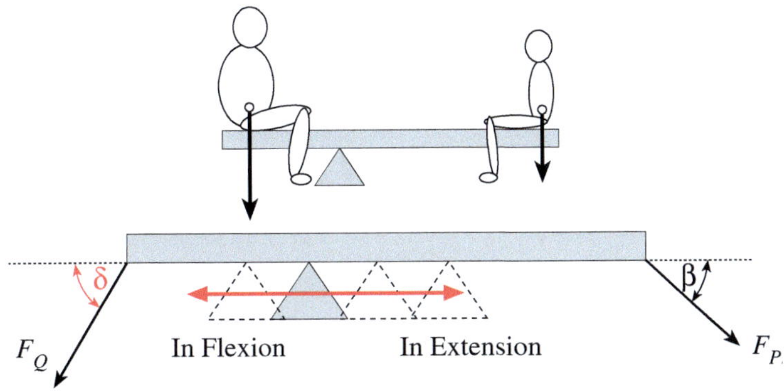

Abb. IV.69
Die Patella kann mit einer Schaukel verglichen werden, deren Auflagepunkt variabel ist. Dadurch sind die Hebelarme der angreifenden Kräfte veränderbar. Im oberen Beispiel entspricht die große Person der Quadrizepssehne, das Kind der Patellarsehne. Im unteren Beispiel ist auch die Veränderbarkeit der Richtung der angreifenden Kräfte durch die Winkel β (Patellarsehne zu Patellalängsachse) und δ (Quadrizepssehne zu Patellalängsachse) mit einbezogen. F_Q entspricht der Zugkraft der Quadrizepssehne, F_{PS} der Zugkraft der Patellarsehne.

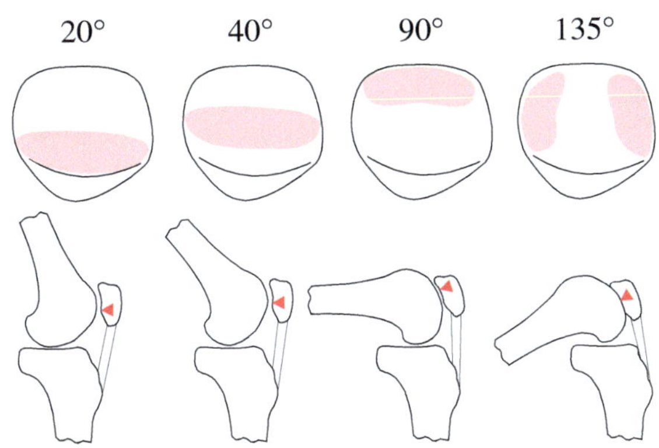

Abb. IV.70
Veränderung des Auflagepunktes am retropatellaren Knorpel in verschiedenen Flexionsgraden. Es ist zu beachten, dass sich der Auflagepunkt mit zunehmender Flexion nach kranial verlagert, was zu einer Veränderung der Hebelarmverhältnisse zugunsten der Patellarsehne führt.

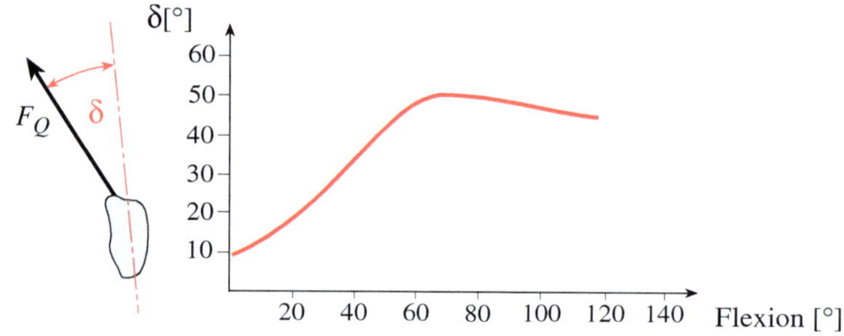

Abb. IV.71
Veränderung des Winkels δ zwischen Quadrizepssehne und Patellalängsachse während der Knieflexion. Der Winkel verändert sich deutlich (modifiziert nach Van Eijden et al., 1985).

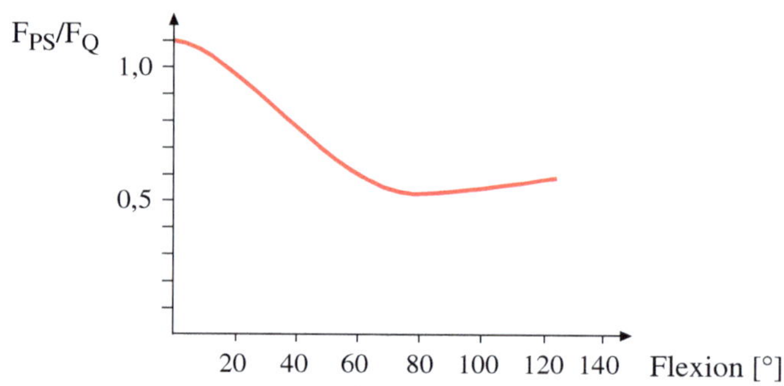

Abb. IV.72
Veränderung des Verhältnisses der Zugkraft der Patellarsehne (F_{PS}) zur Zugkraft der Quadrizepssehne (F_Q). Es ist zu erkennen, dass sich das Verhältnis bei beginnender Flexion zugunsten der Patellarsehne verändert (nach Van Eijden et al., 1986). Andere experimentelle Studien ermittelten ein Verhältnis von beinahe 1,5 in voller Extension: die Patellarsehne ist in dieser Stellung mehr beansprucht als die Quadrizepssehne.

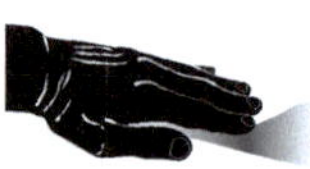

Die Tatsache, dass die Zugkraft in der Patellarsehne in voller Extension so groß ist wie die Quadrizepskraft selbst, könnte im Hinblick zu Kräftigungsübungen des Quadrizeps klinisch relevant sein, wenn diese in übertriebenem Maße in voller Extension isometrisch durchgeführt werden. Es mag in der Folge zu einer Kraftzunahme des Quadrizeps kommen, jedoch ist das Risiko einer Tendinitis der Patellarsehne nicht auszuschließen.

2.3.3 Zusammenfassung

Geht man von einem sehr einfachen Modell aus (Abb. IV.56 auf Seite 297), so könnte man annehmen, die Patella würde den Hebelarm während der gesamten Bewegung des Kniegelenks vergrößern. Experimentell wurde dies jedoch widerlegt. Eine Vergrößerung des Hebelarmes durch die Patella findet nur in einem Bereich von 0°–70° statt. Sie beträgt in diesem Bereich fast 50%. Ab ca. 70° kommt die zweite Funktion der Patella zum Tragen: Die Zugkraft in der Patellarsehne wird stark verringert.

2.4 Die Stabilität der Patella in der Frontalebene

2.4.1 Der Q-Winkel

Werden die auf die Patella einwirkenden Kräfte in der Frontalebene untersucht, so kann festgestellt werden, dass die Patellarsehne bei ausgestrecktem Knie mit der Quadrizepssehne den Winkel Q bildet. Dadurch entsteht eine resultierende Kraft R, die die Patella nach lateral zieht (siehe Abb. IV.73).

Kommt es zu einer reellen Subluxation, spricht man von einer *instabilen Patella*. In der Folge führt dies zu einer Verringerung der Kontaktfläche und somit zu einer Erhöhung des Druckes, was zu einem *retropatellaren Syndrom* führen kann.

Es kann dazu kritisch angemerkt werden, dass der *Q-Winkel* in Extension vermessen wird, wobei die retropatellare Druckkraft in dieser Stellung minimal ist. Es wäre interessant, das Verhalten dieses Winkels während der Flexion zu kennen. Eine Analyse, die dieser Frage nachgeht, ist uns nicht bekannt. Ebenso wird eine Instabilität radiologisch oft ohne Belastung (in der Regel in Rückenlage) diagnostiziert. Diese axiale Röntgenaufnahme müsste jedoch unter Belastung durchgeführt werden. Höchstwahrscheinlich werden demnach zu viele Retropatellarsyndrome fälschlich als instabile Patella diagnostiziert.

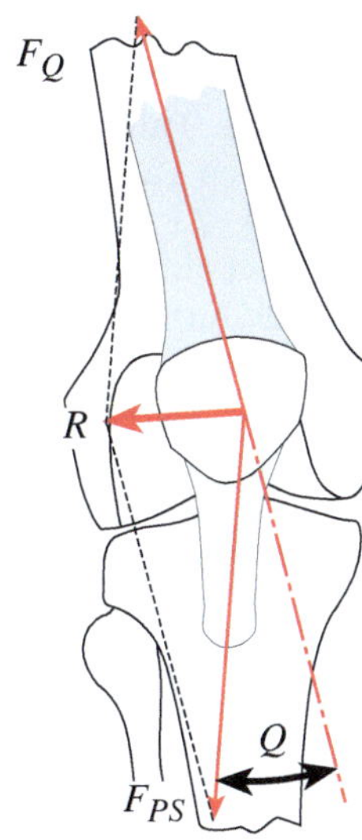

Abb. IV.73
Der *Q-Winkel (Q)* wird von der Zugrichtung der Quadrizepssehne (F_Q) und der Patellarsehne (F_{PS}) eingeschlossen. Es ergibt sich eine Resultierende (R), die die Patella nach lateral destabilisiert. Nimmt der Q-Winkel ab, so verringert sich auch R und umgekehrt. In der Literatur wird dieser Winkel häufig zwischen F_Q und F_{PS} definiert. Wir bevorzugen die oben dargestellte Definition, da diese der Neutral-Null-Methode entspricht.

2.4.2 Stabilisierende Faktoren für die Patella

Es können verschiedene Faktoren vorgeschlagen werden, die eine Stabilisation der Patella in der Frontalebene gewährleisten könnten. Es ist möglich, diese Faktoren in vier Gruppen aufzugliedern:

- Knöcherne Faktoren
- Kapsulo-ligamentäre Faktoren
- Muskuläre Faktoren
- Dynamische Faktoren.

Knöcherne Faktoren

- **Morphologie der *Facies articularis* der Patella**; Die Ausbildung der Facies articularis der Patella erlaubt es, verschiedene Typen zu unterscheiden (Galland et al., 1990). Ist die mittelständige Leiste, welche die mediale von der lateralen Gelenkfläche trennt, gut ausgeprägt, so ist die Stabilität der Patella gewährleistet. Eine ungenügend ausgeprägte Leiste könnte einen Instabilitätsfaktor darstellen. Dies wird durch den von den beiden Gelenkflächenhälften eingeschlossenen Winkel definiert (W_P in Abb. IV.74). Im Normalfall beträgt dieser 120°–140°, bei dysplastischen Formen kann er größer als 140° oder kleiner als 100° werden (Wiberg, 1941).
- **Morphologie der *Facies patellaris* des distalen Femurs**; Normalerweise ist der laterale Femurkondyl nach ventral hin stärker ausgeprägt als der mediale und kann damit die nach lateral gedrängte Patella stabilisieren. Der von der medialen und der lateralen Facette eingeschlossene Winkel (W_F in Abb. IV.74) beträgt 130 ± 7° (Min. 112°, Max. 147°). Diese Werte wurden von Galland et al. (1990) anhand von 200 asymptomatischen und 2400 symptomatischen Femoropatellargelenken radiologisch bestimmt.
- **Torsion der Tibia**; diese wird durch den Winkel zwischen der Frontalebene des Tibiaplateaus und einer Geraden, die durch die Malleolen verläuft, beschrieben (siehe Abb. IV.75). Die Frontalebene des Tibiaplateaus wird dabei durch die Stellung der Tuberositas tibiae bestimmt: sie zeigt nach anterior. Beim Erwachsenen beträgt dieser Winkel 19 ± 4,8° (Turner und Smillie, 1981), er verstärkt sich während der ersten 5 Lebensjahre und stabilisiert sich anschließend (Dupuis, 1951). Wird die Frontalebene des Tibiaplateaus durch eine Tangente bestimmt, die dem posterioren Rand des Plateaus angeschmiegt wird, so ist der Winkel größer (33 ± 8° nach Galland et al., 1990).

  Turner und Smillie fanden bei Patellainstabilität einen vergrößerten Torsionswinkel (24,5 ± 6,3°).

Kapsulo-ligamentäre Faktoren

In dieser Gruppe müssen vor allem die transversalen Faserzüge der *Retinacula patellae* erwähnt werden, die, vom Epicondylus medialis kommend, in den medialen Rand der Patella einstrahlen.

Muskuläre Faktoren

Der *M. vastus medialis*, besonders seine distalen Fasern, die eine fast transversale Ausrichtung aufweisen, stellen einen wichtigen aktiven Stabilitätsfaktor dar (Lieb et al., 1968, 1971; Reynolds et al., 1983) . Da Faserzüge des Tractus iliotibialis in den lateralen Patellarand einstrahlen, kann der *M. tensor fasciae latae* als Instabilitätsfaktor betrachtet werden.

Cowan et al. (2001) konnten im Vergleich von jeweils 33 asymptomatischen und symptomatischen Probanden feststellen, dass es bei einem femoropatellaren Syndrom zu einer signifikanten ($p<0{,}05$) Verzögerung des Einsetzens der Muskel-EMGs des M. vastus medialis obliquus in Bezug zum M. vastus lateralis kam.

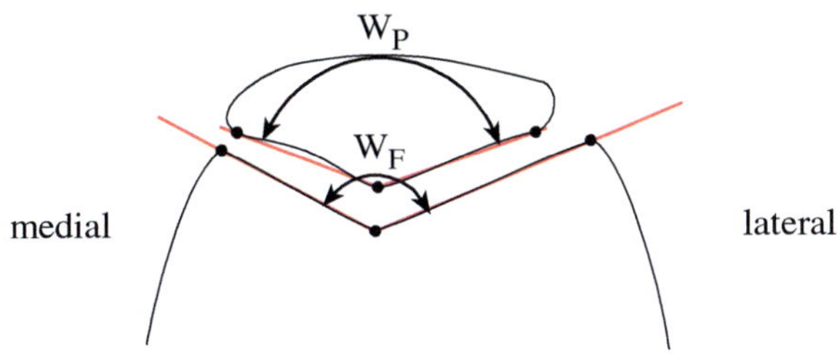

Abb. IV.74
Winkel zur Bestimmung der Stabilität der Patella in der Frontalebene im Hinblick auf die Morphologie der Gelenkflächen der Patella (W_P) und des Femurs (W_F). Nach Galland et al. (1990). Die laterale Facette der femoralen Gelenkfläche ist mehr ausgeprägt als die mediale.

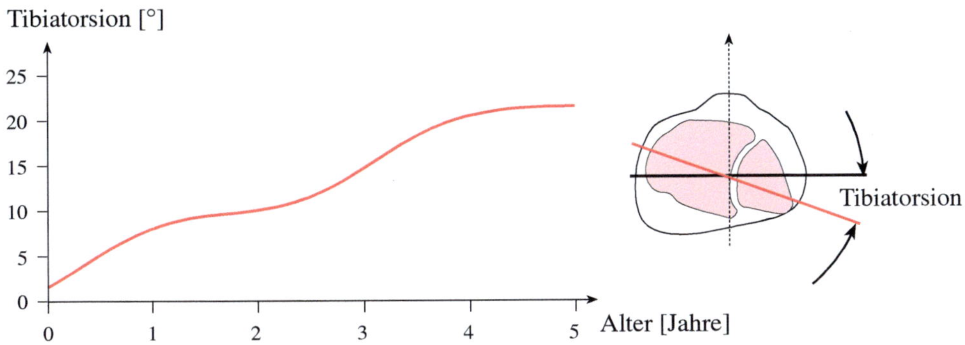

Abb. IV.75
Veränderung der Tibiatorsion während der ersten 5 Lebensjahre. Ab dem fünften Lebensjahr stabilisiert sich dieser Winkel (nach Dupuis, 1951).

Dynamische Faktoren

Die Patellastabilität in der Frontalebene kann zusätzlich durch axiale Rotationsbewegungen bzw. -stellungen des Kniegelenks beeinflusst werden. Dies ist dadurch bedingt, dass sich die Tuberositas tibiae bei axialer Rotation relativ zum Femur nach lateral bzw. medial verlagert (siehe Abb. IV.76). Dies bringt eine Änderung der Zugrichtung der Patellarsehne mit sich. Als *dynamische Faktoren* bezeichnen wir in der Folge all jene, die eine Tibiarotation hervorrufen können.

- **Passive dynamische Faktoren**; als ein solcher Faktor kann die automatische Innenrotation bei beginnender Knieflexion betrachtet werden. Durch die Innenrotation der Tibia verlagert sich die Tuberositas tibiae nach medial, wodurch die Patella nicht mehr so stark nach lateral gezogen wird. Es handelt sich um eine Verringerung des Q-Winkels (siehe Abb. IV.76).
- **Aktive dynamische Faktoren**; wird die Innenrotation der Tibia im Sinne einer freien Rotation durch Muskeln hervorgerufen, kann man von einem aktiven dynamischen Faktor sprechen.

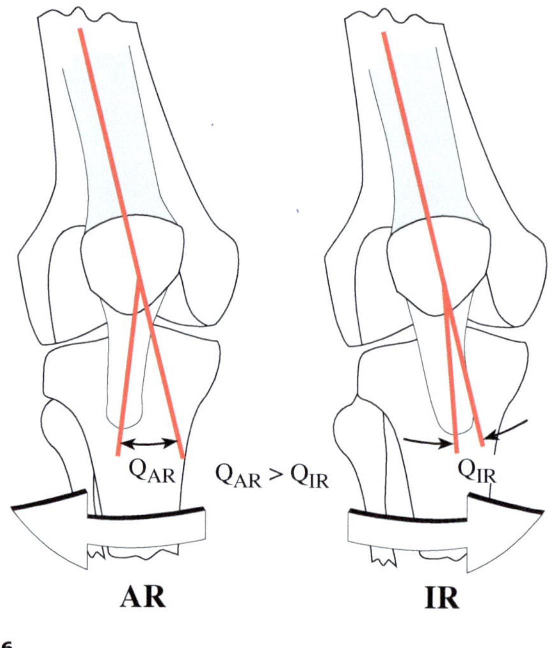

Abb. IV.76
Einfluss der Knierotation auf die Stabilität der Patella in der Frontalebene. Die Verlaufsrichtung der Patellarsehne verändert sich in Innenrotation (IR) günstig, es kommt zu einer Verkleinerung des Q-Winkels (Q_{IR}). In Außenrotation (AR) nimmt das destabilisierende Moment zu, der Q-Winkel vergrößert sich (Q_{AR}).

Direkte Innenrotatoren sind:
- M. semimembranosus
- M. semitendinosus
- M. gracilis
- M. popliteus.

Dieses innenrotatorische Drehmoment hängt von der Hüftflexion ab. Mit größerer Hüftflexion nimmt das Moment zu (Oshimo et al., 1983).

Als destabilisierende Muskeln können erwähnt werden:
- M. tensor fasciae latae mit dem Tractus iliotibialis
- M. biceps femoris.

- **Indirekte dynamische Faktoren**; in diesem Zusammenhang kann auch von indirekten dynamischen Faktoren gesprochen werden. Es handelt sich dabei um Muskeln, die nicht über das Kniegelenk ziehen, bzw. Kräfte, die an anderen Gelenken ansetzen und trotzdem eine rotatorische Wirkung am Kniegelenk entwickeln.

Siehe dazu Kapitel V Punkt 4.5.3 auf Seite 372 und Abb. V.44 auf Seite 373

- In Bezug zum **unteren Sprunggelenk**; die Valgusstellung des Fußes ruft eine Innenrotation der Tibia hervor. Dies geschieht bei Eversion im unteren Sprunggelenk unter der Bedingung, dass der Fuß am Boden steht und das Femur nicht mit der Tibia nach medial dreht. Kräfte, die diese Bewegung hervorrufen, sind die Schwerkraft oder die Mm. peronei.
- In Bezug zur **Fußwölbung**; da das untere Sprunggelenk einen engen Funktionsbezug zum Fußgewölbe besitzt, könnte auch die Morphologie des Gewölbes im Zusammenhang mit der Stabilisierung der Patella gesehen werden. Biedert und Elsig (1984) haben versucht, das femoropatellare Syndrom mittels Schuheinlagen bei 30 Patienten zu behandeln. Nach sechs Monaten waren ca. 70% der Patienten beschwerdefrei. Es kann nach dieser Untersuchung nicht beurteilt werden, ob sich die Beschwerden nicht auch spontan reduziert hätten, da eine Kontrollgruppe fehlt.

Siehe dazu Kapitel V Punkt 3.5.3 auf Seite 341.

- In Bezug zum **oberen Sprunggelenk**; wie im entsprechenden Kapitel eingehend besprochen wird, findet bei Plantarflexion im oberen Sprunggelenk eine Außenrotation der Tibia statt. Dies könnte beim Tragen von Stöckelschuhen einen destabilisierenden Faktor darstellen, unter der Voraussetzung, dass der Fußwinkel (Winkel zwischen den Längsachsen beider Füße) sich nicht verringert und dass das Femur nicht gemeinsam mit der Tibia nach außen rotiert.
- In Bezug zur **Lenden-Becken-Region**; werden Tibia und Becken durch Kräfte stabilisiert, so können auch die Hüftrotatoren einen indirekten Einfluss auf die Patella im Sinne einer Stabilisierung bzw. Destabilisierung ausüben. Kräfte, die das Becken stabilisieren, könnten durch die Trägheit bestimmt

sein, die bei Beschleunigung auftritt, oder z.B. durch das Aufsetzen des anderen Fußes. Das Gleichgewicht zwischen den Hüftrotatoren könnte durch gänzlich andere Faktoren beeinflusst sein, so z.B. Dysfunktionen am Hüftgelenk oder in der Lenden-Becken-Region. Im Rahmen von lumbalen Beschwerdebildern findet man häufig ein asymmetrisches Verhältnis in der Hüftrotation zugunsten der Außenrotation (Barbee-Ellison et al., 1990; Mellin, 1988).

Kapitel V Der Fuß

1 Einleitung

Die spezifische Anatomie des menschlichen Fußes ist eng mit der Aufrichtung und der bipedalen Fortbewegung unserer Spezies verknüpft. In diesem Kontext kann der Fuß auch als ein Stoßdämpfersystem betrachtet werden. Der Fuß besteht aus einer Vielzahl komplexer Gelenke, deren Zusammenspiel in seinem vollen Umfang kaum restlos erklärbar ist: *„Es scheint einfacher, den Menschen auf dem Mond gehen zu lassen, als zu verstehen, wie er es überhaupt schafft, sich auf seinen Füßen fortzubewegen*“. Aus diesen Gründen sehen wir uns im Bereich der funktionellen Erklärungsansätze mit einer Reihe von Modellen konfrontiert, die zwar jeweils einen gewissen Aspekt abdecken, jedoch diesen Körperabschnitt nicht in seiner Gesamtheit erfassen können. Darüber hinaus ist natürlich aus holistischer Sichtweise die Betrachtung des Zusammenspiels des Fußes mit der unteren Extremität, dem Becken und schlussendlich der Wirbelsäule von Interesse. Allein die Komplexität des Fußes als solchem macht solche funktionsübergreifenden Überlegungen schwierig. Aus diesem Grund ist eine analytische Vorgehensweise, die Gelenk für Gelenk einzeln betrachtet, unumgänglich. Nichtsdestotrotz sollte im Anschluss eine Synthese versucht werden.

2 Nomenklatur der Bewegungen des Tarsus

Wie in allen Gelenken finden wir auch am Fuß eine dreidimensionale Kinematik vor. Diese globale Bewegung kann natürlich in ihre Komponenten zerlegt werden. Es handelt sich um Bewegungen um drei Koordinatenachsen, die sich nicht an der Position des gesamten Körpers im Raum (Sagittal-Frontal-Transversalsystem) orientieren, sondern durch die Stellung des Fußes definiert werden. Der Fuß wird als lokales Referenzsystem benutzt.

Die anterior-posterior, parallel zur Fußsohle verlaufende Y-Achse liegt demnach nicht in der Sagittalebene, sondern verläuft entlang der Längsachse des Fußes. Diese Längsachse kann, wie von den meisten Autoren angenommen, durch die Mitte des Tuber calcanei und den zweiten Interdigitalraum gelegt werden. X- und Z-Achse stehen rechtwinklig zur Y-Achse, wobei die von X- und Y-Achse eingeschlossene Ebene parallel zur Fußsohle liegt. Der Ursprung dieses Koordinatensystems muss an dieser Stelle nicht näher definiert werden. Für manche Beschreibungen mag vielleicht ein anderes Koordinatensystem von Vorteil sein, wenn z.B. die Tibialängsachse als Referenz verwendet wird.

Die Bewegungen können wie folgt definiert werden:

Koordinatenachsen	**Bewegung**	
X	Plantarflexion	Dorsalflexion
Y	Supination*	Pronation*
Z	Adduktion	Abduktion
Summe	INVERSION	EVERSION

Tabelle V.1
Bewegungskomponenten und Gesamtbewegung des Fußes.
*) Unter Klinikern wird diese Komponente gerne als Varus/Valgus beschrieben. Bei amerikanischen Autoren findet man auch die Bezeichnung Inversion/Eversion.

Die spezifische Kinematik des Fußes ergibt, wie wir im Folgenden genauer erklären, eine Kombination dieser Einzelkomponenten, die wir als **Eversion** und **Inversion** bezeichnen.

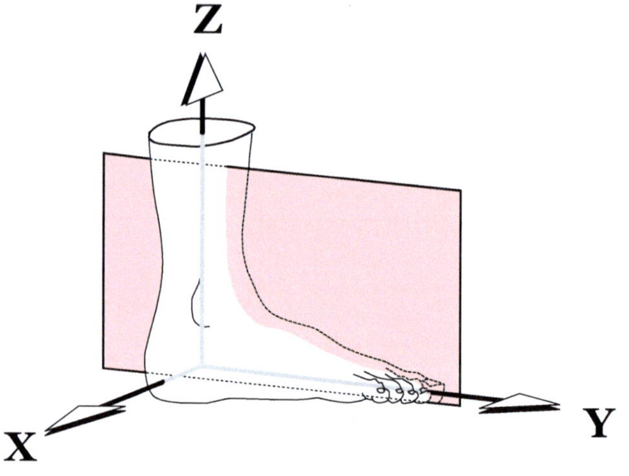

Abb. V.1
Das für die Beschreibungen der Bewegungskomponenten des Fußes benutzte Koordinatensystem

3 Das obere Sprunggelenk

3.1 Allgemeines

Die Hauptbewegungen im oberen Sprunggelenk sind Dorsalflexion und Plantarflexion. Da der Fuß aber in allen drei Raumdimensionen beweglich sein soll, muss er mindestens durch ein zweites Gelenk ergänzt werden. Dies wird durch das untere Sprunggelenk gewährleistet. Daraus ist ersichtlich, dass beide Gelenk-Komplexe eine funktionelle Einheit bilden. Der Talus bildet in diesem Zusammenhang ein bewegliches Auflageelement (frz.: *rotule*), das, ähnlich einem Kugel- bzw. einem Walzenlager, Raumveränderungen zwischen Unterschenkel und Fuß ausgleichen kann. Dass der Talus eine Art Übergangselement darstellt, ist auch anatomisch dadurch zu erkennen, dass keine Muskeln von ihm entspringen oder an ihm ansetzen. Man müsste aus diesen Gründen das obere und das untere Sprunggelenk als Einheit analysieren. Aus didaktischen Gründen werden sie jedoch getrennt beschrieben. Auf deren funktionellen Kontext werden wir an späterer Stelle wieder zurückkommen.

Erkenntnistheoretische Vorbemerkung

Im Prinzip ist das obere Sprunggelenk sehr einfach. Es scheint ein klassisches Scharniergelenk darzustellen. Die Beobachtung, dass die Talusrolle keilförmig ist, wurde jedoch in diesem einfachen Modell zum Problem: besonders die Stabilität des Gelenks konnte unter dieser Voraussetzung nicht mehr adäquat erklärt werden. Auf dieser Basis wurde ein Modell entwickelt (LeCœur, 1938), das zwar rational schlüssig erscheint, den empirischen Fakten aber nur teilweise entspricht. Es verstrich in der Folge in etwa ein halbes Jahrhundert, bis ein kohärentes Modell entwickelt werden konnte. Trotzdem wird die Funktionsweise dieses Gelenks auch heute noch teilweise auf der Basis des überholten Modells nach LeCœur erklärt. Aus diesem Grund finden wir es angebracht, auf den historischen Wandel der diversen Erklärungsansätze näher einzugehen. Dies auch vor allem deshalb, weil der Aufwand, der getrieben wurde, und die Zeit, die verstreichen musste, um neue Erkenntnisse zu verbreiten, beträchtlich waren. Die Beispiele für eine solche Entwicklung sind in der Wissenschaft zahlreich.

In der wissenschaftstheoretischen Literatur wird dieser Sachverhalt unter dem Terminus *Theoriendynamik* abgehandelt und im Hinblick auf ein Entscheidungskriterium (*experimentum crucis*), das angibt, ab wann eine Theorie aufgegeben werden muss, durchaus kontrovers diskutiert.

Vom spezifisch biomechanischen Blickwinkel aus betrachtet ist diese Problemstellung im Prinzip für alle Gelenke relevant. Da die Entwicklung der Einsichten in die Funktionsweise des oberen Sprunggelenks ein besonders treffendes Beispiel darstellt, wollen wir dieses als exemplarisch für andere Fälle hier darstellen. Ein Modell kann ästhetisch und/oder rational sehr ansprechend sein. Widerspricht es aber den empirischen Fakten, muss es ernsthaft in Frage gestellt werden. Wir sind der Meinung, dass diese Problematik nicht nur in den klassischen empirischen Wissenschaften, sondern auch in der Medizin und ihr verwandten Gebieten beobachtet werden kann.

3.2 Gelenkflächen

Die Talusrolle besitzt drei Gelenkflächen, die mit hyalinem Knorpel überzogen sind und ohne Unterbrechung ineinander übergehen. In der Sagittalebene weist sie eine konvexe Krümmung auf, in der Frontalebene ist sie konkav gekrümmt. Dieses Krümmungsmuster verleiht der Gelenkfläche eine hohe Widerstandsfähigkeit. Eine ähnliche Form wird hie und da bei Dachkonstruktionen verwendet, die große Flächen überspannen müssen. Durch die Konkavität entsteht eine Führungsrille, die nicht exakt in der Sagittalebene liegt, sondern leicht gekrümmt ist. Dies könnte bereits einen Hinweis auf den Bewegungsablauf im Gelenk geben. Nach Riede (1971) verringert sich diese Konkavität mit dem Alter. Dies wurde von Willemart (1986) nicht bestätigt.

Eine weitere wichtige morphologische Charakteristik ist die **Keilform der Talusrolle**. Sie zeigt eine **Breitendifferenz** (ΔB) zwischen der vorderen und hinteren Kante. Poirier und Charpy (1899), Fick (1904) sowie Testut (1921) geben 4–5 mm an, Inman (1976) vermisst eine Differenz von 2,4 ± 1,3 mm (siehe Abb. V.2 A).

Die **medial** gelegene Gelenkfläche (Facies malleolaris medialis) hat die Form eines liegenden Beistrichs dessen Breitseite nach anterior schaut. Sie steht ziemlich vertikal. Die **lateral** gelegene Gelenkfläche (Facies malleolaris lateralis) ist dreieckig angelegt. Die Basis des Dreiecks liegt kranial und ist konvex gekrümmt. Die Spitze weist nach kaudal und stark nach lateral. Daraus ergibt sich eine deutliche Krümmung der Fläche im kranio-kaudalen Sinn. Der Winkel zwischen den beiden Abschnitten beträgt ca. 32° (Blaimont et al., 1986). Siehe dazu Abb. V.3. Dies kann auf eine Stützfunktion für die Fibula hinweisen. Experimentell konnten Wagner et al. (1983) ermitteln, dass bis ca. 20% der Druckkräfte des Unterschenkels über die Fibula übertragen werden.

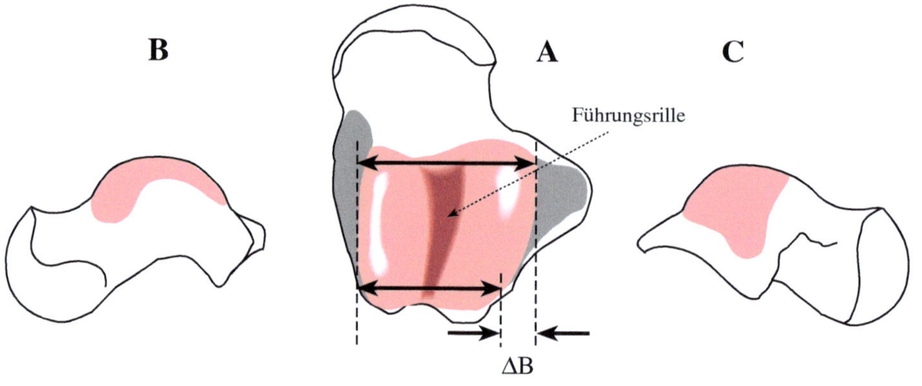

Abb. V.2
Die Gelenkflächen eines rechten Talus von oben (**A**), medial (**B**) und lateral (**C**). In Abbildung **A** sind außerdem die anatomische Breitendifferenz (ΔB) und die bogenförmig verlaufende Führungsrille der Talusrolle dargestellt.

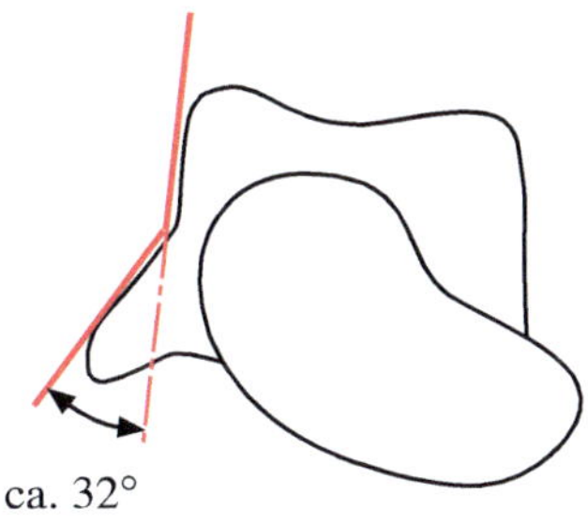

Abb. V.3
Winkel der lateralen Gelenkfläche des Talus

3.3 Beanspruchungen

3.3.1 Funktionen der Malleolengabel

Da die Hauptbewegung des oberen Sprunggelenks in der Sagittalebene abläuft, muss in der Frontalebene eine große Stabilität gewährleistet sein. Dies wird durch die Malleolen erreicht, die neben der Einschränkung der lateralen Bewegungen des Talus während der Gewichtsübertragung medial und lateral Druck auf die Talusrolle ausüben. Diese Anordnung kann als bilaterale Verstärkungskonstruktion betrachtet werden, die ein Auseinanderbrechen der Rolle in der Frontalebene verhindert.

Die Anordnung des Talus in der Malleolengabel kann als eine **Feder-Nut-Verbindung** betrachtet werden, die, wie bereits erwähnt, folgende Doppelfunktion erfüllt:

- Bewegungseinschränkung in der Frontalebene
- Statische Widerstandsfähigkeit des Talus erhöhen.

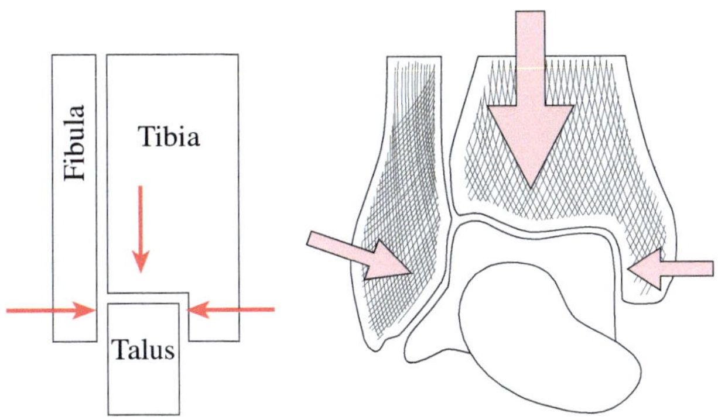

Abb. V.4
Schema der Feder-Nut-Verbindung der Malleolengabel. Um ausreichend Stabilität in der Frontalebene zu gewährleisten, müssen Kräfte über beide Knöchel (Pfeile) übertragen werden.

Um diese Funktionen zu garantieren, muss mindestens eine Bedingung erfüllt sein: Es muss Kraft von den Malleolen auf den Talus übertragen werden, was einen konstanten Kontakt zwischen den Gelenkpartnern voraussetzt. Diese Überlegungen im Zusammenhang mit der Keilform der Talusrolle gaben den Anstoß für eine experimentelle Untersuchung der Kraftübertragung und der Kontaktflächen im oberen Sprunggelenk.

3.3.2 Experimentelle Untersuchung der Kraftübertragung

Tillmann et al. (1985) untersuchten die Kräfteverteilung mit spannungsoptischen Methoden mittels eines zweidimensionalen Plexiglasmodells, das dem knöchern-ligamentären Aufbau der Malleolengabel entspricht. Die Autoren konnten eine Übereinstimmung der im Modell ermittelten Verteilungsmuster mit dem Trajektorienverlauf in den beteiligten Knochen feststellen und somit eine Kraftübertragung über alle drei Gelenkflächen beschreiben.

Colpaert (1977), Libotte et al. (1982) und Blaimont et al. (1986) untersuchten die Beanspruchung am Knochen-Band-Präparat des Unterschenkels mittels Dehn-Mess-Streifen (engl.: *strain gauges*), welche die lokale Deformation an der Oberfläche des Knochens registrieren.

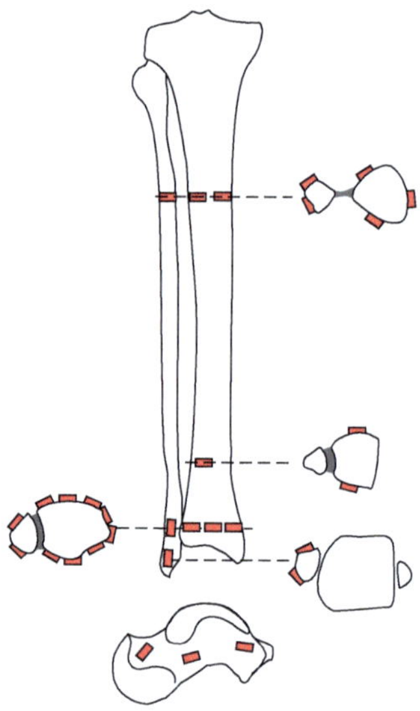

Abb. V.5
Schema der Anbringung der Dehn-Mess-Streifen an einem Knochen-Band-Präparat des Unterschenkels in der Untersuchung von Colpaert (1977).

Dehn-Mess-Streifen – Eine Möglichkeit, geringe Deformierungen zu messen

Es handelt sich hierbei um einen feinen, in mehreren Schleifen gelegten Draht, an den eine Mess-Spannung angelegt wird. Verlängert sich der Dehn-Mess-Streifen, so wird der Draht infolge der schleifenförmigen Anordnung gedehnt.

Der Widerstand eines elektrischen Leiters hängt von drei Parametern ab

ρ ... spezifischer Widerstand (Materialabhängig)

l ... Ausgangslänge des Drahtes

s ... Drahtquerschnitt

und lässt sich wie folgt ausdrücken:

$$R = \rho \cdot \frac{l}{s} \qquad \text{(V.1)}$$

Bei Dehnung nimmt die Länge (l) des Drahtes zu und da sein Volumen konstant bleibt, nimmt sein Querschnitt (s) ab. Beides führt zu einer Erhöhung des elektrischen Widerstandes (R), wie dies in Gleichung V.1 ausgedrückt ist.

Mit einem Dehn-Mess-Streifen können Längenveränderungen in einer Größenordnung bis zu $^1/_{1000}$ mm erfasst werden. Werden solche Mess-Streifen auf einen Körper (z.B. Knochen) geklebt, so können dessen Deformationen an der Oberfläche bestimmt und Schlüsse auf die jeweils dafür verantwortliche Beanspruchung gezogen werden.

Heutzutage werden solche direkte Messverfahren der Deformationsbestimmungen immer seltener verwendet. Sie werden durch mathematische Modelle des zu untersuchenden Materials bzw. Objekts ersetzt, so z.B. durch die Finite-Elemente-Methode.

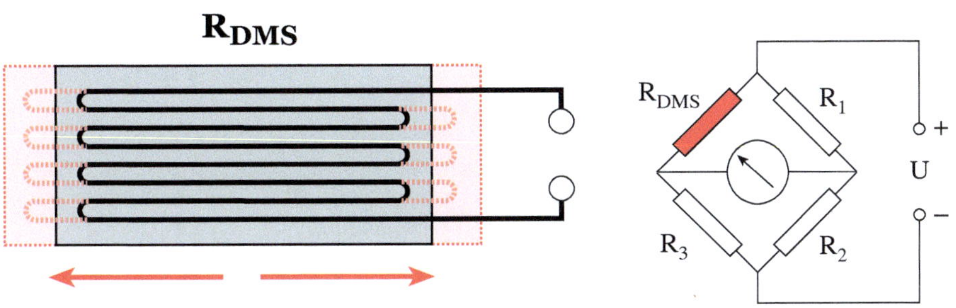

Abb. V.6
Schematisierte Darstellung des Funktionsprinzips eines Dehn-Mess-Streifens (R_{DMS}). Der elektrische Widerstand (R) des Mess-Streifens steigt, wenn dieser gedehnt wird. Das Prinzip der *Wheatstone-Brücke* (Schaltbild in der Abbildung rechts), wo einer der vier Widerstände durch den Dehn-Mess-Streifen ersetzt ist, erlaubt das Erfassen geringster Widerstandsänderungen.

Die Dehn-Mess-Streifen wurden in der Studie von Colpaert (1977) am distalen Ende der Tibia und Fibula eines Präparates angebracht. Das Präparat wurde mit ca. 700 N belastet und jeweils in Neutralstellung, Dorsal- und Plantarflexion untersucht. Die Hauptresultate, welche in Abb. V.7 angeführt sind, ergeben, dass die distale Tibia großteils einer Druckbelastung ausgesetzt ist. In Dorsalflexion kommt es zum Auftreten von Zug an der Dorsalseite, was eine Erhöhung des Drucks im ventralen Bereich bedingt. Dieses Ergebnis wird im nächsten Abschnitt noch einmal besprochen. Die Fibula unterliegt in allen 3 Positionen einer Druckbeanspruchung. Daraus kann geschlossen werden, dass sie auch in Plantarflexion dem Talus anliegt. Bezugnehmend auf die Keilform der Talusrolle ist es erwähnenswert, dass der Außenknöchel auch in Plantarflexion deformiert wird, was eine Kraftübertragung zwischen Fibula und Talus bedeutet. Dies ist nur möglich, wenn ein Kontakt zwischen den Gelenkflächen besteht.

Die in Abb. V.7 dargestellten Resultate zeigen, dass zwischen Nullstellung und Plantarflexion scheinbar keine signifikanten Veränderungen in der Beanspruchung des Knochens stattfinden. In der Dorsalflexion hingegen ist eine Erhöhung der Druckbeanspruchung in der anterioren distalen Zone zu bemerken. Dies ist durch eine Verschiebung der Kontaktflächen erklärbar. In der Praxis kann dieser Umstand von Relevanz sein, wenn bei Mobilisation einer eingeschränkten Dorsalflexion Schmerzen im ventralen Gelenkbereich auftreten.

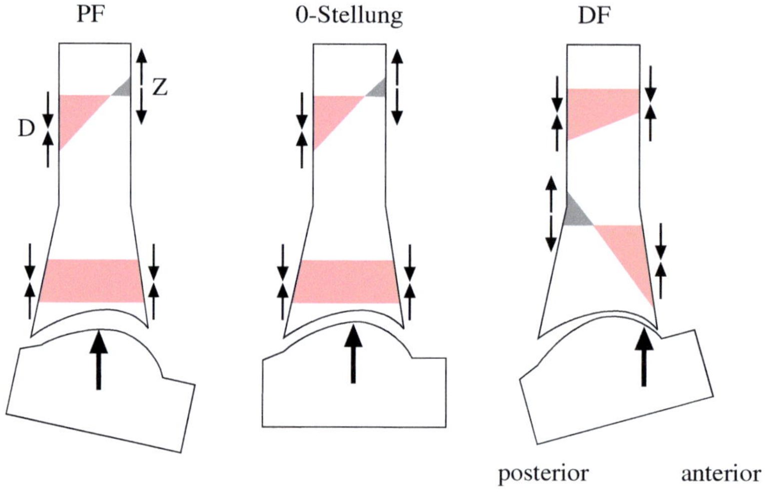

Abb. V.7
Schematische Darstellung der Druck-(D)- bzw. Zug-(Z)Beanspruchung des Unterschenkels in Plantarflexion (PF), Dorsalflexion (DF) und Nullstellung des oberen Sprunggelenks (nach Colpaert, 1977).

3.3.3 Experimentelle Bestimmung der Kontaktflächen

Anhand der Studie nach Colpaert (1977) wurde die Hypothese entwickelt, dass der Kontakt zwischen Fibula und Talus in jeder Gelenkstellung gewährleistet ist. Dies wurde anhand zweier experimenteller Methoden verifiziert, welche die Größe der Kontaktflächen ermitteln helfen (Klein, 1978, 1983). Es wurden 16 Präparate unter einer Belastung von ca. 700 N untersucht.

Der Vergleich zweier Messmethoden, die einen bekannten, aber entgegengesetzten systematischen Fehler produzieren, dient der Steigerung der *internen Validität* einer Studie.

Um potentielle systematische Fehler bei der Bestimmung der Kontaktflächengröße möglichst gering zu halten, wurden folgende zwei Methoden angewandt und anschließend verglichen:

- die Farbstoffmethode
- die Lippenstiftmethode.

Bei der ersten Methode wird unter Belastung grüner Farbstoff in das intakte Gelenk eingespritzt. Somit wird Knorpel überall dort eingefärbt, wo er freiliegt, d.h. nicht in Kontakt mit dem Gelenkpartner ist. Anschließend werden Kapsel und Bänder entfernt, der eventuell zurückbleibende Farbstoff abgewischt und, nach Entfernung der Last, Tibia und Fibula vom Talus getrennt. Der nicht gefärbte Knorpel entspricht nun der Kontaktfläche, welche fotografisch festgehalten und später vermessen wird.

Diese Methode birgt das Risiko, dass zu viel Knorpel eingefärbt wird, was zu einer **Unterschätzung** der Kontaktfläche führt. Der Nachteil dieser Methode besteht darin, dass sie nur einmal pro Präparat angewendet werden kann und es somit nicht erlaubt, die Veränderung der Kontaktfläche in Bezug zur Gelenkstellung zu beurteilen. Einen Vorteil bietet diese Methode darin, dass die Gelenkkapsel und insbesondere die Bänder während der eigentlichen Bestimmung intakt sind.

Da das Gelenk nach Durchführung der Farbstoffmethode nun aufgeklappt ist, ist es möglich, den Knorpel an Tibia und Fibula zu färben und beide wie einen Stempel auf den Talus zu drücken. Beim verwendeten Farbstoff handelte es sich um Lippenstift, der mit einem Pinsel in einer möglichst feinen Schicht aufgetragen wurde. Die Auflagekraft betrug wie vorhin ca. 700 N. Das Risiko dieser Vorgehensweise besteht nun darin, dass zu viel Knorpel auf der Talusrolle gefärbt wird und somit die Kontaktfläche **überschätzt** wird. Im Gegensatz zur vorherigen Methode kann diese mehrfach an einem Präparat angewandt werden, was auch zur Bestimmung der Kontaktfläche in verschiedenen Positionen verwendet wurde.

Da alle 16 Präparate in einer Stellung mit beiden Methoden untersucht wurden, konnte ein Vergleich der Messergebnisse durchgeführt werden. Die statistische Auswertung ergab keine signifikante Differenz zwischen beiden Vorgehensweisen ($p>0,05$). Dies lässt den Schluss zu, dass die Messfehler höchstwahrscheinlich gering waren und legt die Vermutung nahe, dass der Kapsel-Band-Apparat keinen Einfluss auf die Kontaktfläche hat. Dies ist von klinischer Relevanz, da angenommen werden kann, dass eine Bänderzerrung im oberen Sprunggelenk wohl kaum einen Einfluss auf die Kontaktflächen und damit auf die Beanspruchung der Knorpelfläche hat, solange die Syndesmose nicht mitverletzt wurde (siehe Punkt 3.6.1 auf Seite 349).

Tabelle V.2 und Abb. V.8 auf Seite 327 geben die Kontaktflächen für die drei Gelenkabschnitte sowie die Summe für drei Stellungen (Plantarflexion, Nullstellung, Dorsalflexion) an.

Gelenkfläche	Plantarflexion	Nullstellung	Dorsalflexion
Superior	5,01 ± 0,80	5,41 ± 0,74	3,60 ± 0,46
Lateral	2,29 ± 0,57	2,44 ± 0,57	1,99 ± 0,47
Medial	1,12 ± 0,25	1,64 ± 0,37	1,97 ± 0,42
Gesamt	8,42 ± 1,47	9,49 ± 1,50	7,56 ± 1,13

Tabelle V.2
Ergebnisse der Kontaktflächen (in cm^2) des oberen Sprunggelenks für drei Gelenkstellungen an 16 Präparaten (nach Klein, 1978, 1983).

Die gesamte Kontaktfläche beträgt in dieser Studie in der Neutralstellung ca. 9,5 cm^2. Dieser Wert ist deutlich höher als der von Ramsey und Hamilton (1976) angegebene Wert von 4,40 ± 1,21 cm^2. Riede et al. (1969) geben an, dass sich die Kontaktfläche bei Varus-/Valgus-Stellung des Talus im oberen Sprunggelenk reduziert. Die Bedeutung der Kenntnis der Kontaktfläche liegt in der Möglichkeit der Bestimmung der Beanspruchung des Talus.

Neben der Bestimmung der Größe der Kontaktflächen konnte Klein (1978, 1983) zeigen, dass auch **in Plantarflexion Kontakt** zwischen Talus und Malleolen besteht. Dies ist wiederum, wie bereits mehrfach erwähnt, im Hinblick auf die Keilform der Talusrolle funktionell erwähnenswert. Somit scheint die Stabilität des Gelenks in dieser Position gewährleistet zu sein.

Schlussendlich ist es bemerkenswert, dass die **Kontaktfläche in Dorsalflexion am geringsten** ist. Dies steht im Widerspruch zu der von MacConaill und Basmajian (1969) definierten *verriegelten Position* für das obere Sprunggelenk. Es ist von klinischer Relevanz, dass sich die Kontaktfläche in dieser Position auf ein schmales, hufeisenförmiges Areal im anterioren Teil der Talusrolle reduziert (siehe Abb. V.9 auf Seite 328). Dies könnte Schmerzen erklären, die bei eingeschränkter Dorsalflexion entstehen. Wird diese Position forciert, z.B. um den M. triceps surae zu dehnen, so kann dies zu einem zu großen Anstieg des Drucks im subchondralen Knochen führen und so schmerzauslösend sein.

Wie aus Abb. V.10 auf Seite 328 hervorgeht, hat auch die Morphologie der Talusrolle einen Einfluss auf dieses Verhalten: ihre Krümmung nimmt nach anterior hin zu. In Dorsalflexion ist es dieser Bereich, der mit der tibialen Gelenkfläche in Kontakt steht, während das Gelenk im posterioren

Abschnitt aufklappt. Inwieweit dies mit dem osteopathischen Begriff der Dysfunktion des Talus nach distal (anterior) übereinstimmt (Ligner und Van Assche, 1993), steht noch offen.

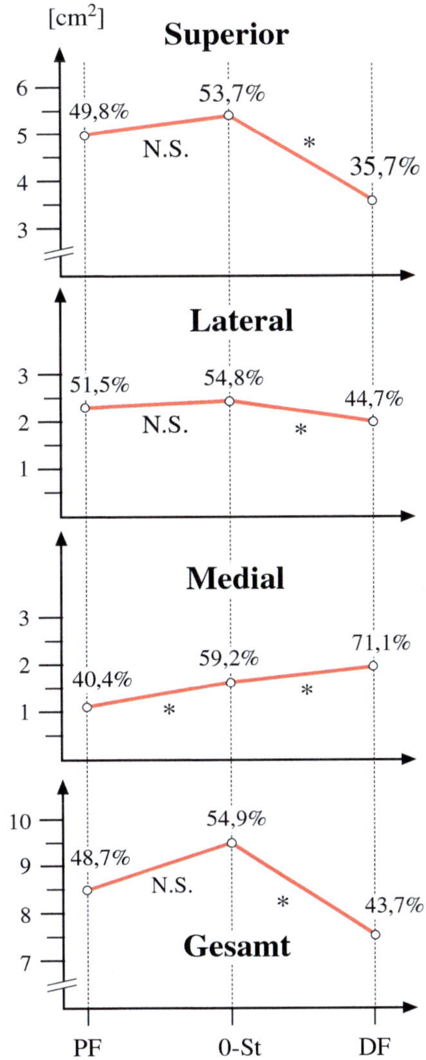

Abb. V.8
Ergebnisse der Kontaktflächenbestimmung für das obere Sprunggelenk in Plantarflexion (PF), Neutralstellung (0-St) und Dorsalflexion (DF). Die Angaben sind in cm^2 und Prozent der jeweiligen Gesamtfläche. Nicht signifikante Unterschiede zwischen den Positionen sind mit N.S. gekennzeichnet, signifikante Unterschiede mit * (nach Klein, 1978, 1983).

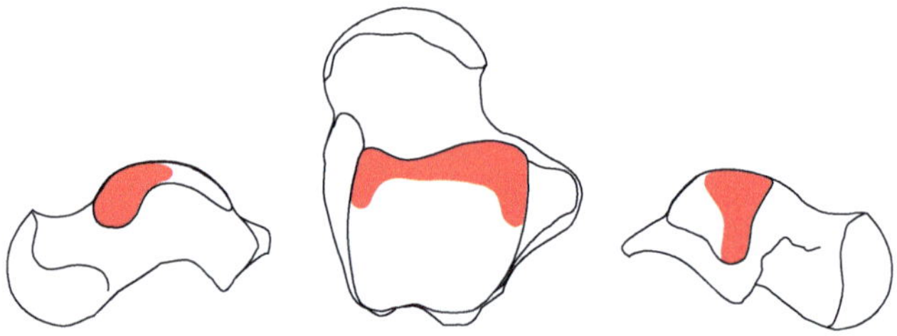

Abb. V.9
Darstellung der Kontaktflächen des Talus in Dorsalflexion. Die superiore Kontaktfläche reduziert sich auf ein anterior gelegenes, hufeisenförmiges Areal.

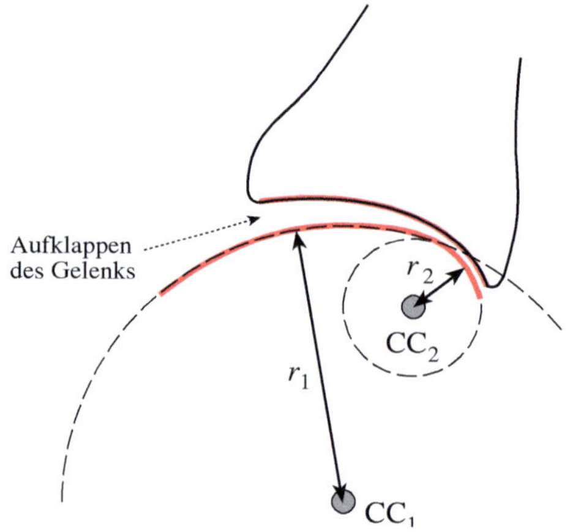

Abb. V.10
Die Krümmung der Talusrolle nimmt nach anterior hin zu, der Krümmungsradius (r) wird kleiner ($r_2 < r_1$). Es kommt daher in Dorsalflexion zu einer gewissen Öffnung des Gelenks und damit zu einer Verringerung der Kontaktfläche im posterioren Gelenkabschnitt.
CC ... Krümmungszentrum

3.4 Kinematik der Malleolengabel

3.4.1 Klassische Theorie nach Pol LeCœur

Wie bereits bemerkt, ist die Talusrolle anterior breiter als posterior. Nach LeCœur (1938) und Kapandji (1985) wird diese Differenz durch eine Bewegung der Fibula gegenüber der Tibia ausgeglichen. Bei Dorsalflexion würde sich somit die Malleolengabel um bis zu 5 mm verbreitern. Neben dieser **lateralen translatorischen** Bewegung der distalen Fibula beschreiben diese Autoren auch eine klar definierte **kraniale Translation** und eine **innenrotatorische Komponente** um die Fibulalängsachse. Die Kranialbewegung wird über die Faserzüge der distalen tibiofibularen Bänder erklärt. Die Amplitude der Innenrotation um die Längsachse der Fibula geben die Autoren mit ca. 30° an.

LeCœur leitete sein Modell von der Beobachtung des Zusammenspiels der Bewegungen von Fibula und Talus am Präparat ab. Die Amplituden wurden jedoch nicht direkt vermessen. Was die Lateralbewegung betrifft, so kann bereits palpatorisch festgestellt werden, dass die 5 mm zu hoch angesetzt sind.

In diesem nun beschriebenen Mechanismus wird die Malleolengabel passiv an die Breite der Talusrolle angepasst. LeCœur ergänzt dies durch ein aktives System, in dem die plantarflektierenden Muskeln durch ihre Ansatzareale an der Fibula diese durch ihre Kontraktion nach kaudal ziehen und somit zusammen mit den tibiofibularen Bändern die Breite der Gabel verringern. Dadurch wird die Stabilität des Gelenks aktiv unterstützt.

3.4.2 Experimentelle Studien

Der Begriff *negative Heuristik* geht auf den ungarischen Philosophen Imre Lakatos (1922–1974) zurück. Er ist als Negation der *positiven Heuristik* zu verstehen, die für Lakatos als Prinzip fungiert, das die Theoriendynamik im Forschungsprozess antreibt. Siehe dazu Lakatos und Musgrave (1970).

Die jahrzehntelange weit verbreitete Nichtbeachtung von experimentellen Studien, die das Modell nach LeCœur (1938) nicht unterstützten, kann vom epistemologischen Standpunkt aus als *negative Heuristik* bezeichnet werden. Forscher, deren Arbeiten nicht in allgemein akzeptierte Modelle passen, riskieren demnach, sich außerhalb der wissenschaftlichen Gemeinschaft zu stellen. Das Modell nach LeCoeur überlebte demnach so lange, bis ein neues, kohärentes Modell sich durchsetzen konnte. Solange es kein adäquates Modell gibt, das neue Messergebnisse stützt und erklärt, wird deren Akzeptanz erschwert.

Eine frühe Studie zur lateralen Bewegung der Fibula stammt von Ashhurst und Bromer (1922). Diese Autoren geben bereits eine Mobilität von weniger als 2 mm an. 1952 haben Barnett und Napier die Kinematik des oberen Sprunggelenks experimentell untersucht. Diese Autoren haben im

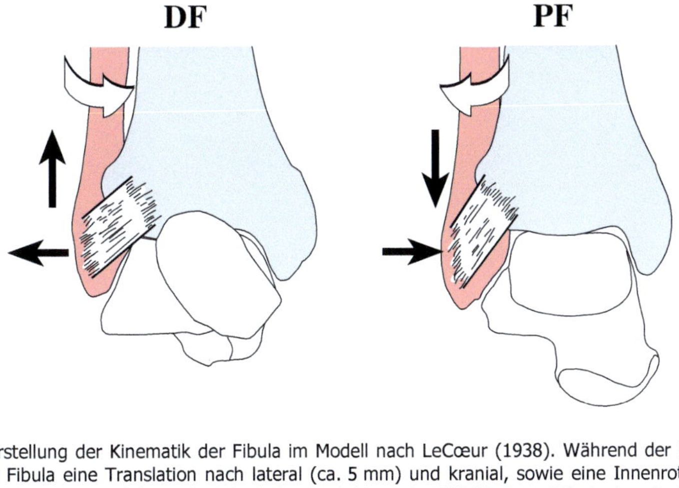

Abb. V.11
Schematische Darstellung der Kinematik der Fibula im Modell nach LeCœur (1938). Während der Dorsalflexion (DF) würde die distale Fibula eine Translation nach lateral (ca. 5 mm) und kranial, sowie eine Innenrotation von ca. 30° durchführen. Die Translation nach kranial wird mit der Ausrichtung der tibiofibularen Bänder begründet. In der Plantarflexion (PF) käme es zu entgegengesetzten Bewegungen (nach Kapandji, 1985).

Anschluss die Korrelation zwischen der Breitendifferenz der Talusrolle und der Schrägheit der proximalen tibiofibularen Gelenkfläche untersucht. Die Idee hinter dieser nicht uninteressanten Fragestellung ist die folgende: Weist die Talusrolle eine große Breitendifferenz auf, müsste die Fibula sich in Dorsalflexion mehr nach lateral, aber auch mehr nach kranial bewegen. Um eine größere Verschiebung der Fibula in kranio-kaudaler Richtung zuzulassen, wäre es daher günstig, wenn die Gelenkfläche des proximalen Tibiofibulargelenks eher vertikal ausgerichtet wäre. Barnett und Napier fanden tatsächlich unterschiedliche Neigungswinkel dieser Gelenkfläche, konnten aber keinerlei Beziehung zur Breitendifferenz der Talusrolle finden. Die Resultate von Barnett und Napier (1952) unterstützen demnach das Modell nach LeCœur (1938) nicht. Aus heutiger Sicht widersprechen sie ihm sogar. Da es zu dieser Zeit noch keine schlüssige Alternative zum gängigen Modell gab, wurden die Ergebnisse nicht berücksichtigt.

Close hat 1956 die Bewegungsamplitude der lateralen Malleole mit einer modifizierten Schublehre am Lebenden vermessen. Bei Dorsalflexion fand er eine Lateralbewegung von ca. 1,5 mm im Mittelwert. Betrachtet man das von Close angegebene Diagramm (siehe Abb. V.12) sorgfältig, so fällt auf, dass sich die Fibula aus maximaler Plantarflexion sofort nach lateral zu bewegen beginnt. Das zeigt, dass auch in dieser Stellung Kontakt zwischen Fibula und Talus besteht.

Ledermann und Cordey (1977 , 1979) haben die dreidimensionalen Bewegungen der Fibula in Relation zur Tibia an zwölf Testpersonen vermessen. Um eine möglichst große Präzision zu erhalten, wurde je ein Steinmann-Nagel in Tibia und Fibula eingebracht. Bei Dorsalflexion verbreiterte sich die Malleolengabel um 1,0 bis 1,5 mm. Eine Kranial-Komponente konnte nicht festgestellt werden. Die Amplitude der Rotation der Fibula um ihre Längsachse überschritt nicht einige Zehntelgrade. Es kann

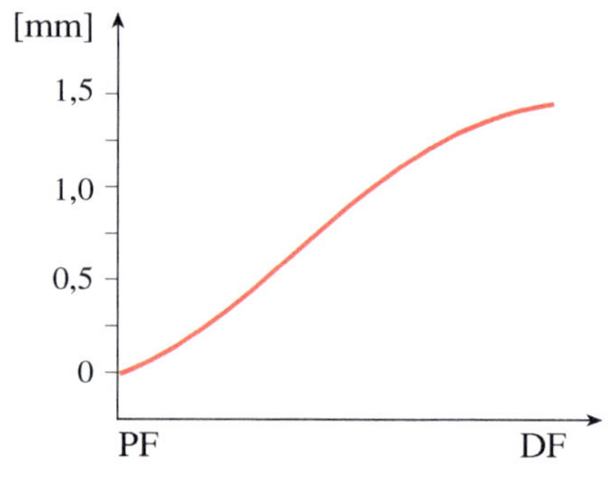

Abb. V.12
Amplitude der lateralen Translation des lateralen Malleolus während der Bewegung im oberen Sprunggelenk von maximaler Plantarflexion (PF) in maximale Dorsalflexion (DF). Nach Close (1956).

Die Kurve steigt gleich zu Beginn an. Es muss daher bereits in voller Plantarflexion Kontakt zwischen Talus und Fibula vorhanden sein.

angenommen werden, dass die Größenordnung der Amplitude die größtmögliche Auflösung der zur Verfügung stehenden Messtechnologie darstellt. Als Bewegungsrichtungen wurden sowohl Innen- als auch Außenrotation gefunden.

Diese Arbeit bestätigt die Messungen von Close (1956) und widerlegt somit das Modell nach LeCœur (1938), außer es gibt ein anderes Erklärungsmodell für die geringere Amplitude der Lateralbewegung: es könnte z.B. ein Kontaktverlust zwischen Fibula und Talus in Plantarflexion entstehen. Wie die vorhin besprochenen Bestimmungen der Kontaktflächen im oberen Sprunggelenk zeigen, ist dies nicht der Fall (siehe Seite 326). Somit muss die Kinematik des gesamten Gelenkkomplexes neu überdacht werden.

3.5 Kinematik des oberen Sprunggelenks

Barnett und Napier (1952) haben zwei mögliche Achsenlagen an 152 Präparaten anhand der Form der Talusrolle beschrieben, welche von Hicks (1953) experimentell bestätigt wurden. Hicks Methode bestand in der Bestimmung der Zone des geringsten Bewegungsausschlages am Präparat. Diese Autoren fanden während des Hauptanteiles der Bewegung eine Achse, die **etwas distal der Spitzen der Malleolen** verläuft (Abb. V.13). Dies entspricht einem Verlauf von:

- medial nach lateral
- anterior nach posterior
- kranial nach kaudal.

In extremer Plantarflexion schien sich die Orientierung der Achse dahingehend zu verändern, dass sie lateral höher zu liegen kam als medial. Inman (1976) bestätigte größtenteils die Ergebnisse der früheren Autoren mit derselben Methode wie Hicks an 107 Präparaten (siehe Abb. V.14 auf Seite 332).

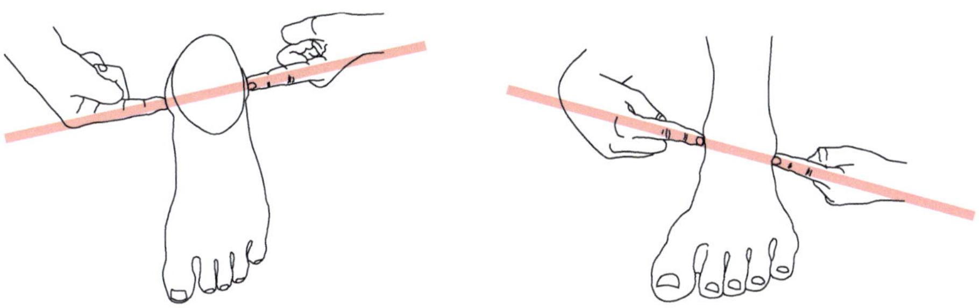

Abb. V.13
Schematische Darstellung der Orientierung der Achse des oberen Sprunggelenks im Hinblick auf die Spitzen der Malleolen. Durch die Projektion kommen der Abweichungs- (links) und der Neigungswinkel (rechts) zur Darstellung.

Lundberg (1988) bestimmte die sukzessiven helikoidalen Achsen mittels Radiostereometrie in 10°-Schritten von 30° Dorsal- bis 30° Plantarflexion (siehe Abb. V.15 auf Seite 333). Im Bereich der Nullstellung und der Dorsalflexion bestätigte er die Resultate der früheren Studien. In der Plantarflexion konnte Lundberg öfter eine deutliche Veränderung der Achsenorientierung in Bezug auf den Neigungswinkel feststellen. In diesem Bereich kehrte sich dieser häufig um: die Achse verlief von medial/kaudal nach lateral/kranial.

3.5.1 Modell nach Inman (1976)

Ein besonderes Verdienst der Arbeit Inmans lag darin, dass er die funktionelle Beziehung zwischen der Achsenorientierung und der Form der Talusrolle erkannte. In diesem Modell wird erklärt, wie es möglich ist, dass sich der keilförmige Talus bei einer lateralen Beweglichkeit der Malleolengabel von ca. 1,5 mm ohne Kontaktflächenverlust und damit ohne Einbuße an Stabilität im oberen Sprunggelenk verlagern kann.

Bei einer reinen Gleitbewegung würden im 2-D-Raum Rotations- und Krümmungszentrum zusammenfallen. Der Bewegungsindex wäre 1. (siehe dazu Kapitel I Punkt 7 auf Seite 52).

Aufbauend auf den Arbeiten von Barnett und Napier (1952) konnte Inman die Form der Talusrolle bestimmen. Anstatt sie, wie es ein einfaches Scharniergelenk implizieren würde, als zylindrischen Körper zu definieren, ermittelten diese Autoren eine **Kegelform**. Inman folgert, dass die Achse dieses Kegels mit der Bewegungsachse übereinstimmen sollte. Dies entspricht dem Konzept, wo die Bewegungsachse mit dem Krümmungszentrum übereinstimmt. Dies würde eine reine Gleitbewegung andeuten.

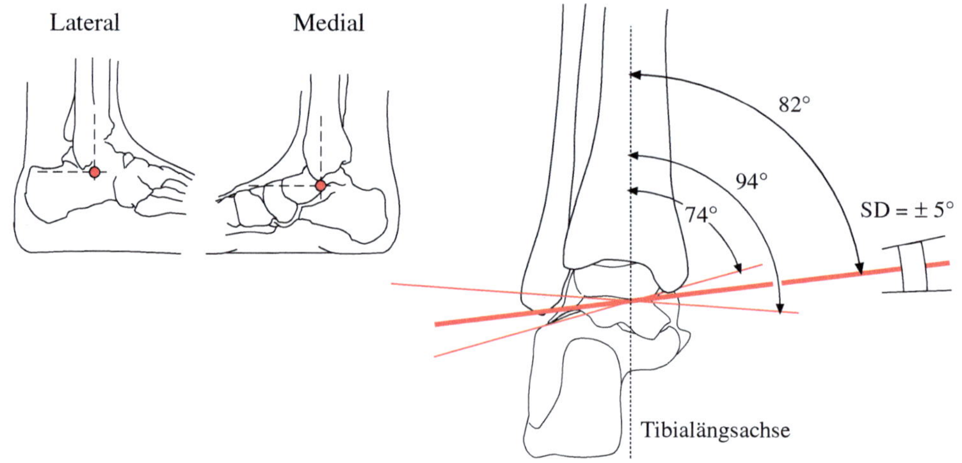

Abb. V.14
Ergebnisse der Bestimmung des Achsenverlaufes im oberen Sprunggelenk (nach Inman, 1976). Im Mittel verläuft diese in etwa durch zwei Punkte, die leicht distal der Spitzen der Malleolen liegen. Die rechte Abbildung zeigt auch Extremwerte, die einen umgekehrten Achsenverlauf aufweisen. Die Kinematik solcher Gelenke ist demnach eine andere. Folglich muss mit großen interindividuellen Unterschieden in der Kinematik des oberen Sprunggelenks gerechnet werden.

Der mediale Rand der Talusrolle weist eine stärkere Krümmung auf. Das weist darauf hin, dass die Kegelspitze nach medial zeigt. Aus Abb. V.16 auf Seite 334 kann man die Keilform der Talusrolle erkennen. Die Tatsache, dass die mediale Schnittfläche des Kegelstumpfes nicht rechtwinklig zur Kegelachse liegt und in der Folge eine elliptische Form ergibt, weist darauf hin, dass die Krümmung im anterioren Bereich der Talusrolle zunimmt. Dies erklärt zum einen die Resultate der Studie von Colpaert (1977), bei der eine vergrößerte Druckspannung im anterioren distalen Abschnitt der Tibia in Dorsalflexion gefunden wurde, zum anderen die Kontaktflächenreduktion, die Klein (1978, 1983) feststellte.

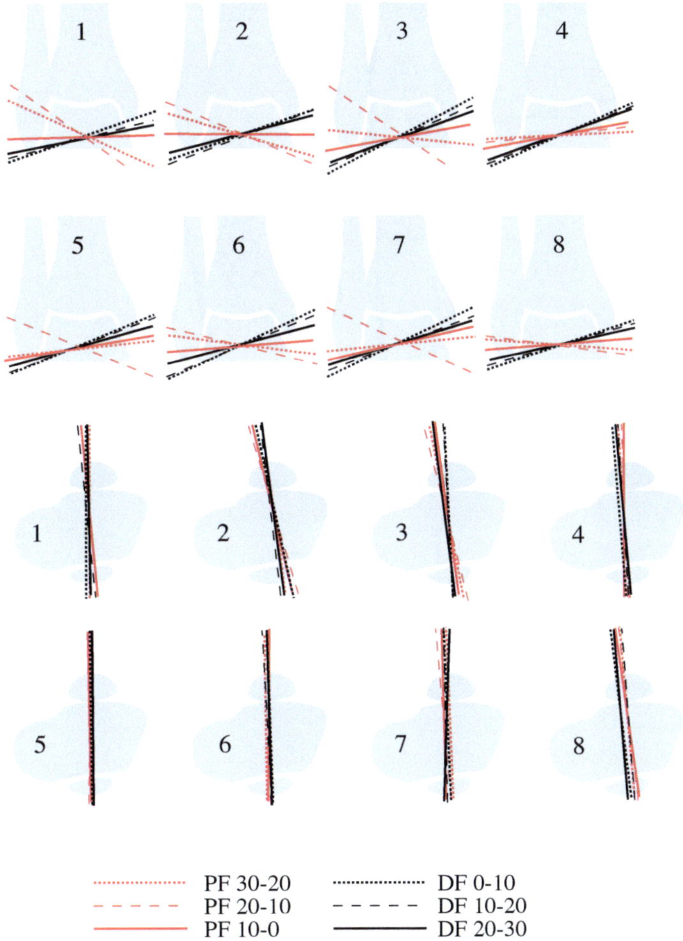

Abb. V.15
Darstellung der sukzessiven helikoidalen Bewegungsachsen des oberen Sprunggelenks von 8 asymptomatischen Probanden in der Frontal- und Transversalebene. Die Achsen verlaufen größtenteils durch die Spitzen der Malleolen, außer im Bereich der Plantarflexion (PF). Hier kommt es bei mehreren Probanden (besonders 1, 2, 3, 5 und 7) zu einer deutlichen Orientierungsänderung (nach Lundberg, 1988).

V
Fuß

Willemart (1986) konnte die Kegelform anhand der *Moiré-Technik* nachweisen. Es handelt sich dabei um ein optisches Verfahren, anhand dessen Höhenlinien auf gekrümmten Oberflächen zur Darstellung gebracht werden können. Dies erlaubt im Weiteren eine genaue Analyse der jeweiligen Oberflächengeometrie.

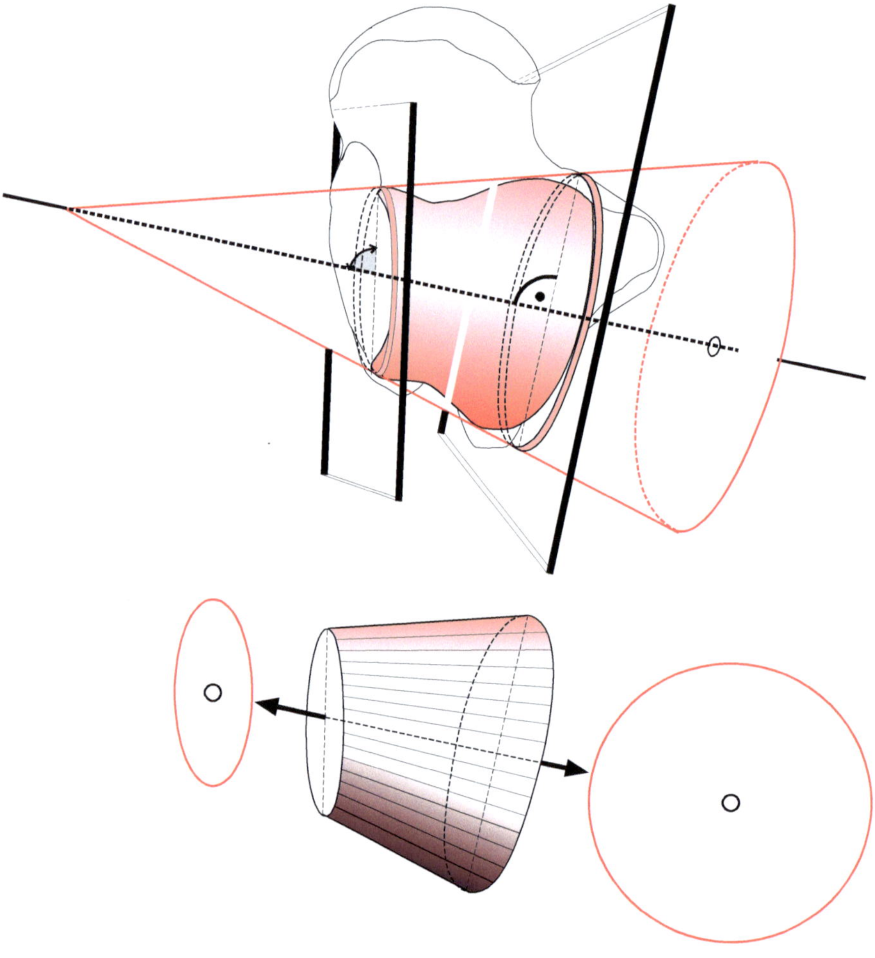

Abb. V.16
Modell der von Inman entwickelten Kegelgeometrie der Talusrolle. Die Kegelachse entspricht in etwa der Bewegungsachse. Während der laterale Aspekt der Talusrolle den Kegel in etwa rechtwinklig zur Kegelachse schneidet, was eine kreisförmige Schnittfläche ergibt, schneidet der mediale Aspekt den Kegel nicht im rechten Winkel zur Achse, woraus eine elliptische Schnittfläche resultiert (nach Inman, 1976).

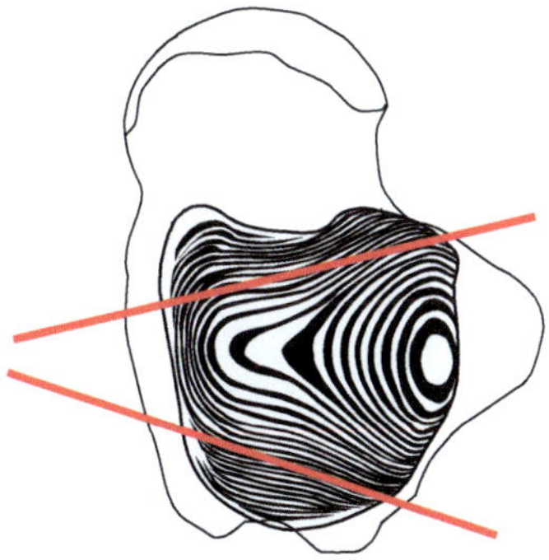

Abb. V.17
Darstellung der Oberflächenform der superioren Gelenkfläche eines rechten Talus mittels Moiré-Technik. Die Kegelform ist mit roten Linien angedeutet.

Moiré-Technik – Ein Verfahren zur Analyse von 3-D-Oberflächen

Es gibt verschiedene Möglichkeiten, die 3-D-Form einer Fläche zu bestimmen. Die Fläche kann mit einem Messapparat **mechanisch** abgetastet werden. Dies ergibt 3-D-Koordinaten verschiedener Punkte, mit denen man die Fläche später darstellen und analysieren kann (siehe z.B. bei Inman, 1976).

Optische Methoden hingegen haben den Vorteil, dass die Fläche während der Bestimmung nicht berührt wird. Es kann sich hier um *stereophotogrammetrische* Untersuchungen (wie z.B. bei Huiskes und de Lange, 1984) handeln oder um die einfachere *Rasterstereographie*. Letztere wurde besonders von Frobin und Hierholzer (1982) sowie von Drerup und Hierholzer (1994) entwickelt. Diese Technik sollte speziell zur Untersuchung der Rückenform im Rahmen des Skoliose-Screenings eingesetzt werden. Sie findet aber kaum Anwendung in der klinischen Praxis und es scheint, als würden, aus welchen Gründen auch immer, weiterhin Röntgenaufnahmen trotz der damit verbundenen Strahlenbelastung bevorzugt.

Im Hinblick auf die Form von Gelenkflächen ermöglicht die *Moiré-Technik* die Erstellung von Höhenlinien. Eine photographische Aufnahme von der Fläche, gemeinsam mit ihren Höhenlinien, enthält alle 3-D-Informationen, um die Fläche analysieren zu können. Somit können die Krümmung bzw. der lokale Krümmungsradius bestimmt werden. Bei einer nicht regelmäßig gekrümmten Fläche gibt die Veränderung des Krümmungsradius wichtige Hinweise auf die Gelenkflächenform und deren Einfluss auf die Bewegung. Fundamentale biomechanische Aspekte des Gelenks, wie z.B. das Verhalten des Krümmungszentrums und des Rotationszentrums können damit erfasst werden.

Rayleigh entwickelte unter anderem die physikalische Erklärung für das Himmelsblau, sowie für das Morgen- und Abendrot.

Das Prinzip der Moiré-Technik wurde schon im 19. Jahrhundert vom englischen Physiker und Nobelpreisträger Baron John William Strutt Rayleigh (1842-1919) als Moiré-Effekt dargestellt. Werden zwei Gitter, die z.B. aus feinen schwarzen Strichen auf einer Glasplatte bestehen, übereinander gelegt und anschließend gegeneinander ein wenig verdreht, so entstehen Linien, die mit bloßem Auge sichtbar sind. Es handelt sich um Linien, die aus den Kreuzungspunkten der Striche der beiden Glasplatten entstehen. Verdreht man die Glasplatten um einige Grade mehr, so velagern sich diese Linien (siehe Abb. V.18). Ein solches Phänomen kann im Alltag bei Gardinen beobachtet werden. Kommen zwei Lagen des Stoffes über-

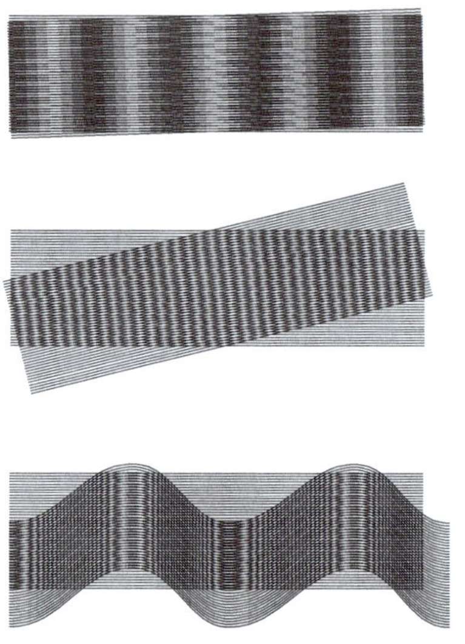

Abb. V.18
Darstellung des Moiré-Effekts anhand der Überlagerung zweier Gitter, die gegeneinander verdreht sind. In **A** ist die Verdrehung schwach, es kommen nur einige Moiré-Linien zustande (dunkle und helle Zonen). In **B** ist die Verdrehung stärker, die Zahl der Moiré-Linien ist größer. **C** zeigt den Effekt auf eine wellenförmige Fläche: die Moiré-Linien stellen Höhenlinien dar.

einander zu liegen, so kann man Linien, die zwar sehr unregelmäßig sind, beobachten. Wird der Stoff „vom Winde verweht", so velagern sie sich.

Die Anwendung des Moiré-Effekts in Form der Moiré-Technik entwickelte sich aber erst seit den 70er Jahren des 20. Jahrhunderts (Meadows et al., 1970, Takasaki, 1970). Das Prinzip ist an sich eigentlich einfach: Wird ein Gitter mit starkem Licht beleuchtet, so fallen Schatten auf eine unter dem Gitter liegende Fläche. Handelt es sich bei dieser um eine Ebene, so stellen die Schatten Geraden dar. Ist die Fläche aber gekrümmt, so werden die Schatten deformiert. Schaut man nun durch das Gitter, um diese Schatten zu beobachten, so sieht man außer den Strichen des Gitters und deren Schatten andere Linien, die eben den Moiré-Effekt darstellen. Unter gewissen Voraussetzungen (räumliche Anordnung der Lichtquelle, Standort des Beobachters bzw. des Fotoapparates, etc.) stellen diese Linien Höhenlinien dar. Wie auf einer Landkarte kann nun die Form der Fläche analysiert werden.

Jacob et al. (1985), Klein (1985, 1987) sowie Klein und De Schryver (1987) wandten die Moiré-Technik auf Gelenkflächen an, um solche Höhenlinien zu erzeugen. Die Form der Gelenkflächen konnte so sehr genau untersucht werden. Es wurden z.B. die Zehengrundgelenke, das obere und untere Sprunggelenk, die Atlantookzipitalgelenke, der Radiuskopf und die distale Humerusepiphyse untersucht. Wie auch die Rasterstereographie findet auch die Moiré-Technik nur sporadische Verbreitung in der biomechanischen Forschung oder im medizinisch-klinischen Bereich.

Was die Bestimmung der Gelenkflächenformen angeht, so kann man bei einer derart genauen Untersuchung bereits Links-rechts-Unterschiede eines Gelenks derselben Person erkennen. Es stellt sich heraus, dass sich z.B. eine rechte und eine linke Talusrolle nicht gleichen. Dies bedeutet, dass die Bewegungen, besonders aber die assoziierten Bewegungen in zwei Gelenken nicht gleich sind. Es ist klar, dass dieses Problem von der Genauigkeit abhängt, mit der man die Phänomene untersucht. Ist die Auflösung gering, so führen alle Gelenke die gleiche Bewegung aus. Bei hoher Auflösung entdeckt man doch Unterschiede.

Diese sehr technischen Überlegungen haben auch ethische und erkenntnistheoretische Implikationen. Man kann sich nämlich nun die Frage stellen, ab wann eine solche Genauigkeit notwendig und der damit verbundene technische Aufwand gerechtfertigt ist. Wir sind der Meinung, dass speziell im manuellen Bereich ein solcher Bedarf besteht. Damit ist eine spezielle Geisteshaltung verbunden, die individuelle Bewegungsstrategien (sowohl aktive als auch passive) im Sinne der Individuation respektiert: Es ist der Kliniker, der sich der individuellen Gelenkbewegung anpasst und nicht der Patient, der einer aufoktroyierten Norm des Klinikers folgen soll. An diesem Punkt taucht aber das Problem der Diagnose einer Dysfunktion anhand der Bewegungsanalyse auf: welches Kriterium erlaubt es uns überhaupt, eine „richtige" von einer „falschen" Kinematik zu unterscheiden? Wie soll darüber hinaus die „richtige", die „gute" Bewegung in einem schmerzenden Gelenk aussehen?

*) Die **Erzeugenden** eines Kegels sind Geraden, die von der Kegelspitze zum Umfang der Kegelbasis laufen. Sie *erzeugen* den Kegelmantel.

In weiterer Folge konnte Inman (1976) mittels eines didaktisch bemerkenswerten Experimentes die geringe Amplitude der Fibulatranslation bei Dorsal- und Plantarflexion schlüssig erklären. Dazu wurde der Talus auf seiner Bewegungsachse aufgespießt. Parallel zur Achse wurde eine Führungsschiene für eine Säge montiert. Anschließend wurde der Talus, ähnlich einem Brathähnchen, stufenweise um seine Achse gedreht, wobei in gewissen Abständen mit der Säge eine Rille in die Talusrolle geschnitten wurde. Diese Schnitte wurden stets parallel zur Bewegungsachse ausgeführt. Daraufhin wurden Stahlstäbe in den Rillen versenkt, durch deren Anordnung die Kegelform deutlich erkennbar wurde. Vergleicht man die Länge einer anterioren Schnittrille mit einer posterioren, so ergibt sich eine Differenz von ca. 1,5 mm, was der lateralen Translation der lateralen Malleole entspricht. Um diese Translationsamplitude zu erklären, muss demnach die jeweilige **funktionelle Breite** der Talusrolle berücksichtigt werden. Diese funktionellen Breiten stehen nicht parallel zueinander, sondern konvergieren medial zur Kegelspitze hin und stellen Abschnitte von Erzeugenden* eines Kegels dar.

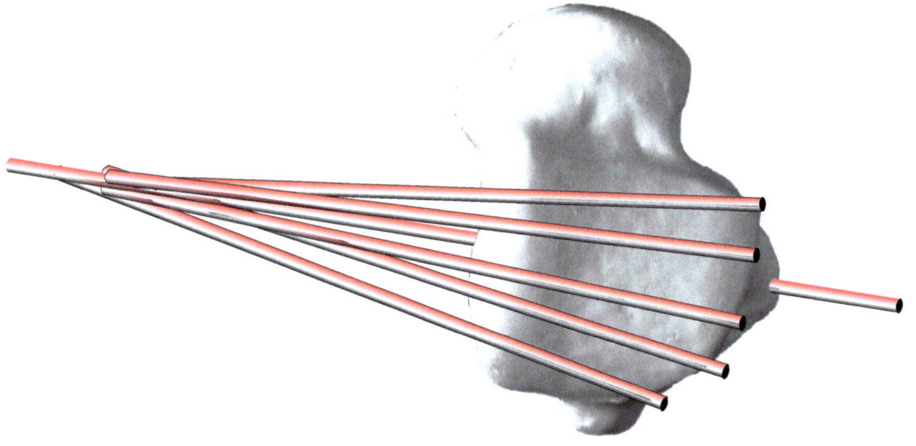

Abb. V.19
Schematische Darstellung der Ermittlung der Kegelform der Talusrolle im Experiment nach Inman (1976).

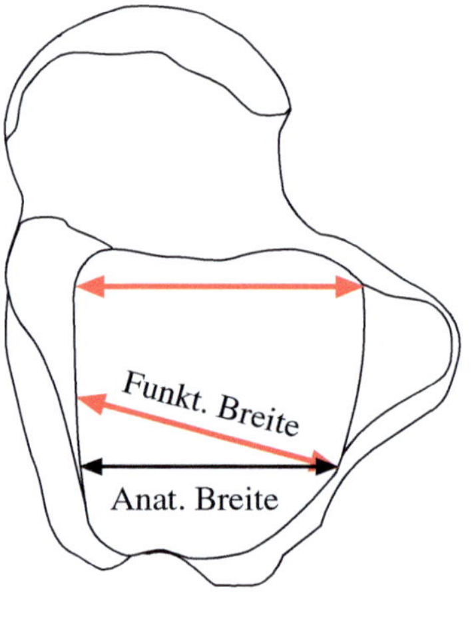

Abb. V.20
Schematische Darstellung der funktionellen und anatomischen posterioren Breite der Talusrolle. Die anatomische hintere Breite nimmt im Hinblick zur vorderen Breite um ca. 5 mm ab. Die funktionelle hintere Breite reduziert sich hingegen nur um ca. 1,5 mm, da sie schräg ermittelt wird. Die funktionellen Breiten stellen Abschnitte von Kegelerzeugenden dar.

3.5.2 Synthese der Fibulabewegungen

Eine Beschreibung der *Radiostereometrie* findet sich auf Seite 154.

Alle experimentellen Arbeiten haben gezeigt, dass die von LeCoeur beschriebene laterale Translation der Fibula während der Dorsalflexion des oberen Sprunggelenks zwar besteht, dass ihre Amplitude aber deutlich geringer ist. Die anderen von LeCœur vermuteten Bewegungskomponenten wurden nicht bestätigt. Da es sich um sehr kleine Bewegungen handelt, wurde zur experimentellen Untersuchung von verschiedenen Autoren die Methode der Radiostereometrie nach Selvik (1974) angewandt.

Van Langelaan (1983), Kärrholm et al. (1985) und Lundberg (1988) untersuchten die Bewegungen der Fibula gegenüber der Tibia sowohl am Präparat als auch am Lebenden in Dorsal- und Plantarflexion des oberen Sprunggelenks. Die wesentlichen Resultate dieser Autoren stimmen gut überein. Sie lassen sich wie folgt zusammenfassen:

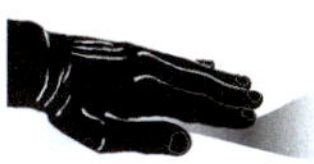

- Für die **Lateralbewegung** wurde eine Translationsamplitude von 1–1,5 mm gefunden.
- Kärrholm und Lundberg geben eine **anterior-posteriore Translation** an, die beim ersteren 0,6 mm, beim zweiten bis ca. 1,5 mm ansteigt. Es handelt sich um eine Translation nach posterior während der Dorsalflexion und umgekehrt.
- Kärrholm beschreibt überdies eine kranio-kaudale Translation von knapp 0,2 mm im Mittelwert.
- Die Rotation um die Fibulalängsachse war stets sehr klein. Die Amplituden betrugen ca. 0,1°–0,2°. Eine klare Richtung konnte nicht gefunden werden.

Die Größenordnung der Amplituden der beiden letzten Punkte befindet sich im Grenzbereich der Auflösung dieser Messmethode. Die Daten sind daher kaum praktisch interpretierbar.

Soavi et al. (2000) untersuchten die **Bewegungen der proximalen Fibula** an sechs Präparaten mittels Radiostereometrie. Diese Autoren beschreiben unter anderem eine antero-laterale Bewegung des Fibulaköpfchens während der Dorsalflexion. Im Hinblick auf die Resultate von Kärrholm et al. (1985) und Lundberg (1988) würde sich das proximale Ende der Fibula gegenläufig zum distalen bewegen. Diese Schlussfolgerung ist aber problematisch, da die in der Untersuchung von Soavi et al. angeführten Amplituden im Grenzbereich der von der Radiostereometrie her möglichen Messgenauigkeit liegen.

Andere als die beschriebenen Bewegungen der Fibula im Hinblick zur Tibia können nicht ausgeschlossen werden. So sind bei der Applikation spezifischer Mobilisationstechniken durchaus andere Bewegungen möglich. Unseres Erachtens nach wurden diese bis heute noch nicht vermessen. In diesem Zusammenhang könnten z.B. kranio-kaudale Translationsbewegungen stattfinden. Diese wären auch beim Gehen im Moment des Fersenkontakts möglich.

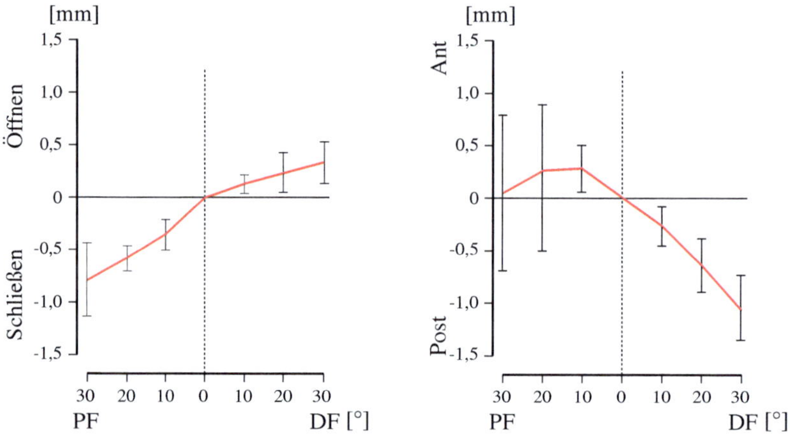

Abb. V.21
Laterale und anterior-posteriore Bewegungen des lateralen Malleolus in 10°-Schritten von 30° Plantarflexion (PF) bis 30° Dorsalflexion (DF). Die senkrechten Balken geben die Standardabweichung für die jeweilige Position an (nach Lundberg, 1988).

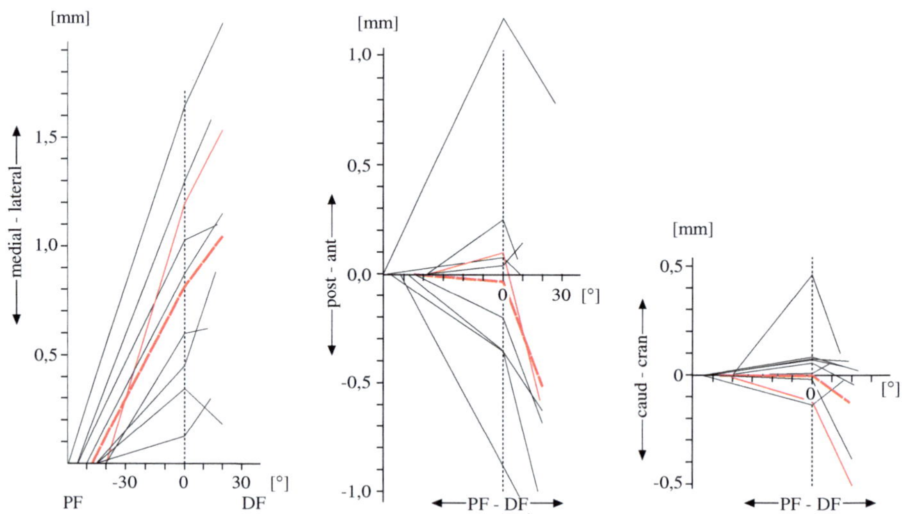

Abb. V.22
Ergebnisse der Vermessung der Bewegung des lateralen Malleolus an 9 Kindern in 0-Stellung, maximaler Plantarflexion (PF) und maximaler Dorsalflexion (DF). Alle Probanden außer einem (rote Linie) hatten Traumata am Sprunggelenk erlitten. Die gestrichelte Linie zeigt den Mittelwert an (nach Kärrholm et al., 1985).

3.5.3 Synthese der Bewegungskomponenten im oberen Sprunggelenk

In vielen anatomischen Büchern wird die Achse des oberen Sprunggelenks einfach als frontotransversale Achse beschrieben (Lundberg, 1988). In diesem Falle würde eine reine Plantar- und Dorsalflexion stattfinden. Aus den oben erwähnten experimentellen Untersuchungen geht jedoch klar hervor, dass die Achse schräg im Raum liegt. Wir haben bereits darauf hingewiesen, dass sie in etwa distal zu den Spitzen der Malleolen definiert wird (siehe Abb. V.13 auf Seite 331). Sie muss daher über alle drei anatomischen Raumkomponenten beschrieben werden: es handelt sich um eine dreidimensionale Bewegung, die aus drei Rotationskomponenten besteht. Aus Tabelle V.3 ist ersichtlich, welche Bewegungskomponenten von welcher Raumkomponente der Achse abgeleitet werden:

Raumkomponenten		Bewegungskomponente		Komponente
kranial	→ kaudal	Plantarflexion	Dorsalflexion	Hauptkomponente
medial	→ lateral	Adduktion	Abduktion	Nebenkomponente
anterior	→ posterior	Supination	Pronation	Nebenkomponente
SUMME		INVERSION	EVERSION	

Tabelle V.3
Übersicht über die Haupt- und Nebenkomponenten der Bewegungen des oberen Sprunggelenks im Hinblick auf die qualitative Achsenorientierung (Raumkomponenten).

Unter den genannten Umständen kommt es während der Plantar- bzw. Dorsalflexion zu assoziierten Komponenten, welche Adduktion/Abduktion und Supination/Pronation darstellen. Die drei Komponenten ergeben in Summe eine Bewegung, die wir mit **Inversion/Eversion** bezeichnen. Diese Bewegung wird allgemein mit den Bewegungen des unteren Sprunggelenks verbunden. Sie beginnt aber bereits im oberen Sprunggelenk. Während im oberen Sprunggelenk Plantar-/Dorsalflexion die Hauptkomponente darstellen, ist dies im unteren Sprunggelenk Supination/Pronation bzw. Adduktion/Abduktion. Dies macht deutlich, wie eng beide Gelenke funktionell zusammenhängen. Abschließend sei bemerkt, dass wir trotz der Dreidimensionalität der Bewegung weiterhin Plantar- und Dorsalflexion als Termini für die Bewegungen im oberen Sprunggelenk verwenden werden.

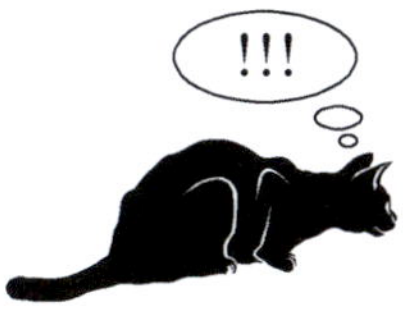

Die Supinations- und Adduktionskomponente im oberen Sprunggelenk kann an folgendem praktischen Beispiel überprüft werden: Stellt man das obere Sprunggelenk in Dorsalflexion ein und setzt eine Inversion des unteren Sprunggelenks dazu, so steht der Fuß mit einer gewissen Supination und Adduktion im Raum. Führt man den Fuß nun, unter Beibehaltung der Gelenkstellung im unteren Sprunggelenk, von Dorsal- in Plantarflexion, so kann beobachtet werden, dass Supination und Adduktion des Fußes zunehmen. Dies zeigt die Supinations- und Adduktionskomponente im oberen Sprunggelenk.

Die dreidimensionale Bewegung im oberen Sprunggelenk kann von zwei Referenzsystemen aus beschrieben werden:

- Die Bewegung des Talus gegenüber dem Unterschenkel.
- Die Bewegung des Unterschenkels gegenüber dem Talus.

Üblicherweise wird in den Lehrbüchern nur die erste Möglichkeit erwähnt. Da aber vom funktionellen Standpunkt aus gesehen, so zum Beispiel während des Gehens, der Fuß längere Zeit am Boden steht und sich damit der Unterschenkel in Relation zum fixierten Fuß bewegt, ist es sinnvoll, in der kinematischen Analyse beide Referenzsysteme zu berücksichtigen. Diese funktionelle Betrachtung von kaudal nach kranial entspricht nach unserem Ermessen auch eher einem holistischen Ansatz. Sie ermöglicht es, den Einfluss des Fußes auf die proximalen Gelenke in Erwägung zu ziehen und in der Folge einer funktionsadäquateren Erklärung zugänglich zu machen.

Referenzsystem im Unterschenkel

Betrachten wir nun, wie in den üblichen Beschreibungen, die Bewegung des Talus gegenüber Tibia und Fibula, so ergeben sich, wie oben angegeben, Supination und Adduktion als assoziierte Bewegungen während der Plantarflexion und umgekehrt. Während der Plantarflexionsbewegung kommt somit der Taluskopf weiter medial zu liegen, was die Adduktionskomponente darstellt, außerdem legt er sich ein wenig auf seine laterale Seite, was der Supinationskomponente entspricht. Siehe dazu Abb. V.23. A. Es ist wichtig zu verstehen, dass, unabhängig vom Gelenkspiel und pathologischen Zuständen, die assoziierten Komponenten nicht für sich allein auftreten können.

Referenzsystem im Fuß

Wird das Referenzsystem in den Fuß verlegt, vorausgesetzt, die übrigen Fußgelenke bewegen sich nicht, so können für den Unterschenkel wiederum drei Komponenten beschrieben werden. Findet im oberen Sprunggelenk eine Plantarflexion statt, so bewegt sich der Unterschenkel nach posterior, was der Hauptkomponente entspricht. Zusätzlich dreht er sich nach außen und neigt sich nach medial. Umgekehrt kommt es während der Dorsalflexion zu einer Neigung nach anterior mit einer Drehung nach innen und einer Neigung nach lateral. Siehe dazu Abb. V.23. B.

Lundberg et al. (1989) geben eine Rotationsamplitude für die Tibia von bis zu 10° an. Bei manchen Individuen kommt es zu einer Umkehr der Achsenorientierung (siehe Abb. V.15 auf Seite 333). In diesen Fällen kommt es während der Bewegung zu einer Rotationsumkehr. Hintermann et al. (1994a) beschreiben eine Amplitude von ca. 8° an 14 Präparaten, finden aber keine Bewegungsumkehr im Bereich der Plantarflexion.

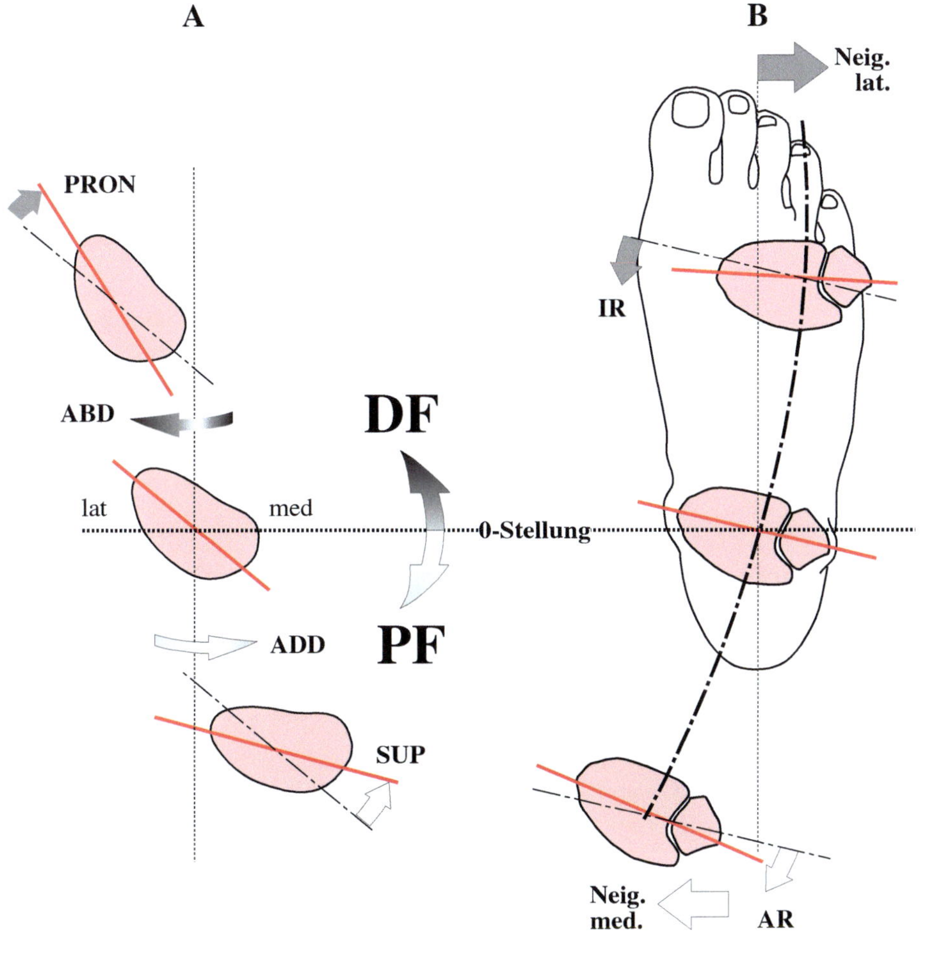

Abb. V.23
Schematische Darstellung der 3-D-Bewegungskomponenten des oberen Sprunggelenks.

A zeigt die Bewegungen des Taluskopfes von anterior aus gesehen im Hinblick zum fixierten Unterschenkel. In Dorsalflexion (DF) führt der Talus eine Abduktion (ABD) und eine Pronation (PRON) aus, in Plantarflexion (PF) kommt es zur Adduktion (ADD) und Supination (SUP).

B zeigt die Bewegungen des Unterschenkels von superior aus gesehen im Hinblick zum am Boden stehenden Fuß. Während der Dorsalflexion beschreibt der Unterschenkel eine Neigung nach anterior, eine Innenrotation (IR) und eine Neigung nach lateral (Neig. lat.), in der Plantarflexion neigt er sich nach posterior, dreht nach außen (AR) und neigt sich nach medial (Neig. med.).

3.5.4 Das obere Sprunggelenk als Teil der Bewegungskette der unteren Extremität

Ausgehend von den Ergebnissen der obigen Analyse ist es interessant, sich z.B. das Verhalten des Unterschenkels während einer Hockbewegung aus dem Stand zu überlegen. Die Ausgangsposition ist der aufrechte Stand mit Nullstellung im Hüft-, Knie- und oberen Sprunggelenk. Der Fuß steht fest auf dem Boden. Werden danach gleichzeitig Hüft- und Kniegelenk flektiert, so führt das obere Sprunggelenk eine Dorsalflexion durch. Die Neigung der Tibia nach anterior wird, wie oben beschrieben, mit einer Innenrotation assoziiert. Es ist interessant, dass diese Innenrotation der Tibia auch im Kniegelenk während der Flexion als assoziierte Bewegung auftritt. Bei diesem Bewegungsablauf wäre es ideal, wenn die beschriebene assoziierte Tibiarotation im oberen Sprunggelenk (OSG) und im femorotibialen Gelenk (FT) gleich groß ist:

$$\alpha_{\text{Tibia(OSG)}} = \alpha_{\text{Tibia(FT)}} \tag{V.2}$$

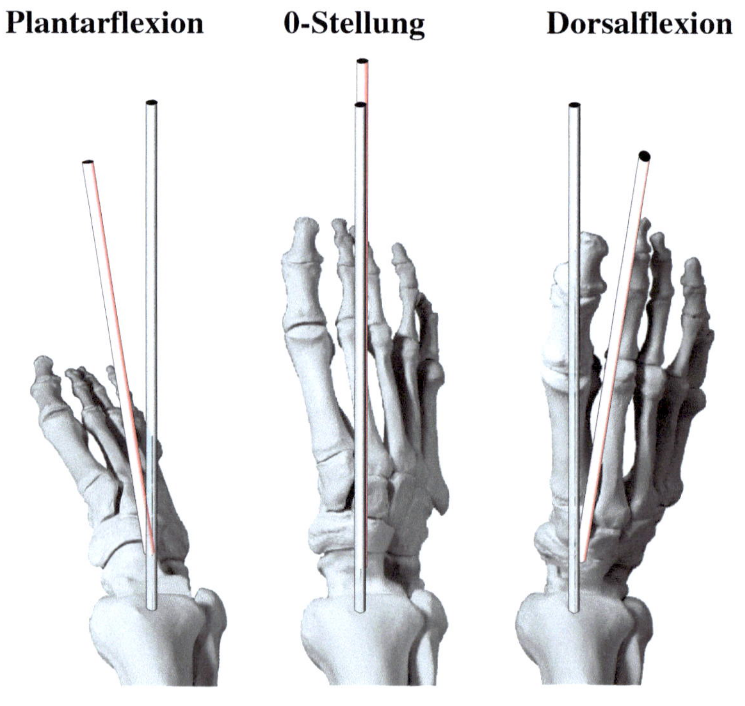

Abb. V.24
3-D-Bewegungen im oberen Sprunggelenk. Die Komponenten in der Transversalebene sind durch die eingesetzten Stäbe verdeutlicht. In Plantarflexion zeigt der Fuß nach medial, es kam zu einer assoziierten Adduktion. Während der Dorsalflexion findet eine Abduktion statt.

Rotationsverhältnis	Kompensation		
	Nachbarsegment	Nachbargelenk	Übernächstes Segment
$\alpha_{Tibia\,(OSG)} = \alpha_{Tibia\,(FT)}$	—	—	—
$\alpha_{Tibia\,(OSG)} > \alpha_{Tibia\,(FT)}$	Femur IR oder Talus ABD	Hüftgelenk IR oder USG INV	Becken 0 oder Kalkaneus SUP (Varus)
$\alpha_{Tibia\,(OSG)} < \alpha_{Tibia\,(FT)}$	Femur AR oder Talus ADD	Hüftgelenk AR oder USG EV	Becken 0 oder Kalkaneus PRON (Valgus)

Tabelle V.4
Mögliche Szenarien für die Verteilung der anatomischen Rotationskomponenten in der unteren Extremität während einer Hockbewegung aus dem beidbeinigen Stand. Ausgangspunkt ist die assoziierte Innenrotation der Tibia bei gleichzeitiger Dorsalflexion im oberen Sprunggelenk und Flexion im Kniegelenk. Ist die Bewegungsamplitude in den an die Tibia anschließenden Gelenken nicht gleich groß, so muss es zu kompensatorischen Bewegungen in den Nachbargelenken (Hüftgelenk, USG) und in den benachbarten (Femur, Talus) bzw. den jeweils übernächsten Segmenten (Becken, Kalkaneus) kommen.

Ist dies nicht der Fall, was eher anzunehmen ist, so müsste innerhalb der Kette der beteiligten Gelenke entsprechend kompensiert werden. Diese Kompensation könnte auch durch ein Gelenkspiel durchgeführt werden. Diese Möglichkeit wollen wir in den folgenden Überlegungen ausschließen.Um das kohärent erklären zu können, müssen wir nun im Stoff etwas vorgreifen und das untere Sprunggelenk (USG) mit einbeziehen. In der oben angegebenen Tabelle V.4 gehen wir von drei formalen Möglichkeiten aus:

- beide Rotationen sind gleich groß: $\alpha_{Tibia\,(OSG)} = \alpha_{Tibia\,(FT)}$
- das OSG rotiert mehr: $\alpha_{Tibia\,(OSG)} > \alpha_{Tibia\,(FT)}$
- das OSG rotiert weniger: $\alpha_{Tibia\,(OSG)} < \alpha_{Tibia\,(FT)}$

Außer in der ersten Variante (sie entspricht der ersten Zeile in Tabelle V.4) müssen in allen anderen Fällen das Hüftgelenk und/oder das untere Sprunggelenk kompensatorisch einspringen.

Die Grundlage für die nun folgende Formalisierung des betrachteten Sachverhaltes stellt folgende Gleichung dar, welche die Bewegung von Extremitätengelenken in einer Ebene definiert:

$$\alpha_{Gelenk} = \alpha_{Distales\ Segment} - \alpha_{Proximales\ Segment} \qquad (V.3)$$

In diesem Fall sprechen wir von einer Gelenkbewegung, d.h. wir stellen uns in ein inneres Referenzsystem. Dem entspricht die linke Seite der Gleichung. Die rechte Seite der Gleichung entspricht den Bewegungen in einem äußeren Referenzsystem. Wir definieren im Weiteren, dass die Außenrotation ein positives Vorzeichen hat, die Innenrotation ein negatives.

Eine solche Situation ist in Abb. V.25 dargestellt. Hier sieht man, dass der Gelenkspalt rechts aufklappt. Diese Gelenkbewegung kann vom superioren oder inferioren Partner hervorgerufen werden. Man kann klar erkennen, dass die jeweiligen Bewegungsrichtungen entgegengesetzt sind.

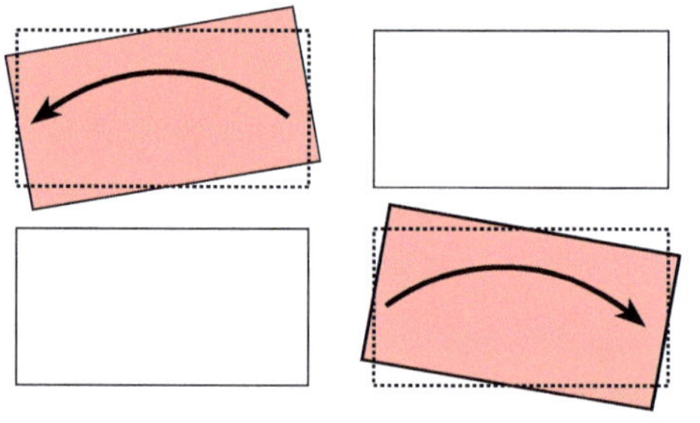

Abb. V.25
Schematisierte Darstellung der in Gleichung V.3 ausgedrückten Beziehung. Um eine Bewegung in einem Gelenk durchzuführen, kann entweder der eine oder der andere Gelenkpartner diese ausführen. Die Bewegungsrichtung ist aber jeweils entgegengesetzt.

Erste Variante – Gleiche assoziierte Rotation im OSG und im Kniegelenk

Betrachten wir die gegebene Modellsituation in der ersten Variante ($\alpha_{\text{Tibia (OSG)}} = \alpha_{\text{Tibia (FT)}}$), so ergibt die Innenrotation der Tibia eine Innenrotation im Kniegelenk. Im oberen Sprunggelenk dreht die Tibia gegenüber dem Talus nach innen. Diese Bewegung müsste man formal als Außenrotation bezeichnen. Im Allgemeinen wird jedoch eine solche Benennung für das obere Sprunggelenk nicht verwendet.

- **Für das Kniegelenk**
  Aus Gleichung V.3 folgt:
  $$\alpha_{FT} = \alpha_{\text{Tibia}} - \alpha_{\text{Femur}} \quad (V.4)$$
  Rotiert die Tibia 10° nach innen, ergibt sich:
  $$\alpha_{FT} = -10 - 0 \quad (V.5)$$
  $$\alpha_{FT} = -10$$
  Das heißt, im Femorotibialgelenk finden 10° Innenrotation statt.
- **Für das obere Sprunggelenk**
  Aus Gleichung V.3 folgt:
  $$\alpha_{OSG} = \alpha_{\text{Talus}} - \alpha_{\text{Tibia}} \quad (V.6)$$

Rotiert die Tibia 10° nach innen, ergibt sich:

$$\alpha_{OSG} = 0 - (-10) \quad (V.7)$$
$$\alpha_{OSG} = 10$$

Das heißt, im oberen Sprunggelenk finden 10° Außenrotation statt.

Zweite Variante – Mehr assoziierte Rotation im OSG als im Kniegelenk

Wir nehmen an, dass: $\alpha_{Tibia\,(OSG)} = -15°$ und $\alpha_{Tibia\,(FT)} = -10°$.

- **Das Femur kompensiert (d.h. die Tibia dreht –15°):**
  Für das Kniegelenk:

  $$\alpha_{FT} = \alpha_{Tibia} - \alpha_{Femur} \quad (V.8)$$

  Rotiert die Tibia 15° nach innen, so ergibt sich:

  $$-10 = -15 - \alpha_{Femur} \quad (V.9)$$
  $$\alpha_{Femur} = -5$$

  Das heißt, das Femur dreht 5° nach innen. Falls das Becken sich nicht bewegt, ergibt dies 5° Innenrotation im Hüftgelenk. Führt das Hüftgelenk diese Bewegung nicht aus, muss das Becken drehen, d.h. es kommt zu einer Rotation in der Lendenwirbelsäule.
- **Der Talus kompensiert (d.h. die Tibia dreht –10°):**
  In diesem Fall muss zuerst α_{OSG} unter der Voraussetzung bestimmt werden, dass $\alpha_{Tibia\,(OSG)}$ –15° beträgt. Unter Berücksichtigung von Gleichung V.3 ergibt das: $\alpha_{OSG} = 15°$.
  Für das obere Sprunggelenk:

  $$\alpha_{OSG} = \alpha_{Talus} - \alpha_{Tibia} \quad (V.10)$$

  Wenn die Tibia 10° nach innen rotiert, ergibt sich:

  $$15 = \alpha_{Talus} - (-10) \quad (V.11)$$
  $$\alpha_{Talus} = 5$$

  Das heißt, der Talus dreht 5° nach außen. Das bedeutet Abduktion für den Talus, was für das untere Sprunggelenk eine Inversion ergibt. Im Kapitel über das untere Sprunggelenk werden wir sehen, dass der Kalkaneus in diesem Fall eine Supination durchführt (siehe Punkt 4.4 auf Seite 364).

Dritte Variante – Weniger assoziierte Rotation im OSG als im Kniegelenk

Wir nehmen an, dass: $\alpha_{\text{Tibia (OSG)}} = -10°$ und $\alpha_{\text{Tibia (FT)}} = -15°$

- **Das Femur kompensiert (d.h. die Tibia dreht −10°):**
  Für das Kniegelenk:

  $$\alpha_{FT} = \alpha_{Tibia} - \alpha_{Femur} \tag{V.12}$$

  Rotiert die Tibia 10° nach innen, so ergibt sich:

  $$\begin{aligned} -15 &= -10 - \alpha_{Femur} \\ \alpha_{Femur} &= 5 \end{aligned} \tag{V.13}$$

  Das heißt, das Femur dreht 5° nach außen. Falls das Becken sich nicht bewegt, ergibt dies 5° Außenrotation im Hüftgelenk.
- **Der Talus kompensiert (d.h. die Tibia dreht −15°):**
  In diesem Fall muss zuerst α_{OSG} unter der Voraussetzung bestimmt werden, dass $\alpha_{\text{Tibia (OSG)}}$ −10° beträgt. Unter Berücksichtigung von Gleichung V.3 ergibt das: $\alpha_{OSG} = 10°$.
  Für das obere Sprunggelenk:

  $$\alpha_{OSG} = \alpha_{Talus} - \alpha_{Tibia} \tag{V.14}$$

  Wenn die Tibia 10° nach innen rotiert, ergibt sich:

  $$\begin{aligned} 10 &= \alpha_{Talus} - (-15) \\ \alpha_{Talus} &= -5 \end{aligned} \tag{V.15}$$

  Das heißt, der Talus dreht 5° nach innen. Das bedeutet Adduktion für den Talus, was für das untere Sprunggelenk Eversion ergibt und schlussendlich Pronation für den Kalkaneus.

Diese Analyse ermöglicht eine modellhafte Erklärung des Zusammenspiels von Hüftgelenk, Kniegelenk sowie oberem und unterem Sprunggelenk. Zeller et al. (2004) konnten in diesem Zusammenhang eine Pronation des Fußes[26] bei einer einbeinigen Kniebeuge finden. Ferner kann die Relevanz von assoziierten Bewegungen und hier wiederum insbesondere der Rotationen in der Transversalebene zur Diskussion gestellt werden. Das Modell könnte man erweitern, indem zum Beispiel die Bewegung des Kalkaneus in Relation zum Os cuboideum hinzugefügt wird. Eine andere Variante bestünde in der Analyse einer Dysfunktion des Hüftgelenks (z.B. mit hypertonen Hüftaußenrotatoren), die auf das beschriebene Modell wirken und über die Wirbelsäule kompensiert werden müssten.

Dieses Modell will zumindest vom biomechanischen Ansatz her einer z.B. in der Osteopathie generell erwünschten holistischen Sichtweise entge-

26 Es geht aus dieser Veröffentlichung nicht hervor, um welches Gelenk es sich genau handelt.

genkommen, die sich hier im Begriff der *Läsionsketten* ausdrückt. Darüber hinaus wollen wir die Möglichkeiten potentieller funktioneller Verknüpfungen und Erweiterungen offen lassen, unter der Voraussetzung, dass das System als solches vom kinematischen Standpunkt aus gesehen kohärent bleibt. Eine Reihe für dieses Modell relevanter Elemente, wie z.B. die Ab- Adduktionskomponenten, die Möglichkeit des Gelenkspiels, der Einfluss der Neigungswinkel der Achsen der verschiedenen Gelenke etc., wurden nicht berücksichtigt.

Ein weiteres einfaches Beispiel, das die Zusammenhänge von oberem Sprunggelenk und Bein zeigt, ist das Tragen von Schuhen mit hohen Absätzen. In diesem Fall kommt die Tibia mehr in Außenrotation zu stehen, da sich das obere Sprunggelenk ja in Plantarflexion befindet. Eine Auswirkung dieser Veränderung insbesondere auf das Femoropatellargelenk wäre hier überlegenswert, da es bei einer Außenrotation der Tibia zu einer ungünstigen Veränderung des *Q-Winkels* kommt, was in der Folge eine Instabilität in diesem Gelenk bewirken könnte (siehe Punkt 2.4.2 auf Seite 312).

3.6 Klinische Betrachtungen

3.6.1 Supinationstrauma und Osteochondritis dissecans

Eine häufige Verletzung des oberen Sprunggelenks ist das **Supinationstrauma** mit einer hohen Belastung des *Lig. talofibulare ant.* und gegebenenfalls des *Lig. calcaneofibulare*. Nach Inman (1976) wird in Plantarflexion die Supination besonders durch das anteriore Talofibularband verhindert, während in Nullstellung und Dorsalflexion mehr das kalkaneofibulare Band beansprucht wird.

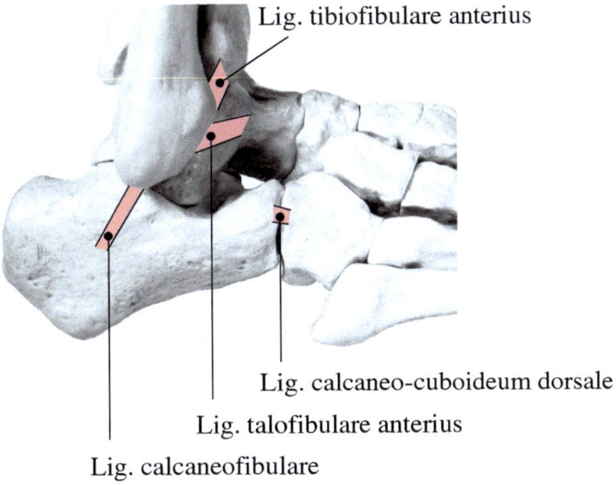

Abb. V.26
Darstellung jener Bänder, die im Rahmen von Supinationstraumen am häufigsten betroffen sind.

Johnson und Markolf (1983) konnten am Präparat bestätigen, dass bei durchschnittenem Lig. talofibulare ant. die Stabilität des Gelenks in der Frontalebene besonders in Plantarflexion abnimmt. Es ist daher vor allem der Funktionsverlust dieses Bandes, der in dieser Position die Stabilität reduziert und nicht die Keilform des Talus. In Dorsalflexion ist es die anterior-posteriore Stabilität, die besonders abnimmt: es kommt zu einem vergrößerten Schubladen-Phänomen.

Supinationstraumen haben oft in Plantarflexionsstellung schwerwiegendere Folgen, was auf das **vergrößerte Inversionsmoment** in dieser Position zurückzuführen ist. Durch den sehr weit distal liegenden Auflagepunkt am antero-lateralen Rand des Fußes bzw. Schuhes ist der auf das Ligament wirkende Hebelarm viel größer als in Nullstellung, in der der Abstand nicht größer werden kann als von der lateralen Malleole bis zum Boden. Außerdem wird in Plantarflexionsstellung die traumatisch verursachte Bewegung auf mehrere Gelenke innerhalb des Fußes übertragen. In diesem Zusammenhang wird häufig übersehen, dass neben dem Lig. talofibulare ant. auch das *Lig. calcaneocuboidale dorsale* verletzt wird. Es ist daher in der Untersuchung des Fußes wichtig, die Sensibilität dieses Bandes palpatorisch präzise zu ermitteln.

Kippt der Talus in Supination, so können außer ligamentären auch andere Läsionen auftreten. Wie aus Abb. V.27 hervorgeht, sind während des Umkippens besonders die Ränder der Talusrolle betroffen. Dies kann zu subchondralen Ablösungen und knöchernen Läsionen an diesen Stellen führen. Solche Verletzungen werden später als **Osteochondritis dissecans** diagnostiziert (Inman, 1976; Libotte et al., 1981; Magee, 1988).

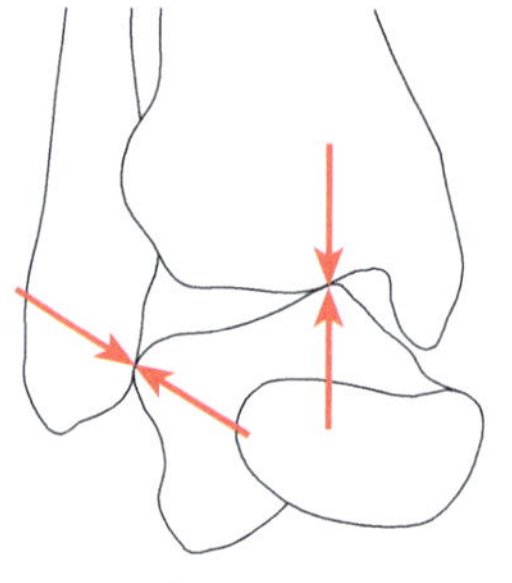

Abb. V.27
Schematische Darstellung der Verkippung des Talus im oberen Sprunggelenk infolge eines Supinationstraumas. Es kommt zu Belastungsspitzen (Pfeile) an den seitlichen Rändern der Talusrolle, die zu Knorpelablösungen führen können.

Eine weitere Verletzungsmöglichkeit besteht in der Fraktur des lateralen Malleolus oder einer Überdehnung der distalen tibiofibularen Bänder, was zu einer *tibiofibularen Diastasis* führen kann. Blaimont et al. (1986) haben in diesem Zusammenhang die Möglichkeit einer *sekundären Osteochondritis dissecans* erwähnt. Dies wurde durch die Möglichkeit einer Translation des Talus innerhalb der Malleolengabel nach lateral erklärt. Wie aus Abb. V.28 hervorgeht, kommt es infolge der Translation zu einer deutlichen Verringerung der Kontaktfläche, die sich auf die lateralen Scheitelzonen der Talusrolle konzentriert.

3.6.2 Kinematik bei Dysfunktionen des oberen Sprunggelenks

Sammarco et al. (1973) untersuchten das Bewegungsverhalten von 26 gesunden und 14 pathologischen oberen Sprunggelenken mit und ohne Gewichtsbelastung. Es wurden die Prinzipien der Reuleaux-Methode angewandt. Nur bei 12 der asymptomatischen Probanden lag das Rotationszentrum, wie zu erwarten, im Bereich des Taluskörpers. Befindet sich das Rotationszentrum im Bereich der Mitte des Taluskörpers, so würde das implizieren, dass es in der Nähe des Krümmungszentrums der Talusrolle zu liegen kommt. Ist dies der Fall, so dominiert die Gleitkomponente. Die Autoren dieser Studie beziehen sich zwar nicht direkt darauf, sondern führen das Konzept eines **Geschwindigkeitsvektors** ein, dessen Ursprung im mittleren Kontaktpunkt liegt (siehe Punkt 7.5.2 auf Seite 66). Bei pathologischen Sprunggelenken finden Sammarco et al. Momente während des Bewegungsablaufes, bei denen es zu exzessiver Koaptation bzw. Dekoaptation kommt (siehe Abb. I.47 auf Seite 67). Die Autoren geben zusammenfassend an, dass das Verhalten des Geschwindigkeitsvektors ein bestimmtes Muster zeigt, das bei pathologischen Gelenken abweicht.

*) zum *Winkel Gamma* siehe Kapitel I Punkt 7.5.1 auf Seite 65.

Cuvelier (1999) hat Patienten nach Supinationstraumen mit asymptomatischen Probanden bezüglich der Lage des Rotations- und Krümmungszentrums, des Roll-Gleit-Index und des Winkels Gamma* verglichen. Die Patientengruppe, die Schmerzen und eine Beweglichkeitseinschränkung aufwies, wurde zusätzlich in eine unbehandelte und eine mit lokalen osteopathischen Techniken behandelte Gruppe unterteilt. Es konnte kein signifikanter Unterschied zwischen den drei Gruppen gefunden werden. Die Behandlung schien in diesem Fall keinen Einfluss auf die Kinematik zu haben.

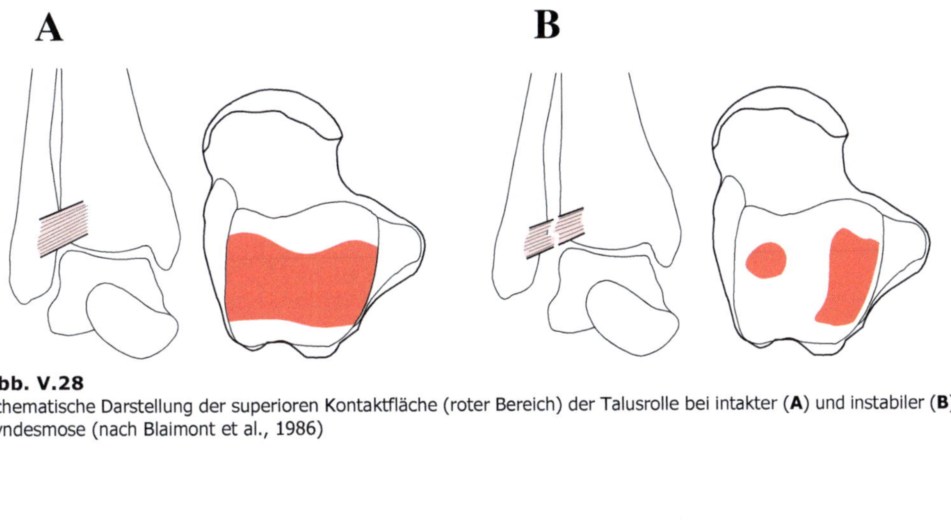

Abb. V.28
Schematische Darstellung der superioren Kontaktfläche (roter Bereich) der Talusrolle bei intakter (**A**) und instabiler (**B**) Syndesmose (nach Blaimont et al., 1986)

4 Das untere Sprunggelenk

4.1 Allgemeines

Das untere Sprunggelenk kann unter unterschiedlichen Gesichtspunkten betrachtet werden. **Anatomisch** gesehen besteht es aus drei Elementen, die über zwei Gelenkräume miteinander in Verbindung stehen:

- der *Art. subtalaris* und der
- *Art. talocalcaneonavicularis.*

Beide Räume werden durch den Sinus tarsi und die darin befindlichen Bänder getrennt. Im angloamerikanischen und französischen Sprachraum gibt es den Begriff des unteren Sprunggelenks nicht. Man spricht vom (engl.) *subtalar joint* bzw. von der (frz.) *articulation sous-astragalienne.* Genau genommen werden damit die Gelenkflächen zwischen Talus und Kalkaneus bezeichnet. Man beschränkt sich jedoch mit dem Begriff des *subtalar joint* in der Regel auf die hintere Kammer, während die anteriore dem (engl.) *talocalcaneonavicular joint* zugeschrieben wird (Gray's Anatomy, 1999). Im französischen Sprachraum wird das Gelenk zwischen Talus und Os naviculare der Chopart-Gelenklinie zugeschrieben.

Funktionell kann diesem Gelenk ein weiteres Element hinzugefügt werden: das *Os cuboideum.* Es handelt sich demnach um das Zusammenspiel von Talus, Kalkaneus, Os naviculare und Os cuboideum und deren gelenkiger Verbindungen. In der Folge werden wir uns stets auf diese Konstellation beziehen (Abb. V.29).

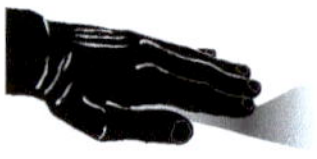

Eine solche Anordnung kann als **kinematisch geschlossene Kette** betrachtet werden (Huson, 1982). Dies bedeutet, dass die Raumveränderung eines Elementes der Kette unweigerlich auch Raumveränderungen der anderen Elemente der Kette nach sich zieht (Abb. V.30). Wird z.B. das Os cuboideum manuell in Relation zum Os naviculare mobilisiert, so kommt es unter anderem unweigerlich auch zu einer Bewegung zwischen

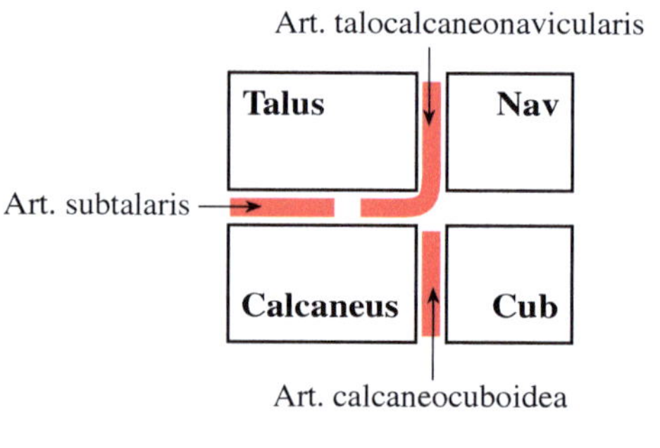

Abb. V.29
Schema der anatomischen gelenkigen Verbindungen (dicke Linien) der Elemente des unteren Sprunggelenks.

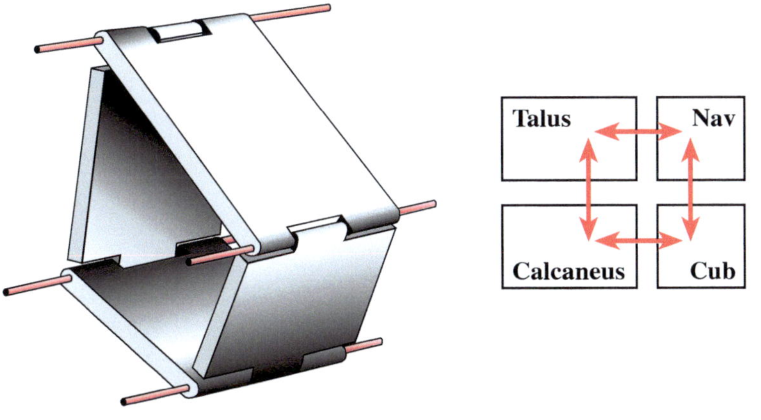

Abb. V.30
Schema der kinematisch geschlossenen Kette der Elemente des unteren Sprunggelenks. Eine Bewegung in einer Gelenkslinie führt unausweichlich zu Bewegungen in den drei anderen Gelenklinien. Es handelt sich um einen Mechanismus unter Zwangsbedingungen (engl.: *constraint mechanism*). In Wirklichkeit liegen die Achsen nicht parallel, wie hier am Modell angedeutet. Somit ist ein gewisses Gelenkspiel unumgänglich und sogar physiologisch, d.h. es müsste sich um „ausgeleierte" Scharniere handeln.

Talus und Kalkaneus. Dies zu erkennen, scheint in der Osteopathie und allgemein im Bereich der manuellen Medizin von Wichtigkeit zu sein. Besonders unter Berücksichtigung der Möglichkeit der inversen Situation: Besteht eine Dysfunktion in einer Gelenkverbindung innerhalb der Kette, so betrifft dies alle Verbindungen. Hintermann et al. (1994b) konnten feststellen, dass eine isolierte Arthrodese an jedem Abschnitt des unteren Sprunggelenks zu einer Verringerung der Amplitude des Gelenks führte.

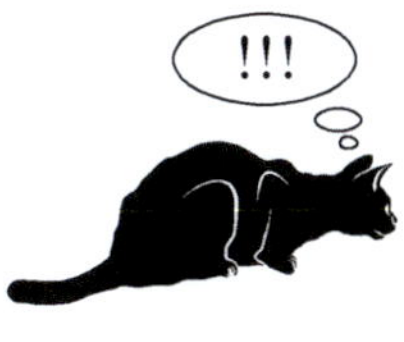

Die **Funktionen des unteren Sprunggelenks** sind vielfältig, besonders aber sind folgende Möglichkeiten erwähnenswert:

- Ausrichtung des Fußes im Raum
- Anpassung des Fußes an Bodenunebenheiten
- Übertragung der axialen Rotationen vom Unterschenkel zum Fuß (Transferfunktion, siehe Punkt 4.5 auf Seite 366)
- Gleichgewichtskontrolle im Einbeinstand (Punkt 7 auf Seite 394)
- Dynamische Kontrolle der Fußlängswölbung (siehe Seite 400)
- Stoßdämpfersystem (siehe Seite 411).

4.2 Gelenkflächen und Bänder

4.2.1 Gelenkflächen

DISTAL			PROXIMAL		
Element	*Gelenkfläche*	*Krümmung*	*Krümmung*	*Gelenkfläche*	*Element*
Kalkaneus	Fac.art.talaris post.	konvex	konkav	Fac.art.calc.post.	Talus
SINUS TARSI					
Kalkaneus	Fac.art.talaris med & ant.	konkav	konvex	Fac.art.talaris med & ant.	Talus
Lig.calc.nav.plant.	keine Bezeichnung	plan	plan	Caput tali	Talus
Os naviculare	keine Bezeichnung	konkav	konvex	Caput tali	Talus
Os cuboideum	keine Bezeichnung	Sattel	Sattel	Fac.art.cuboidea	Kalkaneus

Tabelle V.5
Übersicht über die gelenkigen Verbindungen im unteren Sprunggelenk

Die Anordnung und Krümmung der einzelnen Gelenkflächen des unteren Sprunggelenks können Tabelle V.5 und Abb. V.31 entnommen werden. Der Übersicht halber kann man sich merken, dass im Falle des Talus die hintere Gelenkfläche konkav ist, die drei anterioren sind annähernd konvex. Er muss sich folglich gleichzeitig um zwei unterschiedlich gekrümmte Gelenkflächen bewegen. Dies hat zu verschiedenen Spekulationen geführt. So wurde angenommen, dass Bewegungen im unteren Sprunggelenk stets Inkongruenzen hervorrufen (Merkel & Fischer, 1894; Steindler, 1955; Kapandji, 1978), dass man das Bewegungsverhalten nicht aus den Gelenkflächen heraus erklären kann (Huson, 1977) oder dass man den Taluskopf mit dem Femurkopf vergleichen könnte (*Coxa pedis*; MacConaill und Basmajian, 1969).

Im Sinne der Verständlichkeit wollen wir kurz auf die Bewegung des Taluskopfes eingehen. Steht der Fuß auf dem Boden und rotiert die untere Extremität, so dreht der Talus nicht wie das Femur um einen Punkt, der sich ungefähr im Zentrum seines Kopfes befindet, sondern um ein Rotationszentrum, das sich im posterioren Teil des Knochens befindet. Dadurch kommt es zu einer Schwenkbewegung des Taluskopfes, die grob gesehen von lateral nach medial abläuft (siehe Abb. V.32 auf Seite 356). Es handelt sich bei dieser Bewegung eigentlich um die Abduktions-/Adduktionskomponente des Talus. Damit wird bereits angedeutet, wie das Os naviculare dieser Bewegung folgt und nicht, wie durch die Analogie der *Coxa pedis* vermutet, im Sinn einer Gelenkpfanne ruhig bleibt. Diese Bewegung und Funktion des Talus könnte man mit dem Bart eines Schlüssels vergleichen. Auf das Problem der damit verbundenen Inkongruenz werden wir an späterer Stelle zurückkommen (siehe Punkt 4.6 auf Seite 378).

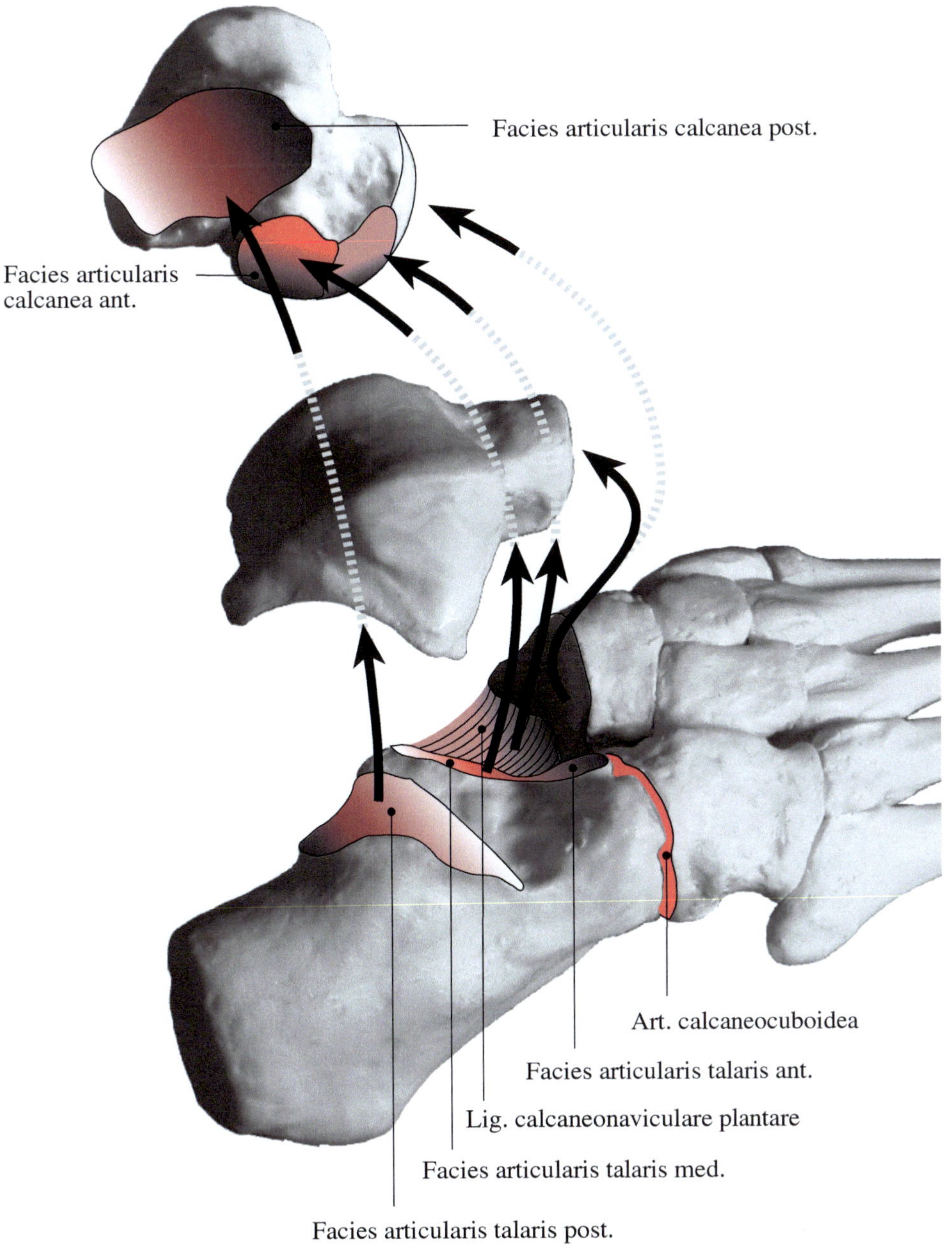

Abb. V.31
Übersicht über die Gelenkflächen des unteren Sprunggelenks. Ansicht von dorso-lateral. In der zuoberst liegenden Position wurde der Talus gedreht, um die Gelenkflächen sichtbar zu machen.

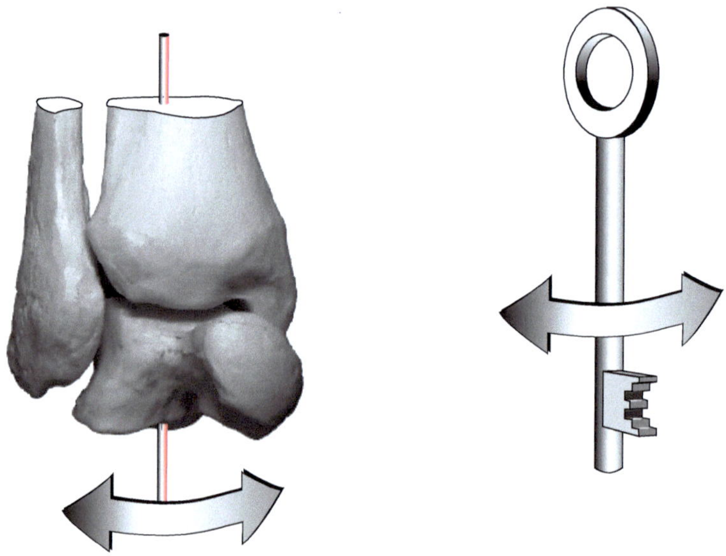

Abb. V.32
Das Rotationszentrum des Talus befindet sich nicht im Taluskopf, sondern im posterioren Abschnitt. Dadurch ergibt sich eine Schwenkbewegung das Taluskopfes nach lateral und medial (Abduktion/Adduktion), wenn der Unterschenkel nach außen oder innen rotiert. Dies kann mit der Drehung eines Schlüssels verglichen werden. Der Bart des Schlüssels entspricht dem Taluskopf.

4.2.2 Bänder

Lateral und medial gelegene Bänder

An der lateralen Seite befindet sich das **Cervical ligament** (Smith, 1958; Schmidt, 1978; Gray's Anatomy, 1999). Es erstreckt sich vom lateralen Aspekt des Collum tali zu jenem lateral und superior gelegenen Abschnitt des Kalkaneus, der sich vor dem Sinus calcanei befindet. Dieses Band wird in der Literatur häufig dem *Lig. talo-calcaneum interosseum* zugesprochen, stellt jedoch eine außerhalb des Bandkomplexes des Sinus tarsi gelegene Struktur an der lateralen Seite dar. Denkt man an den Vergleich des Collum tali mit dem Bart eines Schlüssels (siehe Abb. V.32), so kann bei einer solchen Bewegung die räumliche Lageveränderung des Bandes erklärt werden. Steht der Fuß am Boden, so bewegt sich der Talus während einer Innenrotation des Unterschenkels in Adduktion, und das Band kommt flacher zu liegen. In der umgekehrten Bewegung steht es mehr vertikal (siehe Abb. V.34). Die beschriebenen Bewegungen können über die knöchernen Anteile palpatorisch erfasst werden und spiegeln so die *„scheibenwischerartigen"* Bewegungen des Ligamentes wider. Dieses Band führt unter anderem die Bewegung des Talushalses.

Etwas weiter posterior liegt das *Lig. talo-calcaneum laterale*. Es wird zu einem großen Teil vom Lig. calcaneofibulare überdeckt. Wie dieses zieht es schräg nach kaudal und posterior. Somit liegen die Insertionsstellen

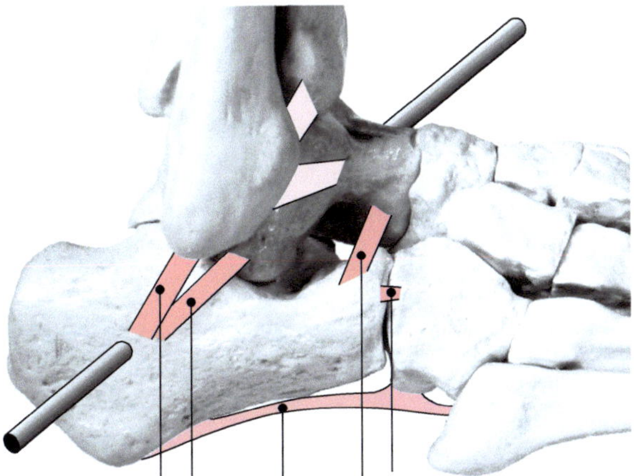

Abb. V.33
Darstellung der lateral gelegenen Bänder des unteren Sprunggelenks. Die distale Insertion des Lig. calcaneofibulare und des Lig. talo-calcaneum laterale befindet sich in der Nähe der Bewegungsachse.

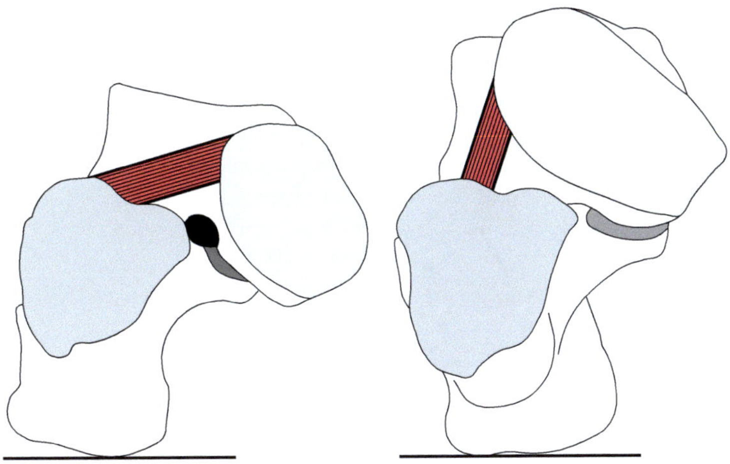

Abb. V.34
Schematische Darstellung der Positionierung des Cervical Ligament in Eversion und Inversion des unteren Sprunggelenks in einer Ansicht von anterior. In Eversion nähert sich das Band der Transversalebene an, während es sich in Inversion vertikalisiert.

dieser beiden Bänder nahe zur Bewegungsachse des unteren Sprunggelenks (siehe Abb. V.33 auf Seite 357). Dies bedeutet, dass diese Bänder während Bewegungen dieses Gelenks kaum unter Zug gesetzt werden. Das Lig. talo-calcaneum laterale sowie das Lig. calcaneofibulare werden von den Sehnen und Sehnenscheiden der Mm. peronei überdeckt. Die Sehnenscheiden verstärken den lateralen Bandapparat.

Auf der medialen Seite befindet sich das *Lig. talo-calcaneum mediale*, das sich, ähnlich dem Lig. deltoideum, von dem es überdeckt wird, stark verbreitert.

Plantare Bänder

Das Lig. calcaneo-cuboideum plantare stellt ein Beispiel für eine *asymmetrische Bandinsertion* dar. Es inseriert auf einer Seite des Gelenkspaltes weit von diesem entfernt, auf der anderen Seite ganz nahe (siehe dazu Kapitel I Seite 120 bis 124 und Abb. I.92 auf Seite 124).

Plantar gelegen findet sich lateral das *Lig. calcaneo-cuboideum plantare*. Es inseriert weit posterior am Kalkaneus und mündet sofort nach Überbrückung des Gelenkspaltes proximal in das Os cuboideum. Faserbündel dieses Bandes ziehen weiter zum distalen Ende des Os cuboideum und bilden somit den Kanal für die Sehne des M. peroneus longus. Im Hinblick auf die proximale Insertion des Bandes am Os cuboideum beschrieb Huson (1965) seine spezifische Funktion genauer: Das Kuboid kann demnach leichter nach plantar gleiten, seine Bewegungsmöglichkeit nach dorsal ist jedoch schnell limitiert. Dies ist palpatorisch und im Rahmen von Mobilisationstechniken deutlich nachvollziehbar. Beim Aufsetzen des Fußballens (z.B. nach einem Sprung) verhindert dieses Band ein Abgleiten des Kalkaneus nach plantar (siehe Abb. V.35).

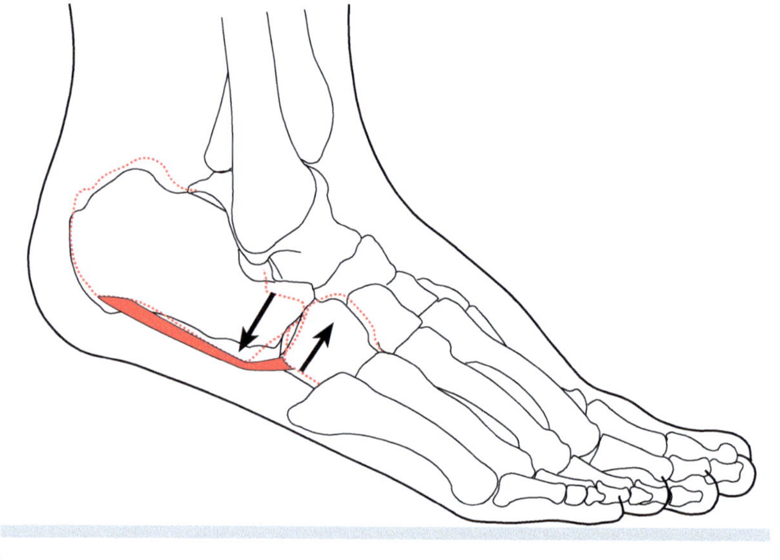

Abb. V.35
Bei Belastung des Fußes in Plantarflexion, z.B. während der Landephase nach einem Sprung, kommt es zu einer großen Belastung des Lig. calcaneo-cuboideum plantare, das ein Abgleiten des anterioren Abschnittes des Kalkaneus nach plantar verhindert.

Plantar und medial befindet sich das *Lig. calcaneo-naviculare plantare (Pfannenband).* Dem Pfannenband können unter anderem folgende Funktionen zugeschrieben werden: Es ergänzt die Gelenkfläche für das Caput tali und unterstützt dieses. Außerdem stellt es gemeinsam mit dem Lig. calcaneo-cuboideum plantare einen wesentlichen Teilaspekt in der Erhaltung des Fußgewölbes dar. Eine Limitierung der Bewegungen des Os naviculare, ähnlich der des Os cuboideum durch das Lig. calcaneo-cuboideum plantare könnte erwogen werden.

Interossär gelegene Bänder

Siehe dazu Abb. V.36 auf Seite 360.

Die interossären Bänder zwischen Talus und Kalkaneus werden unter dem Begriff des *Lig. talo-calcaneum interosseum* zusammengefasst. Detailliertere anatomische Untersuchungen (Smith, 1958; Schmidt, 1978) konnten jedoch ein aus mehreren Anteilen bestehendes System beschreiben, das in engem Zusammenhang mit den Faserzügen des Retinaculum extensorum steht. Das funktionelle Zusammenspiel zwischen dem Retinaculum und den Bändern des Sinus tarsi ist unseres Erachtens nach noch nicht geklärt. Es kann angenommen werden, dass die Kontraktion der Fußhebermuskulatur einen Einfluss auf diese Strukturen hat. Im medialen Aspekt sind die Faserbündel kräftig ausgeprägt und ziemlich kurz, was für die Bestimmung der Lage der Bewegungsachse im unteren Sprunggelenk wesentlich ist. Dieser Teil des Bandes stellt demnach eine Zone dar, in der momentane Rotationszentren zu liegen kommen.

4.3 Die Bewegungsachse im unteren Sprunggelenk

Die Bewegungen im unteren Sprunggelenk laufen in allen drei Raumebenen ab, was Henke (1863) dazu bewog, von einer *Kompromissachse* zu sprechen. Heute würde man von einer *helikoidalen Achse* sprechen, die drei simultane Bewegungskomponenten erklärt. Die Rotation um diese Achse wird, je nach Drehrichtung, als **Inversion** und **Eversion** bezeichnet. Diese Rotationen kann man in die drei anatomischen Ebenen projizieren, was an späterer Stelle analysiert wird.

4.3.1 Bestimmung der Achse

Die Achse steht schräg in Bezug zu den drei anatomischen Raumebenen. Ihre Lage und Ausrichtung werden im Folgenden definiert. Grundsätzlich kann dies anhand verschiedener Methoden durchgeführt werden. Eine Möglichkeit besteht in der Definition zweier Punkte, durch die die Achse läuft. Anatomisch kann je ein Punkt am vorderen, medialen Taluskopf und am posterioren, kaudalen und lateralen Tuber calcanei definiert werden. Eine weitere Möglichkeit besteht darin, einen Punkt und zwei Winkel anzugeben, welche die Achse im dreidimensionalen Raum festlegen.

Aufgrund der Form der Gelenkflächen und der Ausrichtung der Bänder läuft die Achse durch den medialen Teil des Sinus tarsi. Wie bereits erwähnt, stellt dieser Bereich aufgrund der Bandsituation ein Rotationszentrum dar (De Doncker und Kowalski, 1979; Sarrafian, 1983). Aus diesem Grund spricht De Doncker von einem *Achsenband*. Die Achse läuft demnach zwischen den Gelenkflächen des Kalkaneus hindurch. Dies erklärt, warum die anteriore Fläche konkav und die posteriore konvex gekrümmt ist. Beide Gelenkflächen könnten demnach ungefähr einem Segment eines Doppelkegels entsprechen, dessen Spitzen sich im Sinus tarsi treffen (siehe Abb. V.38).

Wie aus Abb. V.39 auf Seite 362 hervorgeht, kann die Achsenausrichtung durch zwei Winkel definiert werden. Es sind dies der Neigungs- und der Abweichungswinkel. Ersterer ist im Hinblick zur Fußsohlenebene bestimmt und beträgt nach Inman (1976) 42 ± 9° (Min 20°, Max 69°). Der Abweichungswinkel ist in Relation zur Fußlängsachse definiert, die durch den zweiten Interdigitalraum läuft und beträgt 23 ± 11° (Min. 4°, Max. 47°). Ähnliche Daten wurden bereits von Manter (1941) angegeben.

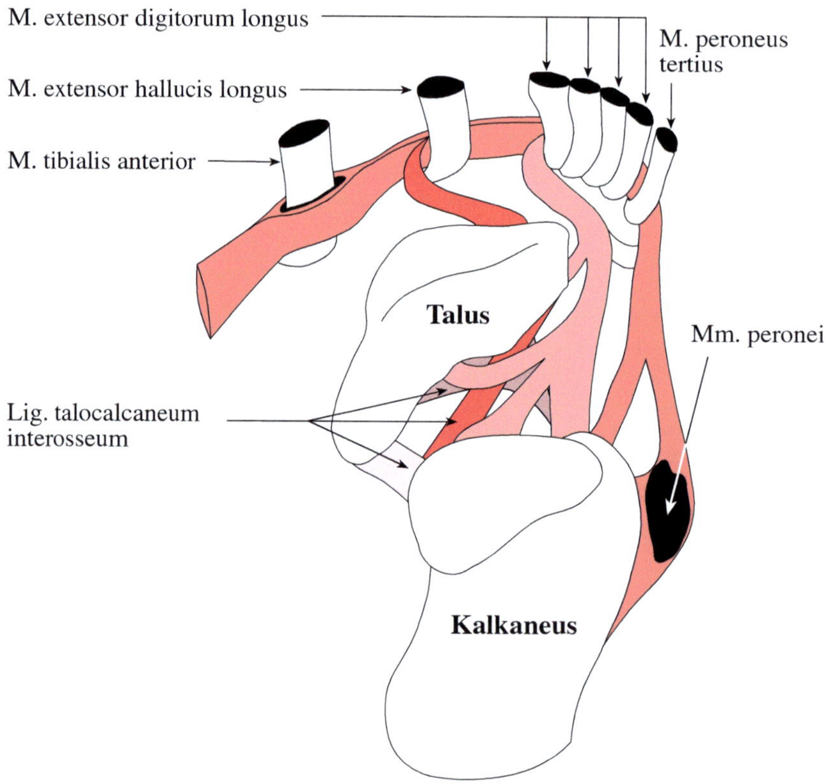

Abb. V.36
Schema der anatomischen Zusammenhänge zwischen den Bändern des Sinus tarsi und dem Retinaculum extensorum (modifiziert nach Sarrafian, 1983). Der Talus ist in der Frontalebene aufgeschnitten.

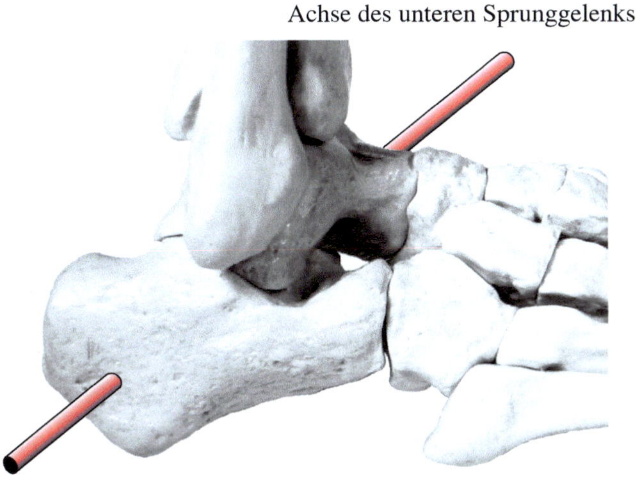

Abb. V.37
Verlauf der Achse des unteren Sprunggelenks. Sie tritt auf der medialen Seite des Talushalses in den Fuß ein und verlässt diesen im posterioren Bereich der lateralen Seite des Kalkaneus. Sie verläuft dabei quer durch den Sinus tarsi.

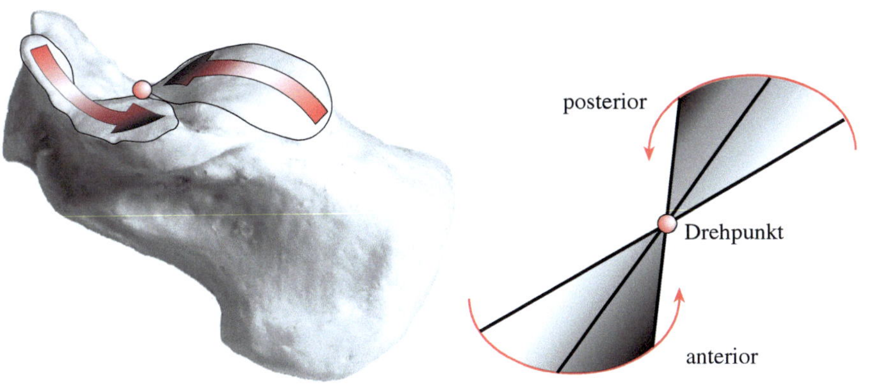

Abb. V.38
Modell der Bewegungen im unteren Sprunggelenk, die gleichzeitig um eine konvexe (posterior) und konkave (anterior) Gelenkfläche stattfinden. Die Bewegungsrichtung ist im anterioren und posterioren Abschnitt des Gelenks gegenläufig. Das Schema auf der rechten Seite zeigt dies anhand der Verlagerung einer Geraden (es handelt sich dabei nicht um die Bewegungsachse!) an, wobei ein Ende eine konvexe, das andere eine konkave Bewegung im Raum beschreibt. Die Gerade selbst dreht dabei um einen Punkt (Drehpunkt), der im Sinus tarsi liegt.

4.3.2 Funktionelle Bedeutung der räumlichen Achsenlage und deren Veränderung

Aufgrund der Mittelwerte des Neigungs- und Abweichungswinkels mit 42° bzw. 23° kann auf das Verhältnis der einzelnen Rotationskomponenten geschlossen werden. Demnach würde man der anterior-posterioren Komponente (Supination/Pronation) eine etwas größere Dominanz als der vertikalen (Adduktion/Abduktion) zusprechen. Die transversale Komponente (Plantarflexion/Dorsalflexion) ist eindeutig untergeordnet.

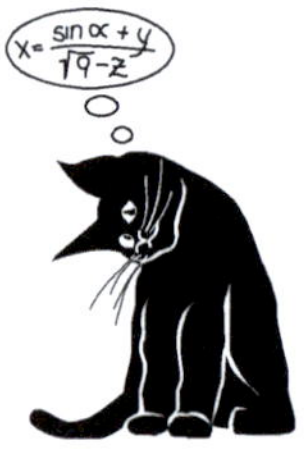

Das Verhältnis kann über folgende Beziehung berechnet werden:

$$\varphi_x = \varphi \cos\alpha \cdot \sin\beta \qquad (V.16)$$
$$\varphi_y = \varphi \cos\alpha \cdot \cos\beta$$
$$\varphi_z = \varphi \sin\alpha$$

Wobei φ die Gesamtrotation, φ_x, φ_y und φ_z die jeweiligen Rotationskomponenten in der Sagittal- (x), Frontal- (y) und Transversalebene (z) darstellen, wenn α der Neigungs- und β der Abweichungswinkel ist.

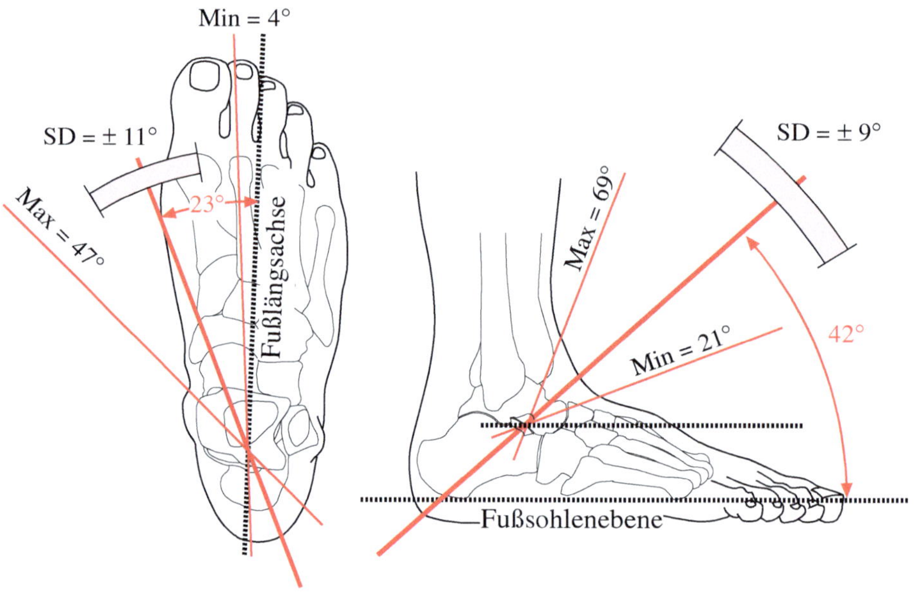

Abb. V.39
Lokalisation und Orientierung der Achse des unteren Sprunggelenks (nach Inman, 1976). Die Orientierung zeigt große interindividuelle Unterschiede an. Dies drückt sich in der Größe der Standardabweichung (SD) und den Minimal- (Min) und Maximalwerten (Max) aus.

α	β	φ_{INV}	φ_{SUP}	φ_{ADD}	φ_{PF}
42°	23°	25°	17,1°	16,7°	7,3°
20°	5°	25°	23,4°	8,6°	2,0°
70°	5°	25°	8,5°	23,5°	0,7°

Tabelle V.6
Das Verhältnis der Komponenten im unteren Sprunggelenk bei einer Inversionsamplitude (φ_{INV}) von 25° unter verschiedenen Achsenorientierungen.

Die erste Zeile geht von den Mittelwerten aus: Neigungswinkel der Achse (α) 42°, Abweichungswinkel der Achse (β) 23°. Supinations- (φ_{SUP}) und Adduktionskomponente (φ_{ADD}) sind annähernd gleich groß. Die zweite Zeile geht von einem minimalen Neigungswinkel von 20° und einem Abweichungswinkel von 5° aus. Es dominiert die Supinationskomponente. Die dritte Zeile geht von einem maximalen Neigungswinkel von 70° und einem minimalen Abweichungswinkel von 5° aus. Es überwiegt die Adduktionskomponente.

Standardabweichung und Streuung des Neigungs- und Abweichungswinkels weisen darauf hin, dass große individuelle Unterschiede bezüglich des kinematischen Verhaltens des Fußes bestehen können. Wir wollen aus diesem Grund nun eine Modellrechnung für drei Szenarien in Bezug auf die Achsenorientierung durchführen, wobei jedes Mal eine Inversionsamplitude (φ_{INV}) von 25° stattfindet.

- Werden für die Achsenorientierung Mittelwerte (42° für α, 23° für β) angenommen, so stellt sich heraus, dass der Unterschied zwischen der anterior-posterioren und der vertikalen Komponente sehr gering ist, da erstere durch den Abweichungswinkel etwas verkleinert wird. Folglich verhalten sich beiden Komponenten annähernd 1 : 1. Dies kann aus der ersten Zeile in Tabelle V.6 entnommen werden.
- Sind der Abweichungswinkel mit 5° und der Neigungswinkel mit 20° sehr klein, so überwiegt die Supinationskomponente deutlich. Die Werte der Modellrechnung können der zweiten Zeile in Tabelle V.6 entnommen werden.
- Bleibt der Abweichungswinkel bei 5° gleich, während der Neigungswinkel ein Maximum von 70° hat, so überwiegt die vertikale Komponente. Dies ist in der dritten Zeile in Tabelle V.6 ausgedrückt. Würde der Fuß auf dem Boden stehen, so könnte in diesem Fall der Talus deutlich mehr Abduktion/Adduktion durchführen, was zu einer Außen- bzw. Innenrotation des Beines führt, die eventuell bis zum Hüftgelenk bzw. bis zur Wirbelsäule wirkt.

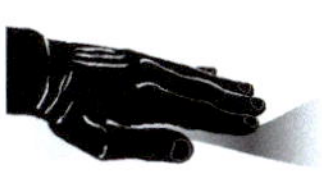

Mit den genannten Beispielen sollte gezeigt werden, welche individuellen Unterschiede bei physiologisch normalen Gelenken bestehen können. Zudem verändern sich die jeweiligen Winkel innerhalb eines individuellen Gelenks während der Bewegung, und die spezifische Art der Durchführung der jeweiligen Bewegung ist auch von Bedeutung. Auf die angesprochenen Probleme und den Einfluss der räumlichen Achsenlage auf die Kinematik der unteren Extremität werden wir in weiterer Folge noch eingehen.

Was die räumliche Veränderung der Achse während der Bewegung betrifft, so konnte Van Langelaan (1983) zeigen, dass **während der Inversionsbewegung der Neigungswinkels im Sinne einer Vertikalisierung zunimmt**, während der Abweichungswinkel im Sinne einer Sagittalisierung abnimmt. Diese Ergebnisse wurden von Benink (1985) bestätigt. Dies bedeutet, dass sich bei zunehmender Inversion die vertikale Komponente der dreidimensionalen Gesamtbewegung vergrößert. Steht der Fuß am Boden, kommt es demnach zu einer Veränderung der Übersetzung zwischen der Supinations-/Pronationskomponente des Fußes auf die Außen-/Innenrotation der Tibia (siehe Punkt 4.5 auf Seite 366).

4.4 Analyse der Bewegungskomponenten im unteren Sprunggelenk

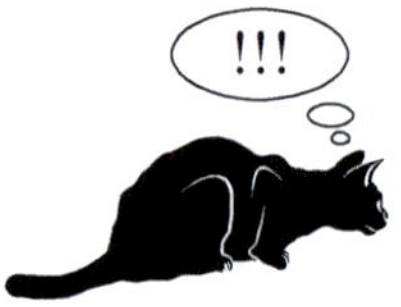

Aus der im vorigen Kapitel angegebenen Achsenlage und deren Orientierung ergibt sich ein Verlauf von anterior nach posterior, von kranial nach kaudal und von medial nach lateral. Anhand dieser Ausrichtung kann qualitativ eine Aufstellung wie in Tabelle V.7 erstellt werden, anhand der die jeweiligen Bewegungskomponenten aus den Raumkomponenten abgeleitet werden.

Achsenorientierung

In der Spalte „Achse“ sind die Orientierungskomponenten der Achse angegeben. Die Rotation wird demnach wie ein Vektor behandelt, der schräg im Raum steht. Jede Komponente besitzt eine eigene Richtung, die durch den Pfeil (→) angegeben wird. Würde man die Richtung des Pfeiles ändern, z.B. post → ant, so müsste auch die Drehrichtung für die jeweilige Komponente ebenfalls geändert werden (siehe Punkt 3.5.1 auf Seite 31).

Kalkaneus zum Talus

In der nächsten Spalte wird die Bewegung des Kalkaneus in Relation zum fixierten Talus analysiert. In der Literatur wird allgemein diese Betrachtungsweise verwendet. Jeder Orientierungskomponente entspricht nun je eine Bewegungskomponente und somit ergeben sich z.B. Supination, Adduktion und Plantarflexion des Fußes in Bezug zu einem äußeren Referenzsystem. Im Hinblick auf die Gleitrichtung der Gelenkflächen zueinander, d.h. in einem inneren Referenzsystem, ergibt sich eine resultierende Bewegung, die als Inversion bezeichnet wird. Dieselbe Überlegung gilt für die umgekehrte Bewegung, bei der Pronation, Abduktion und Dorsalflexion die Komponenten der Eversion darstellen.

Achse fix: / mob:	Talus / Kalkaneus		Kalkaneus / Talus		Kalkaneus / Unterschenkel		Referenzsystem
ant → post	SUP	PRON	PRON	SUP	Neigung med	Neigung lat	äußeres
kran → kaud	ADD	ABD	ABD	ADD	AR	IR	äußeres
med → lat	PF	DF	DF	PF	Neigung post	Neigung ant	äußeres
SUMME	INV	EV	INV	EV	INV	EV	inneres

Tabelle V.7
Bewegungskomponenten im unteren Sprunggelenk für drei Varianten (äußeres Referenzsystem) – (1) Bewegungen des Kalkaneus gegenüber dem Talus, (2) Bewegung des Talus gegenüber dem Kalkaneus, (3) Bewegung des Unterschenkels gegenüber dem Kalkaneus – in Bezug auf die Inversion bzw. Eversion (inneres Referenzsystem).

Talus zum Kalkaneus

*) zur Auffrischung: Die Gelenkamplitude ist immer die Amplitude des distalen Gelenkpartners minus der Amplitude des proximalen Gelenkpartners.

In der dritten Spalte wird die Bewegung des Talus in Relation zum fixierten Kalkaneus analysiert. Dies entspricht größtenteils der funktionellen Betrachtungsweise, da der Fuß ja meist am flachen Boden aufliegt und der gesamte Körper sich über ihm bewegt. Dies gilt auch für die vierte Spalte, in der Talus und Unterschenkel als Einheit betrachtet werden. Um eine Inversionsbewegung im Gelenk, d.h. in einem inneren Referenzsystem hervorzurufen, muss sich der Talus in entgegengesetzter Richtung bewegen. Diese Bewegung des Talus wird somit in einem äußeren Referenzsystem beschrieben. Eine solche analytische Überlegung kann man schematisiert wie in Abb. V.25 auf Seite 346 oder mathematisch wie in Gleichung V.3 auf Seite 345* darstellen.

Unterschenkel zum Kalkaneus

Die vierte Spalte dient der Beschreibung der Bewegungen des Unterschenkels, unter der Voraussetzung, dass er sich gemeinsam mit dem Talus bewegt: wir nehmen an, das obere Sprunggelenk bewegt sich nicht. Somit neigt sich der Unterschenkel bei einer Pronation des Talus nach medial. Führt der Talus eine Abduktion durch, so entspricht das einer Bewegung, die für den Unterschenkel als Außenrotation bezeichnet wird. Eine Neigung nach posterior entsteht demnach, wenn sich der Talus im Sinne einer Dorsalflexion bewegt.

Synthese: Transferfunktion

Bis jetzt haben wir den Sonderfall angenommen, dass die Gelenkbewegung entweder vom einen oder vom anderen Gelenkpartner ausgeführt wird. Um die Bewegungen im Rückfuß besser zu verstehen, muss jedoch der allgemeine Fall betrachtet werden, wobei sich der proximale und distale Gelenkpartner unter der Annahme bewegen, dass der Fuß am Boden aufliegt. Daraus folgt, dass nicht alle drei Bewegungskomponenten vom selben Partner durchgeführt werden müssen.

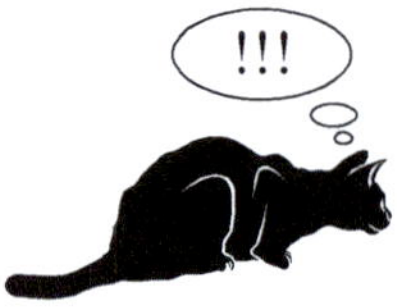

Tabelle V.8 beschreibt eine Inversionsbewegung unter den genannten Bedingungen:

- Der **Kalkaneus** und somit der gesamte Fuß führen bei dieser Bewegung die *Supinationskomponente* aus.
- Der auf dem Boden stehende Fuß kann aufgrund der Haftungsreibung nicht in Adduktion rutschen. Also muss der **Talus** in *Abduktion* drehen, was in weiterer Folge zu einer Außenrotation des Unterschenkels führt.
- Die Plantarflexion des Kalkaneus kann ebenfalls kaum durchgeführt werden, da der Fuß ja nicht in den Boden eindringen kann (wir schließen nun Gelenkspiel und Weichteildeformationen aus), folglich muss der Talus in Dorsalflexion drehen. Diese Bewegung sollte eine Neigung des Unterschenkels nach posterior hervorrufen. Berücksichtigen wir nun jedoch das Vorhandensein des oberen Sprunggelenks, so führt dieses eben eine Dorsalflexion durch, wodurch die Posteriorneigung der Tibia entfällt.

Somit bleiben die Supination des Fußes und die **Außenrotation des Unterschenkels** über, was natürlich auch für die inversen Komponenten Pronation und Innenrotation gilt. Diese Beziehung drückt die **Transferfunktion** des Rückfußes aus.

Betrachten wir diese Situation unter der Zielvorgabe einer Integration der Bewegungen des unteren Sprunggelenks in den Gelenkkomplex der gesamten unteren Extremität, so muss ergänzend festgestellt werden, dass die Außenrotation des Unterschenkels kleiner als die Abduktionsamplitude des Talus ist, da bei der erwähnten Dorsalflexion im oberen Sprunggelenk die Tibia eine geringe Innenrotation in Relation zum Talus erfährt (siehe Seite 342).

4.5 Transferfunktion und Achsenorientierung

Wie vorhin angegeben, verstehen wir unter Transferfunktion die **Übertragung der Supination des Fußes auf die Außenrotation des Unterschenkels** und umgekehrt. Es kann angenommen werden, dass diese Funktion eine Auswirkung auf die darüber liegenden Gelenke, wie Kniegelenk, Hüftgelenk, Becken und Wirbelsäule hat. Diese Betrachtungsweise unterstreicht den Aspekt des ganzkörperlichen Zusammenspiels. Umgekehrt soll aber auch der Einfluss dieser proximalen Gelenke nach distal hin auf den Fuß und besonders auf die Fußarchitektur berücksichtigt werden. Wir werden in der Folge sehen, wie eine Außenrotation des Unterschenkels eine Supination des Rückfußes hervorruft. Bleibt der Vorfuß dabei auf dem Boden liegen, so kommt es zu einer Verstärkung der Längswölbung.

Diese Überlegungen führen zu zwei prinzipiellen Möglichkeiten der Analyserichtung: von kaudal nach kranial und umgekehrt. Beschränken wir uns nun auf die Transferfunktion des Rückfußes, so ergibt das die Frage-

Achse fix / mob	Talus / Kalkaneus	Kalkaneus / Talus	Kalkaneus / Unterschenkel	Referenzsystem
anterior → posterior	**Supination**			äußeres
kranial → kaudal		Abduktion	**Außenrotation**	äußeres
medial → lateral		Dorsalflexion	~~Neigung posterior~~	äußeres
SUMME	Inversion	Inversion	Inversion	inneres

Tabelle V.8
Bewegungskomponenten einer Inversion im unteren Sprunggelenk bei am Boden stehendem Fuß. Dabei verteilen sich die Komponenten auf die einzelnen beweglichen Elemente. Der Kalkaneus führt die Supination durch, der Talus die Abduktion und Dorsalflexion, wovon lediglich die Außenrotation auf den Unterschenkel weiterläuft, da die Dorsalflexion im oberen Sprunggelenk verloren geht. Dies zeigt die typische Transferfunktion des unteren Sprunggelenks.

stellung: wer beeinflusst wen, bzw. wer ist der „**Motor**"? Ist es der Fuß, der den Unterschenkel dreht oder ist es der Unterschenkel, der den Fuß beeinflusst? Je nach Umständen können bestimmt beide Möglichkeiten vorkommen. Um sich aber der Problematik anzunähern, werden wir beide Betrachtungsweisen analysieren.

Wir möchten klarstellen, dass der Vergleich des Rückfußes mit einem **Kardangelenk**, obwohl er hie und da in der Literatur angeführt wird (Lapidus, 1963; Wright et al., 1964), nicht angebracht ist. Damit ein Kardangelenk sich mechanisch leicht bewegen lässt, müssen zwei Bedingungen erfüllt sein (siehe Abb. V.40):

- Die Achsen in der Gelenkverbindung müssen rechtwinklig zueinander stehen.
- Die Achsen müssen in derselben Ebene (koplanar) liegen.

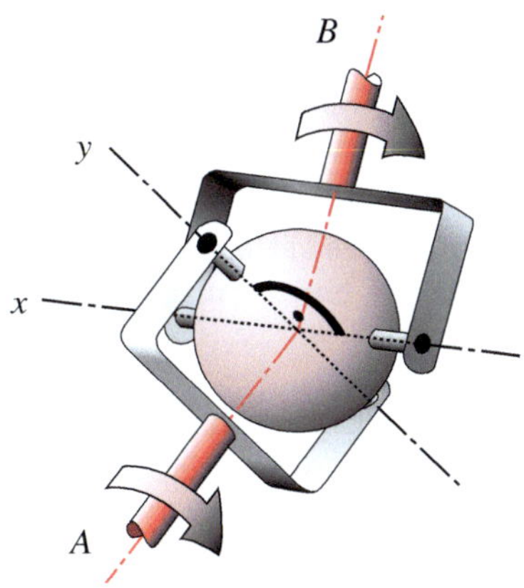

Abb. V.40
Schematische Darstellung eines Kardangelenks. Die Achsen der Gelenkverbindungen (*x, y*) stehen rechtwinklig zueinander und liegen koplanar. Die Rotation um die Achse *A* wird durch das Kardangelenk in eine gleichsinnige Rotation um die Achse *B* umgelenkt. *A* und *B* befinden sich nicht in derselben Ebene und dürfen keinen zu großen Winkel einschließen. Diese Bedingungen werden vom unteren Sprunggelenk nicht erfüllt.

Im Rückfuß sind die Bedingungen eines klassischen Kardangelenks nicht erfüllt. Zudem blockiert ein Kardangelenk, wenn die beiden Wellen rechtwinklig zueinander stehen. In unserem Fall steht jedoch der Fuß rechtwinklig zum Unterschenkel. Dies gibt bereits einen Hinweis auf die Komplexität und die Wichtigkeit des Zusammenspiels der beiden Sprunggelenke. Abschließend sei noch angemerkt, dass die Transferfunktion über eine Amplitude von ca. 30-40° abläuft und nicht über 360° wie in einem Kardangelenk.

4.5.1 Einfluss des Neigungswinkels

Die Transferfunktion wird durch den Neigungswinkel der Achse des unteren Sprunggelenks beeinflusst. Um das Modell möglichst einfach zu halten, setzen wir nun den Abweichungswinkel gleich Null. Kinematisch können wir das Verhältnis zwischen der Längsrotation des Fußes (Supination/Pronation) und der Längsrotation des Unterschenkels (Außenrotation/Innenrotation) analysieren. Dynamisch kann man sich die Frage stellen, welches Drehmoment nötig ist, um die jeweilige Bewegung hervorzurufen. Tabelle V.9 erläutert die verschiedenen Möglichkeiten für folgende drei Fälle:

- Neigungswinkel (α) = 45°
- Neigungswinkel (α) > 45°
- Neigungswinkel (α) < 45°

Ist der Neigungswinkel 45°, so ist es egal, ob der Fuß oder der Unterschenkel die Bewegung hervorruft. Der eine oder der andere benötigt ein gewisses Moment. Moment sowie Bewegungsverhältnis sind für beide Segmente gleich groß.

Ist der Winkel größer als 45°, so benötigt der Unterschenkel nur ein geringes Moment, um eine Rotation hervorzurufen. Er dreht ohne großen Kraftaufwand, der Fuß folgt mit einer geringen Amplitude. Es handelt sich um einen **Untersetzungsmechanismus**.

Ruft der Fuß die Bewegung hervor, so ist der Kraftaufwand höher, der Unterschenkel folgt mit einer relativ größeren Amplitude. Dies entspricht einem **Übersetzungsmechanismus**. Bei einem Neigungswinkel, der kleiner als 45° ist, sind die Verhältnisse umgekehrt.

4.5.2 Einflüsse auf die Transferfunktion

Als nächstes muss die Frage geklärt werden, wie und wann es zu einer Veränderung der Transferfunktion kommt. Wir wollen folgende Faktoren vorschlagen:

- Inter- und intraindividuelle Unterschiede im Neigungswinkel.
- Veränderungen des Neigungswinkels während der Bewegung im unteren Sprunggelenk.
- Einfluss des bewegungseinleitenden Segments (Motor)
- Einfluss des oberen Sprunggelenks.

α	Motor	Moment	Mechanische Analogie	Rotationsverhältnis
45°	Unterschenkel	gleich		$Rot_{Fuß} = Rot_{Usch}$
	Fuß	gleich		$Rot_{Fuß} = Rot_{Usch}$
> 45°	Unterschenkel	klein	Untersetzung	$Rot_{Usch} > Rot_{Fuß}$
	Fuß	groß	Übersetzung	$Rot_{Fuß} < Rot_{Usch}$
< 45°	Unterschenkel	groß	Übersetzung	$Rot_{Usch} < Rot_{Fuß}$
	Fuß	klein	Untersetzung	$Rot_{Fuß} > Rot_{Usch}$

Tabelle V.9
Übersicht über die Rotationsverhältnisse für Fuß ($Rot_{Fuß}$) und Unterschenkel (Rot_{Usch}) sowie die nötigen Momentrelationen bei verschiedenen Neigungswinkeln (α) in Bezug auf die Transferfunktion des unteren Sprunggelenks.

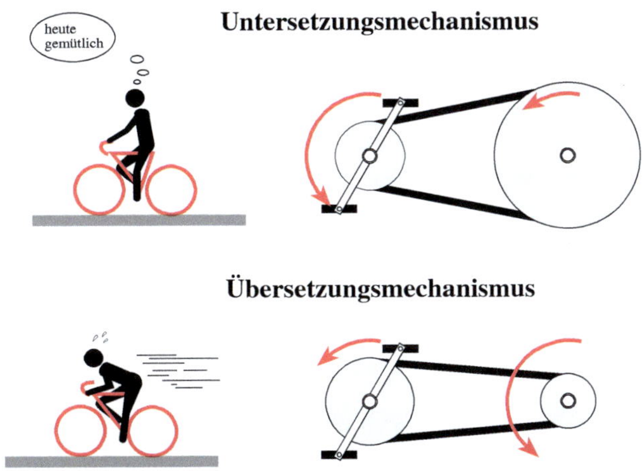

Abb. V.41
Schematische Erklärung der mechanischen Analogie eines Unter- bzw. Übersetzungsmechanismus bei der Transferfunktion. Beim Untersetzungsmechanismus ist das Drehmoment gering, der Radfahrer muss eine große Amplitude durchführen (Umdrehungen mit dem Pedal), während das Fahrrad nur wenig Weg zurücklegt, da das Hinterrad eine kleine Amplitude beschreibt. Im Übersetzungsmodus ist dies umgekehrt.

Inter- und intraindividuelle Unterschiede des Neigungswinkels

Inman (1976) konnte feststellen, dass es große interindividuelle Unterschiede gibt, d.h. Personen, deren unteres Sprunggelenk bei aufliegendem Fuß um eine Achse mit einem kleineren oder größeren Neigungswinkel dreht. Er gibt dazu Werte im Bereich von 21°–69° zur Fußsohle an (siehe Abb. V.39 auf Seite 362). Es kann darüber hinaus auch angenommen werden, dass es bei einem Individuum Seitenunterschiede gibt.

Veränderung des Neigungswinkels während der Bewegung

Der Neigungswinkel ändert sich während der Bewegung des unteren Sprunggelenks. Mit zunehmender Inversion kommt es zu einer Vergrößerung des Neigungswinkels (Van Langelaan, 1983; Benink, 1985).

Einfluss des bewegungseinleitenden Segmentes

Die Orientierung der Achse hängt davon ab, welches Bewegungssegment die Bewegung hervorruft. Dies ist durch das unausweichliche Gelenkspiel bedingt. Leitet die Tibia die Bewegung ein und der Fuß folgt, d.h. der *Motor*[27] der Bewegung ist die Tibiarotation, so vergrößert sich der Neigungswinkel der Achse. Die Tibiarotation wird in diesem Fall begünstigt. Wird die Bewegung vom Fuß eingeleitet, so nimmt der Neigungswinkel ab. In diesem Zusammenhang konnte auf 14 Präparaten festgestellt werden, dass das Verhältnis der *Folgebewegung* (B_{Folge}) zum Motor bzw. zur *Eingangsbewegung* ($B_{Eingang}$) immer kleiner als Eins ist ($B_{Folge}/B_{Eingang}$ = 0,43 ± 0,09): die Folgebewegung hat eine kleinere Amplitude als die Eingangsbewegung des Motors. Der Motor war in dieser Untersuchung die Tibia im Sinne einer Außenrotation (Klein, 1987). Olerud und Rosendahl (1987) haben ein Verhältnis von 0,42 gefunden. Hintermann et al. (1994) fanden ein Verhältnis von 0,46. Bei Innenrotation und Pronation veränderte sich der Verhältniswert auf knapp 0,2. Dies bedeutet, dass die Folgebewegung sehr klein wird. Das könnte eventuell dadurch erklärt werden, dass in dieser Phase die Schwerkraft unterstützend wirkt. Ist die Eingangsbewegung die Supination/Pronation des Fußes, so liegt das Verhältnis immer noch unter Eins. Hintermann et al. geben bei Supination des Fußes ein Verhältnis von 0,74 an. Dass das Verhältnis unter Eins bleibt, weist daraus hin, dass der Rückfuß kein perfektes Scharniergelenk darstellt, es ist ein Gelenkspiel vorhanden, und die Achse passt sich der Eingangsbewegung an.

Veränderung der Transferfunktion durch das obere Sprunggelenk

Die Transferfunktion wird auch durch die Position des Fußes in Relation zum Unterschenkel beeinflusst, d.h. durch die Stellung des oberen Sprunggelenks. Diese Variante soll nun genauer analysiert werden. In diesem Fall wird nur das Bewegungsverhalten des Unterschenkels in Bezug zum unteren Sprunggelenk beeinflusst, die Bewegungen des Fußes in Relation zum unteren Sprunggelenk werden davon nicht tangiert, da der Neigungswinkel (α) sich nicht ändert.

In der Analyse verwenden wir nun den Winkel (α'), den die Achse mit der Unterschenkellängsachse einschließt. In Nullstellung beträgt α' 48°, wenn für den ursprünglichen Neigungswinkel (α) ein Mittelwert von 42° verwendet wird (siehe Abb. V.42 A).

Bewegt sich das obere Sprunggelenk in **Dorsalflexion**, so kommt es zu einer Verkleinerung des Winkels α'. Der Unterschenkel nähert sich demnach der Achse an. Wäre in einem solchen Fall der Unterschenkel der Motor im Rahmen der Transferfunktion, so kann er leicht drehen. Das benötigte Drehmoment ist klein, die Art der Bewegung entspricht hauptsächlich einer Rotation. (siehe Abb. V.42 B).

27 Man spricht in diesem Zusammenhang auch von Input- bzw. Eingangsbewegung.

Steht das obere Sprunggelenk in **Plantarflexion**, was einer Vergrößerung von α' gleichkommt, so entfernt sich der Unterschenkel von der Achse. Dies bedeutet, dass sich die Art der Bewegung ändert. Es kommt zu einer Bewegung im Sinne einer Neigung nach medial oder lateral. Die Rotationsbewegung ist schwieriger durchführbar. Für das Initiieren einer Transferfunktion stellt diese Variante eine ungünstige Ausgangsposition für den Unterschenkel als Motor dar (siehe Abb. V.42 C).

Dies könnte beim Tragen von Schuhen mit hohen Absätzen klinisch von Bedeutung sein. Die transversale Rotationsbewegung des Unterschenkels wäre in diesem Falle stark eingeschränkt, sofern der Schuh am Boden fixiert steht. Das bedeutet, dass das vom Unterschenkel aufzubringende

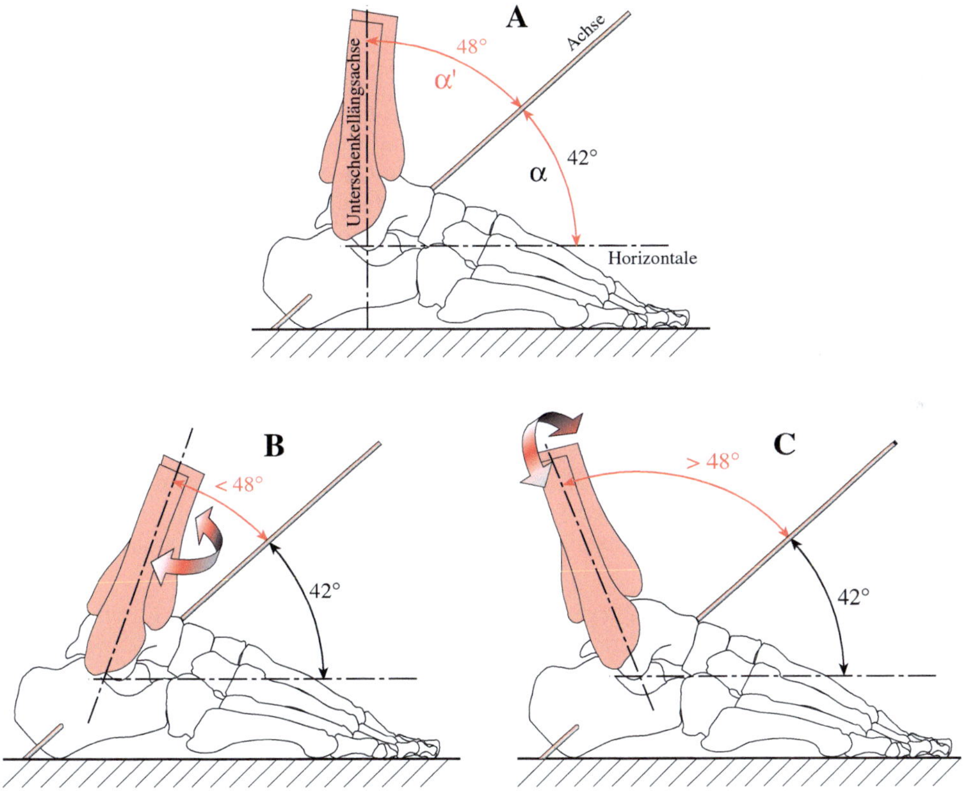

Abb. V.42
Während bei Bewegungen im oberen Sprunggelenk der Neigungswinkel (α) gleich bleibt, verändert sich der Winkel (α'), den die Achse mit der Unterschenkellängsachse einschließt. Dies hat Einfluss auf die Transferfunktion zwischen Fuß und Unterschenkel (**A**).

Im Fall einer Dorsalflexion (**B**) nähert sich der Unterschenkel der Bewegungsachse an. Er kann leicht drehen, der Fuß folgt mit geringerer Amplitude (Untersetzungsmechanismus).

Steht das obere Sprunggelenk in Plantarflexion (**C**), so nimmt α' zu. Der Unterschenkel kann sich leicht nach medial und lateral neigen. Seine Rotationsbewegung ist aber erschwert. In diesem Fall würde der Fuß mit einer großen Amplitude folgen (Übersetzungsmechanismus).

Drehmoment groß sein muss, während der Fuß mit einer großen Amplitude im Sinne Supination/Pronation reagiert. Dies könnte die Architektur und besonders die Fußlängswölbung beeinflussen. Darüber hinaus kann ein Einfluss auf das Kniegelenk (femorotibial und femoropatellar) sowie das Hüftgelenk nicht ausgeschlossen werden. So müsste z.B. mehr Kraft von den Hüftrotatoren entwickelt werden, was zu einer Erhöhung der Koaptationskomponente in diesem Gelenk führen würde.

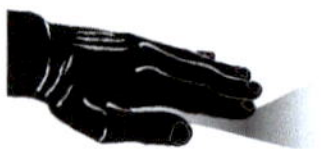

Diese Veränderungen der Art der Bewegungen des Unterschenkels sind auch noch im Rahmen von Mobilisationstechniken erwähnenswert. Wenn sich der Patient in Rückenlage befindet und das Bein aufgestellt ist, kann das untere Sprunggelenk durch eine laterale und mediale Neigung des Beines einfach mobilisiert werden.

4.5.3 Der Motor der Transferfunktion

In den vorangegangenen Kapiteln haben wir die zwei Möglichkeiten analysiert, die eine Transferfunktion hervorrufen können. Wir wollen der Frage nach dem Motor nun nachgehen. Dabei werden wir zwei Kräfte berücksichtigen, die beim normalen Gang auftreten: die Schwerkraft und die Muskelkraft. In diesem Zusammenhang wird ersichtlich, in welchem Fall welche Bänder für die Transferfunktion wesentlich sind.

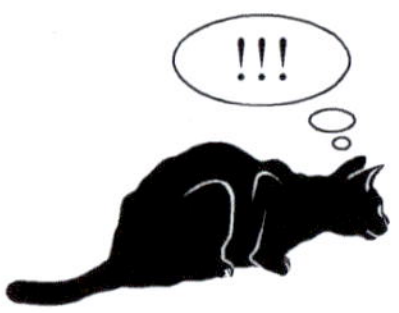

Im Falle der Schwerkraft gehen wird von der Situation des belasteten Fußes aus. Beim Aufsetzen des Fußes dreht der Kalkaneus in Pronation (klinisch spricht man von einer *Valgisierung*). Wie vorhin besprochen, führt dies zu einer Innenrotation der Tibia. Die Schwerkraft erzeugt folglich ein **passives Eversionsmoment** im unteren Sprunggelenk (siehe Abb. V.44 auf Seite 373). Wie wir später sehen werden, wird dieses Moment im Hinblick auf die Größe des Hebelarmes für die Inversion hauptsächlich vom *M. tibialis posterior* gebremst. Es handelt sich um ein **Stoßdämpfersystem** (siehe Punkt 9.4 auf Seite 410). Dieses System ist durch die anatomische Relation zwischen Tibia, Talus und Kalkaneus erklärbar.

Betrachtet man die Beziehung der drei Segmente in der Frontalebene, so fällt auf, dass Talus und Tibia nicht zentral über dem Kalkaneus stehen, sondern leicht nach medial versetzt sind. Nimmt man an, dass die Resultierende bei belastetem Bein durch das Zentrum von Tibia und Talus läuft und der mittlere Kontaktpunkt des Tuber calcanei etwa in dessen Mitte zu liegen kommt, so ergibt sich, wie in Abb. V.44 dargestellt, ein Hebelarmsystem, das ein Eversionsmoment hervorruft (De Doncker und Kowalski, 1979; Perry, 1983). In diesem System stellt der Fuß den Motor dar, der das untere Sprunggelenk potentiell als Eingangsbewegung in Eversion bringt, worauf der Unterschenkel im Sinne der Folgebewegung nach innen rotiert.

Analysiert man die Fragestellung nach dem Motor unter dem Gesichtspunkt der auftretenden Muskelkräfte, so erscheint der Unterschenkel als Motor eher wahrscheinlich. Dies wurde experimentell an fünf anatomi-

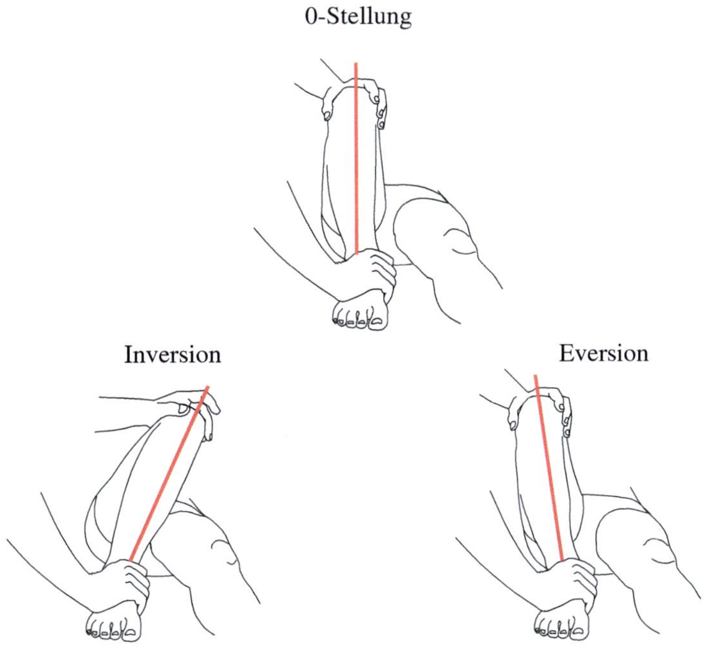

Abb. V.43
Praktische Anwendung der Veränderung des Winkels zwischen dem Unterschenkel und der Achse des unteren Sprunggelenks durch Stellung des oberen Sprunggelenks. In Plantarflexion besteht die Hauptbewegungskomponente des Unterschenkels in einer Neigung nach medial und lateral. Dies kann in einer spezifischen Mobilisationstechnik angewendet werden.

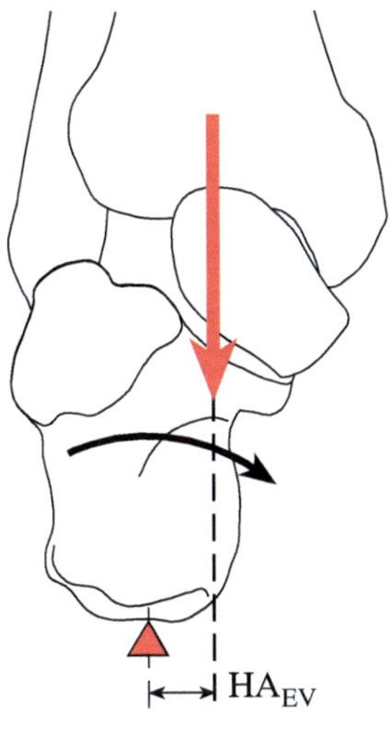

Abb. V.44
Ansicht der dezentralen tibio-talo-kalkanearen Anordnung von anterior. Die Schwerkraft verursacht im unteren Sprunggelenk in der Frontalebene ein Eversionsmoment mit dem Hebelarm HA_{EV}.

schen Präparaten bestätigt (Davreux, 1992). Es wurde der Hebelarm des M. tibialis posterior während der Transferfunktion untersucht. Zu diesem Zweck wurde die Tibia mit ca. 70 kg belastet und mit voller Amplitude von innen nach außen rotiert. Es handelt sich somit um einen Hebelarm, der nicht spezifisch für ein Gelenk gilt, sondern auf die Kinematik des gesamten Rückfußes wirkt.

Näheres zur Sehnenverlagerungs-Methode siehe in Kapitel IV ab Seite 303.

Anhand der *Sehnenverlagerungs-Methode* wurde der momentane Hebelarm durch das Verhältnis $\Delta l/\Delta\alpha$ bestimmt, wobei Δl die Verkürzung des Muskels und $\Delta\alpha$ die Außenrotationsamplitude des Unterschenkels darstellt. Dies wurde für jedes Präparat unter zwei verschiedenen Versuchsanordnungen durchgeführt (Abb. V.45 A):

- Bei anatomischem Verlauf der Sehne um die Dorsalseite des Malleolus medialis.
- Bei fingiertem Sehnenverlauf ohne Umrundung des Malleolus.

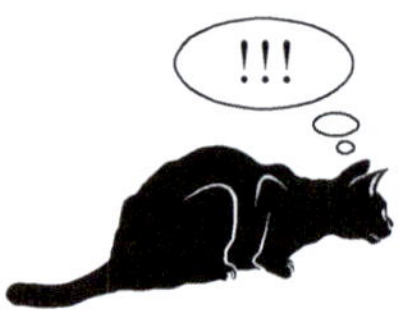

Der Hebelarm ergab im Mittel ca. 23 mm bei anatomischem Sehnenverlauf. Bei geändertem Sehnenverlauf reduzierte sich der Hebelarm auf ca. 0 mm. **Ohne Umlenkung am medialen Malleolus hat der M. tibialis posterior keinen Hebelarm** und kann somit keine Bewegung mehr hervorrufen. Es handelt sich hier auch um ein Beispiel, bei dem die Muskelaktion nicht von Ansatz und Ursprung abgeleitet werden kann. Die gesamte Aktion beruht darauf, dass die Sehne den Knöchel wie ein Hypomochlion umschlingt. Der mediale Knöchel wird nach anterior gedrückt, was eine Außenrotation der Tibia bewirkt. Indirekt wurde dies von Hansen et al. (2001) bestätigt. In dieser Studie wurde die Außenrotation der Tibia nicht zugelassen, was zu einer Reduktion der Funktion des M. tibialis posterior auf das Fußgewölbe im Stehen führte.

Daraus kann man schließen, dass die **Tibia als Motor** fungiert, wenn der M. tibialis posterior sich kontrahiert. Wie aus Abb. V.45 B zu entnehmen ist, ist die Fähigkeit, eine Unterschenkelrotation hervorzurufen, vom Umlenkungswinkel (φ) des Muskels abhängig. Wird der Winkel groß, so wird theoretisch gesehen der Einfluss auf die Unterschenkelrotation geringer. Dies könnte bei Plantarflexionsposition des oberen Sprunggelenks der Fall sein. Somit kann man annehmen, dass der Einfluss des M. tibialis posterior auf die Transferfunktion bei zunehmender Plantarstellung allmählich abnimmt. Man sollte sich in diesem Zusammenhang jedoch bewusst sein, dass bei voller Plantarflexionsstellung des oberen Sprunggelenks der Fuß in Verlängerung der Unterschenkellängsachse ausgerichtet ist. In dieser Stellung benötigt man jedoch keinerlei Bewegung im unteren Sprunggelenk und somit keine Transferfunktion, da die Rotation für beide Segmente um dieselbe Achse stattfindet.

Das Funktionsprinzip des M. tibialis posterior kann theoretisch aufgrund der ähnlichen Anordnung für die Mm. peronei überlegt werden, was aber noch nicht experimentell bestätigt wurde. Diese Muskeln rufen demnach eine Innenrotation des Unterschenkels hervor und somit eine Eversion des unteren Sprunggelenks sowie Pronation des Fußes.

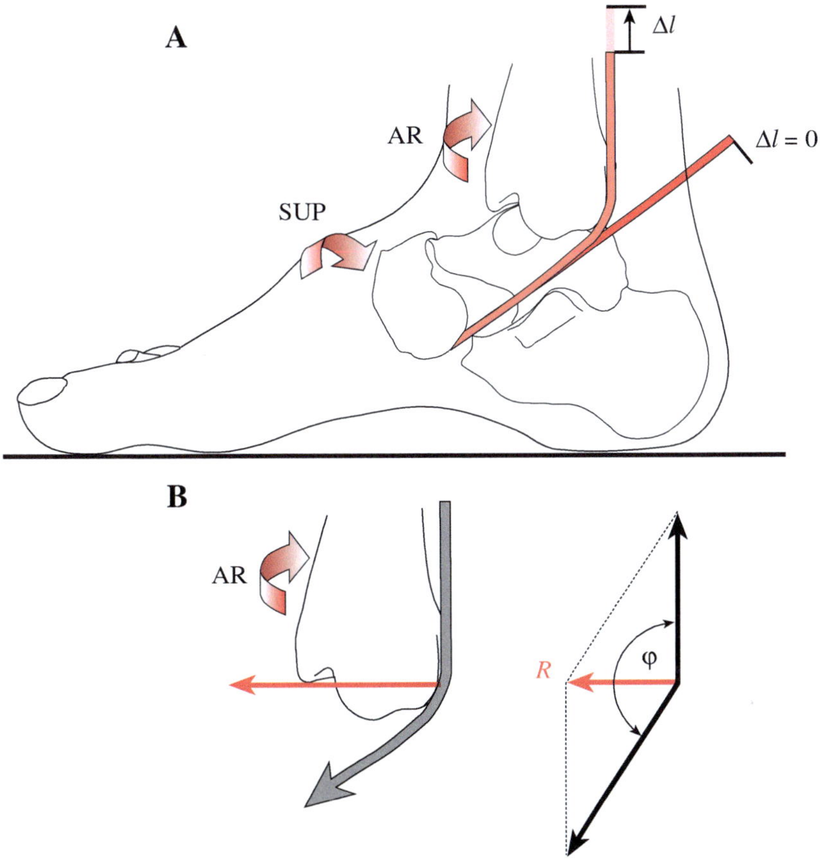

Abb. V.45

A zeigt den schematischen Aufbau der Hebelarmbestimmung für den M. tibialis posterior mittels der Sehnenverlagerungs-Methode bei am Boden stehendem Fuß. Führt das untere Sprunggelenk eine Inversion durch, so kommt es bei anatomischem Verlauf zu einer Verlagerung des freien Sehnenendes um die Strecke Δl, der Muskel hat einen gewissen Hebelarm. Wird die Sehne nicht vom Malleolus medialis umgelenkt, so kommt es zu keiner Verlagerung des freien Sehnenendes ($\Delta l = 0$), der Muskel besitzt keinen Hebelarm mehr.

B zeigt die Aktion der Sehne des M. tibialis posterior in Bezug auf den Unterschenkel. Durch die Umlenkung der Sehne wird der Malleolus medialis bei Kontraktion nach anterior geschoben, was eine Außenrotation des Unterschenkels hervorruft. Die Größe der Resultierenden (R) für diese Funktion ist vom Umlenkwinkel (φ) abhängig.

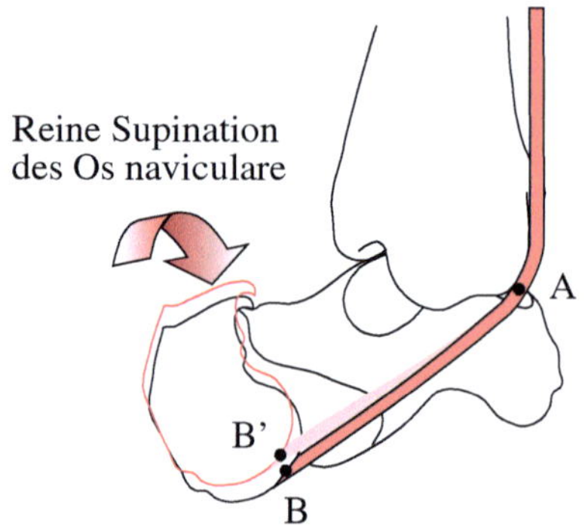

Abb. V.46
Eine hypothetisch reine Supination des Os naviculare hat keinen Einfluss auf den Hebelarm des M. tibialis posterior: die Strecken AB vor und AB' nach der Bewegung sind gleich lang, sie bewirken keine zusätzliche Sehnenverlagerung.

Ergänzende Anmerkungen

Es wurde beobachtet, dass die Verlagerung des Os naviculare keinen direkten Einfluss auf die Längenveränderung des M. tibialis posterior hat (siehe Abb. V.46). Dies gilt natürlich nur unter der Bedingung, dass der Fuß am Boden steht und lediglich eine Supination bzw. Pronation ausführt. Hängt der Fuß frei, dann würde die Kontraktion des M. tibialis posterior das Os naviculare nach medial ziehen, was eine Adduktion des Fußes bewirkt, die wiederum Inversion im unteren Sprunggelenk hervorruft.

Wir können annehmen, dass die Muskeln, die um die Malleolen laufen, Hauptregulatoren des Gleichgewichtes in der Frontalebene im Einbeinstand sind. Das erklärt, warum ständige Drehbewegungen des Unterschenkels im Einbeinstand beobachtet werden können. Im zweibeinigen Stand hingegen ist dies nicht der Fall.

4.5.4 Die Beanspruchung der Ligamente in der Transferfunktion

Im vorhergehenden Kapitel haben wir gesehen, dass der Fuß den Motor für die Transferfunktion darstellt, wenn die Schwerkraft einwirkt. Wenn Muskeln aktiv sind, ist es der Unterschenkel. In diesem Kapitel wollen wir analysieren, welche Bänder am Rückfuß in den jeweiligen Fällen hauptsächlich beansprucht werden.

Ist der **Fuß der Motor** und führt er eine Supination als Eingangsbewegung durch, so ist die Folgebewegung des Talus die Abduktion. Dabei kommen der anteriore Anteil des *Lig. deltoideum* und das *Lig. talofibulare posterius* in Spannung. Diese Anspannung, die den medialen Malleolus nach anterior und den lateralen nach posterior zieht, bewirkt eine Außenrotation des Unterschenkels.

Fungiert der **Unterschenkel als Motor** und dreht nach außen, so führt der Talus unter Einfluss der Anspannung des posterioren Anteils des *Lig. deltoideum* und des *Lig. talofibulare anterius* eine Abduktion durch.

Sommer et al. (1996) untersuchten die lateralen Seitenbänder des Fußes unter Belastung. Sie konnten feststellen, dass diese Bänder besonders während der Eversion einen signifikanten Einfluss auf die Tibiarotation haben. Partielle oder vollständige Instabilitäten des lateralen Bandapparates könnten somit einen Einfluss auf Knie- und Fußverletzungen infolge der abnormen Tibiarotation haben.

Dieser anatomische Aufbau lässt eine weitere Funktion der Bänder erkennen, die darin besteht, Bewegungen besonderer Art zu übertragen. In diesem Zusammenhang ist das viskoelastische Verhalten der Bänder zu bedenken, da es ein gewisses Gelenkspiel bedingt, was bei einer ausgeprägteren Dehnbarkeit der Bänder zu einer Verzögerung der Bewegungsübertragung führen kann. Eine Bandruptur könnte somit die Transferfunktion beeinträchtigen. Andere Bänder spielen in diesem Zusammenhang auch eine Rolle. Kapandji (1978) hat sie in zwei Gruppen aufgeteilt, wobei in beiden Fällen der Fuß den Motor darstellt. Er spricht von einer *invertorischen* und einer *evertorischen Bandkette.*

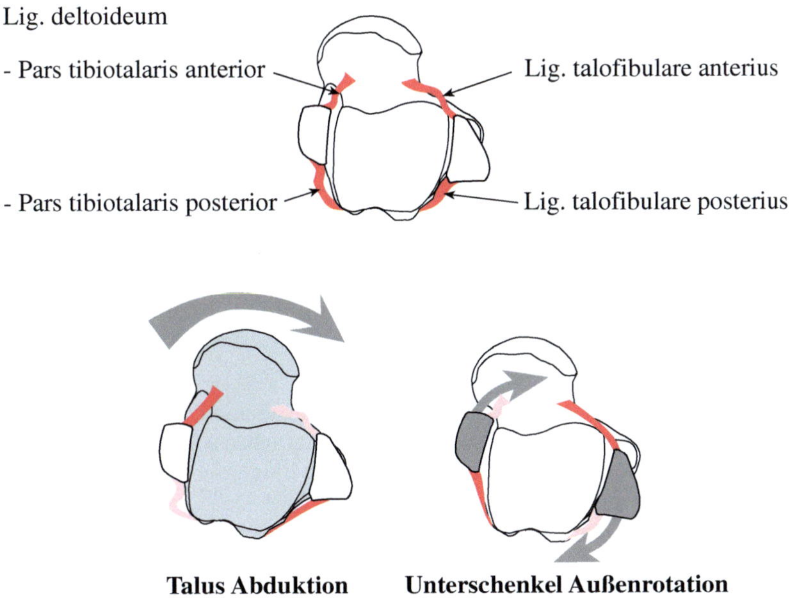

Abb. V.47
Darstellung der Funktion der Bänder der tibio- und fibulotalaren Verbindung während der Transferfunktion. Ist der Talus der Motor, so kommt es zur Anspannung der Pars tibiotalaris anterior des Lig. deltoideum und des Lig. talofibulare posterius. Ist der Unterschenkel der Motor, so werden die Pars tibiotalaris posterior des Lig. deltoideum und das Lig. talofibulare anterius angespannt.

4.6 Die Form der hinteren Gelenkfläche

Der genaue Bewegungsablauf, so zum Beispiel das Verhältnis der einzelnen Bewegungskomponenten im unteren Sprunggelenk, steht in engem Zusammenhang mit der Geometrie der Gelenkflächen. Somit stellt sich die Frage nach der Beschaffenheit der Form der Gelenkflächen. Experimentelle Untersuchungen zur Form der Gelenkflächen im unteren Sprunggelenk liegen kaum vor. So wird z.B. die posteriore Gelenkfläche des Kalkaneus (Facies articularis talaris posterior) entweder als **Zylinder** (u.a. Fick, 1904; Testut, 1921; Kapandji, 1985) oder als **Kegel** (u.a. Henke, 1863; Lapidus, 1963; Lanz und Wachsmuth, 1972) beschrieben. Lapidus, sowie Lanz und Wachsmuth stellen die Hypothese auf, dass die Kegelachse mit der Bewegungsachse des unteren Sprunggelenks übereinstimmt.

Eine ausführliche Beschreibung der Moiré-Technik ist auf 335 zu finden.

Die experimentelle Bestimmung dieser Gelenkfläche an über fünfzig Präparaten wurde mittels der *Moiré-Technik* ausgeführt (Klein und Rooze, 1985; Klein, 1987). Siehe dazu Abb. V.48 B. Die Ergebnisse zeigen, dass die Gelenkfläche antero-medial eher kegelförmig ist (80% der Präparate), posterior wird sie einem Zylinder ähnlich (50% der Präparate). Dies ist in Abb. V.48 A dargestellt. In den anderen Fällen ist die Form kaum mit einer geometrischen Form vergleichbar. Die Krümmung ist in der Scheitelregion am stärksten ausgeprägt, medial und lateral flacht sie ab. Dies lässt den Schluss zu, dass es während der Bewegung schnell zu einem Kongruenzverlust kommt.

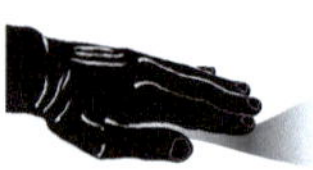

Dieser Kongruenzverlust könnte für die Erklärung des Verletzungsmechanismus im Rahmen von **Eversionstraumen** von klinischer Relevanz sein. Die Kontaktzone reduziert sich in Eversion auf zwei Bereiche, wobei sie sich auf den antero-lateralen Bereich der Gelenkfläche konzentriert (siehe Abb. V.48 C). Unter gleichbleibender Kraft wird so die Beanspruchung vergrößert. Wang et al. (1995) konnten diese vergrößerte Beanspruchung experimentell vermessen. Werden die lokalen Kräfte groß genug, so kommt es in der Regel in dieser Region zu einer Fraktur des Kalkaneus und nicht zu einem Bandriss des Lig. deltoideum an der medialen Seite.

Die Tatsache, dass die Gelenkfläche keinen konstanten Radius hat, weist darauf hin, dass sich die Bewegungsachse während der Bewegung verlagert. Abschließend sei noch darauf hingewiesen, dass innerhalb eines Individuums die linke und rechte Gelenkfläche nicht dieselbe geometrische Struktur aufweisen. Es ist daher zu erwarten, dass die Bewegungen bei genauer Analyse nicht symmetrisch ablaufen.

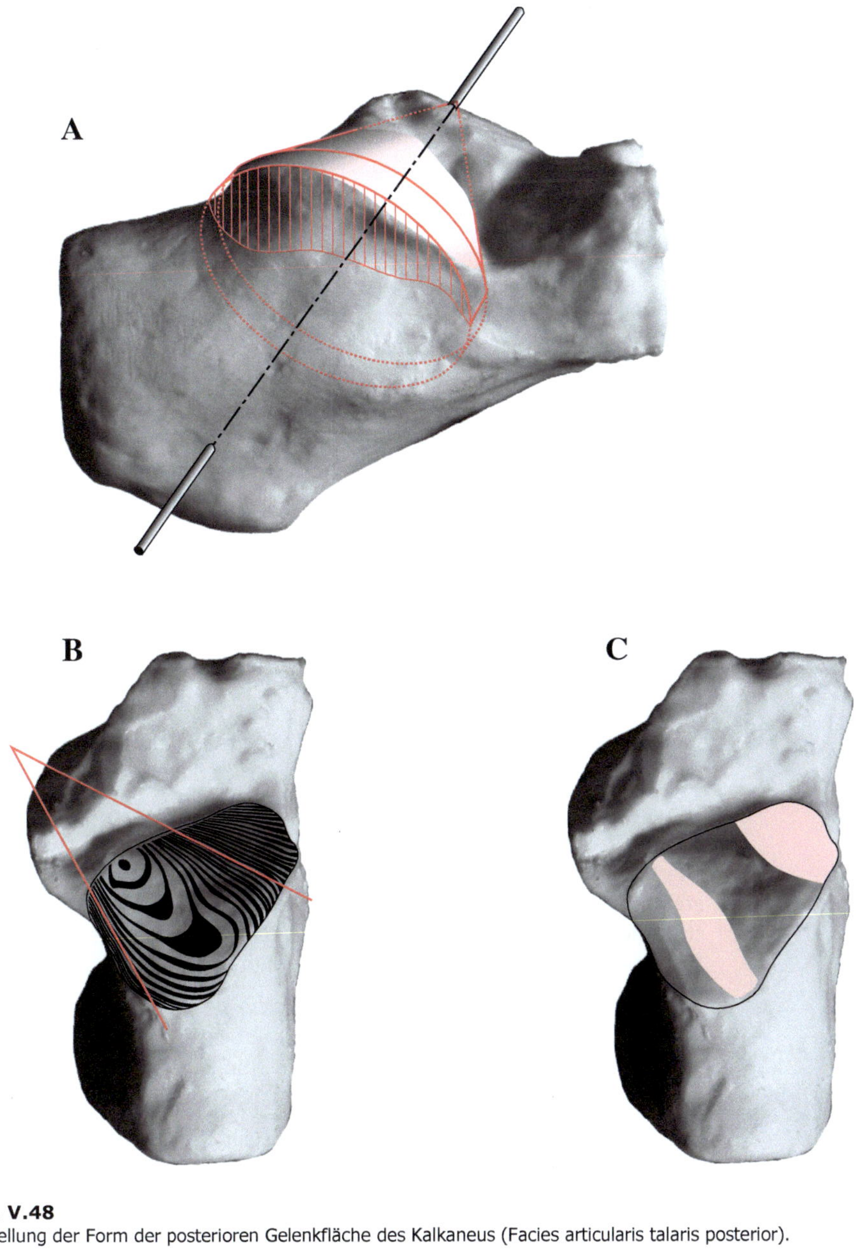

Abb. V.48
Darstellung der Form der posterioren Gelenkfläche des Kalkaneus (Facies articularis talaris posterior).

A zeigt eine Ansicht von lateral-posterior. Im posterioren Abschnitt nähert sich die Gelenkfläche einer Zylinderform, im anterioren Teil ist sie einem Kegel ähnlich.

B zeigt eine Ansicht von superior mit Schematisierung einer Moiré-Aufnahme. Der Verlauf der Höhenlinien deutet eine Kegelform an.

C deutet die Kontaktfläche in Eversion an.

4.7 Helikoidale Translationen

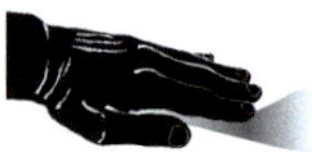

Bis jetzt wurden nur drei von sechs möglichen Freiheitsgraden diskutiert: die drei Rotationskomponenten. In der Literatur gibt es aber auch Angaben über das Vorkommen von Translationskomponenten. Dies könnte für manuelle Therapieformen allgemein von Interesse sein. Diese drei Translationskomponenten können am einfachsten durch eine einzige Translation längs der Bewegungsachse des unteren Sprunggelenks ausgedrückt werden. Man kann dann von einer *helikoidalen* Bewegung sprechen. Eine erste Beschreibung stammt von Manter (1941), ein zweites Modell wurde von Benink (1985) vorgestellt. Die beiden Modelle scheinen sich bei erster Betrachtung zu widersprechen. Aber die Tatsache, dass keines der beiden Modelle konstant zu finden ist, lässt darauf schließen, dass es sich um verschiedene individuelle Funktionsstrategien handelt. Das **Modell nach Manter** geht von der Form der *posterioren* Gelenkfläche aus, während sich das **Modell nach Benink** auf die *anteriore* Gelenkfläche beruft.

4.7.1 Modell nach Manter

Manter konnte eine **Translation des Talus längs der Achse** vermessen. Er fand während der **Eversionsbewegung** eine translatorische Verlagerung des Talus nach anterior, superior und medial. Die vom Autor angegebene Amplitude beträgt 1,5 mm pro 10° Eversion. Manter stellt die Hypothese auf, dass es die posteriore Gelenkfläche (*Facies articularis talaris posterior*) ist, die durch ihre spezifische Krümmung diese Bewegung hervorrufen würde. Diese Krümmung entspräche einem Schraubengewinde bzw. einer Schnecke (siehe Abb. V.49 auf Seite 381).

Inman (1976) hat versucht, die Ergebnisse von Manter experimentell an 102 Präparaten zu überprüfen. Inman findet Amplituden bis zu 1,2 mm. Die Präparate wurden von voller Inversionsstellung in volle Eversionsstellung gebracht. Davon wiesen 58% eine ziemlich regelmäßige Translation nach anterior auf, 20% eine Verlagerung nach posterior. Die übrigen Präparate zeigten ein uneinheitliches Verhalten.

Van Langelaan (1983) fand mittels *Radiostereometrie* eine mittlere Translationsamplitude von 1,7 mm nach anterior, superior und medial für eine Gesamtbewegung von voller Inversion in volle Eversion.

Anhand der *Moiré-Technik* versuchten Klein und Rooze (1985) herauszufinden, inwieweit die Form der hinteren Gelenkfläche für dieses Phänomen verantwortlich sein könnte. Die Resultate dieser Untersuchung weisen darauf hin, dass die Form dieser Gelenkfläche in manchen Fällen eine von Manter beschriebene Schraubenähnlichkeit aufweist. In anderen Fällen ist eine Oberflächengeometrie zu finden, die die uneinheitlichen Bewegungen erklärt, die Inman beschrieben hat. Somit kann man davon ausgehen, dass die hintere Gelenkfläche eine solche Bewegung hervorrufen kann. Aufgrund der festgestellten Variabilität zwischen den Präparaten muss dies jedoch nicht immer der Fall sein. Die aufgrund der

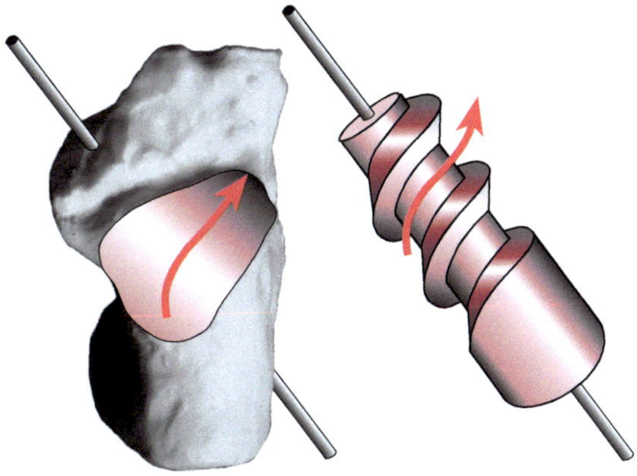

Abb. V.49
Schematische Darstellung der helikoidalen Translation des Talus nach anterior-superior-medial entlang der Schraubengeometrie der hinteren Gelenkfläche des Kalkaneus (nach Manter, 1941).

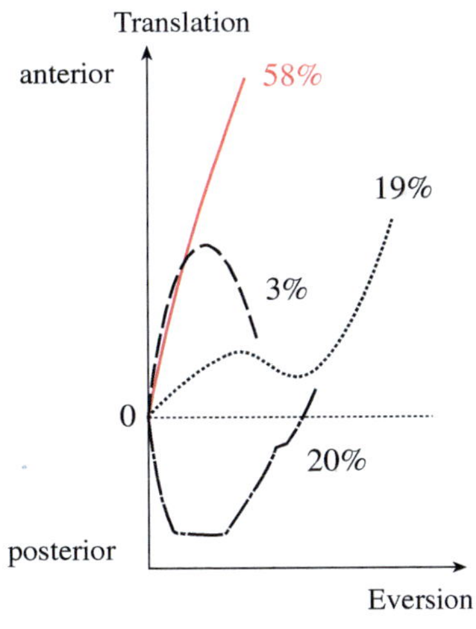

Abb. V.50
Verschiedene helikoidale Translationsmuster während einer Eversion im unteren Sprunggelenk (modifiziert nach Inman, 1976). 58% der Präparate (rote Kurve) verhalten sich so wie von Manter (1941) beschrieben. Der Rest zeigt andere Bewegungsformen. Es kann daher eine große interindividuelle Streuung angenommen werden.

errechneten Oberflächenform mögliche Translationsamplitude beträgt 1,5–2 mm. Man kann folglich annehmen, dass es offensichtlich keinen Parameter gibt, der das Verhalten der helikoidalen Translation bei einem Individuum verlässlich voraussagen lässt. Außerdem stellt sich die Frage, wie sich das Os naviculare im Falle einer Translation des Talus verhält.

4.7.2 Modell nach Benink

Benink (1985) konnte an 36 Präparaten mittels *Radiostereometrie* eine **kraniale Translation der Tibia während der Inversion** des unteren Sprunggelenks feststellen und diese mittels eines Mikrometers vermessen. Er suchte die Ursache in der Form der anterioren Gelenkfläche des Kalkaneus (*Facies articularis talaris anterior*). Die Amplitude der kranialen Gleitbewegung der Tibia wird von 0 bis ca. 10 mm angegeben. Es ergab sich ferner eine signifikante Korrelation zwischen der Translationsamplitude der Tibia und der Architektur des Fußes. Besonders bei einer Hohlfuß-Morphologie kam es vor, dass die Translation der Tibia nicht stattfand, während sie beim Plattfuß die größten Werte erreichte (siehe die oberen Diagramme in Abb. V.52 auf Seite 384).

Benink konnte darüber hinaus feststellen, dass das benötigte Drehmoment, mit dem die Tibia nach außen rotiert werden muss, um in der Folge beim aufgesetzten Fuß die Inversionsbewegung hervorzurufen, beim Hohlfuß kleiner ist als beim Plattfuß (siehe die unteren Diagramme in Abb. V.52 auf Seite 384).

Dieses Modell geht davon aus, dass der Talus aufgrund der größeren Schrägstellung der vorderen Gelenkfläche des Kalkaneus beim Plattfuß während der Inversion mehr aufsteigen muss. Es sieht so aus, als ob der Taluskopf an der Gelenkfläche nach oben „klettert". Beim Hohlfuß hingegen liegt die Fläche viel flacher im Raum, wodurch die Aufwärtsbewegung des Taluskopfes geringer ausfällt (Abb. V.51).

Um diesen morpho-funktionellen Zusammenhang zu begründen und um einen voraussagbaren Parameter zur Verfügung zu haben, definierte Benink einen **Index** anhand einer Röntgenprofilaufnahme des Fußes im Stehen. Dieser Index lautet

$$i_t = 100 \frac{P_C}{L_T} \operatorname{tg}\varepsilon \qquad \text{(V.17)}$$

wobei

- P_C die anteriore Überlappung zwischen Talus und Kalkaneus
- L_T die Länge des Talus
- ε den talokalkanearen Neigungswinkel in anterior-posteriorer Richtung darstellt.

Beim Errechnen des Index nach Benink wird die Länge des Talus (L_T) berücksichtigt, um eine Normierung zu erreichen. Damit kann die Fußgröße berücksichtigt werden, da angenommen werden kann, dass bei einem langen Fuß der Talus länger und somit die Überlappung stärker ist.

Der Winkel ε wird stark durch die Architektur des Fußes beeinflusst. Wie aus Abb. V.53 auf Seite 385 hervorgeht, ist er bei einem Plattfuß größer als bei einem normalen Fuß.

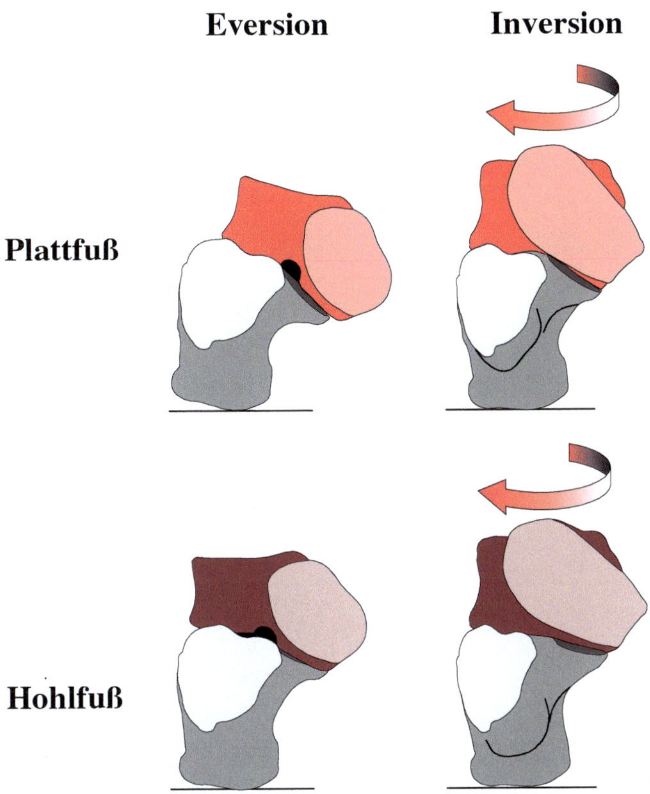

Abb. V.51
Das Prinzip des Modells nach Benink im Vergleich zwischen einer Platt- und einer Hohlfuß-Morphologie. Ausgangspunkt für die unterschiedliche kranio-kaudale Translation des Unterschenkels ist die Bewegung des Taluskopfes auf der vorderen Gelenkfläche des Kalkaneus. Während der Taluskopf während der Abduktion im Rahmen der Inversion des unteren Sprunggelenks beim Plattfuß eine große Strecke nach kranial „klettern" muss, tut er das, wenn überhaupt, beim Hohlfuß nur in sehr geringem Ausmaß (nach Benink, 1985).

Dieser Index ist klein, wenn es sich um einen Hohlfuß handelt, beim Plattfuß ist er groß. Somit ergibt sich eine hohe positive Korrelation zwischen dem Index nach Benink und der Translationsamplitude der Tibia. Damit gelang Benink die Definition eines statisch ermittelten prädikativen Parameters. Eine Anwendung des Index in einer radiologischen Analyse für einen typischen Hohl- und Plattfuß ist in Abb. V.53 auf Seite 385 zu sehen.

Vermoezen (1999) konnte radiologisch mit Profilaufnahmen eine kraniokaudale Translation feststellen. Diese wurde am anterioren und posterioren Rand der distalen Tibia vermessen. Die Amplituden betragen 2,7 ± 2,8 mm für den anterioren Rand, für den posterioren 1,8 ± 1,8 mm. Der Unterschied zwischen den beiden Messwerten ergibt sich durch die Tibiarotation. Die Amplituden sind deutlich geringer als bei Benink, da es sich um normale Füße handelte.

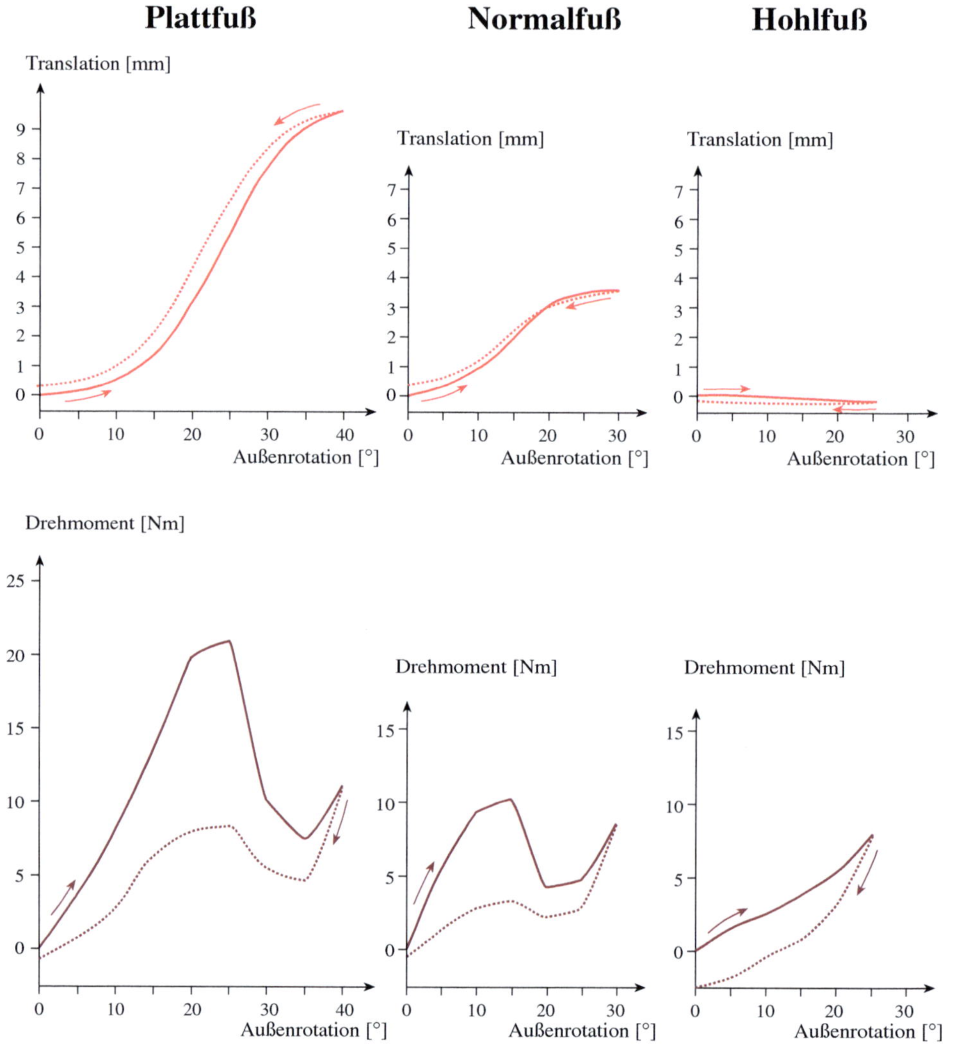

Abb. V.52
Zusammenfassung der Ergebnisse von Benink (1985). Die oberen drei Diagramme zeigen die kranio-kaudale Translationsamplitude in Relation zur Außenrotation des Unterschenkels. Während beim Plattfuß eine deutliche Amplitude zu erkennen ist, findet beim Hohlfuß kaum eine Translation statt. Die unteren drei Diagramme zeigen die Größe des Drehmomentes, das am Unterschenkel angebracht werden muss, um eine bestimmte Unterschenkelrotation zu erreichen. Beim Plattfuß ist dieses deutlich größer als beim Hohlfuß. Dass alle Kurven sich hinsichtlich des Bewegungssinns unterscheiden, ist Ausdruck der Anisotropie biologischer Materialien.

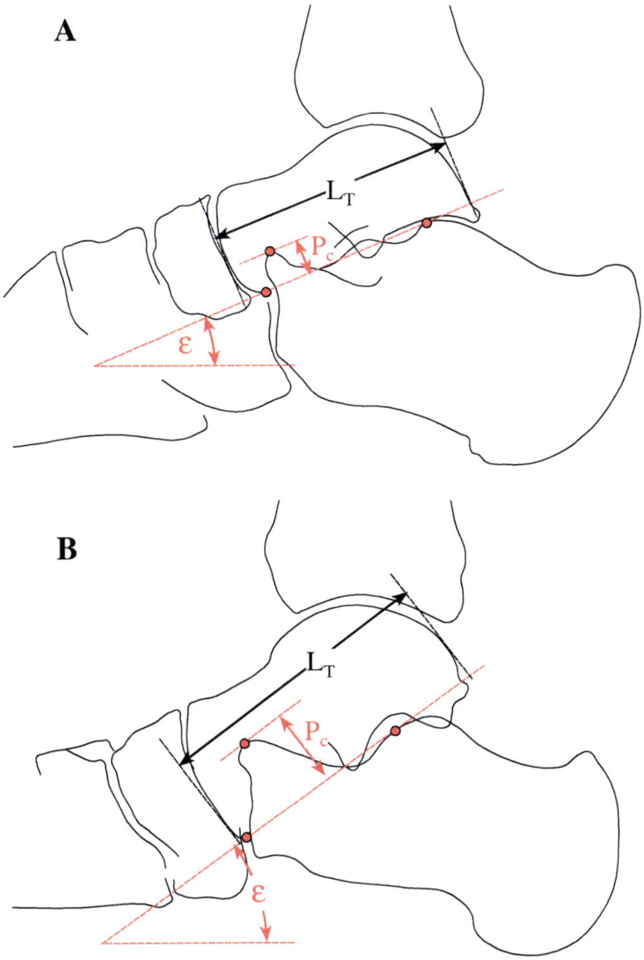

Abb. V.53
Radiologische Analyse des Index nach Benink für einen Hohlfuß (**A**) und einen Plattfuß (**B**).
P_C ... anteriore Überlappung zwischen Talus und Kalkaneus
L_T ... Länge des Talus
ε ... Talokalkanearer Neigungswinkel in anterior-posteriorer Richtung
nach Benink (1985)

4.7.3 Klinische Relevanz der beiden Modelle

Die Modelle nach Manter und Benink gehen in zwei verschiedene Richtungen:

- Bei **Manter** verlagert sich der Talus nach anterior, superior und etwas medial während der Eversion.
- Bei **Benink** verlagert er sich nach superior während der Inversion.

Da weder das eine noch das andere Modell Allgemeingültigkeit besitzt, ist anzunehmen, dass es Individuen gibt, deren Rückfuß entweder nach der einen oder anderen Art funktioniert oder auch keines der beiden Modelle bestätigt. Inwieweit diese Modelle in den Bereich der palpatorisch definierten Dysfunktionen des Fußes in der manuellen Medizin übertragbar sind, bleibt offen. Es ist jedoch nicht uninteressant, zu bedenken, dass in beiden Modellen die Möglichkeit besteht, dass das untere Sprunggelenk einen Einfluss auf die **funktionelle Länge des Beines** hat.

Nehmen wir hypothetisch eine Dysfunktion des unteren Sprunggelenks an, wie z.B. eine Varusstellung des Kalkaneus, so steht das Gelenk mehr in Inversion. Dies kann nach dem Modell von Benink die Beinlänge vergrößern und einen Beckenschiefstand hervorrufen, was wiederum die Statik der Wirbelsäule beeinflussen würde.

Eine einseitige Hypertonizität der Außenrotatoren des Hüftgelenks könnte zu einer ähnlichen Situation führen, vorausgesetzt, das Kniegelenk kompensiert nicht, der Winkel zwischen den Fußlängsachsen (Gehwinkel) bleibt unverändert und es ist das untere Sprunggelenk, das sich in Inversion dreht. Die Beanspruchung dieses Hüftgelenks könnte sich demnach nachteilig ändern. Dies kann einerseits durch die Hypertonizität der Muskeln, andererseits durch die Veränderung der Überdeckungswinkel hervorgerufen werden.

Betrachtet man des Modell nach Benink in umgekehrter Richtung, nämlich von Inversion nach Eversion, so könnte man es auch als Stoßdämpfersystem beschreiben, falls man eine Kraft hat, die die Pronation des Fußes bzw. die Innenrotation der unteren Extremität, d.h. die kaudale Translation der Tibia, bremst. Die großen Unterschiede in Bezug auf verschiedene Fußmorphologien geben zu verstehen, dass es auch bezüglich des Stoßdämpfermechanismus große interindividuelle Unterschiede gibt.

Unsere Ausführungen haben mehrfach gezeigt, dass die beiden Sprunggelenke eng zusammenarbeiten. Es ist daher nicht auszuschließen, dass Dysfunktionen des Rückfußes sich auf die untere Extremität und darüber hinaus auf das Becken und die Wirbelsäule auswirken.

5 Die Gelenklinien des Mittelfußes

5.1 Die Chopart-Gelenklinie

Die Bewegungen in der Chopart-Gelenklinie bilden mit dem anatomisch definierten unteren Sprunggelenk eine funktionelle Einheit. Mit Bezugnahme auf die manuellen Mobilisationsmöglichkeiten des *Os naviculare* und des *Os cuboideum* sollen die Bewegungen der beiden Knochen für sich und in Relation zueinander analysiert werden. Bewegungen und Bewegungsachsen wurden zuerst von Hicks (1953), danach von Van Langelaan (1983) und schließlich von Lundberg (1988) untersucht und beschrieben.

Lundberg verwendete die Radiostereometrie an acht Freiwilligen unter verschiedenen Bedingungen, was die Resultate auch beeinflusste. Er ermittelte für das **Os naviculare in Relation zum Talus** eine Achse, die einen Neigungswinkel von ca. 20°–35° aufweist. Der Abweichungswinkel zur Sagittalebene hing stark von der Eingangsbewegung ab. Bei Pronation des Fußes lag dieser Winkel bei ca. –7°, bei Plantarflexion stieg er bis ca. 42° an. Die Amplitude der Rotation um diese Achse lag zwischen ca. 4°–20°, je nach Richtung der Eingangsbewegung. Somit kann gefolgert werden, dass das talonavikulare Gelenk einem Kugelgelenk ähnlich ist. Dies entspricht auch der Geometrie der Gelenkflächen, die eine gute Kongruenz aufweisen (Steinhäuser, 1975).

Die Bewegungen des **Os cuboidem in Relation zum Kalkaneus** untersuchte Lundberg an zwei Probanden. Er fand eine Achse mit einem Neigungswinkel von ca. 26°–52°, während der Abweichungswinkel wiederum stark von den jeweiligen Eingangsbewegungen abhing. Er variierte zwischen 3° und –54°. Die Amplitude der Rotation um diese Achse ergab Werte von ca. 2°–10°. Es fällt auf, dass die Resultate stark von den Eingangsbewegungen abhängen, was auf das Vorhandensein eines gewissen Gelenkspiels hinweist.

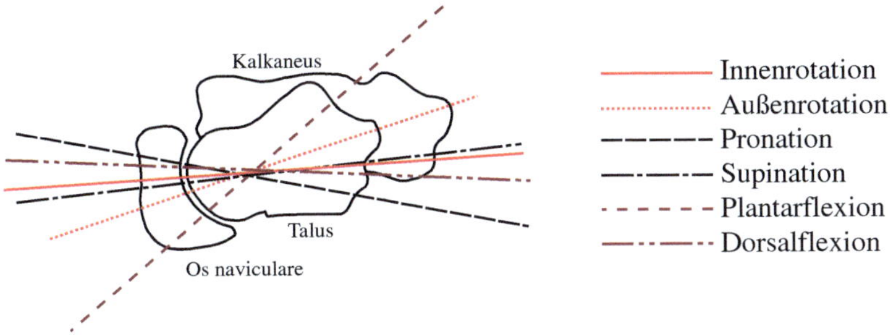

Abb. V.54
Projektion der Achsen des Talonavikulargelenks in die Transversalebene. Die unterschiedlichen Abweichungen kommen durch verschiedene Eingangsbewegungen des Unterschenkels bzw. des Fußes zustande (nach Lundberg, 1988).

V Fuß

Lundbergs Angaben über das Bewegungsverhalten des Os naviculare in Bezug zum Os cuboideum zeigen durchwegs geringe Amplituden bis ca. 4° und legen aufgrund der Achsenlage nahe, dass es sich eher um Bewegungen im Sinne einer Abduktion/Adduktion oder Plantarflexion/Dorsalflexion handelt. Supinations-/Pronationskomponenten sind eher klein.

Für die Gelenklinie zwischen dem Os naviculare und den Ossa cuneiformia liegen uns keine Daten vor. Es handelt sich wahrscheinlich um kleine Gleitbewegungen zwischen dem Os naviculare und den drei Ossa cuneiformia als auch zwischen den Ossa cuneiformia.

5.2 Die Lisfranc-Gelenklinie

Die Bewegungen der Mittelfußknochen bestehen im Wesentlichen aus Plantarflexion/Dorsalflexion sowie Supination/Pronation. Abduktion/Adduktion findet nur in geringem Maße statt. Mit Bezugnahme auf die manuelle Mobilisation könnte man diese Bewegungen als „*Klaviertastenbewegungen*" bezeichnen.

Eine der ersten Arbeiten über das Bewegungsverhalten dieser Gelenke stammt von Fick (1911). Hicks (1953) präzisierte die Assoziation der Bewegungen. Der erste Mittelfußknochen würde demnach Plantarflexion mit Pronation bzw. Dorsalflexion mit Supination durchführen. Die Amplitude dieser Bewegung gibt er mit 22° an. Der fünfte Metatarsalknochen assoziiert hingegen Plantarflexion mit Supination bzw. Dorsalflexion mit Pronation mit einer Amplitude von 10°.

De Doncker und Kowalski (1979) untersuchten die Mobilität der Metatarsalia am Präparat und am Lebenden. Sie verwendeten dazu eine originelle Methode, indem sie einen Spiegel am distalen Ende der jeweiligen Metatarsalia befestigten, über den ein Lichtstrahl abgelenkt und auf eine Projektionsfläche geworfen wurde. Die Resultate können schematisch wie in Abb. V.55 dargestellt werden.

Es ist ersichtlich, dass die Mobilität des fünften Mittelfußknochens mit 10°–15° am größten ist, gefolgt vom ersten mit 7°–15°, während der zweite die geringste Beweglichkeit zeigt. Diese Amplituden stimmen mit den von Fick (1911) angegebenen ziemlich überein. Bei Plantarflexion nähern sich das Os metatarsale I und das Os metatarsale V der Fußlängsachse an, was die anteriore Querwölbung hervorruft. Liegen die Metatarsalköpfchen auf dem Boden auf, so verschwindet diese Querwölbung. Die relative Unbeweglichkeit des zweiten Metatarsale lässt sich durch den anatomischen Aufbau der Tarsometatarsalgelenke erklären. Die Basis dieses Mittelfußknochens steckt wie ein Zapfen in der Nut der drei Ossa cuneiformia (siehe Abb. V.56). Supinations-/Pronationskomponenten wurden von De Doncker und Kowalski nicht berücksichtigt.

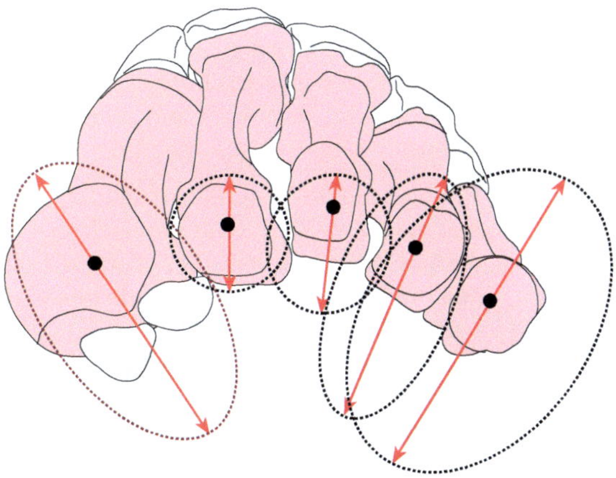

Abb. V.55
Schematische Darstellung des Bewegungsumfanges der Metatarsalköpfchen (nach De Doncker und Kowalski, 1979). Der hier dargestellte quere Gewölbebogen wird bei Belastung aufgehoben.

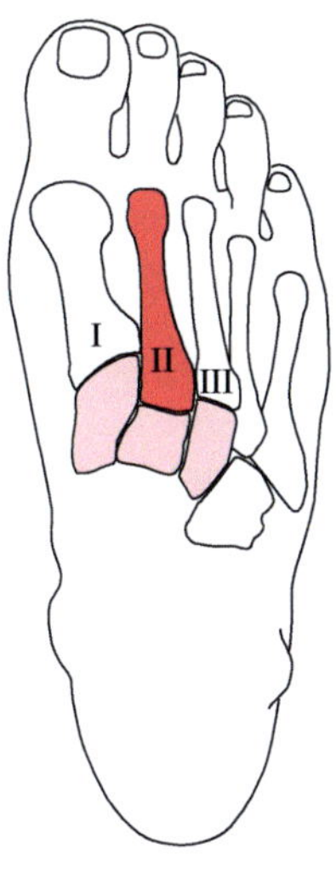

Abb. V.56
Das Os metatarsale II ist zwischen dem Os cuneiforme mediale und laterale eingezapft. Es besitzt die geringste Beweglichkeit von allen Mittelfußknochen.

6 Muskelaktionen am Fuß

Die Muskelfunktionen am menschlichen Fuß können von verschiedenen Standpunkten aus beschrieben werden. In diesem Kapitel stellen wir sie analytisch für das obere und untere Sprunggelenk dar. Für den Fuß als Gesamtes werden sie im Kapitel über Fußmodelle erläutert.

Die Muskelfunktionen für beide Sprunggelenke sind allgemein bekannt und in den meisten Anatomiebüchern beschrieben. Wir beschränken uns deshalb auf die Angabe der Werte für die jeweiligen Hebelarme und gehen nur in besonders widersprüchlichen Fällen ins Detail. Die angegebenen Werte wurden an zehn anatomischen Präparaten mit der Sehnenverlagerungs-Methode in manuell ausgeführten Bewegungsschritten von 5° ermittelt (Klein et al., 1996). Es wurden folgende Muskeln untersucht:

- M. triceps surae
- M. flexor hallucis longus
- M. tibialis posterior
- M. tibialis anterior
- M. peroneus brevis
- M. peroneus longus.

Die linke Hälfte von Tabelle V.10 gibt die Mittelwerte der Hebelarme für das **obere Sprunggelenk** an. Der größte Plantarflexor ist der M. triceps surae, gefolgt vom M. flexor hallucis longus. Der Hebelarm des M. peroneus longus ist etwas größer als der des M. peroneus brevis. Dies scheint durch die topographische Situation der beiden Sehnen im Bereich des Malleolus lateralis bestätigt zu werden: die Sehne des M. peroneus longus liegt hier hinter der des M. peroneus brevis, wodurch sie von der Achse weiter entfernt ist. Die Standardabweichung zwischen den Präparaten (SD_{Ind}) ist relativ klein. Dies lässt den Schluss zu, dass individuelle Unterschiede gering sind. Die Standardabweichung während der Bewegung (SD_{Rot}) ist ebenfalls ziemlich gering. Das bedeutet, dass sich die Hebelarme während der Bewegung kaum verändern. Die Ergebnisse decken sich mit den Arbeiten von Grieve et al. (1978), Rugg et al. (1990) und Spoor et al. (1990).

Die Hebelarme am **unteren Sprunggelenk** sind in der rechten Hälfte von Tabelle V.10 angegeben. Anhand des Mittelwertes kann man den **M. triceps surae** als Invertor betrachten (5,3 ± 7,4 mm), wie es in der anatomischen Literatur allgemein beschrieben wird. Berücksichtigt man jedoch die relativ hohe Standardabweichung während der Bewegung (10,6 mm), so bemerkt man, dass dieser Muskel ab ca. 8° Inversionsstellung ein Eversionsmoment aufweist. Dies bedeutet, dass der M. triceps surae das untere Sprunggelenk in eine Stellung von 8° Inversion bringt. Graphisch und als Diagramm kann man dies in Abb. V.57 und Abb. V.58 dargestellt sehen.

Der **M. tibialis anterior** ist im Mittelwert ein leichter Invertor (3,8 ± 4,4 mm). Da die interindividuelle Standardabweichung aber relativ groß ist, ist dies nicht bei allen Präparaten der Fall. Bei dem einen oder anderen wirkt er als Evertor, besonders wenn der Fuß in Inversion steht. In der anatomischen Literatur wird dieser Muskel als Invertor beschrieben, während Lanz und Wachsmuth (1972) und Sarrafian (1983) ihn als Evertor bezeichnen. Fick (1911) stuft ihn in beide Kategorien ein.

	Oberes Sprunggelenk			Unteres Sprunggelenk		
Muskel	MW	SD_{Ind}	SD_{Rot}	MW	SD_{Ind}	SD_{Rot}
M. triceps surae	52,8	5,1	0,7	–5,3*	7,4	10,6
M. peroneus longus	12,8	2,9	0,5	21,8	4,3	3,4
M. peroneus brevis	9,9	2,4	0,5	20,5	3,9	2,8
M. tibialis anterior	–32,0*	6,3	3,5	–3,8	4,4	—
M. tibialis posterior	8,0	3,6	1,7	–19,2	3,6	1,3
M. flexor hallucis longus	26,0	4,4	1,6	–7,8	3,0	3,9

Tabelle V.10
Hebelarme für das obere und untere Sprunggelenk aus der Studie von Klein et al. (1996).
SD_{Ind} ... Interindividuelle Standardabweichung
SD_{Rot} ... Bewegungsbedingte Standardabweichung
Einheiten: mm
* Das negative Vorzeichen zeigt für das obere Sprunggelenk ein Dorsalflexionsmoment an, für das untere Sprunggelenk ein Inversionsmoment.

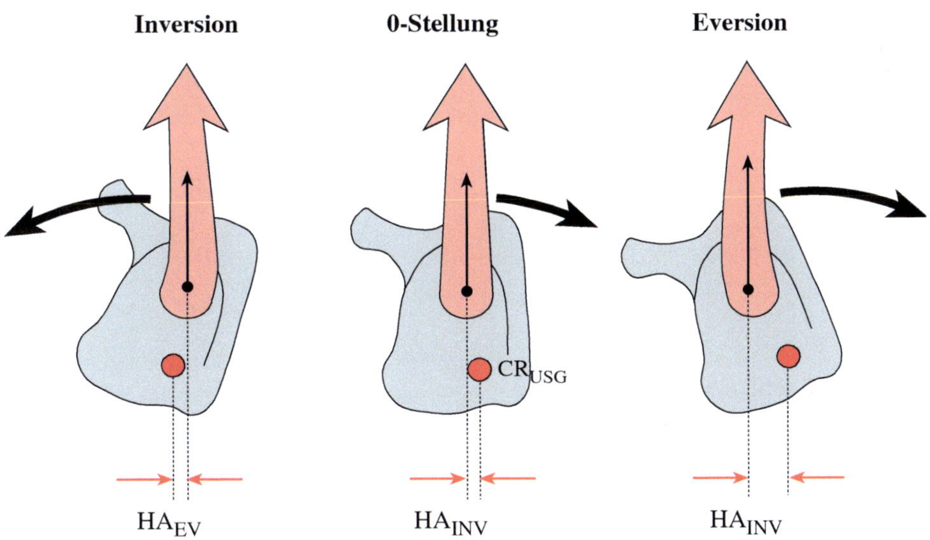

Abb. V.57
Der M. triceps surae besitzt in Relation zum Rotationszentrum des unteren Sprunggelenks (CR_{USG}) in der 0-Stellung nur einen kleinen Hebelarm als Invertor (HA_{INV}), der sich mit zunehmender Eversion vergrößert. Ab ca. 8° Inversion wird der Evertor (HA_{EV}).

Der **M. tibialis posterior** besitzt das größte Inversionsmoment (19,2 ± 3,6 mm), was Hinweise darauf gibt, dass er ein wichtiger Muskel zur Unterstützung des Fußgewölbes ist, wie wir später sehen werden.

Es ist bemerkenswert, dass die Größe der verschiedenen Hebelarme für beide Gelenke mit einer Ausnahme nicht signifikant mit der Länge des Fußes, des Kalkaneus und des Talus sowie mit der Höhe der medialen und lateralen Fußwölbung korreliert. Nur zwischen dem Hebelarm des M. tibialis posterior und der Länge des Kalkaneus konnte eine Korrelation festgestellt werden. Dies widerspricht der allgemeinen Annahme, dass jemand mit einem großen Fuß, einem längeren Kalkaneus etc. auch größere Hebelarme hätte. Ein ähnliches Resultat wurde von Spoor et al. (1990) und von Spoor und Van Leeuwen (1992) und Rugg et al. (1990) gefunden. Darüber hinaus gab es wenige Muskeln, deren mittlere Hebelarme untereinander signifikant korrelierten. Das bedeutet, falls ein Muskel einen großen Hebelarm aufweist, müssen nicht alle einen größeren haben.

Bei dieser Studie wurde auch untersucht, ob der Hebelarm für ein Gelenk von der Stellung des anderen abhängt. Dies könnte besonders für das Eversionsmoment der Mm. peronei in Plantarstellung des oberen

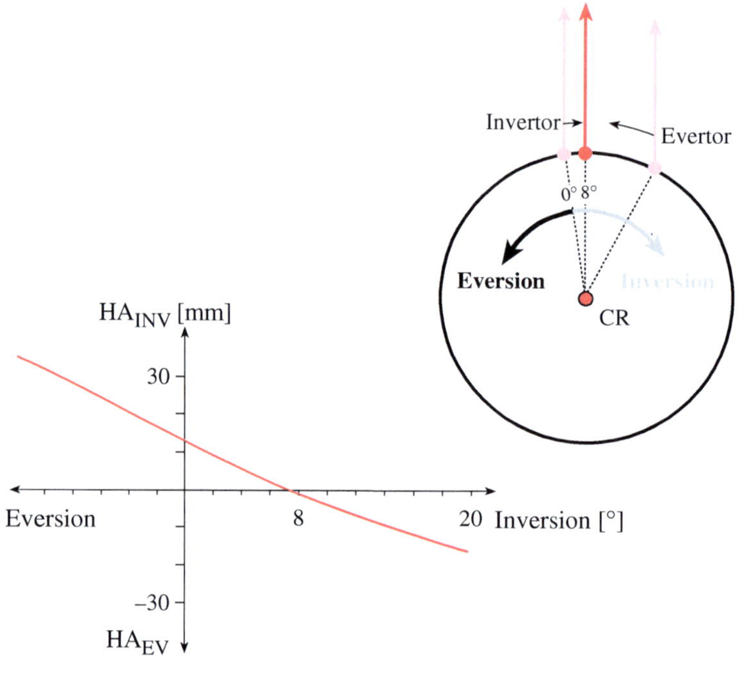

Abb. V.58
Das Diagramm zeigt in der Abszisse die Bewegung von Eversion nach Inversion, die Ordinate gibt den jeweiligen Hebelarm an. Ab ca. 8° Inversion wird dieser Null, d.h. der M. triceps surae zieht den Rückfuß in diese Position, egal, ob aus einer Inversions- oder einer Eversionsstellung heraus. Dies ist auch mit dem darüberstehenden Schema verdeutlicht.

Sprunggelenks von Belang sein. Es konnte kein einheitlicher Einfluss ermittelt werden. Dies könnte für das Supinationstrauma von klinischer Relevanz sein.

In Anlehnung an die Schemata von D'Ombredanne (Kapandji, 1985) und Elftmann (1960) kann man die Funktionen der von uns untersuchten Muskeln wie in Abb. V.59 darstellen. Muskeln, wie der M. tibialis anterior und die Mm. peronei besitzen teilweise widersprüchliche Funktionen im Hinblick auf die Bewegungskomponenten im oberen und unteren Sprunggelenk. Der *M. tibialis anterior* ruft eine Dorsalflexion im oberen

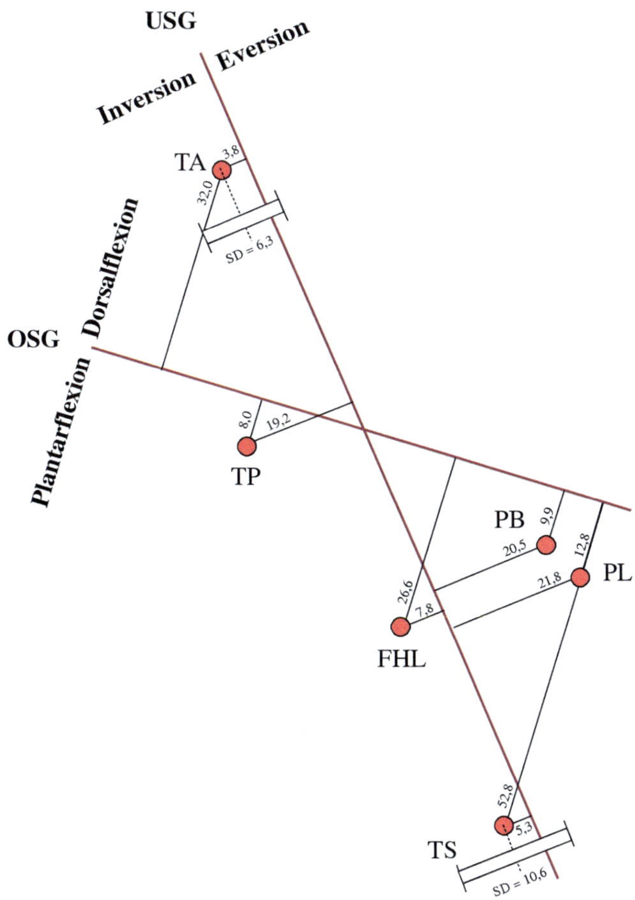

Abb. V.59
Schematische Übersicht über die Hebelarme verschiedener Muskeln für das obere (OSG) und untere (USG) Sprunggelenk. Die Mittelwerte der Hebelarme sind über diesen in Millimeter angegeben. In Bezug auf das USG ist für den M. tibialis anterior die interindividuelle Streuung angegeben, für den M. triceps surae die bewegungsabhängige Streuung. Alle übrigen Werte können aus der Tabelle V.10 auf Seite 391 entnommen werden.

Sprungelenk hervor, die mit Abduktion und Pronation verbunden ist. Die beiden Nebenkomponenten des oberen Sprunggelenks werden aber durch die Adduktion und Supination, die während der Inversion im unteren Sprunggelenk stattfinden, aufgehoben. Bei Individuen, bei denen der Muskel als Evertor funktioniert, stellt sich dieses Problem nicht. Die beiden *Mm. peronei* bewirken eine Plantarflexion im oberen Sprunggelenk, die mit Adduktion und Supination verbunden ist. Diese Nebenkomponenten werden durch im Rahmen der Eversion stattfindende Abduktion und Pronation aufgehoben.

7 Fußmodelle

Architektonisch sowie biomechanisch ist der Fuß als Gesamtstruktur ein komplexes Gebilde. Somit ist es nicht überraschend, dass der Fuß mittels verschiedener Modelle dargestellt wird. Die Funktion eines Modells besteht darin, wenigstens Teilaspekte didaktisch möglichst einfach darzustellen und zu erklären. Kein Modell kann alle Aspekte abdecken. Dies schließt jedoch mit ein, dass Modelle teilweise falsch sein können.

Das Schlussstein-Modell

Eines der am häufigsten verwendeten Modelle ist das *Schlussstein-Modell*. Dieses Modell lehnt sich am Bauprinzip von Torbögen oder alten Steinbrücken an. Es ist der Schlussstein, der das Bauwerk statisch verriegelt. Eine schematische Darstellung findet sich in Abb. V.60. Unseres Erachtens nach trifft dieses Modell aber nur sehr eingeschränkt zu, da es sich ausschließlich auf die knöchernen Strukturen beruft. Darüber hinaus muss berücksichtigt werden, dass z.B. eine nach diesem Prinzip gebaute Brücke an ihren Enden abgestützt werden muss. Dieses Modell könnte unter Umständen für die Querwölbung im Mittelfuß verwendet werden, insbesondere im Hinblick zur Form der *Ossa cuneiformia II* und *III*, die wie Schlusssteine stehen.

Das Dreipunkt-Auflage-Modell

Dieses Modell nimmt, wie der Name bereits andeutet, an, dass der Fuß auf drei Punkten ruht. Dies wären der *Tuber calcanei* sowie die *Metatarsalköpfchen I* und *V*. Dieses Modell übergeht somit die Tatsache, dass auch der Mittelfuß mit seinen Weichteilen Kräfte überträgt. Außerdem beschreibt es eine Querwölbung im Bereich der Metatarsalköpfchen, die nur besteht, solange der Fuß frei in der Luft hängt. Wird der Fuß belastet, verschwindet dieser Gewölbebogen. Dabei sind besonders die Metatarsalköpfchen II und III hohem Druck ausgesetzt (siehe dazu das *Strahlen-Modell* auf Seite 397).

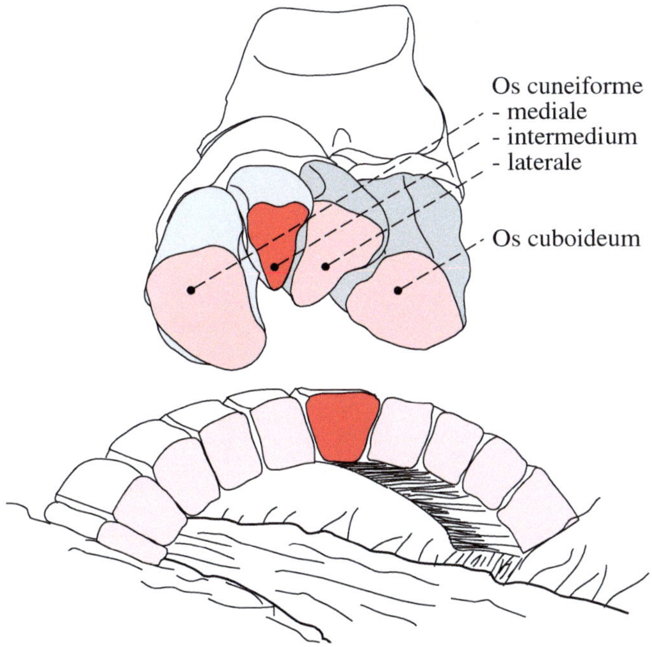

Abb. V.60
Schematisierte Darstellung des Schlussstein-Modells für den Bereich der Ossa cuneiformia. Das Os cuneiforme intermedium zeigt eine ausgeprägte Keilform, die einem Schlussstein ähnlich ist.

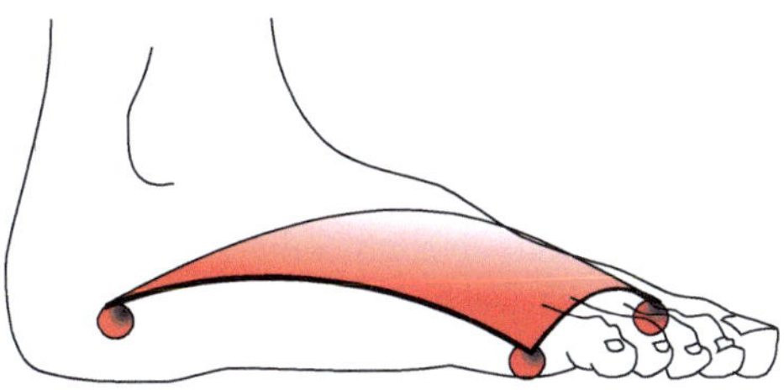

Abb. V.61
Das Dreipunkt-Auflage-Modell geht von drei Gewölbebögen des Fußes aus. Auflagebereiche wären der Tuber calcanei und die Metatarsalköpfchen I und V.

Die Lamina pedis

Der Begriff der *Lamina pedis* wurde von MacConaill und Basmajian (1969) zuerst beschrieben. Es handelt sich um die Vorstellung einer flexiblen Platte, deren Enden etwa rechtwinklig zueinander verdreht sind. Posterior stehen die Knochen übereinander, die Platte steht senkrecht, anterior liegen die Knochen nebeneinander, die Platte liegt waagrecht. Dieses Modell erlaubt es somit einfach zu verstehen, dass die Fußwölbung entweder durch eine **Supination des Rückfußes** oder/und eine **Pronation des Vorfußes** verstärkt wird.

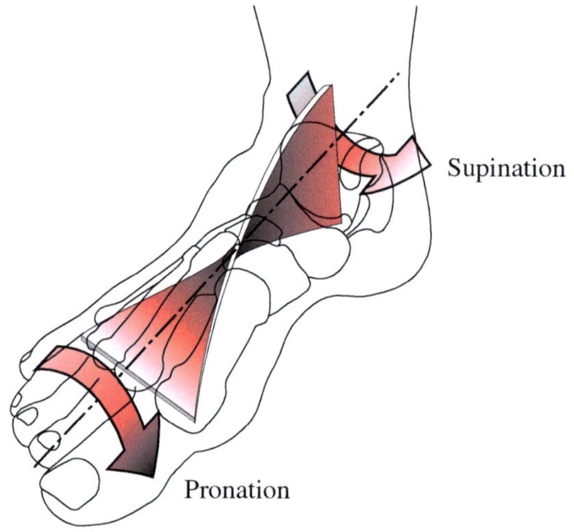

Abb. V.62
Prinzip der Lamina pedis nach MacConaill und Basmajian (1969). Im Rückfuß stehen Talus und Kalkaneus übereinander, während die Metatarsalköpfchen nebeneinander liegen. Findet eine Supination im Rückfuß oder/und eine Pronation im Vorfuß statt, so kommt es zu einer Verstärkung der Längswölbung des Fußes.

Der Talus-Kalkaneus-Fuß

Bei diesem Modell wird der Fuß funktionell in zwei Teile aufgeteilt (Lanz und Wachsmuth, 1972; De Doncker und Kowalski, 1979; Sarrafian, 1983). Beobachtet man die trabekuläre Struktur des Fußes, so kann bemerkt werden, dass ein Trabekelsystem von der posterioren Tibia über den Talus zum medialen Vorfuß verläuft. Dies könnte als *Talusfuß* bezeichnet werden. Ein zweites Trabekelsystem, ausgehend von der anterioren Tibia, verläuft über den Talus zum Kalkaneus hin. Vom Kalkaneus aus verlaufen die Trabekel dann zum lateralen Aspekt des Vorfußes, was als *Kalkaneusfuß* beschrieben werden kann (siehe Abb. V.63).

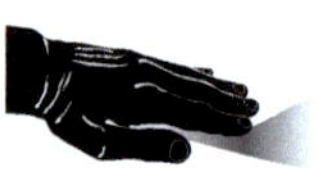

Der Talus gehört eigentlich beiden Systemen an. Man könnte ihn als Kräfteverteiler betrachten. Steht der Talushals in Adduktion, so wird eher der mediale Aspekt des Vorfußes belastet, steht er in Abduktion, der laterale Aspekt.

Führt man im Stehen eine Außenrotation des Hüftgelenks durch, ohne den Winkel zwischen den beiden Füßen zu ändern, so wird der laterale Aspekt des Fußes, d.h. der Kalkaneusfuß, mehr belastet. Im umgekehrten Fall kommt es zu einer vermehrten Belastung des Talusfußes, der laterale Aspekt hebt sich sogar teilweise vom Boden ab (Vermoezen, 1999).

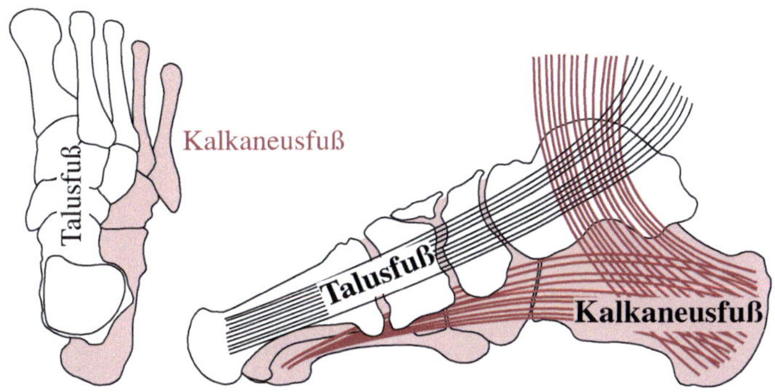

Abb. V.63
Schema des Talus-Kalkaneus-Fuß-Modells, das sich auf den Trabekelverlauf im Fuß bezieht. Der Talus fungiert als Verteiler.

Das Strahlen-Modell

De Doncker und Kowalski (1979) schlagen das *Strahlen-Modell* vor, das sich eigentlich nur auf den Mittel- und Vorfuß beruft. Diese Fußabschnitte werden in drei Zonen aufgegliedert. Eine mediale, der das Os cuneiforme mediale und der erste Zehenstrahl angehört, eine laterale Zone, die aus dem Os cuboideum und dem vierten und fünften Zehenstrahl besteht, sowie eine intermediäre Zone, die aus dem Os cuneiforme intermedium und laterale sowie dem zweiten und dritten Zehenstrahl zusammengesetzt ist (siehe Abb. V.64 auf Seite 398).

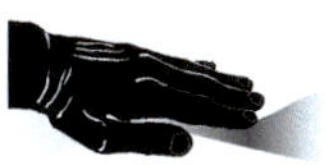

Die **mediale und laterale Zone** haben eher eine *dynamische Funktion*, z.B. um das Gleichgewicht im Einbeinstand zu regeln. Sie zeigen eine größere Mobilität und eine relativ stark entwickelte intrinsische Muskulatur.

Der **intermediären Zone**, die eine wesentlich kleinere Mobilität aufweist, wird eine mehr *statische Funktion* zugeschrieben. Podologische Untersuchungen geben an, dass bei den meisten Menschen eine hohe Druckzone ungefähr zwischen den Metatarsalköpfchen II und III zu finden ist (Arvikar und Seireg, 1980). Dies bedeutet, dass das vordere Quergewölbe beim Stehen nicht vorhanden ist, es besteht nur bei entlastetem Fuß.

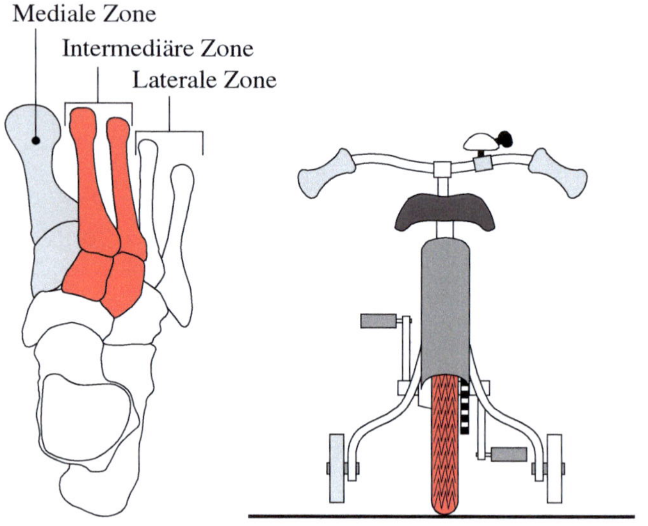

Abb. V.64
Das Strahlen-Modell bezieht sich auf den Mittelfuß und die Lisfranc-Gelenklinie. Die intermediäre Zone übernimmt die statische Funktion, während die mediale und laterale Zone dynamisch agieren. Dies lässt sich mit dem Prinzip eines Kinderfahrrades mit Stützrädern vergleichen. Die Stützräder entsprechen der dynamischen Funktion, das Hauptrad entspricht der statischen Funktion, es liegt konstant am Boden auf.

Das Dachstuhl-Modell

Das Tragegerüst eines klassischen Sattel- bzw. Giebeldaches bildet die aus *Sparren, Pfetten* und *Zangen* bestehende Dachstuhlkonstruktion (siehe Abb. V.65). Lapidus (1963) verwendet diese Analogie, um die Fußarchitektur mittels der Fachwerkkonstruktion eines Dachstuhles (franz.: *la ferme*; engl.: *truss*) zu erklären.

Die *Sparren* stellen die knöchernen Strukturen dar, welche, wie aus Abb. V.65 hervorgeht, auf **Druck** belastet werden. Die *Pfetten* und *Zangen* unterliegen nur **Zugkräften** und können somit anatomisch durch Bindegewebe oder Muskeln repräsentiert werden.

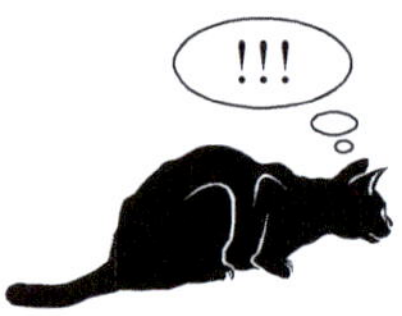

Anatomisch gesehen kann man grob vier Schichten für die Funktion der zugbelasteten Elemente erkennen (siehe Abb. V.65):

- Tief liegende Bänder
- Intrinsische Fußmuskulatur
- Extrinsische Fußmuskulatur
- Plantaraponeurose.

Es ist besonders die Aponeurose, die das Fußgewölbe unterstützt. Ein mit Körpergewicht belastetes Unterschenkel-Fuß-Präparat, an dem nur die osteoligamentären Strukturen belassen werden, sackt beim Durchschneiden der Aponeurose größtenteils zusammen. Das Fußgewölbe gibt aber erst beim Durchschneiden der tief liegenden Bänder völlig nach.

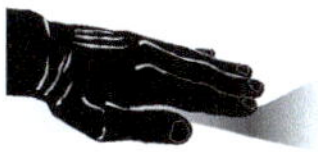

Basmajian und Stecko (1963) ermittelten an lebenden Probanden mittels Elektromyographie, dass das Fußgewölbe vorwiegend passiv unterstützt wird. Wird der Unterschenkel allmählich mehr belastet, so kommt es nicht zu einer höheren spontanen Muskelaktivität. Die Muskulatur hat folglich die Funktion, die Bänder momentan dynamisch zu entlasten. Ohne muskuläre Unterstützung über einen längeren Zeitraum kommt es aber zur Überdehnung der ligamentären Strukturen und schlussendlich zur Bildung eines Plattfußes. In diesem Zusammenhang ist besonders der M. tibialis posterior zu erwähnen (Funk et al., 1986). Imhauser et al. (2004) konnten experimentell bestätigen, dass es nach Durchschneiden der plantaren Bänder und dem vorderen Anteil des Lig. deltoideum zu einem Plattfuß kommt, der durch den M. tibialis posterior nicht mehr aufgerichtet werden kann.

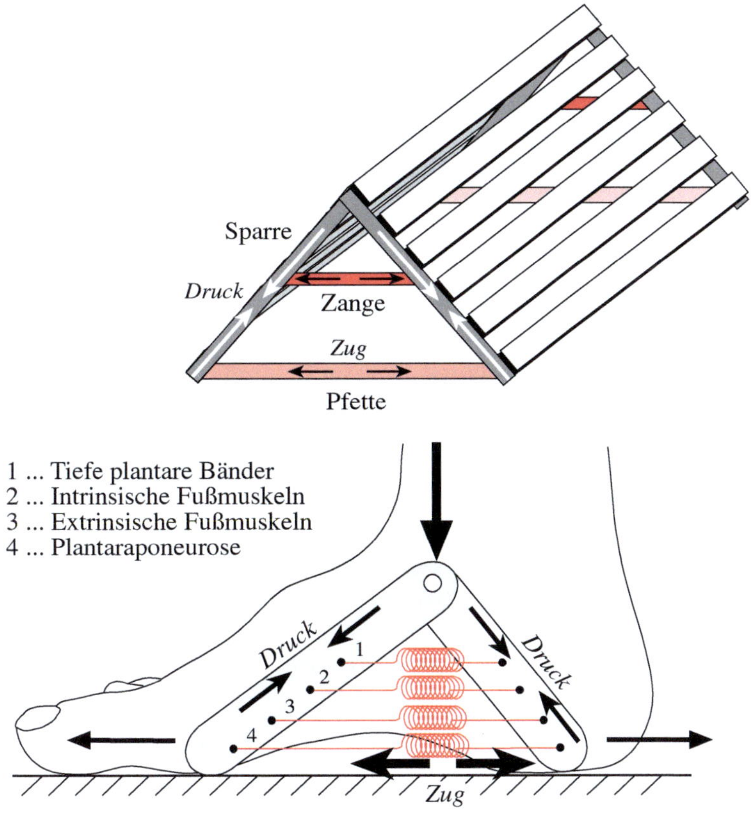

Abb. V.65
Aufbau des Dachstuhl-Modells. Bei einem klassischen Satteldach werden die Druckkräfte durch die *Sparren* verarbeitet, die Zugkräfte durch *Zangen* und *Pfetten*. Beim Fuß entsprechen den Sparren die knöchernen Elemente, den Zangen und Pfetten die bindegewebigen und muskulären Schichten, die die Längswölbung sichern.

Modell nach Hicks

Hicks (1954) entwickelte ein erweitertes Dachstuhl-Modell. Dieses geht von einer funktionellen Verbindung der Plantaraponeurose mit den Zehen aus. Bei Dorsalflexion der Zehen kommt es zu einer vermehrten Anspannung der Aponeurose. Die in der Folge entstehende funktionelle Verkürzung der Aponeurose führt zu einer Verstärkung des Gewölbebogens. Die Zehengrundgelenke fungieren in diesem Modell ähnlich einer Seilwinde, die Zehen stellen darin die Kurbel dar (Abb. V.66). Dieser Mechanismus funktioniert unabhängig davon, ob die Zehen aktiv oder passiv bewegt werden (Sion, 1994). Die Verbindung der Aponeurose mit den Zehen ist anatomisch gesehen schwer zu beschreiben. Es handelt sich um ein diffuses Einstrahlen von Kollagenfasern in den plantaren Bindegewebsapparat im Bereich der Zehengrundphalangen.

Dieser Mechanismus tritt während des Ganges in der **Phase der Fersenablösung** auf, bei der die Zehen am Boden liegen und die Zehengrundgelenke in Dorsalflexion gehen. In diesem Moment steigen die vom Fuß auf den Boden ausgeübten Kräfte deutlich an. Dies wird lokal durch die Anspannung der Aponeurose und die dadurch bewirkte teilweise Verriegelung der Fußgelenke ermöglicht (Sarrafian, 1983). Zusätzlich ist in dieser Phase der M. triceps surae aktiv, um den Körper nach vorne zu beschleunigen. Die von ihm entwickelte Kraft kann somit optimal über Achillessehne, Kalkaneus und Aponeurose übertragen werden (siehe Abb. V.67).

Der Mechanismus nach Hicks kann noch in anderen Zusammenhängen erwähnt werden. Beim Tragen von Schuhen mit hohen Absätzen kommt es zu einer Verstärkung der Fußlängswölbung, da die Zehengrundgelenke dauernd in Dorsalflexion stehen. Die landläufige Meinung, dass das Tragen von Stöckelschuhen die Entstehung eines Hohlfußes begünstigt, könnte über diesen Mechanismus teilweise erklärt werden.

Unteres Sprunggelenk und Fußwölbung

Zur Transferfunktion des unteren Sprunggelenks siehe Punkt 4.5 auf Seite 366.

Wir haben bereits erwähnt, dass ein funktioneller Aspekt des unteren Sprunggelenks in der dynamischen Kontrolle der Fußlängswölbung gesehen werden kann. Dabei spielt die **Transferfunktion** eine wesentliche Rolle, indem die Außenrotation der Tibia zu einer Inversion und somit zu einer Supination des Rückfußes führt. Bleibt der Vorfuß in Relation zur Bewegung des Rückfußes fixiert oder bewegt er sich sogar in Pronation, so kommt es zu einer Verstärkung der Fußlängswölbung. In diesem Bewegungsablauf scheinen zwei Muskeln eine besondere Rolle zu spielen. Dies sind der *M. tibialis posterior* und der *M. peroneus longus*. Gewöhnlich werden beide Muskeln als Antagonisten beschrieben. Bei frei hängendem Fuß ruft ersterer eine Inversion, zweiterer eine Eversion im unteren Sprunggelenk hervor. Steht der Fuß jedoch auf dem Boden, können beide im Hinblick zum gesamten Fuß als Synergisten betrachtet werden. Der M. tibialis posterior verdreht den Rückfuß in Supination, während der M. peroneus longus den Vorfuß in Pronation bringt. Dies führt zu einer Art **Verschraubung des Fußes**, wie sie von MacConaill und Basmajian (1969) in der *Lamina pedis* beschrieben wird. Elektromyographische Untersuchungen der beiden Muskeln während des Gehens konnten eine gleichzeitige Aktivität feststellen (Basmajian, 1974; Plas et al., 1979; Debrunner und Jacob, 1998).

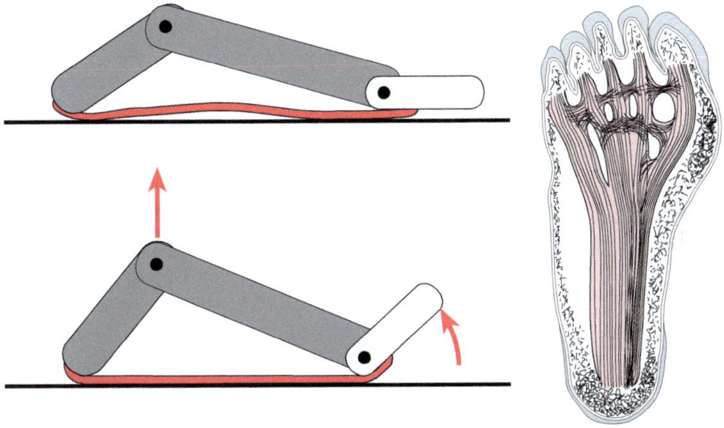

Abb. V.66
Die Plantaraponeurose erstreckt sich vom Tuber calcanei über die mediale Loge des Fußes bis hin zu den Grundphalangen der Zehen. Das Schema verdeutlicht die Anspannnug der Aponeurose infolge einer Dorsalflexion der Zehen, was zu einer Verstärkung der Längswölbung führt.

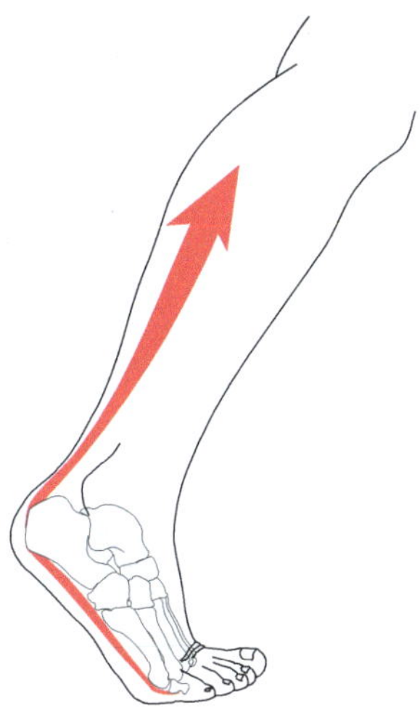

Abb. V.67
Darstellung der Funktion des Modells nach Hicks in Zusammenarbeit mit der Aktivität des M. triceps surae während der Fersenablösung am Beginn der Schwungbein-Phase des Ganges.

Ein weiterer funktioneller Aspekt dieser Muskeln besteht im Aufrechterhalten des **Gleichgewichtes im Einbeinstand**. In dieser Position kann man die pro- und supinatorischen Bewegungen des Fußes im Sinne einer Gleichgewichtsreaktion gut beobachten. Dieser Mechanismus könnte auch vom *Strahlen-Modell* wie auch vom *Talus-Kalkaneus-Fuß* her erkärt werden.

Die Außenrotation der Tibia muss jedoch nicht nur vom M. tibialis posterior, sondern kann auch von außenrotatorisch wirkenden Muskeln des Knie- oder Hüftgelenks hervorgerufen werden. In diesem Fall könnte man Muskeln wie den M. piriformis und den M. peroneus longus als Synergisten betrachten. Ebenso dürfte es zu keiner Vergrößerung des Winkels zwischen den beiden Füßen im Stehen kommen.

Um einen tieferen Einblick in die Funktion dieses Mechanismus zu gewinnen, wäre es nicht uninteressant, Evolutionsmodelle mit der Fragestellung hinzuzuziehen, ob eine ähnliche Transferfunktion bei Menschenaffen existiert und inwieweit diese einen Verstärkungsmechanismus für die Fußlängswölbung, wie beschrieben, darstellen könnte.

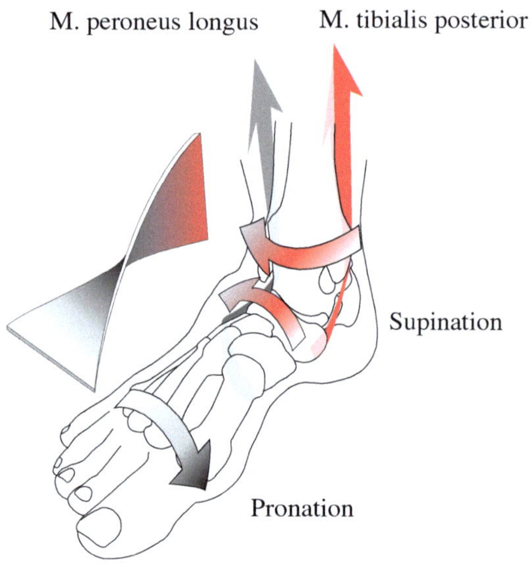

Abb. V.68
Die gleichzeitige Kontraktion der M. tibialis posterior mit dem M. peroneus longus führt zu einer Verschraubung des Fußes mit Supination des Rück- und Pronation des Vorfußes im Sinne der Lamina pedis. Es kommt zu einer Verstärkung der Längswölbung.

8 Hohl- und Plattfuß

Die Längswölbung ist ein typisches Merkmal des menschlichen Fußes. Es gibt eine bestimmte natürliche Variationsbreite um eine mittlere Ausprägung der Wölbung, die im Falle der Verstärkung der einen oder anderen Tendenz als Hohl- bzw. Plattfuß bezeichnet wird. Allgemein besehen können zwei Arten beschrieben werden, einen Hohl- bzw. Plattfuß zu bestimmen:

- Radiologisch
- Fußabdruckanalyse.

Während sich die eine Methode auf die räumliche Anordnung der knöchernen Strukturen bezieht, beruft sich die andere auf die Deformation des Weichteilgewebes der Fußsohle.

Radiologische Verfahren

Radiologisch werden z.B. der *Winkel nach Costa-Bartani* (Voutey, 1978) oder der *Kalkaneuswinkel* als Parameter verwendet. Der **Winkel nach Costa-Bartani** wird von zwei Geraden eingeschlossen, die durch den tiefsten Punkt des Talus laufen. Die eine verläuft durch den Auflagepunkt des medialen Sesambeines, die andere durch den Auflagepunkt des Kalkaneus (siehe Abb. V.69). Dieser Winkel wird von Voutey (1978) in einem Bereich von 102-105° angegeben. Unter 100° handelt es sich um einen Hohlfuß, über 120° um einen Plattfuß.

Der **Kalkaneuswinkel** wird zur Horizontalen und einer Geraden, die durch den Auflagepunkt und den anterior tiefsten Punkt des Kalkaneus läuft, definiert (siehe Abb. V.69). Dieser Winkel liegt bei ca. 20°.

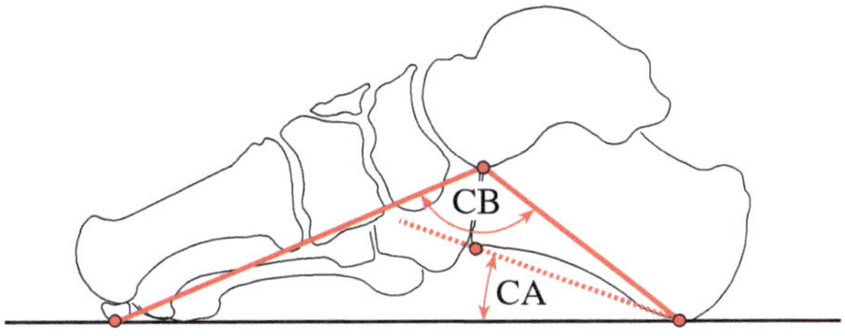

Abb. V.69
Bestimmung des Winkels nach Costa-Bartani (CB) und des Kalkaneuswinkels (CA).

Die Veränderung des Winkels nach Costa-Bartani wurde an 23 Probanden im Vergleich zwischen vier Hüftgelenkspositionen untersucht (Vermoezen, 1999): Innenrotation, 0-Stellung, 50% Außenrotation, volle Außenrotation. Bei Außenrotation des Hüftgelenks kommt es zu einer Verstärkung der Längswölbung des Fußes. Der Winkel nach Costa-Bartani verringert sich dabei signifikant von 121,4 ± 6,6° auf 117,7 ± 5,8° ($p<0,00001$). Siehe dazu Abb. V.70 auf Seite 404.

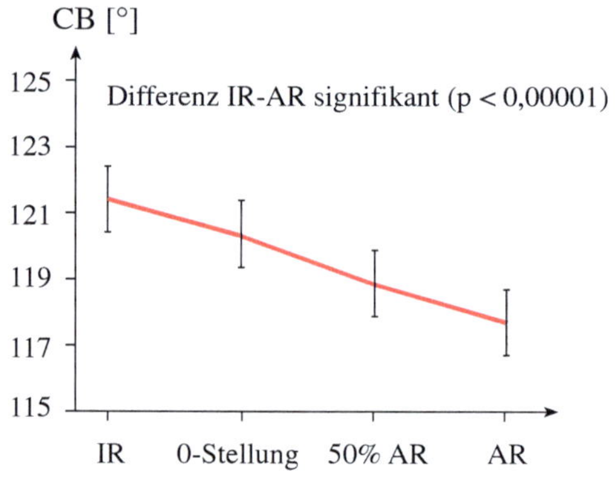

Abb. V.70
Variation des Winkels nach Costa-Bartani (CB) unter dem Einfluss der Hüftrotation (Vermoezen, 1999). Mit zunehmender Außenrotation (AR) kommt es zu einer Verkleinerung des Winkels: das Fußgewölbe verstärkt sich.

Fußabdruck-Analysen

Betrachtet man einen Fußabdruck, so lassen sich Normal-, Hohl- und Plattfuß bereits durch grobe qualitative Kriterien unterscheiden. Ein wesentliches Kriterium stellt die **Breite der Isthmus-Zone** dar. Es handelt sich um jenen Bereich, der sich vom Fersenballen zum Zehenballen erstreckt. Bei einem Plattfuß ist diese Zone deutlich vergrößert, sie kann in extremen Fällen sogar eine konvexe Form im medialen Bereich annehmen. Bei Hohlfuß-Morphologien ist der Isthmus häufig sogar unterbrochen (siehe Abb. V.70).

Quantitativ kann z.B. der **Winkel nach Clarke** (1933) herangezogen werden. Dazu wird eine Gerade durch den medialsten Punkt des Fersen- und Zehenballens gelegt. Diese wird mit einer Tangente zur medial-posterioren Begrenzung des Zehenballens in Beziehung gesetzt (siehe W_{CL} in Abb. V.71). Dieser Winkel beträgt ca. 30°–50°. Ist er größer als 50°, so handelt es sich um einen Hohlfuß. Bei einem Wert von unter 30° spricht man von einem Plattfuß.

Eine andere Möglichkeit besteht darin, das **Verhältnis von Isthmus-Breite (IB) zu Ballenbreite (BB)** zu verwenden. Sion (1994) setzt die Hälfte (BB/2) bzw. ein Drittel (BB/3) der Ballenbreite in Relation zur Isthmus-Breite. Ist die Isthmus-Breite größer als die halbe Ballenbreite, dann handelt es sich um einen Plattfuß. Ist die Isthmus-Breite kleiner als ein Drittel der Ballenbreite, dann handelt es sich um einen Hohlfuß:

$$\text{IB} > \frac{1}{2}\,\text{BB} \rightarrow \text{Plattfuß} \qquad \text{(V.18)}$$

$$\text{IB} < \frac{1}{3}\,\text{BB} \rightarrow \text{Hohlfuß}$$

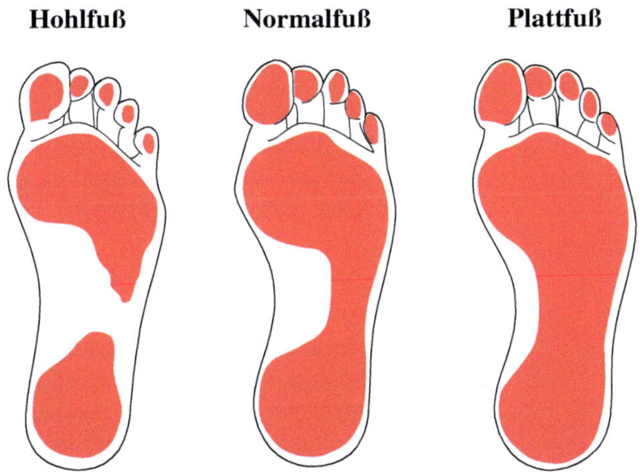

Abb. V.71
Typische Abdruckbefunde einer statischen podologischen Untersuchung (nach Lelièvre und Lelièvre, 1981).

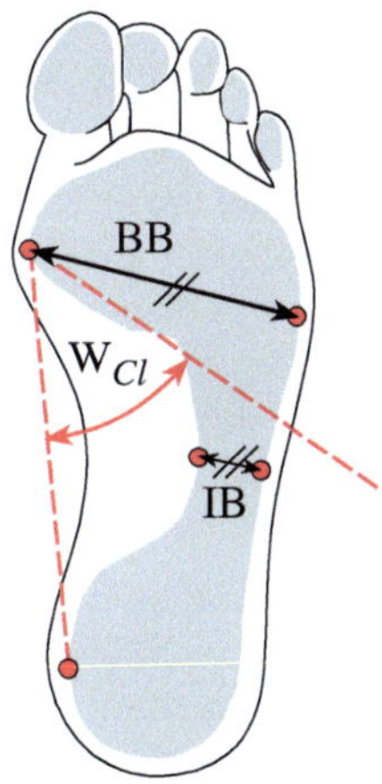

Abb. V.72
Quantitative Parameter zur Fußabdruckanalyse: der Winkel nach Clarke (W_{Cl}), die Ballenbreite (BB) und die Isthmus-Breite (IB). Zur Definition werden jeweils die lateralsten und medialsten Punkte der jeweiligen Zonen bestimmt. Ballen- und Isthmus-Breite liegen parallel.

Der **Chippaux-Index** beruft sich einfach auf das Verhältnis zwischen Isthmus-Breite und Ballenbreite (IB/BB). Beim normalen Fuß liegt er bei ca. 0,15–0,2 (Debrunner und Jacob, 1998). Andere Verfahren zur Fußabdruckanalyse können bei Debrunner und Jacob nachgelesen werden.

Diskussion

Beide Gruppen von Bestimmungsverfahren sollten im Sinne der geforderten klinischen Eindeutigkeit zum gleichen Ergebnis kommen. Untersucht man den Fuß **statisch**, so ist diese Bedingung in etwa erfüllt. Wird der Fuß unter Belastung vermessen, so entspricht z.B. ein erhöhter Winkel nach Costa-Bartani einer Verbreiterung des Fußabdruckes im mittleren Bereich der Fußsohle. Bei **dynamischer** Analyse ist dies nicht mehr der Fall.

Berücksichtigt man den Zusammenhang zwischen der Transferfunktion des unteren Sprunggelenks und der Fußlängswölbung (wie im vorigen Kapitel beschrieben), so ergibt sich bei Außenrotation des Unterschenkels eine Supination des Rückfußes, eine Pronation des Vorfußes und somit eine Verstärkung des Fußlängsgewölbes, die radiologisch im Sinne einer Hohlfußtendenz bestätigt werden kann. Ermittelt man zur gleichen Zeit aber den Fußabdruck, so lässt sich eine Verbreiterung des Isthmus feststellen. Dies würde einer Plattfußtendenz entsprechen. Wie unter Punkt „Der Talus-Kalkaneus-Fuß“ auf Seite 396 beschrieben, kommt es in dieser Phase zu einer Abduktion des Talus, was zu einer vermehrten Belastung des lateralen Aspektes des Fußes führt und somit eine Verbreiterung des Fußabdruckes nach sich zieht.

Bei Innenrotation des Unterschenkels kommt es zu einer Pronation des Rückfußes, zu einer relativen Supination des Vorfußes und somit zu einer Veränderung der knöchernen Elemente des Fußes im Sinne einer Verringerung der Fußlängswölbung, was radiologisch als Plattfußtendenz beschrieben werden kann. Zur gleichen Zeit nimmt die Beanspruchung der Weichteile des lateralen Aspektes des Fußes ab, was zu einer Verringerung der Breite der mittleren Fußsohle führt. Somit könnte der Kliniker aufgrund des Fußabdruckes auf einen Hohlfuß schlussfolgern.

Bei der Interpretation von Röntgenaufnahmen und Fußabdrücken muss man sich dieser Widersprüchlichkeit bewusst sein, die bei dynamischen Bestimmungsverfahren, die sich auf die Veränderung der jeweiligen Parameter beziehen, auftreten. Vermoezen (1999) konnte bei 22 von 23 Probanden einen solchen Widerspruch zwischen der radiologischen und der Fußabdruckanalyse feststellen. Die Begriffe des Hohl- und Plattfußes sind daher im statischen Sinne sehr wohl relevant, die Sinnhaftigkeit ihrer Verwendung sollte aber bei dynamischen Bestimmungen neu überdacht werden. Es stellt sich hier grundsätzlich folgende Frage: Unter welchen Bedingungen ist es somit das statische oder das dynamische Verhalten des Fußes, das relevant ist? Dies kann im klinischen, biomechanischen oder aber auch im phylogenetischen Kontext betrachtet werden.

9 Stoßdämpfersysteme

9.1 Allgemeine klinische Überlegungen

Bei jedem Schritt kommt es infolge des Aufsetzens des Fußes zu Stößen, die zunächst einmal auf den Fuß, in weiterer Folge jedoch auf die gesamte untere Extremität und weiter bis zum Schädel und somit zum Gehirn wirken. Natürlich können Stöße auch in anderen Zusammenhängen auftreten, so z.B. bei Stürzen oder Autounfällen. Sind die im Rahmen dieser Stöße auftretenden Kräfte zu groß, so kann dies unangenehme Folgen für unser Gehirn aber auch für andere Organe haben. Unsere Alltagserfahrungen zeigen, dass es zu Schädigungen verschiedener Strukturen, wie z.B. Knochen, Knorpel, Diskus, aber auch diversen inneren Organen, wie Leber, Milz, Lungen etc. kommen kann.

Um in diesem Kontext die Biomechanik des Organismus zu verstehen, müssen Stoßdämpfermechanismen als Erklärungsmodelle herbeigezogen werden. So können z.B. die Stoßdämpfersysteme aufgezählt werden, die beim Gehen relevant sein können. Gehen stellt eine alltägliche physiologische Aktivität dar, die häufig benutzt wird. Fällt ein Stoßdämpfersystem auch nur teilweise aus (*Dysfunktion A*), so müssen die verbleibenden Mechanismen kompensieren. Dies könnte über eine gewisse Zeitspanne symptomfrei ablaufen. Nach längerer Zeit könnten jedoch bestimmte Symptome wie Schmerzen, Arthrose etc. in einem somit adaptativ überbelasteten Teil des Systems auftreten (*Dysfunktion B*). Eine solche Betrachtungsweise ermöglicht das Erwägen von chronologischen und funktionellen Zusammenhängen in der Genese von Dysfunktionen und Pathologien. Die *Dysfunktion A* ist jedoch daraus überhaupt nicht voraussehbar und aufgrund der Systemkomplexität die *Dysfunktion B* noch weniger.

Eine solche Überlegungsweise könnte unter Umständen eine partielle biomechanische Erklärung für den in der Osteopathie beschriebenen Begriff der *primären* wie auch *sekundären Dysfunktion* bieten. Unseres Erachtens nach ist jedoch das Erkennenwollen des sekundären und primären Charakters einer Dysfunktion eine Utopie. Dies liegt vor allem in der Unmöglichkeit begründet, alle Kräfte im menschlichen Körper während des gesamten Lebens eines Individuums direkt zu vermessen, aber auch in der Schwierigkeit, ein theoretisches Modell in diesem Gebiet aufzubauen. Darüber hinaus kann auch das Problem komplexer Kausalzusammenhänge erwähnt werden. Neben der einfachen Kausalität *Dysfunktion A* → *Dysfunktion B*, kann nicht ausgeschlossen werden, dass wieder *B* auf *A* einwirkt ($B \rightarrow A$) oder sogar Formen wie $B \rightarrow C \rightarrow A$, etc. entstehen. Es handelt sich um einen nicht-prädiktiven Determinismus.

9.2 Physikalische Grundlagen der Stoßdämpfung

Die Aufgabe eines Stoßdämpfersystems besteht darin, die bei einem Impuls auftretenden Kräfte möglichst schonend abzubauen. In der Physik wird der **Impuls (p)** durch das Produkt von Masse (m) und Geschwindigkeit (v) definiert:

$$p = m \cdot v \tag{V.19}$$

Ist am Ende der Kontaktaufnahme zwischen Fuß und Boden der Impuls Null, so spricht man von einer Impulsübertragung, die auch **Kraftstoß (Δp)** genannt wird. Dies ergibt:

$$\Delta p = p_{\text{Ende}} - p_{\text{Anfang}} \tag{V.20}$$

$$\text{wenn } p_{\text{Ende}} = 0$$

Der Kraftstoß kann auch als die Fläche unter der Kurve des Kraftstoßes definiert werden (siehe Abb. V.73) und wird daher über ein Integral errechnet:

$$\Delta p = \int_{t_{Anfang}}^{t_{Ende}} F \cdot dt \tag{V.21}$$

Aus Gleichung V.21 und aus Abb. V.73 kann man erkennen, dass bei gleichbleibender Fläche die Kraft zunimmt, wenn die Zeit abnimmt. Dies erklärt, dass es zu Frakturen kommt, wenn die Widerstandsfähigkeit eines Knochens beim Aufprall überschritten wird. **Die Funktion eines Stoßdämpfersystems besteht darin, die Zeit der Impulsübertragung (*dt*) zu verlängern, um Spitzenkräfte abzubauen.**

Eine weitere physikalische Erklärungsmöglichkeit besteht im Einbeziehen der kinetischen Energie. Um wieder zu unserem Beispiel aus dem Gang zurückzukehren, können wir feststellen, dass der Fuß vor dem Aufsetzen eine gewisse kinetische Energie besitzt, die einen Moment später, wenn er ruhig am Boden aufliegt, gleich Null ist. Kinetische Energie muss demnach in einer gewissen Zeitspanne umgewandelt werden. Das Risiko für Schädigungen ist wiederum von der Zeitspanne abhängig.

9.3 Überblick über mögliche Stoßdämpfersysteme des menschlichen Körpers

Im Fuß aber auch im restlichen Körper können viele Stoßdämpfersysteme erkannt werden. Allgemein besehen gibt die folgende Liste keine Rangordnung in Bezug auf die Wichtigkeit an. Nichtsdestotrotz können lokale Stoßdämpfersysteme, die hauptsächlich dem Schutz der Struktur selbst dienen, von generellen Stoßdämpfersystemen unterschieden werden, die für den gesamten Körper von Relevanz sind. Die Grenze zwischen beiden ist jedoch fließend. Es wird deshalb keine Klassifizierung vorgenommen.

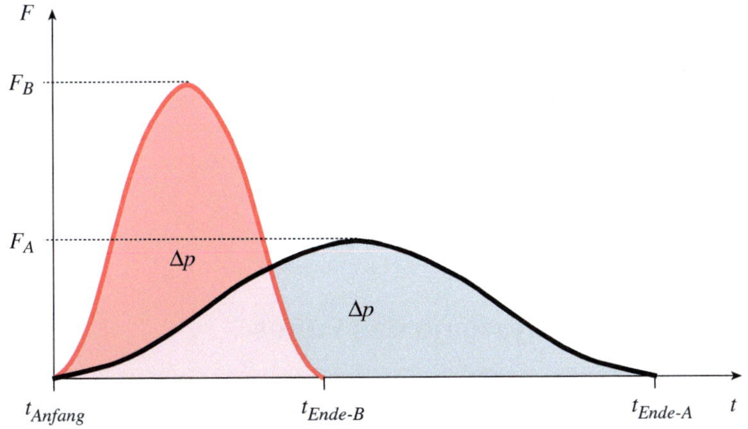

Abb. V.73
Das Diagramm zeigt einen typischen Verlauf der Krafteinwirkung (*F*), die bei einem Stoß zwischen zwei Körpern entsteht. Für kurze Zeit (*t*) wird die Kraft groß. Die Fläche unter der Kurve wird Kraftstoß (Δp) genannt.
Bei gleichbleibendem Kraftstoß ist die auftretende Spitzenkraft deutlich größer (F_B), wenn die Dauer der Kontaktaufnahme (t_{Anfang} bis $t_{Ende\text{-}B}$) kürzer ist (rote Fläche) als im Fall *A* (graue Fläche).

- Fersenballen – Subkutanes Gewebe unter dem Tuber calcanei
- Spongiöser Aufbau der Knochen des Rückfußes, insbesondere des Kalkaneus
- Dezentrierte tibio-talo-kalkaneare Anordnung in der Frontalebene.
- Fußlängswölbung (Dachstuhl-Modell und Modell nach Hicks)
- Quergewölbe des Fußes
- Drehstabfederung nach Hendrix
- Doppeltes Drehpunktsystem des Fußes
  - Posteriores doppeltes Drehpunktsystem
  - Anteriores doppeltes Drehpunktsystem
- Knorpel in allen Gelenken und Deformation der Knochen
- Menisci und Knorpel im Kniegelenk
- Knieflexion mit exzentrischer Kontraktion des M. quadriceps femoris
- Hüftflexion mit exzentrischer Kontraktion der Extensoren des Hüftgelenks
- Knie- und Hüftflexion und biartikuläre Muskeln
- Lenden-Becken-Schere
- Beckenbodenmuskulatur
- Absinken des Beckens im Einbeinstand
- Disci intervertebrales
- Spongiöser Aufbau der Wirbelkörper

- Krümmungen der Wirbelsäule
- Anteriore Verlagerung der partiellen Schwerlinie
- Abdominale und thorakale Druckkammer
- Deformation und Verschieblichkeit der Organe
- Kaudale Verlagerung der Muskelmassen
- Bewegungen der oberen Extremität
- Liquor und Schweben des Gehirns
- Intrakraniale Dura mater
- Elastizität der Gehirnmasse.

9.4 Stoßdämpfersysteme des Fußes

Fersenballen

Zwischen Dermis und dem Kalkaneus liegt eine in Zellenform aufgebaute Bindegewebsschicht, die große Widerstandsfähigkeit besitzt. Diese faserigen Zellen sind ca. 1–3 mm groß und mit Fett ausgefüllt. Darüber hinaus befinden sich auch Blutgefäße und Nerven in diesem Bereich. Diese Schicht bildet mit einer Dicke von ca. 1 cm ein mechanisch sehr wirksames Polster und kann damit als ein erstes Stoßdämpfersystem bei Kontaktaufnahme des Fußes mit dem Boden beschrieben werden.

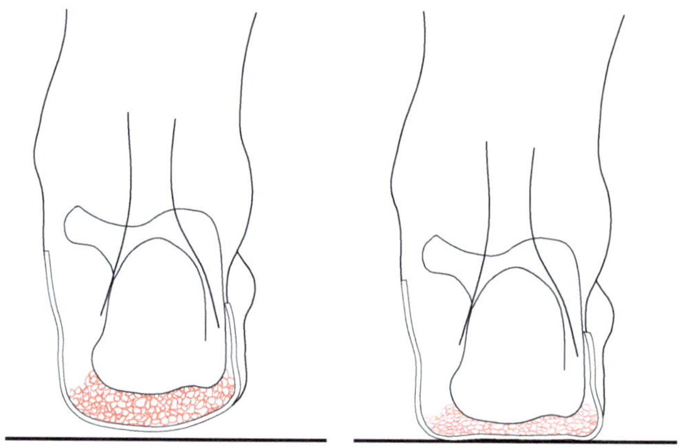

Abb. V.74
Mit Fett gefüllte Faserzellen unter dem Tuber calcanei bilden ein erstes Stoßdämpfersystem.

Spongiöser Aufbau der Knochen des Rückfußes

Insbesondere der Kalkaneus ist aus spongiösem Knochenmaterial aufgebaut. Spongiöser Knochen besitzt eine größere Deformierbarkeit als kompakter Knochen. Sein Elastizitätsmodul ist demnach kleiner. Wäre er kompakt aufgebaut, käme es wahrscheinlich häufiger zu Ermüdungsbrüchen, die in der Regel häufiger kompakte Knochen betreffen. Dieses Stoßdämpfersystem ist im Vergleich zu anderen Stoßdämpfersystemen für den gesamten Körper nicht sehr relevant. Es stellt aber ein lokales Schutzsystem für den Knochen selbst dar.

Dezentrierte tibio-talo-kalkaneare Anordnung in der Frontalebene

Geht man von der Annahme aus, dass die resultierende Kraft in der Frontalebene zentral auf den Talus einwirkt und ebenso die reaktive Kraft auf den Kalkaneus, so bemerkt man, dass beide Kräfte nicht kolinear in dieser Ebene liegen (siehe Abb. V.75). Durch diese versetzte Wirkweise der beiden Kräfte entsteht ein Hebelarm und somit ein Drehmoment, welches das untere Sprunggelenk in Eversion bringt (siehe auch Abb. V.44 auf Seite 373). Dies ergibt eine Pronation des Kalkaneus und, wie bereits beschrieben, eine Innenrotation des Unterschenkels. Dieses Moment wird vor allem vom M. tibialis posterior und zusätzlich von anderen invertierenden Muskeln, wie z.B. dem M. flexor hallucis longus, gebremst (siehe dazu Punkt 6 auf Seite 390).

V Fuß

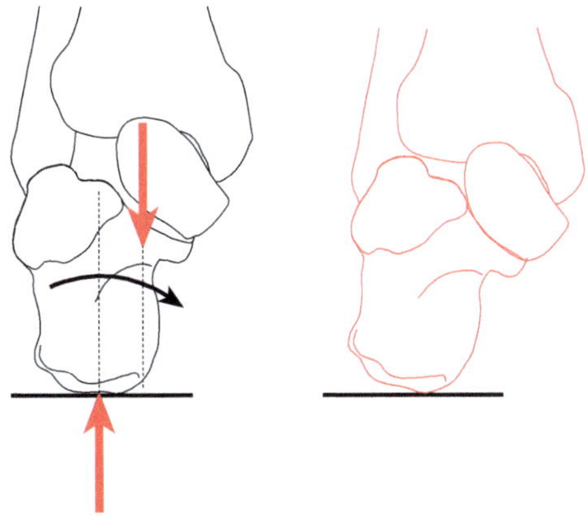

Abb. V.75
Die dezentrale Anordnung der Tibia über dem Calcaneus bewirkt ein Eversionsmoment bei Belastung des Fußes. Dieses stellt ein Stoßdämpfersystem dar.

Längswölbung des Fußes

Unter Berücksichtigung des Dachstuhl-Modells und des Modells nach Hicks (siehe Seite 398 und Seite 400) kann die Fußlängswölbung als Stoßdämpfersystem betrachtet werden. In diesem Zusammenhang ist es wesentlich, dass im Rahmen dieser Modelle der die Zugkräfte auffangende Balken (Fußpfette und Zangen eines Dachstuhles) nicht aus Knochen aufgebaut ist, sondern aus elastischem Bindegewebe und Muskeln. Somit entsteht ein dynamisches Federsystem, das Deformierungen zulässt (siehe Abb. V.76 auf Seite 413).

Quergewölbe des Fußes

Berücksichtigt man einerseits die bei frei hängendem Fuß zu beobachtende Querwölbung auf Höhe der Metatarsalknochen und andererseits den Umstand, dass bei belastetem Fuß die Kräfte unter dem Os metatarsale II und III besonders hoch sind (siehe Seite 397), so kommt es zu einem kompletten Verlust dieser Wölbung. Dieser Bewegungsablauf kann als Stoßdämpfersystem im Vorfuß betrachtet werden, sofern er durch Muskeln oder Bindegewebe gebremst wird, so z.B. durch das Caput transversum des M. adductor hallucis, aber auch durch transversale Fasern der Aponeurosis plantaris (Lig. metatarsale transversum superficiale und profundum). Es bleibt jedoch zu diskutieren, inwieweit dieses System als effizienter Stoßdämpfer gesehen werden kann, da der quere Gewölbebogen des Vorfußes mit sehr wenig Kraftaufwand aufgehoben werden kann.

Drehstabfederung nach Hendrix

(engl.: *torsion bar*; frz.: *barre de torsion*)

Dieses Modell (De Doncker und Kowalski, 1979) ist dem Dachstuhl-Modell ähnlich, bringt jedoch eine dreidimensionale Sichtweise ein. Das beide Sparren verbindende elastische Element befindet sich im Bereich der Verbindungsstelle der beiden Sparren (vgl. *Firstpfette* eines Dachstuhls). Die Firstpfette ist somit einer *Torsion* ausgesetzt und funktioniert wie eine *Drehstabfeder* (siehe Abb. V.77). Anatomisch wird der hintere Sparren durch den Kalkaneus, der vordere durch die intermediäre Zone entsprechend dem *Strahlen-Modell* (siehe Seite 397) repräsentiert. Die Funktion der Drehstabfeder kann dem Areal um die Ossa cuneiformia II und III sowie dem Os cuboideum zugeschrieben werden. Dazu müssen natürlich die Bänder, die diese Knochen verbinden, dazugezählt werden.

Doppeltes Drehpunktsystem des Fußes

Dieses System kann wiederum vom Dachstuhl-Modell abgeleitet werden. Die Dachstuhlkonstruktion wird nun dahingehend betrachtet, dass sie sich im Bezug auf jeweils zwei Drehpunkte im Raum bewegt.

Siehe dazu Abb. V.78 auf Seite 414

- **Posteriores doppeltes Drehpunktsystem**
  Beim normalen Gang steht am Beginn der Kontaktaufnahme des Fußes mit dem Boden der Fersenkontakt. Auf diesen folgt das Auflegen des gesamten Fußes durch eine Plantarflexionsbewegung im oberen Sprunggelenk. Es handelt sich in dieser Phase um ein doppeltes Drehpunktsystem in dem Sinne, dass der gesamte Fuß gleichzeitig um das obere Sprunggelenk und den Auflagepunkt am Kalkaneus dreht. In diesem Bewegungsablauf wird eigentlich nur der posteriore Teil des Dachstuhl-Modells berücksichtigt. Um aber ein Stoßdämpfersystem aufbauen zu können, muss die Bewegung gebremst werden. Dies geschieht durch die prätibialen Muskeln, für die der anteriore Abschnitt des Dachstuhl-Modells den Ansatz und somit den Hebelarm liefert.

Siehe dazu Abb. V.79 auf Seite 415

- **Anteriores doppeltes Drehpunktsystem**
  Ist die Geschwindigkeit kurz vor dem Bodenkontakt des Fußes größer, wie z.B. nach einem Sprung, so genügt das vorhin beschriebene System nicht mehr. Es kann zu einer Prellung oder im schlimmsten Fall zu einer Kompressionsfraktur des Kalkaneus kommen. Unter solchen Bedingungen wird das System umgedreht. Es kommt zur ersten Kontaktaufnahme mit dem anterioren Abschnitt des Dachstuhl-Modells, während der posteriore Teil dem viel stärkeren M. triceps surae Ansatz und Hebelarm liefert (Mittlere Hebelarme: M. tibialis anterior ca. 32 mm, M. triceps surae ca. 53 mm). Das doppelte Drehpunktsystem besteht jetzt aus dem oberen Sprunggelenk und dem Fußballen.

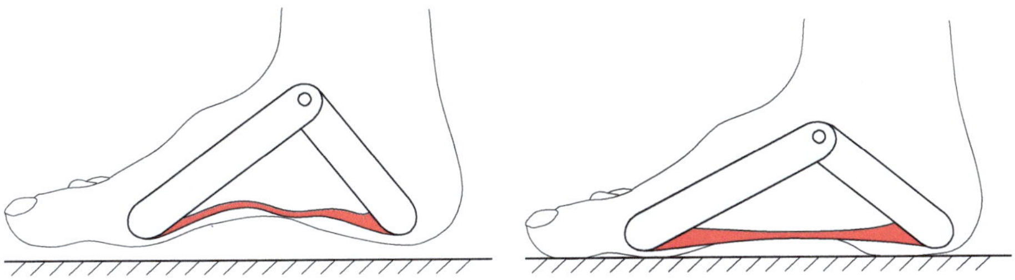

Abb. V.76
Schematische Darstellung des Dachstuhl-Modells als Stoßdämpfersystem. Bei Belastung kommt es zur Anspannung der Strukturen, die das Längsgewölbe überspannen.

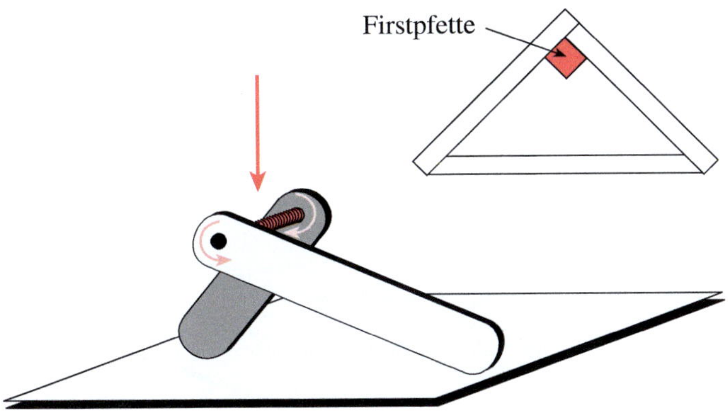

Abb. V.77
Prinzip der Drehstabfederung nach Hendrix. Bei vertikaler Belastung kommt es zu einer Torsionsspannung im Federelement, das die beiden Balken verbindet. Das Federelement kann mit der *Firstpfette* eines Dachstuhls verglichen werden.

9.5 Stoßdämpfersysteme des übrigen Körpers

- **Gelenkknorpel** und **Knochendeformation** stellen in allen Gelenken Stoßdämpfersysteme dar. Die Deformation der Femurdiaphyse wird z.B. von Muskeln wie M. vastus lateralis und dem M. tensor fasciae latae abgefangen.

Siehe dazu auch Kapitel IV Seite 277.

- **Menisken** und **Knorpel**, deren Dicke im Kniegelenk besonders ausgeprägt ist, erlauben eine elastische Verformung bei Kraftanstieg.

Siehe dazu auch Kapitel IV Seite 305.

- Die **Knieflexion**, die beim Gehen ab dem Fersenkontakt auftritt, wird durch eine exzentrische Kontraktion des M. quadriceps femoris gebremst. Beim Aufsetzen nach einem Sprung stellt dies in quantitativer Hinsicht eines der wichtigsten Stoßdämpfersysteme im gesamten Körper dar. Dies ist erklärbar, da der Hebelarm, die Masse und somit die Kraft des M. quadriceps femoris groß sind.

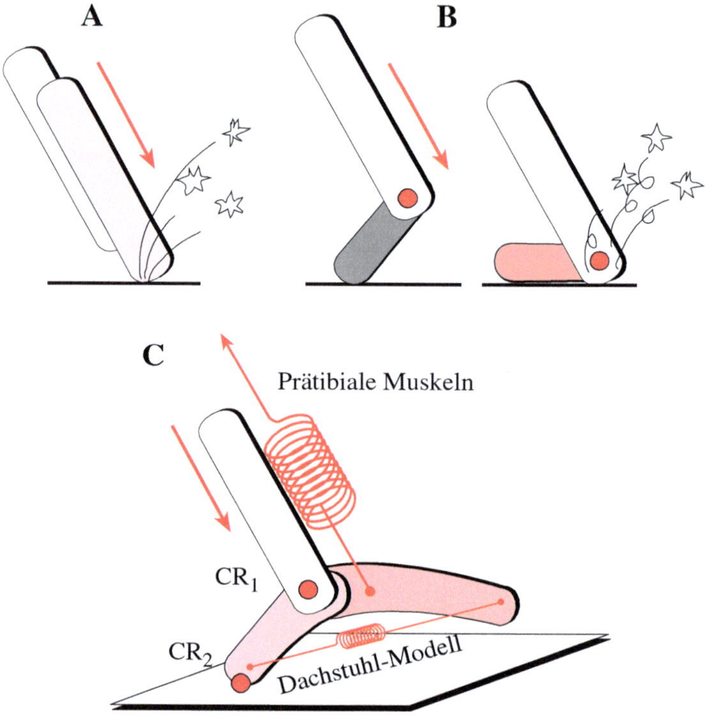

Abb. V.78
Schema der Wirkungsweise des posterioren doppelten Drehpunktsystems als Stoßdämpfermechanismus des Fußes. Dieser Mechanismus ist beim Fersenkontakt während des Gehens und Laufens relevant.

Der Unterschenkel allein hätte kaum eine Stoßdämpfung (**A**). Nimmt man den Rückfuß dazu, so verbessert sich die Situation zwar, die Stoßdämpfung ist aber immer noch unbefriedigend (**B**). Erst durch Miteinbeziehung des gesamten Fußes, der um zwei Drehpunkte (oberes Sprunggelenk - CR_1, Auflagepunkt am Tuber calcanei - CR_2) dreht, wird durch die exzentrische Arbeit der prätibialen Muskeln (z.B. M. tibialis anterior) und die Zugspannung der Abspannelemente des Dachstuhl-Modells eine ausreichende Stoßdämpfung erreicht (**C**).

- Die **Hüftflexion** stellt in Verbindung mit der exzentrischen Kontraktion der Hüftgelenksextensoren ein ähnlich dominantes System wie das der Knieflexion dar.
- **Knie- und Hüftflexion** laufen meistens synchron ab. Diese beiden Flexionsbewegungen werden durch die biartikulären Muskeln des Oberschenkels gebremst. Es handelt sich um eine Anordnung, bei der sich das gesamte System anders verhält als seine einzelnen Bestandteile. Betrachtet man die ischiokruralen Muskeln isoliert, so stellen sie Knieflexoren und Hüftextensoren dar. Berücksichtigt man aber ein System mit zwei Gelenken, die auf beiden Seiten mit biartikulären Muskeln ausgestattet sind, so ist für die Gesamtfunktion stets das Verhältnis der jeweiligen Hebelarme der Muskeln in Relation zu den einzelnen Gelenken entscheidend. Eine Verkürzung der ischiokruralen Muskeln ruft dann eine Extension des Hüft- aber auch des Kniegelenks hervor. Dies geschieht aber nur, wenn der M. rectus femoris zumindest eine isometrische Kontraktion durchführt. Beim Aufsetzen des Fußes kommt es zu einer Flexion in beiden Gelenken, die durch eine exzentrische Kontraktion beider Muskelgruppen gebremst wird.

Siehe dazu auch Kapitel IV Punkt 2.2.5 auf Seite 300.

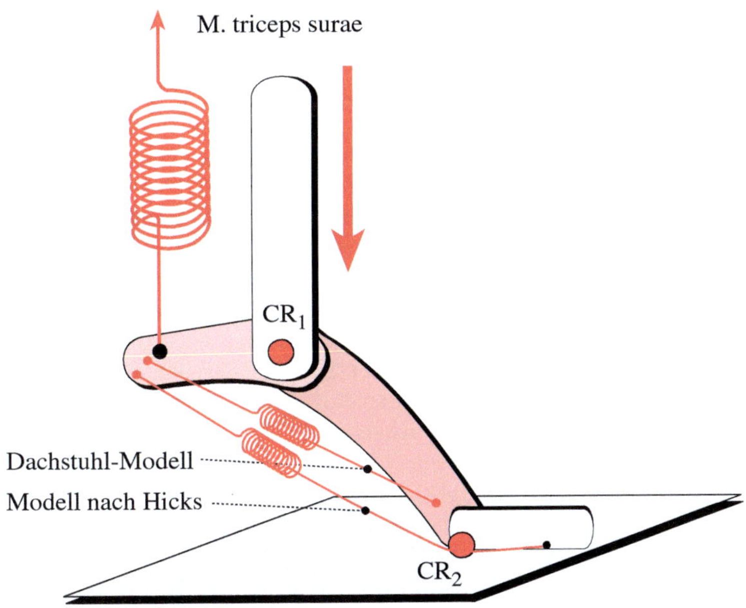

Abb. V.79
Funktionsweise des vorderen doppelten Drehpunktsystem des Fußes. Dieses tritt bei einem umgekehrten Abrollvorgang, wie z.B. beim Laufen am Platz oder beim Treppabwärtsgehen, in Kraft. Der Fuß dreht um das obere Sprunggelenk (CR_1) und den Auflagepunkt im Bereich der Metatarsalköpfchen (CR_2). Die Bewegung wird durch die exzentrische Arbeit des M. triceps surae und die Anspannung der Strukturen des Dachstuhl-Modells und des Modells nach Hicks gebremst. Dadurch ergibt sich ein Stoßdämpfersystem.

Siehe dazu auch Kapitel III Punkt 5.1 auf Seite 202.

- Das **Absinken des Beckens im Einbeinstand** kommt durch das Adduktionsmoment des Körpergewichtes im Hüftgelenk zustande. Dieses wird durch die Muskelkraft der Hüftabduktoren aufgehoben. Diese einerseits stabilisierende Funktion kann auch als Bremsfunktion im Sinne eines Stoßdämpfermechanismus betrachtet werden. Eine Funktionsschwäche dieser Muskulatur führt zu einer exzessiven Adduktion im Gelenk, was in der Klinik als *Trendelenburg-Zeichen* beschrieben wird. Als Stoßdämpfersystem könnte man von einem *„physiologischen Trendelenburg"* sprechen.

Siehe dazu auch Kapitel II Punkt 5 auf Seite 177.

- Die **Lenden-Becken-Schere** wirkt als Stoßdämpfer in der Beckenregion. Passiv wird das System besonders durch die extrinsischen Beckenbänder wie das Lig. sacrotuberale und das Lig. sacrospinale unterstützt. Aktiv kann es z.B. durch die Hüftflexoren oder auch die Beckenbodenmuskulatur ergänzt werden.
- Die **Beckenbodenmuskulatur** kann mit einem Fangtuch verglichen werden, das die Abwärtsbewegung von inneren Organen bremst.
- Die **Deformierbarkeit und Verschieblichkeit der inneren Organe** kann als ein weiteres Stoßdämpfersystem gesehen werden. So z.B. liegt das Herz auf dem Diaphragma auf, wobei dieser Muskel ähnlich dem Beckenboden wie ein Fangtuch arbeitet. Darüber hinaus kann die Deformierbarkeit, besonders die von schweren Organen, eine gewisse Rolle spielen. Wird diese überschritten, so kommt es zu den bekannten Traumata, wie z.B. Leber- oder Milzriss.
- Die **kaudale Verlagerung von Muskel- und Fettmassen** (engl.: *wobbling mass*) um die Gelenke und Diaphysen stellt wahrscheinlich ein Stoßdämpfersystem dar, dessen Wirksamkeit stark vom Muskeltonus beeinflusst wird (Nigg und Liu, 1999; Liu und Nigg, 2000).
- Die **Disci intervertebrales** stellen ein wichtiges Stoßdämpfersystem innerhalb der Wirbelsäule dar. In diesem Kontext kann man an Patienten denken, die Schmerzen zum Zeitpunkt des Fußkontaktes angeben.
- Der **spongiöse Aufbau der Wirbelkörper** spielt, wie bereits für andere Knochen angegeben, auch innerhalb des Achsenskeletts eine Rolle für die Stoßdämpfung.
- Die **Krümmungen der Wirbelsäule** bilden ein System, das die Impulsübertragung besser abbauen kann, als eine gerade Säule.
- Die **anteriore Verlagerung der partiellen Schwerlinien** stellt gemeinsam mit der autochthonen Rückenmuskulatur ein weiteres wichtiges Stoßdämpfersystem der Wirbelsäule dar. Unabhängig vom Niveau liegt der Schwerpunkt der jeweils darüberliegenden Körpermasse in einer normalen Nullstellung anterior der Flexions-Extensions-Achse. Beim Aufkommen nach Sprüngen

wird diese Verlagerung durch das Vorneigen des Rumpfes noch verstärkt. Es kommt somit zu einem Flexionsmoment, das durch die exzentrische Arbeit der autochthonen Rückenmuskulatur gebremst wird.

- Die **abdominale und thorakale Druckkammer** kann als ein Stoßdämpfersystem betrachtet werden, sofern der Druck im Rahmen der Impulsverarbeitung ansteigt. Dies setzt voraus, dass die Räume in einem gewissen Ausmaß abgedichtet werden können. Die abdominale Druckkammer arbeitet ähnlich einem mit Flüssigkeit gefüllten Ball.
- **Bewegungen der oberen Extremität** können die Impulsübertragung verlangsamen, wenn diese nach unten beschleunigt werden.
- Der **Liquor cerebrospinalis** und die Tatsache, dass das Gehirn im Liquor schwebt, schützen dieses vor Spitzenkräften, die beim Kraftstoß auftreten können.
- Innerhalb der intrakranialen Dura mater könnte das **Tentorium** wiederum als Fangnetz für den posterioren Bereich des Gehirns betrachtet werden. Kommt es zu Impulsen mit lateraler Stoßrichtung, so könnte der **Falx cerebri** eine ähnliche Funktion zugeschrieben werden.
- Die **Elastizität des Gehirngewebes** stellt wahrscheinlich eine weitere Möglichkeit dar, das Gehirn vor Stößen zu schützen.

Literatur

Aglietti P, Insall JN, Walker PS, Trent P. 1975. A new patella prothesis. Clin Orthop. 107:175.

Ahmed AM, Burke DL, Yu A. 1983. In vitro measurement of static pressure distribution in synovial joints-Part II: Retropatellar surface. J Biomech Eng. 105:226-236.

Ahmed AM, Burke DL. 1983. In vitro measurement of static pressure distribution in synovial joints-Part I: Tibial surface of the knee. J Biomech Eng. 105:216-225.

Aiello L, Dean C. 1999. An introduction to human evolutionary anatomy. 5. Aufl. Academic Press. London.

Akeson WH, Amiel D, Woo SL-Y. 1980. Immobility effects on synovial joints. The pathomechanism of joint contracture. Biorrheology. 17:97-110.

Albert H, Godskesen M, Westergaard JG, Chard T, Gunn L. 1997. Circulating levels of relaxin are normal in pregnant women with pelvic pain. Eur J Obstet&Gyn and Reproductive Biol. 74:19-22.

Alberts B, Johnson A, Lewis J, Raff M, Roberts K, Walter P. 2002. Molecular biology of the cell. Garland Science - Taylor and Francis Group. New York.

Alexandre J-M. 1989. Détermination du bras de levier du muscle quadriceps. Influence de la section du LCA. Mémoire de Licence en Kinésithérapie et Réadaptation. Dir. Rooze M, Klein P. Université Libre de Bruxelles.

An KN, Takahashi K, Harrigan TP, Chao EY. 1984. Determination of muscel orientations and moment arms. J Biomech Eng. 106(3):280-282.

Andriacchi TP, Andersson GBJ, Fermier RW, Stern D, Galante JO. 1980. A study of lower-limb mechanics during stair-climbing. J Bone Jt Surg. 62-A(5):1749-1757.

Aristoteles. 1987. Aristoteles' Physik. Vorlesung über Natur. Erster Halbband. Bücher I(A) bis IV (D). Meiner. Hamburg.

Aristoteles. 1989. Metaphysik. Buch I, Kapitel 2. Meiner. Hamburg.

Arlet J. 1990. Diagnostic et traitement d'une coxopathie chronique. In: Encycl. Méd. Chir, Appareil locomoteur. 14312A10, 5. Editions techniques. Paris.

Arnoczky SP, Warren RF. 1982. Microvasculature of the human meniscus. Am J Sports Med. 10(1):90-95.

Arnoczky SP. 1990. Structure and biology of the knee meniscus. In: Biomechanics of diarthrodial joints. Mow Van C, Ratcliffe A, Woo SLY (Hgg.). Springer. New York. Bd1:177-190.

Arvikar RJ, Seireg A. 1980. Pressure distribution under the foot during static activities. Engineering in Medicine. 9:99-103.

Ashhurst APC, Bromer RS. 1922. Classification and mechanism of fractures of the leg bones involving the ankle, based on a study of three hundred cases from Episcopal Hospital: Anatomic and surgical study. Arch.Surg. 4:51.

Ateshian GA, Rosenwasser MP, Mow VC. 1992. Curvature characteristics and congruence of the thumb carpometacarpal joint: differences between female and male joints. J Biomechanics. 25(6):591-607.

Bandi W. 1951. Über die Ätiologie der Osteochondrosis dissecans. Helv chir Acta. 3:221.

Baratta R, Solomonov M, Zhou BH, Letson D, Chuinard R, D'Ambrosia R. 1988. Muscular coactivation. The role of the antagonist musculature in maintaining knee stability. Am J Sports Med. 16(2):113-122.

Baratta R, Solomonow M, Zhou BH, Letson D, Chuinard R, D'Ambrosia R. 1988. Muscular coactivation. The role of the antagonist musculature in maintaining knee stability. Am J Sports Med. 16:113-122.

Barbee-Ellison JB, Rose SJ, Sahrmann SA. 1990. Patterns of hip rotation range of motion: comparison between healthy subjects and patients with low back pain. Phys Ther. 70:537-541.

Barnett Ch, Napier JR. 1952. The axis of rotation of the ankle joint in man. Its influence upon the form of the talus and the mobility of the fibula. J Anat (Lond). 86:1-8.

Basmajian JV, Stecko G. 1963. The role of muscles in arch support of the foot. An electromyographic study. J Bone Jt Surg. 45A(6):1184-1190.

Basmajian JV. 1974. Muscles alive. Williams & Wilkins. Baltimore.

Bay BK, Hamel AJ, Olson SA, Sharkey NA. 1997. Statistically equivalent load and support conditions produce different hip joint contact pressures and periacetabular strains. J Biomechanics. 30(2):193-196.

Bejjani FJ, Gross CM, Pugh JW. 1984. Model for static lifting: relationship of loads on the spine and the knee. J Biomechanics. 17(4):281-286.

Benink RJ. 1985. A biomechanical study of the constraint-mechanism of the human tarsus. Thesis. Dir. A Huson. University of Leiden.

Benninghoff A, Drenckhahn D. 2003. Anatomie. Makroskopische Anatomie, Histologie, Embryologie, Zellbiologie. 16. Aufl. Bd1. Urban & Fischer. München.

Bergmann G, Graichen F, Rohlmann A. 1993. Hip joint forces during walking and running, measured in two patients. J Biomechanics. 26:969-990.

Bergmann G, Kniggendorf H, Graichen F, Rohlmann A. 1995. Influence of shoes and heel strike on the loading of hip implants. J Biomechanics. 28:817-827.

Bergmann G. 1997. In vivo Messung der Belastung von Hüftimplantaten. Wiss. Schriftenreihe Biomechanik. Bd2. Köster Verlag. Berlin.

Bergmann G, Deuretzbacher G, Heller M, Graichen F, Rohlmann A, Strauss J, Duda GN. 2001a. Hip contact forces and gait patterns from routine activities. J Biomechanics. 34:859-871.

Bergmann G, Graichen F, Rohlmann A, Verdonschot N, van Lenthe GH. 2001b. Fricitonal heating of total hip implants. Part 1: measurements in patients. J Biomechanics. 34:421-428.

Bernd L, Mau H, Blasius K. 1996. A computertomographic study of the congruence of the hip joint. Clin Biomech. 11:58-60.

Biedert R, Elsig A. 1984. Kniebeschwerden bei Sportlern: Behandlungsmöglichkeiten durch Korrektur der Statik. Schweiz Ztschr Sportmed. 32:91-94.

Bishop RED, Denham RA. 1977. A note on the ratio between tensions in the quadriceps tendon and infrapatellar ligament. Engineering in Medicine. 6(2):53-54.

Bjorklund K, Nordstrom ML, Bergstrom S. 1999. Sonographic assessment of symphyseal joint distention during pregnancy and post partum with special reference to pelvic pain. Acta Obstet Gynecol Scand. 78(2):125-130.

Blaimont P. 1968. Contribution à l'étude biomécanique du fémur humain. Acta Orthop Belgica. 34(5):663-844.

Blaimont P, Burnotte J, Baillon JM, Duby P. 1971. Contribution biomécanique à l'étude des conditions d'équilibre dans le genou nomal et pathologique. Application au traitement de l'arthrose varisante. Acta Orthop Belgica. 37(5):573-592.

Blaimont P, Libotte M, Klein P. 1986. Biomécanique de la tibio-tarsienne, Implications cliniques. Cahiers d'enseignement de la SOFCOT. Conférences d'ensignement. S 31-36.

Blankevoort L, Huiskes R, de Lange A. 1985. The reproducibility of passive knee-joint motion characteristics. in: Biomechanics: Current interdisciplinary research. Perren SM, Schneider E (Hrsg.). Martinus Nijhoff. Dodrecht u.a. S 309-314.

Blankevoort L, Huiskes R, de Lange A. 1988. The envelope of passive knee joint motion. J Biomechanics. 21(9):705-720.

Blankevoort L, Huiskes R, de Lange A. 1990. Helical axes of passive knee joint motions. J Biomechanics. 23(12):1219-1229.

Blankevoort L, Huiskes R, de Lange A. 1991. Recruitment of knee joint ligaments. J Biomech Eng. 113:94-103.

Bonnaire E, Bué V. 1899. Influence de la position sur la forme et les dimensions du bassin. Ann Gynéc et d'Obstét. 52:296.

Bowen V, Cassidy JD. 1981. Macroscopic and microscopic anatomy of the sacroiliac joint from embryonic life until the eighth decade. Spine. 6(6):620-628.

Brechter JH, Powers CM. 2001. Patellofemoral joint stress during stair ascent and descent in persons with and without patellofemoral pain. Gait and Posture. 16:115-123.

Brinckmann P, Hoeffert H, Jongen HT. 1981. Sex differences in the skeletal geometry ov the human pelvis and hip joint. Thieme Verlag. Stuttgart, New York. J Biomechanics. 14(6):427-430.

Brinckmann P, Frobin W, Leivseth G. 2000. Orthopädische Biomechanik. Thieme Verlag. Stuttgart, New York.

Brown TD, Shaw DT. 1983. In vitro contact stress distributions in the natural human hip. J Biomechanics. 16(6):373-384.

Brunner C, Kissling R, Jacob HAC. 1991. The effects of morphology and histopathologic findings on the mobility of the sacroiliac joint. Spine. 16(9):1111-1117.

Buff H-U, Jones LC, Hungerford DS. 1988. Experimental determination of forces transmitted through the patello-femoral joint. J Biomechanics. 21(1):17-23.

Burnotte J. 1975. Contribution a l'étude de la stabilisation laterale du genou pendant la marche. Travaux Soc Scientifique Belge Kinésithérapie. 3(2):80-103.

Bussey MD, Yanai T, Milburn P. 2004. A non-invasive technique for asseissing innominate bone motion. Clin Biomech. 19:85-90.

Butler DL, Grood ES, Noyes FR. 1978. Biomechanics of ligaments and tendons. Exercise and Sport Sciences Reviews. 6:125-181.

Carlstedt CA, Madsén K, Wredmark T. 1986. The influence of indomethacin on tendon healing. A biomechanical and biochemical study. Arch Orthop Trauma Surg. 105:332.

Chamberlain WE. 1932. The X-ray examination of the sacroiliac joint. Delaware Med J. 4:195-201.

Chéron G, Bengoetxea A, Dan B, Draye JP. 1998. Multi-joint coordination strategies for straightening up movement in humans. Neurosci Lett. 242(3):135-138.

Clarke HH. 1933. Objective method of measuring the height of longitudinal arch in foot examinations. The Research Quaterly. 4:99-107.

Close JR. 1956. Some application of the functionale anatomy of the ankle joint. J Bone Jt Surg. 38A:761-781.

Colachis SC, Worden RE, Bechtol CO, Strohm RB. 1963. Movement of the sacroiliac joint in the adult male: a preliminary report. Arch Phys Med Rehabil. 44:490-498.

Colpaert HA. 1977. Contribution à la function bioméchanique de la pince tibio-péronière. Mémoire de Licence en Kinésithérapie et Réadaptation. Dir. Lewillie L, Blaimont P. Université Libre de Bruxelles.

Cowan SM, Bennell KL, Hodges PW, Crossley KM, McConnell J. 2001. Delayed onset of electromyographic activity of vastus medialis obliquus relative to vastus lateralis in subjects with patellofemoral pain syndrome. Am J Phys Med Rehabil. 82:183-189.

Crawford NR, Yamaguchi GT, Dickman CA. 1999. A new technique for determining 3D joint angles: the tilt/twist method. Clin Biomech. 14(3):153-165.

Damen L, Buyruk HM, Guler-Uysal F, Lotgering FK, Snijders CJ, Stam HJ. 2002. The prognostic value of asymmetric laxity of the sacroiliac joints in pregnancy-related pelvic pain. Spine. 27:2820-2824.

Dandoy O. 1981. Influence de l'application de la chaleur et du froid sur l'etirment musculaire. Mémoire de Licence en Kinésithérapie et Réadaptation. Dir. Heyters Ch. Université Libre de Bruxelles.

Davidson RM, Tatakis DW, Auerbach AL. 1990. Multiple forms of mechanosensitive ion channels in osteoblast-like cell line. Pflugers Arch. 416:646-651.

Davreux B. 1992. Etude biomécanique sur l'action du jambier postérieur. Mémoire de Licence en Kinésithérapie ostéopathique. Dir. P Klein, M Rooze. Université Libre de Bruxelles.

Davy DE, Kotzar GM, Brown RH, Heiple KG, Goldberg VM, Heiple KG Jr, Berilla J, Burstein AH. 1988. Telemetric force measurements across the hip after total arthroplastiy. J Bone Jt Surg. 70A(1):45-50.

De Doncker E, Kowalski C. 1979. Cinésiologie et Rééducation du pied. Masson. Paris.

De Gunsch E. 1983. Le point d'angle postéro-externe et le muscle poplité. Mémoire de Licence en Kinésithérapie et Réadaptation. Dir. M. Rooze, P. Klein. Université Libre de Bruxelles.

De Lange A, van Dijk R, Huiskes R, Selvik G, van Rens TJG. 1982. The application of roentgenstereophotogrammetry for evaluation of knee-joint kinematics in vitro. In: Biomechanics: Priniciples and Applications. Huiskes R, Van Campen D, De Wijn J (Hrsg.).Martinus Nijhoff. Den Haag u.a. S 177-184.

Debrunner HU, Jacob HAC. 1998. Biomechanik des Fusses. 2. Aufl. Enke. Stuttgart.

Decupere Y. 2000. Evaluation de la mobilite des articulations sacro-iliaques chez les sujets asymptomatiques à l'aide d'un digitaliseur tridimensionnel. Mémoire de Licence en Kinésithérapie et Réadaptation. Dir. P Klein. Université Libre de Bruxelles.

Delp SL, Hess WE, Hungerford DS, Jones LC. 1999. Variation of rotation moment arms with hip flexion. J Biomechanics. 32:493-501.

Dempster WT. 1955. Space requirements of the seated operator. Geometrical, kinematic and mechanical aspects of the body. WADC-Technical Report-55-159. Wright-Patterson Air Force Base, Ohio.

DeVita P, Hortobágyi T. 2003. Obesity is not associated with increased knee joint torque and power during level walking. J Biomechanics. 3:1355-1362.

Dietz FR. 1994. Intoeing - fact, fiction and opinion. Am Fam Physician. 50(6):1249-1259, 1262-1264.

Dostal WF, Andrews JG. 1981. A three-dimensional biomechanical model of hip musculature. J Biomechanics. 14(11):803-812.

Dostal WF, Soderberg GL, Andrews JG. 1986. Actions of hip muscles. Phys Ther. 66:351-361.

Draganich LF, Andriacchi TP, Andersson GBJ. 1987. Interaction between intrinsic knee mechanics and the knee extensor mechanism. J Orthop Res. 5:539-547.

Drerup B, Hierholzer E. 1994. Back shape measurement using video rasterstereography and 3-dimensional recon-struction of spinal shape. Clin Biomechanics 9:28-36.

Duncan JM. 1854. The behaviour of the pelvic articulations in the mechanism of parturition. Dublin quart J med Sci. 18:60.

Duncan R, Misler S, Auerbach AL. 1989. Voltage-activated and stretch-activated Ba2+ conducting channels in an osteoblast-like cell line (UMR 106). FEBS Lett. 251:17-21.

Dupuis P. 1951. La torsion tibiale. Masson et Cie. Paris.

Dürselen L, Claes L, Kiefer H. 1995. The influence of muscle forces and external loads on cruciate ligament strain. Am J Sports Med. 23(1):129-136.

Eckstein F, von Eisenhart-Rothe R, Landgraf J, Adam C, Loehe F, Müller-Gerbl M, Putz R. 1997. Quantitative analysis of incongruity, contact areas and cartilage thick-ness in the human hip joint. Acta Anat. 158(3):192-204.

Egund N, Olsson TH, Schmid H, Selvik G. 1978. Movements in the sacroiliac joints demonstrated with roentgen stereophotogrammetry. Acta Radiol Diagn. 19(5):833-846.

Elftmann H. 1939. The functions of muscles in locomotion. Am J Physiol. 125:357-366.

Elftmann H. 1960. The transverse tarsal joint and its control. Clinical Orthopaedics and Related Research. 16:41-46.

Ellis MI, Seedhom DB, Wright V, Dowson D. 1980. An evaluation of the ration between the tensions along the quadriceps tendon and the patellar ligament. Engineering in Medicine. 9(4):189-194.

Etnyre BR, Abraham LD. 1986. Gains in range of ankle dorsiflexion using three popular stretching techniques. Am J Phys Med Rehabil. 65(4):189-196.

Fairen MF, Banus J, Figueras J, Cabot JR, Vila R. 1976. Modèle arthrosique du genou après méniscectomie. Acta Orthop Belgica. 42:459-470.

Farabeuf LH. 1894. Sur l'anatomie et la physiologie des articulations sacro-iliaques avant et aprés la symphys-ectomie. Ann Gynéc et d'Obstét. 41:407-420.

Feipel V, Salvia P, Rooze M. 1998. A new method for measurin wrist-joint ligament length changes during sagittal and frontal motion. Clin Biomech. 13(2):128-137.

Feipel V, Rondelet B, LePallec JP, DeWitte O, Rooze M. 1999. The use of disharmonic motion curves in proplems of the cervical spine. Int Orthop. 23(4):205-209.

Feipel V, Rooze M. 1999. Three-dimensional motion patterns of the carpal bones: an in vivo study using three-dimensional computed tomography and clinical application. Surgical Radiol Anat. 21:125-131.

Ferguson SJ, Bryant JT, Ganz R, Ito K. 2000. The acetabular labrum seal: a poroelastiv finite element model. J Biomechanics. 16:463-468.

Ferguson SJ, Bryant JT, Ganz R, Ito K. 2003. An in vitro investigation of the acetabular seal in hip joint mechanics. J Biomechanics. 36:171-178.

Ficat P, Hungerford DS. 1977. Disorders of the patello-femoral joint. Masson. Paris.

Fick R. 1904. Handbuch der Anatomie und Mechanik der Gelenke. Erster Teil: Anatomie der Gelenke. G. Fischer Verlag. Jena.

Fick R. 1911. Handbuch der Anatomie des Menschen. Erste Abteilung: Anatomie und Mechanik der Gelenke unter Berücksichtigung der bewegenden Muskeln. Dritter Teil: Spezielle Gelenk- und Muskelmechanik. Bd. 3. G. Fischer Verlag. Jena.

Frankel VH, Burstein AH, Brooks DB. 1971. Biomechanics of internal derangement of the knee. Pathomechanics as determined by analysis of the instant centers of motion. J Bone Jt Surg. 53A(5):945-962.

Frisch H. 1989. Programmierte Untersuchung des Bewegungsapparates. 3. Aufl. Springer-Verlag. Berlin.

Frobin W, Hierholzer E. 1982. Analysis of human back shape using surface curvatures. J Biomech 15:379-390.

Frobin W, Brinkmann P, Leivseth G, Biggemann M, Reikeras O. 1996. Precision measurement of segmental motion from flexion-extension radiographs of the lumbar spine. Clin Biomech. 11(8):457-465.

Fukubayashi T, Kurosawa H. 1980. The contact area and pressure distribution pattern of the knee. Acta Orthop Scand. 51:871-879.

Fukuda Y, Takai S, Yoshino N, Murase K, Tsutsumi S, Ikeushi K, Hirasawa Y. 2000. Impact load transmission of the knee joint-influence of leg alignment and the role of meniscus and articular cartilage. Clin Biomech. 15(7):516-521.

Funk DA, Cass JR, Johnson KA. 1986. Acquired adult flat foot secondary to posterior tibial-tendon pathology. J Bone Jt Surg. 68:95-102.

Galland O, Walch G, Dejour H, Carret JP. 1990. An anatomical and radiological study of the femoropatellar articulation. Surgical Radiol Anat. 12:119-125.

Genda E, Iwasaki N, Li G, MacWilliams BA, Barrance PJ, Chao EY. 2001. Normal hip joint contact pressure distribution in single-leg standing-effect of gender and anatomic parameters. J Biomechanics. 34:895-905.

Geudvert A. 1991. Recherche sur la morphologie des surfaces articulaires de l'articulation sacro-iliaques. Mémoire de Licence en Kinésithérapie ostéopathique. Dir. P Klein. Université Libre de Bruxelles.

Ghermann RB, Tramont J, Muffley P, Goodwin TM. 2000. Analysis of McRoberts' maneuver by x-ray pelvimetry. Obstetrics & Gynecology. 95:43-47.

Goodfellow J, Hungerford DS, Zindel M. 1976a. Patello-femoral joint mechanics and pathology. 1. Functional anatomy of the patello-femoral joint. J Bone Jt Surg. 58:287-290.

Goodfellow J, Hungerford DS, Woods C. 1976b. Patello-femoral joint mechanics and pathology. 2. Chondromalacia patellae. J Bone Jt Surg. 58:291-299.

Goymann V, Müller HG. 1974. New calculation of the biomechanics of the patella-femoral joint and its clinical significance. In: The knee joint. Excerpta Medica. Amsterdam.

Grant JCB, Basmajian JV. 1965. Grant's method of anatomy. Wiliam&Wilkins. Baltimore.

Gray H. 1938. Sacroiliac joint pain. I. The finer anatomy. II. Mobility and axes of rotation. III. Etiology, diagnosis and treatment by manipulation. Int Clin. 2:54.

Gray's Anatomy. 1999. Williams PL (Hg). 38. Aufl. Churchill Livingstone. Edinburgh u.a.

Grieve DW, Pheasant S, Cavanagh PR. 1978. Prediction of gastrocenmius length from knee and ankle joint posture. In: Biomechanics VI-A, International Series on Biomechanics. Asmussen E, Jorgensen K (Hrsg.). University Park Press. Baltimore. Bd2A:405-412.

Grood ES, Suntay WJ. 1983. A joint coordinate system for the clinical description of the three-dimensional motions: Applications to the knee. J Biomech Eng. 105:136-144.

Grood ES, Suntay WJ, Noyes FR, Butler DL. 1984. Biomechanics of the knee - extension exercise. J Bone Jt Surg. 66A(5):725-734.

Hagen R. 1974. Pelvic girdle relaxation from an orthopaedic point of view. Acta Orthop Scand. 45:550-563.

Hannafin JA, Arnoczky SP, Hoonjan A, Torzilli PA. 1995. Effect of stress deprivation and cyclic tensile loading on the material and morphologic properties of canine flexor digitorum profundus tendon: an in vitro study. J Orthop Res. 13:907-914.

Hansen ML, Otis JC, Kenneally SM, Deland JT. 2001. A closed loop foot and ankle loading model. J Biomechanics. 34:551-555.

Hanssens C. 1991. Modelisation du psoas au niveau de la hanche. Mémoire de Licence en Kinésithérapie ostéopathique. Dir. P Klein. Université Libre de Bruxelles.

Haut RC. 1985. The effect of a lathyritic diet on the sensitivity of tendon to strain rate. J Biomech Eng. 107:166-174.

Hefzy MS, Jackson WT, Saddemi SR, Hsieh Y-F. 1991. Effects of tibial rotations on patellas tracking and patello-femoral contact areas. J Biomech Eng. 14:329-343.

Hefzy MS, Ebraheim N, Mekhail A, Caruntu D, Lin H, Yeasting R. 2003. Kinematics of the human pelvis following open book injury. Medical Engineering & Physics. 25:259-274.

Hehne HJ, Hausschild G, Riede U. 1980. Kontaktflächenmes–sungen bei experimentellen totalen und partiellen Menis–ektomien als Beitrag zum Arthroseproblem. Z Orthop. 118:634.

Hehne HJ. 1983. Das Patellofemoralgelenk. Funktionelle Anatomie - Biomechanik - Chondromalazie und operative Therapie. Enke. Stuttgart.

Henke PhJW. 1863. Handbuch der Anatomie und Mechanik der Gelenke. CF Winter Verlag. Leipzig.

Hicks JH. 1953. The mechanics of the foot I. The joints. J Anat (Lond). 87:345-357.

Hicks JH. 1954. The mechanics of the foot II. The plantar aponeurosis and the arch. J Anat (Lond). 88:25-31.

Hill AV. 1950. The series elastic component of muscle. Proc R Soc Biol. 137:273-280.

Hinderaker T, Uden A, Reikeras O. 1994. Direct ultrasonographic measurement of femoral anteversion in newborns. Skeletal Radiol. 23(2):133-135.

Hinrichs RN. 1985. Regression equations to predict segmental moments of inertia from anthropometric measurements: An extension of the data from Chandler et al. (1975). J Biomechanics. 18(8):621-624.

Hintermann B, Nigg BM, Sommer C, Cole GK. 1994a. Transfer of movement between calcaneus and tibia in vitro. Clin Biomech. 9(6):349-355.

Hintermann B, Nigg BM, Cole GK. 1994b. Influence of selective arthrodesis on the movement transfer between calcaneus and tibia in vitro. Clin Biomech. 9(6):356-361.

Hirokawa S, Solomonow M, Luo Z, Lu Y, D'Ambrosia R. 1991. Muscular co-contraction and control of knee stability. J Electromyogr Kinesiol. 1(3):199-208.

Hiss E, Schwerbrock B. 1980. Untersuchungen zur räumlichen Form der Femurkondylen. Z Orthop. 118:396-404.

Hlavacek M. 2002. The influence of the acetabular labrum seal, interarticular superficial zone and synovial fluid thixotropy on squeeze-film lubrication of a spherical synovial joint. J Biomechanics. 35(10):1325-1330.

Hubbard RP, Soutas-Little RW. 1984. Mechanical properties of human tendon and their age dependence. J Biomech Eng. 106:144-150.

Huijing PA. 1999. Muscle as a collagen fiber reinforced composite: a review of force transmission in muscle and whole limb. J Biomechanics. 32(4):329-345.

Huijing PA. 2003. Muscular force transmission necessitates multilevel integrative approach to the analysis of function of skeletal muscle. Exercise and Sport Sciences Reviews. 31(4):167-175.

Huiskes R, de Lange A. 1984. An analytical stereophotogram–metric method to measure the three–dimensional geometry of articular surfaces. J Biomech 17:869.

Huson A. 1965. L'articulation calcanéo-cuboidienne. C.R. Assoc. Anat. 50:540-547.

Huson A. 1974. Biomechanische Probleme des Kniegelenks. Orthopaede. 3:119-126.

Huson A. 1977. Quelques conséquences fonctionnelles du croisement des ligaments articulaires. Bull.Assoc.Anat. 171:88.

Huson A. 1982. Perspectives in human joint kinematics. in: Biomechanics: Principles and applications. Selected proceedings of the 3rd general meeting of the European Society of Biomechanics. Huiskes R, Van Campen DH, de Wijn JR (Hgg.). Martinus Nijhoff Publishers. Den Haag u.a. Bd1, S31-45.

Husserl E. 1986. Phänomenologie des inneren Zeitbewußtseins. In: Phänomenologie der Lebenswelt. Ausgewählte Texte II. K Held (Hg.). Reclam. Stuttgart.

Imhauser CW, Siegler S, Abidi NA, Frankel DZ. 2004. The effect of posterior tibialis tendon dysfunction on the plantar pressure characteristics and the kinematics of the arch and the hindfoot. Clin Biomech. 19:161-169.

Inman VT. 1976. The joints of the ankle. Williams & Wilkins. Baltimore.

Inman VT, Ralston HJ, Todd F. 1981. Human walking. Williams & Wilkins. Baltimore.

Iwaki H, Pinskerova V, Freeman MAR. 2000. Tibiofemoral movement 1: the shapes and relative movements of the femur and tibia in the unloaded cadaver knee. J Bone Jt Surg. 82-B(8):1189-1195.

Jacob HA, Zollinger H, Georgiev S. 1985. Untersuchungen zur Biomechanik der Zehengrundgelenke. Z Orthop Ihre Grenzgeb. 123:929-938.

Jacob HA, Kissling RO. 1995 . The mobility of the sacroiliac joints in healthy volunteers between 20 and 50 years of age. Clin Biomech. 10(7):352-361.

Jensen RH, Davy DT. 1975. An investigation of muscle lines of actions about the hip: a centroid line approach vs the straight line approach. J Biomechanics. 8(2):758-761.

Johnson EE, Markolf KL. 1983. The contribution of the anterior talofibular ligament to ankle laxity. J Bone Jt Surg. 65-A(1):81-88.

Kant I. 2000. Kritik der reinen Vernunft. In: Werkausgabe. W Weischedel (Hg.).14. Aufl. Bd III-IV. Suhrkamp. Frankfurt a Main.

Kapandji IA. 1978. Anatomie fonctionelle de l'arriére-pied. Actualités de Médicine et Chirurgie du Pied. 11:13-27.

Kapandji IA. 1985. Funktionelle Anatomie der Gelenke. Untere Extremität. Bd 2. Übers.: J. Köbke. Enke Verlag. Stuttgart.

Kapandji IA. 1985. Funktionelle Anatomie der Gelenke. Rumpf und Wirbelsäule. Bd 3. Übers: J. Köbke. Enke Verlag. Stuttgart.

Kärrholm J, Hansson LI, Selvik G. 1985. Mobility of the lateral malleolus. A roentgen stereophotogrammetric analysis. Acta Orthop Scand. 56(6):479-483.

Kärrholm J, Slevik G, Elmqvist L-G, Hansson LI. 1988. Active knee motion after cruciate ligament rupture. Acta Orthop Scand. 59(2):158-164.

Kelly MA, Fithian DC, Chern KY, Mow VC. 1990. Structure and function of the meniscus: basic and clinical implications. In: Biomechanics of diarthrodial joints. Mow Van C, Ratcliffe A, Woo SLY (Hrsg.). Springer. New York. Bd1:191-211.

Kingma I, Aalbersberg S, van Diien JH. 2004. Are hamstrings activated to counteract shear forces during isometric knee extension efforts in healthy subjects. J Electromyogr Kinesiol. 14(3):307-315.

Klein G. 1891. Zur Mechanik des Ileosacralgelenkes. Ztschr Geburtsh u Gynäk. 21:74-118.

Klein P. 1978. Implications biomécaniques de l'analyse des surfaces de contact de l'articulation tibio-tarsienne. Mémoire de Licence en Kinésithérapie et Réadaptation. Dir. P Blaimont, L Lewillie. Université Libre de Bruxelles.

Klein P. 1983. Etude des surfaces de contact de l'articulation tibio-tarsienne. Travaux Soc Scientifique Belge Kinésithérapie. IX:9-17.

Klein P, Rooze M. 1985. Morphologie de la surface articulaire postérieure du calcanéum. Chirurgie del piede. 9(6):399-406.

Klein P. 1987. Contribution a l'etude de la forme geometrique des surfaces articulaires. Application a la surface articulaire posterieure du calcaneum. Thesis (PhD). Dir. M Rooze. Université Libre de Bruxelles.

Klein P, De Schryver F. 1987. Moire fringe contourographic determination of the 3D geometry of the posterior articular surface of the calcaneum. In: Biomechanics: Basic and applied research. Selectes proceedings of the fifth meeting of the European Society of Biomechanics, September 8-10, 1986, Berlin, F.R.G. Bergmann G, Kölbel R, Rohlmann A (Hrsg.). The Hague, Martinus Nijhoff. S 309-314.

Klein P. 1990. An experimental study of muscle function in the lower limb. J Am Osteopath Assoc. 90(8):731-732.

Klein P. 1992. Influence of the pelvis tilt angle on the contraction veloicity of the hamstrings during hip and knee extension. In: Posture and gait control mechanisms. Woolacott M, Horak F (Hgg.). Oregon University Press. Portland. Bd1:369-399.

Klein P, Salvia LV, Vicot L, David JH, Rooze M. 1993. Cinematique 3-D du genou normal et avec section du ligament croise anterieur. Arch Int Physiol Biochem Biophysique. 101(5):C57-58.

Klein P, Mattys S, Rooze M. 1996. Moment arm length variations of selected muscles acting on talocrural and subtalar joints during movement: An in vitro study. J Biomechanics. 29(1):21-30.

Kuipers JB. 2002. Quaternions and rotation sequences. Princeton Univ Press. Princeton.

Kurrat HJ, Breul R, Oberlander W. 1978. Untersuchungen zur Ausdehnung des Knorpelbelages am proximalen Femurende. Z Orthop Ihre Grenzgeb. 116:318-324.

Labeit S, Kolmerer B, Linke W. 1995. The giant protein titin: Emerging roles in physiology and pathophysiology. Circ Res. 80:290-294.

Lakatos I, Musgrave A. 1970. A criticism and the growth of knowledge. Cambridge University Press. Cambridge.

Lansac J, Berger C, Magnin G. 1983. Obstétrique pour le praticien. 2. Aufl. SIMEP. Paris.

Lanz T von, Wachsmuth W. 1972. Praktische Anatomie: Bein und Statik. Teil 1, 4. Springer. Berlin u.a.

Lapidus PW. 1963. Kinesiology and mechanical anatomy of the tarsal joints. Clin Orthop. 30:20-36.

Latarjet A. 1928. Arthrologie. In: Testut L. Traité d'anatomie humaine. Bd1. Doin. Paris.

Laudet CG, Lazennec JY, Guerin-Surville H. 1992. Validité de la théorie de Pauwels: mise au point de méthodes d'approches expérimentales sur l'étude des déformations du cotyle humain en appui monopodal et bipodal. Bulletin de l'Association des Anatomistes. 76(233):43-48.

Lavignolle B, Vital JM, Sénégas J, Destandau J, Toson B, Bouyx P, Morlier P, et al. 1983. An approach to the functional anatomy of the sacroiliac joints in vivo. Anat Clin. 5(3):169-176.

LeCoeur P. 1938. La pince bimalléolaire, physiologie normale et pathologie du péroné. Dissertation. Paris.

Ledermann M, Cordey J. 1977. Biomécanique de la syndesmose - mesure du mouvement péronéo-tibial "in vivo" chez l'homme. Mündliche Mitteilung. 2. Kongress der Société de Biomécanique. Liège.

Ledermann M, Cordey J. 1979. Messung der fibularen Mitbewegung gegenüber der Tibia auf Höhe des oberen Sprunggelenkes. Helv chir Acta. 46(1-2):7-11.

Lelièvre J, Lelièvre J-F. 1981. Pathologie du pied. 5. Aufl. Masson. Paris.

Lewit K, Simons DG. 1984. Myofascial painrelief by post-isometric relaxation. Arch Phys Med Rehabil. 65(8):452-456.

Libotte M, Klein P, Blaimont P. 1981. L'ostéochondrite disséquante de l'astragale. Nouvelle conception pathogénique. Chirurgia del piede. 5(3-4):327-330.

Libotte M, Klein P, Colpaert H, Alameh P, Blaimont P, Halleux P. 1982. Contribution à l'étude biomécanique de la pince malléolaire. Revue de Chirurgie Orthopedique. 68:299-305.

Lieb FJ, Nevada R, Perry J. 1968. Quadriceps function. An anatomical and mechanical study using amputated limbs. J Bone Jt Surg. 50A(8):1535-1548.

Lieb FJ, Nevada R, Perry J. 1971. Quadriceps function. An electromyographic study under isometric conditions. J Bone Jt Surg. 53A(4):749-758.

Ligner B, Van Assche R. 1993. Gelenke der Unteren Extremität. Mobilisation und Korrektur. 1. Aufl. Bd1. Verlag für Osteopathie Dr. Erich Wühr. Kötzting/Bayer. Wald.

Lindsey RW, Leggon BS, Wright DG, Nolasco DR. 1988. Separation of the symphysis pubis in association with childbearing: a case report. J Bone Surg Am. 70A:289-292.

Liu W, Nigg BM. 2000. A mechanical model to determine the influence of masses and mass distribution on the impact force during running. J Biomechanics. 33(2):219-224.

Löhe F, Eckstein F, Sauer T, Putz R. 1996. Structure, strain and function of the tranverse acetabular ligament. Acta Anat. 157:315-323.

Lombard WP, Abbott FM. 1907. The mechanical effects produced by the contraction of individual muscles of the thigh of the frog. Am J Physiol. 20:1-60.

Lundberg A. 1988. Patterns of motion of the ankle/foot complex. Thesis (PhD). Dpt. of Orthopaedics, Karolinska Hospital, Stockholm.

Lundberg A, Goldie I, Kalin B, Selvik G. 1989. Patterns of motion of the ankle/foot complex: Plantarflexion and Dorsiflexion. Foot&Ankle Int. 9(4):194-200.

Maas H, Baan GC, Huijing PA. 2004. Muscle force is determined also by muscle relative position: isolated effects. J Biomechanics. 37(1):99-110.

MacConaill MA, Basmajian JV. 1969. Muscles and movements. A basis for human kinesiology. Williams & Wilkins. Baltimore.

Maes M, Vanhuyse VJ, Decraemer WF, Raman ER. 1989. A thermodynamically consistent constitutive equation for the elastic force-length relation of soft biological materials. J Biomechanics. 22(11-12):1203-1208.

Magee DJ. 1988. L'évaluation clinique en orthopédie. Maloine. Paris.

Mannel H, Marin F, Claes L, Dürselen L. 2004. Anterior cruciate ligament rupture translates the axes of motion within the knee. Clin Biomech. 19:130-135.

Mansour JM, Pereira JM. 1987. Quantitative functional anatomy of the lower limb with application to human gait. J Biomechanics. 20:51-58.

Manter JT. 1941. Movements of the subtalar and transverse tarsal joints. Anat Rec. 80(4):397-410.

Maquet P. 1976. Biomechanics of the knee. Springer. Berlin u.a.

Matsumoto F, Trudel G, Uhthoff HK, Backmann DS. 2003. Mechanical effects of immobilisation on the achilles' tendon. Arch Phys Med Rehabil. 84:662-667.

Matthews LS, Sonstegard DA, Henke JA. 1977. Load bearing characteristics of the patello-femoral joint. Acta Orthop Scand. 48:511.

McConville JT, Churchill TD, Kaleps I, Clauser CE, Cuzzi J. 1980. Anthropometric relationships of body and body segment moments of inertia. AFMRL-Technical Report-80-119. Aerospace Medical Research Laboratories, Wright-Patterson Air Force Base, Ohio.

Meadows DM, Johnson WO, Allen JB. 1970. Generation of surface contours by moiré patterns. Applied Optics 9:942-947.

Mellin G. 1988. Correlation of hip mobility with degree of back pain and lumbar spinal mobility in chronic low back pain patients. Spine. 13:668-670.

Menschik A. 1974. Mechanics of the knee-joint. Part I. Z Orthop Ihre Grenzgeb. 112(3):481-495.

Menschik A. 1977. The basic kinematic principle of the collateral ligaments, demonstrated on the knee joint. In: Injuries of the ligaments and their repair. Chapchal G (Hg.).Thieme. Stuttgart. S 9-16.

Menschik A. 1987. Biometrie. Das Konstruktionsprinzip des Kniegelenks, des Hüftgelenks, der Beinlänge und der Körpergröße. Springer. Berlin u.a.

Menschik F. 1997. The hip joint as a conchoid shape. J Biomechanics. 30:971-973.

Merkel F, Fischer O. 1894. Über die Fußgelenke. In: Wilhelm Weber's Werke: Mechanik der menschlichen Gehwerkzeuge. Springer. Berlin. Bd6:37-151.

Meyer GH. 1878. Der Mechanismus der Symphysis sacro-iliaca. Arch Anat Physiol. 1:1.

Miller A. 1982. Molecular packing in collagen fibrils. Trends Biomech. Science. 7:13-18.

Miller JAA, Schultz AB, Andersson GBJ. 1987. Load-displacement behavior of sacroiliac joints. J Orthop Res. 5(1):92-101.

Mitchell FL jr, Mitchell KG. 1999. The Muscle Energy Manual: Evaluation and Treatment of the Pelvis and Sacrum. Bd3. MET Press. East Lansing, Michigan.

Moorhead JD, Montgomery SC, Harvey DM. 2003. Instant center of rotation estimation using the Reuleaux technique and a lateral extrapolation technique. J Biomechanics. 36(9):1301-1307.

Muhle C, Thompson WO, Sciulli R, Pedowitz R, Ahn JM, Yeh L, Clopton P, et al. 1999. Transverse ligament and its effect on meniscal motion. Correlation of kinematic MR imaging and anatomic sections. Invest Radiol. 34(9):558-565.

Müller W. 1982. Das Knie. Form, Funktion und ligamentäre Wiederherstellungschirurgie. Springer-Verlag. Berlin, Heidelberg, New York.

Newell D. 2003. Concepts in the study of complexity and their possible relation to chiropractic health care: scientific rationale for a holistic approach. Clin Chiropractic. 6:15-33.

Newton PO, Woo SL-Y, MacKenna DA, Akeson WH. 1995. Immobilization of the knee joint alters the mechanical and ultrastructural properties of the rabbit anterior cruciate ligament. J Orthop Res. 13:191-200.

Nigg BM, Liu W. 1999. The effect of muscle stiffness and damping on simulated impact force peaks during running. J Biomechanics. 32(8):849-856.

Ninomyia S, Tagawa H, Miyanaga Y, Seki N. 1975. The relationship between the position of the artificial joint and the resultant force acting on the femoral head. J Jpn Orthop Assoc. 50(1):15-20.

Nisell R. 1985. Mechanics of the knee: a study of joint and muscle load clinical applications. Acta Orthop Scand. Suppl.216(56):1-40.

Noyes FR, DeLucas JL, Torvik PJ. 1974. Biomechanics of anterior cruciate ligament failure: An analysis of strain-rate sensitivity and mechanisms of failure in primates. J Bone Jt Surg. 56A(2):236-253.

Noyes FR. 1977. Functional properties of knee ligaments and alterations induced by immobilisation: A correlative biomechanical and histological study in primates. J Bone Jt Surg. 123:210-242.

O'Connor JJ. 1993. Can muscle co-contraction protect knee ligaments after injury or repair. J Bone Jt Surg. 75B(1):41-48.

Offiersky CM, MacNab I. 1983. Hip-spine syndrome. Spine. 8:316-321.

Olerud C, Rosendahl Y. 1987. Torsion transmitting properties of the hindfoot. Clinical Orthopaedics and Related Research. 214:285-295.

Oonishi H, Shikita T, Hamaguchi T. 1976. Study on the surface shape and contours of the femoral head and acetabulum of the human joint. Acta Orthop Belgica. Suppl. IV Symposium de Biomécanique osseuse. CIBO-Bruxelles. S 153-182.

Oonishi H, Isha H, Hasegawa T. 1983. Mechanical analysis of the human pelvis and its application to the artificial hip joint by means of the three dimensional finite element method. J Biomechanics. 16(6):427-444.

Oshimo TA, Greene TA, Jensen GM, Lopopolo RB. 1983. The effect of varied hip angles on the generation of internal tibial rotatory torque. Medicine and Science in Sports and Exercise. 15(6):529-534.

Othera K, Zobitz ME, Luo ZP, Morrey BF, O'Driscoll SW, Ramin KD, An K-N. 2002. Effect of pregnancy on joint contracture in the rat knee. J Appl Physiol . 92:1494-1498.

Panjabi MM. 1979. Centers and angles of rotation of body joints: A study of errors and optimization. J Biomechanics. 12(12):911-920.

Pauwels F. 1965. Gesammelte Abhandlungen zur funktionellen Anatomie des Bewegungsapparates. Springer Verlag. Heidelberg, New York.

Pauwels F. 1979. Contribution à l'explication de la sollicitation du bassin et particulièrement de ses articulations. In: ders. Biomécanique de l'Appareil locomoteur. Springer. Berlin u.a. S 141-152.

Perry J. 1983. Anatomy and biomechanics of the foot. Clinical Orthopaedics and Related Research. 177:9-15.

Petit JA, Angevin S, Darmana R, Morucci JP, Blanquaert D. 1987. Experimental study of the hip biomechanics using prescale films. In: Biomechanics: Basic and applied research. Selectes proceedings of the fifth meeting of the European Society of Biomechanics, September 8-10, 1986, Berlin, F.R.G. Bergmann G, Kölbel R, Rohlmann A (Hrsg.).Martinus Nijhoff Publishers. Dodrecht, Boston, Lancaster. S 261-266.

Pitkin HC. 1937. Sacrarthrogenetic telalgie. V. A plan for treatment. J Bone Jt Surg. 19:169-184.

Plas F, Viel E, Blanc Y. 1979. La marche humaine. Masson. Paris.

Poirier P, Charpy A. 1899. Traité d'anatomie humaine. Bd1. Masson. Paris.

Pool-Goudzwaard AL, Kleinrensink GJ, Snijders CJ, Entius C, Stoeckart R. 2001. The sacroiliac part of the iliolumbar ligament. J Anat (Lond). 199:457-463.

Pressel T, Lengsfeld M. 1998. Functions of hip joint muscles. Medical Engineering & Physics. 20(1):50-56.

Prigogine I, Stengers I. 1990. Dialog mit der Natur. Neue Wege naturwissenschaftlichen Denkens. 6. Aufl. Übers.: F Griese. Piper. München, Zürich.

Ramsey PL, Hamilton W. 1976. Changes in tibiotalar area of contact caused caused by lateral talar shift. J Bone Jt Surg. 58A:356.

Rehder U. 1983. Morphometrical studies on the symmetry of the human knee joint: femoral condyles. J Biomechanics. 16(5):351-361.

Reuleaux F. 1963 (EA 1875). The kinematics od machinery. Outline of a theory of machines. Übers.: ABW Kennedy. London Macmillan. Dover, New York.

Reynolds L, Levin TA, Medeiros JM, Adler NS, Hallum A. 1983. EMG activity of the vastus medialis oblique and the vastus laterals in their role in patellar alignment. Am J Physical Medicine. 62(2):61-70.

Richardson CA, Snijders CJ, Hides JA, Damen L, Pas MS, Storm J. 2002. The relation between the transversus abdominis muscles, sacroiliac joint mechanics, and low back pain. Spine. 27(4):399-405.

Riede UN, Heitz P, Ruedi T. 1971. Gelenkmechanische Untersuchungen zum Problem der posttraumatischen Arthrosen im oberen Sprunggelenk II. Einfluß der Talusform auf die Biomechanik des oberen Sprunggelenks. Langenbeck's Archiv für Chirurgie. 330:174.

Riede V, Willenegger H, Schenk R. 1969. Experimenteller Beitrag zur Erklärung der sekundären Arthrose bei Frakturen des oberen Sprunggelenks. Helv chir Acta. 3(3):343.

Rondas AM. 1994. Variations de l'amplitude du coccyx lors de la contraction périnéale et lors de la manoeuvre de Valsalva. Etude radiologique sur une population saine. Mémoire de Licence en Kinésithérapie et Réadaptation. Dir. P Klein, D Crick. Université Libre de Bruxelles.

Rooze M, Klein P. 1986. Variation du bras de levier du quadriceps après patellectomie. Nicht veröffentlicht.

Rugg SG, Gregor RJ, Mandelbaum BR, Chiu L. 1990. In vivo moment arm calculations at the ankle using magnetic resonance imaging (RMN). J Biomechanics. 23:495-501.

Rydell NW. 1966. Forces acting on the femoral head-prothesis. A study on strain gauge supplied prostheses in living persons. Acta Orthop Scand. 37 suppl.88:1-132.

Sady SP, Wortmann M, Blanke D. 1982. Flexibility training: ballistic, static or proprioceptive neuromuscular facilitation? Arch Phys Med Rehabil. 63:261-263.

Salvia P, Bailon B, Debouck C, David JH, Klein P, Feipel V, Rooze M. 2000. Patellar kinematics and muscular moment arms after high tibial osteotomy simulation. In: 12th Conference of the European society of biomechanics. PJ Prendergast, TC Lee, AJ Carr (Hrsg.). Dublin. S 156.

Salvia P, Woestyn L, David JH, Feipel V, Van Sint Jan S, Klein P, Rooze M. 2000. Analysis of helical axis, pivot and envelope in active wrist circumduction. Clin Biomech. 15(2):103-111.

Sammarco GJ, Burstein AH, Frankel VH. 1973. Biomechanics of the ankle: A kinematic study. Orthop Clin North Am. 4(1):75-96.

Sarrafian SK. 1983. Anatomy of the foot and ankle. Descriptive, topographic, functional. Lippincott Company. Philadelphia.

Sasaki N, Enyo A. 1995. Viscoelastic properties of bone as a function of water content. J Biomechanics. 28(7):809-815.

Sasaki N, Odajima S. 1996. Elongation mechanism of collagen fibrils and force-strain relations of tendon at each level of structural hierarchy. J Biomechanics. 29(9):1131-1136.

Schipplein OD, Trafimow JH, Andersson BJ, Andriacchi TP. 1990. Relationship between moments at the L5/S1 level, hip and knee joint when lifting. J Biomechanics. 23(9):907 912.

Schmidt HM. 1978. Gestalt und Befestigung der Bandsysteme im Sinus und Canalis tarsi des Menschen. Acta Anat. 102:184-194.

Schneider W, Dvorak J, Dvorak V, Tritschler T. 1988. Manual Medicine. Therapy. Thieme. Stuttgart.

Schomaker J. 2001a. Diagnostik und Therapie des Bewegungsapparates in der Physiotherapie. Thieme. Stuttgart.

Schomaker J.2001b. Manuelle Therapie. Bewegungen und Spüren lernen. Thieme. Stuttgart.

Seedhom BB, Tsubuku M. 1977. A technique for the study of contact between visco-elastic bodies with special reference to the patello-femoral joint. J Biomechanics. 10:253.

Selvik GA. 1974. A roentgen stereophotogrammetric method for the study of kinematics of the skeletal system. Thesis. Thesis (PhD). AV-Centralen, Lund.

Selvik GA. 1990. Roentgen stereophotogrammetric analysis. Acta Radiologica. 31:113-126.

Shatsillo OI, Ariel BM. 1996. The anatomico-functional characteristics of the hip joint. Morfologiia. 110:112-115.

Shibutani N. 1988. Three dimensional architecture of the acetabular labrum - a scanning electron microscopic study. J Jpn Orthop Assoc. 62:321 329.

Singerman R, Berilla J, Davy DT. 1995. Direct in vitro determination of the patellofemoral contact force for normal knee. J Biomech Eng. 117:8-14.

Sion M. 1994. Contribution à l'étude de la morphologie et des mouvements des os du pied. Analyse de l'influence de deux paramètres: l'extension des orteils et la pratique du judo. Thesis (PhD). Dir. M. Rooze, P Klein. Université Libre de Bruxelles.

Smidt G. 1973. Biomechanical analysis fo knee flexion and extension. J Biomechanics. 6:79.

Smidt GL, McQuade K, Wei S, Barakatt E. 1995. Sacroiliac kinematics for reciprocal straddle positions. Spine. 20(9):1047-1054.

Smith JW. 1958. The ligamentous structures in the canalis and sinus tarsi. J Anat (Lond). 92:616-620.

Snijders CJ, Vleeming A, Stoeckart R. 1993a. Transfer of lumbosacral load to iliac bones and legs: Part 1. Biomechanics of self-bracing of the sacroiliac joints and its significance for treatment and exercise. Clin Biomech. 8:285-294.

Snijders CJ, Vleeming A, Stoeckart R. 1993b. Transfer of lumbosacral load to iliac bones and legs: Part 1. Loading of the sacroiliac joints when lifiting in a stooped posture. Clin Biomech. 8:295-301.

Soavi R, Girolami M, Loreti I, Bragonzoni L, Monti C, Visani A, Marcacci M. 2000. The mobility of the proximal tibio-fibular joint: A roentgen stereophotogrammetric analysis on six cadaver specimens. Foot&Ankle Int.. 21(4):336-342.

Sohier R. 1974. La kinésithérapie de la hanche. Eigenverlag. La Hestre, Belgique.

Solomonow M, Baratta R, Zhou BH, Shoji H, Bose W, Beck C, D'Ambrosia R. 1987. The synergistic action of the anterior cruciate ligament and thigh muscles in maintaining joint stability. Am J Sports Med. 15:207-213.

Solomonow M, Baratta R, D'Ambrosia R. 1989. The role of the hamstrings in the rehabilitation of the anterior cruciate ligament-deficient knee in athlets. Sports Med. 16(2):113-122.

Sommer C, Hintermann B, Nigg B, Van den Bogert AJ. 1996. Influence of ankle ligaments on tibial rotation: an in vitro study. Foot&Ankle Int. 17(2):79-84.

Souhail F. 1992. Etude de la rigidité du muscle droit antérieur lors d'un étirement passif(lent). Mémoire de Licence en Kinésithérapie et Réadaptation. Dir. A Leduc, P Klein. Université Libre de Bruxelles.

Spiegelmann JJ, Woo SL. 1987. A rigid-body method for finding centers of rotation and angular displacements of planar joint motion. J Biomechanics. 20(7):715-721.

Spoor CW, Veldpaus FE. 1980. Rigid body motion calculated from spatial coordinates of markers. J Biomechanics. 13(4):391-393.

Spoor CW, Leeuwen JL van, Meskers CGM, Titulaer AF, Huson A. 1990. Estimation of instantaneous moment arms of lower leg muscles. J Biomechanics. 27:1247-1259.

Spoor CW, Leeuwen JL van. 1992. Knee muscle moment arms from MRI and from tendon travel. J Biomechanics. 25:201-206.

Steindler A. 1955. Kinesiology of the human body. C.C.Thomas. Springfield.

Steinhäuser J. 1975. Die Arthrodesen der Chopart'schen Gelenklinie. Beitrag zur operativen Behandlung schwerer Fußdeformitäten im Erwachsenenalter. In: Bücherei des Orthopäden. Bd. 20. P Otte, KF Schlegel (Hrsg.). Enke Verlag. Stuttgart.

Sturesson B, Selvik G, Udén A. 1989. Movements of the sacroiliac joints. A roentgen stereophotogrammetric analysis. Spine. 14(2):162-165.

Sturesson B, Uden A, Vleeming A. 2000a. A radiostereometric analysis of the movements of the sacroiliac joints in the reciprocal straddle position. Spine. 25(2):214-217.

Sturesson B, Uden A, Vleeming A. 2000b. A radiostereo–metric analysis of movements of the sacroiliac joints during the standing hip flexion test. Spine. 25(3):364-368.

Sutker BD, Lester GE, Banes AJ, Dahners LE. 1990. Cyclic strain stimulates DNA and collagen synthesis in fibroblasts cultured from rat medial collateral ligaments. Trans Orthop Res Soc. 15:130.

Takasaki H. 1970. Moiré topography. Applied Optics 9:1467-1472.

Takechi H, Nagashima H, Ito S. 1982. Intra-articular pressure at the hip joint outside and inside the limbus. J Jpn Orthop Assoc. 5:529-536.

Taylor DC, Dalton JD, Seaber AV, Garrett WE. 1990. Viscoelastic properties of muscle-tendon units. The biomechanical effects of stretching. Am J Sports Med. 18(3):300-309.

Testut L. 1921. Traité d'anatomie humaine. Doin. Paris.

Thompson WO, Thaete FL, Fu FH, Dye SF. 1991. Tibial meniscal dynamics using three-dimensional reconstruc–tion of magnetic resonance images. Am J Sports Med. 19(3):210-215.

Tillmann B. 1974. Zur funktionellen Morphologie der Gelenkentwicklung. Orthop Prax. 12(10):691-697.

Tillmann B, Bartz B, Schleicher A. 1985. Stress in the human ankle joint: A brief review. Arch Orthop Trauma Surg. 103:385-391.

Tillmann B, Tondury G. 1987. Anatomie des Menschen. Bd 1: Bewegungsapparat. Thieme. Stuttgart.

Tipton CM, James SL, Mergner W, Tcheng T. 1970. Influence of exercise on strength of medial collateral ligaments of dogs. Am J Physiol. 218:894-902.

Tissakht M, Ahmed AM. 1995. Tensile stress-strain charac-teristics of the human meniscal material. J Biomechanics. 28(4):411-422.

Toft E, Sinkjaer T, Kalund S, Esperesen G.T. 1989. Biomechanical properties of the human ankle in relation to passive stretch. J Biomechanics. 22 (11-12):1129-1132.

Tortora GJ, Grabovski SR. 1994. Principes d'Anatomie et de Physiologie. 2. Aufl. De Boeck. Brüssel, Paris.

Tullberg T, Blomberg S, Branth B, Johnsson R. 1998. Manipulation does not alter the position of the sacroiliac joint. A roentgen stereophotogrammetric analysis. Spine. 23:1124-1129.

Turner MS, Smillie IS. 1981. The effect of tibial torsion on the pathology of the knee. J Bone Jt Surg. 63B(3):396-398.

Ubl J, Murer H, Kolb HA, Dahners LE. 1988. Ion channels activated by osmotic and mechanical stress in membranes of opossum kidney cells. J Membr Biol. 104:223-232.

Van Coppenolle M. 1984. Comparison entre 4 techniques d'etiration musculaire et evolution post-traitment. Mémoire de Licence en Kinésithérapie et Réadaptation. Dir. Heyters MC, Klein P. Université Libre de Bruxelles.

Van Eijden TMGJ, De Boer W, Weijs WA. 1985. The orientation of the distal part of the quadriceps muscle as a function of the knee flexion-extension angle. J Bio-mechanics. 18(10):803-809.

Van Eijden TMGJ, Kouwenhoven E, Verburg J, Weijs WA. 1986. A mathematical model of the patellofemoral joint. J Biomechanics. 19(3):219-229.

Van Kampen A, Huiskes R. 1990. The three-dimensional tracking pattern of the human patella. J Orthop Res. 8(3):372-382.

Van Kampen A. 1987. The three-dimensional tracking pattern of the patella: in vitro analysis. Thesis (PhD). Nijmegen University.

Van Langelaan EJ. 1983. A kinematical analysis of the tarsal joints. Thesis, University of Leiden. Acta Orthop Scand. Suppl 204(54):1-269.

Van Roy P, Borms J, Haentjens A. 1987. Goniometric study of the maintenance of hip flexibility resulting from hamstring stretches. Physiotherapy Practice. 3:52-59.

Van Sint Jan S, Salvia P, Hilal I, Sholukha V, Rooze M, Clapworthy G. 2002. Registration of 6-DOFs electrogoniometry and CT medical imaging for 3D joint modeling. J Biomech. 35(11):1475-1484.

Vedi V, Williams A, Tennant SJ, Spouse E, Hunt DM, Gedroyc WM. 1999. Meniscal movement. An in-vivo study using dynamic MRI. J Bone Jt Surg. 81(1)B:37-41.

Veldpaus FE, Woltring HJ, Dortmans LJMG. 1988. A least-squares algorithm for the equiform transformation from spatial coordinates. J Biomechanics. 21(1):45-54.

Vermoezen H. 1999. Influence de la rotation du membre inférior sur les appuis plantaires. Etude radiologique et podologique sur sujets sains. Diplom in Osteopathie (DO). Dir. P Klein. Jury National de Belgique.

Viidik A, Vuust J. 1980. Biology of collagen. Academic Press. London.

Viidik A. 1987. Biomechanics of tendons and other soft connective tissues. Testing methods and structure-function interdependence. In: Bergmann G, Kolbel R, Rohlmann A (Hrsg.). Biomechanics: Basic and applied research. Martinus Nijhoff. Leiden.

Vleeming A, Stoeckart R, Volkers AC, Snijders CJ. 1990a. Relation between form and function in the sacroiliac joint. Part I: Clinical anatomical aspects. Spine. 15:130-132.

Vleeming A, Volkers AC, Snijders CJ, Stoeckart R. 1990b. Relation between form and function in the sacroiliac joint. Part II: Biomechanical aspects. Spine. 15:133-136.

Von Luschka H. 1854. Die Kreuzdarmbeinfuge und die Schambeinfuge des Menschen. Virchows Arch.path.Anat. 7:299-316.

Voutey H. 1978. Manuel de chirurgie orthopédique et de rééducation du pied. Masson. Paris.

Vrahas MS, Brand RA, Brown TD, Andrews JG. 1990. Contribution of passive tissues to the intersegmental moments at the hip. J Biomechanics. 23(4):357-362.

Wagner J, Bourgois R, Hermanne A. 1982. Comportement mécanique du cadre tibio-péronier dans les genoux varum et valgum. Acta Orthop Belgica. 48(1):57-92.

Wagner J, Bourgois R, Hermanne A. 1983. Biomécanique du cadre tibio-péronier: role mécanique et physiologie du péroné. Cahiers d'enseignement de la SOFCOT. S 101-114.

Walheim GG, Olerud S, Ribbe T. 1984a. Mobility of the pubic symphysis. Measurements by an electromechanical method. Acta Orthop Scand. 55(2):203-208.

Walheim GG, Olerud S, Ribbe T. 1984b. Motion of the pubic symphysis in pelvic instability. Scand J Rehabil Med. 16(4):163-169.

Walin D, Ekblom B, Grahn R, Nordenborg T. 1985. Improvement of muscle flexibility. A comparison between two techniques. Am J Sports Med. 12(4):263-269.

Wang CJ, Walker PS, Wolf B. 1973. The effects of flexion and rotation on the length patterns of the ligaments of the knee. J Biomechanics. 6:587-596.

Wang CL, Cheng CK, Chen CW, Lu CM, Hang YS, Liu TK. 1995. Contact areas and pressure distributions in the subtalar joint. J Biomechanics. 28(3):269-279.

Wang K, McClure J, Tu A. 1979. Titin: major myofibrillar components of striated muscle. Proc Natl Acad Sci USA. 76:3698-3702.

Weber W, Weber E. 1837. Über die Mechanik der menschlichen Gehwerkzeuge nebst der Beschreibung eines Versuches über das Herausfallen des Schenkel–kopfes aus der Pfanne im luftverdünnten Raum. Annalen Physik Chemie. 40:1-13.

Weisl H. 1954. The articular surfaces of the sacro-iliac joint and their relation to the movement of the sacrum. Acta Anat. 22(4):1-14.

Weisl H. 1955. The movements of the sacro-iliac joint. Acta Anat. 23(1):80-91.

Wets JY. 1994. Determination du bras de levier rotatoire des muscles pyramidal et carre-crural in vitro. Mémoire de Licence en Kinésithérapie et Réadaptation. Dir. P Klein. Université Libre de Bruxelles.

White AA, Panjabi MM. 1978. Clinical biomechanics of the spine. Lippincott. Philadelphia.

Wiberg G. 1941. Roentgenographic and anatomic studies on the patellar joints. Acta Orthop Scand. 12:319-410.

Wilkie DR. 1968. Muscle, Studies in Biology. In: Epstein M, Herzog W. 1998. Theoretical models of skeletal muscle. Biological and mathematical considerations. John Wiley & Sons. Chichester u.a.

Willemart P. 1986. Essai de détermination de la géométrie de la trochlée astragalienne. Implications biomécaniques. Mémoire de Licence en Kinésithérapie et Réadaptation. Dir. Rooze M, Klein P. Université Libre de Bruxelles.

Wingstrand H, Wingstrand A, Krantz P. 1990. Intracapsular and atmospheric pressure in the dynamics and stability of the hip. A biomechanical study. Acta Orthop Scand. 61(3):231-235.

Winter DA. 1990. Biomechanics and motor control of human movement. John Wiley. New York.

Woltring HJ. 1991. Representation and calculation of 3D movement. Human Movement Sciences. 10:603-616.

Woo SL-Y, Gomez MA, Akeson WH. 1981. The time and history-dependent viscoelastic properties of the canine medial collateral ligament. J Biomech Eng. 103:293-298.

Woo SL-Y, Gomez MA, Woo Y-K. 1982. Mechanical properties of ligaments and tendons. II. The relationship between immobilization and exercise on tissue remodelling. Biorrheology. 19:397-408.

Woo SL-Y, Lee TQ, Gomez MA, Sato S, Field FP. 1987. Temperature dependent behaviour of the canine medial collateral ligament. J Biomech Eng. 109:68-71.

Wood ML, Luthin WN, Lester GE, Dahners LE. 2003. Tendon creep is potentiated by NISK and relaxin which produces collagen fiber sliding. Iowa Orthop J. 23:75-79.

Wretenberg P, Ramsey DK, Nemeth G. 2002. Tibiofemoral contact points relative to flexion angle measured with MRI. Clin Biomech. 17(6):477-485.

Wright DG, Desai SM, Henderson WH. 1964. Action of the subtalar and ankle joint complex during the stance phase of walking. J Bone Jt Surg. 46-A:361-375.

Zaglas. 1851. In: Gairdner & Barlow: Mechanism of the pelvic articulations. Month J med Sci. 21:289.

Zalpour C. 2002. Anatomie Physiologie. Urban & Fischer. München.

Zatsiorsky VM. 1998. Kinematics of human motion. Human Kinetics. Champaign.

Zatsiorsky VM. 2002. Kinetics of human motion. Human Kinetics. Champaign.

Zeller BL, McCrory JL, Kibler WB, Uhl TL. 2004. Differences in kinematics and electromyographic activity between men and women during the single-legged squat. Am J Sports Med. 31(3):449-456.

SACH-INDEX

Index

G

H

L

Index

PERSONEN-INDEX

Index

Paul Klein · Peter Sommerfeld

Biomechanik der Wirbelsäule

Grundlagen, Erkenntnisse und Fragestellungen

ELSEVIER
URBAN & FISCHER
URBAN & FISCHER München

Zuschriften und Kritik an:
Elsevier GmbH, Urban & Fischer Verlag, Lektorat Komplementäre und Integrative Medizin, Hackerbrücke 6, 80335 München

Wichtiger Hinweis für den Benutzer
Die Erkenntnisse in der Medizin unterliegen laufendem Wandel durch Forschung und klinische Erfahrungen. Der Autor dieses Werkes hat große Sorgfalt darauf verwendet, dass die in diesem Werk gemachten Angaben dem derzeitigen Wissensstand entsprechen. Das entbindet den Nutzer dieses Werkes aber nicht von der Verpflichtung, die gemachten Angaben zu überprüfen und seine Therapie in eigener Verantwortung zu treffen.

Bibliografische Information der Deutschen Nationalbibliothek
Die Deutsche Nationalbibliothek verzeichnet diese Publikation in der Deutschen Nationalbibliografie; detaillierte bibliografische Daten sind im Internet unter http://www.d-nb.de abrufbar.

1. Auflage 2007

Der Urban & Fischer Verlag ist ein Imprint der Elsevier GmbH.

Sonderausgabe ISBN: 978-3-437-55204-5

13 14 15 16 5 4 3 2

Planung und Lektorat: Christl Kiener, München
Grafiken: Peter Sommerfeld, Korneuburg/Wien
Herstellung: Antje Arnold, München
Satz: Peter Sommerfeld; abavo GmbH, Buchloe

Umschlaggestaltung: SpieszDesign, Büro für Gestaltung, Neu-Ulm
Titelfotografie: Getty Images/David Madison
Druck und Bindung: Dimograf, Bielsko-Biala, Polen
ISBN der Originalausgabe: 978-3-437-57010-0

Aktuelle Informationen finden Sie im Internet unter
www.elsevier.de und **www.elsevier.com**

VORWORT

Ein Buch zum Thema Wirbelsäule ist in mehrfacher Hinsicht eine Herausforderung.

Erstens, weil Beschwerdebilder im Bereich der Wirbelsäule die Gesellschaften der sogenannten Industrienationen in vielfältiger Weise beschäftigen: als regional-professionelles Problem medizinisch-diagnostischer Urteilsbildung, als sozio-ökonomisch relevanter Faktor, als individuell zu fassendes Phänomen eingeschränkter Lebensqualität und in diesem Zusammenhang als Element, das Wechselwirkungen zwischen Betroffenen (Patienten) und dem wuchernden therapeutischen Angebot zunehmend dynamisiert und hier vor dem Hintergrund einer mehr oder minder florierenden Wellness-Szene auch bereits begonnen hat, die Grenzen zwischen medizinisch Indiziertem und marktwirtschaftlich Intendiertem zusehends zu verwischen. Gerade dahingehend werden der Wirbelsäule – zu Recht oder zu Unrecht – zugeschobene Beschwerdeformen zu einer neuen moralischen Herausforderung für alle im medizinischen Bereich Tätigen.

Eine zweite Herausforderung mag in dem Umstand bestehen, dass die Thematik „Wirbelsäule" – wahrscheinlich als Folge des ersten Punktes – in therapeutischen Kreisen (vorwiegend jenen, die dem manuellen Bereich verwandt sind) einen Nimbus des Besonderen besitzt: wer sich der Wirbelsäule widmet, hat sozusagen den Königsweg betreten. Es ist geradezu symptomatisch, dass just hier die sonst unter der Oberfläche schwelenden Spannungen zwischen ärztlichen und nichtärztlichen Berufen im medizinischen Umfeld in besonderer Deutlichkeit an die Oberfläche dringen. Wer ist berechtigt, die Wirbelsäule eines Patienten zu berühren und auf welche Art und Weise? Als Entscheidungskriterium werden meist Argumente um die Sicherheit des Patienten bemüht. Es bleibt zu fragen, ob hinter diesen Argumenten nicht andere, versteckte Gründe stehen, die uns dazu nötigen, der Wirbelsäule einen solch besonderen Platz einzuräumen.

Eine dritte Herausforderung besteht in der Datenflut, die im Bereich der medizinisch relevanten Forschung an der Wirbelsäule im Vergleich zu anderen Regionen des muskulo-skelettalen Systems vorhanden ist. Selbst in einem vergleichsweise so gering beackerten Gebiet des menschlichen Körpers wie dem Bewegungsapparat zeigen sich besonders an diesem Thema auch bereits die Folgen eines inflationär gewordenen Wissensbegriffs, der vom einzelnen Individuum in keiner Weise mehr überschaut werden kann. So finden sich am 1.12. 2006 in der Medline zum Suchbegriff „spine" 96586 Artikel, zum Suchbegriff „knee-joint" jedoch nur 32751. Hinzu gesellt sich das zur Verzweiflung Grund gebende Faktum, dass die Datenlage keineswegs einstimmig und konsistent ist. Selbst in

Detailfragen scheiden sich die Ergebnisse und das Subjekt der Recherche sieht sich vor eine Vielzahl von Widersprüchen gestellt.

Als letzte, aber für die Autoren nicht unerheblich Herausforderung mag noch erwähnt sein, dass es zu diesem Themenbereich bereits ein Reihe hervorragender Bücher gibt.

All die genannten Herausforderungen stehen, so denken wir, in einem Verhältnis wechselseitiger Bedingtheit zueinander. Es ist schwierig auszumachen, wo hier der Zeit oder der Sache nach das Erste und das Folgende zu finden sei. Bei dieser Fülle von Vernetzungen stellt sich natürlich die Frage, warum man vor diesem Hintergrund die Welt um weitere Mengen bedruckten Papiers „erweitern" (der Begriff soll weder eine positive noch eine negative Qualität anzeigen) bzw. belasten soll.

Eine Intention lag für uns zunächst darin, nicht beim Themenbereich unseres ersten Buches[1], das sich den allgemeinen Grundlagen biomechanischer Analysen und anschließend den Gelenken der unteren Extremität einschließlich des Beckens widmet, stehen zu bleiben. In dieser Hinsicht ergab sich das Thema Wirbelsäule von selbst und damit stellt sich das Problem erneut, einen möglichst „sinnvollen" Beitrag zu leisten, sofern auch wir davon ausgehen, dass gewisse bereits vorhandene Beiträge kaum zu übertreffen sind und es auch nicht in unserem Interesse liegt, hier in eine „Championade" der Wirbelsäulenliteratur einzusteigen. Soll unser Beitrag „sinnvoll" sein, so ist zunächst die Frage zu klären: sinnvoll für wen? Obwohl es sich um die Perspektive der biomechanischen Analyse und Forschung handelt, aus der heraus wir uns der Wirbelsäule zu nähern versucht haben, so war beim Entstehungsprozess doch immer auch der medizinische Praktiker neben dem spezifisch biomechanisch interessierten Leser unser imaginärer Ansprechpartner. Das Endprodukt sollte für beide Interessantes bieten und dabei auch noch für Studierende verständlich bleiben. Was die Stellung dieses Buches zu unserem ersten Buch betrifft, so haben wir wichtige Grundlagen hier nochmals in etwas verkürzter Form eingebracht. Dieses Werk soll für sich allein stehen können, enthält aber an den nötigen Stellen Querverweise speziell auf jene theoretischen Ausführungen, denen wir im Grundlagenteil des ersten Buches viel Raum gewidmet haben.

Die oben genannten Herausforderungen der immensen Datenlage, gepaart mit einer über weite Strecken nicht zu übersehenden Widersprüchlichkeit in den Ergebnissen, wuchsen im Laufe der Arbeit zeitweise zu einer beinahe unüberwindlichen Barriere an. Die verschiedenen Ansätze (der Leser merke, es handelt sich um bloße Ansätze, um bisweilen verzweifelte Versuche) zu regionalen Synthesen sind Ausdruck des an uns selbst gestellten Anspruches, vor allem den Praktiker im Datenwald nicht völlig verlassen stehen zu lassen. Zudem sind wir uns dessen bewusst,

---

1 Klein und Sommerfeld (2004): *Biomechanik der menschlichen Gelenke. Grundlagen, Becken, untere Extremität.*

dass jeder Versuch, hier zu einer endgültigen oder abgeschlossenen Systematik zu gelangen, zum Scheitern verurteilt ist. Dies liegt jedoch, so denken wir, nicht so sehr am Thema der Wirbelsäule, sondern es ist ein intrinsischer Zug der wissenschaftlichen Aufarbeitung des Lebendigen schlechthin. Die Wirbelsäule ist vielleicht jene Region, wo sich diese Charakteristik am lautesten meldet. Vor allem im Hinblick auf die manchmal in der Praxis unerlässlichen Modelle, an denen sich Entscheidungs- und Begründungsstrategien entlang hanteln, ist dies eher ein dekonstruktives als ein konstruktives Faktum. Doch gerade deshalb erscheint es uns wichtig, nicht in der Demontage stehen zu bleiben, sondern, so weit wie eben möglich, den klinischen Entscheidungsprozess, sofern für ihn im individuellen Fall biomechanische Faktoren von Relevanz sind, zu erleichtern.

Synopsis

Vom Aufbau her haben wir uns aus den nun genannten Gründen den Titel zum Programm gemacht: *Biomechanik der Wirbelsäule: Grundlagen, Erkenntnisse und Fragestellungen*. Das Buch soll einerseits Grundlagen der biomechanischen Analyse der Wirbelsäule und ihrer Elemente erläutern, es soll andererseits Erkenntnisse vorstellen, ordnen bzw., soweit wie möglich, zusammenfassen und es soll darüber hinaus zeigen, wie groß das Feld für offene Fragen noch ist. Deshalb endet dieses Projekt programmatisch nicht so sehr mit fixen Erkenntnissen, sondern vielmehr mit einem Fragehorizont. Ein Fragehorizont, der vor allem wieder die Praxis aus dem „dogmatischen Schlummer" – die kleine Annäherung an Kant sei verziehen – ihrer häufig allzu deterministischen Modelle holen sollte, der sich aber auch letztlich der zwingend fragmentarischen Form eines solchen Versuches bewusst ist.

Das Buch gliedert sich in vier Kapitel. Die Einleitung widmet sich zunächst in sehr allgemeiner Annäherung der spezifischen Form und den Bewegungsmöglichkeiten der menschlichen Wirbelsäule.

Das anschließende Kapitel zur Stabilität untersucht die Stabilitäts- bzw. Instabilitätsbedingungen, unter denen die Wirbelsäule in den drei anatomischen Raumebenen funktionieren muss. Den weitaus größten Raum nimmt dabei die Analyse der Sagittalebene ein. Gerade hier wird ersichtlich, dass biologische Organismen eher Instabilitäts- als Stabilitätssysteme darstellen. Wir gehen in diesem Zusammenhang auch auf die damit zusammenhängenden Fragestellungen im Rahmen eines dynamischen Gleichgewichts ein, wie es sich z.B. durch die Oszillationen beim sogenannten „ruhigen" Stehen, das es eigentlich gar nicht gibt, zeigt. Darüber hinaus werden hier auch Fragen der Stoßdämpfung am Beispiel der Wirbelsäule behandelt.

Das dritte, vom Umfang her weitaus größte Kapitel, behandelt die Elemente des Wirbelsäulensegmentes vom Wirbelkörper über den Diskus, die Zygapophysialgelenke[2] bis hin zu den Bändern. Dass die Ausführungen über den Diskus dabei den größten Raum einnehmen, mag kaum jemanden verwundern, wird nicht er derzeit im klinischen Umfeld als einer der wesentlichen Verursacher von Wirbelsäulenbeschwerden betrachtet. Dies, so wird sich herausstellen, kann auf Grundlage der derzeitigen Forschungsresultate in keiner Weise klar beantwortet werden. Trotz der vergleichsweise enormen Anzahl an Publikationen zum Diskus, fallen die für den Praktiker aus der Datenlage zu ziehenden Schlüsse paradoxerweise eher dürftig aus. Gerade an diesem Thema zeigt sich auch, wie vernetzt an klinische Fragestellungen in Zukunft heranzugehen sein wird, und dass adäquate Erklärungsmodelle vielleicht zwischen nicht mehr klar trennbaren Ebenen changieren müssen, wie z.B. einer rein biomechanischen Betrachtungsweise, einer biochemischen Ebene und dem Feld der psychosozialen Faktoren, um nur einige zu nennen. Das Thema der Zygapophysialgelenke versucht unter anderem dem manuellen Kliniker einen Überblick über die Ergebnisse verschiedener Analysen zu Ausrichtung und Form dieser Gelenke zu geben und stellt eine an morphologischen und kinematischen Kriterien orientierte Systematik zur Beschreibung der Bewegungen in diesen Gelenken vor. Dies mag deshalb von Interesse sein, da viele manuelle Techniken theoretisch davon ausgehen, eine therapeutisch relevante Änderung in der Konstellation dieser Gelenke hervorzurufen. Hier wird offensichtlich, wie viel Idealismus in unseren Vorstellungen von intraindividueller Symmetrie und interindividueller Gleichartigkeit liegt, denn Asymmetrie und große interindividuelle Vielfalt beherrschen hier das Terrain.

Mit dem abschließenden Kapitel über die 3D Bewegungen der funktionellen Einheit, wollen wir unseren Beitrag zu den im klinisch-manuellen Bereich vorfindlichen Debatten um Freiheitsgrade, Instabilitäten und assoziierte Bewegungen im Bereich der Wirbelsäule leisten. Der Abschnitt zum Thema Freiheitsgrade will dabei zeigen, dass jene Konzepte, die sich um die Einbindung möglichst vieler Freiheitsgrade bei der Mobilisation und Manipulation der Wirbelsäule bemühen, biomechanisch durchaus zu rechtfertigen sind. Die einschlägigen Forschungsergebnisse legen zusätzlich nahe, dass der Gewinn an Sicherheit für den Patienten bei der Applikation solcher Zugänge sehr wahrscheinlich ist. Das im Anschluss besprochene Konzept der Neutralen Zone stellt unseres Erachtens nach eine sehr interessante Ergänzung bzw. Alternative zum teilweise unscharfen Begriff der Instabilität dar. Obwohl es sich um ein biomechanisches Konzept handelt, bieten sich Übertragungen in den praktischen Bereich an. Der abschließende Abschnitt zu den assoziierten Bewegungen versucht jenseits aller klinischen Modellkonstrukte eine zu-

---

2 Es handelt sich um die im allgemeinen Sprachgebrauch als „Facettengelenke" oder als „kleine Zwischenwirbelgelenke" bezeichneten Gelenke. Warum wir uns für diese Terminologie entschieden haben, wird am Beginn des entsprechenden Abschnitts erklärt.

nächst analytische Herangehensweise zur Frage des 3D Bewegungsverhaltens des Wirbelsäulensegmentes. Dieser Einstieg wird durch experimentelles Datenmaterial ergänzt, auf dessen Grundlage der Kliniker einschätzen kann, wann überhaupt, wo und unter welchen Umständen mit welchem Verhalten innerhalb eines Wirbelsäulenabschnittes zu rechnen ist. Vor allem in der lumbalen Wirbelsäule, für die interessanterweise die elaboriertesten Regelkonstrukte für die Behandlungspraxis entwickelt wurden, lässt sich, wie wir zeigen werden, das 3D Bewegungsverhalten des Segmentes am wenigsten vorhersagen.

Auswahl der Referenzen

Wir haben versucht, ein ausgewogenes Verhältnis zwischen möglichst aktuellen aber auch alten Studien zu finden. Die Auswahl älterer Beiträge ist getragen vom Respekt gegenüber dem Pioniergeist der Autoren im Bereich der Biomechanik, die viele der heute noch aktuellen Phänomene bereits vor langer Zeit beschrieben haben. Es ist uns ein Anliegen, die historische Dimension dieser noch sehr jungen Wissenschaft zu berücksichtigen. Wir sind uns dessen bewusst, dass die Auswahl der Referenzen subjektiv erfolgt ist und natürlich fragmentarisch bleiben muss, da es bei der Fülle des ständig anwachsenden Materials unmöglich und wahrscheinlich auch nicht sinnvoll ist, ein Maximum anzustreben. Es werden daher manchem Leser vielleicht wesentlich erscheinende Autoren fehlen. Diesbezügliche Anregungen sind uns willkommen.

Wir sind für Ergänzungen, Richtigstellungen, Anreize und Bemerkungen dankbar.

Paul Klein und Peter Sommerfeld, Korneuburg im April 2007

Danksagung

Wir möchten uns bei allen Studenten bedanken, die durch ihre Diplomarbeiten einen nicht unwesentlichen Beitrag zu unseren Kenntnissen geleistet haben. Aus diesem Grund werden diese Arbeiten auch im Buch erwähnt, obwohl dies sonst nicht der üblichen Praxis entspricht.

Den Kolleginnen, Kollegen und Freunden an der *Université libre de Bruxelles* gilt ein besonderer Dank für die vielen fruchtbaren Diskussionen.

Prof. Alexander Sommerfeld wollen wir für die freundliche Übernahme des technischen Lektorats ganz herzlich danken.

Dem Team des Urban & Fischer Verlages gilt unser besonderer Dank, hier vor allem Christl Kiener als verantwortlicher Lektorin und Frau Antje Arnold als betreuender Herstellerin für die freundliche Zusammenarbeit und Unterstützung im Rahmen dieses Projekts.

Abschließend geht ein großer Dank an unsere Familien für die unermessliche Geduld und Unterstützung, die sie uns in den arbeitsintensiven Zeiten entgegengebracht haben.

Über die Autoren

Paul Klein ist Professor an der *Université Libre de Bruxelles*, wo er die Forschungsabteilung für manuelle Therapien leitet. Sein Forschungsschwerpunkt liegt auf der angewandten Biomechanik, der Methodologie und wissenschaftstheoretischen Fragestellungen auf dem Gebiet der Osteopathie und anderen manuellen Therapieformen. Sein beruflicher Weg führte ihn über die Physiotherapie zur Osteopathie. Sein Doktorat absolvierte er mit einer Dissertation im Gebiet der Biomechanik an der Brüsseler Universität. Das osteopathische Diplom legte er an der *European School for Osteopathy* in Maidstone ab. Ein zusätzliches Diplom (DEA) erhielt er in Philosophie, Ethik und Geschichte der medizinischen Wissenschaften. Er ist Autor von zahlreichen Fachpublikationen im Bereich der Biomechanik.

Peter Sommerfeld lebt als freiberuflicher Osteopath in Wien. Er studierte Musikwissenschaft und Kunstgeschichte und kam schließlich über den Umweg als Tänzer und Tanzpädagoge zur Physiotherapie. Seine osteopathische Ausbildung erhielt er an der *Wiener Schule für Osteopathie*. Seine Diplomarbeit in Osteopathie beschäftigte sich mit einer Reliabilitäts-Untersuchung der manuellen Wahrnehmung und wurde publiziert. Er ist derzeit Studierender der Philosophie an der *Universität Wien*. Durch die Bekanntschaft mit Paul Klein war es ihm möglich, seine Interessen für biomechanische Fragestellungen zu vertiefen.

Beide Autoren arbeiten seit ungefähr zehn Jahren gemeinsam an der didaktischen Aufbereitung und Umsetzung biomechanisch relevanter Forschungsfragen für den manuell tätigen Kliniker unter besonderer Berücksichtigung des osteopathischen Zugangs. Die Sympathie für die osteopathische Anschauungsweise beinhaltet für die Autoren aber auch ein kritisches Infragestellen dieses Gebietes. Kritik wird hier also vor allem positiv im Kantischen Sinn verstanden. Neben dem rein wissenschaftlichen Interesse ist es den Autoren auch wichtig, dass dabei der humanistische Aspekt nicht verloren geht. Darüber hinaus verfolgen sie ein gesellschaftlich-politisches Anliegen: das Studium der Osteopathie auf universitäres Niveau zu bringen. Die diesbezüglichen Bemühungen zeigen nun einen ersten Erfolg in der Einführung eines sechsjährigen Studiums der Osteopathie auf der Brüsseler Universität ab dem Studienjahr 2004/2005.

Die gemeinsamen Aktivitäten der Autoren in Verbindung mit einer tiefen Freundschaft führten zum Aufbau eines spezifischen Kurses. Dieser wird derzeit an der *Université Libre de Bruxelles*, am *Sutherland College of Osteopathic Medicine* in Namur (SCOM), am *Collège Belge d'Ostéopathie* in Brüssel (CBO), an der *Wiener Schule für Osteopathie* (WSO), an der *Ecole Suisse d'Ostéopathie* in Lausanne (ESO), an der *Osteopathieschule Deutschland* (OSD) und am *Sutherland College* in Schlangenbad unterrichtet.

Zum Gebrauch des Buches

Der primäre Text wird wiederholt von *Einschüben* unterbrochen. Diese setzen sich detailliert mit bestimmten Fragestellungen auseinander, die im Rahmen der momentan behandelten Sachverhalte auftauchen. Sie können je nach Interesse auch übersprungen werden. Der Duktus und das Verständnis des primären Textes sollen dadurch nicht gestört werden.

Um die Möglichkeit zu bieten, auch mitten im Buch in die Materie einsteigen zu können, haben wir *Querverweise* an jene Stellen gesetzt, für deren Verständnis eventuell frühere Ausführungen notwendig sind. Diese befinden sich entweder direkt im Text oder in der Marginalspalte.

Wir haben drei *Begleiter* ausgesucht, die den Leser auf dem bisweilen auch steinigen Weg der biomechanischen Betrachtungen begleiten sollen:

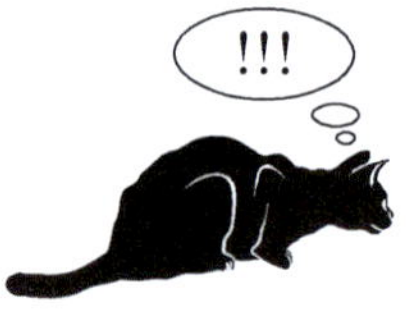

Diese auf der Lauer liegende Katze kennzeichnet für das Verständnis besonders wichtige Passagen oder Zusammenfassungen komplexer Sachverhalte, die helfen sollen, den Überblick zu bewahren.

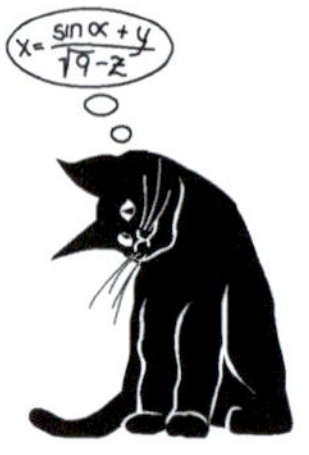

Diese „grübelnde" Katze soll vor formalen und mathematischen Überlegungen und Analysen „warnen". Mathematisches Spezial-Know-how ist keine Voraussetzung, um den Inhalt dieses Buches zu verstehen. Wir wollen aber versuchen, die Schwellenangst, sich auf formale Überlegungen einzulassen, etwas zu nehmen. Der Leser kann so zu einem tieferen Verständnis mancher Problemlagen vordringen.

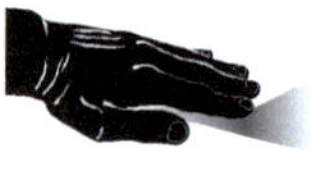

Die palpierende Hand markiert zahlreiche Passagen, die für den Kliniker von besonderem Wert sein können. Sie soll immer wieder auf die Bedeutung biomechanischer Grundlagenforschung für das klinische Handeln hinweisen.

Inhaltsverzeichnis

Kapitel I – Einführung

Kapitel II – Die Stabilität der Wirbelsäule

Kapitel III – Die Elemente des Wirbelsäulensegments

Kapitel IV – Die 3D-Bewegungen der funktionellen Einheit

Kapitel I Einführung

1 Die Form der Wirbelsäule

In diesem kurzen einführenden Kapitel wollen wir uns allgemeinen Überlegungen, Form und Funktion der Wirbelsäule im Gesamten betreffend, widmen. Unter einer evolutionsgeschichtlichen Perspektive kann durchaus davon ausgegangen werden, dass Besonderheiten der Form der menschlichen Wirbelsäule funktionell auch durch die Aufrichtung und

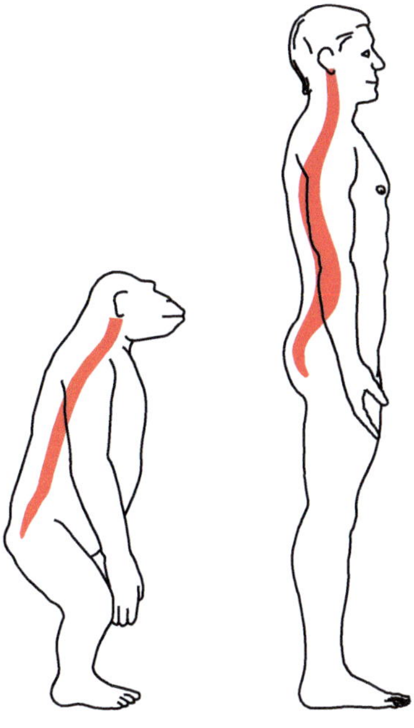

Abb. I.1
Die Wirbelsäulenform eines Primaten und eines Menschen im Vergleich. Hinsichtlich der Form ist es vor allem die Ausprägung der lumbale Lordose, die die menschliche Wirbelsäule auszeichnet.

die zweibeinige Fortbewegung geprägt wurden. Während sie in der Frontal- und Transversalebene ein hohes Maß an Symmetrie und Geradlinigkeit zeigt, kommt es in der Sagittalebene im Rahmen der Phylogenese zur Ausbildung von zwei Lordosen und zwei Kyphosen. Diese sind in Ansätzen zwar auch bei Vierbeinern zu beobachten, die menschliche Wirbelsäule hingegen ist durch eine besonders ausgeprägte lumbale Lordose gekennzeichnet.

In Folge der Aufrichtung nimmt beim Menschen vorwiegend die kraniokaudale Belastung der Wirbelsäule in Relation zur Körpermasse zu, was vor allem für die Lendenwirbelsäule zutrifft. Eine große axiale Belastung in Relation zur Körpermasse kann auch bei Vierbeinern beobachtet werden. Hier ist es aber in erster Linie die Halswirbelsäule, die das verarbeiten muss. Dies hängt damit zusammen, dass viele Vierbeiner, wie z.B. Kühe oder Pferde, aufgrund der räumlichen Lage (der Kopf liegt vor dem Rumpf) und der Masse des Kopfes ein großes Flexionsmoment in der Halswirbelsäule mittels der Extensionsmuskulatur des Nackens zu beantworten haben.

Im Hinblick auf die Ontogenese der menschlichen Wirbelsäule wird häufig davon ausgegangen, dass sich die Lordosen erst nach der Geburt entwickeln (Aiello und Dean, 1999; Kapandji, 1985): in der Halswirbelsäule mit Beginn der Kopfhebung im Liegen (ca. ab dem dritten Lebensmonat), in der Lendenwirbelsäule mit Beginn der Aufrichtung und mit den ersten Schritten (ab ca. eineinhalb Jahren). Anhand von Ultraschall-Untersuchungen konnte bereits intrauterin, in etwa ab dem dritten Fetalmonat,

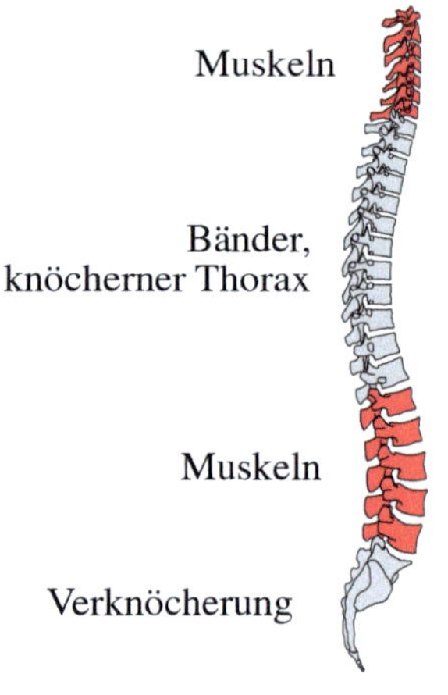

Abb. I.2
Die Lordosen der menschlichen Wirbelsäule sind eher muskulär unterstützt. Die thorakale Kyphose wird eher durch Bänder und die knöchernen Strukturen des Thorax unterstützt, während die sakrale Kyphose durch Verknöcherung gekennzeichnet ist.

eine zervikale Lordose nachgewiesen werden (Chansigaud et al., 1986; Farah, 2003). Christ (1993) spricht sogar bereits im Stadium 11 der Embryonalperiode (24 Tage nach Befruchtung) von einer zervikalen Lordose.

Die menschliche Wirbelsäule weist also in der Sagittalebene eine typische Abfolge von vier Krümmungen auf: die zervikale und lumbale Lordose, sowie die thorakale und sakrale Kyphose. Was die Gewebeverteilung betrifft, so kann beobachtet werden, dass die Muskulatur auf Höhe der Lordosen im posterioren und anterioren Bereich ausgeprägter ist als in den Kyphosen. Letztere sind mehr durch Bänder und Knochen unterstützt, wie der Thorax, bzw. komplett verknöchert, wie das Sacrum (Abb. I.2). An Präparaten älterer Individuen kann nicht selten eine Fibrosierung der posterioren Muskeln der Wirbelsäule im Bereich der thorakalen Kyphose beobachtet werden.

Inwieweit die Krümmungen der Wirbelsäule Veränderungen im Laufe des Lebens unterliegen, wird zum Teil unterschiedlich diskutiert. In diesem Zusammenhang werden mögliche Einflüsse von Alter, Schwangerschaft und Schmerzsyndromen erwähnt.

Dass die Krümmungen der Wirbelsäule altersbedingten Veränderungen unterliegen, wird weitestgehend bejaht. Mac-Thiong et al. (2004) untersuchten Kinder zwischen dem 4. und 18. Lebensjahr. In dieser Zeitspanne konnte eine Verstärkung der lumbalen Lordose in Abhängigkeit von der Neigung des Beckens in der Sagittalebene und eine Zunahme der thorakalen Kyphose beobachtet werden. Mit zunehmendem Alter nimmt die thorakale Kyphose weiter zu und die zervikale Lordose ab. Der Krümmungsscheitel verlagert sich in der Halswirbelsäule nach kranial. Die Übergangszone von thorakaler Kyphose und zervikaler Lordose verlagert sich von Th 3 nach kranial auf die Höhe von C 7–Th 1 (Boyle et al., 2002).

Was den Einfluss der Schwangerschaft betrifft, so haben Snijders und Hoest (1976) eine Abnahme der lumbalen Lordose vor der Geburt vermessen. Moore et al. (1990) beobachteten das Verhalten der thorakalen Kyphose und der lumbalen Lordose während der Schwangerschaft und *post partem*. Sie konnten keine signifikanten Veränderungen der thorakalen Kyphose feststellen. Die lumbale Lordose hingegen zeigte Veränderungen, die jedoch sehr unterschiedliche individuelle Formen aufwiesen. Die meisten Probandinnen zeigten zu Beginn der Schwangerschaft eine Verringerung der Lordose, anschließend kam es zu einer Verstärkung. Besonders von der 16. zur 32. Woche konnte eine deutliche Korrelation zwischen der Zunahme der Lordose und lumbalen Beschwerden festgestellt werden.

Ein möglicher Zusammenhang zwischen Veränderungen der lumbalen Lordose im Rahmen lumbaler Schmerzsyndrome ist ebenfalls Gegenstand von Diskussionen. Die meisten Autoren sind sich diesbezüglich darin einig, dass zwischen asymptomatischen Probanden und Patienten mit lumbalen Schmerzen kein signifikanter Unterschied im Hinblick auf die Ausprägung der lumbalen Lordose im Stehen besteht (Tuzun et al., 1999; Nachemson und Vingard, 2000; Ng et al., 2002; Evcik und Yucel, 2003). Im Gegensatz dazu beobachten Christie et al. (1995) eine Zunahme der lumbalen Lordose bei chronischen und eine Zunahme der thorakalen Kyphose bei akuten lumbalen Beschwerden. Hierbei ist jedoch methodisch zu bemerken, das die oben genannten Studien mit Röntgenaufnahmen arbeiteten, während Christie et al. eine fotografische Technik verwendeten.

2 Generelle Bewegungen der Wirbelsäule – Das Primat der Rotation

Neben den drei rotatorischen Freiheitsgraden, können in der Wirbelsäule auch drei translatorische Freiheitsgrade beschrieben werden. Siehe dazu die spezifischen Ausführungen zu den Freiheitsgraden auf Seite 143ff.

Man kann für die Wirbelsäule zunächst rotatorische Bewegungen in allen drei Raumebenen beschreiben: Flexion/Extension, Lateralflexion, Rotation. Die Beweglichkeit der Wirbelsäule im Gesamten ist das Resultat der intersegmentalen Beweglichkeit. Wir haben Mittelwerte intersegmentaler rotatorischer Amplituden für alle Wirbelsäulensegmente in allen drei Raumebenen am Ende dieses Abschnitts auf Seite 6 zusammengefasst. In Bezug auf die phylogenetische Entwicklung kann diesbezüglich ein funktioneller Trend hin zur Rotation in der Transversalebene beobachtet werden. Dafür können besonders zwei funktionelle Hypothesen erwähnt werden.

Die erste Hyopthese basiert auf der Annahme, dass im Hinblick auf die Überlebenschancen eines Individuums in freier Wildbahn unter anderem der **Blick nach hinten** wesentlich ist, um eventuelle Bedrohungsszenarien visuell rechtzeitig erkennen zu können. Während diese Bewegung bei Vierbeinern für gewöhnlich über die Lateralflexion bewerkstelligt wird, rotiert der Mensch seine Wirbelsäule (Abb. I.3).

Die zweite Hyopthese beruft sich auf die zweibeinige **Fortbewegung** des Menschen. Bei Fischen ist die zur Fortbewegung benutzte Komponenten im Wesentlichen die Lateralflexion. Bei Säugetieren dominert die Flexion/Extension. Beim Menschen ist die Flexions- und Extensionsbewegung nach wie vor wesentlich, es nimmt aber die Amplitude der axialen Rotation deutlich zu. Dies gilt sowohl absolut im Vergleich zu den Amplituden in den anderen Raumebenen als auch relativ in Bezug auf die in der Aktivität vorkommenden Amplitudenmaxima.

Zusätzlich muss man bemerken, dass das zu überwindende **Trägheitsmoment** in der Transversalebene beim Menschen bei weitem am geringsten ist: die Massenverteilung ist um die kranio-kaudale Achse am kompaktesten, während in der Sagittal- und Fronatlebene die Massen weiter voneinander entfernt liegen. Dies drückt sich in der Beziehung zwischen den Parametern Energieaufwand und Bewegungsgeschwindigkeit aus: bei gleichem Energieaufwand kann die Bewegungsgeschwindigkeit größer sein und umgekehrt. Für den menschlichen Körper in aufrechter Haltung ist das Trägheitsmoment um die kranio-kaudale Achse etwa zehn Mal kleiner als um eine Lateralflexionsachse bzw. eine Flexions-/Extensionsachse. McConville et al. (1980) geben z.B. für das Trägheitsmoment um die kranio-kaudale Achse 1,4 ± 0,4 kgm², um die Lateralflexionsachse 13,5 ± 3,4 kgm² und um die Flexions-/Extensionsachse 12,6 ± 3,1 kgm² an. Andere Autoren haben diese Trägheitsmomente, wie auch die Lage des Körperschwerpunktes ebenfalls ermittelt, so z.B. Dempster (1955) und Winter (1990).

All dies führt zu spezifischen Anpassungen in der menschlichen Wirbelsäule in allen Bereichen. Darunter fallen z.B. die subokzipitale Region, die unkovertebralen Gelenke, die Ausrichtung der posterioren Gelenkflächen (Artt. zygapophysiales), die Lage der Bänder und der Muskeln, etc.

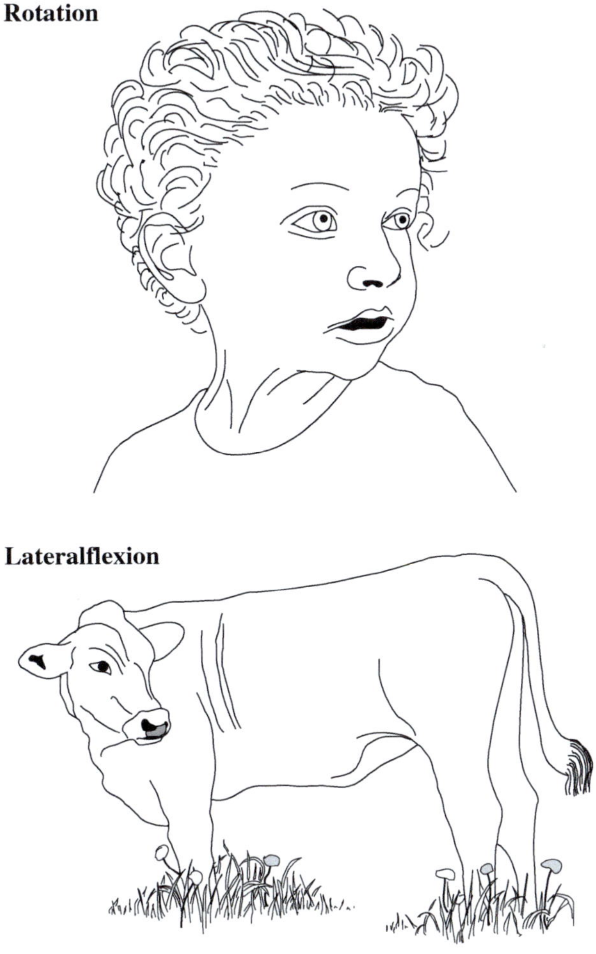

Abb. I.3
Während Vierbeiner ihre Halswirbelsäule bei der Kopfwendung vorwiegend mittels Lateralflexion bewegen, tun dies Menschen dominant über Rotation.

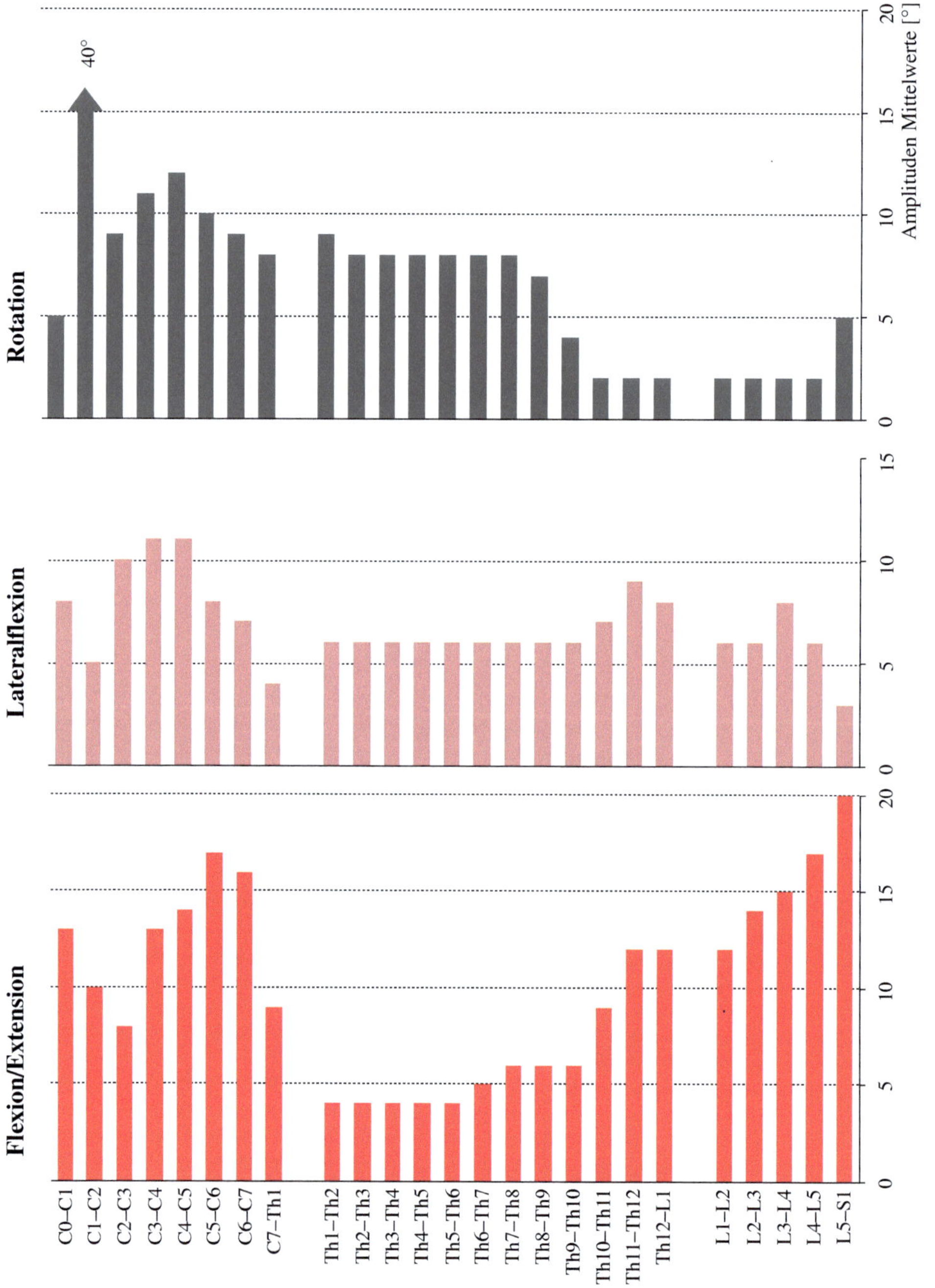

Abb. I.4
Überblick über die segmentalen Amplituden der Wirbelsäule (adaptiert nach White und Panjabi, 1990).

Kapitel II Die Stabilität der Wirbelsäule

1 Die Stabilität in der Frontalebene

Betrachtet man den Menschen in der Frontalebene, so fällt eine starke Tendenz zur Symmetrie auf. In Bezug auf den Rumpf liegt die Wirbelsäule im Bereich einer gedachten Symmetrieachse. Im Stand fällt die Symmetrieachse in dieser Ebene in etwa mit der Schwerlinie zusammen. In Bezug auf den Gleichgewichtszustand und den Aufbau der Wirbelsäule können wir diese mit dem Mast eines Schiffes vergleichen (siehe Abb. II.1 auf Seite 8).

In diesem „Schiffsmast-Modell" werden die Wirbelgelenke nicht berücksichtigt. Der Mast (die Wirbelsäule) ist im Schiffsrumpf (Becken) verankert und trägt den Schultergürtel als *Saling*[3]. Die Breite des Schädels kann in diesem Modell funktionell auch als Saling gesehen werden. Ligamente und Muskeln fungieren als Haltetaue in verschiedenen Höhen. Die Funktion der Salingen besteht darin, die Spannung in den Haltetauen möglichst gering zu halten. Dies ist dadurch gewährleistet, dass sie einen längeren Hebelarm zur Verfügung stellen. Ist die Spannung in den Haltetauen verringert, so ist die Kompressionsspannung des gesamten Mastes verkleinert. Übertragen auf die Wirbelsäule würden die Salingen durch den Thorax, den Schultergürtel und den Schädel repräsentiert. Lokal muss man auch die Querfortsätze und die Rippenfortsätze in diesem Zusammenhang berücksichtigen. Als Haltetaue können unter anderem folgende Strukturen vorgeschalgen werden:

- M. psoas major
- M. quadratus lumborum
- Mm. iliocostales
- M. latissimus dorsi
- M. trapezius

---

3 Unter der Saling versteht man eine Querverstrebung, die der Stabilitätsvergrößerung des Schiffsmastes dient.

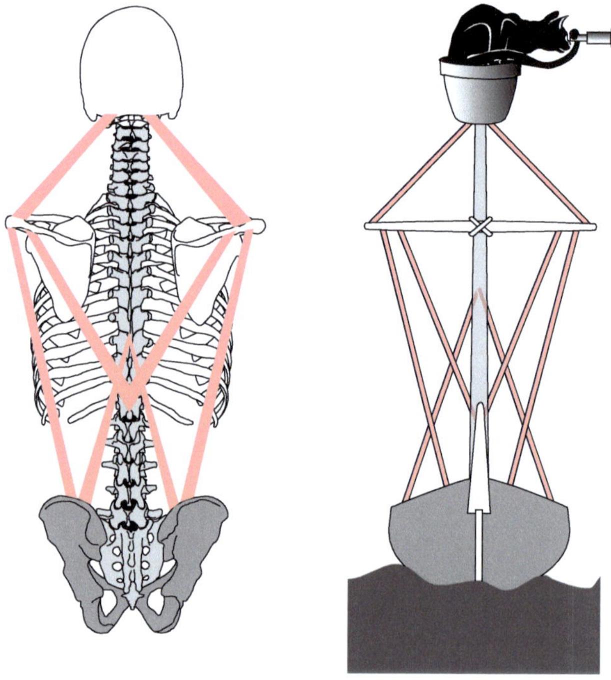

Abb. II.1
Schema des Schiffsmast-Modells für die Stabilität der Wirbelsäule in der Frontalebene. Die langen Muskelsysteme fungieren analog den Haltetauen, die den Schiffsmast stabilisieren. Indem die Taue vom Mast weg verlaufen, verringern sich die Kompressionskräfte auf den Mast.

Der M. quadratus lumborum wird als ein besonders effizienter Stabilisator der Lendenwirbelsäule in der Frontalebene betrachtet. Im Vergleich dazu kommt dem M. psoas major eher eine Nebenrolle zu (McGill, 2000).

Der gebürtige Schotte John Martin Littlejohn (1865–1947) war Schüler und Mitarbeiter von Andrew Taylor Still (1828–1917) und gründete 1917 die *British School of Osteopathy* in London.

Beobachtet man Abb. II.1, so könnte man quasi symbolisch verschiedene Dreiecksrelationen in diesem Modell erkennen, wie dies von Wernham (1968) auf der Grundlage der Überlegungen von John Martin Littlejohn beschrieben wurde.

Obschon die Wirbelsäule in der Frontalebene ziemlich symmetrisch Verhältnisse aufweist, sind kleine Seitenunterschiede vorhanden. Die Rechts- oder Linkshändigkeit könnte darauf z.B. einen Einfluss haben. Größere Unterschiede, wie sie etwa im Rahmen der skoliotischen Wirbelsäule auftreten, werden in der Regel als pathologisch erachtet. Wo die jeweilige Grenze zwischen Norm und Pathologie liegt, ist diesbezüglich klinisch schwer festzulegen.

Wird berücksichtigt, dass der Mast aus einzelnen beweglichen Segmenten besteht, so müssen auch diese gegeneinander stabilisiert werden. Dies wird durch die kurzen, nur ein bis drei Segmente überspannenden Muskelsysteme (M. multifidus, Mm. rotatores breves et longi) gewährleistet. Sie sind neben den angeführten langen Muskelsystemen dafür zuständig, die Stabilität des Mastes selbst zu verbessern. Sie verhindern ein Einknicken des Mastes in Folge der auf ihn wirkenden Kräfte (Cholewicki und McGill, 1996; Panjabi, 2003). Im Rahmen von segmentalen Dysfunktionen der Wirbelsäule und deren Behandlung durch artikuläre Zugänge (z.B. Manipulationen), spielen diese Muskeln ebenfalls eine wesentliche Rolle.

2 Die Stabilität in der Sagittalebene

Im Vergleich zur Betrachtung der Wirbelsäule in der Frontalebene, ergeben sich in der Sagittalebene völlig andere Problemstellungen: die Wirbelsäule weist Krümmungen in Form der Lordosen und Kyphosen auf und es zeigt sich ein hohes Maß an Asymmetrie und damit einhergehender potentieller Instabilität. Ein wichtiger Faktor ist in diesem Zusammenhang der Einfluss der Schwerkraft auf die Wirbelsäule in dieser Ebene. Diesem Umstand werden wir uns im Folgenden etwas näher widmen.

2.1 Schwerpunkt und Schwerlinie im aufrechten Stand

Ein Grundproblem der Analyse der Wirkung der Schwerkraft auf die Wirbelsäule liegt darin, dass in der Literatur häufig für die gesamte Wirbelsäule eine einzige Schwerlinie angenommen und beschrieben wird. Darüber hinaus geht man stillschweigend davon aus, dass sich der Mensch im aufrechten Stand in einem völlig starren, bewegungslosen Zustand befindet. Wir wollen im Folgenden zeigen, dass diese Vereinfachungen das Funktionsverständnis für die Stabilität der Wirbelsäule in der Sagittalebene eher behindern als fördern. Vor allem im Rahmen klinischer Überlegungen scheint die Orientierung an Modellen ratsam, die versuchen, der Komplexität des Phänomens in adäquaterer Weise gerecht zu werden. Um weiteren Verwirrungen vorzubeugen, wollen wir zunächst einige diesbezügliche Grundbegriffe klären.

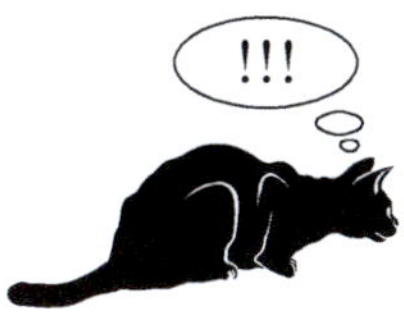

Die **Schwerlinie** ist die Wirkungslinie der Schwerkraft (manchmal auch Gewichtskraft genannt). Sie zeigt zum Erdmittelpunkt hin. Der Ansatzpunkt der Schwerkraft ist der **Schwerpunkt** (engl.: *center of mass*; CoM) eines Körpers. Er stellt den Massenmittelpunkt des Körpers dar. Wird ein Körper im Schwerpunkt aufgehängt, so heben sich alle in Folge der Schwerkraft auf seine Masseteilchen wirkenden Drehmomente auf: er befindet sich im Gleichgewicht (siehe Abb. II.2 auf Seite 10).

Zusätzlich muss die Schwerlinie von der **Lotlinie** unterschieden werden. Die Lotlinie ist keine Wirkungslinie, d.h. sie zeigt nicht die Wirkung einer Kraft an. Sie ist eine geometrische Orientierungslinie und zeigt die Vertikale an. Sie hat nicht unbedingt etwas mit dem Schwerpunkt bzw. der Schwerlinie zu tun. Denkt man sich an den aufrecht stehenden Körper ei-

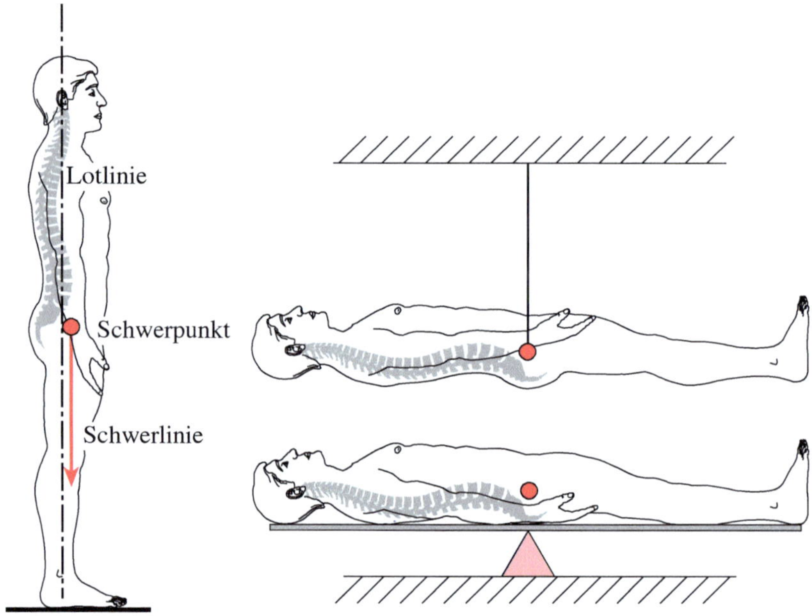

Abb. II.2
Die Schwerlinie ist die Wirkungslinie der Schwerkraft, die im Schwerpunkt ansetzt. Der Schwerpunkt des gesamten Körpers kann zwischen L5 und S5 variieren. Wird ein Körper im Schwerpunkt aufgehängt, so befindet er sich im Gleichgewicht: die Summe aller auf ihn einwirkenden Drehmomente ist Null. Die Schwerlinie ist von der Lotlinie zu unterscheiden.

nes Menschen eine Lotlinie, so entspricht diese eben nicht unbedingt der Schwerlinie (Abb. II.2). Die üblichen Referenzpunkte für eine solche Lotlinie (Tragus, Acromion, Trochanter major, Mitte des Kniegelenkspaltes und die Chopart-Gelenklinie) stellen außerdem eine idealisierte Haltung dar, die aber kaum jemand aufweist. Für gewöhnlich befindet sich z.B. der Tragus anterior zu einer gedachten Vertikalen, die durch das obere Sprunggelenk läuft.

Schwerpunkt des gesamten Körpers und partielle Schwerpunkte

Eine klassische Bestimmungsmethode für den Körperschwerpunkt besteht darin, dass pro Raumebene jene Stelle gesucht wird, an der der Körper im Raum aufgehängt werden muss, damit sich dieser im Gleichgewicht befindet. Details über Berechnungen findet man zusätzlich bei Zatsiorsky (2002) und Hinrichs (1985, 1990). Mungiola und Martin (1990) haben diese Parameter anhand von MRI-Aufnahmen bestimmt. Pataky et al. (2003) schlagen eine einfache Bestimmungsmethode über Kraftmessplatten vor.

MacConaill und Basmajian (1969) geben z.B. an, dass sich der **Schwerpunkt des gesamten Körpers** auf Höhe des zweiten Sakralwirbels, etwas anterior von der Wirbelsäule, befindet (Abb. II.2 und Abb. II.3). Je

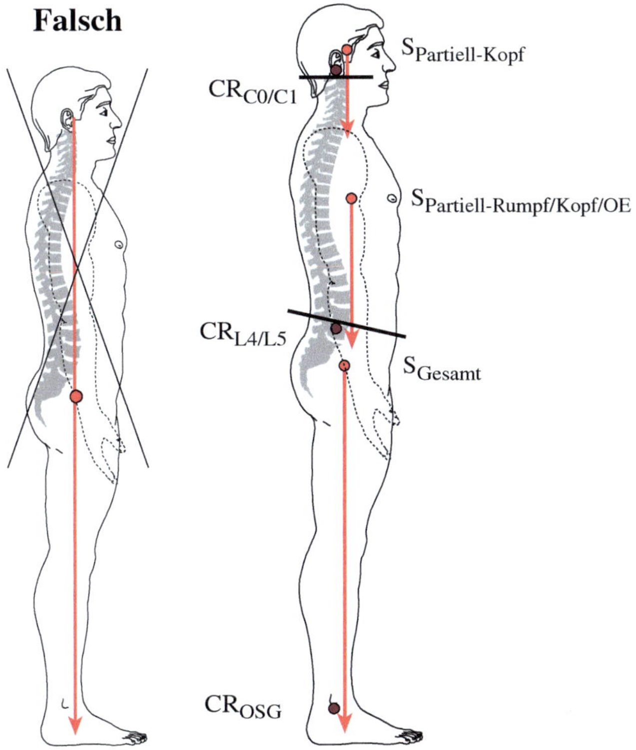

Abb. II.3
Schematische Darstellung der partiellen Schwerlinien der Wirbelsäule. Der Schwerpunkt für den gesamten Körper (S_{Gesamt}) liegt im Stand etwas ventral des Sacrums und schneidet auf Höhe des Fußes in etwa die Chopart-Gelenklinie. Das Rotationszentrum wäre in diesem Fall das obere Sprunggelenk (CR_{OSG}). Diese Kraft ist aber für die Beanspruchung der Wirbelsäule nicht relevant.

Möchte man die Beanspruchung z.B. auf Höhe L4/L5 bestimmen, so müssen nur die Massen, die sich kranial dieses Niveaus befinden berücksichtigt werden. Der geschätzte partielle Schwerpunkt liegt in etwa im oberen Thorax ($S_{Partiel-Rumpf/Kopf/OE}$).

Für die Beanspruchung auf Höhe des Atlas ergäbe sich ein partieller Schwerpunkt des Kopfes allein ($S_{Partiel-Kopf}$). Dieser liegt ungefähr auf der Sella turcica.

Alle partiellen Schwerlinien für alle Niveaus kommen anterior zur jeweiligen Flexions-/Extensionsachse zu liegen, jedoch mit unterschiedlichen Hebelarmlängen.

Eine Verlängerung der Schwerlinie nach kranial ist falsch, da die Schwerkraft aus dem Schwerpunkt heraus zum Erdmittelpunkt zeigt.

nach Studie und Massenverteilung der Testpersonen variieren diesbezügliche Angaben aber zwischen dem Niveau des fünften Lumbalwirbels und des fünften Sakralwirbels (siehe dazu Zatsiorsky, 2002).

Was die Beanspruchung der Wirbelsäule durch die Schwerkraft betrifft, so kann es, ausgehend von der Lage des Schwerpunktes des gesamten Körpers, zu falschen Interpretationen kommen. Diese bestehen darin, dass die Schwerlinie vom Schwerpunkt des gesamten Körpers aus nach kranial verlängert gedacht und auch dargestellt wird (Abb. II.3). Diese Linie kommt dann z.B. anterior von der Halswirbelsäule zu liegen, was erklären soll, warum der Kopf im Stehen nach anterior in die Flexion tendiert. Korrekt betrachtet ist der ausschlaggebende kausale Faktor dafür aber die Lage des Schwerpunktes des Kopfes in Bezug zur Flexions-/Extensionsachse zwischen Okziput und Atlas. Im Hinblick auf die Gleichgewichtssituation des Kopfes hat demnach die Lage des Schwerpunktes des gesamten Körpers keinerlei Relevanz. Andererseits aber hat die Lage des Kopfes sehr wohl einen Einfluss auf die Lage des Schwerpunktes des gesamten Körpers.

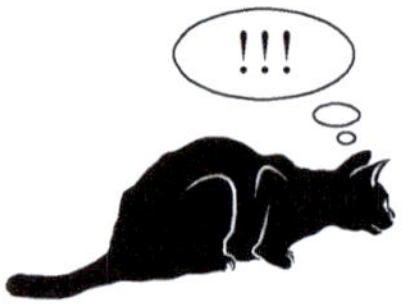

Um die Gleichgewichtssituation jedes Wirbelsäulensegmentes zu verstehen, muss der alleinige Schwerpunkt der gesamten Masse *über* der jeweiligen segmentalen Bewegungsachse berücksichtigt werden. Man erhält dann nicht nur *einen* Schwerpunkt, der als Ansatzpunkt *einer* Schwerlinie dient, sondern *pro Segment* je einen Schwerpunkt mit einer dazugehörigen segmentalen Schwerlinie. Man spricht von **partiellen Schwerpunkten.** In Abb. II.3 auf Seite 11 sind zusätzlich zum Schwerpunkt für den gesamten Körper einige partielle Schwerpunkte mit ihren Schwerlinien dargestellt. Genau betrachtet müsste man für die gesamte Wirbelsäule so viele Schwerpunkte und Schwerlinien berücksichtigen, wie diese Bewegungssegmente aufweist. Duval-Beaupère und Robain (1987, 1989) haben die Lage der partiellen Schwerpunkte in Bezug zu allen vertebralen Niveaus experimentell bestimmt. So liegt z.B. der partielle Schwerpunkt der gesamten über dem Segment S 1 liegenden Masse ca. auf der Höhe von Th 7, für L 1 ca. auf der Höhe von Th 4 und für Th 1 ca. auf der Höhe von C 1. Daten für die gesamte Wirbelsäule sind aus dem Diagramm in Abb. II.4 auf Seite 13 ersichtlich.

Tabelle II.1 auf Seite 15 gibt eine Übersicht über die von den jeweiligen Wirbelsäulensegmenten im Stehen getragenen Massen im Mittelwert für erwachsene männliche Individuen. Für dynamische Analysen wird jedoch in vielen Fällen in vereinfachender Weise der gesamte menschliche Körper in mehrere Segmente zerlegt. Dabei wird der Rumpf entweder als ein einziges starres, undeformierbares Segment betrachtet oder in mehrere Segmente aufgeteilt. Häufig beschränkt man sich dabei auf drei Rumpfsegmente (siehe Abb. II.5 auf Seite 14). Indem die Segmente vereinfachend als starre Körper modellisiert werden, wird die Verlagerung von Weichteilmassen für gewöhnlich vernachlässigt. Für die Veränderung des Schwerpunktes während Bewegungsabläufen könnte dies jedoch von Relevanz sein. Minetti und Belly (1994) konnten bezüglich der viszeralen Masse errechnen, dass sich diese während des Hüpfens gegenüber dem Rumpf um ca. 5–8 cm vertikal verlagert. Solche Verlagerungen können auch beim normalen Gehen oder Laufen erwartet werden und beeinflussen somit die Lage des Schwerpunktes des gesamten Körpers.

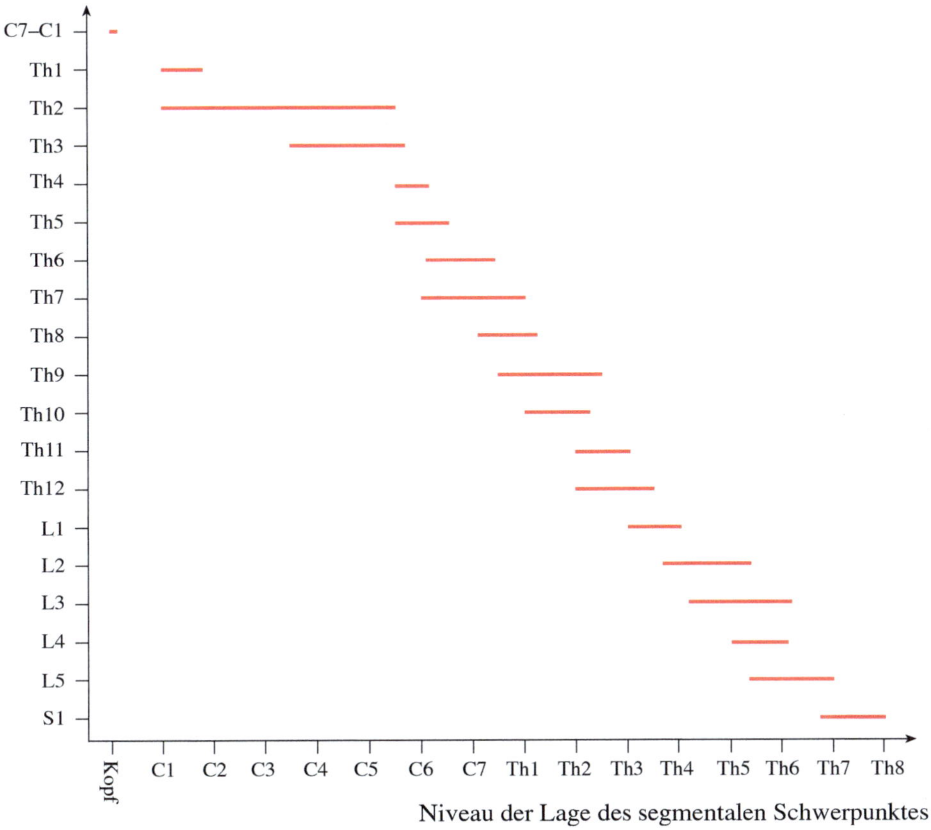

Abb. II.4
Lage der partiellen Schwerpunkte der Wirbelsäulensegmente von C 1 bis S 1 in kranio-kaudaler Richtung. Der partielle Schwerpunkt für das Segment S 1 kann z.B. zwischen Th 7 und Th 8 liegen. Für die Segmente von C 7 aufwärts liegen die partiellen Schwerpunkte im Bereich des Kopfes (nach Duval-Beaupère und Robain, 1987, 1989).

Lage der partiellen Schwerlinien

Allgemein wird angenommen, dass die partiellen Schwerlinien in anatomischer aufrechter Haltung jeweils **anterior zu den segmentalen Flexions-/Extensionsachsen** zu liegen kommen. Dies ergibt, dass alle Segmente durch die Schwerkraft ein Flexionsmoment erfahren. Dieses wird in der Wirbelsäule selbst durch die stark tonisch aufgebaute autochthone Rückenmuskulatur beantwortet, in der unteren Extremität durch die ischiokrurale Muskulatur und den M. triceps surae. Passive Kräfte (Ligamente, Faszien und Muskelbindegewebe) spielen in dieser Stellung wohl nur eine untergeordnete Rolle. Es gibt aber auch Autoren, deren Ergebnisse für die mittlere und untere Lendenwirbelsäule eine leicht posteriore Lage der partiellen Schwerlinien in Bezug zur Flexions-/Extensionsachse nahelegen. Duval-Beaupère und Robain (1987, 1989) bestimmten in diesem Zusammenhang die sagittale Position des partiel-

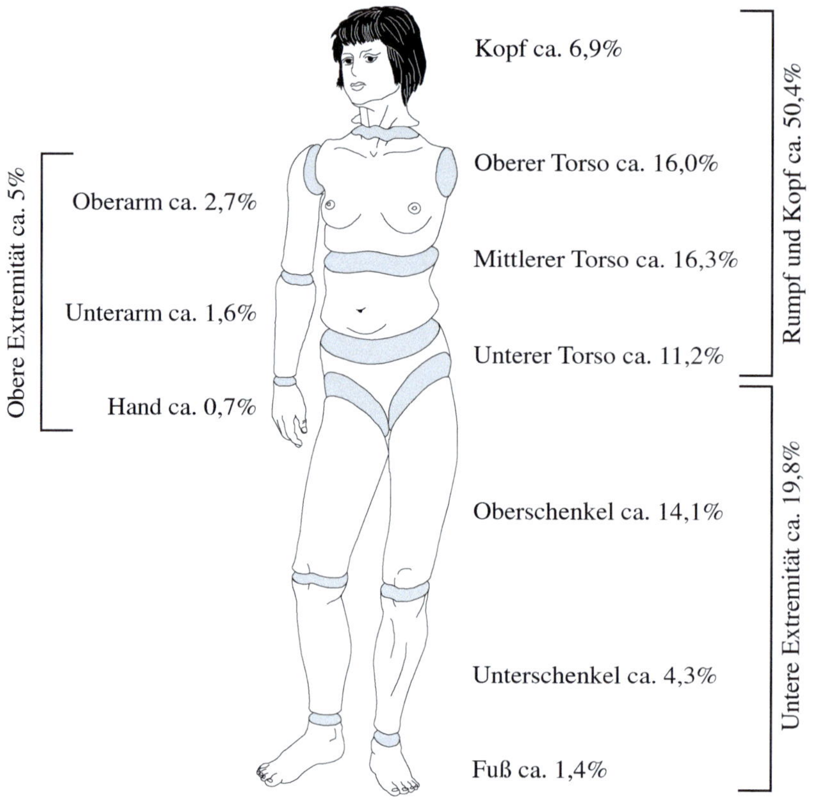

Abb. II.5
Relative Massen von Körpersegmenten. Gerundete Werte nach Zatsiorsky (2002). Man beachte, dass diese Werte unter anderem vom Geschlecht und vom Körpergewicht abhängen. Andere Daten können bei Dempster (1955) und bei McConville et al. (1980) gefunden werden.

len Schwerpunktes in Bezug zur Vorderkante der oberen Deckplatte des jeweiligen Bezugswirbels. Für die Lendenwirbelsäule, teilweise auch für die Halswirbelsäule, beschreiben diese Autoren bei einzelnen Probanden eine Schwerpunktlage posterior zur Vorderkante der Deckplatte des Bezugswirbels.

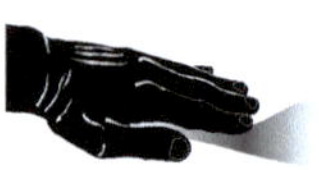

Diese Daten sprechen jedoch gegen verallgemeinernde Klassifikationen im Sinne von **Haltungstypologien**, die eine anteriore und eine posteriore „Unterstützung" der Wirbelsäule (frz.: *suspension*) im Sinne generalisierter Funktionsstrategien unterscheiden. Vielmehr ist der Mensch sichtlich so aufgebaut, dass ihn die Schwerkraft in der Aufrichtung generell in Flexion zieht: er benötigt daher primär eine *posteriore Unterstützung*. Eine generelle anteriore Unterstützung hingegen kann ausgeschlossen werden.

Segment	Masse in kg	% Körpermasse
C 1	3,5	5,0
C 2	3,9	5,8
C 3	4,2	6,3
C 4	4,5	6,7
C 5	4,7	7,0
C 6	5,1	7,4
C 7	5,3	8,2
Th 1	5,5	9,5
Th 2	7,8	12,5
Th 3	13,9	19,6
Th 4	15,4	21,6
Th 5	16,6	23,3
Th 6	17,7	25,2
Th 7	19,0	26,8
Th 8	20,1	28,5
Th 9	21,2	30,2
Th 10	22,6	32,1
Th 11	24,2	34,3
Th 12	26,0	36,8
L 1	27,7	39,3
L 2	29,5	41,8
L 3	31,2	44,2
L 4	32,9	46,6
L 5	34,6	49,3
S 1	35,7	51,5

Tabelle II.1
Die von den einzelnen Wirbelsäulensegmenten im aufrechten Stand getragenen Massen in kg und % der Körpermasse. Die Daten stellen Mittelwerte für junge erwachsene Männer mit einem Durchschnittsalter von 27,5 ± 3,3 Jahren mit einem mittleren Körpergewicht von 70,5 ± 5,1 kg dar (gerundet nach Duval-Beaupère und Robain, 1987).

Dass die Schwerkraft die aufgerichtete Wirbelsäule generell in Flexion zwingt, mag funktionell „unlogisch“ unmuten, da dies dem Ökonomieprinzip* zu widersprechen scheint. Es ist in der Tat korrekt, dass bei einer solchen Anordnung ständig muskuläre Arbeit zum Aufrechterhalt des Gleichgewichts notwendig ist. Läge die Schwerlinie jedoch im Zentrum der Wirbelsäule, wäre zwar weniger Muskelkraft erforderlich, die passiven Strukturen der Wirbelsäule wären dann aber einer statischen Dauerbelastung ausgesetzt. Berücksichtigt man in diesem Zusammenhang den Zeitfaktor, mit dem die Kräfte auf die Gewebe wirken, so würde dies auf-

* KANT zeigt in der *Kritik der Urteilskraft*, dass all diese funktionellen Attribute (wie in unserem Fall die Vorstellung, dass lebende Systeme nach Ökonomie streben) als teleologische Urteile von uns in die Natur hineingelegt werden. Dies ist nach

KANT für unser Bestreben, die belebte Natur zu verstehen, notwendig, stellt aber keine naturwissenschaftliche Erkenntnis im strengen Sinn dar. Die derzeitige Diskussion um *intelligent design* im Rahmen der Evolutionstheorie ist ebenfalls unter dieser Perspektive zu betrachten. Biomechanik versteht sich zwar als naturwissenschaftliche Disziplin, wandelt aber immer dann, wenn funktionelle Interpretationen empirischer Ergebnisse versucht werden, an der Grenze zum Spekulativen. Dies gilt auch für unsere diesbezüglichen Erklärungsansätze.

grund der viskoelastischen Eigenschaften zu einer starken Deformierung der Strukturen führen. Dies würde in der Folge eine Erhöhung des Metabolismus zum Aufrechterhalt regenerativer Prozesse benötigen, was wiederum als unökonomisch argumentiert werden könnte. Darüber hinaus ginge eine wichtige Möglichkeit zur Stoßdämpfung für die Wirbelsäule verloren (siehe dazu Seite 34).

Auch in Bezug auf die Gleichgewichtssituation der Wirbelsäule erscheint diese Anordnung auf den ersten Blick etwas eigenartig. Möchte man einen Mast stabil verankern, so würde man dies mit mindestens drei Seilzügen bewerkstelligen, nicht aber, wie im Fall der Wirbelsäule, mit nur einem Haltetau (Abb. II.6). Ein Vorteil eines solchen Aufbaues könnte wiederum in der Ermöglichung von Stoßdämpfung liegen. Aber auch vom neurologischen Standpunkt aus gesehen beinhaltet diese Situation einen Vorteil: bei drei Verankerungssystemen bedarf es eines höheren Aufwandes an neuromuskulärer Steuerung. Bezieht man die untere Extremität in die Überlegungen mit ein, so repräsentiert der Mast den gesamten Körper. In diesem Falle wird eine Auflagefläche benötigt, die in die Richtung der Mastneigung zeigt. Im Falle des Menschen wird diese durch die Füße zur Verfügung gestellt: da das Haltetau (die autochthone Rückenmuskulatur, die ischiokrurale Muskelgruppe und der M. triceps surae) sich hinten befindet, sind sie nach vorne ausgerichtet. Daraus kann die neuromuskuläre Steuerung für die Einleitung eines Schrittes abgeleitet werden. Die Initialbewegung kann nun durch alleinige Entspannung der posterioren Muskulatur erfolgen.

Die beschriebene Lage der partiellen Schwerlinien kann in einem gewissen Rahmen variieren. Faktoren, die die Lage von partiellen Schwerpunkten beeinflussen können, sind z.B. die Fettverteilung im Bereich des

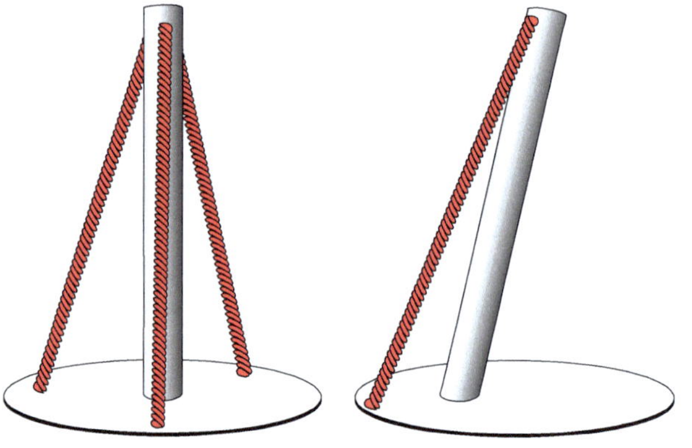

Abb. II.6
Steht ein Mast senkrecht, so genügen mindestens drei Haltetaue, um ihn stabil zu verankern. Bei einem schräg stehenden Mast genügt prinzipiell ein Haltetau. Die Unterstützungsfläche könnte in diesem Fall reduziert werden und sich auf die dem Haltetau entgegengesetzte Richtung beschränken.

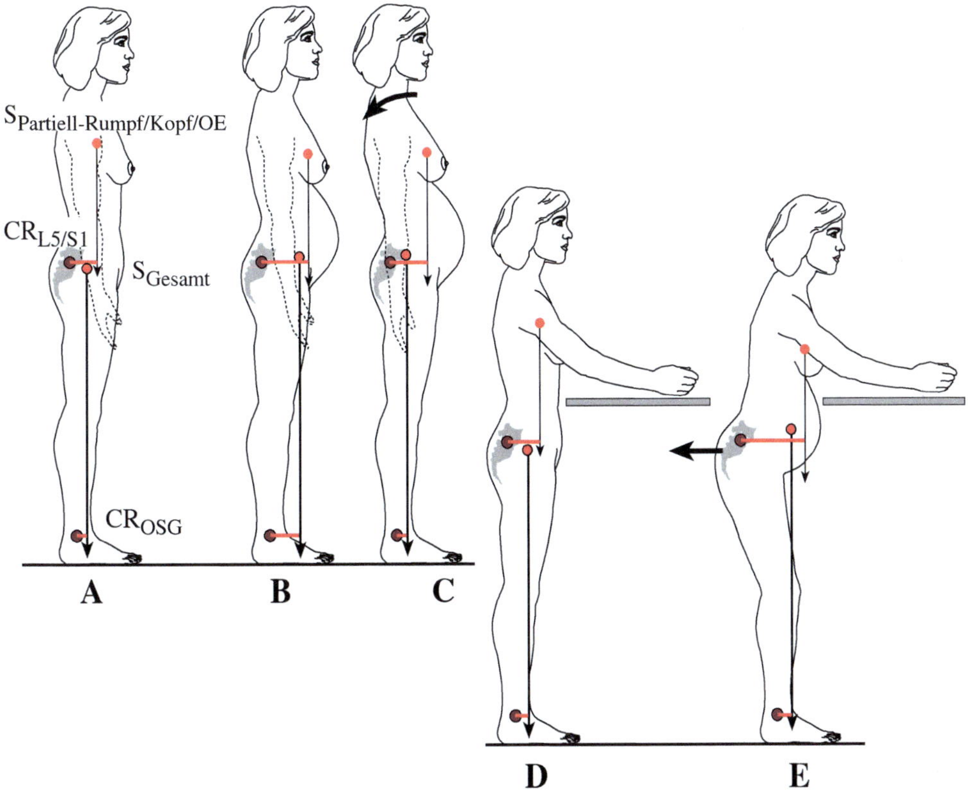

Abb. II.7
Darstellung der möglichen Veränderungen des Schwerpunktes des gesamten Körpers (S_{Gesamt}) und des partiellen Schwerpunktes ($S_{Partiell-Rumpf/Kopf/OE}$) für das Segment oberhalb L5/S1 während der Schwangerschaft. Die Hebelarme der Schwerlinien sind in Rot angegeben.

Am Wechsel von Beispiel **A** zu Beispiel **B** ist zu erkennen, dass sich in Folge der Zunahme der Rumpfmasse beide Hebelarme verlängert haben. Die Frau zeigt nun eine starke Tendenz, nach vorne zu fallen. In Beispiel **C** kam es zu einer Haltungsanpassung, bei der sich beide Hebelarme wieder verkleinerten, wobei der Hebelarm für das Segment oberhalb L5/S1 im Hinblick auf die Ausgangsposition (**A**) noch immer deutlich vergrößert ist.

Die Beispiele **D** und **E** zeigen die von Paul et al., 1996 beobachteten Veränderungen bei Arbeiten vor dem Körper. Die Zunahme an Bauchvolumen vergrößert die Distanz zur Arbeitsfläche. Die Frau weicht mittels einer Hüftflexion mit dem Becken nach dorsal aus. Dadurch kommt es zu einer deutlichen Vergrößerung des Hebelarmes für das Segment L5/S1.

Abdomens, eine Schwangerschaft (Jensen et al., 1996; Paul et al., 1996) oder sportliche Aktivitäten, in deren Rahmen die Massen spezifischer Muskeln verändert werden (Raitsina, 1976). Nimmt man eine vermehrte Anteriorisierung eines partiellen (segmentalen) Schwerpunkts an, so kommt es zur Kompensation in einem darunterliegenden Gelenke. Diese kann z.B. durch Extension (vermehrte Lordosierung) der Lendenwirbelsäule, Extension im Hüftgelenk oder eine Neigung des Unterschenkels nach posterior im oberen Sprunggelenk erfolgen. Dadurch wird die Lage der Schwerlinie des gesamten Körpers in Bezug zum oberen Sprunggelenk annähernd konstant gehalten. Die Strategie über das obere Sprunggelenk ist für die lumbale Wirbelsäule nicht so vorteilhaft, weil sich der Hebelarm auf dem Segment L5/S1 viel weniger verringert als bei Extension im lumbalen Bereich oder im Hüftgelenk (Abb. II.7 auf Seite 17 B und C). Paul et al. (1996) weisen darauf hin, dass Anpassungen der Körperhaltung im Rahmen der Schwangerschaft unter anderem durch den vergrößerten Abstand des Bauches vom Tisch bei Arbeiten vor dem Körper bedingt sein könnten. Die Autoren fanden heraus, dass sich in solchen Situationen mit fortschreitender Schwangerschaft vor allem eine Verlagerung des Beckens nach posterior und damit einhergehend eine vermehrte Hüftflexion beobachten lässt. Dies vergrößert den auf die lumbale Wirbelsäule wirkenden Lastarm und könnte somit zu Rückenbeschwerden führen (Abb. II.7 auf Seite 17 D und E). Bezüglich der Lage der Schwerlinie des gesamten Körpers im Stehen konnten Moore et al. (1990) keine signifikante Änderung während der Schwangerschaft feststellen[4], jedoch fanden sie eine hohe Korrelation zwischen einer von vorne herein mehr anterior liegenden Schwerlinie und dem Auftreten von lumbalen Beschwerden im letzten Trimenon der Schwangerschaft.

2.2 Veränderungen der Lage des Schwerpunktes durch Bewegungen

* Wir haben dies an anderer Stelle eingehend behandelt: Klein und Sommerfeld (2004, S 81–83)

Im aufrechten Stand mit angelegten Armen liegt, wie wir gesehen haben, der Schwerpunkt des gesamten Körpers vor dem Sacrum. Hebt man z.B. die Arme nach ventral bis auf waagrechte Höhe an, so verlagert sich der Schwerpunkt nach anterior. Hält man ein Gewicht in den Händen, so wäre die Verlagerung noch größer. Dies ist dadurch bedingt, dass partielle Schwerpunkte ihre Lage verändern. Möchte man die neue Lage des Schwerpunktes für den gesamten Körper kennen, so müssen die partiellen Gewichtskräfte vektoriell addiert werden. Es handelt sich um ein Problem, wo parallel liegende Kräfte summiert werden.*

Abb. II.8

Wird im aufrechten Stand ein Gewicht anterior vom Körper angehoben, verlagert sich der partielle Schwerpunkt der oberen Extremität (OE) stark nach anterior. Zählt man das Gewicht des Objekts (Kater) nach dazu, so vergrößert sich diese Verlagerung ($S_{Partiell\text{-}OE/Kater}$). Dieses Gewichtsmoment wird im Glenohumeralgelenk durch die Flexoren beantwortet. Der Hebelarm der in diesem partiellen Schwerpunkt ansetzenden Kraft ist in rot angegeben. Für die Beanspruchung im Hinblick auf den Einfluss der Schwerkraft auf dem Niveau L5/S1 muss das Produkt der Summe der Kräfte Kater, obere Extremität, Kopf und Rumpf, ausgehend vom $S_{Partiell\text{-}Kopf/Rumpf/OE/Kater}$ mit dem Hebelarm, der durch das Rotationszentrum L5/S1 ($CR_{L5/S1}$) läuft, berücksichtigt werden. Der Schwerpunkt des gesamten Körpers mit dem Kater hat sich in Bezug zum Körper nach anterior verlagert. In Bezug zum Fuß (Unterstützungsfläche) hat sich die Schwerlinie aber kaum verändert, da sich der darüberliegende Körper nach posterior geneigt hat.

Beim Vorbeugen des Rumpfes ist die Verlagerung des Beckens nach posterior so groß, dass der Schwerpunkt wiederum über der Unterstützungsfläche zu liegen kommt. Man kann nicht ausschließen, dass sich dieser auch außerhalb des Rumpfes befindet. Durch eine gezielte Bewegungskoordination kommt es beim Hochsprung zu einer Situation, wo der Schwerpunkt außerhalb des Körpers zu liegen kommt. Er läuft in diesem Fall unter der Latte durch.

4 Es wurde jeweils der Abstand zu den Fersen ermittelt.

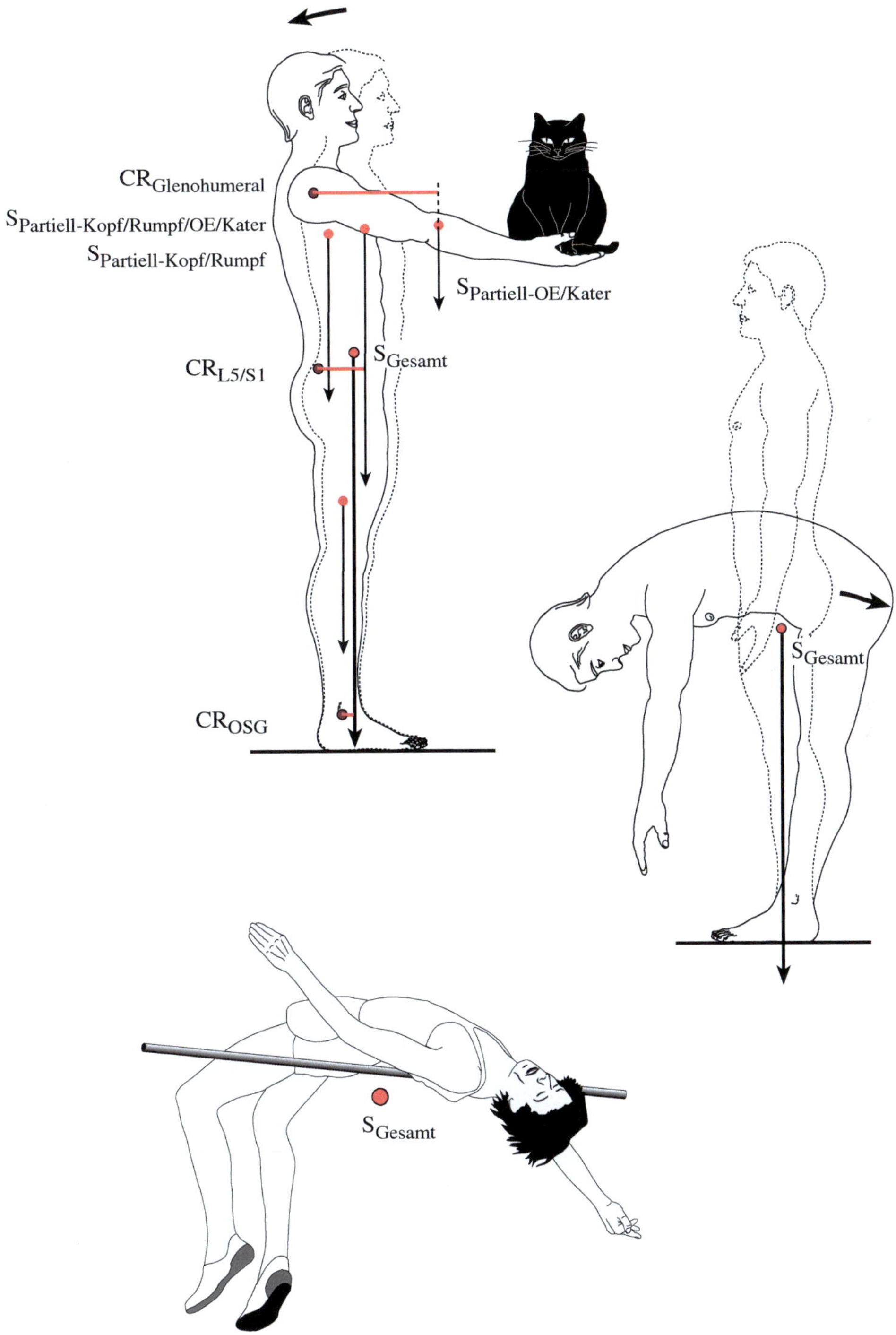

$CR_{Glenohumeral}$
$S_{Partiell\text{-}Kopf/Rumpf/OE/Kater}$
$S_{Partiell\text{-}Kopf/Rumpf}$
$S_{Partiell\text{-}OE/Kater}$
$CR_{L5/S1}$
S_{Gesamt}
CR_{OSG}
S_{Gesamt}
S_{Gesamt}

Um im aufrechten Stand auf den Füßen stehen zu bleiben, muss die Schwerlinie für den gesamten Körper in die Unterstützungsfläche fallen. Hält also jemand, wie in unserem Beispiel, ein Gewicht in den vorgestreckten Händen, so muss eine Haltungsanpassung im Sinne einer Posteriorisierung des Körpers stattfinden. Dies kann durch Verstärkung der lumbalen Lordose oder eine Extension im Hüftgelenk oder eine Neigung der Tibia nach posterior erreicht werden. Es kann sich natürlich auch um eine Kombination der genannten Strategien handeln.

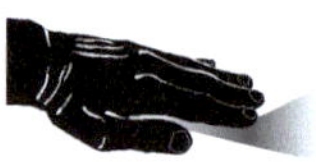

Ein ähnlicher Effekt kann bei einem globalen Flexionstest der Wirbelsäule im Stehen (engl.: *standing flexion test*) beobachtet werden, wie er in der klinischen Praxis häufig durchgeführt wird: der partielle Schwerpunkt von Kopf/oberem Rumpf und oberer Extremität verlagert sich nach anterior. Um die Schwerlinie des gesamten Körpers über der Unterstützungsfläche zu halten, muss das Becken nach posterior gebracht werden. Die Verlagerung des Schwerpunktes des gesamten Körpers kann je nach Bewegung so groß sein, dass dieser außerhalb des Körpers zu liegen kommt. Bereits bei einer einfachen Bewegung wie dem Vorbeugen des Rumpfes kann dies nicht ausgeschlossen werden. Bei Extrembewegungen, wie z.B. beim Hochsprung, liegt der Schwerpunkt deutlich außerhalb des Körpers des Athleten: er läuft unter der Latte durch.

2.3 Veränderungen der Lage des Schwerpunktes durch Oszillationen im aufrechten Stehen

Bis jetzt sind wir davon ausgegangen, dass sich der Körper im aufrechten Stand in völliger Ruhe befindet. In Wirklichkeit oszilliert bzw. schwankt er im Sinne kleiner anterior-posteriorer und einer lateraler Bewegungen (engl.: *postural sway*). In der Sagittalebene laufen diese Bewegungen hauptsächlich im oberen Sprunggelenk ab. Diese Situation kann mit einem umgekehrten Pendel verglichen werden (siehe dazu auch die Ausführungen im folgenden Einschub und Abb. II.11 auf Seite 26).

Wenn der Körper nach anterior pendelt, nimmt der Hebelarm der Gewichtskraft (Kopf/Rumpf/obere Extremität) zu. Das bedeutet, es kommt zu einem vergrößerten Flexionsmoment. Um das Gleichgewicht zu halten, steigt das Extensionsmoment der posterioren Muskulatur ebenfalls an. Da deren Hebelarm sich nicht verändert, kommt es zu einem Kraftanstieg. Die Resultierende der Gewichtskraft und dieser Muskelkraft nimmt zu, die Lendenwirbelsäule wird mehr beansprucht. Pendelt der Körper nach posterior, entsteht die inverse Situation: der Hebelarm der Gewichtskraft nimmt ab, ebenso das Flexionsmoment und schließlich auch die Kraft in den posterioren Muskeln.

Wie werden nun diese Veränderungen des Muskeltonus geregelt? Handelt es sich um Anpassungen des Grundtonus der Muskeln, um einen Stretch-Reflex der beim Dehnen der Muskeln entsteht oder ist es ein Prozess, der einer zentralen Steuerung unterliegt? Loram et al. (2004) ermitteln in diesem Zusammenhang eine **paradoxe Muskelaktion des M.**

triceps surae. Das bedeutet, dass es in dem Moment, wo der Körper nach anterior pendelt und das obere Sprunggelenk in Richtung Dorsalflexion bewegt, paradoxerweise zu einer Verkürzung der Fasern des M. triceps surae kommt. Diese Muskelfaserverkürzung stimmt in den Untersuchungen zeitlich klar mit einem Anstieg des EMG-Signals sowie des Drehmoments am oberen Sprunggelenk überein (Abb. II.9). Die Autoren meinen, dass die Vorstellung, der Muskel verkürze sich in der Phase der

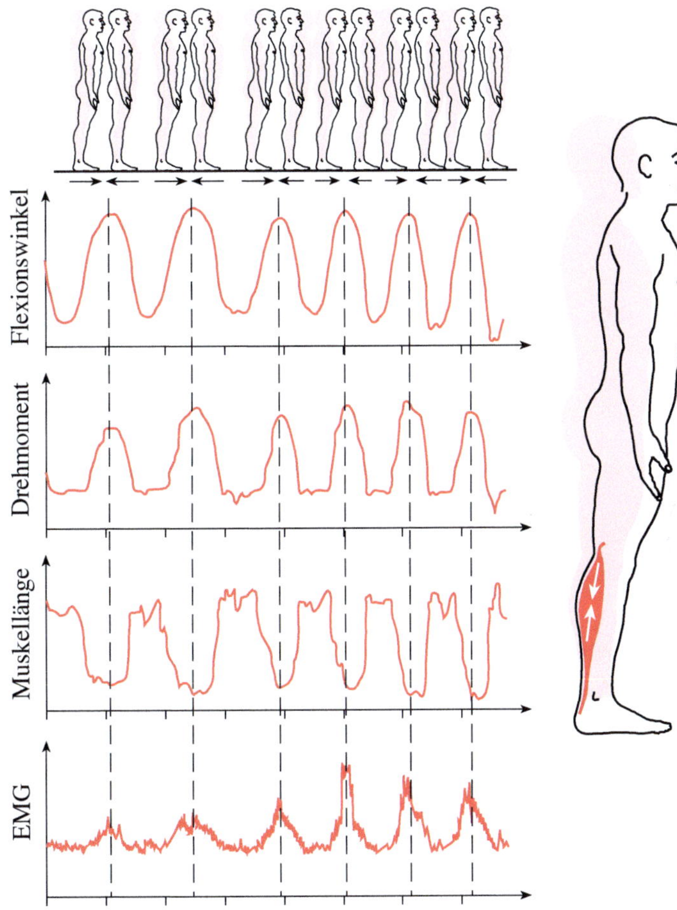

Abb. II.9
Darstellung der paradoxen Muskelaktion des M. triceps surae beim anterior-posterioren Oszillieren im aufrechten Stand. Während der Körper nach anterior schwankt (die Zunahme der Dorsalflexion im oberen Sprunggelenk ist im obersten Diagramm dargestellt), nimmt die Muskellänge (zweites Diagramm von unten) ab. Gleichzeitig kann eine Kontraktion des Muskels im EMG (erstes Diagramm) festgestellt werden. Schwankt der Körper wieder nach posterior, nimmt die Muskellänge wieder zu (adaptiert nach Loram et al., 2004).

Plantarflexion (wenn der Körper nach posterior schwingt), zu „naiv“ sei. Es passiert genau das Gegenteil: das EMG-Signal fällt ab und der Muskel verlängert sich. Diese paradoxe Muskelaktion ist durch die Dehnbarkeit aller passiven Strukturen des Fusses in ihrer Gesamtheit (Achillessehne, Plantaraponeurose, Bindegewebe des Muskels etc.) erklärbar. Eine Verlängerung dieser Strukturen findet während der Dorsalflexion im oberen Sprunggelenk statt, aber unter der Bedingung, dass die Muskelkraft dagegen arbeitet. Dabei kommt es zu einer Verkürzung der Muskeln beim Vorwärtspendeln und zu einer Verlängerung bei der Rückwärtsbewegung. So ein Bewegungsmuster ist unmöglich anhand eines Stretch-Reflexes zu erklären. Es kann nur im Rahmen einer **antizipatorischen neuralen Kontrolle** entstehen (Loram et al., 2004). Für die ischiokruralen Muskeln oder die autochthonen Muskeln der Wirbelsäule ist uns ein solches Muster nicht bekannt.

Dieses Pendeln führt zu somit einer zyklischen Anspannung und Entspannung der Muskulatur, sowie zu einer zyklischen Belastung bzw. Entlastung der Wirbelsäule und der Gelenke der unteren Extremität. Das gesamte Pendelsystem kann funktionell als eine Pumpe für alle Flüssigkeiten betrachtet werden (arterielle, venöse, lymphatische und andere extrazelluläre Flüssigkeiten). Es stimuliert den Austausch von Flüssigkeiten in den Geweben und ist damit wohl ein wichtiger Bestandteil der Ernährung des Knorpels oder der Disci intervertebrales. Dabei spielt der durch die kleinen Belastungswechsel induzierte piezoelektrische Effekt eine Rolle. Details dazu kann der Leser bei Van den Berg und Cabri (1999) finden.

Unterscheidung zwischen der Schwerlinie des gesamten Körpers und der Resultierenden, die auf den Boden einwirkt

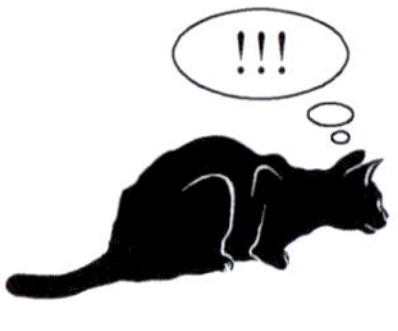

1992 machte David Winter darauf aufmerksam, dass es häufig zu einer Verwechslung zwischen der Schwerlinie und der Resultierenden aller Kräfte, die auf den Boden einwirken, kommt. Diese Resultierende kann mittels einer Kraftmessplatte ermittelt werden. Der Punkt, an dem die Resultierende auf den Boden einwirkt, wird als **Kraftangriffspunkt** (engl.: *center of pressure*; CoP) beschrieben. Werden nun Lage und Verlagerung bzw. Verlagerungsrichtung dieses Punktes bestimmt, so ist es falsch diese dem **Angriffspunkt der Schwerlinie** (engl.: *center of mass*; CoM) zuzuordnen. Es handelt sich um das CoP. Dessen Verhalten ist vorwiegend Ausdruck der in Folge der Oszillationen aktivierten Fußmuskeln und den dadurch bedingten Geschwindigkeitsveränderungen.

Dieses Zusammenspiel wollen wir nun etwas genauer unter die Lupe nehmen. Dabei beziehen wir uns nur auf die Oszillationen in der Sagittalebene. Wir beginnen mit einer Pendelbewegung des Körpers nach anterior: es kommt zu einer Beschleunigung nach anterior. In dem Moment, wo diese gebremst werden muss, kommt es zu einer vergrößerten Aktivität des M. triceps surae. Das bedeutet, der Muskel bewirkt eine negative Beschleunigung, was zur Entstehung einer trägheitsbedingten Kraft (F_I) führt. Diese Kraft verstärkt den Druck des Zehenballens

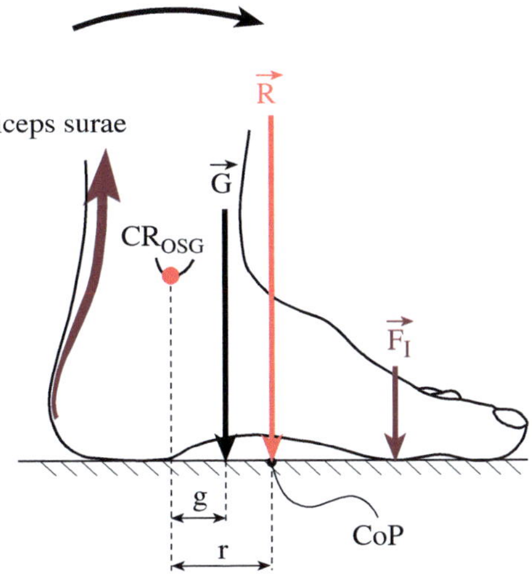

Abb. II.10
Um die Schwingung des Körpers nach anterior zu bremsen, wird der M. triceps aktiviert. Dies führt zu einer Trägheitskraft (F_I), die ungefähr auf die Zehenballen einwirkt. Eine Kraftmessplatte wird in diesem Moment eine Resultierende (R) mit einem Angriffpunkt (CoP) anterior der Schwerlinie (G) ermitteln.

auf den Boden. In Folge wirken daher *zwei* Kräfte auf die Messplatte ein: (1) die Schwerkraft (G) und (2) die auf den vorderen Fuß einwirkende Muskelkraft, die in ihrer bremsenden Funktion die Trägheitskraft (F_I) hervorruft. Die auf der Messplatte ermittelte Resultierende (R) liegt somit weiter anterior als die Schwerlinie (G).

Bei Bremsung der posterioren Schwingung kommt es zur entgegengesetzten Situation: die Resultierende liegt dann weiter posterior als die Schwerlinie. Zu jedem Moment also, in dem der Körper eine Geschwindigkeitsänderung erfährt, weist der Kraftangriffspunkt (CoP) somit eine größere Amplitude der Verlagerung als die Schwerlinie auf. Werden diese Geschwindigkeitsänderungen berücksichtigt, so kann die Lage des Schwerpunktes (CoM) über die Lage des CoP ermittelt werden. Es handelt sich um ein invers-dynamisches Problem, für dessen Lösung verschiedene Strategien diskutiert werden (Breniere, 1996; Caron et al., 1997).

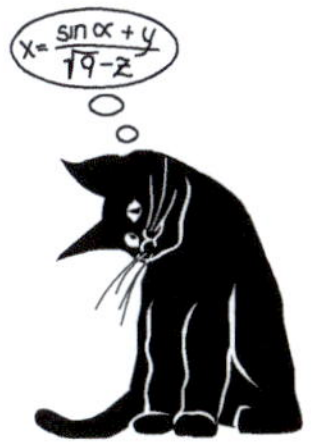

Beruft man sich auf das Modell des umgekehrten Pendels, so kann die Beziehung der beiden Drehmomente (R.r, G.g) um die Achse des oberen Sprunggelenks in folgender Gleichung angeschrieben werden (Winter, 1995, 2005):

$$R \cdot r - G \cdot g = I \cdot \alpha \qquad \text{(II.1)}$$

wobei I das Trägheitsmoment des um die Achse des oberen Sprunggelenks drehenden Körpers in der Sagittalebene ist und α die Winkelbeschleunigung des umgedrehten Pendels repräsentiert.

Wird diese anterior-posteriore Oszillation über einen längeren Zeitraum beobachtet, so ist der Mittelwert der Resultierenden (R) gleich dem Körpergewicht (G). Oder anders ausgedrückt: die Beschleunigungen des Körpers nach anterior und nach posterior heben sich auf. Wird anstatt der Winkelbeschleunigung die lineare Beschleunigung des CoM (a_{CoM}) des Körpers ermittelt, so ergibt dies im Falle, dass R = G (Winter, 1995, 2005) folgende Beziehung:

$$r - g = I \frac{a_{CoM}}{G \cdot h} \qquad \text{(II.2)}$$

wobei h der Abstand des Schwerpunktes von der Achse des oberen Sprunggelenks ist. Da es sich bei dieser Formalisierung um ein Modell handelt, entspricht die Realität nicht zu hundert Prozent dem, was in Gleichung II.2 gleichgesetzt ist. Die Korrelation zwischen (r–g) und a_{CoM} liegt beim ruhigen Stehen bei 0,94 (Winter, 1995).

Handelt es sich um eine Hüftgelenkstrategie, also um ein doppeltes Pendelsystem, so wird die experimentelle Ermittelung der Verlagerung des CoM erschwert. Für gewöhnlich müssen dabei exakte Vermessungen der Bewegungen im Hüftgelenk und im oberen Sprunggelenk durchgeführt werden, z.B. mittels moderner Videoanalyseverfahren. Colobert et al. (2006) schlagen eine mathematische Lösung vor, wobei nur das Signal von einer Kraftmessplatte benötigt wird. In Anlehnung an Kuo et al. (1998) beschreiben diese Autoren einen „Strategie-Index" der angibt, wieviel Hüftgelenks- bzw Sprunggelenkstrategie jeweils vorhanden ist.

Neben den anterior-posterioren Oszillationen können auch Oszillationen in der Frontalebene beschrieben werden. Es handelt sich dabei um ein paralleles Pleuelstangensystem, in dem die beiden Beine die Pleuelstangen darstellen. Das Becken führt gegenüber den Füßen laterale Translationsbewegungen im Sinne einer Lateralpulsion durch. Winter (2005) gibt an, dass diese Bewegungen vor allem durch die Abduktoren und Adduktoren der beiden Hüftgelenke gesteuert werden. Die Evertoren und Invertoren des Fußes spielen in diesem Fall eine untergeordnete Rolle.

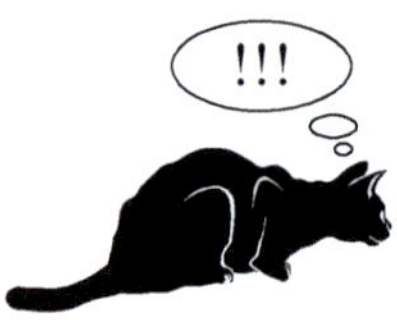

Die Oszillationen sind sehr abhängig von bestimmten Afferenzen. Diesbezüglich werden folgende drei Hauptgruppen unterschieden (Brandt, 1991):

- Visuelle Afferenzen
- Vestibuläre Afferenzen
- Sensomotorische Afferenzen; darunter fallen Propriozeption und die taktilen Afferenzen von der Fußsohle (Druckverteilung).

Die Integration der Afferenzen in den supraspinalen Systemen ist ein essentieller Bestandteil der Gleichgewichtsregulation. Faktoren, die dieses Integrationssystem oder eines der Afferenzsysteme beeinträchtigen, können zu Gleichgewichtsstörungen führen. So z.B. sind beim Lesen im Auto oder auf einem Schiff die visuellen Afferenzen nicht in Abstimmung mit dem, was die supraspinalen Zentren erwarten. Es kann zu neurovegetativen Syndromen wie Übelkeit führen, die als Reise- bzw. Seekrankheit bekannt sind. Alkohol beeinflusst ebenfalls die supraspinale Integration. Die Klinik zeigt, dass bereits isolierte vestibuläre Störungen zu deutlichen Schwindelattacken in Form eines *benignen paroxysmalen Lagerungsschwindels* führen können, der ca. 80% aller Schwindelanfälle darstellt.

Berücksichtigt man die Rekrutierung verschiedener Muskelsysteme im Rahmen des Aufrechterhaltes des Gleichgewichtes im Stehen, so können verschiedene **Strategien** beobachtet werden (Horak und Nashner, 1986; Winter, 1995).

Geht man vom Modell des umgekehrten Pendels aus, so handelt es sich hier um eine **Sprunggelenks-Strategie**. Damit ist gemeint, dass es vor allem die Muskeln der Sprunggelenke sind, die die En-bloc-Bewegungen des gesamten Körpers regeln. Kommt es zu *externen* Störeinflüssen* (*Perturbationen*) auf die Gleichgewichtssituation, so werden Muskelgruppen in zeitlicher Folge rekrutiert. In einer solchen Sequenz kommen die Unterschenkelmuskulatur, die Oberschenkelmuskulatur und schließlich die Rumpfmuskulatur nacheinander zum Einsatz. Es handelt sich um eine Rekrutierung, die von distal nach proximal läuft. Dies entspricht einer Sprunggelenks-Strategie (siehe Abb. II.11 A auf Seite 26).

* Neben externen Störeinflüssen müssen auch *interne* Störeinflüsse vom Gleichgewichtssystembeantwortet werden (Cordo und Nashner, 1982; Bouisset und Zattara, 1987). So werden z.B., wenn die Arme gehoben werden, zuvor entsprechende Ausgleichsysteme aktiviert. Man spricht von einer proaktiven Gleichgewichtsregulation (engl.: *proactive balance response*).

Bei einer **Hüftgelenks-Strategie** kommt es zu einem *Doppelpendel-System*. Die beiden Pendel sind der Rumpf und die untere Extremität. Diese bewegen sich um das Hüftgelenk bzw. um das Sprunggelenk (siehe Abb. II.11 B auf Seite 26). Die Bewegungen finden dabei in jeweils entgegengesetzte Richtungen statt. Pendelt die untere Extremität nach posterior, so pendelt der Rumpf nach anterior und umgekehrt. Die Muskelrekrutierung geht nun vom Hüftgelenk aus. In einer Richtung arbeiten die autochthonen Rückenmuskeln gemeinsam mit den ischiokruralen Muskeln, in der anderen Richtung die abdominalen Muskeln mit dem M. rectus femoris.

Grundsätzlich wird bei geringen Anforderungen eher die Sprunggelenks-Strategie benutzt, während bei schwierigeren Gleichgewichtssituationen (verkleinerte Unterstützungsfläche, bewegliche Unterlagen, geschlossene Augen etc.) ein Wechsel zur Hüftgelenks-Strategie zu beobachten ist (Winter, 1995; Gatev et al., 1999). Horak und Nashner (1984) stellen fest, dass die Hüftgelenks-Strategie vorwiegend in jenen Fällen benutzt wird, wo die Breite der Unterstützungsfläche deutlich kleiner als die Fußlänge wird. Speers et al. (1998) berichten, dass Astronauten im Anschluss an einen Raumflug vermehrt eine Hüftgelenks-Strategie zeigen, verbunden mit einer generellen Zunahme der Amplitude der Oszillationen. Auch mit zunehmendem Alter können deutliche Veränderungen des Oszillationsverhaltens im Hinblick auf Amplitude und Muskelrekrutierung im Stand beobachtet werden (Speers et al., 2002). Hunter und Kearney (1981), Bouisset und Duchenne (1994) sowie Schmid et al. (2004) konnten einen klaren Einfluss der Atmung auf die Oszillationen feststellen. Dieser scheint bei Patienten mit unspezifischen Rückenbeschwerden mehr ausgeprägt zu sein, als bei gesunden Testpersonen (Hamaoui et al. 2002).

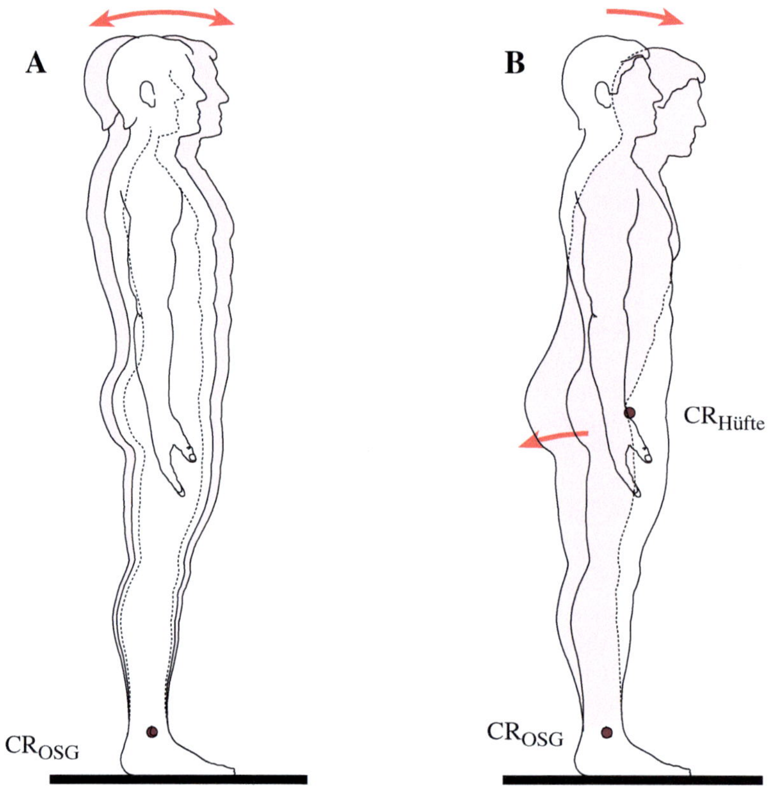

Abb. II.11
Darstellung der anterior-posterioren Oszillationen des Körpers im Stehen nach dem Modell eines umgekehrten Pendels. **A** zeigt ein einfaches Pendel mit dem oberen Sprunggelenk als Rotationszentrum (CR_{OSG}). **B** zeigt ein Doppelpendel mit dem Hüftgelenk ($CR_{Hüfte}$) und dem oberen Sprunggelenk als Rotationszentren. Das Doppelpendel kommt zum Einsatz, wenn die Störeinflüsse zunehmen.

Es ist in diesem Zusammenhang interessant, dass sich bei Patienten mit chronischen lumbalen Beschwerden Veränderungen der neuromotorischen Steuerung in Veränderungen der Oszillationen im aufrechten Stand ausdrücken. Byl und Sinnott (1991) sowie Luoto et al. (1998) konnten zeigen, dass die Oszillationsamplituden vor allem im Rahmen komplexer Aufgabenstellungen, speziell unter dynamischen Bedingungen, bei Patienten mit lumbalen Beschwerden im Vergleich zu gesunden Testpersonen signifikant zunehmen. Besonders im normalen Einbeinstand als auch im Einbeinstand auf beweglichen Unterlagen mit geschlossenen Augen zeigten sich große Unterschiede.

Zu ähnlichen Ergebnissen kommen Henry et al. (2006). Bei fortgeschrittenen Gleichgewichtsaufgaben (anterior-posteriore Translationen der Unterstützungsfläche) konnten diese Autoren deutliche Unterschiede in Bezug auf das Verhalten des Kraftangriffspunktes (CoP) und des Schwerpunktes (CoM) in der Sagittalebene zwischen asymtpomatischen Probanden und Patienten, die unter lumbalen Beschwerden litten (zum Zeitpunkt der Untersuchung waren die Beschwerden gering) feststellen. Die Verlagerung des Kraftangriffspunktes und des Schwerpunktes setzte bei der Patientengruppe im Vergleich zeitlich verzögert ein, die Amplitude des CoP war geringer, des CoM vergrößert. Darüber hinaus konnte bei der Patientengruppe eine größere Bandbreite an Strategien beobachtet werden, während in der asymptomatischen Gruppe zur Bewältigung der Gleichgewichtsaufgabe großteils die Hüftgelenksstrategie benutzt wurde. Dies kann, so die Autoren, eventuell auf Schmerzvermeidungsverhalten oder/und veränderte neuromuskuläre Kontrolle zurückzuführen sein.

Die Oszillationsamplituden liegen bei normalem ruhigem Stehen in beiden Gelenken bei knapp einem Grad. Die Amplitude der Verlagerung des Kraftangriffspunktes unter den Füßen (CoP) beträgt im Mittelwert ca. 4–5 mm in der Sagittalebene. In der Frontalebene ist diese Verlagerung nur ungefähr halb so groß. Bei verkleinerten Unterstützungsfläche nehmen besonders die Verlagerungen in der Frontalebene zu und erreichen ähnliche Werte wie in der Sagittalebene (Gatev et al., 1999).

Die hier beschriebenen Strategien dienen dem Aufrechterhalt der statischen Kontrolle des Körpers im aufrechten Stand. Die Analyse der Gleichgewichtskontrolle während Bewegungsabläufen, wie sie beim Gehen oder Laufen stattfinden, stellt eine große Herausforderung an unser Nervensystem dar. In diesem Zusammenhang verdient das Verhalten des Schwerpunktes eine kurze Erwähnung. Während bei statischen Positionen der Schwerpunkt immer innerhalb der Unterstützungsfläche liegen muss, muss dies bei dynamischen Abläufen nicht zwingend der Fall sein. Für kurze Zeit kann bei Bewegungsabläufen der Schwerpunkt um eine gewisse Distanz außerhalb der Unterstützungsfläche zu liegen kommen. Hof et al. (2005) haben sich z.B. bemüht, Parameter zu finden, die den Grenzwert beschreiben, innerhalb dessen das Gleichgewicht in dynamischen Situationen erhalten werden kann. Nähere Ausführungen zu diesem komplexen Thema können unter anderem bei Winter (1995), Pai und Patton (1997), Gatev et al. (1999), Iqbal und Pai (2000) und bei Hof et al. (2005) gefunden werden.

3 Stabilität in der Transversalebene

Die symmetrischen Verhältnisse der knöchernen Strukturen des Rumpfes bringen eine relativ gute Stabilität in der Transversalebene mit sich. Dies wird zusätzlich durch ein ausgeprägtes Hebelarmsystem in dieser Ebene unterstützt. Man denke dabei an die Länge der Dornfortsätze, die besonders für einen Teil der Schultergürtelmuskulatur (M. rhomboideus, M. trapezius) in Bezug auf ihre Rotationsfunktion relevant sind. Aber auch die Breite der Wirbel selbst, die durch das Vorhandensein der Quer- und Rippenfortsätze entsteht, ist hier erwähnenswert. In diesem Zusammehang kann auch noch auf die Breite der Schädelbasis, des Beckens und des Thorax verwiesen werden.

Unter den großen Muskeln des Rumpfes können als rotatorische Stabilisatoren vor allem der M. obliquus externus abdominis, der M. obliquus internus abdominis und der M. sternocleidomastoideus erwähnt werden. Auf segmentalem Niveau wird die Rotation den *Mm. rotatores breves* zugeschrieben. McGill (2000) stellt diese Funktion aufgrund des Querschnittes und des bei Rotation schwachen bzw. fehlenden EMG-Signals dieser Muskeln in Frage. Für diesen Autor stellen die kurzen Rotatoren funktionell eher einen propriozeptiven Sensor dar. Für diese Hypothese spricht die hohe Konzentration an Muskelspindeln in diesen Muskeln.

Instabilitäten könnten durch asymmetrische Rotationsmomente hervorgerufen werden. Bei Dysfunktionen, wie sie etwa in der Osteopathie beschrieben werden und bei strukturellen Abweichungen wie der Skoliose, spielen rotatorische Asymmetrien eine große Rolle. Pal (1991) weist darauf hin, dass Veränderungen des Hebelsystems in der Transversalebene, besonders im Bereich des Thorax, zu rotatorischen Asymmetrien führen. Dies ist, wie oben bemerkt, durch die Hebelarmverältnisse bedingt, die zwar eine gute Stabilität der Wirbelsäule in der Transversalebene gewährleisten, jedoch nur unter der Voraussetzung, dass annähernd symmetrische Verhältnisse herrschen. Kommt es hingegen zu Seitendifferenzen innerhalb dieses Systems, so kehrt es seine Funktion ins Gegenteil und kann so z.B. die Entstehung einer Skoliose begünstigen. Pal bemerkt ergänzend, dass asymmetrisch verteilte Lasten in der oberen Extremität verschieden über die Klavikula auf den Thorax einwirken und so ebenfalls einen solchen Prozess beeinflussen können.

4 Die Stabilität der Wirbelsäule im Gesamten

Zu Beginn haben wir die Wirbelsäule mit einem Schiffsmast verglichen, der mittels diverser Taue im Gleichgewicht gehalten wird (siehe Seite 7ff). Ergänzend haben wir darauf hingewiesen, dass man sich – um der Wirbelsäule in ihrer Komplexität näher zu kommen – diesen Mast als aus vielen untereinander beweglichen Elementen bestehend vorstellen kann, wobei die Analogie des Mastes hier nicht ganz angebracht zu sein scheint. Wir haben dieses Modell vorerst nur für die Stabilität in der Frontalebene benutzt. Schließlich muss die Stabilität der Wirbelsäule jedoch in Bezug auf alle Raumebenen gewährleistet sein. Dafür sind aber nicht nur statische Gleichgewichtsfunktionen, sondern vielmehr **komplexe dynamische Koordinationsmechanismen** notwendig.

Geht man deshalb noch einen Schritt weiter, so muss sich dieser aus einzelnen beweglichen Segmenten bestehende Mast noch zusätzlich bewegen können (Abb. II.12). Das bedeutet, dass sich der Tonus der stabilisierenden Muskeln den Bewegungen des Mastes selbst anpassen muss. Während einer Bewegung ändern sich die Längen und Hebelarme der Muskeln, was auch zu Veränderungen der Muskelfunktion führen kann. Der Muskeltonus muss auf all diese Veränderungen adäquat reagieren (McGill, 1991). Zusätzlich muss er sich an zusätzliche Lasten an-

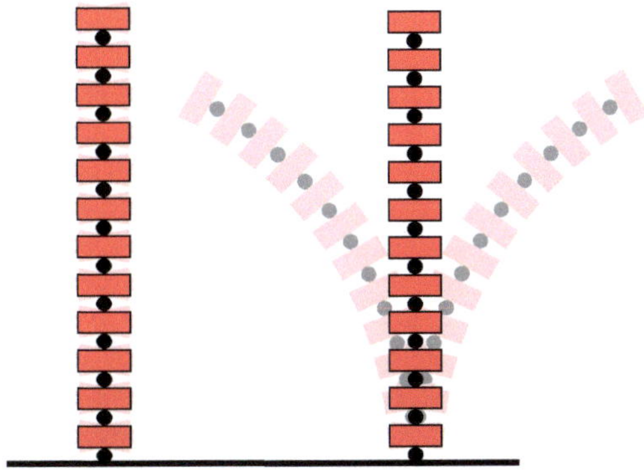

Abb. II.12
Schematische Darstellung eines aus untereinander beweglichen Elementen bestehenden Mastes, der auch große Bewegungen im Gesamten durchführen kann. Dieses Modell kommt der komplexen Stabilisationsaufgabe der Wirbelsäule näher, als das eines klassischen Mastbaumes.

passen können. Die Muskelspannung darf jedoch auch nicht zu groß werden. In diesem Fall würde sie zum **Knicken** des Mastes führen. Dieses Knicken wird vorwiegend durch die Spannung der kurzen Muskelsysteme, wie die Mm. rotatores longi & breves und die Mm. multifidi verhindert (Cholewicki und McGill, 1996; Panjabi, 2003).

Die dreidimensionale Stabilisierung der Wirbelsäule stellt also einen äußerst dynamischen Prozess dar, der ein hohes Maß an neuromuskulärer Koordinationsarbeit beansprucht (Brown und McGill, 2005).

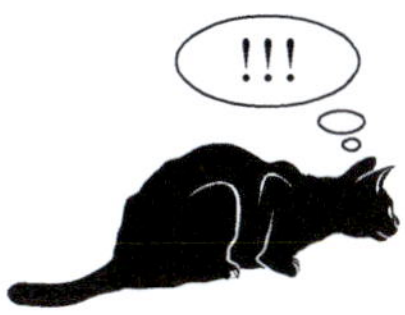

Die über die neuromuskuläre Steuerung gewährleistete Gleichgewichtsregelung der Wirbelsäule muss zusammenfassend folgende Aufgaben erfüllen:

- Gewährleistung eines statischen Gleichgewichtes: der Mast steht aufrecht
- Limitierung der Größe der gesamten Muskelkraft: Verhindern der Überbelastung der Strukturen und der Deformierung
- Gewährleistung des segmentalen Gleichgewichtes
- Anpassung an Bewegungen
- Anpassung an sich verändernde Belastungen

Biegeknicken – Die Eulerschen Fälle

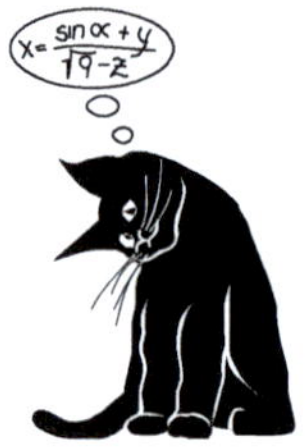

Panjabi (2003) weist darauf hin, dass das Problem der *Biegeknickung elastischer Stäbe*, wie es vom Schweizer Mathematiker LEONHARD EULER (1707–1783) erstmals mathematisch beschrieben wurde, für das Problem der Stabilität der Wirbelsäule von biomechanischer Relevanz ist. Unter Knicken wird der Stabilitätsverlust von Stäben oder Balken unter dem Einfluss axial wirkender Druckkräfte verstanden. Die *Knickkraft* (F_K), verstanden als jene Kraft, unter deren Einwirkung der Stab zu knicken beginnt, wird von Euler mit folgender Formel zusammengefasst:

$$F_K = \frac{\pi^2 E I}{l_K^2} \qquad \text{(II.3)}$$

wobei:

E Elastitätsmodul
I axiales Flächenträgheitsmoment des Stabquerschnittes
l_K Knicklänge

Sind der Elastizitätsmodul (E) und das axiale Flächenträgheitsmoment (I) des Stabes groß, so ist der Stab gegenüber axialen Druckkräften sehr stabil. Je nach Verankerung des Stabes am unteren und oberen Ende unterscheidet Euler vier Fälle, die durch unterschiedliche Größen der Knicklänge (l_K) gekennzeichnet sind (siehe Abb. II.13 auf Seite 30). Panjabi (2003) führt in Analogie zur Wirbelsäule den ersten Fall an und bemerkt, dass die kritische Kraft, unter der ein Präparat der Lendenwirbelsäule zu knicken beginnt, bei ca. 90 N liegt. Dieser Wert liegt aber weit unter jenen Werten, die am Lebenden gemessen wurden, die bei

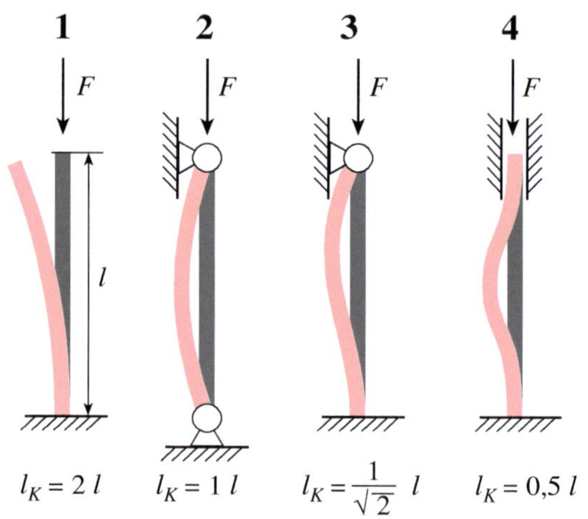

Abb. II.13
Die vier Eulerschen Fälle zur Biegeknickung eines elastischen Stabes unter Einwirkung einer axialen Druckkraft (F). In **Fall 1** ist der Stab am oberen Ende frei, am unteren Ende fixiert. Die Knicklänge (l_K) beträgt in diesem Fall das Zweifache der Ausgangslänge (l). In **Fall 2** ist der Stab an beiden Enden beweglich gelagert. In diesem Fall ist die Biegelänge gleich der Ausgangsänge. In **Fall 3** ist der Stab am oberen Ende beweglich gelagert und am unteren Ende fixiert. Die Biegelänge beträgt das ca. 0,7-Fache der Ausgangslänge. Im **vierten Fall** ist der Stab am oberen Ende in axialer Richtung verschiebbar und am unteren Enden fixiert. Die Biegelänge beträgt in diesem Fall die halbe Ausgangslänge.

1500 N liegen. Diese Diskrepanz zwischen Messungen *in vitro* und *in vivo*, so Panjabi kann nur durch muskuläre Kräfte erklärt werden, die wie Seile eines Verstrebungssystems wirken. Die Spannung der tiefen, kurzen Muskelsysteme der Wirbelsäule stellt eben ein solches Verstrebungssystem dar.

5 Stoßdämpfersysteme der Wirbelsäule

Wir haben die physikalischen Grundlagen von Stoßdämpfersystemen an anderer Stelle bereits ausführlich besprochen (Klein und Sommerfeld, 2004), trotzdem wollen wir die wesentlichen Punkte hier noch einmal zusammenfassen. Physikalisch spielt in einem Stoßdämpfersystem der beim Zusammenprall zweier Körper übertragene Impuls (p) eine entscheidende Rolle. Der Impuls (p) ist das Produkt aus Masse (m) und Geschwindigkeit (v):

$$p = m \cdot v \qquad \text{(II.4)}$$

Masse und Geschwindigkeit sind durch die jeweilige Situation vorgegeben. Springt eine Person mit der Masse m aus einer gewissen Höhe nach unten, so erreicht sie in Folge der auf ihre Masse wirkenden Erdanziehungskraft zum Zeitpunkt der Kontaktnahme mit dem Boden die Geschwindigkeit v und es entsteht ein Impuls mit der Größe $m.v$.

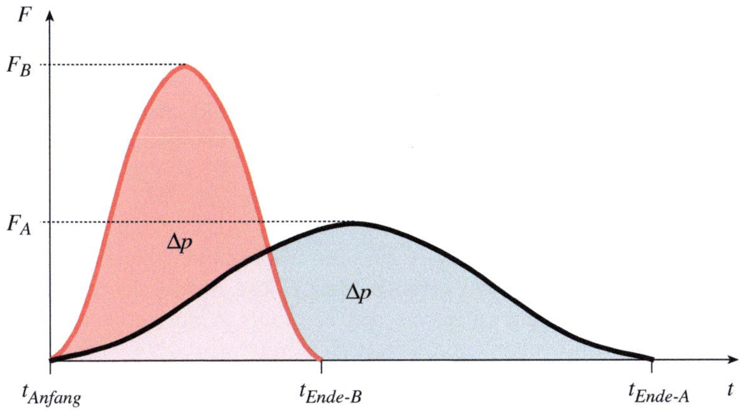

Abb. II.14
Das Diagramm zeigt die Beziehung zwischen Kraft (F) und Zeit (t), wie sie bei einem Stoß zwischen zwei Körpern entsteht. Für kurze Zeit wird die Kraft groß. Die Größe hängt von der Zeitdauer ab. Die Fläche unter der Kurve repräsentiert den Kraftstoß (Δp), d.h. die Veränderung des Impulses in der Zeit. Diese Fläche ist von Masse und Geschwindigkeit abhängig. Bei gleichbleibendem Kraftstoß ist die auftretende Spitzenkraft deutlich größer (F_B), wenn die Dauer der Kontaktaufnahme (t_{Anfang} bis $t_{Ende\text{-}B}$) kürzer ist (rote Fläche) als im Fall A (graue Fläche). Diese Dauer kann durch Deformation bzw. Bewegung verlängert werden.

Wie die diversen Gewebe dieser Person (Knochen, Knorpel, Bänder, Muskeln etc.) mit diesem Impuls fertig werden, das bestimmt die Veränderung des Impulses während der Zeit ($\Delta p / \Delta t$), die sich in der während der Impulsübertragung auftretenden Kraft ausdrückt. Dieser Zusammenhang ist im Diagramm in Abb. II.14 auf Seite 31 dargestellt.

Ist die Zeitdauer der Impulsübertragung länger, so reduziert sich die Spitzenkraft. Eine Verlängerung der Zeitdauer kann mittels Deformation und Bewegung erfolgen. Je länger die Zeit der Impulsübertragung ist, d.h. je mehr Elemente im Sinne Deformation und Bewegung diese Zeitdauer verlängern können, desto besser ist das Stoßdämpfersystem. Ist der Impuls zu groß und/oder unterschreitet die Zeitdauer der Impulsübertragung ein gewisses Maß, so überschreitet die Spitzenkraft die Belastbarkeit der betroffenen Strukturen: der Knochen bricht, das Band reißt etc.

Ein dynamisches System, das sich in einem potentiellen Ungleichgewicht befindet – indem seine Elemente durch Belastung in Bewegung versetzt werden, die wiederum durch andere Elemte gebremst werden kann – bietet generell eine bessere Stoßdämpfung als ein statisches System. Wir haben bereits wiederholt darauf hingewiesen, dass die Wirbelsäule in hohem Maße als ein solches dynamisches System zu betrachten ist.

5.1 Das Modell nach Testut

Dieses Modell gibt Anlass zu widersprüchlichen Interpretationen. Da es aber eine gewisse Verbreitung gefunden hat und gerade durch seine Widersprüchlichkeit das Wesen eines Stoßdämpfersystems klarer herausstreicht, wollen wir kurz darauf eingehen. Testut (1921) setzt in seinem Modell die vier Krümmungen der Wirbelsäule in Bezug zur Widerstandsfähigkeit der Wirbelsäule als Gesamtstruktur. Er nimmt an, dass diese durch die Krümmungen verstärkt werden könnte. Kapandji (1985) übernimmt diese Überlegung. Folgende Funktionsbeziehung zwischen der Anzahl der Krümmungen (N) und der Widerstandsfähigkeit (R) liegt diesem Modell zugrunde:

$$R = N^2 + 1 \qquad \text{(II.5)}$$

Mit vier Krümmungen wäre die Widerstandsfähigkeit somit 17-mal größer als bei einem geraden Mast. Diese Ausdrucksweise ist aber irrführend, da unter anderem der Terminus *Widerstandsfähigkeit* in diesem Zusammenhang problematisch benutzt wird. Es ist vielmehr naheliegend zu behaupten, dass die Widerstandsfähigkeit eines starren, gestreckten Stabes größer ist, als die eines gekrümmten. Aus diesem Grund wird auch das Mauerwerk von Gebäuden in der Regel senkrecht und nicht gekrümmt bzw. ausgebeult gebaut*. Im Zusammenhang mit den Krümmungen der Wirbelsäule müsste man daher eher von *Nachgiebigkeit* oder *Compliance*** sprechen. Diese wäre dann z.B. im Rahmen der Stoßdämpfung funktionell interpretierbar, worauf wir im nächsten Punkt Bezug nehmen werden.

* Eine Ausnahme wäre das nach seinem Architekten, dem österreichischen Maler FRIEDENSREICH HUNDERTWASSER (1928–2000) benannte *Hundertwasser-Haus* in Wien.

** Siehe dazu auch den Einschub zu E-Modul und Steifigkeit auf Seite 126 f.

5.2 Funktionelle Stoßdämpfersysteme

5.2.1 Allgemeine Stoßdämpfung durch die Krümmungen

Dass die Wirbelsäule Krümmungen aufweist, bringt biomechanisch betrachtet bereits eine gewisse Stoßdämpferfunktion mit sich. Dies setzt voraus, dass die Krümmungen muskulär und/oder ligamentär unterstützt sind. Damit ist eine verlangsamte Verstärkung der Krümmung bei axialer Belastung gewährleistet, was in Folge des Zeitgewinns zu einer Reduktion der Spitzenkräfte führt. Damit sind die wesentlichen Erfordernisse eines Stoßdämpfersystems erfüllt. Geht man von einer axialen Belastung der Wirbelsäule aus, so könnte die Stoßdämpfung in den Lordosen durch anterior gelegene Muskelgruppen wie z.B. durch den *M. longus colli*, den *M. longus capitis* und den *M. psoas major* erfolgen. Im thorakalen Bereich wären es die autochthonen Rückenmuskeln.

Die „Bio"-Mechanik des Nagels; kurze Replik zu Widerstandskraft und Stoßdämpfung

Ein Nagel sollte Eigenschaften aufweisen, die es einfach machen, ihn in ein Material eindringen zu lassen. Unter anderem soll er aus diesem Grund nicht gekrümmt sein. Die Kraft, die beim Auftreffen des Hammers entsteht, soll axial durch die Längsache des Nagels zur Spitze übertragen werden. Wir können nun folgende prinzipielle Frage stellen: Was bringt den Nagel dazu, in das Holz einzudringen?

Wir wollen dies an einem kleinen praktischen – Kliniker haben bekanntlich eine Vorliebe für das Praktische – Exkurs vorführen. Beobachten wir zunächst jemanden, der professionell mit Nägeln und Holz umzugehen weiß: einen Tischlermeister. Unser Tischlermeister besitzt einen 0,5 kg schweren Hammer von beachtlicher Qualität. Mit einer kunstfertigen Bewegung, die einem beinahe perfekten Viertelkreis entspricht, bewegt er den Hammer im virtuosen Schwung aus einer vertikalen Position in eine horizontale Stellung und trifft, wie zu erwarten, den Nagel am Kopf. Dieser Vorgang nimmt in etwa eine Viertelsekunde in Anspruch. Wenn wir annehmen, dass der Radius der Kreisbewegung des Hammers ca. 25 cm beträgt, so hat die Geschwindigkeit des Hammerkopfes kurz vor dem Auftreffen am Nagelkopf eine Größe von 1,57 m/s erreicht. Gehen wir weiter davon aus, dass unser Meister nur Nägel mit Top-Qualität – d.h. mit großer Widerstandsfähigkeit – benutzt, so können wir sicher sein, dass die Zeit der Impulsübertragung äußerst kurz sein wird. Wir stellen dafür 0,001 Sekunden in Rechnung. Nach Newton entsteht dabei eine Kraft von ca. 785 N. Nehmen wir zusätzlich an, die Spitze des perfekten Nagels hätte eine Fläche von 0,1 mm × 0,1 mm, d.h 0,00000001 m^2, so entsteht ein nicht zu unterschätzender Druck von geradezu phänomenalen 78.500.000.000 Pascal (7,85 . 10^{10} Pa = 78,5 GPa = 785000 bar; dieser Druck ist ca. 400.000-mal höher als der Druck in einem Autoreifen)! Mit einem Wort: der Nagel dringt unerbittlich zwischen die Holzfasern ein.

Wechseln wir nun von der professionellen Perspektive zur Welt der Amateure, der Bastler. Als Inbegriff das Bastlers wollen wir uns jene Spezies vorstellen, die, von beinahe treibhafter Sparmanier besessen, gebrauchte Nägel sammelt. Dieser ideale Bastler versucht nun, im Gegensatz zum Tischlermeister, einen gebrauch-

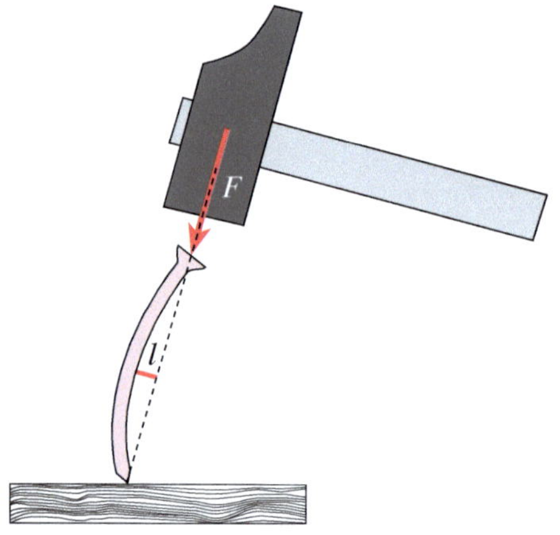

Abb. II.15
Möchte man einen gebogenen Nagel einschlagen, so ist es am günstigsten, wenn der Vektor des Hammerkopfes in Richtung der Nagelspitze zeigt. Das dabei auf den Nagel wirkende „Flexionsmoment" – bestehend aus dem Produkt des Hebelarmes *l* und der Kraft *F* – darf dabei die Widerstandsfähigkeit des Nagels nicht überschreiten. Ansonsten wandelt sich der Nagel in ein Stoßdämpfersystem: er verbiegt sich weiter.

ten nicht zu stark verbogenen Nagel wieder zu benutzen. Weil es sich um einen geschickten und erfahrenen Bastler handelt, kennt er einige Bedingungen, die das Eindringen eines verbogenen Nagels ermöglichen: der vom Hammer ausgehende Kraftvektor muss im Moment des Aufschlages durch die Spitze des Nagels laufen, zudem darf das aufkommende Flexionsmoment die Widerstandkraft des verbogenen Nagels nicht überschreiten (Abb. II.15). Verfehlt der Bastler die genannten Bedingungen, so kommt es zu einer vermehrten Verbiegung des Nagels, die ein Eindringen verhindert. In anderen Worten: der Nagel würde den Stoß abdämpfen. In diesem Fall würde es sich um ein Stoßdämpfersystem handeln und nicht mehr um ein „Widerstandssystem" in Form eines Nagels.

5.2.2 Allgemeine Stoßdämpfung durch die räumliche Lage der Schwerlinie

Hier handelt es sich um ein Stoßdämpfersystem, das durch die Summe der segmentalen Bewegungen der Wirbelsäule in der Sagittalebene und die Möglichkeit, diese zu bremsen, gewährleistet wird. Der dynamisierende Faktor in diesem Spiel ist die Schwerkraft selbst. Das System kommt dadurch zustande, dass die partiellen Schwerpunkte und somit die jeweiligen partiellen Schwerlinien, wie wir weiter oben ausgeführt haben, im aufrechten Stand mehr oder weniger vor der Wirbelsäule und damit vor der Flexions-/Extensionsachse liegen (siehe Seite 13ff). Dies erzeugt ein Flexionsmoment auf die gesamte Wirbelsäule. Zum Aufrechterhalt des Gleichgewichts wird daher ein gleichwertiges Extensionsmoment benötigt, das von Muskeln und gegebenenfalls auch von Ligamenten erzeugt wird. Die exzentrische Arbeit der extensorisch wirkenden Muskeln und die Bremsfunktion der Bänder verlangsamen somit die Flexionsbewegung, die durch die Schwerkraft in den Segmenten erzeugt wird. Damit ist ein Stoßdämpfersystem gegeben. Die Ligamente sind dabei an der Wirbelsäule aber nur in Flexionsstellung von funktioneller Relevanz.

5.2.3 Segmentale Stoßdämpfung

Die Stoßdämpfung der Wirbelsäule wird auf segmentaler Ebene in erster Linie durch das Verhalten des Diskus (siehe Seite 58ff) und unterstützend auch durch den Aufbau des Wirbelkörpers (siehe Seite 38) gewährleistet. Es ist vor allem die Deformierbarkeit dieser Elemente, die Stoßdämpfung ermöglicht, indem Kräfte zeitverzögert weitergeleitet werden, was letztlich zu einer Reduktion der Spitzenkraft in den darüberliegenden Segmenten führt. Darüber hinaus spielen auch segmentale Bewegungen eine Rolle.

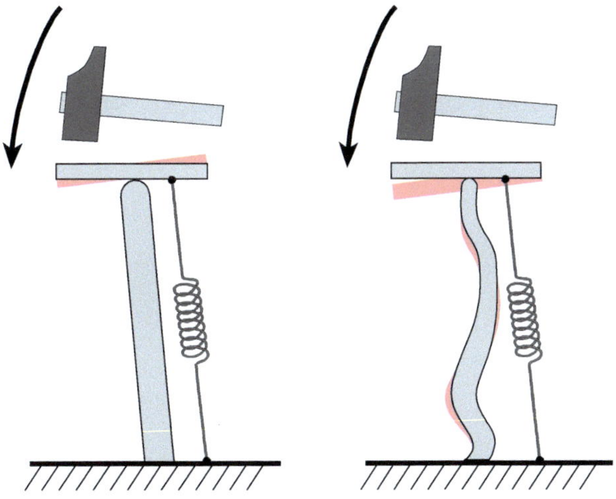

Abb. II.16
Die partielle Schwerlinie liegt vor der Flexions-/Extensionsachse des Segmentes. Dies entspricht der Situation, wo der Hammer auf ein bewegliches Element trifft, das auf der gegenüberliegenden Seite durch ein Federelement gesichert ist. Der Schlag wird in diesem Fall sehr stark abgedämpft. Auf den menschlichen Körper bezogen könnte das bewegliche Element den Kopf darstellen. Die durch den Hammer angedeutete Situation entsteht z.B. bei der Landung nach einem Sprung. Der Kopf wird dabei durch die posterioren Muskeln abgefedert. Ist der Rumpf nach vorne geneigt, so ist das Stoßdämpfersystem noch effizienter.

Kapitel III Die Elemente des Wirbelsäulensegments

Das Wirbelsäulensegment wird als die Funktionseinheit der Wirbelsäule betrachtet. Unter dem Begriff **Funktionseinheit** versteht man die kleinste Anzahl von Wirbeln, anhand deren alle biomechanischen Eigenschaften erklärt werden können. Die diesbezüglich klassische Theorie wurde von Junghanns (1931) entwickelt. Diese fasst zwei benachbarte Wirbel mit den dazu gehörigen Strukturen (Diskus, Bänder, etc.) zu einer Funktionseinheit zusammen. Um spezifische kinematische Abläufe beschreiben zu können, erweitert Dethier (1987) die funktionelle Einheit auf drei benachbarte Wirbel. Shirazi-Adl (1988, 1994), sowie Shirazi-Adl und Parnianpour (2000) fassten die gesamte Lendenwirbelsäule von L1 bis S1 zu einer funktionellen Einheit zusammen. Für die meisten Überlegungen genügt jedoch das Modell nach Junghanns, das wir in der Folge größtenteils benutzen werden.

Jedes Wirbelsäulensegment besteht aus zwei funktionellen Abschnitten (siehe Abb. III.1 auf Seite 38):

- dem vorderen Pfeiler mit
  - Wirbelkörper und
  - Diskus
- dem hinteren Pfeiler mit
  - Procc. articulares
  - Pediculi, Lamina

Zu beiden Abschnitten zählen natürlich auch die jeweiligen Ligamente, die später besprochen werden. Die Rolle der Muskulatur wird im Rahmen der einzelnen Regionen gesondert besprochen.

Vorderer Pfeiler
Hinterer Pfeiler

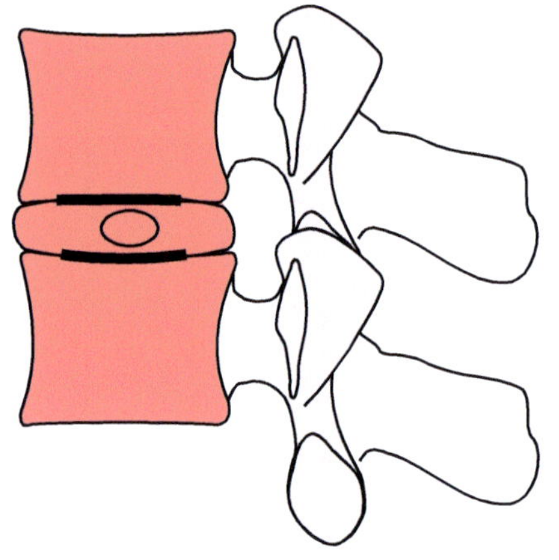

Abb. III.1
Funktionelle Gliederung des Wirbelsäulensegmentes in einen vorderen und hinteren Pfeiler.

1 Der Wirbelkörper

Die Außenseiten des Wirbelkörpers bestehen aus der **Kortikalisschicht**, die wie eine Ummantelung die **spongiöse Füllung** im Inneren umgibt. Äußere Form und spongiöse Füllung sind wichtige Bausteine im Rahmen der Stoßdämpferfunktion des Wirbelkörpers. Dieser Aufbau gewährleistet eine gewisse **Deformierbarkeit** und damit eine gewisse Elastizität des Wirbelkörpers, die dessen **Widerstandsfähigkeit** immer noch gewährleistet. Das Stoßdämpferelement stellt also mehr einen Selbstschutz dar, als den Schutz darüber liegender Elemente.

Die kortikale Hülle des Wirbelkörpers kann in eine **superiore Deckplatte** und eine **inferiore Bodenplatte** sowie in die seitliche Ummantelung aufgeteilt werden. Deck- und Bodenplatten sind im Zentrum mit einer **hyalinknorpeligen Schicht** versehen, die Kanten werden von den wulstartig vorspringenden **Randleisten** (Epiphysis anularis) gebildet (Abb. III.2). Die seitlichen Begrenzungsflächen des Wirbelkörpers weisen eine konkave Krümmung auf. Die Anwesenheit einer solchen Krümmung ermöglicht eine gewisse Deformierung des Wirbelkörpers bei axialer Belastung.

Die Verstärkung der Krümmung der Wirbelkörperseitenwände ist aber nur minimal, da sie vom Spongiosasystem aufgefangen wird. Dieses System gewährleistet eine gewisse elastische Deformierbarkeit bei gleichzeitiger hoher Widerstandsfähigkeit. Es handelt sich um einen Kompromiss zwischen Widerstandsfähigkeit (Belastbarkeit) und Nachgiebigkeit (Deformierbarkeit) bei gleichzeitiger Leichtbauweise (Gewichtsersparnis). Eine gewisse Deformierung des Wirbelkörpers kann auch mit zunehmendem Alter beobachtet werden (Twomey und Taylor, 1990; Abb. III.3 B).

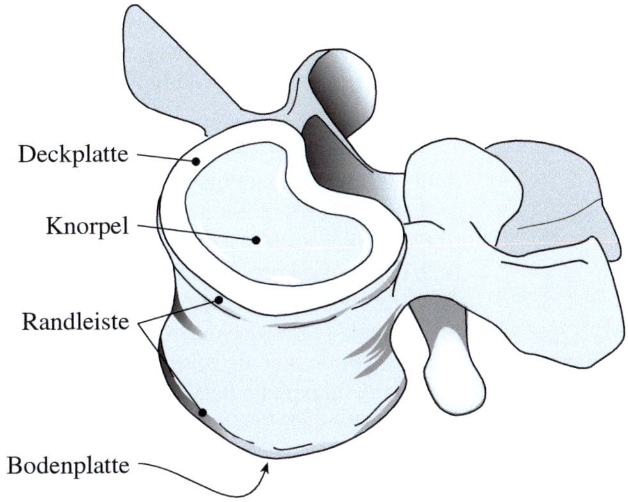

Abb. III.2
Die Elemente des Wirbelkörpers am Beispiel eines Lendenwirbels. Die Bodenplatte enthält, wie die Deckplatte, eine hyaline Knorpelschicht.

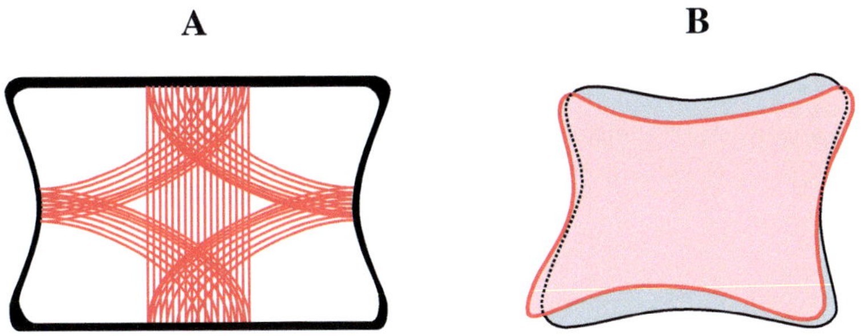

Abb. III.3
Schematische Darstellung des Spongiosasystems des Wirbelkörpers in der Frontalebene (**A**). Die Trabekel laufen von der Boden- und Deckplatte zu den Seitenwänden und verhindern so ein Einbrechen des Wirbelkörpers.
Altersbedingte Veränderung der Form eines lumbalen Wirbelkörpers (**B**). Der graue Bereich zeigt die Form des Wirbelkörpers L 3 eines 22-jährigen, der rote Bereich eines 74-jährigen Mannes (nach Twomey und Taylor, 1990).

Widerstandsfähigkeit und Nachgiebigkeit des Wirbelkörpers ist, wie bei allen Knochen, mit dem Verlauf der Spongiosabälkchen eng verbunden. Schematisiert man diese, so kann ein kranio-kaudales und ein transversales Trabekelsystem unterschieden werden (Abb. III.3 A). Das erstere leitet die Beanspruchungen direkt von der Deckplatte zur Bodenplatte. Das zweite Trabekelsystem dient der transversalen Stabilisation.

Wird diese zweidimensionale Schematisierung in den dreidimensionalen Raum übertragen, so kann ein weiteres, annähernd sagittal verlaufendes Trabekelsystem beschrieben werden, das den Wirbelkörper mit dem Wirbelbogen verbindet. Dies ist in Abb. III.4 dargestellt.

Aus dieser annähernd sagittalen Spongiosaanordnung wird ersichtlich, dass der anteriore Bereich des Wirbelkörpers eine Schwachstelle darstellt. Frakturen oder degenerierende Prozesse des Wirbelkörpers im Sinne einer Keilwirbelbildung können teilweise dadurch erklärt werden. Es gibt aber auch andere Faktoren, die das häufige Einbrechen des vorderen Teils des Wirbelkörpers erklären könnten, wie z.B. das Flexionsmoment der Schwerkraft. Je nach Knochendichte und Fläche der Endplatte kann ein Wirbelkörper zwischen 2000 und 8000 N Kompressionskraft verkraften (Brinckmann et al., 1989, 2000). Die Untergrenze mit 2000 N repräsentiert die maximale Belastbarkeit zervikaler Wirbelkörper, während im lumbalen Bereich Kräfte von bis zu 8000 N verarbeitet werden können.

Die Belastbarkeit nimmt mit dem Alter ab. Keilfrakturen entstehen eher bei niedriger Knochendichte und schwerer Diskusdegeneration, wohingegen zentrale Wirbelkörperfrakturen bei hoher Knochendichte und normalem Diskus zu beobachten sind (Hansson und Roos, 1980, 1981).

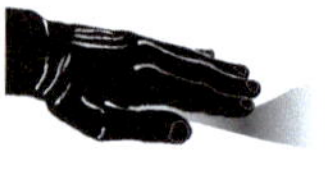

Der **pH-Wert** kann Werte zwischen 0 und 14 annehmen. Diese drücken den negativen dekadischen Logarithmus der Wasserstoff-Ionen-Konzentration aus. Ein kleiner pH-Wert zeigt saures Milieus an, ein großer pH-Wert basisches Milieu. Der Neutral-Wert beträgt 7. Der pH-Wert wurde vom dänischen Biochemiker Søren Sørenson (1868–1939) eingeführt und bedeutet so viel wie *potentia hydrogenii.*

Der **pCO_2** stellt den partiellen Druck dar, der durch die Kohlendioxyd-Konzentration bedingt ist. Steigt der pCO_2 an, so sinkt der pH-Wert: das Milieu wird sauer.

Ergänzend ist zu bemerken, dass das Innere des Wirbelkörpers mit Blut gefüllt ist. Dies erhöht die Stabilität zusätzlich. Spencer et al. (1981) sprechen in diesem Zusammenhang von einem **intraossären hydrostatischen Druck**, der auf das venöse Blut in den Sinusoiden des spongiösen Knochens zurückzuführen ist. Dieser Druck ist vom venösen Druck in der V. cava inferior abhängig. Wie diese Autoren mittels eines Valsalva-Manövers zeigen konnten, ist dieser Druck in weiterer Folge vom intraabdominalen Druck abhängig. Dies ist klinisch nicht uninteressant, da in dieser Studie bei Patienten mit lumbalen Beschwerden ein erhöhter intraossärer Druck festgestellt werden konnte. Zusätzlich kann der Druck positions- und atemabhängig sein. Hanai (1980) stellte bei Patienten mit lumbaler Vertebralstenose ein Druckminimum von ca. 10 mm Hg in Bauchlage fest, während er im Stehen ein Maximum von ca. 30 mm Hg erreichte. Valsalva-Manöver und vertieftes Atmen führten ebenfalls zu einem deutlichen intraossären Druckanstieg auf Werte bis ca. 50 mm Hg bzw. ca. 20 mm Hg. Auch dieser Autor vermutet einen starken Zusammenhang zwischen dem intraossären Druck und vertebralen Schmerzsyndromen. Moore et al. (1991) konnten eine solche Beziehung erhärten und stellten zusätzlich einen Zusammenhang mit einem pCO_2-Anstieg und einem Abfall des pH-Wertes im Wirbelkörper fest. Bezüglich der Sauerstoff- und Laktatkonzentration konnten die Autoren keine Veränderungen feststellen. Unter Patienten, die diverse lumbale Beschwerdebilder aufwiesen, war der intraossäre Druck bei jenen Probanden um 55–73% erhöht, die auch deutliche Veränderungen im MRT-Befund zeigten.

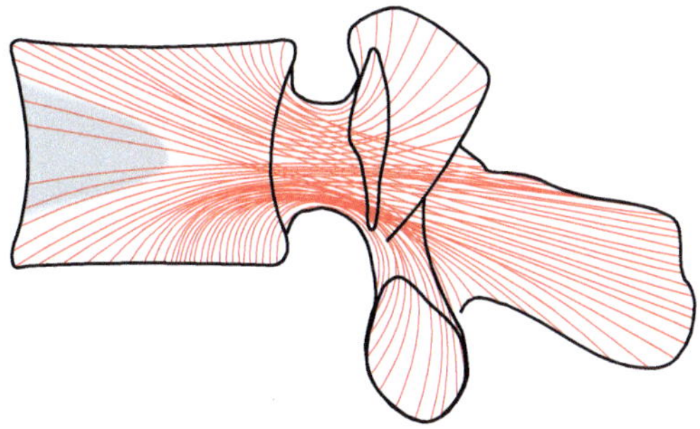

Abb. III.4
Schema der Trabekelsysteme eines Wirbels in der Sagittalebene. Die Trabekelzüge laufen jeweils von der Deckplatte und der Bodenplatte zu den Gelenkfortsätzen und zum Dornfortsatz. Im anterioren Bereich des Wirbelkörpers entsteht dadurch ein Areal, wo die Trabekeldichte vermindert ist (grauer Bereich).

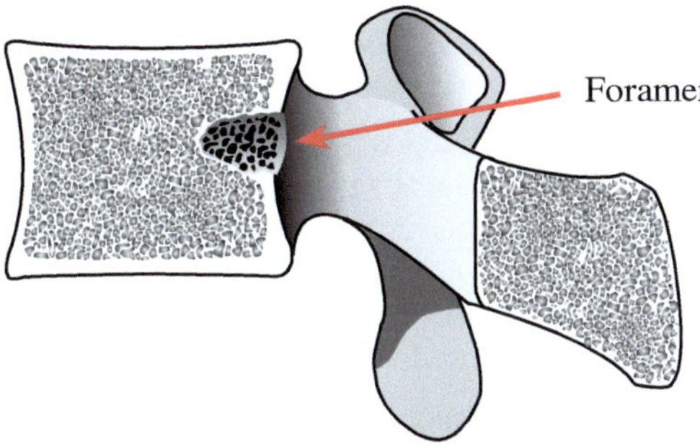

Abb. III.5
Das Foramen nutricium, ca. in der Mitte der posterioren Wand des Wirbelkörpers gelegen, ist die größte Öffnung des Wirbelkörpers für den Ein- und Austritt von Gefäßen.

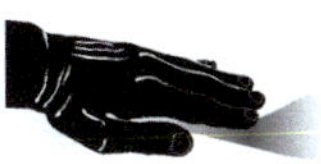

Eine bzw. zwei **Versorgungsöffnungen** (For. nutricium), die in etwa im Zentrum der posterioren Wand des Wirbelkörpers liegen und vom hinteren Längsband bedeckt werden, ermöglichen den Eintritt von arteriellen und venösen Gefäßen (Abb. III.5). Zusätzlich penetrieren noch kleine Gefäße den Wirbelkörper von anterior und lateral. Von klinischem Interesse könnte die anatomische Beziehung zwischen dem hinteren Längsband und den in Nachbarschaft aus dem Wirbelkörper austretenden venösen Gefäßen sein.* Erpicum (2001) postuliert aufgrund einer anatomischen Studie, dass Bewegungen der Wirbelsäule das Lumen der venösen Gefäße und damit den venösen Abfluss beeinflussen können. Darüber hinaus ist es nicht auszuschließen, dass degenerativ bedingte Verkalkungen des Längsbandes die Venen komprimieren könnten. Schmerzen im Bereich der Wirbelsäule können demnach auch durch venöse Stasezustände im Wirbelkörper hervorgerufen werden. Solche vaskulären Probleme des Wirbelkörpers könnten auch einen Einfluss auf den Diskus haben (Moore et al., 1991).

* Siehe auch Seite 136.

2 Der Diskus

2.1 Der Aufbau des Diskus

Der Diskus besteht aus dem **Nucleus pulposus**, dem **Anulus fibrosus** und den den Boden- und Deckplatten der Wirbelkörper zentral anliegenden **knorpeligen Endplatten**.

2.1.1 Der Nucleus pulposus

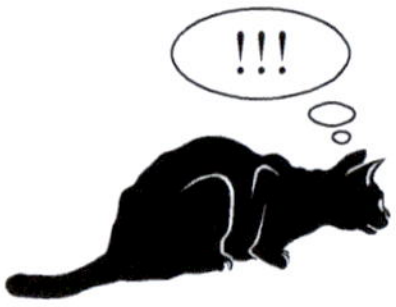

Der Nucleus pulposus stellt eine Gallertmasse dar, die sich aus **Proteoglykanen** und einem **Wasseranteil** von ca. 80% zusammensetzt. Bei Kindern beträgt der Wasseranteil ca. 85–90%, bei älteren Personen sinkt er bis auf ca. 70% ab (Hirsch et al., 1953; Gower und Pedrini, 1969; Panagiotacopulos et al., 1987b, Urban und McMullin, 1988). Dieses Wasser wird vor allem durch die hydrophile Kraft der Proteoglykane gebunden, wodurch eine Art Gelkissen entsteht. Zudem befinden sich noch **vernetzte Kollagenfasern**, einige **Chondrozyten** und gegebenenfalls einzelne **Chordazellen** im Nukleus (Buckwalter, 1995).

Der Nucleus pulposus nimmt ca. 30–50% der gesamten Fläche des Diskus ein (Bijlsna, 1972). Der exakte Anteil des Nukleus an der Gesamtfläche des Diskus ist schwierig zu bestimmen, da die Grenze zwischen Nukleus und Anulus fließend ist. Darüber hinaus ist sein Anteil auf verschiedenen Wirbelsäulenniveaus unterschiedlich. Der Nukleus enthält keine Gefäße und keine Nerven.

Da sich der Nukleus in einem geschlossenen Raum befindet, entsteht in Folge der hydrophilen Kraft der Proteoglykane[5] in seinem Inneren ein hydrostatischer Druck (Urban und McMullin, 1985; Hirano et al., 1988a). In Anlehnung an den im Englischen gebräuchlichen Terminus *swelling pressure*, wollen wir diesen als **Quelldruck** bezeichnen. Der Quelldruck ist die Differenz zwischen dem osmotischen Druck und der Widerstandskraft des Anulus*. Urban und McMullin geben dafür Werte zwischen 0,13–0,22 MPa an. Dieser Druck im Gallertkern entspricht in etwa dem **intradiskalen Druck**, der im entspannten Liegen auftritt und ca. 0,1 MPa ausmacht, was 750 mm Hg entspricht[6] (Nachemson, 1960; Andersson et al., 1983; Sato et al., 1999; Wilke et al., 1999). Diese Werte beziehen sich auf lumbale Bandscheiben. Die Druckverhältnisse von thorakalen Bandscheiben wurden von Polga et al. (2004) untersucht. Sie bewegen sich in einem Bereich von 0,20–0,34 MPa im Liegen und erreichen im Stehen mit zusätzlicher Belastung 2,30–2,77 MPa. Daten zur Halswirbelsäule wurden von Cripton et al. (2001) ermittelt. Bei einer Kompressionskraft von 100N wurden *in vitro* Werte zwischen 0,25–0,50 MPa gefunden.

* Anders ausgedrückt setzt sich der **Quelldruck** aus zwei primären Komponenten zusammen: (1) dem *osmotischen Druck* der Proteoglykane und (2) der entgegengesetzten *Zugspannung* der Fasern des Anulus. Es handelt sich um ein geschlossenen System. Der intradiskale Druck, wie er bei experimentellen Messungen erhoben wird, ist in der Regel ein resultierender Druck, der sich aus dem Quelldruck und dem zusätzlichen Druck, der sich aus den hinzukommenden Kräften (Muskelkräfte, Schwerkraft, etc.) ergibt, zusammensetzt.

5 Die Biochemie des Bindegewebes haben wir an anderer Stelle detaillierter ausgeführt (Klein und Sommerfeld, 2004: Punkt 11.2.2., Seite 95ff).

6 Sato et al. geben dies für die Bauchlage und Nachemson sowie Wilke et al. für die Rückenlage an. Für die Seitenlage gibt Nachemson deutlich höhere Werte an als Wilke et al.

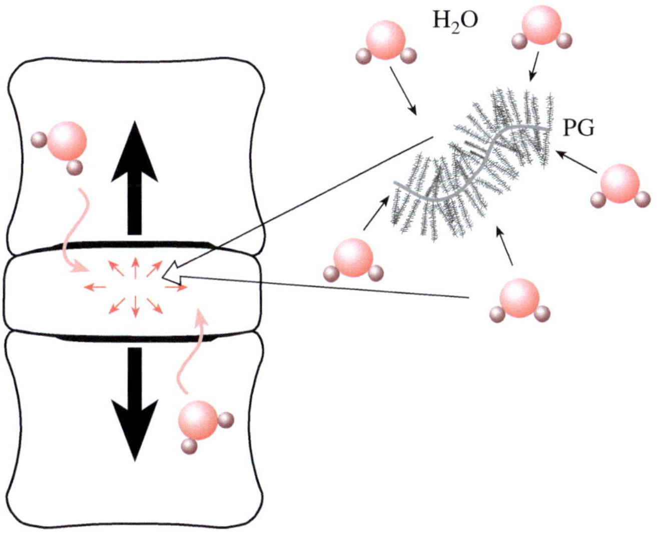

Abb. III.6
Die hydrophile Kraft der Proteoglykane (PG) erzeugt einen Druck im Nucleus pulposus, der die Wirbelkörper voneinander entfernt. Wasser diffundiert über die knorpeligen Deckplatten in den Diskus.

Für eine Zusammenfassung von Daten bezüglich intradiskaler Druckmessungen siehe Seite 88ff.

Der von der Konzentration der Proteoglykane abhängige Druck im Nukleus setzt den Diskus bereits im unbelasteten Zustand einer Vorspannung aus und hat die Tendenz, die Wirbel voneinander zu entfernen (Abb. III.6). Diese Druckkraft wirkt den normalen Belastungen entgegen. Dadurch wird die Widerstandskraft des Diskus vergrößert. Bei verschiedenen Belastungen ändert sich der Druck. Diesbezüglich sind die Verhältnisse für die lumbalen Diszi am besten untersucht. In diesen Fällen spielen folgende Faktoren eine wesentliche Rolle (Wilke et al., 1996; Wilke et al., 1999):[7]

- die Positionen selbst (Liegen, Sitzen, Stehen etc.)
- die muskuläre Aktivität
- die Art der Belastung (Kompression, Traktion, Kippbewegungen, Rotation) im Segment
- Größe und Dauer der Belastung
- die Form der Wirbelsäule (damit zusammenhängend die Änderung der Kraftverteilung im Segment)

Mit zunehmender Degeneration des Diskus kann eine Abnahme des intradiskalen Drucks bis auf ca. 0,01 MPa im Liegen[8] beobachtet werden (Sato et al., 1999).

---

7 Auf diese Thematik werden wir in Punkt 2.3 auf Seite 58ff näher eingehen.

8 Das ist nur mehr ein Zehntel des normalen Drucks von ca. 0,1 MPa.

2.1.2 Der Anulus fibrosus

Der Anulus fibrosus besteht grob besehen aus ca. 10–20 konzentrisch angeordneten Fibrillenschichten (Taylor, 1990), die in der Art einer Lamellenkonstruktion aufgebaut sind. Die Lamellen sind posterior am dünnsten. Die Zahl der Lamellen ist anterior und posterior nicht gleich. Das bedeutet, dass sie keine vollständige Ringform aufweisen (Abb. III.7). Infolge dessen können je nach Systematik verschiedene Lamellenzahlen definiert werden. Marchand und Ahmed (1990) schlagen in Bezug auf die Konstanz der Faserbündelorientierung innerhalb einer Lamelle eine Aufteilung in *unterscheidbare* (engl.: *distinct*) und *inkomplette* Lamellen vor. In diesem Fall können bis zu ca. 70 Lamellen differenziert werden. Bei einer solch detaillierten Untersuchung des Anulus können signifikante Unterschiede zwischen der lokalen anterioren, posterioren, lateralen und posterior-lateralen Lamellenanzahl beschrieben werden. Lateral und posterior-lateral finden sich die meisten Lamellen. Mit zunehmendem Alter nimmt die Zahl der Lamellen ab. Zusätzlich ist die Lamellendichte auch innerhalb der Wirbelsäule unterschiedlich.

Die Dicke der Lamellen variiert in Bezug auf das Alter und die Lokalisation. Marchand und Ahmed (1990) geben Dicken im Bereich von 0,14–0,52 mm im Mittelwert an.

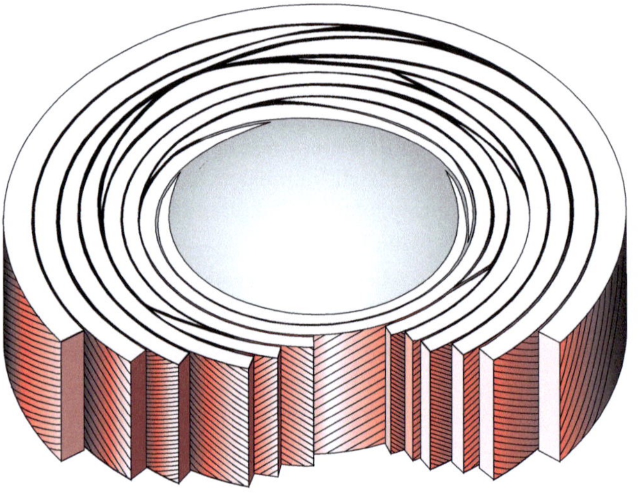

Abb. III.7
Schematische Darstellung der Lamellenarchitektur des Anulus fibrosus. Es ist zu erkennen, dass die Lamellen keine geschlossenen Ringe bilden. Der Faserverlauf der Kollagenbündel innerhalb einer Lamelle ist von Schicht zu Schicht gegenläufig.

Die Lamellen bestehen hauptsächlich aus Kollagenfasern, darüber hinaus finden sich auch elastische Fasern, Fibroblasten und Chondrozyten (Buckwalter et al., 1976). Die Ausrichtung der Kollagenfaserbündel in den Lamellen weist einen mittleren Winkel von ca. 30°–35° zur Deckplatte auf (White und Panjabi, 1978; Hickey und Hukins, 1980; Stokes, 1987). Dies ist in Abb. III.8 A dargestellt. Im posterioren Abschnitt des Diskus kann dieser Winkel in den peripheren Lamellen bis auf 70° ansteigen (Marchand und Ahmed, 1990). Ein Faktor, der die Widerstandsfähigkeit des Diskus erhöht, ist die alternierend gegenläufige Ausrichtung der Faserbündel von Lamelle zu Lamelle. Dies kann mit einem diagonal aufgebauten Maschendrahtzaun verglichen werden. Es ist schwieriger, einen solchen Zaun zu durchbrechen, als eine Anordnung, in der alle Drähte nur in einer Richtung verlaufen. Eine solche Architektur gewährleistet daher eine hohe Widerstandsfähigkeit des Anulus bei intradiskalen Druckanstiegen.

In den äußeren Schichten verankern sich die Fibrillen in der Kortikalis der superioren und inferioren Deckplatte (Sharpey-Fasern). Weiter innen setzen die Fasern an den knorpeligen Endplatten an (Inoue, 1981). Die zentral gelegenen Fasern sind konzentrisch um den Nucleus pulposus angeordnet. Parallel zu dieser Anordnung finden sich vorwiegend zwei Kollagenarten im Anulus. Die Peripherie besteht zu bis zu 80% aus Fasern, die Kollagen Typ I enthalten. In der Nähe des Nucleus pulposus überwiegt Kollagen Typ II mit einem Anteil von ebenfalls 80% (Buckwalter, 1995). Dies gibt Hinweise auf die funktionellen Beanspruchungen: in der Peripherie sind Zugspannungen häufiger, im Zentrum Druckspannungen.

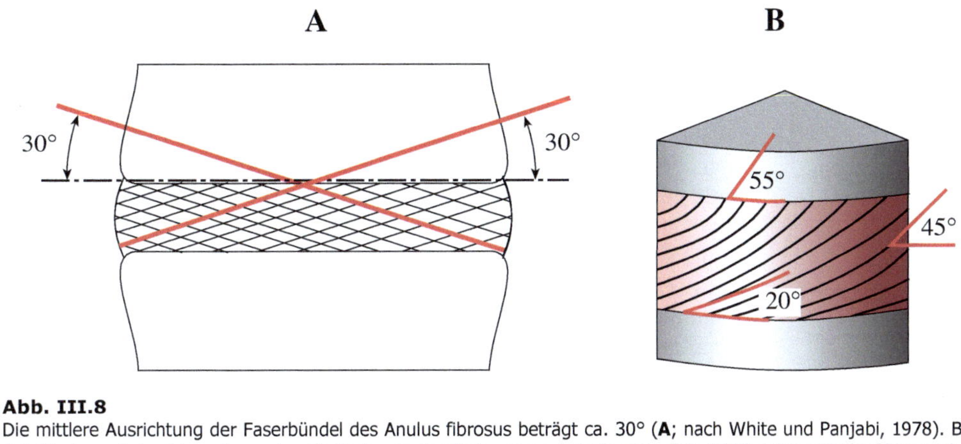

Abb. III.8
Die mittlere Ausrichtung der Faserbündel des Anulus fibrosus beträgt ca. 30° (**A**; nach White und Panjabi, 1978). Bei detaillierterer Betrachtung kann eine Veränderung des Neigungswinkels der Faserbündel über ihren Verlauf hinweg beobachtet werden (**B**; nach Marchand und Ahmed, 1990).

* Die Amplituden liegen im Mittelwert zwischen 7 µm im inneren und 18 µm im äußeren Anulus.

Mikroskopisch kleine Verschiebebewegungen* zwischen den Fasern des Anulus, wie sie bei Bewegungen des Segmentes auftreten, bestimmen die Zellmechanik im Nukleus (Bruehlmann et al., 2004) und stellen somit ein Bindeglied zwischen biomechanischen und biochemischen Abläufen im Diskus dar. Der Zusammenhang zwischen dem biochemischen Aufbau und der mechanischen Beanspruchung tritt bei der Skoliose deutlich zutage. Am Scheitelpunkt einer Skoliose ist die Glykosaminoglykane- und Wasserkonzentration in der Peripherie des Anulus am geringsten, die Zelldichte in den periphersten 2 mm am größten (Urban et al., 2001a).

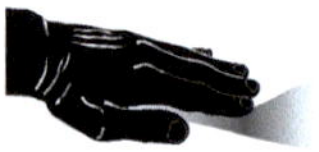

Heidari et al. (2004) erwähnen in diesem Zusammenhang die Möglichkeit der Veränderng der Faserausrichtung als möglichen ätiologischen Faktor für Skoliosen. Diese Autoren konnten in einem mathematischen Modell errechnen, dass es zu skoliotischen Deformierungen kommt, wenn das Gleichgewicht zwischen linksausgerichteten und rechtsausgerichteten Fasern des Anulus gestört ist.

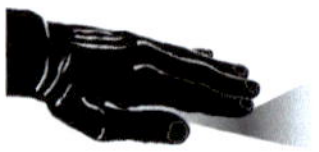

Neben dem Zustand der hyalinen Endplatten und der Regenerationsfähigkeit der Matrix des Diskus spielen die Fasern des Anulus im Rahmen von **Degenerationsprozessen des Diskus** eine bedeutende Rolle. Generell ist die Degeneration des Diskus ein sehr häufiges Phänomen. In einer Untersuchung an 600 lumbalen Bandscheiben konnten Miller et al. (1988) feststellen, dass 90% der Diszi von 50-Jährigen deutliche Degenerationsphänomene aufweisen. Thompson et al. (1990) kommen anhand eines 5-stufigen Klassifikationsschemas der Diskusdegeneration (siehe Tabelle III.3 auf Seite 94) zu ähnlichen Schlussfolgerungen.*

* Was das äußerst komplexe Thema der Degeneration des Diskus betrifft, so verweisen wir an dieser Stelle auf den Punkt *Ernährung des Diskus* (Seite 54ff) und den Syntheseversuch auf Seite 92ff.

** Wenn Flüssigkeiten hydriertes Gewebe wie den Anulus passieren, können elektrische Potentialunterschiede entstehen, die **Strömungspotentiale** genannt werden. Es handelt sich um ein mechano-elektrisches Übertragungsphänomen, für das negativ geladene Proteoglykane verantwortlich sind (Gu et al., 1999).

Cs-Szabo et al. (2002) weisen darauf hin, dass es besonders die Zellen im Anulus sind, die frühzeitig auf degenerative Veränderung des Diskus allgemein reagieren und damit Reparaturprozesse induzieren. Gu et al. (1999) konnten in diesem Zusammenhang eine Erhöhung des Strömungspotentials** im Anulus bei leichten Degenerationen des Diskus feststellen. Bei schweren Degenerationen sinkt dieses wieder. Wir haben bereits darauf hingewiesen, dass sich die Lamellenanzahl als auch die Lamellendicke mit dem Alter ändert. Darüber hinaus können auch Veränderungen der Qualität sowie der Konzentration der Querverbindungen (engl.: *cross links*) zwischen den Kollagenmolekülen beobachtet werden (Ebara et al., 1996). Diese Veränderungen stehen unter anderem in Zusammenhang mit der Sauerstoffversorgung und dem pH-Wert[9] des Gewebes (Pokharna und Phillips, 1998). Eine damit zusammenhängende Abnahme der Widerstandsfähigkeit des Anulus kann in der Folge zu unphysiologischen Wasserverlusten des Diskus führen. Kann ein solcher Prozess nicht durch eine regenerative Antwort gestoppt werden, so schließen sich ein ganze Reihe von ungünstigen Folgeprozessen an (Abb. III.9). Das damit einhergehende Fortschreiten einer Diskusdegeneration kann im Hinblick auf den Anulus in folgenden Punkten charakterisiert werden (Lipson und Muir, 1981; Iatridis und ap Gwynn, 2004):

9 Zur Erklärung des pH-Wertes siehe Seite 40.

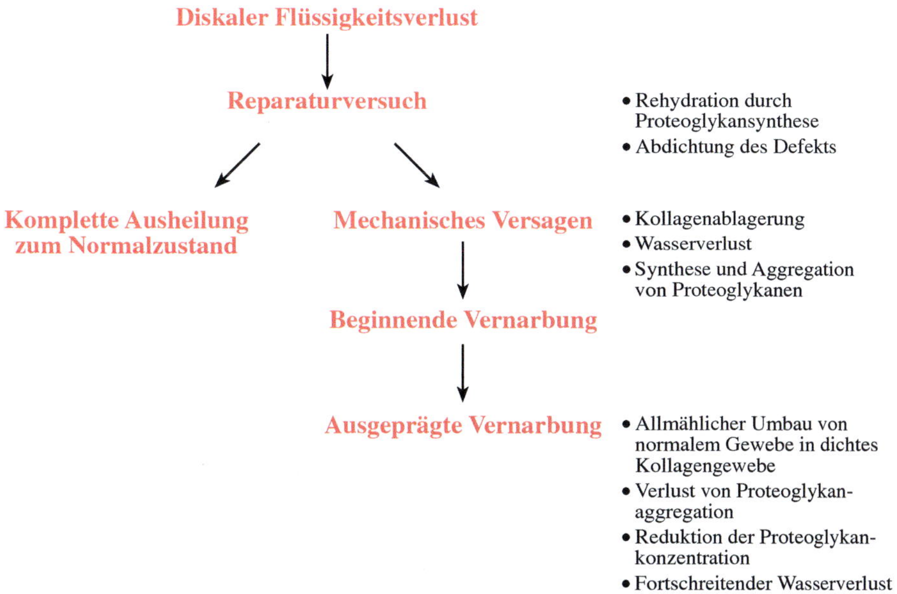

Abb. III.9
Schematische Darstellung des Prozesses nach unphysiologischem Wasserverlust im Diskus, wie er z.B. in Folge eines Einrisses von Fasern des Anulus fibrosus entstehen kann. Es kommt in jedem Fall zu einem Reparaturversuch. Dieser kann gelingen oder scheitern (nach Lipson und Muir, 1981).

- Progressive Veränderungen der Proteoglykane im Nucleus
- Verlust der klaren Abgrenzbarkeit von Nucleus und Anulus
- Organisationsverlust in der Lamellenarchitektur
  - Trennung der Lamellenschichten (engl.: *delamination*)
  - Faserrisse
  - Matrixzerreissungen
- Eventuelle Auflösung der knorpeligen Endplatten

Die Trennung der Lamellenschichten ist unter anderem durch innerhalb der Faserschichten des Anulus auftretende Scherkräfte bedingt. Sind auch nur geringe Faserrisse vorhanden, sei es zirkumferentiell oder radial, so steigen die interlaminären Scherspannungen deutlich an, was einen *circulucs vitiosus* in Gang setzt (Goel et al., 1995). Diskusdegenerationen sind nach Lipson und Muir auch mit einer Degeneration der Zygapophysialgelenke verbunden[10], was zusätzlich einen negativen Einfluss auf die Biomechanik des Diskus hat.

10 Siehe dazu auch Punkt 3.6 auf Seite 122.

2.1.3 Die knorpeligen Endplatten

Die knorpeligen Endplatten, die zentral auf der Deck- und Bodenplatte der Wirbelkörper aufliegen, bestehen aus einer 0,6–1 mm dicken hyalinen Knorpelschicht. Die zentral um den Nucleus pulposus laufenden Kollagenfasern dringen in die Endplatten ein (Inoue, 1981). Die Endplatten sind für den Flüssigkeitsaustausch und somit für die Ernährung des Diskus von wesentlicher Bedeutung (Holmes, 1981). Eine Dehydration der Matrix der Endplatten wirkt sich negativ auf den Stoffaustausch aus. Dies bestrifft vor allem größere Moleküle. Im Falle einer gut hydrierten Matrix, sind sowohl die Diffusionsrate als auch die Diffusionsgeschwindigkeit erhöht. Rajasekaran et al. (2004) konnten den Einfluss der Endplatten sowie deren altersbedingte Degeneration auf die Diffusionsrate zum Diskus hin mittels MRI am Lebenden zeigen. Darüber hinaus scheint eine wesentliche Aufgabe der Endplatte darin zu bestehen, Proteoglykanmoleküle am Verlassen des diskalen Raumes zu hindern (Roberts et al., 1996). Oda et al. (1988) betonen die enge Beziehung zwischen dem Zustand der knorpeligen Endplatten und altersbedingten Degenerationen des Nucleus pulposus. Es sind nach Angabe dieser Autoren vor allem Kalzifikationen der Endplatten, die einen solchen degenerativen Prozess im Inneren des Diskus mit zunehmendem Alter bedingen.

Das Vorhandensein dieser Knorpelschicht erlaubt wohl auch minimale Gleitbewegungen zwischen dem Wirbelkörper und den zentralen Lamellen des Anulus sowie dem Nukleus.

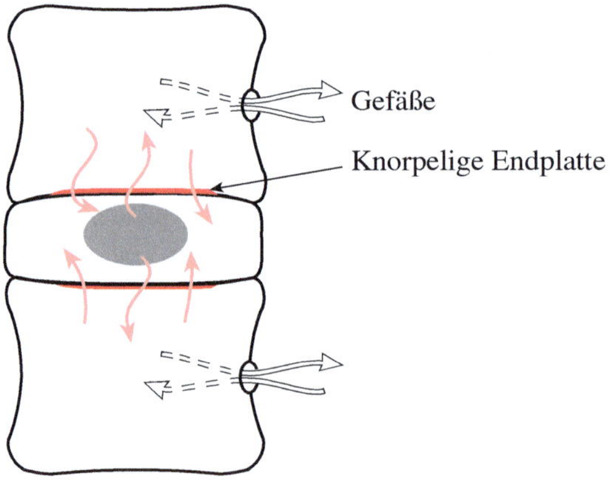

Abb. III.10
Schema des über die knorpeligen Endplatten gewährleisteten Stoffaustausches des Diskus.

2.2 Flüssigkeitsaustausch und Ernährung des Diskus

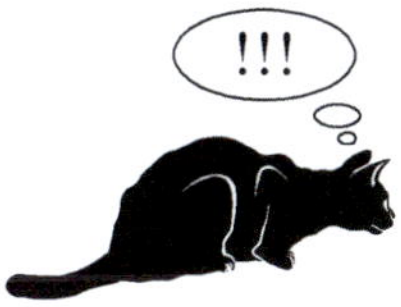

Flüssigkeitsaustausch und Ernährung des Diskus funktionieren über folgende fünf Mechanismen:

- Diffusion
- Hydrostatische Druckveränderungen im Nucleus pulposus
- Osmose
- Die elektrische Ladung der Proteoglykane
- Direkte Blutversorgung in der Peripherie des Anulus fibrosus

Zunächst kann man sich die Frage stellen, wie Wasser im Diskus verteilt ist. Der Wasseranteil ist erwartungsgemäß im Nucleus pulposus am größten. Im Anulus fibrosus gibt es diesbezüglich regionale Unterschiede. Nach lateral hin ist der Wasseranteil höher als in den posterioren Arealen, anterior ist er am kleinsten. Was die Fähigkeit zum Wasseraustausch betrifft, so ist dieser im posterioren Abschnitt des Anulus am geringsten (Hirano et al., 1988a). Hirano et al. (1988b) konnten an Kaninchen zeigen, dass der Wasseraustausch nach 30 Minuten Vibrationsbelastung signifikant abnimmt. Interessanterweise konnte bei einer anästhesierten Kontrollgruppe keine Veränderung des Wasseraustausches festgestellt werden. Es kann daher nicht ausgeschlossen werden, dass emotionaler Stress einen Effekt auf den Wasserhaushalt des Diskus hat. Dauern die Vibrationen länger an, so ist kaum eine Beeinträchtigung des Wasseraustausches mehr beobachtbar.

Wird die funktionelle Einheit in Kompression belastet, so steigt der Druck im Nucleus pulposus. Überschreitet dieser Druck die hydrophile Kraft der Proteoglykane, so wird Wasser aus dem Diskus in die benachbarten Wirbelkörper gepresst. Dieser Vorgang wird als **Dehydration** bezeichnet. Der Prozess der Dehydration benötigt eine gewisse Zeit, was die viskoelastischen Eigenschaften des gesamten Systems zum größten Teil bestimmt. Der Diskus verliert dabei allmählich an Höhe (Abb. III.11). Bei Entlastung des Diskus kehrt sich der Vorgang um. Es kommt zur **Rehydration**: die hydrophile Kraft der Proteoglykane, gemeinsam mit der osmotische Kraft der Elektrolyte nehmen wieder überhand, der Diskus nimmt Wasser auf und gewinnt wieder an Höhe (Abb. III.11).

Mit dem Wasser werden auch Nährstoffe und Abfallprodukte ausgetauscht. Somit sind Entlastungs- und Belastungszyklen wichtig für den Stoffwechsel des Diskus. Diesbezüglich können zwei wesentliche Zyklen unterschieden werden:

- Tag-Nacht-Zyklen
- Bewegungsabhängige Zyklen

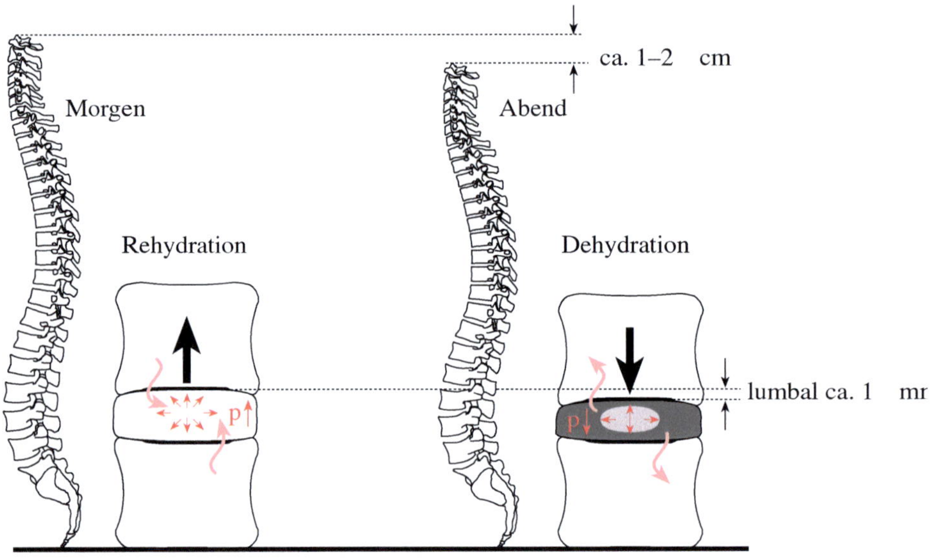

Abb. III.11
Schematische Darstellung des zirkadianen Rhythmus des Diskus. Im Liegen (über Nacht) nimmt der Diskus Flüssigkeit auf (Rehydration). Dies geht mit einem Höhengewinn (lumbal ca. 1 mm) und einem Anstieg des intradiskalen Drucks (p) einher. Die Wirbelsäule wird im gesamten ca. 1–2 cm länger. Während vertikaler Belastung (tagsüber) verliert der Diskus Flüssigkeit (Dehydration), der Diskus verliert an Höhe, der intradiskale Druck sinkt und die Wirbelsäule wird im Gesamten etwas kürzer.

2.2.1 Zirkadiane Zyklen

Die zirkadianen oder Tag-Nacht-Zyklen sind unter anderem durch den Wechsel des Einflusses der Schwerkraft auf die Wirbelsäule gekennzeichnet. Während des Tages üben die Schwerkraft und besonders auch die muskulären Kräfte eine Kompression auf die Wirbelsäule aus. In dieser Situation überwiegt im Wesentlichen die Dehydration. Schlafen stellt hingegen eine Aktivität dar, die der Mensch für gewöhnlich in der Horizontalen ausführt. In dieser Lage fällt die durch die Schwerkraft bedingte Kompression weg. Zudem können sich die Muskeln entspannen, generell bleibt nur der Grundtonus aufrecht. Diese Bedingungen begünstigen die Rehydration des Diskus. Die bei Dehydration und Rehydration ausgetauschte Flüssigkeitsmenge beträgt ca. 25% der Flüssigkeitsmenge des Diskus (Urban, 2002). Erfahren die Diszi in Folge der Rehydration eine Höhenzunahme, so wird die Wirbelsäule länger. Im Rahmen dieses Vorganges ist eine deutliche **Erhöhung des intradiskalen Drucks** zu beobachten. So steigt der Druck während der Nacht von 0,1 auf 0,24 MPa an, was eine 240%ige Zunahme in Bezug zum Ausgangswert am Abend bedeutet (Wilke et al., 1999).

Man geht davon aus, dass der Mensch am Morgen beim Aufstehen 1–2 cm größer ist als abends (Abb. III.11). Tyrrell et al. (1985) konnten an 8 jungen Männern im Alter zwischen 19–21 Jahren eine mittlere **Höhen-**

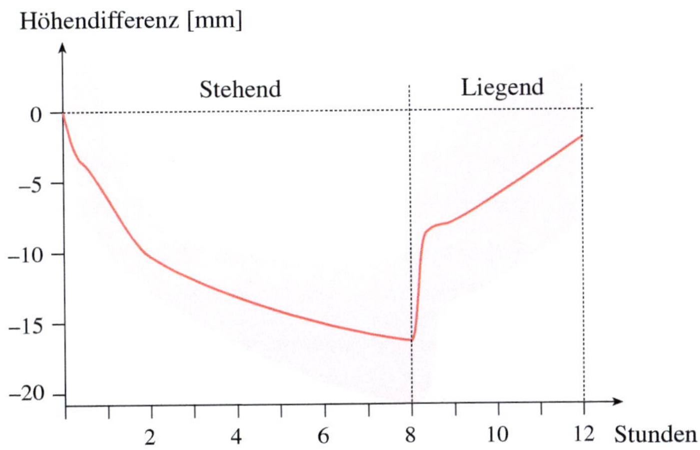

Abb. III.12
Mittlere Höhenveränderungen und Standardabweichung der Wirbelsäule bei 10 Probanden während einer achtstündigen Aufrichtungsphase innerhalb derer leichte Aktivitäten durchgeführt wurden und einer anschließenden vierstündigen Ruhephase im Liegen (nach Krag et al., 1990)

differenz von 19,3 mm beobachten, was 1,1% der Körpergröße ausmacht. Roberts et al. (1998) kamen an sieben jungen Frauen mit einer Höhendifferenz von 19,3 mm im Mittelwert (Min/Max: 8–26 mm) zum gleichen Resultat. In der lumbalen Wirbelsäule beträgt der Höhenverlust nach siebenstündiger normaler Tagesaktivität ca. 1,5 mm pro Segment, was im Mittelwert ca. 11% im Bezug zur Diskushöhe im rehydrierten Zustand ausmacht (Botsford et al., 1994). Boos et al. (1996) kommen mit einem segmentalen Höhenverlust von 0,8–1,2 mm auf etwas geringere Werte. Dies dürfte auf methodologische Unterschiede zurückzuführen sein. Van Deursen et al. (2005) untersuchten den Einfluss verschiedener Aktivitäten auf die Höhendifferenzen der Wirbelsäule während eines Zeitraumes von einer Stunde nach dem Aufstehen. Im statischen Stehen beträgt der Höhenverlust 7,4±0,5 mm, beim Sitzen 5,0±0,5 mm, beim Gehen 7,9±0,5 mm, beim Radfahren 3,7±0,4 mm. Beim Liegen kommt es wieder zu einem Höhengewinn von 0,4±0,5 mm.

Während das Ausmaß des Höhenverlustes bei Belastung zwischen normalgewichtigen und **übergewichtigen** Menschen kaum differiert, ist die Geschwindikeit des Höhengewinns im Liegen bei adipösen Menschen deutlich reduziert. Adipositas kann somit den Diskus negativ beeinflussen (Rodakki et al., 2005).

Es kann beobachtet werden, dass die **Geschwindigkeit des Verlustes** beim Stehen geringer ist als die des Gewinns beim Liegen. Krag et al. (1990) konnten diesbezüglich feststellen, dass die Höhenreduktion der Wirbelsäule zwar während einer aufrechten Positionierung über acht Stunden hinweg in der ersten Stunde 26% in Bezug auf den gesamten Höhenverlust beträgt. In der ersten Stunde einer vierstündigen Liegephase werden aber bereits wieder 41% an Höhe gewonnen (siehe Abb. III.12). Adams et al. (1987) merken in diesem Zusammenhang an, dass die Steifigkeit der Wirbelsäule in den frühen Morgenstunden größer ist als am Abend, da es durch die vergrößerte Diskushöhe zu einer vermehrten Anspannung der passiven Strukturen kommt. Diese Autoren folgern, dass die Verletzungsgefahr zu dieser Zeit auch größer ist. Shirazi-Adl et al. (1986) geben an, dass die Rotationsamplitude der Lendenwirbelsäule bei vergrößertem intradiskalem Druck abnimmt. All dies könnte dafür sprechen, Übungsprogramme für die Wirbelsäule in den frühen Morgenstunden zu vermeiden.

Dem Höhengewinn des Diskus in Folge von Flüssigkeitsaufnahme entspricht ein vermehrtes **Volumen**. Botsford et al. (1994) geben einen segmentalen Volumsverlust für die Lendenwirbelsäule von 16,2% im Mittelwert an. Roberts et al. (1998) und Hutton et al. (2003) vermessen anhand von MRI-Aufnahmen eine mittlere Volumszunahme für die lumbalen Diszi in der Größenordnung von 1,3 cm^3, bzw. 0,9 cm^3. Dies entspricht einer Zunahme von ca. 10–11% in Bezug auf das Volumen am Ende eines Tages.

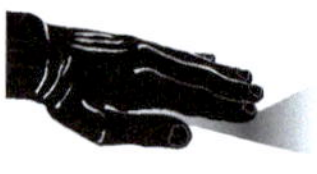

Manche Wirbelsäulenbeschwerden könnten in diesem Zusammenhang auch durch eine stressbedingt insuffiziente Reduktion des Muskeltonus während des Schlafens erklärt werden. In diesem Fall könnte man annehmen, dass das limbische System die Motorik in einen quasi daueraktiven Zustand versetzt. Besteht ein solcher Zustand über einen längeren Zeitraum, so ist nicht auszuschließen, dass es zu Beschwerden kommt. Es würde sich in diesem Fall um ein Schmerzbild handeln, das zumindest teilweise, rein psychogen verursacht ist. Die Psyche hätte damit eine direkte Einwirkung auf die Biomechanik der Wirbelsäule. Während wir an dieser Stelle ein kausales Erklärungsmodell nicht ausschließen, wurden signifikante Korrelationen zwischen psychosozialen Faktoren und Wirbelsäulenbeschwerden in der Literatur bereits vielfach beschrieben (McNulty et al. 1994; Davis et al., 2000; Hoogendoorn et al., 2000, 2001). Man kann solche Beschwerdebilder nicht mit der lapidaren Bemerkung abtun, es handle sich „nur“ um ein psychologisches Problem, dem zusätzlich unterschoben wird, „es sei eine reine Einbildung“.

2.2.2 Bewegungsabhängige Zyklen

Unter den bewegungsabhängigen Zyklen verstehen wir die im Alltag auftretenden Bewegungen, bei denen sich muskuläre Kräfte ständig ändern und damit auch die Kräfte im Diskus. Obschon, wie oben erwähnt, während des Tages vermehrt Wasser aus dem Diskus gedrückt wird, kommt es in Folge von Bewegungen immer wieder zu einer gewissen Rehydration. Die **Oszillationen im aufrechten Stand** (siehe Punkt 2.3 auf Seite 20) und auch die **Atmung** (Keller et al., 1990; Polga et al., 2004) können in diesem Zusammenhang von Wichtigkeit sein. Sato et al. (1999) Wilke et al. (1999) konnten zyklische Änderungen des intradiskalen Drucks in Abhängigkeit von der Atmung feststellen (Abb. III.13). Bei ruhigem Liegen bewegen sich die von Wilke et al. angegebenen Werte zwischen 0,14–0,16 MPa.

Auch beim **Gehen** finden diese Autoren zyklische intradiskale Druckschwankungen in Abhängigkeit von den beim Fersenkontakt auftreten-

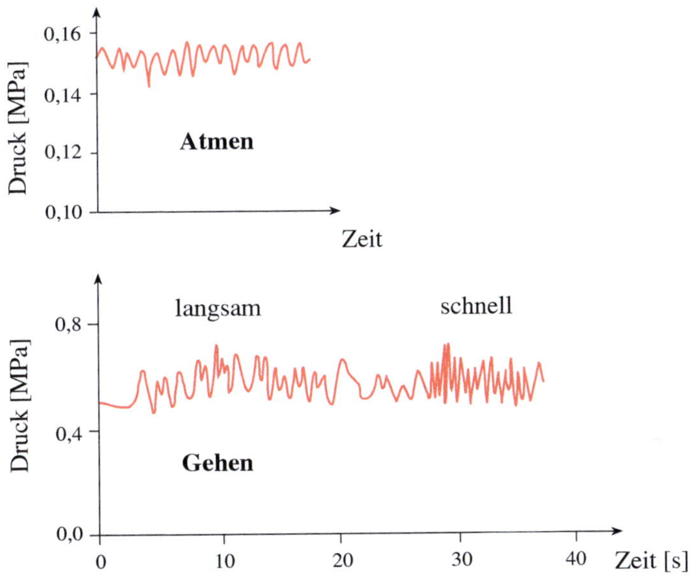

Abb. III.13
Zyklische intradiskale Druckänderungen beim Atmen während des Schlafens und beim Gehen mit Turnschuhen. Zwischen langsamem und schnellem Gehen ändert sich der mittlere Druck nicht (nach Wilke et al., 1999).

den Bodenreaktionskräften in einem Bereich von 0,53–0,65 MPa, wobei kaum Unterschiede zwischen schnellem und langsamem Gehen auftreten (Abb. III.13).[11] Dies mag unter anderem erklären, warum Patienten mit lumbalen Beschwerden häufig eine Verringerung der Schmerzen beim Gehen oder im Rahmen bestimmter **Bewegungsübungen** angeben. Taylor et al. (2003) konnten diesbezüglich eine Abnahme akuter lumbaler Beschwerden nach zehnminütigem Gehen feststellen.

Auch in Folge von verschiedenen **Haltungen** können diverse Reaktionen des Diskus in Bezug auf seinen Wasserhaushalt beobachtet werden. Leivseth und Drerup (1997) konnten in einer *in vivo* Studie beobachten, dass die lumbale Wirbelsäule über eine Zeitspanne von 6,5 Stunden im Stehen im Mittelwert eine Höhenreduktion von 4,16 mm erfährt, verglichen mit einem Höhenverlust von 1,73 mm im Sitzen. In beiden Haltungen wurde die gleiche Arbeit durchgeführt. Ein möglicher Höhenverlust des Diskus im Sitzen wird, so Magnusson et al. (1990), in der Literatur kontrovers diskutiert. Diese Autoren konnten einen mittleren Höhenverlust nach fünfminütigem Sitzen von 4,53 mm ± 2,29 beobachten. Ältere Probanden hatten die Tendenz, mehr an Höhe zu verlieren. Magnusson et al. (1996) und Magnusson und Pope (1996) stellten einen temporären signifikanten Höhengewinn der Wirbelsäule im Sitzen nach extensorischen Streckbewegungen fest. Kaigle et al. (1992) ermitteln einen Höhen-

11 Im Vergleich dazu liegen die Werte bei entspanntem aufrechtem Stehen um die 0,5 MPa.

verlust im Segment L4/L5 nach fünfminütigem Sitzen von 0,2–1,1 mm am Lebenden. Andere Autoren geben einen Höhengewinn* für die gesamte Lendenwirbelsäule im Sitzen an (Althoff et al., 1992). Die Autoren weisen jedoch darauf hin, dass man daraus nicht schließen könne, Sitzen sei „gesünder" für die Wirbelsäule als Stehen.

* Die widersprüchlichen Angaben könnten methodisch bedingt sein. So weisen Rodacki et al. (2001) darauf hin, dass die **Reliabilität der Höhenbestimmung** im Sitzen schlechter ist als im Stehen und empfehlen mindestens drei Messwiederholungen.

Neben verschiedenen Haltungen können auch **Hebemanöver** die Gesamthöhe der Wirbelsäule beeinflussen. Van Dieën et al. (1994) stellten in diesem Zusammenhang Unterschiede im Höhenverlust zwischen jungen und älteren asymptomatischen Probanden mit einem jeweiligen Durchschnittsalter von 20 und 39 Jahren fest. Nach 70 Wiederholungen eines Hebemanövers in 5 Minuten betrug der Höhenverlust (gemessen am Kopf) ca. 2,8 mm bei jungen und ca. 5 mm bei älteren Probanden. Die Last betrug 8 kg.

2.2.3 Die Ernährung des Diskus

Bis jetzt haben wir den Wasseraustausch besprochen, der im Rahmen der Belastungen auftritt, denen der Diskus ausgesetzt ist. Gemeinsam mit dem Flüssigkeitsaustausch findet auch ein Austausch an Nährstoffen statt. Während der Rehydration können somit Sauerstoff, Glukose und andere Substanzen in den Diskus gelangen. Bei Dehydration können Abbaustoffe abtransportiert werden. Dazu ist an dieser Stelle zu bemerken, dass der Diskus das größte avaskuläre Gewebeareal des Körpers darstellt (Ohshima und Urban, 1992). Der gesamte Stoffwechsel des Diskus muss somit unter gewissen Extrembedingungen aufrecht erhalten werden.

Über Bewegung

Generell geht man davon aus, dass Bewegungen der Wirbelsäule den Stoffwechsel des Diskus positiv beeinflussen können. Über Intensität, Dauer und Häufigkeit der Bewegungsstimuli wird in der Literatur kontrovers berichtet. Leichtes tägliches Training von ca. 30 Minuten bis zu 2 Stunden scheint einen adäquaten Reiz darzustellen. Zwei Trainingseinheiten pro Woche hingege genügen nicht, um einen Effekt im Diskusstoffwechsel auszulösen. Andauernde Bettruhe hat einen nachweislich negativen Effekt (Holm und Nachemson, 1983).

Über Diffusion und Osmose

Der Stoffwechsel des Diskus wird aber nicht nur durch die zirkadian oder bewegungsabhängig wechselnden Belastungs- und Entlastungszyklen gewährleistet, sondern vor allem auch durch **Diffusion** (Holmes, 1981; Rajasekaran et al., 2004; Urban et al., 2004). Die Diffusionsrate hängt dabei unter anderem vom Konzentrationsgradienten, aber auch von der Permeabilität der Deckplatten der Wirbelkörper (Rajasekaran et al., 2004) und des Anulus, sowie von der elektrischen Ladung der diffundierenden Moleküle ab (Urban et al., 1977). Jede Degeneration der Deckplatten zieht eine Beeinträchtigung des Flüssigkeitsaustausches und der Diffusionsra-

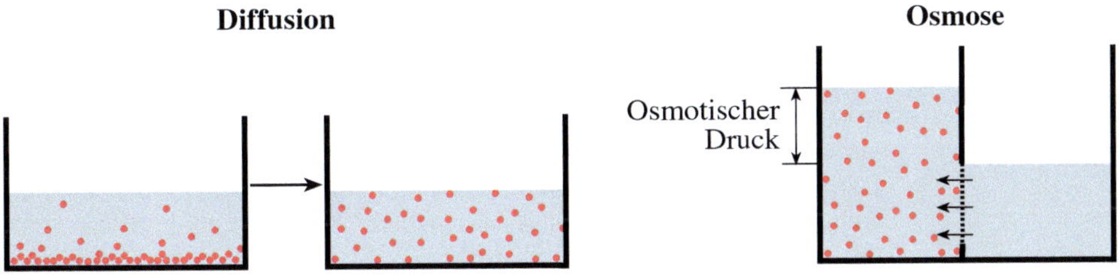

Abb. III.14
Bei der **Diffusion** handelt es sich um die Verteilung von Molekülen in einem Lösungsmittel, so wie sich Zucker in Kaffee vermischt.

Osmose entsteht, wenn eine semipermeable Trennwand die Bewegung der gelösten Moleküle einschränkt. Ist die Konzentration dieser Moleküle auf einer Seite der Membran höher, so entsteht eine Diffusion von Lösungsmittel zu dieser Seite hin. Das Flüssigkeitsniveau steigt in der Folge an, was einem gewissen Druck entspricht: man spricht vom osmotischen Druck.

te nach sich. Solche Veränderungen könnten bei Mikrofrakturen oder Kalzifikationen der Deckplatten relevant sein, wie sie z.B. im Rahmen degenerativer Prozesse, bei Skoliosen, bzw. bei der Ausbildung von Schmorl-Knötchen zu beobachten sind (Roberts et al., 1993, 1996; Urban et al., 2001b).

Unter Belastung wird zwar Wasser aus dem Diskus gedrückt, gleichzeitig steigt aber die Konzentration an Natrium und Kalium. Somit entsteht eine Konzentrationsdifferenz, die zusätzlich zur Diffusion auch **Osmose** ermöglicht (Kraemer et al., 1985). Neben Diffusion und Osmose über Deckplatten und Anulus findet auch ein Stoffaustausch über kleine Blutgefäße in der Peripherie des Diskus statt (Ogata und Whiteside, 1981).

Der Zellmetabolismus im Diskus

In Rückenlage beträgt der intradiskale Druck ca. 0,1 MPa, im normalen entspannten Stand ca. 0,5 MPa (Wilke et al., 1999, 2001).

Der Metabolismus der Zellen im Diskus ist sehr gering. Die Synthese von Kollagen und Proteoglykanen sowie der jeweilige Syntheseort (Nucleus pulposus, innerer oder äußerer Anulus fibrosus) sind von mehreren Faktoren abhängig. Dazu zählen unter anderem:

- Belastungsdauer
- Intradiskaler Druck
- Belastungsintensität
- Wassergehalt (Hydration) des Diskus

Werden Diskuszellen über 9 Tage einem Druck von 0,35 MPa ausgesetzt, so nimmt im Vergleich zu atmosphärischen Druckverhältnissen von 0,1 MPa die Proteoglykansynthese ab. Die Kollagensynthese nimmt unter diesen Bedingungen im Bereich des Anulus ebenfalls ab, während sie im Nukleus zunimmt (Hutton et al., 2001). Ishihara et al. (1996) zeigen, dass dabei die Belastungszeit eine Rolle spielt. Bei einem kurzen (20-sekündigen) intradiskalen Druckanstieg auf 2,5 MPa nimmt die Proteoglykansynthese zu. Bei einem Druck von 10 MPa über einen Zeitraum von 20 Sekunden oder 2 Stunden wird sie hingegen inhibiert.

Bei geringen Belastungen von 0,5 kg ist der gesamte Matrix-Metabolismus im Diskus gering, bei 5–10 kg ist er deutlich gesteigert, bei 15 kg nimmt er wieder ab. Eine Last von 5–10 kg entspricht der Beanspruchung beim Stehen bei einem intradiskalen Druck von 0,13–0,26 MPa. Im Gegensatz zu hyalinem Knorpel steigt die Syntheserate beim Diskus bei Belastung zunächst an und fällt erst ab einer Belastung von 15 kg wieder ab. Geht man davon aus, dass bei vermehrter Belastung mehr Wasser aus dem Diskus gepresst wird, scheint für die Matrixsynthese im Diskus eher der Wasserhaushalt als der Druck entscheidend zu sein (Ohshima et al., 1995).

Auf jener Seite der knorpeligen Endplatte, die der Deckplatte zugewandt ist, wird die Flüssigkeit vom Venen- und Arteriensystem im Wirbelkörper aufgenommen. Geht man davon aus, dass sich bei Degenerationen des Diskus in manchen Fällen dieser Flüssigkeitsaustausch verringert, so kann ein Zusammenhang zwischen Stasezuständen innerhalb des Wirbelkörpers und einer Diskusdegeneration nicht ausgeschlossen werden. So berichten Moore et al. (1991), dass die benachbarten Wirbelkörper eines degenerativ veränderten Diskus in MRI-Aufnahmen manchmal deutliche Aufhellungen zeigen, die auf eine Flüssigkeitsansammlung hinweisen. Darüber hinaus konnten diese Autoren eine Verringerung des pH-Wertes und eine Vergrößerung des pCO_2* beobachten. Solche Veränderungen beeinflussen die Zell-Homöostasis und somit die Lebensfähigkeit der Zellen (Lotz und Chin, 2000). Bei all diesen Vorgängen stehen Sauerstoffgehalt, pH-Wert und Glukosekonzentration in einer engen Beziehung zueinander. So nimmt z.B. der Sauerstoffgehalt bei einem pH-Wert-Abfall von 7,4 auf 6,2 um ca. 70% ab (Bibby et al., 2005).

* Zur Erklärung des pCO_2 siehe Seite 40.

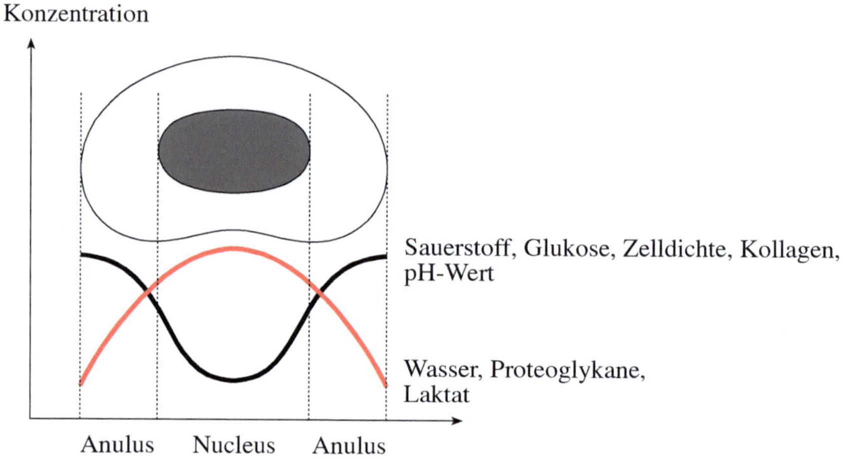

Abb. III.15
Übersicht über die Konzentrationsverteilung der für den Stoffwechsel relevanten Substanzen im Diskus. Zusammengefasst nach Stairmand et al. (1991), Horner und Urban (2001), Bibby et al. (2001, 2004) und Urban et al. (2004).

Die Zellen des Nucleus pulposus können bis zu 13 Tage ohne Sauerstoff überleben. Die Proteoglykansynthese ist dabei stark reduziert. Bei saurem Milieu (pH 6,0) ist die Überlebensrate der Zellen zusätzlich herabgesetzt (Horner und Urban, 2001). Die Verringerung des pH-Wertes im Diskus ist im Wesentlichen die Folge eines anaeroben Metabolismus, in Rahmen dessen Laktat produziert wird. Die Laktatkonzentration im Diskus kann dabei 8–10 Mal höher sein als im Blutplasma. Im Zentrum des Diskus kann der pH-Wert zwischen 7,4 und 6,3 schwanken. Die beste Umsatzrate findet sich bei einem pH-Wert von 7,2–6,9. Schon bei einem leicht basischen pH-Wert von 7,4 fällt die Syntheserate um 40–50% ab. Bei sauren Werten unter eine pH von 6,8 ist der Abfall eklatant. In saurem Milieu reduziert sich die Erneuerungsrate (engl.: *turnover*) der Zellmatrix: Glykosaminoglykane und Proteine werden kaum mehr synthetisiert. Zusätzlich werden Abbauprodukte erzeugt, die die Matrix weiter belasten (Ohshima und Urban, 1992; Razaq et al., 2003). So verringert sich bei einem pH-Wert von 6,4 im Vergleich zu einem pH-Wert von 7,2 die Produktion von Glykosaminoglykanen, Proteinen sowie von Inhibitoren der *Metalloproteinasen** um 90%. Andererseits wird die Aktivität der Metalloproteinase, eines Enzyms, das unter anderem Glykosaminoglykane abbauen kann, von einem sauren pH-Wert kaum beeinflusst. In der Folge wird mehr ab- als aufgebaut.

* **Metalloproteinasen** (auch *Matrix-Metalloproteinasen*, MMPs) sind zinkabhängige Endopeptidasen (proteolytische Enzyme). Sie gehören zur Superfamilie der *Metzinkine*, einer Enzymklasse, welche sich durch ein im aktiven Zentrum lokalisiertes Zink-Ion auszeichnet. An vielen physiologischen Prozessen, welche ein fein reguliertes Gleichgewicht von Auf- und Abbaureaktionen von Bestandteilen der Zellmembran oder des sie umgebenden Matrixgewebes beinhalten, haben MMPs entscheidenden Anteil (Fischer, 2004).
Sie wurden 1962 das erste Mal von Jerome Gross und Charles M. Lapiere im Rahmen der Beobachtung enzymatischer Vorgänge bei der Metamorphose von Kaulquappenschwänzen beschrieben.

In diesem Zusammenhang kann man darauf hinweisen, dass Rauchen oder Vibrationen[12] die Laktatkonzentration ansteigen lassen (Holm und Nachemson, 1988). Dass Rauchen einen direkten oder indirekten Einfluss auf die Entstehung lumbaler Beschwerdebilder haben kann, wurde z.B. von Al-Obaidi et al. (2004) untersucht und diskutiert. Die Autoren weisen auf einen Zusammenhang mit der Kraft der lumbalen Extensorenmuskeln hin, die bei Rauchern reduziert ist. Dies ist unabhängig vom Vorliegen einer Symptomatik.

Die Konzentration der verschiedenen für den Diskusstoffwechsel relevanten Substanzen ist innerhalb des Diskus nicht regelmäßig verteilt. So nimmt die Konzentration von Sauerstoff, Glukose, Zellen und Kollagenfasern zum Zentrum hin ab, während der Laktatspiegel, sowie der Wasser- und Proteoglykananteil zunimmt. Zusätzlich beeinflusst die Diskushöhe die Unterschiede in der Verteilung. Bei größerer Diskushöhe fällt die Sauerstoff-Glukose-Konzentration zum Zentrum hin stärker ab, bzw. steigt die Laktat-Konzentration stärker an (Sélard et al., 2003). Eine Übersicht der grundlegenden Stoffverteilungsmuster innerhalb des Diskus ist in Abb. III.15 gegeben.

12 Siehe dazu auch die Ausführungen zum Thema „Vibrationen und Resonanzphänomene auf Seite 68ff.

Synthese zur Ernährung des Diskus

Unter Berücksichtigung der hier vorgestellten Daten liegt es auf der Hand, dass eine Reduktion der Versorgung des Diskus zu degenerativen Veränderungen führt. Dies ist vor allem unter der spezifischen metabolischen Situation zu verstehen, innerhalb derer der Diskus seine Funktion und Regeneration erhalten muss, um auf die Beanspruchungen adäquat reagieren zu können. Das Besondere dieser Situation besteht, wie wir zeigen wollten, darin, dass die Sauerstoffversorgung prinzipiell nicht sehr gut ist. Dies begünstigt das Entstehen eines sauren Milieus, was in der Folge bis zum lokalen Zelltod führen kann. Im Rahmen eines solchen Prozesses reduziert sich die Erneuerungsrate der Matrix, der Quelldruck nimmt ab und es kommt zur Degeneration. Neben der Druckreduktion kann auch der Sauerstoffmangel im Diskus als kausaler Faktor der Degeneration erwähnt werden (Higuchi und Abe, 1987). Urban et al. (2004) fassen folgende Schlüsselfaktoren zusammen, die für die Ernährung des Diskus von Relevanz sind:

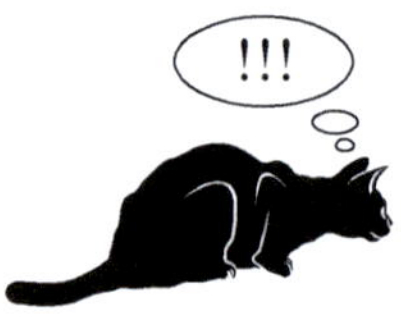

- Der Diskus ist avaskulär.
- Der Hauptversorgungsweg wird durch Diffusion gewährleistet.
- Glykose- und Sauerstoffkonzentration sowie der pH-Wert bestimmen die Aktivität und die Lebensfähigkeit der Diskuszellen.
- Das Ernährungsniveau wird durch das Gleichgewicht zwischen Nachschub an Nährstoffen und dem Verbrauch der Zellen geregelt.
- Eine kritische Zone für den Nachschub stellen die knorpeligen Endplatten und der subchondrale Knochen dar. Ist diese Zone beschädigt, so brechen die Konzentrationsverhältnisse zusammen.
- Versorgungsengpässe führen zu Matrixdegeneration, zum Zelltod und schließlich zur Diskusdegeneration.

Siehe auch die Zusammenfassung zur Diskusdegeneration unter Punkt 2.4 auf Seite 92ff.

Dass es überhaupt zu degenerativen Veränderungen im Diskus kommt, muss nicht notwendig als symptomatisches und pathologisches Bild eingestuft werden. Bis zu einem gewissen Grad handelt es sich um einen „normalen" Prozess. Wo die Grenzen zu einer Pathologie hin zu bestimmen seien, die die individuelle Symptomatik eines Patienten erklären soll, ist Gegenstand von Diskussionen.

2.3 Biomechanik des Diskus

2.3.1 Verhalten des Diskus unter Kompression

Beziehung zwischen Last und intradiskalem Druck

Man kann den Nucleus pulposus als Flüssigkeit betrachten, die den hydrostatischen Prinzipien gehorcht. Eine auf den Nukleus einwirkende Kraft wird demnach in alle Richtungen fortgeleitet und beeinflusst so auch die Lamellen des Anulus. Demnach sind die Fasern des Anulus bereits in nicht belastetem Zustand angespannt. Setzt man den Diskus unter

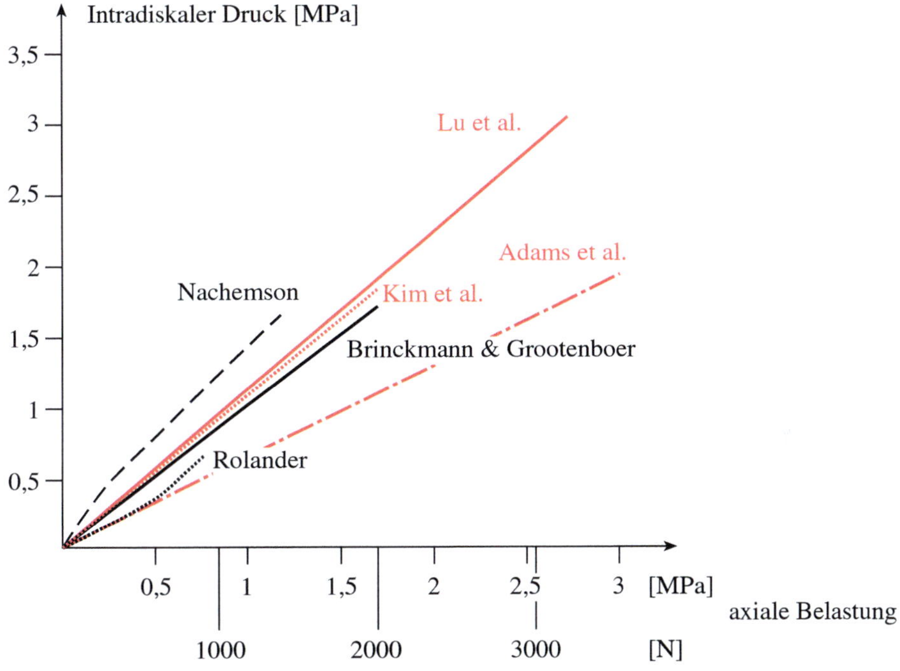

Abb. III.16
Axiale Kompression und intradiskaler Druck stehen in einer beinahe linearen Beziehung. Für die axiale Belastung sind sowohl der Druck als auch die jeweilige applizierte Kraft angegeben (Daten nach Nachemson, 1960; Rolander, 1966; Brinckmann und Grootenboer, 1991; Kim et al. 1991; Adams et al., 1994 und Lu et al., 1996a).

Druck, so verringert sich seine Höhe. Der Druck im Nucleus pulposus nimmt zu. Die direkte Beziehung zwischen Last und Druck geht aus Abb. III.16 auf Seite 59 hervor. Es ist ersichtlich, dass es sich um ein beinahe lineares Verhältnis handelt. Die unter anderem von Kim et al. (1991) sowie Lu et al. (1996a) anhand eines mathematischen Modells unter Verwendung der Finite-Elemente-Methode ermittelten Daten stimmen gut mit den *in vivo* erhobenen Ergebnissen von Nachemson (1960) und den *in vitro* ermittelten Angaben von Brinckmann und Grootenboer (1991) überein. Adams et al. (1994) liegen mit ihren *in vitro* Vermessungen unter diesen Werten und entsprechen eher den Ergebnissen von Rolander (1966). Alle Ergebnisse sind in Abb. III.16 zusammengefasst.

Es ist vielleicht nicht uninteressant, die Werte in Beziehung zu den intradiskalen Druckverhältnissen ohne zusätzliche Kompressionslast bringen zu können. Wilke et al. (1999) untersuchten die intradiskalen Druckverhältnisse im Segment L4/L5 am Lebenden. Ihre Ergebnisse stimmen zum Teil mit den Daten von Nachemson (1960) überein. In Rückenlage fanden sie einen Druck von 0,10 MPa, im Stehen von 0,50 MPa und beim Vorbeugen im Stand von 1,10 MPa. Eine Zusammenfassung von Daten intradiskaler Druckmessungen findet sich auf Seite 88.

Spannungsprofilometrie

Da der Nukleus sich aufgrund seines hohen Wassergehaltes wie Flüssigkeit verhält, wird der Druck im Rahmen intradiskaler Messungen meist im Zentrum des Diskus gemessen. Es gibt aber auch Ansätze, den gesamten Diskus als einen mit Flüssigkeit gefüllten Container zu betrachten und Druckmessungen an verschiedenen Orten im Inneren des Diskus vorzunehmen. McNally und Adams (1992) sprechen von **Spannungsprofilometrie** (engl.: *stress profilometry*). In einem solchen Modell können Nukleus und Anulus nicht mehr als zwei getrennte funktionelle Elemente betrachtet werden. Sie bilden vielmehr ein Kontinuum, über das sich die Belastungen verteilen (Abb. III.17. und Abb. III.18).

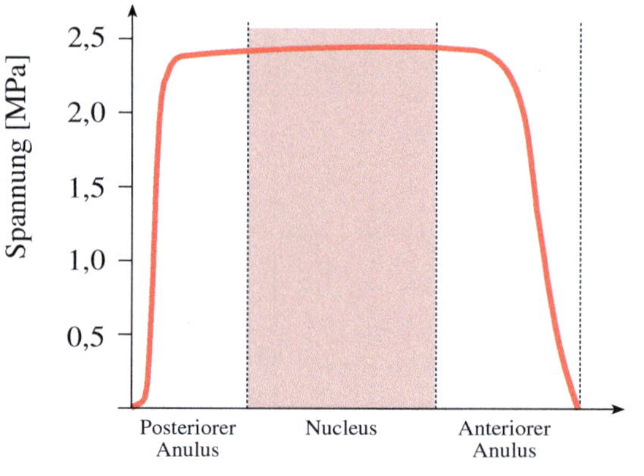

Abb. III.17
Schematische Darstellung der Ergebnisse einer Spannungsprofilomertrie am gesunden Diskus L2/L3 unter einer Kompressionsbelastung von 2000 N in 0-Stellung (nach McNally und Adams, 1992).

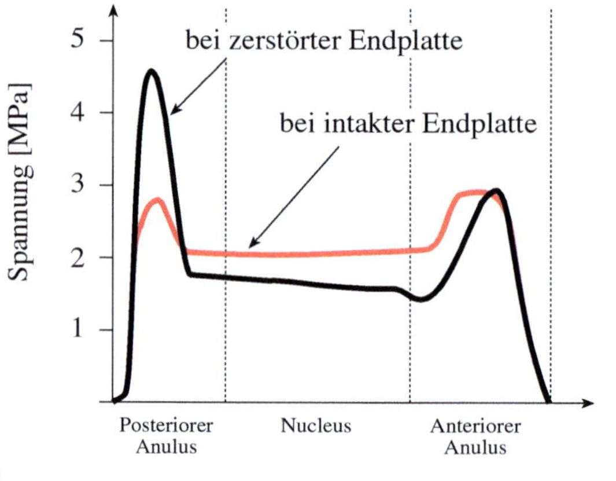

Abb. III.18
Schematische Darstellung einer Spannungsprofilomertrie an einem gesunden Diskus vor und nach komplexen zyklischen Belastungen über 4 Stunden, die zu Läsionen in den Endplatten führten (nach Adams und Dolan, 2005). Die Beanspruchung verändert sich besonders im posterioren Abschnitt des Anulus.

Der Diskus als autostabiles System

Wird die Wirbelsäule komprimiert, so haben die Fasern des Anulus die Tendenz, sich aufgrund der Höhenreduktion zu entspannen. Doch der im Nukleus ansteigende Druck setzt sie einer Zugspannung aus, unter der sie ihre Länge beibehalten (Klein et al., 1983; Lu et al., 1996a; Hickey und Hukins, 1980). Siehe dazu Abb. III.19. Der Anulus verhindert so eine ungehinderte Ausbreitung des Nukleus im diskalen Raum. Dies zeigt, dass erst durch das Vorhandensein der kollagenen Architektur des Anulus das Gelkissen des Nukleus einen Beitrag zur Verarbeitung axialer Belastungen der Wirbelsäule leisten kann (Hukins, 1992).

In ihrer Zusammenarbeit stellen beide Elemente ein **autostabiles System** dar, das auch bei Bewegungen eine wichtige Rolle spielt. Die Belastung des Systems hängt dabei wesentlich von seiner hydraulischen Geschlossenheit ab. Geht nur eine geringe Menge Wasser aus dem Nucleus verloren, so nimmt der Druck im Nukleus ab, was zu einer Reduktion der Zugspannung in den Fasern des Anulus führt (Shirazi-Adl, 1992). Die Kompressionsbelastung des Anulus nimmt dabei aber deutlich zu. Van Deursen et al. (2001) konnten *in vitro* während einer einstündigen Belastung mit 340 N einen intradiskalen Druckverlust von ca. 1,5 MPa feststellen. Der Spannungstransfer läuft bei längeren Belastungen somit vom Nukleus zum Anulus: zu Belastungsbeginn werden die Kräfte mehr über den Nukleus übertragen, dauert die Belastung an, so läuft die Kraftüber-

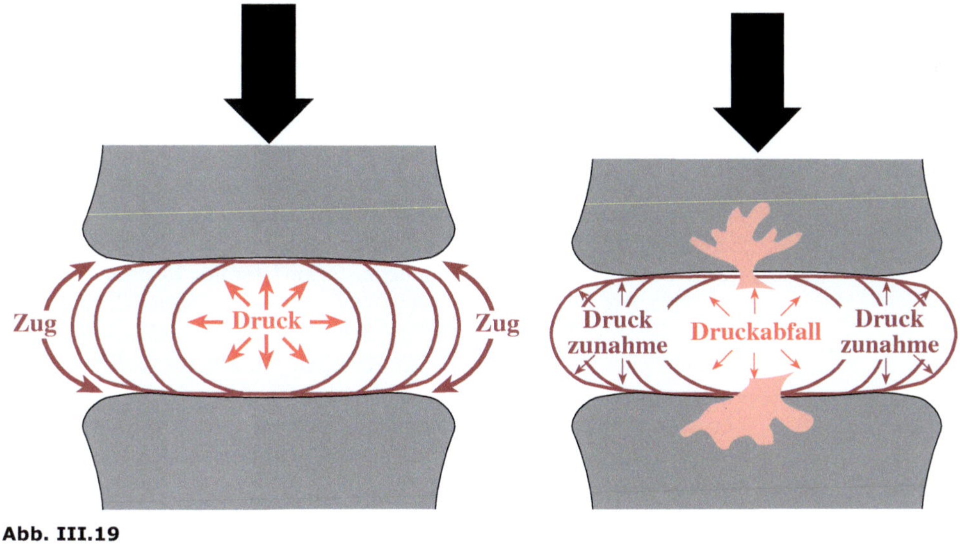

Abb. III.19
Bei axialer Belastung eines Wirbelsäulensegments kommt es zum Druckanstieg im Nucleus pulposus. Dies setzt die Faserbündel des Anulus fibrosus unter Zugspannung. Beide Elemente des Diskus bilden ein autostabiles System.

Verliert der Nukleus Wasser, so sinkt der Druck im Nukleus und der Anulus wird vermehrt einer Druckspannung ausgesetzt. Dies ist vor allem bei länger andauernden Belastungen der Fall.

tragung mehr und mehr über den Anulus, da Wasser aus dem Nukleus ausgedrückt wird. In diesem Fall werden auch die Zygapophysialgelenke vermehrt belastet (Shirazi-Adl, 1992). Dies könnte zunächst als Schutzfunktion für die Endplatten diskutiert werden, da Kräfte über eine größere Fläche verteilt werden und sich nicht auf das Areal des Nukleus beschränken. Werden die Kräfte zu groß oder überschreitet die Dauer ein gewisses Maß, so kehrt sich der Effekt um: es kommt zu lokalen Läsionen.

Vorwölbung des Diskus unter Kompression

Kann ein normaler intradiskaler Druck aufgebaut werden, so führt axiale Kompression nicht zu einer übermäßigen **Vorwölbung** (engl.: *disc bulging*) des Anulus in der Peripherie. Wenger und Schlegel (1997) ermittelten bei einer Belastung von 2500 N eine Vorwölbung von 0,67±0,42 mm. Das Ausmaß war in posterior-lateraler Richtung am größten und erreichte dort einen Wert von 0,93±0,52 mm. Brinckmann und Grootenboer (1991) kommen zum Schluss, dass hoher intradiskaler Druck im Zentrum nötig ist, um die Vorwölbung in der Peripherie klein zu halten. Die Autoren präzisieren weiter, dass Verluste an diskalem Gewebe zu einem Höhenverlust des Diskus, einem intradiskalen Druckverlust und schließlich zu einer Vergrößerung der Vorwölbung des Anulus in der Peripherie führen.

Unter statischer Kompression über 2–3 Stunden hinweg kann eine deutliche Zunahme der Deformierung des Anulus beobachtet werden. Die zentralen Anteile beulen sich dabei zum Nukleus hin aus, die peripheren Anteile erfahren eine Deformation nach außen (Adams et al., 1996; Iatridis et al., 1998). Nach langer Kompression kommt es zu einem Verlust an Strukturierung im zentralen Anulus, die Zelltodrate (*Apoptose*[13]; engl.: *apoptosis*) steigt an (Lotz et al., 1998). Dieser Strukturverlust (siehe auch Seite 47) zeigt sich höchst wahrscheinlich in einer Gefügetrennung der benachbarten Lamellenschichten: man kann von einer *Delamination* sprechen (Iatridis et al., 2005). Für dieses Phänomen sind wahrscheinlich innerhalb der Faserschichten des Anulus auftretende Scherkräfte verantwortlich. Dies betrifft vor allem die posterior-lateralen Regionen des Diskus. Prinzipiell können alle Arten von Beanspruchungen (Zug, Druck, Scherung) zu Delamination führen, Scherspannungen stellen jedoch den ungünstigsten Fall dar. Sind auch nur geringe Faserrisse vorhanden, sei es zirkumferentiell oder radial, so kommt es zu einem deutlichen Anstieg der interlaminären Scherspannungen (Goel et al., 1995). Dies stellt einen gewissen *circulus vitiosus* dar, der die Degeneration des Anulus beschleunigen kann.

---

13 Der Begriff der *Apoptose* wird allgemein für den programmierten Zelltod verwendet. Es handelt sich um einen physiologischen Prozess. In der biomechanischen Literatur wird der Begriff in der Regel dazu verwendet, das Sterben von Zellen in der Folge von äußeren mechanischen Einflüssen zu beschreiben.

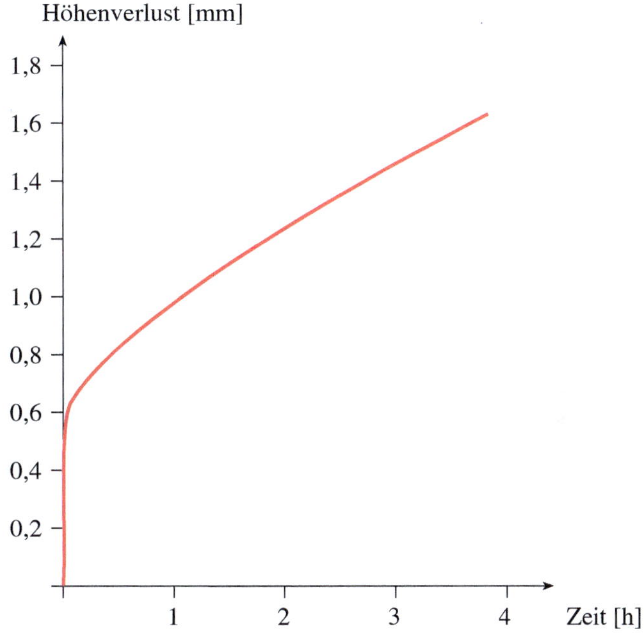

Abb. III.20
Typische Kriechkurve für einen gesunden Diskus L1/L2 unter einer statischen Belastung von 1500 N (nach Adams et al., 1996). Am Beginn kommt es zu einer schnellen Deformierung des Diskus um ca. 0,5 mm in axialer Richtung. Nach vier Stunden ist mit einem Höhenverlust von ca. 1,6 mm noch immer kein Gleichgewicht eingetreten.

Bei Entfernung des Nukleus kommt es zu einer Einwärtsstülpung des Anulus. Dies führt zu einer Veränderung der Spannungsverhältnisse im Inneren der Lamellen, was weitere Diskusdegenerationen nach sich ziehen könnte (Seroussi et al., 1989; Meakin und Hukins, 2000). Dieses Phänomen konnte auch bereits bei partiellen Nukleotomien beobachtet werden (Meakin et al., 2001).

Viskoelastisches Verhalten des Diskus

Wird der Diskus über längere Zeit Belastungen ausgesetzt, so zeigt er die typischen Charakteristika viskoelastischen Verhaltens: *Relaxationsphänomen*, *Kriechverhalten* und *Hysteresis-Phänomen*. Viskoelastisches Verhalten zeigt sich dann, wenn Gewebe über einen längeren Zeitraum hinweg belastet wird, d.h. wenn der Zeitfaktor eine Rolle zu spielen beginnt. Das **Relaxationsphänomen** besteht dabei in einem Kraftabfall im Gewebe, wenn dieses einer konstanten Dehnung (Deformierung) ausgesetzt wird. Das Gewebe wird somit nachgiebiger. Unter **Kriechverhalten** wird Dehnung (Deformierung) von Gewebe verstanden, die dieses unter dem Einfluss einer konstanten Kraft erfährt. Das **Hysteresisphänomen** ist Ausdruck einer Restdeformation (z.B. Höhenverlust oder Längengewinn), die Gewebe nach einer Beanspruchung zeigt. Allen drei Formen liegt nicht-lineares Verhalten zugrunde, d.h. die Geschwindigkeit von Kraftabfall bzw. Dehnung ist nicht konstant.

Das Kriechverhalten ist im Bereich des Diskus von besonderem Interesse. Es zeigt an, wie sich dieser bei Belastungen über einen längeren Zeitraum hinweg deformiert. Setzt man einen Diskus einer länger anhaltenden konstanten Kompression aus, so beginnt er zu kriechen. Dies drückt sich unter anderem in einem Höhenverlust aus, der unterschiedlich schnell abläuft (Abb. III.20 auf Seite 63). Mit Einsetzen der Kompressionsbelastung ist zunächst eine schnelle Verformung des Diskus zu beobachten. Mit der Zeit nimmt die Geschwindigkeit dieser Verformung ab und es entsteht ein Gleichgewicht: der Diskus unterliegt kaum mehr einer Verformung. Es handelt sich dabei um einen nicht-linearen Prozess, der einerseits durch die Wasseraussscheidung aus dem Nukleus, andererseits durch die viskoelastischen Eigenschaften des Anulus bedingt ist. Beide Faktoren sind unter anderem vom Wassergehalt des Diskus abhängig und damit von der Proteoglykan-Konzentration (Panagiotacopulos et al., 1987a, b; Best et al., 1994).

Die Diskusdeformation im Sitzen wurde von Kaigle et al. (1992) an zwei Probanden *in vivo* untersucht. Es wurde je ein Stift in die Dornfortsätze von L4 und L5 eingebracht. Die an den Stiften angebrachte Messeinrichtung ermittelte die Flexion/Extension, die anteriore/posteriore Translation, sowie die axiale Höhenveränderung. Während Veränderungen der ersten beiden Parameter vernachlässigbar gering waren, zeigte sich das Kriechverhalten im Rahmen des Höhenverlustes deutlich. Nach fünf minütigem Sitzen lag der Höhenverlust bei 0,2 mm, bzw. bei 1,0 mm. Ein deutlicher Effekt der Atmung, aber auch von kleinen Haltungsveränderungen auf die erhobenen Kriechkurven konnte festgestellt werden.

Wir erinnern daran, dass der E-Modul bei nicht-linearem Verhalten nur als Annäherung in einem quasi-linearen Bereich bestimmt werden kann. Siehe dazu Klein und Sommerfeld, 2004, Kapitel I, Punkt 11.

Typ und Architektur der Kollagenfasern, die Konzentration von Querverbindungen, Proteoglykanen und anderen Bestandteilen, sowie die hydraulische Permeabilität im Diskus sind nicht überall gleich. Es handelt sich um nicht-lineares, inhomogenes aber auch anisotropes Material. Dies bedingt Unterschiede im E-Modul innerhalb eines Diskus und zwischen den Diszi ein und derselben Person. Der E-Modul steigt in den peripheren Fasern des Anulus besonders an. Dies kann als eine funktionelle Beantwortung der dort auftretenden Spannungen betrachtet werden und ist bei Kompression (Ausbeulen der Lamellen), aber auch bei Beugebeanspruchung (Flexion/Extension, Lateralflexion), sowie bei Torsionsbeanspruchung (Rotation) relevant (Ebara et al., 1996). Darüber hinaus reagieren die Diszi – dies ist Ausdurck ihre anisotropen Verhaltens – je nach Richtung der einwirkenden Kraft unterschiedlich.

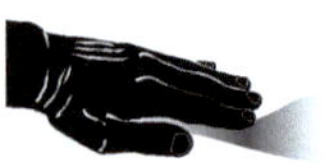

Aufgrund der genannten Umstände ist das kinematische Verhalten des Wirbelsäulensegmentes unter Einwirkung eines konstanten Drehmoments schwer vorhersehbar und daher nicht mittels Regeln ableitbar. Der Kliniker ist somit mit einer großen intersegmentalen und auch interindi-

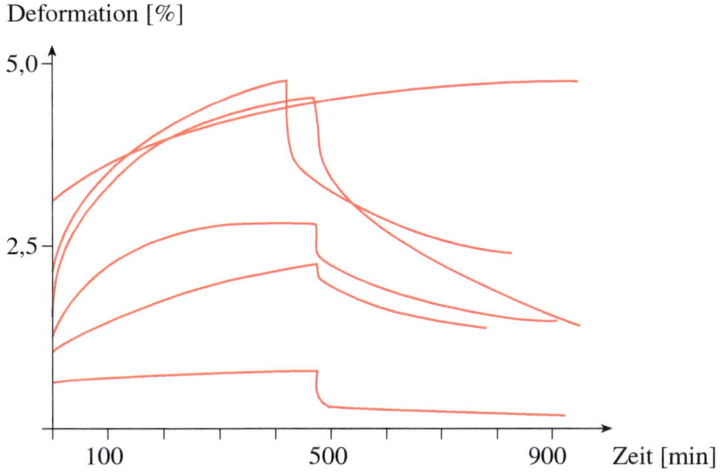

Abb. III.21
Kriechverhalten verschiedener thorakaler Segmente unter gleich großer konstanter Belastung von ca. 178 N über einen Zeitraum von ca. 500 Minuten. Nach dieser Zeitspanne wurde die Last auf ein Viertel verringert: der Diskus gewinnt wieder an Höhe. Je nach Segment ist das viskoelastische Verhalten sehr unterschiedlich (nach Burns et al., 1984).

viduellen Variabilität konfrontiert. Zur Verdeutlichung dieses Umstandes sind in Abb. III.21 verschiedene Kurven des Kriechverhaltens für unterschiedliche Wirbelsäulensegmente bei verschiedenen Individuen angegeben.

Unterschiede im Kriechverhalten zwischen normalen und degenerierten Diszi wurden von verschiedenen Autoren beschrieben (Kazarian, 1975; Adams und Hutton, 1983). Bei leichter Degeneration setzt die Verformung schneller ein, kommt aber zum gleichen Endpunkt wie beim normalen Diskus. Bei stärkerer Degeneration scheint die Verformung noch schneller einzusetzen und wird bei gleicher Kompressionskraft mit der Zeit größer (Tabelle III.1 unten und Abb. III.22 auf Seite 66).

Degeneration, Alter	Höhenverlust [mm]
leicht	1,3 ± 0,4
schwer	1,6 ± 0,5
< 35 Jahre	1,2 ± 0,2
36–45 Jahre	1,5 ± 0,6
46–55 Jahre	1,6 ± 0,6
> 55 Jahre	1,5 ± 0,3

Tabelle III.1
Höhenverlust des Diskus nach vierstündiger Belastung unter Körpergewicht am Präparat (nach Adams und Hutton, 1983).

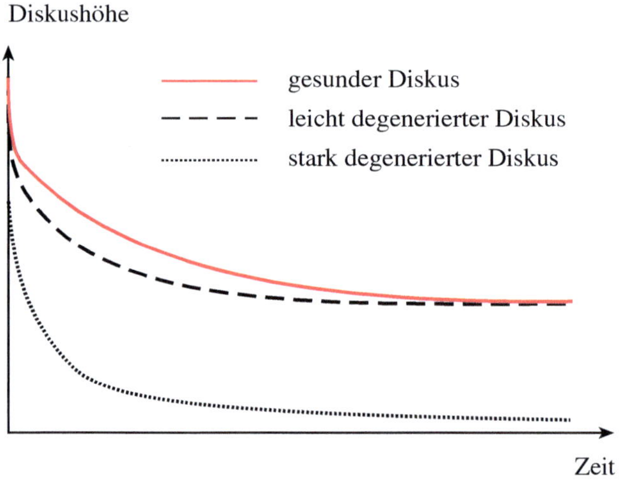

Abb. III.22
Charakteristische Kriechkurven für den gesunden, sowie den leicht und stark degenerierten Diskus.

Wird der Diskus nach einer gewissen Kompressionsphase entlastet, so gewinnt er allmählich wieder an Höhe. Hier kann ein inverses Phänomen beobachtet werden. Zudem zeigt sich ein **Hysteresis-Phänomen** in Form einer zeitlich begrenzten Restdeformation. Somit kommt es zu einem Energieverlust im Gewebe, der für Belastungs-Entlastungs-Zyklen typisch ist. Man kann davon ausgehen, dass die Diskushöhe mit zunehmendem Alter abnimmt. Boos et al. (1996) und auch Berlemann et al. (1998) konnten hingegen bei Diszi von Personen unter 40 Jahren noch keine signifikante Korrelation zwischen einer Diskusdegeneration und dem Höhenverlust feststellen.

Zyklische Kompressionen

Man kann annehmen, dass eine Frequenz von 1,5 Hz beim langsamen Gehen auftreten kann. 0,5 Hz ist somit sehr langsam (eine Erschütterung in 2 Sekunden) und kommt beim Gehen kaum vor.

Bei **zyklischen Kompressionen** spielt die Frequenz eine zusätzliche Rolle. So konnten Ching et al. (2003) im Tierversuch feststellen, dass der Diskus bei einer Frequenz von 1,5 Hz den geringsten Höhenverlust erleidet. Bei Frequenzen von 2,5 Hz, besonders aber bei 0,5 Hz, war der Höhenverlust am größten. Wang et al. (1998) errechneten die Auswirkungen zyklischer Kompressionen bei einer Frequenz von 0,5 Hz für das Segment L2/L3 bei einem Belastungsanstieg von 600–1000 N in einem Finite-Element-Modell. Der E-Modul des Segments nahm ab, während der intradiskale Druck, die Spannung in den peripheren Lamellen des Anulus und die Belastung der Endplatte zunahmen. Damit ist das Segment einer erhöhten Verletzungsgefahr ausgesetzt.

Das **Verhältnis von Frequenz und Belastung** im Hinblick auf mögliche Zellschädigungen im Diskus ist komplex: bei bestimmten Frequenzen kann eine geringere Belastung zu höheren Schäden führen als eine größere. Dies kann mit dem belastungsabhängigen Input auf die Zellregeneration zusammenhängen. Somit spielen nicht nur biomechanische Faktoren allein eine Rolle, sondern auch biochemische, bzw. das Zusammenspiel beider im Rahmen des Metabolismus des Diskus. Zusätzlich sind die Reaktionen im Diskus ortsabhängig. So konnten Walsh und Lotz (2004) eine höhere Zelltodrate im Anulus bei sehr niedrigen Frequenzen (0,01 Hz) und niedriger Belastung (0,9 MPa) als bei gleicher Frequenz mit höherer Belastung (1,3 MPa) bei der Ratte feststellen. Im Nukleus war der Einfluss der Belastung auf die Zelltodrate invers. Während die angegebenen Werte nicht exakt auf Menschen übertragbar sind, ist die Bedeutung der Beziehung von Belastung und Frequenz im Hinblick auf den Zelltod im Diskus durchaus relevant.

Ein zusätzlicher Parameter ist in diesem Zusammenhang die **Belastungsgeschwindigkeit** (engl.: *loading rate*). Bei zyklischen Kompressionen unter höheren Belastungsgeschwindigkeiten sind Verletzungen des Diskus im Sinne eines Prolaps sehr wahrscheinlich (Tsai et al., 1998). Lu et al. 1996b führen eine **Kombination von vier Faktoren** an, die für das zustandekommen von Diskusläsionen entscheidend sein können: (1) Kompressionsbelastung, (2) Beugestellung, (3) Rotationsstellung, (4) hoher Wassergehalt des Diskus. Fehlt einer der Faktoren, so ist es weitaus schwieriger, eine Verletzung des Diskus hervorzurufen. Die ersten Läsionen treten im posterioren zentralen Anteil des Anulus auf. Dabei gehen radiale Fissuren des Anulus einem definitiven Prolaps häufig voraus (Brinckmann und Porter, 1994). Gordon et al. (1991) konnten mit einer Bewegungskombination von Flexion und leichter Rotation unter einer Kompressionskraft von 1334 N mittels zyklischen Belastungsphasen mit einer Frequenz von 1,5 Hz an unverletzten Präparaten Schädigungen des Anulus hervorrufen. Die Ergebnisse stützen die Hypothese, dass Bandscheibenvorfälle vorwiegend in der Peripherie entstehen.

Hingegen haben unter anderem die Untersuchungen von Farfan (1973) gezeigt, dass es nicht möglich ist, einen Prolaps unter Einwirkung **reiner statischer Kompression** hervorzurufen. In diesem Fall kommt es zu Frakturen der zentralen Anteile der Deckplatte (ähnlich den Schmorl-Degenrationen) ohne wesentlichen äußeren Veränderungen am Diskus selbst.

Anders verhält es sich hingegen bei zyklisch einwirkenden Kompressionen. Diese können bei genügend hoher Anzahl auch bei submaximalen Belastungen selbst in einem gesunden Segment zu kleinen Ermüdungsfrakturen im Bereich der Deckplatten führen. Liegt die Beanspruchung unter 30% (bezogen auf die maximale Belastbarkeit), so sind auch nach 5000 Wiederholungen keine Frakturen zu erwarten, während bei einer Belastungsintenstät von 60–70% bereits nach 100 Zyklen Frakturen mit einer Wahrhscheinlichkeit von 65% zu erwarten sind (Brinkmann et al., 1988). Hansson et al. (1987) konnten an Präparaten von älteren Personen unter dem Einfluss von zyklischen Kompressionen Frakturen hervorrufen. Der Frakturtypus war vom Zustand des Diskus abhängig. Leichtere Diskusdegenerationen führten vorwiegend zu kleineren Frakturen, ähnlich den Schmorl-Degenerationen. Bei mittelmäßig degenerierten Diszi waren Deckplatteneinbrüche die Regel, während es bei starker Diskusdegeneration zu kompletten Wirbelkörpereinbrüchen kam. Die zyklische axiale Belastung wurde mit einer Frequenz von 0,5 Hz appliziert und lag im Mittel zwischen 70–80% der Maximalbelastung. Die Zahl der Zyklen bis zum Einbruch war sehr unterschiedlich. Sie lag bei leichten Diskusdegenerationen bei ca. 800 Zyklen und fiel bei degenerierten Diszi auf ca. 50 Zyklen ab. Die jeweilige Maximalkraft wurde in Abhängigkeit vom Mineralgehalt des Knochens bestimmt (siehe dazu auch Hansson und Roos, 1981).

Unter Kompression verliert der Diskus, wie bereits mehrfach erwähnt, an Höhe. Dieser Höhenverlust wirkt sich unter anderem auch auf die **Dynamik** aus. Die Widerstandsfähigkeit der Wirbelsäulensegmente, insbesonders der Diszi, reduziert sich gegenüber Beugemomenten. So konnten Adams et al. (1987) im Anschluss an eine axiale Kompressionsbelastung mit dadurch ausgelöstem Kriechverhalten des Diskus eine Vergrößerung der Flexionsamplitude der Lendenwirbelsäule um bis zu 12° feststellen. Diszi und Ligamente der Wirbelsäule sind daher nach länger andauernden Liegeperioden verletzungsgefährdeter (siehe auch die Ausführungen zum Tag-Nacht-Zyklus ab Seite 50).

Vibrationen und Resonanzphänomene

Wir haben im vorigen Abschnitt den Einfluss zyklischer Kompressionsbelastungen auf den Diskus beschrieben, die relativ niedrige Frequenzen bis ca. 2 Hz zeigen. Ein Gebiet von besonderem Interesse stellen zyklische bzw. periodische Kompressionen dar, die mit höheren Frequenzen auf den Körper wirken. Körpergewebe werden dabei in Schwingung versetzt und interagieren mit den auf sie einwirkenden Schwingungen auf komplexe Art und Weise, wobei Phänomene auftreten, wie man sie aus der physikalischen Akustik kennt. Man spricht in diesem Zusammenhang von *Vibration* und *Resonanz*.

Im Gesundheitsbereich wird dieses Gebiet vor allem im Bereich der Arbeitsmedizin diskutiert, weil Personen, die über längere Zeit in Lastkraftwagen, Baumaschinen, Flugzeugen und ähnlichen Geräten zubringen, unter den spezifischen Belastungen leiden, die durch die dabei entstehenden **Ganzkörper-Vibrationen** (engl.: *whole-body vibration*) induziert werden (Bovenzi und Hulshof, 1998).

In diesen Fällen kann zwischen einer *Erreger-* oder *Störfrequenz* (z.B. von einer vibrierenden Maschine kommend) und der *Eigenfrequenz** des in Schwingung versetzten Gewebes unterschieden werden. Die Eigenfrequenz oder *Resonanzfrequenz* ist jene Frequenz, die auftritt, wenn weder erregende (von der Maschine her) noch dämpfende Kräfte (vom Gewebe

* Es handelt sich um jene Eigenschwingung, die ein schwingungsfähiges System ausführt, wenn man es nach einem einmaligen Anstoß sich selbst überlässt.

her) wirksam sind. Wird die Erregerfrequenz gleich groß wie die Eigenfrequenz des in Schwingung gebrachten Systems, dann entsteht **Resonanz**. Dabei wird die Energieübertragung auf das schwingende System maximal. Die Amplituden im schwingenden System (menschlicher Körper) können dann bei weitem größer werden als im erregenden System (Maschine).*

* Aus diesem Grund ist es verboten, Hängebrücken in Form einer Marschkolonne zu überqueren. Würde eine sehr lange Marschkolonne im Gleichschritt marschieren und dabei die Eigenfrequenz der Brücke erreichen, so würde diese so sehr in Schwingung versetzt werden, dass sie einstürzt.

Studien über die Übertragung vertikal auf den Rumpf wirkender Vibrationen und Stöße zeigen eine spezifische Frequenz von ca. 5 Hz, in deren Rahmen es zu Resonanzphänomenen kommt (Matsumoto und Griffin, 2001; Izambert et al., 2003). Pope et al. (1997) beobachten eine zweite Resonanzfrequenz zwischen 9–14 Hz. Resonanzphänomene führen zu einer Verstärkung der Bewegungen des Körpers und der Gewebekompartimente des Körpers untereinander. Dabei ist das Verhältnis der dynamisch einwirkenden Kraft (F) und der im reagierenden Gewebe entstehenden Geschwindigkeit (v) ausschlaggebend. Dieses Verhältnis wird als *mechanische Impedanz* (Z_M) bezeichnet:

$$Z_M = \frac{F}{v} \quad \text{Einheit: } \frac{N\,s}{m} \qquad \text{(III.1)}$$

Unter Impedanz wird allgemein der Widerstand verstanden, den ein Körper einer auf ihn einwirkenden Schwingung (in diesem Fall Vibration) entgegensetzt. Im Falle von Ganzkörper-Vibrationen muss Impedanz als komplexe Größe behandelt werden. Dies ist unter anderem deshalb der Fall, weil unterschiedliche Gewebe unterschiedliche Dämpfungseigenschaften zeigen und folglich komplex interagieren. Die im Rahmen eines

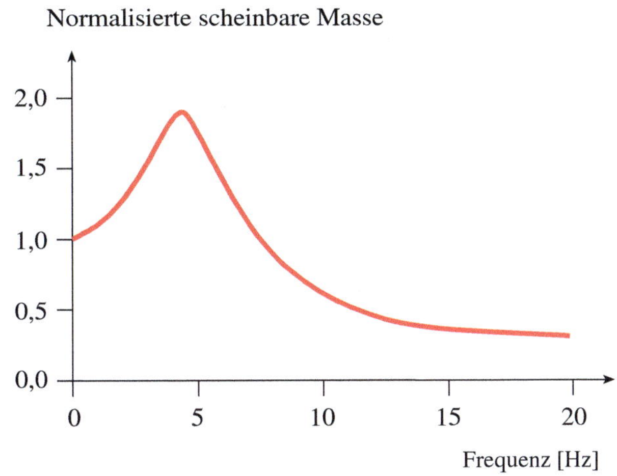

Abb. III.23
Das Diagramm zeigt den Zusammenhang zwischen Vibrationsfrequenz und der scheinbaren Masse. Im gegebenen Fall ist die *normalisierte scheinbare Masse* angegeben, die sich aus der scheinbaren Masse, dividiert durch die eigentliche Körpermasse, errechnet (nach Matsumoto und Griffin, 2001).

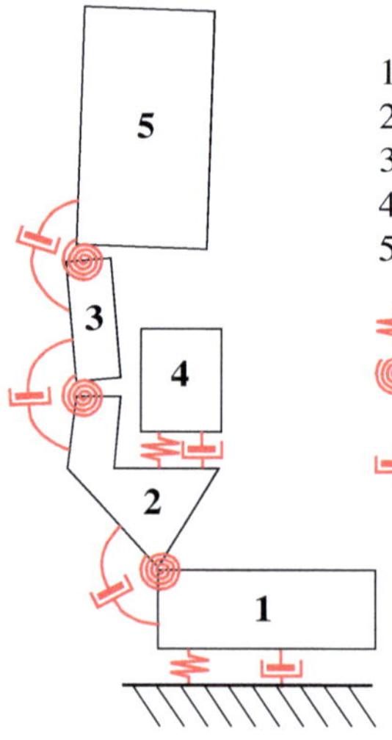

Abb. III.24
Modell eines sitzenden menschlichen Körpers zur mathematischen Analyse von Vibrations- und Resonanzverhalten bei Ganzkörper-Vibrationen (nach Matsumoto und Griffin, 2001).

Resonanzphänomens entstehende kinetische Energie lässt die *scheinbare Masse* (engl.: *apparent mass*) des schwingenden Körpers bis auf das beinahe Zweifache der eigentlichen Körpermasse ansteigen (Abb. III.23 auf Seite 69). In der Folge können bestimmte Strukturen, wie z.B. der Diskus, vermehrt beansprucht werden.

Dieses Phänomen hängt unter anderem von den Stoßdämpfersystemen des Körpers ab. Somit spielen die Haltung, eventuelle muskuläre Spannungen und Massenverlagerungen innerhalb des Körpers (engl.: *wobbling mass*) eine Rolle. Es wird betont, dass zur Optimierung diesbezüglicher Modelle (Abb. III.24) die Miteinbeziehung der viszeralen Masse von Bedeutung ist (Matsumoto und Griffin, 2001). Pope et al. (1997) konnten einen signifikanten Einfluss von verschiedenen Körperhaltungen (aktivierte oder entspannte aufrechte Haltung, gebeugte Haltung, knieend) auf das Resonanzverhalten der lumbalen Wirbelsäule feststellen ($P < 0{,}0001$). Auch der Ort der Vibrationsauslösung war entscheidend. Wirkt die Vibration über die Hände und Arme, wie z.B. bei der Benutzung von Presslufthämmern, so kommt das Signal nur mehr in sehr abgeschwächter Form an der Lendenwirbelsäule an. In diesem Fall sind eher Gefahren für die obere Extremität als für die Wirbelsäule zu erwarten. Wirkt die Vibration über den Untergrund, so kommt es z.B. in einer knieenden Position zu einer deutlichen Signalabschwächung im Gegensatz zu einer stehenden Position.

Daten über Resonanzphänomene können am lebenden Primaten (Quandieu und Pellieux, 1982; Quandieu et al., 1983), am lebenden Menschen (Pope et al., 1997), sowie am Präparat (Izambert et al., 2003) vermessen, mit der Finite-Elemente-Methode (Pankoke et al., 2001) ermittelt oder mittels reiner mathematischer Modelle (Matsumoto und Griffin, 2001) erstellt werden.

Der Diskus als Stoßdämpfersystem

Unterliegt der Diskus einer axialen Belastung, so stellt er schließlich auch ein **Stoßdämpfersystem** dar. Diese Funktion war bereits in den Ausführungen über zyklische Kompressionsbelastungen und Vibrationsbelastungen enthalten. Auch dort spielte das Dämpfungsverhalten des diskalen Gewebes unter anderem eine entscheidende Rolle. Setzt man die funktionelle Einheit einer plötzlichen, schockartigen Kompression aus, so

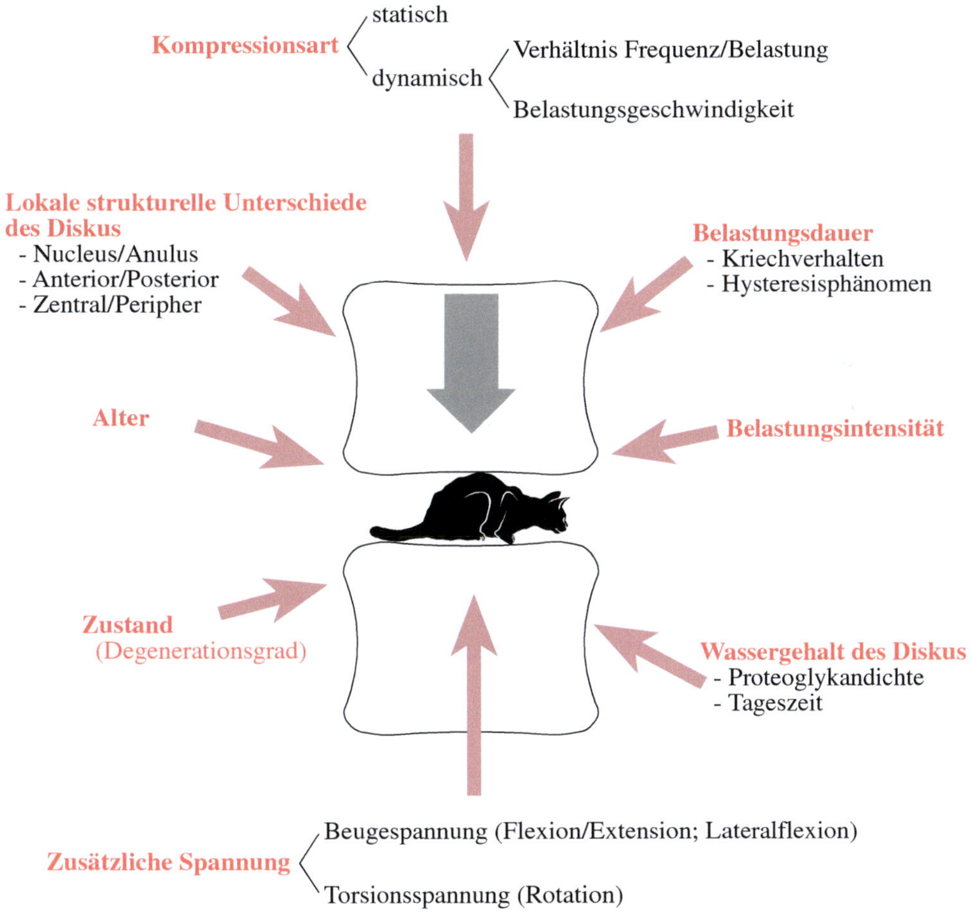

Abb. III.25
Zusammenfassung jener Faktoren, die das Verhalten des Diskus unter Kompressionsbelastung beeinflussen können.

wird die Kraft nicht sofort auf den benachbarten Wirbelkörper übertragen. Es kommt zu einer zeitlichen Verzögerung der Fortleitung der Kraft: es wird Zeit gewonnen und dies führt zu einer Reduktion der beim Kraftstoß entstehenden Spitzenkraft. Damit sind die Grundbedingungen eines Stoßdämpfersystems erfüllt (siehe dazu Seite 31ff und Abb. II.14 auf Seite 31). Quandieu et al. (1983) konnten an Pavianen zeigen, dass mit Entfernung eines lumbalen Nukleus die Dämpfung im Segment, besonders bei Frequenzen um die 80 Hz, deutlich abnimmt und alle übrigen spinalen Niveaus größeren Vibrationsbelastungen ausgesetzt sind.

Im Rahmen von Vibrationsbelastungen an Präparaten geben Izambert et al. (2003) eine mittlere *Resonanzfrequenz* des Diskus von 8,7 Hz an. Die Dämpfungsfunktion des Diskus ist bei Frequenzen von 10–20 Hz herabgesetzt, seine Steifigkeit nimmt bei Frequenzen von 10–30 Hz zu. Die Autoren geben eine große Variabilität des Dämpfungsverhaltens von Präparat zu Präparat an und meinen, dass dies eventuell auf verschiedene Degenerationsgrade der untersuchten Diszi zurückzuführen sei.

2.3.2 Verhalten des Diskus unter Zug- und Scherspannung

Prinzipiell ist die Wirbelsäule nicht für Zugsbeanspruchungen gebaut, die über einen längeren Zeitraum einwirken. Andererseits aber kann Traktion als therapeutische Maßnahme verwendet werden. So wird z.B. von Cyriax (1975, 1982) davon ausgegangen, dass der bei Traktion entstehende Unterdruck einen Prolaps wieder „einsaugen" könnte. Da experimentelle Untersuchungen zumeist von Kompressionsbelastungen ausgehen, ist die Literatur zu diesem Thema nicht so ausführlich.

Wie wir bereits vermerkt haben, sind es besonders die peripheren Fasern des Anulus fibrosus, die, unabhängig von der Art der auf das Segment einwirkenden Spannung, einer Zugspannung ausgesetzt sind. Die Konzentration von Kollagen Typ I nimmt vom Diskuszentrum zur Peripherie hin zu, wodurch gerade dort die Zugspannung gut beantwortet werden kann.

Die maximale Widerstandskraft der Fasern des Anulus fibrosus ist nicht überall gleich. Dies gilt sowohl für Traktion als auch für Kompression. Ebara et al. (1996) haben die maximale Widerstandskraft Anulus eines lumbalen Diskus unter Zugspannung untersucht. Diese ist besonders in den posterioren Abschnitten des Anulus herabgesetzt. Vergleicht man den E-Modul in Verschiedenen Arealen eines lumbalen Diskus so ergibt sich folgendes Bild: er ist in den posterior-lateralen Abschnitten am geringsten und damit nur etwa halb so groß wie in den anterioren Regionen. Mit einem Wert von ca. 50 MPa ist er in den peripheren anterioren Bereichen ca. 5 Mal so groß wie im inneren Bereich des Anulus fibrosus (Ebara et al., 1996).

In der Nachfolge der Untersuchungen von Alf Nachemson widmeten sich Andersson et al. (1983) den intradiskalen Druckverhältnissen bei Traktion am Lebenden (Abb. III.26). Die allgemeine Annahme, dass es bei Traktion zu einem Druckabfall im Diskus kommt, wurde von Andersson et al. nur beschränkt bestätigt. Bei passiver Traktion blieb der Druck ungefähr dem Druck im Stehen gleich, manchmal erhöhte er sich, oder fiel leicht ab. Während der aktiven Autotraktion[14] hingegen stieg der Druck deutlich an (siehe Tabelle III.2). In diesem Fall ist nicht auszuschließen, dass die Muskelspannung sogar eine lokale Kompression erzeugt hat. Die Muskelaktivität wurde aber in dieser Studie nicht kontrolliert.

Ramos und Martin (1994) untersuchten den intradiskalen Druck der Lendenwirbelsäule am Lebenden. Sie verwendeten einen Traktionstisch. Es kam zu einem Druckabfall von 0,013 MPa. Yi-Kai et al. (1998) untersuchten den intradiskalen Druck *in vitro* an den Segmenten C3–C6. Bei ansteigender Traktionskraft (bis 200 N) fiel der Druck im Diskus. Wurde zusätzlich Rotation eingebracht, so stieg der Druck leicht an. Sheng et al. (2002) nahmen interdiskale Druckmessungen der Segmenten L3–S1 unter reiner Rotation, Rotation mit Kompression und Rotation mit Traktion *in vitro* vor. Rotation führt, wie auch in der vorigen Studie beobachtet, zu einem Druckanstieg. Während die zusätzliche Kompression den Druck weiter deutlich erhöht, ist der Druckanstieg unter zusätzlicher Traktion am geringsten. Die Autoren folgern, dass Manipulationen unter Traktion die sicherste Variante darstellen dürfte.

Aufgabe	Mittlerer Druck [MPa]
Stehen	0,27
Liegen	0,11
Aktive Traktion	0,54
Passive Traktion	0,28

Tabelle III.2
Daten der interdiskalen Druckveränderungen bei unterschiedlichen Belastungen (nach Andersson et al., 1983).

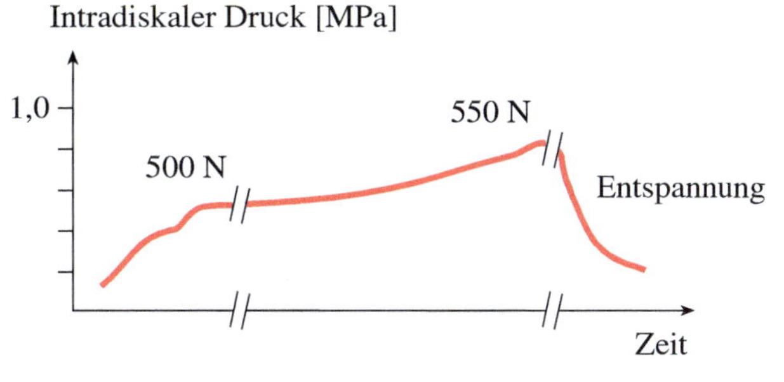

Abb. III.26
Veränderung des intradiskalen Drucks unter Traktion (nach Andersson et al., 1983).

14 In diesem Fall war das Becken der Probanden fixiert, während diese durch Zug über die Arme an einem über Kopf angebrachten Rahmen eine aktive Traktion durchführten.

Die Studien sind für den manuellen Kliniker nicht uninteressant. Die Ausgangswerte in der Untersuchung von Yi-Kai et al. (1998) bewegen sich in einem Bereich von 0,23–0,25 MPa. Dies entspricht in etwa dem intradiskalen Druck beim entspannten Liegen (siehe Seite 42). Somit könnten die Ergebnisse Veränderungen widerspiegeln, die bei Mobilisationstechniken der Wirbelsäule in Rückenlage auftreten, sofern der Patient dabei möglichst entspannt ist. In Bezug auf die relativen Druckveränderungen kommen Yi-Kai et al. und Sheng et al. zu sehr unterschiedlichen Werten, die allein aus der Tatsache heraus, dass die eine Untersuchung an der Halswirbelsäule, die andere an der Lendenwirbelsäule gemacht wurde, schwer zu erklären sind. Darüber hinaus sind die Angaben innerhalb der jeweiligen Veröffentlichung zum Teil widersprüchlich und inkonsistent. Krause et al. (2000) und Gay et al. (2005) kommen zu dem Schluss, dass die derzeitige Datenlage in Bezug auf die therapeutische Wirksamkeit von manipulativen Traktionsmassnahmen keine eindeutigen Schlüsse zulässt.

In der Regel führt das Einbringen einer Traktion, sofern es zu einer tatsächlichen Dekoaptation im Segment kommt, auch zu einem Höhengewinn des Diskus. Diese **Dekoaptation** wurde von verschiedenen Autoren beschrieben. Tekeoglu et al. (1998) konnten am Lebenden eine Dekoaptation besonders im posterioren Bereich des Diskus beobachten. Die diesbezügliche segmentale Amplitude erreicht Werte bis zu 3 mm. Die Traktion wurde in dieser Untersuchung nicht durch einen Traktionstisch bzw. kopfabwärts hängend produziert, sondern mittels eines thorakal angebrachten Gurtes im aufrechten Hängen.

Während der durch Dekoaptation im Diskus erzielte segmentale Höhengewinn deutlich ist, ist dies im Fall der Druckveränderung nicht so klar. Manche der oben zitierten Autoren geben zwar einen Druckabfall an, der jedoch sehr gering ist. Andersson et al. (1983) sprechen sogar bei passiver Traktion in einigen Fällen von einem Druckanstieg. Eine eindeutige Korrelation zwischen Höhengewinn und Druckabfall kann daher nicht postuliert werden. Bogduk (2000) und Krause et al. (2000) kritisieren daher jene Modelle, die das Einbringen einer Traktion mit dem Ziel des „Zurücksaugens“ eines Prolaps begründen. Andererseits konnten Onel et al. (1989) einen solchen Effekt in Folge einer Traktion bei ungefähr zwei Drittel der untersuchten Patienten mittels CT-Scan beobachten. Der Effekt war bei medianen und posterior-lateralen Vorfällen am effektivsten, bei reinen lateralen Vorfällen am geringsten.

Einen **regenerierenden Effekt** der Traktion auf den Diskus konnten Kroeber et al. (2005) mittels einer kontrollierten Studie an Kaninchen feststellen. Die Diszi der Tiere wurden einer 28-tägigen Kompression ausgesetzt. Anschließend wurde eine Gruppe einer ebenso lange dauernden dynamischen Traktion unterzogen. Die Traktionsmaßnahme führte zu einer deutlichen Höhenzunahme des Diskus und zu einer Umkehr der in der Kompressionsphase eingetretenen Degenerationsprozesse. Dynamische Traktion könnte somit die Regeneration des Diskus unterstützen.

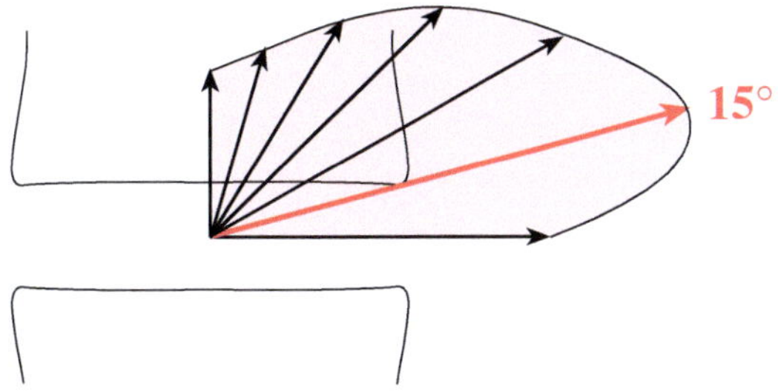

Abb. III.27
Verhalten des Diskus unter Traktions- bzw. Scherspannung. Die Länge der angegebenen Vektoren gibt die größe der jeweiligen Widerstandskraft des Diskus unter Traktion an (nach White und Panjabi, 1978)

Wir haben bereits im vorigen Punkt erwähnt, dass der Diskus stark anisotrope Eigenschaften besitzt. Daher kann man davon ausgehen, dass es einen Unterschied macht, in welchem Winkel die Zugspannung auf den Diskus wirkt. Idealerweise läge ja eine reine Traktion nur dann vor, wenn die Zugkraft im rechten Winkel zu den Deckplatten einwirkt. Alle anderen Formen würden bereits mehr oder minder starke Scherspannungen darstellen. White und Panjabi (1978) geben an, dass der Diskus unter einer Zugspannung, die in einem Winkel von 15° zur Deckplatte angreift, am widerstandsfähigsten ist. Es handelt sich hier eher um eine Scherspannung als um Traktion (Abb. III.27).

Wir haben uns bis hierher mit dem Verhalten des Diskus unter Kompression sowie unter Zug- und Scherspannung auseinander gesetzt. Im nächsten Punkt wollen wir uns den klassischen anatomischen Bewegungen des Wirbelwsäulensegmentes im Hinblick auf den Diskus widmen. Grundsätzlich können hier zwei Bewegungsarten unterschieden werden:

- **Kippbewegungen**, wie sie bei Flexion/Extension und der Lateralflexion vorkommen.
- **Rotation**

2.3.3 Verhalten des Diskus bei Kippbewegungen

Verschiedene experimentelle Untersuchungen der lumbalen Wirbelsäule kommen zu dem Ergebnis, dass der **intradiskale Druck**, wie in Abb. III.28 dargestellt, in Flexion und in Lateralflexion ansteigt und in Extension abnimmt (Reuber et al., 1982; Shirazi-Adl et al., 1986; Shirazi-Adl und Drouin, 1988; Adams et al., 1994; Steffen et al., 1998). Dies entspricht größtenteils den Resultaten von Nachemson (1983). Steffen et al. präzisieren die Ergebnisse dahingehend, dass es anterior im Bereich des Nukleus und am Übergang zwischen Nukleus und Anulus auch in Extension zu einem leichten Druckanstieg kommt. Bei einer Belastung von 600 N nimmt der Druck in diesem Bereich von 0,8 MPa auf 0,9 MPa zu. Um den Verhältnissen, wie sie bei Alltagsaktivitäten stattfinden, möglichst nahe zu kommen, wurden diese Untersuchungen unter Kompressi-

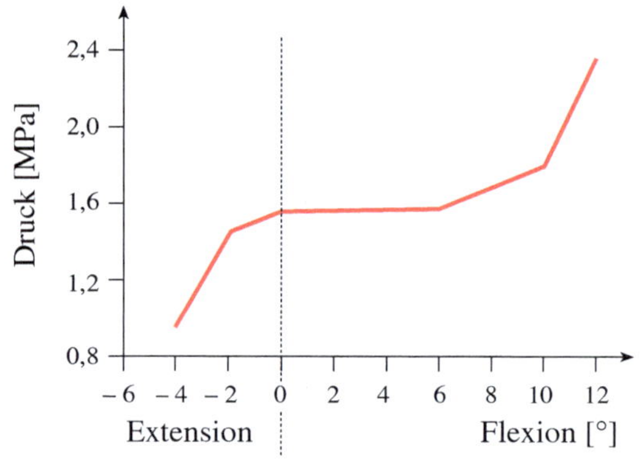

Abb. III.28
Verhalten des intradiskalen Drucks bei Flexion/Extension unter einer Kompressionsbelastung von 2000 N (Adams et al., 1994).

onsbelastung vorgenommen. Nach Adams et al. (1994) nimmt der Einfluss der Bewegungsrichtung auf den intradiskalen Druck bei Kompressionsbelatungen von über 2000 N ab. Nach Shirazi-Adl und Drouin (1988) verringert axiale Kompression die Steifigkeit des Segmentes in Flexion, erhöht sie aber in Extension. Der intradiskale Druckanstieg bei Flexion lässt sich einfach dadurch erklären, dass die Bänder angespannt werden. Werden die Bänder der Wirbelsäule durchschnitten, so ist der Druckanstieg klar verringert. Die Druckreduktion in Extension ist darauf zurückzuführen, dass die Kraft mehr über die Zygapophysialgelenke übertragen wird (Adams et al., 1994).

Untersuchungen auf Basis der **Spannungsprofilometrie**[15] kommen zu ähnlichen Resultaten. Bei diesem Verfahren kann die Druckverteilung innerhalb des gesamten Diskus (Nukleus und Anulus) ermittelt werden, was differenziertere Aussagen über die Belastungsverarbeitung innerhalb des Diskus bei Kippbewegungen ermöglicht.

Abb. III.29
Darstellung einiger Ergebnisse aus spannungsprofilometrischen Untersuchungen in der Sagittalebene zum Verhalten des Diskus bei Flexion und Extension nach Adams et al. (2000) sowie Dolan und Adams (2001).

Eine Verminderung der Druckspannung im posterioren Bereich des Diskus kann bei manchen Präparaten in Extension beobachtet werden (**A**). Dieses Phänomen tritt vor allem dann auf, wenn die Spannung im anterioren Diskus in Neutralstellung klein war (rot markierte Datenpunkte in **B**). Der Voraussagewert für diesen Zusammenhang liegt bei ca. 41%. Der Druck im Nucleus pulposus in Neutralstellung besitzt für denselben Zusammenhang einen Voraussagewert von 24% (P = 0,034). Alter und Segment (die Untersuchnungen wurden an lumbalen Wirbelsäulen druchgeführt) haben keinen Einfluss auf die bewegungsabhängigen Spannungsänderungen im posterioren Anulus.

Bei 12 Präparaten kam es bei Flexion zu einer Verminderung der Spitzenwerte im posterioren Bereich, obwohl im Gesamten der Druck im Hinblick auf die Extension leicht anstieg (**C**).

15 Siehe dazu Punkt 2.3.1 auf Seite 58ff.

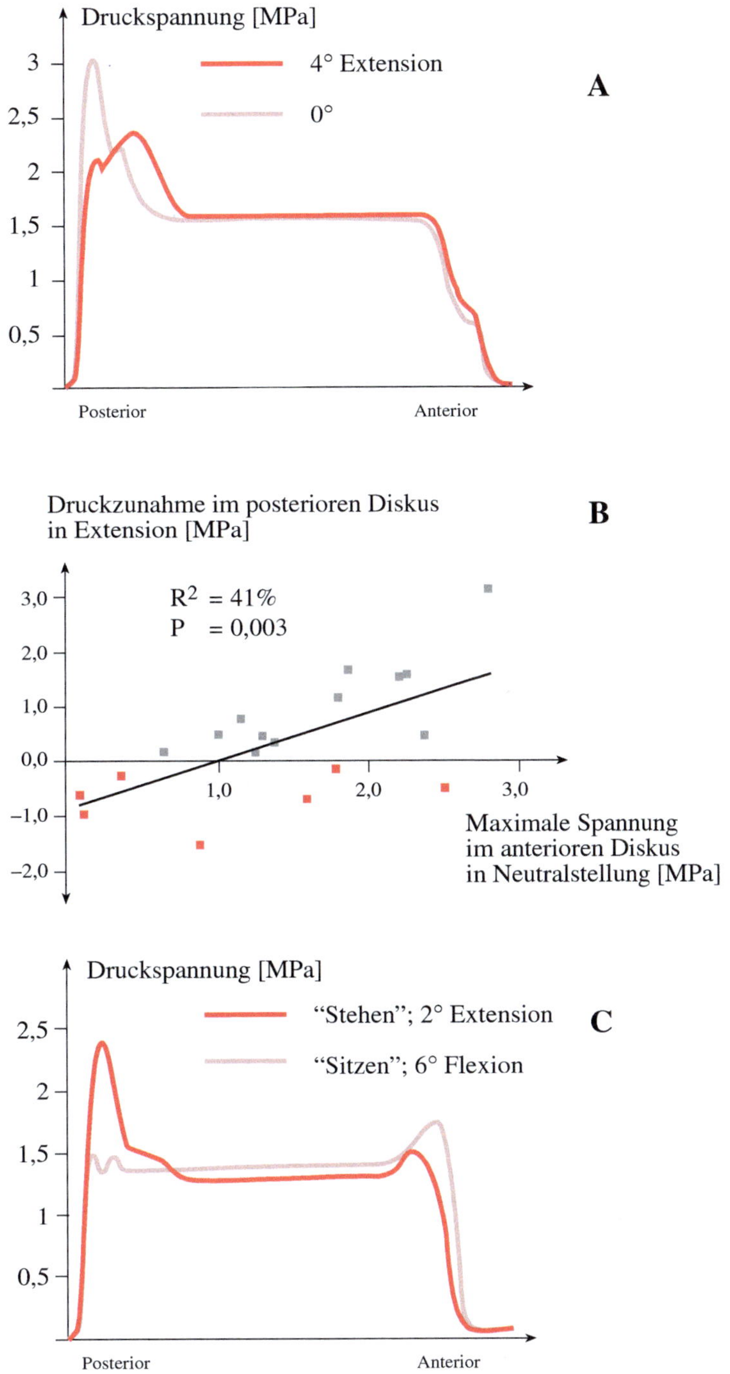
Druckspannung [MPa]
4° Extension
0°
A
3
2,5
2
1,5
1
0,5
Posterior
Anterior
Druckzunahme im posterioren Diskus in Extension [MPa]
B
R2 = 41%
P = 0,003
3,0
2,0
1,0
0,0
–1,0
–2,0
1,0
2,0
3,0
Maximale Spannung im anterioren Diskus in Neutralstellung [MPa]
Druckspannung [MPa]
"Stehen"; 2° Extension
"Sitzen"; 6° Flexion
C
2,5
2
1,5
1
0,5
Posterior
Anterior

Hierbei kann beobachtet werden, dass es in Extension zu einem Druckanstieg im posterioren Bereich des Diskus kommt. Auf der einen Seite ist bei einigen Präparaten in voller Extension wieder ein Druckabfall zu beobachten (Abb. III.29 A auf Seite 76), was durch die Übernahme von Belastung durch die Zygapophysialgelenke und den Wirbelbogen erklärt werden könnte. Auf der anderen Seite liegen die Spitzenwerte bei leichter Flexion unter denen, die in Extension erreicht werden (Abb. III.29 C auf Seite 76; Dolan und Adams, 2001). Es ist daher aus diesen Experimenten nicht klar ableitbar, ob Extension oder Flexion zu einer lokalen oder generellen Entlastung des Diskus beitragen. Das Modell kann also weder Konzepte eindeutig unterstützen, die Extensionsübungen zur Entlastung des Diskus favorisieren noch Konzepte, die Flexionsübungen empfehlen. Letztendlich dürften individuelle Faktoren über das jeweilige Verhalten entscheiden, auf die der Kliniker reagieren sollte.

Die hier berücksichtigten Studien wurden *in vitro* durchgeführt. Am Lebenden müssen z.B. noch muskuläre Kräfte berücksichtigt werden. Wie sich die Druckverhältnisse bei passiven Mobilisationen im Liegen gestalten, ist schwer abschätzbar. Diesbezüglich sind die Daten von Wilke et al. (1999) interessant. Diese Autoren konnten z.B. einen intradiskalen Druck von 0,10 MPa in Rückenlage vermessen. In Bauchlage ist er mit 0,11 MPa ungefähr gleich. Während der Extension im Ellbogenstütz steigt der Druck auf 0,25 MPa an. Im entspannten Stehen geben diese Autoren einen Druck von 0,50 MPa an.

Die **anterioren und posterioren Höhenveränderungen** des Diskus während der Extension bzw. Flexion, wurden von Pearcy und Tibrewall (1984a) an 11 Probanden mit einem mittleren Alter von 29,5 Jahren untersucht. Die Daten wurden im Hinblick auf den bei Röntgenaufnahmen entstehenden Vergrößerungseffekt hin korrigiert. Die Höhendifferenzen waren auf den Segmenten L3/L4 sowie L4/L5 besonders ausgeprägt und dies vor allem während der Flexion im Bezug zur Neutralstellung. In Extension waren sie für diese Segmente geringer. Auf dem Niveau L3/L4 wurde in voller Flexion ein Höhenverlust anterior von 4,5 mm (35%) und eine Höhenzunahme posterior von 2,5 mm (55%) gefunden. In Extension wurde auf Höhe L1/L2 anterior eine Zunahme von 2,5 mm (30%), posterior eine Verkürzung von 1,0 mm (26%) ermittelt.

Bewegungen der funktionellen Einheit können zu einer **Vorwölbung** bzw. **Ausbuchtung** (engl.: *disc bulging*) des Diskus führen. Solche bewegungsbedingten Vorwölbungen des Diskus werden unter anderem als Faktoren im Rahmen klinischer Syndrome der Wirbelsäule diskutiert. White und Panjabi (1978) geben die Richtung der Ausbuchtung in der Flexion/Extension zur konkaven Seite seite hin an: in Flexion anterior, in Extension posterior. Fredericson et al. (2001) hingegen finden am gesunden Lebenden mittels MRI vielmehr eine posteriore Ausbuchtung des Diskus bei einer Flexionsbewegung, bzw. eine anteriore Ausbuchtung bei Extension. Reuber et al. (1982) berichteten bereits ähnliche Ergebnisse

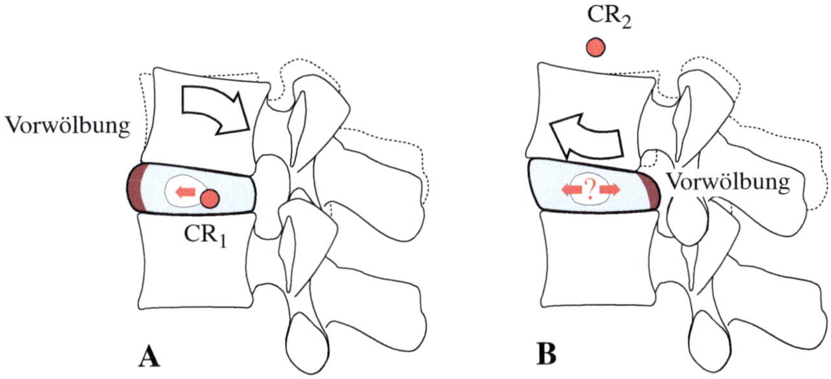

Abb. III.30
Schematische Darstellung der Vorwölbung des Diskus und der Verlagerung des Nucleus pulposus bei Extension.
Beispiel **A** zeigt den Normalfall: es kommt zu einer Vorwölbung anterior, der Nukleus wandert nach anterior. Das Rotationszentrum (CR_1) liegt etwas kaudal vom Wirbel.
Beispiel **B** zeigt die Möglichkeit eines umgekehrten Verhaltens, wie es zum Teil bei degenerierten Diszi zu beobachten ist: es kommt zu einer Vorwölbung posterior, die Verlagerung des Nukleus ist nicht vorhersehbar. Das Rotationszentrum (CR_2) liegt über dem Wirbel. Es kommt zu einer „Schaukelbewegung".

(siehe Abb. III.30 A). Diese Autoren geben jedoch zusätzlich an, dass die Richtung bei degenerierten Diszi auch umgekehrt sein könnte, außerdem finden sie keine klare Korrelation zwischen dem Verhalten des intradiskalen Drucks und der Größe der Vorwölbung.

Dieser Effekt hängt eng mit der **Verlagerung des Nukleus** zur Seite der jeweiligen Ausbuchtung hin zusammen. Beim normalen Diskus verlagert sich der Nukleus während der Flexion nach posterior, während der Extension nach anterior (Schnebel et al., 1988; Fennell et al., 1996). Bei degenerierten Diszi ist die Richtung der Verlagerung nicht mehr so eindeutig vorhersagbar (Schnebel et al., 1988), es kann auch zu einer Bewegung des Nukleus in die umgekehrte Richtung kommen: bei Flexion nach anterior, bei Extension nach posterior. Shepperd (1992) bestätigt dieses paradoxe Verhalten des Nucleus pulposus. Er spricht von einer „Schaukelbewegung" Wirbels.

Kinematisch ausgedrückt bedeutet das, dass die Achse über dem Diskus zu liegen kommt (siehe Abb. III.30 B). Aus diesen Beobachtungen lassen sich Rückschlüsse auf die Kinematik des isolierten Diskus ziehen. Bei kleinen Kippbewegungen ist zu erwarten, dass sich das Rotationszentrum annähernd im Zentrum des Diskus befindet. Bei größeren Amplituden kann man annehmen, dass die Zugbeanspruchung auf der konvexen Seite so weit anwächst, dass kaum eine Deformation mehr stattfindet. Das heißt, an diesem Ort findet keine Bewegung mehr statt, was eine Verlagerung der Bewegungsachse zur Konvexität hin bedingt. Hier muss auch das inhomogene Verhalten des Diskus selbst in Rechnung gestellt werden. Mit fortschreitender Bewegung kommt es folglich zu einer Verlagerung des Rotationszentrums, die aber nicht unbedingt immer in gleicher Weise abläuft.

Was die **Kinematik des Wirbelsäulensegmentes** und die darauf sich ergebenden Beanspruchungen des Diskus bei Kippbewegungen betrifft, so gibt es diesbezüglich verschiedene Modelle, auf die wir in den folgenden Punkten eingehen möchten. Diese sind in Abb. III.31 auf Seite 81 und Abb. III.33 auf Seite 85 zusammengefasst dargestellt. Es handelt sich um:

- das Kugellagermodell
- das Modell nach White und Panjabi
- das Dysfunktionsmodell
- das Modell der öffnenden Zange
- das Modell des umgekehrten Pendels
- das Schaukel- oder Pendelmodell
- das Pleuelstangenmodell

Je nach Lage des Rotationszentrums, die für das jeweilige Modell spezifisch ist, kommt es im Diskus zu Zug-, Druck- oder Scherspannungen, bzw. bleibt die Spannung relativ gleich. Wir wollen betonen, dass die Lage des Rotationszentrums das jeweilige Bewegungsmuster beschreibt und definiert, seine Entstehung jedoch nicht erklärt. Dies kann nur durch die einwirkenden Kräfte erfolgen. Es ist in diesem Zusammenhang erwähnenswert, dass bei dementsprechenden Untersuchungen, abhängig vom experimentellen Aufbau, bestimmte Bewegungsmuster hervorgerufen und beschrieben werden, die in der Folge von eben diesen *experimentellen* Modellbedingungen abhängig sind. Die Bewegungsmuster sind somit methodisch mitbestimmt. Welche Kräfte aber *realiter* tatsächlich auf das Segment einwirken und welches Bewegungsmuster von ihnen ausgelöst wird, ist schwer vorhersagbar. Trotzdem müssen wir davon ausgehen, dass verschiedene Individuen irgendeines der hier beschriebenen Modelle, bzw. Mischformen „anwenden“. Der Kliniker steht nun vor der Herausforderung, das für den individuellen Patienten adäquate Modell herauszufinden.

Kugellagermodell

Wie z.B. bei Kapandji (1985) beschrieben, verhält sich der Nucleus pulposus in diesem Modell ähnlich einer Kugel. Dies bedeutet, dass die Bewegungsachsen durch den Nukleus laufen würden. Bei Kippbewegungen wird der Diskus folglich auf der konkaven Seite komprimiert, auf der konvexen Seite kommt es zu Traktion (Abb. III.31).

Modell nach White und Panjabi

White und Panjabi (1978) beschreiben eine Verlagerung der Bewegungsachse zur jeweils konvexen Seite hin. So verlagert sich die Achse bei Extension nach anterior, bei Flexion nach posterior. Bei Lateralflexion verlagert sie sich zur jeweils kontralateralen Seite. In diesem Fall ergeben sich 3 Schlussfolgerungen: (1) der Diskus unterliegt in allen Bewegungen einer Kompressionsbelastung (Abb. III.31); (2) die Bänder auf der konve-

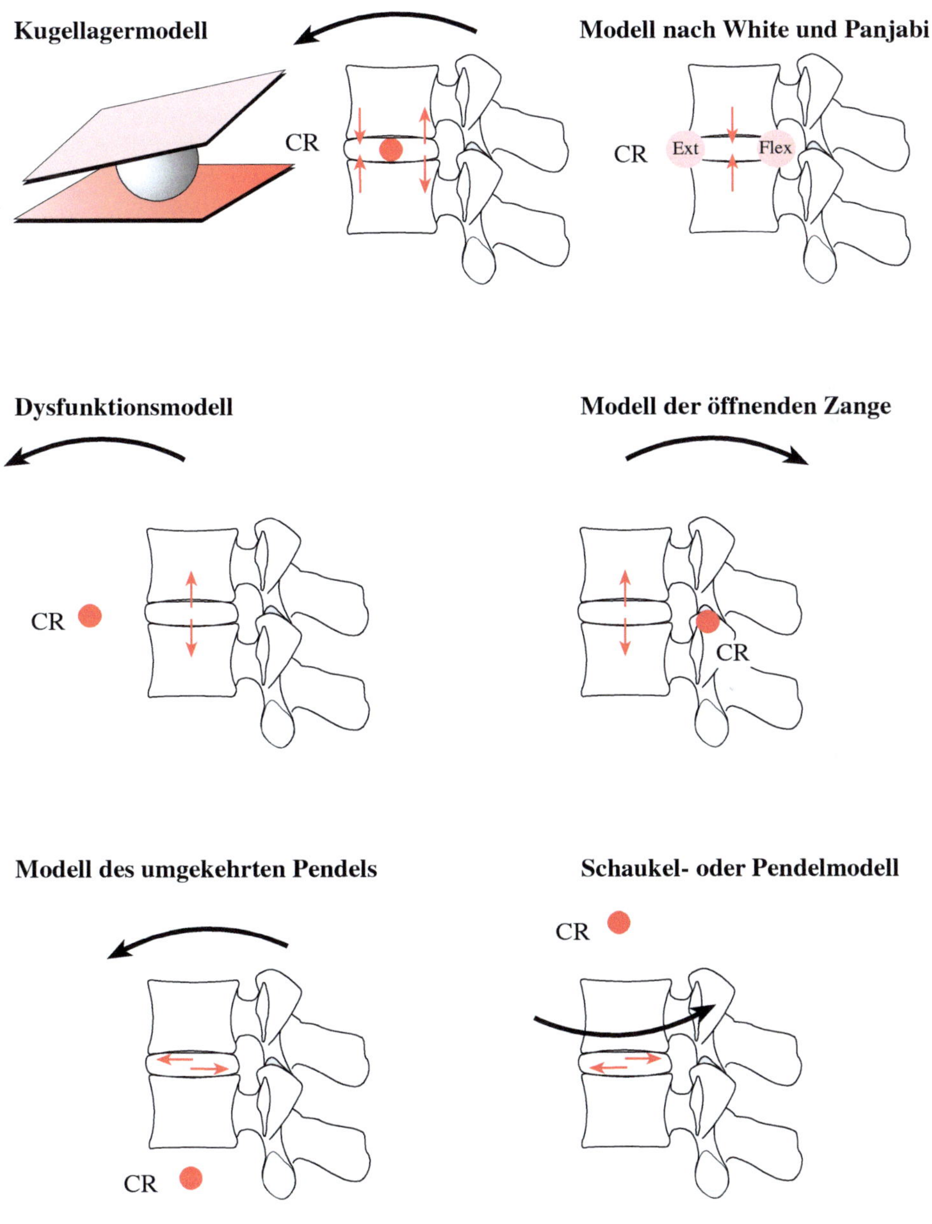

Abb. III.31
Verschiedene Modelle zur Kinematik des Wirbesäulensegmentes unter Berücksichtigung der Beanspruchung des Diskus. Je nach Lage des Rotationszentrums (CR) erfährt der Diskus unterschiedliche Beanspruchungen. Diese sind durch Pfeile angedeutet. Theoretisch sind alle Modelle auch für Bewegungen in der Frontalebene denkbar. Welches Bewegungsmuster schließlich ausgeführt wird, hängt von den einwirkenden Kräften ab. Für die Darstellung des Pleuelstangensystems siehe Abb. III.33 auf Seite 85.

xen Seite werden nicht weiter gedehnt; (3) der Hebelarm der Muskeln, die die Bewegung hervorrufen, vergrößert sich mit der Bewegung.

Dysfunktionsmodell

* ARCHIMEDES VON SYRAKUS (287–212) soll gesagt haben: „Gebt mir einen Auflagepunkt und ich hebe euch die Welt aus den Angeln." Er fand diesen später nach ihm benannten Punkt in seiner Absolutheit aber doch nie.
RENÉ DESCARTES (1596–1650) verwendete den *Archimedischen Punkt* als Metapher für jenes unerschütterliche Fundament, von dem aus das Subjekt evidente Erkenntnis haben kann.

Unter Bezugnahme auf Rolander (1966) beschreiben White und Panjabi (1978) die Möglichkeit, dass das Rotationszentrum im Falle eines pathologischen Zustandes bei Flexion anterior zur Wirbelsäule zu liegen kommen könnte (siehe Abb. III.31 auf Seite 81). Dies würde zu einer Dekoaptation des Gelenks und damit zu einer Zugspannung im Diskus führen. Wir haben bereits an anderer Stelle darauf hingewiesen, dass dieser Zustand zumindest im Stehen äußerst unwahrscheinlich ist, da die ventral der Wirbelsäule liegenden Strukturen die Gewichtskraft, d.h. alle Kompressionsbeanspruchungen übertragen müssten (siehe Klein und Sommerfeld, 2004: S 69). Die Übertragung solcher Beanspruchungen verlangt jedoch nach knöchernen Strukturen*.

Modell der öffnenden Zange

Siehe dazu auch Seite 118 und die dazugehörige Abb. III.52 auf Seite 117.

Sohier (1970) und Kapandji (1985) erwähnen dieses Modell. Während der Extensionsbewegung kommt das Rotationszentrum laut diesem Modell im Bereich der Zygapophysialgelenke zu liegen. Dies führt zu einer Traktion im Diskus, die nach Meinung dieser Autoren im Sinne einer Entlastung interpretiert wird (siehe Abb. III.31 auf Seite 81). Wie wir bereits unter Punkt 2.3.2 auf Seite 72ff ausgeführt haben, kann man nicht davon ausgehen, dass Traktion auf den Diskus generell entlastend wirkt. Die Inhomogenität und Anisotropie des Gewebes lässt eine diesbezüglich eindeutige Schlussfolgerung nicht zu.

Wilke et al. (1999, 2001) sprechen, wie bereits erwähnt, von einem leichten intradiskalen Druckanstieg in der Extension während des Ellbogenstützes (von 0,11 MPa auf 0,25 MPa) und im Stehen (von 0,5 MPa auf 0,6 MPa). Verschiedene Autoren beschreiben aber auch eine Druckreduktion und damit eine gewisse Entlastung des Diskus in Extension. Diese käme durch eine vermehrte Belastung der Zygapophysialgelenke zustande. So bemerken z.B. Adams et al. (1994), dass die Reduktion des intradiskalen Drucks in Extension darauf zurückzuführen ist, dass kompressive Kräfte auch über den zygapophysialen Knochen übertragen werden. Pollintine (2004) et al. gehen so weit zu bemerken, dass im Falle einer Diskusdegeneration die Entlastung des Diskus selbst noch größer wird, da die zygapophysiale Auflage zwischen dem inferioren Gelenkfortsatz und der darunter liegenden Lamina zunimmt. Dieses Phänomen ist besonders in jenen Fällen zu beobachten, wo es degenerativ oder altersbedingt zu einem deutlichen Höhenverlust des Diskus gekommen ist. Zugegebenermaßen muten diese Ergebnisse den Kliniker etwas befremdlich an. In diesem Zusammenhang bleibt die Frage völlig offen, ob ein solcher Zustand, sei der Diskus nun mehr oder weniger entlastet, sich positiv auf die Symptomatik eines Patienten mit lumbalen Beschwerden auswirkt.

Ob aus solchen dynamischen Veränderungen auch eine kinematische Konsequenz gefolgert werden kann, wie sie das Modell der öffnenden Zange beschreibt, bleibt zweifelhaft, weil das Rotationszentrum während der Extension unseres Erachtens nach noch nicht im Bereich der Zygapophysialgelenke gefunden wurde (Tenret, 1993).

Modell des umgekehrten Pendels

* Siehe dazu auch die Ausführungen in Klein und Sommerfeld (2004: Seite 13ff mit Abb. I.18 auf Seite 14, Gleichung I.24 auf Seite 63 und Abb. I.44 auf Seite 64).

In diesem Modell kommt das Rotationszentrum weit inferior zu liegen. Der Wirbel verlagert sich während einer Flexionsbewegung, ähnlich einem umgekehrten Pendel, deutlich nach anterior (siehe Abb. III.31 auf Seite 81). Die Translationskomponente nimmt zu*, was zu Scherspannungen im Diskus führt. Dieses Modell hat einen eher theoretischen Charakter, da man davon ausgehen kann, dass die Zygapophysialgelenke die Translationsbewegung nach anterior schnell bremsen würden. Kommt es in Ansätzen doch zu einer solchen Bewegung, so würde man klinisch von *Instabilität* sprechen.

Physiologisch könnte das Rotationszentrum nicht so weit kaudal liegen wie in Abb. III.31 auf Seite 81 angegeben. Liegt es ungefähr im Bereich der oberen Deckplatte des inferioren Wirbels, so könnte eine daraus resultierende kleine anteriore Translation durch den Neigungswinkel der zygapophysialen Gelenkflächen durchaus ermöglicht werden. Penning (1960, 2000) hat eine solche Situation für die Bewegungen in der Sagittalebene an der Halswirbelsäule beschrieben. Ist der Neigungswinkel kleiner, so liegt das Rotationszentrum weiter kaudal und umgekehrt. Bei einem solchen Bewegungsverhalten kommt es zu einer Gleitbewegung zwischen den zygapophysialen Knorpelflächen.

Schaukel- oder Pendelmodell

Shepperd (1992) spricht von einem „rocking-chair movement". Diese Analogie ist nicht ganz zutreffend, da das Rotationszentrum bei einem Schaukelstuhl in den jeweiligen Kontaktpunkt fällt und nicht, wie in diesem Beispiel, über der Kufe in deren Krümmungszentrum liegt.

In diesem Fall kommt das Rotationszentrum im superioren Wirbel zu liegen. Bei Flexion verlagert sich der bewegliche Wirbel, ähnlich eines schwingenden Pendels oder einer Schaukel nach posterior (siehe Abb. III.31 auf Seite 81). Es kommt, wie auch im vorherigen Modell, zu Scherspannungen im Diskus, jedoch in umgekehrter Richtung. Diese könnten zu Fissuren im Anulus führen, die parallel zu den knorpeligen Endplatten verlaufen. Shepperd (1992) hat dieses Bewegungsmuster in der Lendenwirbelsäule *in vitro* in manchen Fällen gefunden. Tenret (1993) fand ein solches Bewegungsverhalten *in vivo* am ehesten in den superioren lumbalen Segmenten.

Pleuelstangenmodell

Siehe Abb. III.33 auf Seite 85.
Zu den kinematischen Grundlagen eines Pleuelstangensystems siehe auch Klein und Sommerfeld (2004: Seite 126ff).

Farfan (1973) hat ein Modell für die Bewegungen der lumbalen Wirbelsäule verwendet, das im Sinne eines Pleuelstangensystems beschrieben werden kann. In diesem System repräsentieren die anterioren und posterioren Fasern des Diskus gemeinsam mit den Längsbändern die Pleuelstangen. Die Pleuelstangen dürfen nicht gleich lang sein, was morphologisch durch die Lordose- und Kyphosebögen oder durch eine bereits eingeleitete Bewegung bedingt sein kann.

Ob der Wirbel eine Flexion oder Extension durchführt, ist davon abhängig, wo sich die längere bzw. kürzere Pleuelstange befindet. Im Falle einer Flexion ist die anteriore Pleuelstange kürzer (Abb. III.32 A, B), im Falle einer Extension die posteriore (Abb. III.32 C, D). Jede Pleuelstange dreht um ihren distalen Insertionspunkt. Die Bewegungsrichtung der Pleuelstangen hat somit keinen Einfluss auf die primäre Bewegungsrichtung des Wirbels, d.h. Flexion bzw. Extension (Abb. III.32). Kinematisch be-

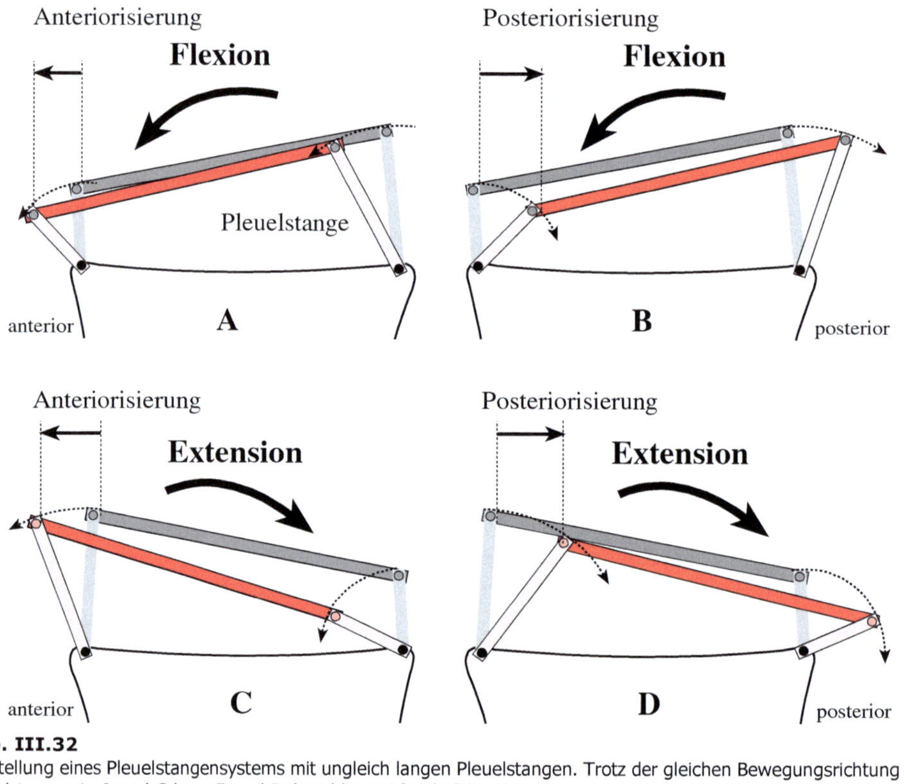

Abb. III.32
Darstellung eines Pleuelstangensystems mit ungleich langen Pleuelstangen. Trotz der gleichen Bewegungsrichtung der Pleuelstangen in **A** und **C** bzw. **B** und **D** (strichlierte Pfeile), führt der obere Balken (entspricht dem superioren Wirbelkörper) aufgrund der inversen Anordnung der Pleuelstangen verschiedene Bewegungen durch.

In **A** und **B** ist die anteriore Pleuelstange kürzer: es kommt in beiden Fällen zu einer Flexion, einmal mit einer Anteriorisierung **A** und einmal mit einer Posteriorisierung **B**. In **B** und **C** ist die posteriore Pleuelstange kürzer: es kommt in beiden Fällen zu einer Extension, einmal mit einer Anteriorisierung **C** und einmal mit einer Posteriorisierung **D**.

trachet handelt es sich aber um verschiedene Bewegungen. Wie in Abb. III.32 und Abb. III.33 dargestellt, kann die Flexion oder Extension mit einer Verlagerung nach anterior oder nach posterior stattfinden. Das Rotationszentrum befindet sich im ersten Fall weit kaudal vom Wirbel (Abb. III.33 A), im zweiten Fall weit kranial (Abb. III.33 B). In beiden Fällen ist die Translationskomponente groß, jedoch einmal nach anterior und einmal nach posterior. In beiden Fällen liegt das momentane Rota-

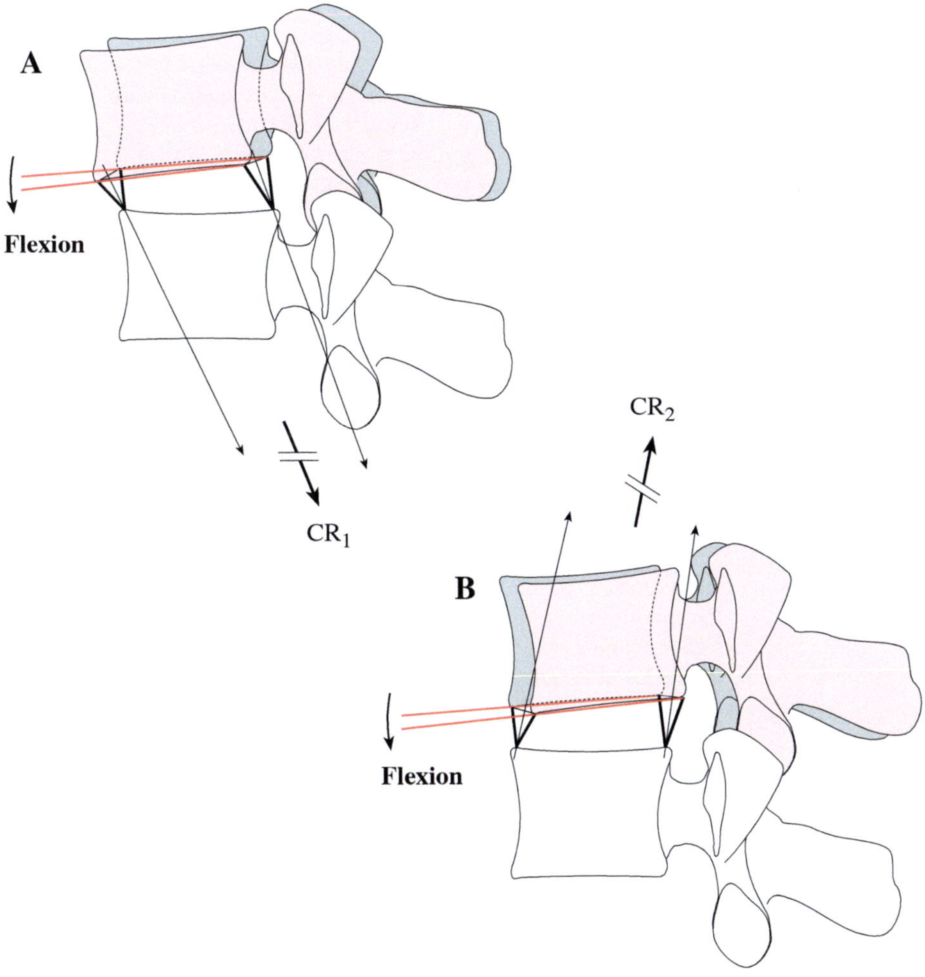

Abb. III.33
Darstellung einer Flexionsbewegung in einem Wirbelsäulensegment in zwei kinematischen Varianten. Die vordere Pleuelstange ist kürzer, die hintere länger. Es handelt sich daher in beiden Fällen um Flexion (Ausgangsstellung grau, Endstellung färbig). In **A** liegt das Rotationszentrum weit inferior des Segmentes. Es gibt eine starke Translationskomponente nach anterior. In **B** liegt das Rotationszentrum weit superior des Segmentes. Es gibt eine starke Translationskomponente nach posterior.

tionaszentrum auf der virtuellen Verlängerung der Pleuelstangen. Farfan (1973) hat darauf hingewiesen, dass in einem solchen Modell Bewegungsamplitude gewonnen werden kann, ohne dabei die Pleuelstangen, d.h. die Fasern des Diskus oder der Längsbänder weiter unter Zugspannung zu setzen.

2.3.4 Verhalten des Diskus in Rotation

Aus der Faserarchitektur des Diskus ergibt sich für axiale Rotationsbewegungen eine völlig andere Situation als bei den vorhin besprochenen Kippbewegungen des Wirbelsäulensegmentes. Die maschendrahtähnliche Ausrichtung der Fasern in den Lamellen gewährleistet prinzipiell eine gewisse Stabilität für beide Rotationsrichtungen, denn jede zweite Schicht ist bei Rotation, egal in welche Richtung, einer Zugspannung ausgesetzt. Dies gilt vor allem für die peripheren Fasern. Für den Kliniker mag sich in diesem Zusammenhang die Frage stellen, ob Rotation für den Diskus eine Gefahr darstellt. Die im Folgenden angeführten Untersuchungen und Modelle beziehen sich ausschließlich auf die lumbale Wirbelsäule, was aber im Hinblick auf Mobilisationstechniken an der Wirbelsäule von besonderem Interesse sein kann, da vor allem bei lumbalen Techniken viel Rotation verwendet wird.

Farfan (1973) schloss aus seinen *in vitro* durchgeführten Untersuchungen, dass die Rotation den größten Risikofaktor für den Diskus darstellt. Für Farfan führt die Rotation zu einem Höhenverlust des Diskus. Tencer und Mayer (1983) schließen nicht aus, dass Rotation unter hohen axialen Belastungen zu Scherkräften zwischen den Lamellen führen und damit den Zustand einer Delamination begünstigen kann. Dies ist dadurch bedingt, dass in einer Lamellenschicht Zugspannung auftritt, während die nächste Schicht die Kompression überträgt. Das Nebeneinander von Zugspannung und Kompression führt, so die Autoren, zu interlaminären Scherspannungen. Pearcy und Hindle (1991) kommen zum Schluss, dass axiale Rotation alleine nicht genügt, um einen Diskus zu schädigen. Ihrer Meinung nach stellt besonders die Kombination von Rotation und Flexion eine Gefahr dar. Shirazi-Adl et al. (1986) sowie Krismer et al. (1996) betonen ebenfalls, dass reine axiale Rotation für einen gesunden lumbalen Diskus kaum ein Belastungsproblem darstellt. Shirazi-Adl et al. weisen jedoch, ähnlich wie Pearcy und Hindle (1991) darauf hin, dass Rotation in Kombination mit Flexion die Verletzbarkeit potentiell erhöht und präzisieren weiter, dass dies besonders für die posterioren und posterior-lateralen Anteile des Anulus gilt.

Während Krismer et al. (1996) den Hauptstabilisationsfaktor für die Rotation des Segmentes im Diskus sehen, ist für Shirazi-Adl et al. die Zusammenarbeit von Diskus und Zygapophysialgelenken wesentlich. *In vitro* Studien zeigen generell, dass in Folge von Faserrissen des Anulus besonders die Rotationsamplitude zunimmt (Krismer et al.), was als Hinweis auf die funktionelle Relevanz des Diskus im Rahmen der Rotation gelten kann. Zusätzlich spielt auch der intradiskale Druck eine Rolle.

Shirazi-Adl et al. konnten im Finite-Elemente-Modell bestimmen, dass bei verringertem intradiskalem Druck die Rotationsamplitude bei gleichem Drehmoment zunimmt. Dies könnte für den manuellen Klinker von Relevanz sein. Geht man davon aus, dass der Druck im Liegen geringer ist als im Sitzen, so wäre die Amplitude bei Rotationsbewegungen – die z.B. nötig ist, um ein hörbares Knackgeräusch mittels einer Manipulationstechnik hervorzurufen – im Liegen größer und der nötige Kraftaufwand geringer. Im Sitzen hingegen wäre der zur Erreichung derselben Amplitude benötigte Kraftaufwand größer.

Bei reiner Rotation beschreiben Krismer et al. (1996) eine geringe kraniale Translation des superioren Wirbels von 0,1 mm, die einer Höhenzunahme des Diskus entspräche. Auch Shirazi-Adl (1994) spricht von einer gekoppelten Bewegung während der Rotation im Sinne einer kranialen Translation. Dies steht im Widerspruch zu Farfan (1973), der von einer Höhenreduktion in Folge axialer Rotation ausgeht. Hickey und Hukins (1980) präzisieren diesbezüglich, dass die Fasern der Lamellen bei Rotation zwar angespannt werden, gleichzeitig aber auch eine Dehnung erfahren. Diese Längenzunahme der Fasern ermöglicht, dass Rotation nicht unbedingt zu einem Höhnverlust kommen muss. Farfan ist in seinem Modell von einem isometrischen Verhalten der Fasern ausgegangen, was den Widerspruch erklärt.

In seinem Finite-Elemente-Modell errechnet Shirazi-Adl (1986, 1994) eine Zunahme des intradiskalen Druck bei axialer Rotation. Wilke et al. (2001) messen eine intradiskale Druckzunahme beim Lebenden unter axialer Rotation im Stand von 0,5 MPa auf 0,7 MPa. Van Deursen et al. (2000, 2001) weisen auf die Möglichkeit einer positiven therapeutischen Wirkung von axialen Rotationen bei kleinen Amplituden hin. Kleine Rotationsamplituden unter 2° führen in ihrer Untersuchung zu einer momentanen Höhenzunahme des Diskus, kombiniert mit einem intradiskalen Druckabfall. Zusätzlich zur Amplitude stellt die Frequenz der passiven Rotation einen wichtigen Faktor dar (Lengsfeld et al., 2000). Diese Autoren stimulierten einen Patienten mit Fixateur interne im Sitzen über Rotationsbewegungen mit einer Amplitude von 1,8° bei einer Frequenz von 0,22 Hz, was ca. einer Links-Rechts-Rotation pro 5 Sekunden entspricht. Im Vergleich zu niedrigeren Amplituden und Frequenzen stieg unter diesen Bedingungen die Belastung des Fixateurs an. Obschon diese Autoren annehmen, dass dadurch die Versorgung des Diskus verbessert und lumbale Beschwerden gelindert würden, bleiben einige Fragen offen.

Resultate intradiskaler Druckmessungen

Es ist das Verdienst Alf Nachemsons, dass wir heute doch relativ viele Daten über die Druckverhältnisse im Diskus am Lebenden vorliegen haben. Die Ergebnisse seiner in den 1960er Jahren begonnenen bahnbrechenden Arbeiten zur intradiskalen Druckmessung am Lebenden wurden im Anschluss zur Grundlage für physiotherapeutische Übungsprogramme, Rehabilitationsmaßnahmen und ergonomische Richtlinien in Bezug auf eine adäquate Benutzung der Lendenwirbelsäule bei Aktivitäten des täglichen Lebens (Nachemson, 1960). Nachemson selbst und auch andere Autoren wie z.B. Gunnar Andersson und Albert Schultz haben in den nachfolgenden Jahrzehnten eine ganze Reihe von experimentellen Untersuchungen am Lebenden durchgeführt. Fast alle Arbeiten widmeten sich lumbalen Wirbelsäulensegmenten, d.h. es wurde ein Druck-Sensor in eine lumbale Bandscheibe eingebracht.

Die letzten großen Studien zu diesem Thema wurden von Sato et al. (1999) vom Team um Hans-Joachim Wilke (1999 , 2001) an der Universität Ulm realisiert. Wir haben auf diese Arbeiten an den entsprechenden Stellen bereits verwiesen. Wilke und Mitarbeiter benutzten eine neue Technologie, die sich unter anderem dadurch auszeichnet, dass der 7 mm lange, auf piezoelektrischer Basis arbeitende Sensor mit einem Durchmesser von 1,5 mm am Ende einer flexiblen Silikonröhre angebracht ist. In implantiertem Zustand befindet sich die Silikonröhre im Bereich des Anulus, der Sensor im Nukleus L4–L5. Die Flexibilität der Silikonröhre gewährleistet einen extakten Sitz des Sensors im Nukleus auch bei Bewegungen. Nach Implantation blieb der Sensor ca. 24 Stunden (über Nacht) vor Ort. Die Studie wurde an einem 45-jährigen asymptomatischen Mann durchgeführt, der keine Vorgeschichte bezüglich lumbaler Beschwerden aufwies. Wir wollen in diesem kleinen Einschub weniger auf die technisch-methodischen Besonderheiten dieser Experimente eingehen, sondern die Ergebnisse zusammenfassend vorstellen, weil wir denken, dass sie für den Kliniker von besonderem Wert sind. Aus Gründen der Anschaulichkeit präsentieren wir die Daten vorwiegend in grafischer Form.

Abb. III.34
Zusammenfassung der Ergebnisse aus lumbalen intradiskalen Druckmessungen am Lebenden. Die oberen beiden Diagramme **A** und **B** zeigen die Daten von Nachemson (1976; zit. in: White und Panjabi, 1978). Das untere Diagramm **C** vergleicht die Daten von Nachemson (weiß) mit den von Wilke und Mitarbeitern (rot) erhobenen Werten (nach Wilke et al., 1999). Alle Werte sind Prozentwerte, die sich auf den intradiskalen Druck im aufrechten Stand beziehen.

Bemerkenswert an Nachemsons Daten ist, dass das Anheben eines Gewichtes (10 kg) im Sitzen einen höheren intradiskalen Druck erzeugt als im Stehen. Der Umstand, dass der Diskus im Sitzen prinzipiell mehr unter Druck steht, mag partiell die Klinik im Rahmen von Diskopathien erklären, wo Patienten häufig mehr Beschwerden im Sitzen als im Stehen oder gar Gehen angeben.

Im Vergleich zwischen Nachemson und Wilke et al. fällt auf, dass die Werte in der Seitenlage stark differieren. Die Autoren merken an, dass die Seitenlage für die Lendenwirbelsäule vielleicht doch nicht so ungünstig sein dürfte, wie dies Nachemsons Daten nahelegen. Im Vergleich zu Nachemsons Studie betrug die Masse des zu hebenden Gewichtes bei Wilke et al. 20 kg. Interessant an den Daten von Wilke et al. ist, dass entspanntes Sitzen weniger Druck erzeugt als aufgerichtetes Sitzen, wie es in Rückenschulen empfohlen wird. Der Unterschied ist wahrscheinlich auf muskuläre Einflüsse zurückzuführen. Angesichts der Unterschiede zwischen Sitzen und Stehen, so die Autoren, seien generell zwei Umstände zu berücksichtigen: Veränderungen muskulärer Faktoren und der lumbalen Lordose.

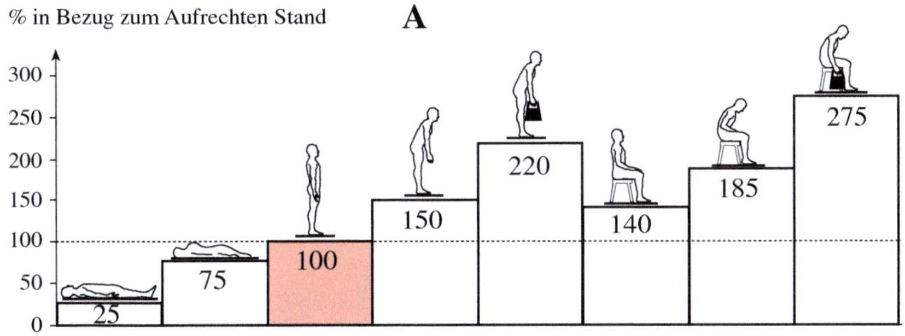

% in Bezug zum Aufrechten Stand
A
300
250
200
150
100
50
0
25
75
100
150
220
140
185
275

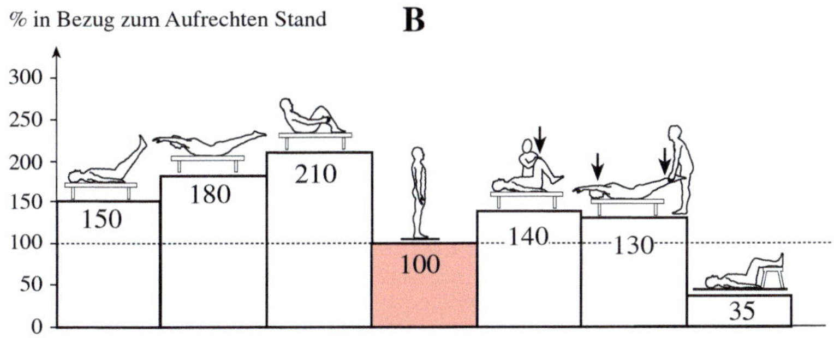

% in Bezug zum Aufrechten Stand
B
300
250
200
150
100
50
0
150
180
210
100
140
130
35

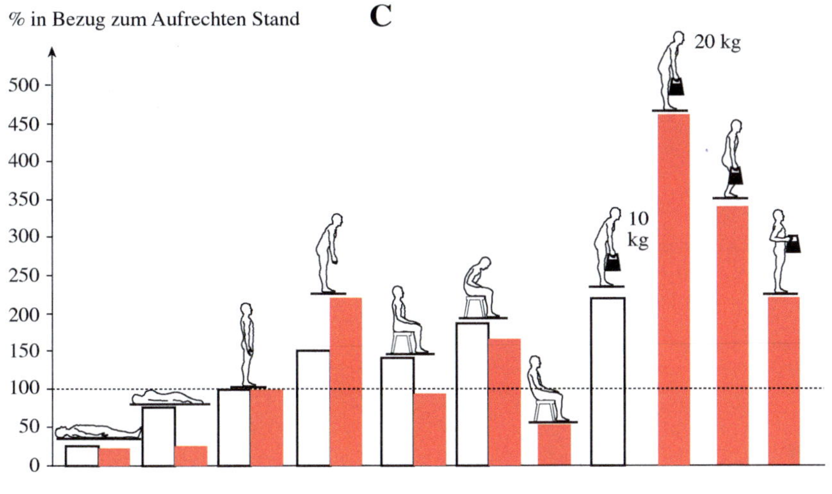

% in Bezug zum Aufrechten Stand
C
500
450
400
350
300
250
200
150
100
50
0
10 kg
20 kg

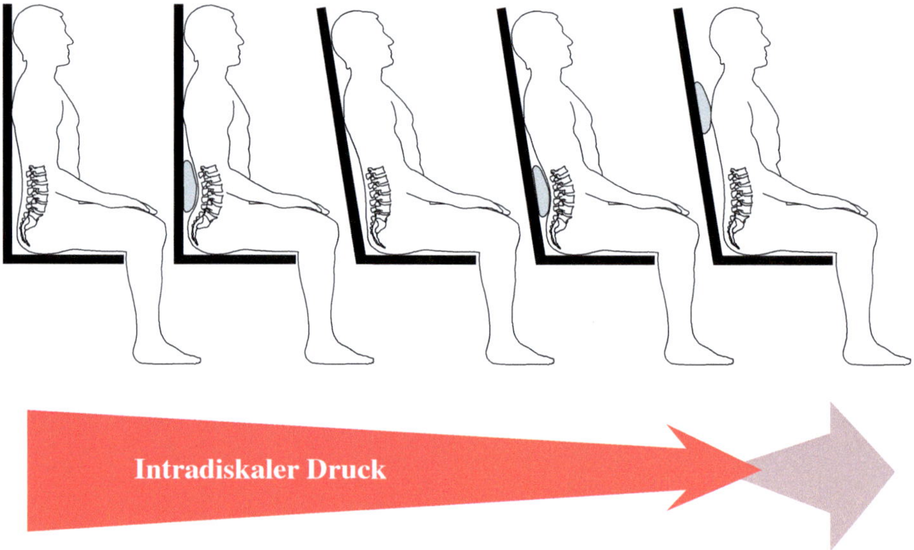

Abb. III.35
Andersson et al. (1974) haben die intradiskalen Durckverhältnisse in verschiedenen Sitzhaltungen auf einem experimentellen Stuhl untersucht. Der Druck ist bei aufrechtem Sitzen ohne Lordoseunterstützung am größten, erreicht bei leicht rückgeneigter Lehne mit Lordoseunterstützung ein Minimum und steigt, falls bei rückgeneigter Lehne das Kissen im Bereich der Brustwirbelsäule angebracht ist, wieder an.

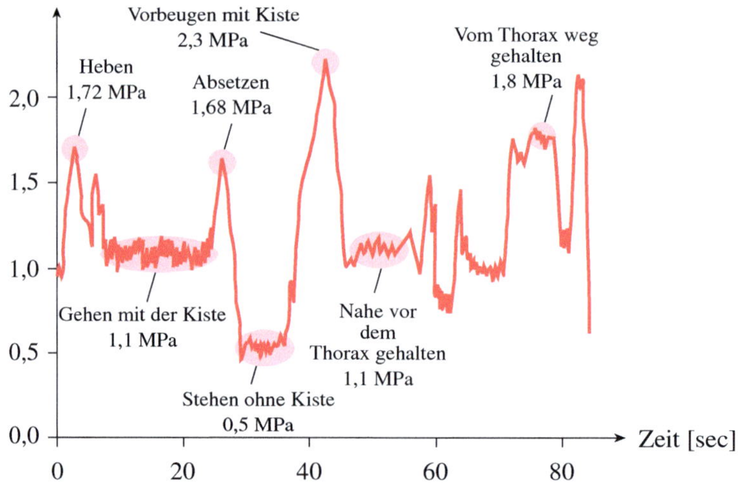

Abb. III.36
Datensatz beim Hantieren mit einer Bierkiste mit einem Gewicht von 20 kg. Das Hebe- und Absetzmanöver am Beginn wurde aus den Knien heraus mit extendierter Wirbelsäule durchgeführt. Beim Bücken mit der Kiste wurde die Wirbelsäule bei gestreckten Beinen flektiert (nach Wilke et al., 1999). Ein Großteil der Tätigkeiten ist in Abb. III.37 dargestellt.

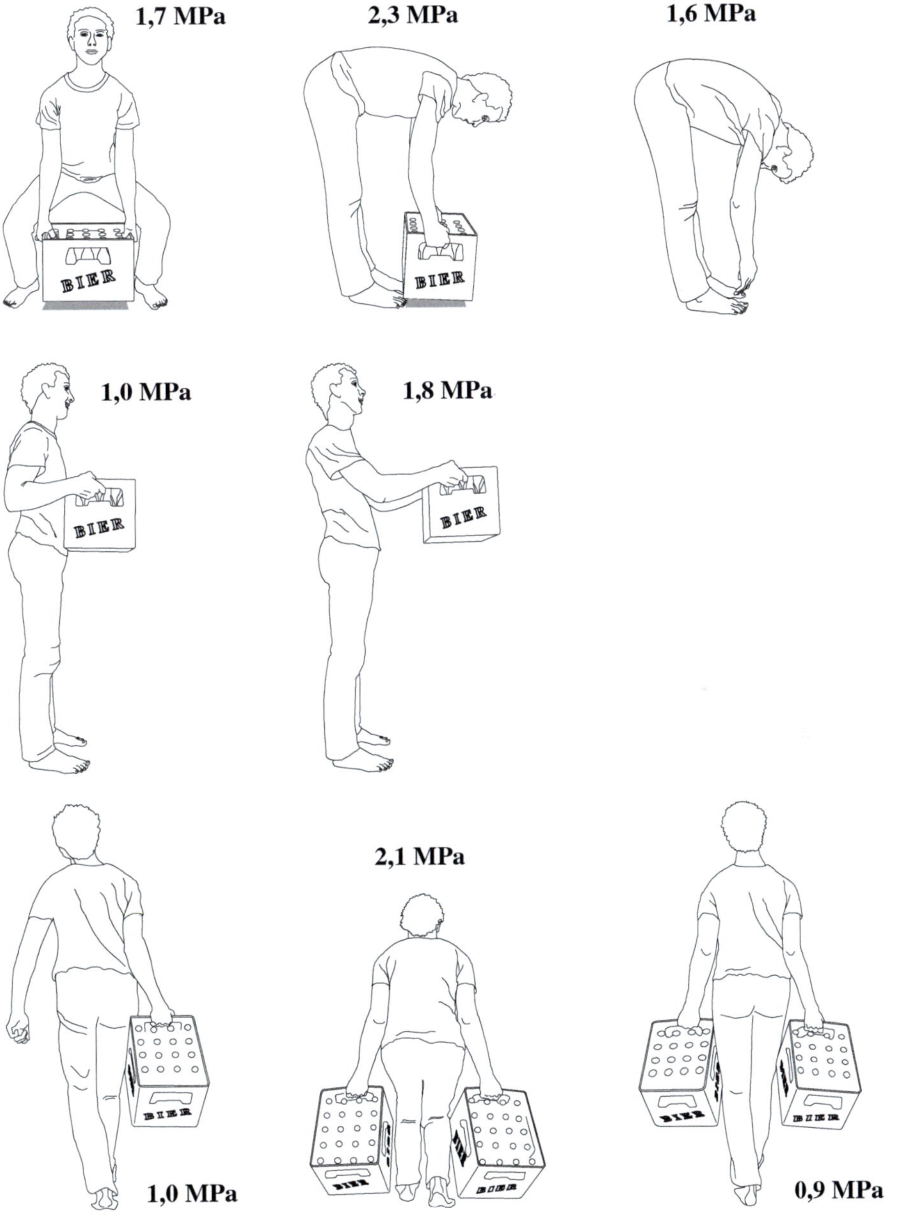

Abb. III.37
Übersicht intradiskaler Druckmessungen bei verschiedenen Aktivitäten (nach Wilke et al., 2001). Heben mit gestrecktem Rücken und gebeugten Knien produziert deutlich geringere Druckwerte als mit rundem Rücken und gestreckten Beinen. Dies unterstützt die von Rückenschulen empfohlenen Hebetechniken. Es ist interessant, dass der Druck beim Tragen von 2 Kisten geringer ist als beim Tragen von einer Kiste. Dies ist wohl auf die geringere Muskelaktivität bei symmetrisch verteilter Last zurückzuführen. Beim Anheben von zwei Kisten (mittleres Bild unten) ist der Druck etwas geringer als beim Anheben einer Kiste mit rundem Rücken (mittleres Bild oben).

2.4 Die Degeneration des Diskus – Versuch einer Synthese

Wir haben bereits an verschiedenen Stellen auf die Degeneration des Diskus Bezug genommen (Seite 46ff). Im Rahmen der Erörterungen zur Ernährung des Diskus (Seite 54ff, besonders Seite 58) haben wir darauf hingewiesen, dass die Bestandteile des Diskus ihre Versorgung unter gewissen Extrembdingungen aufrecht erhalten müssen. Die Degeneration des Diskus stellt daher ein Phänomen dar, das in einem gewissen Rahmen physiologisch zu erwarten ist. Für den Kliniker stellt sich natürlich in diesem Zusammenhang die Frage nach den Kriterien dieses Rahmens und vor allem auch die Frage nach möglichen Zusammenhängen zwischen dem Grad der Degeneration und der Klinik diverser Beschwerdebilder der Wirbelsäule. Vielerorts werden derzeit in diesem Zusammenhang mechanische Kausalmodelle benutzt. Wir haben jedoch bereits darauf hingewiesen, dass durchaus auch psychosoziale, chemische und metabolische Faktoren, bzw. eine komplexe Interaktion dieser Komponenten eine Rolle spielen. Aufgrund der Komplexität aber auch Aktualität des Themas wollen wir die wesentlichen Faktoren in diesem kleinen Kapitel zuammenfassen und versuchen, so weit wie möglich zu einer Synthese dessen vorzudringen, was nach derzeitigem Stand des Wissens die biomechanische Perspektive zu diesem Thema beitragen kann.

Synthese aus einem allgemeinen Blickwinkel

Sun et al. (2001) beobachteten, dass Kulturen von Nucleus pulposus Zellen nach 12 Wochen degenerativen Veränderungen unterliegen, die den Alterungsprozess zu imitieren scheinen.

Degenerative Veränderungen des Diskus stellen ein Phänomen des natürlich bedingten Alterungsprozesses dar. Szpalski et al. (2003) merken an, dass beinahe alle alten Menschen sichtbare degenerative Veränderungen an der Wirbelsäule zeigen, wohingegen z.B. die Hüft- und Kniegelenke bei weitem nicht bei allen betroffen sind. Im Rahmen dieser Veränderungen des Diskus vom Neugeborenen bis zum alten Menschen hin fassen Oda et al. (1988) folgende Punkte als wesentlich zusammen:

- Veränderung in der Zusammensetzung des Nucleus pulposus im Sinne einer zunehmenden Fibrosierung.
- Veränderungen in der Struktur der knorpeligen Endplatten im Sinne einer zunehmenden Verkalkung.
- Veränderungen in der Zellverteilung von einer hohen Zelldichte im Nucleus pulposus des Neugeborenen hin zu einer vermehrten Zelldichte in den Endplatten beim älteren Menschen.

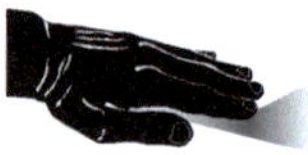

Die klinisch äußerst brennende Frage, in wie weit degenerative Veränderungen des Diskus selbst – d.h. jenseits sekundärer Probleme, die durch einen Diskusprolaps, eine Verengung des Spinalkanals oder eine degenerativ bedingte Spondylolisthese bedingt sind – für Beschwerden im Bereich der Wirbelsäule kausal verantwortlich sind, kann derzeit nicht klar beantwortet werden (An et al., 2004). Interessanterweise haben die meisten Patienten mit schweren Degenerationen der großen Gelenke auch dementsprechende Beschwerden, was bei der Wirbelsäule nicht unbedingt der Fall ist (Szpalski et al., 2003).

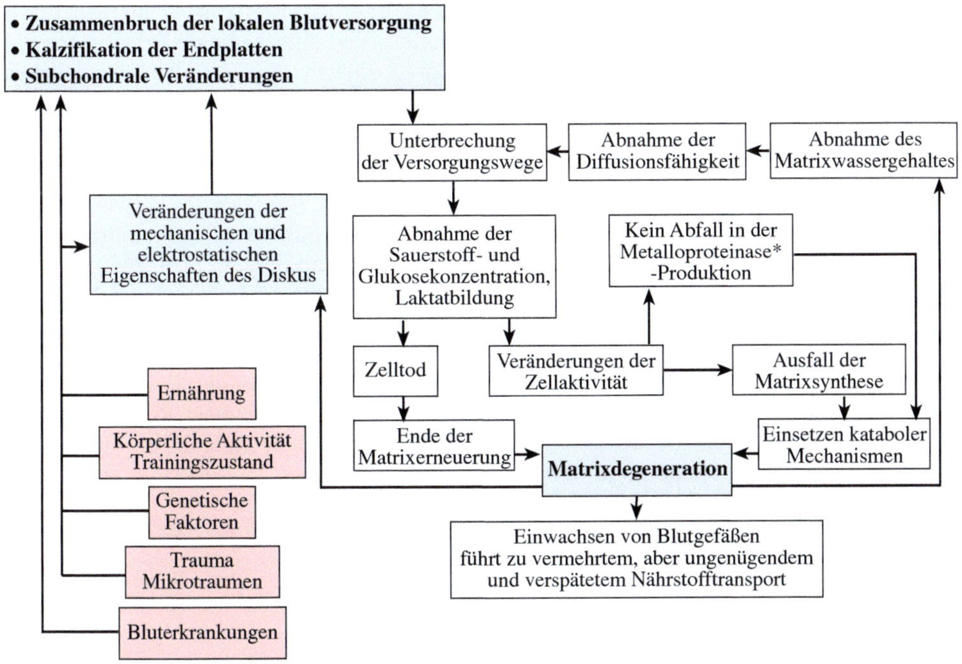

Abb. III.38
Flussdiagramm der Zusammenhänge zwischen Diskusversorgung und Diskusdegeneration. Adaptiert nach Urban et al. (2004).
* Zur Metalloproteinase siehe die Ausführungen auf Seite 57.

Welche initialen Faktoren für das Entstehen degenerativer Prozesse am Diskus überhaupt in Frage kommen, ist nach wie vor Gegenstand von Diskussionen (An et al., 2004). Prinzipiell scheinen die Zellen im Nukleus empfindlicher in Richtung Degeneration zu sein als im Anulus. Die Zellen des Anulus hingegen sind es, die am Beginn degenerativer Prozesse Reperaturmaßnahmen einleiten (Cs-Szabo et al., 2002). Im laufenden Diskurs werden folgende zwei Haupthypothesen verfolgt, die für eine beschleunigte Degeneration des Diskus verantwortlich sein könnten:

- **Mechanische Faktoren.** Diese stellen ein biomechanisches Problem dar und lassen sich wieder in zwei Untergruppen aufteilen (Stokes und Iatridis, 2004):
  - lokale Überbelastung
  - Bewegungsmangel
- **Biochemische bzw. metabolische Faktoren.** Sie stellen ein mechanobiologisches Problem dar. In diesem Zusammenhang wird die Frage diskutiert, ob sie die Ursache oder die Konsequenz eines degenerativen Prozesses darstellen (Adams et al. 2000). Diese Faktoren könnten durch eine genetische Prädisposition* beeinflusst sein (Battié et al., 2004, An et al., 2004). Für Battié et al. stellen die genetischen Faktoren den dominantesten Faktor dar,

* Auch wenn genetische Faktoren derzeit als sehr dominant erachtet werden, kann man den kausalen Bogen noch weiter, bis hin zu epigenetischen Phänomenen spannen: welche äußeren Einflüsse und in welcher Stärke etc. müssen gegeben sein, damit gewisse genetische Faktoren zum Ausdruck kommen?

erst dahinter reihen sich körperliche Belastungen des täglichen Lebens. Spezifische berufliche und sportbedingte Belastungen spielen für diese Autoren nur eine marginale Rolle. Eine möglichst umfassende Übersicht über die derzeit diskutierten Zusammenhänge zwischen der Versorgung des Diskus und degenerativen Prozessen ist in dem Schema von Urban et al. (2004) in Abb. III.38 auf Seite 93 zusammengefasst.

Für An et al. (2004) und Rajasekaran et al. (2004) stellen MRI[16]-Bilder die derzeit sensitivste Methode zur Auffindung und Beurteilung von degenerativen Prozessen des Diskus dar. Für Rajasekaran et al. steht dabei die Beurteilung der Diffusion im Bereich der Endplatten im Vordergrund. Zur Bewertung des Degenerationsgrades des gesamten Diskus stehen derzeit verschiedene Systeme zur Verfügung. In der Skala nach Thompson et al. (1990) werden, wie in Tabelle III.3 dargestellt, morphologisch fünf Grade der Diskusdegeneration unterschieden, die an MRI-Aufnahmen beurteilt werden:

Grad	Nukleus	Anulus	Endplatten	Wirbelkörper
I	Gelausbuchtung	Geringe Fibrosierung der Lamellen	Hyalin, gleichmäßig dick	gerundete Ränder
II	Weißes fibröses Gewebe in der Peripherie	Muköses Material zwischen den Lamellen	Unregelmäßige Dicke	gezackte Ränder
III	Verfestigtes fibröses Gewebe	Intensive muköse Infiltrationen; Verlust der Anulus-Nukleus-Grenze	Lokale Knorpeldefekte	Kleine Chondrophyten oder Osteophyten an den Rändern
IV	Horizontale, parallel zu den Deckplatten liegende Fissuren	Lokale Rupturen	Vom subchondralen Knochen ausgehender fibröser Knorpel; Unregelmäßigkeiten und lokale Sklerosierung im subchondralen Knochen	Osteophyten < 2 mm
V	Fissuren, die sich über Nukleus und Anulus erstrecken	Fissuren, die sich über Nukleus und Anulus erstrecken	Diffuse Sklerosierung	Osteophyten > 2 mm

Tabelle III.3
Morphologische Einteilung der Diskusdegeneration nach Thompson et al. (1990). Die Klassifizierung wurde anhand von Mediansagittalschnitten von Disken erstellt. Für den Kliniker lassen sich die beschriebenen Merkmale vorwiegend am MRI-Bild erkennen.

16 MRI: Magnetc Resonance Imaging. Die Autoren beziehen sich spezifisch auf T2-gewichtete Aufnahmen.

Synthese aus einem biomechanischen Blickwinkel

Mechanisch bedingte Überlastungen des Diskus können durch **externe Kräfte** verursacht sein oder durch **inadäquate neuromuskuläre Kontrolle** (Stokes und Iatridis, 2004). Die zweite Komponente kann wiederum zweifach bedingt sein, entweder durch ein neuromuskuläres Steuerungsproblem oder durch eine in Folge von Unterbenutzung erzeugte Schwäche von einer bzw. mehreren Muskelgruppen. Beide Komponenten können auch kombiniert auftreten. Zudem können Veränderungen der Dehnbarkeit der passiven Strukturen einen kausalen mechanischen Faktor darstellen.

Degenerative Veränderungen des Diskus haben einen Einfluss auf die **Beweglichkeit des betroffenen Segmentes**. Sie führen in erster Instanz häufig zu einer vermehrten segmentalen Beweglichkeit. Diese Zunahme an Mobilität kann bis zu einem Degenerationsgrad von Stufe III bzw. IV in der Klassfizierung nach Thompson beobachtet werden (Tanaka et al., 2001). Mit zunehmender Degeneration nimmt diese Beweglichkeit aber wieder ab. Dies könnte in Zusammenhang mit der Beobachtung stehen, dass eine Reihe von vertebrogenen Beschwerdebildern mit zunehmendem Alter eine Besserung zeigen.

Veränderungen des Diskus in einem Segment können überdies auch einen **Einfluss auf die benachbarten Segmente** haben. Dieses Phänomen ist klinisch bekannt und wird in der biomechanischen Literatur diskutiert. Kim et al. (1991) z.B. errechneten in einem Finite-Elemente-Modell, dass bei einer Zunahme der Steifigkeit im Segment L4/L5 in Folge von Flüssigkeitsverlust der intradiskale Druck im superioren Segment L3/L4 steigt. Zusätzlich kommt es zu einer Entlastung der Zygapophysialgelenke[17] in diesem Segment. Die Autoren folgern, dass dies degenerative Prozesse im Diskus dieses benachbarten Segmentes hervorrufen könnte.

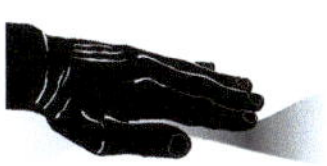

Das Verhalten des Diskus in Bewegung, besonders aber in der Rotation, mag für den manuellen Kliniker nicht uninteressant sein, da eine Reihe von Mobilisationstechniken der Wirbelsäule, besonders aber Manipulationstechniken an der Lendenwirbelsäule, Rotation als Hauptkomponente beinhalten. Inwieweit besonders lumbale Beschwerden, selbst wenn eine Diskusdegeneration vorliegt, durch diese bedingt sind, ist, wie wir oben erwähnt haben, derzeit noch völlig unklar. Außerdem fehlen differentialdiagnostische Hinweise, die den kausalen Zusammenhang zwischen Beschwerdebild und Diskus erhärten lassen. Vor diesem Hintergrund ist es äußerst schwierig, klare Empfehlungen hinsichtlich der Durchführung von Manipulationsmaßnahmen zu geben. Dem manuellen Kliniker bleibt kein anderer Weg, als in jedem individuellen Fall nach Maßgabe des Symptomenbildes und der konstitutionellen Faktoren zu entscheiden. Generell kann aber nicht behauptet werden, dass Manipulationtechniken, die

17 Siehe dazu auch Punkt 3.6 auf Seite 122ff.

Rotation als Hauptkomponente enthalten, ein potentielles Gefahrenmoment für den gesunden Diskus darstellen. Wir wollen jedoch an die Bemerkung von Shirazi-Adl et al. (1986) erinnern, wo eine erhöhte Verletzbarkeit der posterioren und posterior-lateralen Anteile des Anulus bei Beanspruchungen in einer Kombination aus Rotation und Flexion nicht ausgeschlossen wird. Ist der Diskus geschädigt, womit bei erwachsenen Patienten in vielen Fällen gerechnet werden kann, so kann man nicht davon ausgehen, dass solche Techniken einen direkten Einfluss auf eine mögliche Regeneration haben könnten. Dies bedeutet jedoch nicht, dass sich die Symptomatik des Patienten nicht doch verändern lässt.

3 Die Zygapophysialgelenke

Bezüglich der Benennung dieser Gelenke herrscht begriffliche Uneinigkeit. Im Deutschen findet man in der anatomischen Literatur die Termini „Wirbelbogengelenke" oder „kleine Wirbelgelenke" bzw. „Zwischenwirbelgelenke". Im klinischen Bereich wird häufig von „Facettengelenken" gesprochen und analog dazu spricht man vom „Facettensyndrom". Im englischen Sprachraum findet sich der Name „Facet joints". Wir schließen uns diesbezüglich Bogduk (2000) an und bleiben bei der exakteren Bezeichnung **Zygapophysialgelenke**, die sich an der anatomischen Terminologie, den *Artt. zygapophysiales,* anlehnt.

Die Zygapophysialgelenke stellen einen Teil der beiden hinteren Pfeiler dar. Die knöchernen Elemente des hinteren Pfeilers sind, wie in Abb. III.39 gezeigt, die superioren und inferioren Gelenkfortsätze (Procc. articulares) und der dazwischenliegende Isthmus (Interartikularportion).

Aus biomechanischer Sicht kann eine solche Darstellungsweise veranschaulichen, wie axiale Kräfte im posterioren Abschnitt der Wirbelsäule übertragen werden. Im Hinblick auf diese Funktion stellen Orientierung und Form der Gelenkflächen einen wichtigen Faktor dar. Wir wollen auf diese Faktoren im Folgenden näher eingehen.

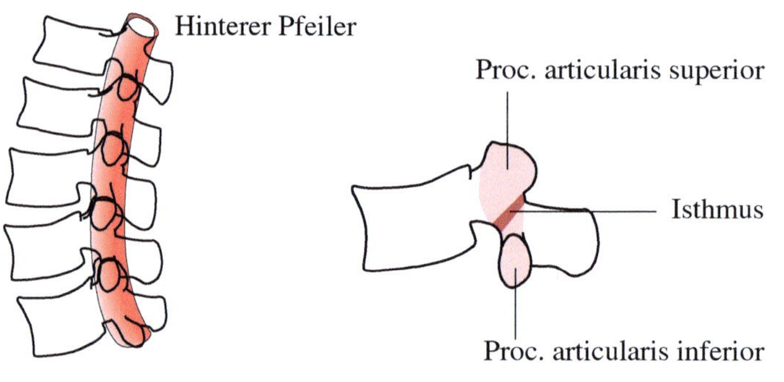

Abb. III.39
Schematisierte Darstellung des hinteren Pfeilers, gebildet aus den Zygapophysialgelenken, den Procc. articulares superiores und inferiores sowie dem Isthmus.

3.1 Die Orientierung der Gelenkflächen

Für die Halswirbelsäule werden die Gelenkflächen der Segmente Okziput, Atlas und Axis an dieser Stelle nicht berücksichtigt.

Die Gelenkflächen können im Bereich der Hals- und Brustwirbelsäule als plane Flächen betrachtet werden. Im lumbalen Abschnitt weisen sie eine deutliche Krümmung in der Transversalebene auf.

Um die Orientierung zu beschreiben, nähern wir den jeweiligen Gelenkflächenkrümmungen Flächen an. Bezüglich der Definition des Neigungs- und Abweichungswinkels für die zygapophysialen Gelenkflächen folgen wir White und Panjabi (1978). Der Neigungswinkel wird zur Transversalebene hin definiert, die durch die jeweilige superiore Deckplatte verläuft. Der Abweichungswinkel wird zur Frontalebene hin beschrieben. Aus Gründen der Verständlichkeit werden der Winkel für die linke und rechte Gelenkfläche mit demselben Vorzeichen angegeben: schauen die Gelenkflächen nach posterior und lateral, so ist das Vorzeichen positiv, schauen sie nach posterior und medial, so ist es negativ (Abb. III.40).

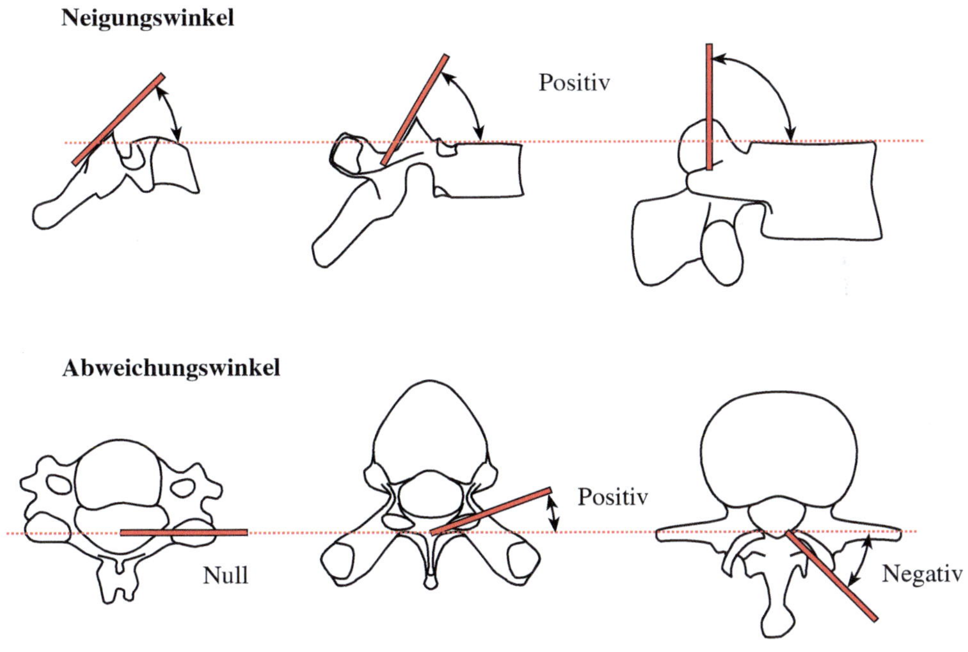

Abb. III.40
Definition des Neigungs- und Abweichungswinkels der zygapophysialen Gelenkflächen. Der Neigungswinkel ist zur Transversalebene hin definiert, die durch die obere Deckplatte läuft. Der Abweichungswinkel wird zur Frontalabene hin beschrieben. Ein positiver Abweichungswinkel bedeutet eine Ausrichtung nach posterior und lateral, ein negativer Winkel eine Ausrichtung nach posterior und medial. Dies gilt jeweils für die superioren Gelenkflächen.

Die eingetragenen Werte entsprechen den Mittelwerten aus denjenigen Daten, die wir in der Folge vorstellen werden. Siehe dazu auch die Zusammenfassung in Tabelle III.8 auf Seite 107.

In der Literatur wird der Neigungswinkel auch im Hinblick zur posterioren Wand der Wirbelkörpers definiert, der Abweichungswinkel in Bezug zur Sagittalebene. In diesen Fällen haben wir im Folgenden aus Gründen der Verständlichkeit die von den Autoren angegebenen Daten umgerechnet[18]. Wir denken, dass aus einem positiven bzw. negativen Wert eines zur Frontalebene definierten Abweichungswinkels die jeweilige Ausrichtung der Gelenkfläche nach lateral bzw. medial klarer hervorgeht (wie in Abb. III.40 auf Seite 97), als aus Winkelwerten, die im Hinblick zur Sagittalebene kleiner bzw. größer als 90° sind.

* Für eine ausführliche Besprechung dieses Problems, siehe Klein und Sommerfeld, 2004: Seite 40 und 41, besonders Abb. I.28.

Die Definition des Abweichungs- und des Neigungswinkels kann mit der Orientierung einer Spielkarte im Raum verglichen werden (Panjabi et al., 1993). Da Rotationssequenzen im 3-D-Raum nicht kommutativ sind, ist die Reihenfolge des Vorgehens wichtig.* Im ersten Schritt wird der Abweichungswinkel zur Frontalebene bestimmt. Die „Spielkarte" wird um ihren medialen Rand gedreht (Schritt 1 in Abb. III.41). Im zweiten Schritt wird die „Spielkarte" um ihren inferioren Rand gedreht (Schritt 2 in Abb. III.41). Der dadurch entstehende Neigungswinkel wird zur Transversalebene hin bestimmt.

Bezüglich der Orientierung der zygapophysialen Gelenkflächen können bisweilen große interindividuelle, intersegmentale und Links-Rechts-Unterschiede sowie Unterschiede zwischen der superioren und inferioren Gelenkfläche festgestellt werden. Exakte symmetrische Verhältnisse können so gut wie ausgeschlossen werden.

3.1.1 In der Halswirbelsäule

Panjabi et al. (1993) ermittelten die Orientierung für sämtliche zygapophysialen Gelenkflächen der gesamten Wirbelsäule von C2 bis L5 an 12 Präparaten[19]. Im Halswirbelsäulenbereich ermittelten Nowitzke et al. (1994) die Neigungswinkel der superioren zygapophysialen Gelenkflächen von C3 bis C7 anhand radiologischer Analysen von asymptomatischen Probanden. Pal et al. (2001) untersuchten Neigungs- sowie Abweichungswinkel der superioren zygapophysialen Gelenkflächen für die Halswirbelsäule und den zervikothorakalen Übergang an 30 Präparaten von erwachsenen männlichen Wirbelsäulen.

Abb. III.41
Vorgehen bei der Definition des Abweichungs- und Neigungswinkels der zygapophysialen Gelenkflächen im 3-D-Raum am Beispiel eines Brustwirbels. Die primäre Bezugsebene ist die Frontalebene (oberstes Bild). Zuerst wird die Abweichung zu dieser Ebene mit einer Drehung der Spielkarte um ihren medialen Rand (dieser liegt noch parallel zur Y-Achse) bestimmt (Schritt 1). Dann wird die Spielkarte um ihren inferioren Rand geneigt (Schritt 2). Schritt 1 würde dem Abweichungswinkel entsprechen, der Neigungswinkel hingegen wird zur Transversalebene hin bestimmt.

18 Dabei ist für den Neigungswinkel zu berücksichtigen, dass wir davon ausgegangen sind, dass die posteriore Wand des Wirbels im rechten Winkel zu seiner superioren Deckplatte steht. Für den Abweichungswinkel stellt sich dieses Problem nicht, da die Frontalebene im rechten Winkel zur Sagittalebene steht. Die Sagittalebene wird durch den mittleren anterioren und posterioren Punkt auf der superioren Deckplatte definiert (Masharawi et al., 2004).

19 Es wurden 276 Wirbel untersucht.

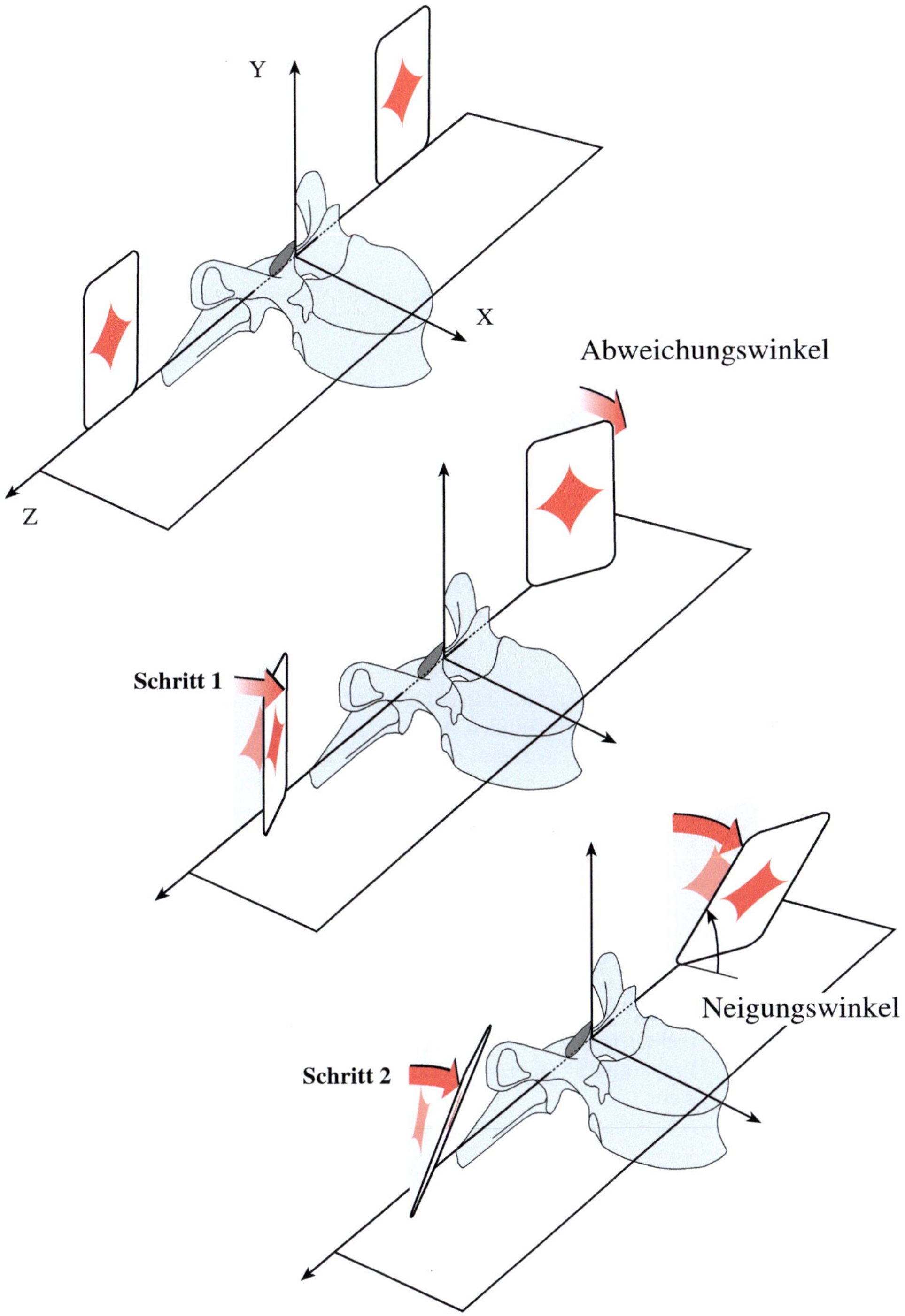
Y
X
Z
Abweichungswinkel
Schritt 1
Neigungswinkel
Schritt 2

Neigungswinkel

Siehe dazu Tabelle III.4

Aus den Daten der genannten Studien ist ersichtlich, dass der Neigungswinkel der zygapophysialen Gelenkflächen nach kaudal hin tendenziell etwas zunimmt. Dies entspricht der Annahme, dass die inferioren zygapophysialen Gelenkflächen von C7 einen Übergangstypus zur thorakalen Wirbelsäule hin darstellen. Aus den Daten der zitierten Studien, unter Zusammenführung der Angaben für die linke und rechte Seite, lässt sich den Neigungswinkel der zervikalen Zygapophysialgelenke von C3 bis C7 ein Mittelwert von 51,9° ermitteln. Die diesbezügliche intersegmentale Standardabweichung beträgt 5,5°. Sieht man sich die Minimal- und Maximalwerte an, so gibt es doch sehr große Unterschiede.

Abweichungswinkel

Siehe dazu Tabelle III.5

In der Literatur wird der Abweichungswinkel im zervikalen Bereich für gewöhnlich mit 0° angegeben (z.B. bei White und Panjabi, 1978). Betrachtet man die diesbezüglichen Daten von Panjabi et al. (1993) und Pal et al. (2001), so fällt auf, dass in der Halswirbelsäule die superioren Zygapophysialgelenkflächen von C3 und C4 nach posterior, superior und medial ausgerichtet sind, auf den Segmenten C5–C7 hingegen ist die Orientierung nach posterior, superior und lateral. Es kommt also zu einer **Umkehr des Abweichungswinkels** auf dem Segment C4–C5. Aus diesem Grund haben wir die Mittelwerte für diese zwei Bereiche extra bestimmt. Für C3 und C4 ergibt sich ein Mittelwert von –14,0° ± 6,7°, für C5 bis C7 von 7,2° ± 4,9°. Im oberen Halswirbelsäulenbereich ist die Gelenkflächenorientierung im Hinblick auf den Abweichungswinkel der Lendenwirbelsäule ähnlich. Bei Pferden z.B. ist diese Orientierung in der gesamten Halswirbelsäule zu finden. Ab C5 wird der Abweichungswinkel positiv, die Orientierung entspricht der Brustwirbelsäule. Panjabi et al. betonen, dass dieser Wechsel des Abweichungswinkels im Verlauf der gesamten Wirbelsäule drei Mal vorkommt: zwischen C2–C3, zwischen C4–C5 und zwischen Th12–L1.

3.1.2 In der Brustwirbelsäule

Für den Brustwirbelsäulenbereich ermittelten Masharawi et al. (2004) die Abweichungs und Neigungswinkel der superioren und inferioren zygapophysialen Gelenkflächen unter Berücksichtigung der linken und rechten Seite für die Brust- und die Lendenwirbelsäule anhand von 240 Präparaten[20]. Die Daten sind in Abb. III.42 auf Seite 103 grafisch dargestellt.

20 Es wurden also 4080 Wirbel analysiert. Dabei entsteht die bemerkenswerte Zahl von 16320 untersuchten Gelenkflächen.

Wirbel	Neigungswinkel [°]					
	Panjabi et al.**		Nowitzke et al.	Pal et al.		
	links	rechts		links	rechts	Min – Max*
C3	55,2	48,8	53,6 ± 7,8	46,8 ± 7,7	44,8 ± 9,4	32 – 66
C4	49,7	47,0	49,7 ± 6,1	51,0 ± 7,6	50,6 ± 8,0	35 – 66
C5	45,3	45,8	48,3 ± 8,5	53,6 ± 7,1	51,0 ± 6,2	31 – 70
C6	48,0	47,2	50,3 ± 8,4	56,4 ± 8,8	55,7 ± 8,4	26 – 75
C7	51,6	59,4	58,6 ± 7,4	64,1 ± 6,4	65,3 ± 7,4	44 – 78
Th1	47,7	62,2	–	67,6 ± 6,3	70,1 ± 6,4	55 – 78
Th2	66,6	66,5	–	69,6 ± 6,0	71,9 ± 3,9	58 – 80
Th3	69,4	69,4	–	71,5 ± 4,3	71,9 ± 4,5	65 – 82

Tabelle III.4
Neigungswinkel (Mittelwerte ± Standardabweichung in [°]) der zygapophysialen Gelenkflächen für die zervikalen Segmente von C3 bis C7 und den zervikothorakalen Übergang bis Th3 (adaptiert nach Panjabi et al., 1993, Nowitzke et al., 1994 und Pal et al., 2001). Nowitzke et al. haben keine differenzierten Daten für die linke und rechte Seite angegeben.

* Für die Minima und Maxima wurden die jeweiligen Minimal- und Maximalwerte aus Nowitzke et al. und Pal et al. gemeinsam, ohne Berücksichtigung der Seitenunterschiede herangezogen.

** Panjabi et al. haben die Orientierung auf zweierlei Arten ermittelt. Die hier angegebenen Daten beziehen sich auf die von den Autoren bezeichneten „card angles“: die Ebene der zygapophysialen Gelenkfläche wird, wie in Abb. III.41, als im Raum stehende Spielkarte dargestellt.

Wirbel	Abweichungswinkel [°]				
	Panjabi et al.		Pal et al.		
	links	rechts	links	rechts	Min – Max
C3	–22,6	–17,6	– 19,8 ± 7,0	– 20,5 ± 7,7	–36 – –5
C4	–6,4	–8,4	– 8,0 ± 10,2	– 8,6 ± 9,6	–30 – 22
C5	8,9	9,2	1,0 ± 11,8	1,0 ± 11,0	–20 – 30
C6	17,9	12,1	5,9 ± 10,1	5,6 ± 10,5	–15 – 30
C7	5,8	11,4	3,9 ± 7,4	4,2 ± 6,6	–18 – 15
Th1	5,6	4,1	9,0 ± 5,4	9,6 ± 5,5	–5 – 24
Th2	17,0	15,8	15,2 ± 5,1	16,9 ± 6,6	5 – 28
Th3	16,8	16,4	19,5 ± 5,2	17,4 ± 6,0	6 – 30

Tabelle III.5
Abweichungswinkel (Mittelwerte ± Standardabweichung in [°]) der zygapophysialen Gelenkflächen für die zervikalen Segmente von C3 bis C7 und den zervikothorakalen Übergang bis Th3 (adaptiert nach Panjabi et al., 1993 und Pal et al., 2001).

Neigungswinkel

Siehe dazu Tabelle III.6 auf Seite 104

Aus den Daten von Panjabi et al. (1993) und Masharawi et al. ergibt sich für die gesamte Brustwirbelsäule ein mittlerer Neigungswinkel von ca. 71°. Er nimmt von kranial nach kaudal zu. Was die Angaben zur oberen Brustwirbelsäule von Th1–Th3 betrifft, so liegen die Werte von Masharawi et al. mit ca. 60° etwas tiefer als die von Pal et al. mit ca. 70°. Die Werte von Panjabi et al. liegen dazwischen. Mit ca. 76° ist der Neigungswinkel in den Segmenten Th9 und Th10 am größten. Masharawi et al. (2004) stellten eine signifikante Links-rechts-Differenz in der thorakalen Wirbelsäue fest. Auf der rechten Seite ist der Winkel um beinahe 5° größer (siehe Abb. III.42 auf Seite 103). Dieses Phänomen lässt sich aus den Daten von Panjabi et al. (1993) nicht so klar erkennen.

Abweichungswinkel

Siehe dazu Tabelle III.6 auf Seite 104

Der Abweichungswinkel zeigt einen Mittelwert von ca. 14,3°. Er bleibt bis zum Niveau Th10 ziemlich konstant. Wiederum ist der rechte Winkel bei Masharawi et al. um ca. 6° signifikant größer als der linke. Es ist auffällig, dass die interindividuelle Streuung in der thorakolumbalen Übergangszone zunimmt (siehe Abb. III.42 auf Seite 103). Sie kann einen Wert von 25°–30° erreichen, währenddem sie in den übrigen Segmenten zwischen 10°–15° liegt. Das zeigt, dass die Zahl der Varianten im Übergangsbereich groß ist. Singer (1989) beschrieb bereits verschiedene **Übergangsvarianten**. Pal und Routal (1999) sprechen von zwei grundlegenden Typen: eine abrupte und einen allmähliche Übergangsvariante. Im Falle eines abrupten Übergangstypus findet der Wechsel im Abweichungswinkel innerhalb eines Wirbels statt. Dieser Typus findet sich nur bei 7% aller untersuchten Wirbelsäulen. In diesen Fällen kann der Übergangswirbel entweder Th11 oder Th12 sein. Beim allmählichen Typus erstreckt er sich über zwei bzw. drei Segmente. Manchmal findet der Übergang auf der linken und rechten Seite nicht auf den gleichen Segmenten statt: auf der einen Seite ist die Orientierung der Gelenkfläche noch thorakal, während sie auf der anderen Seite bereits lumbal steht.

Zusammenfassend können wir feststellen, **dass die Gelenke auf der rechten Seite mehr vertikal und sagittal orientiert sind** als auf der linken Seite. Darüber hinaus gibt es keine Abhängigkeit von Geschlecht, Alter und ethnischer Zugehörigkeit.

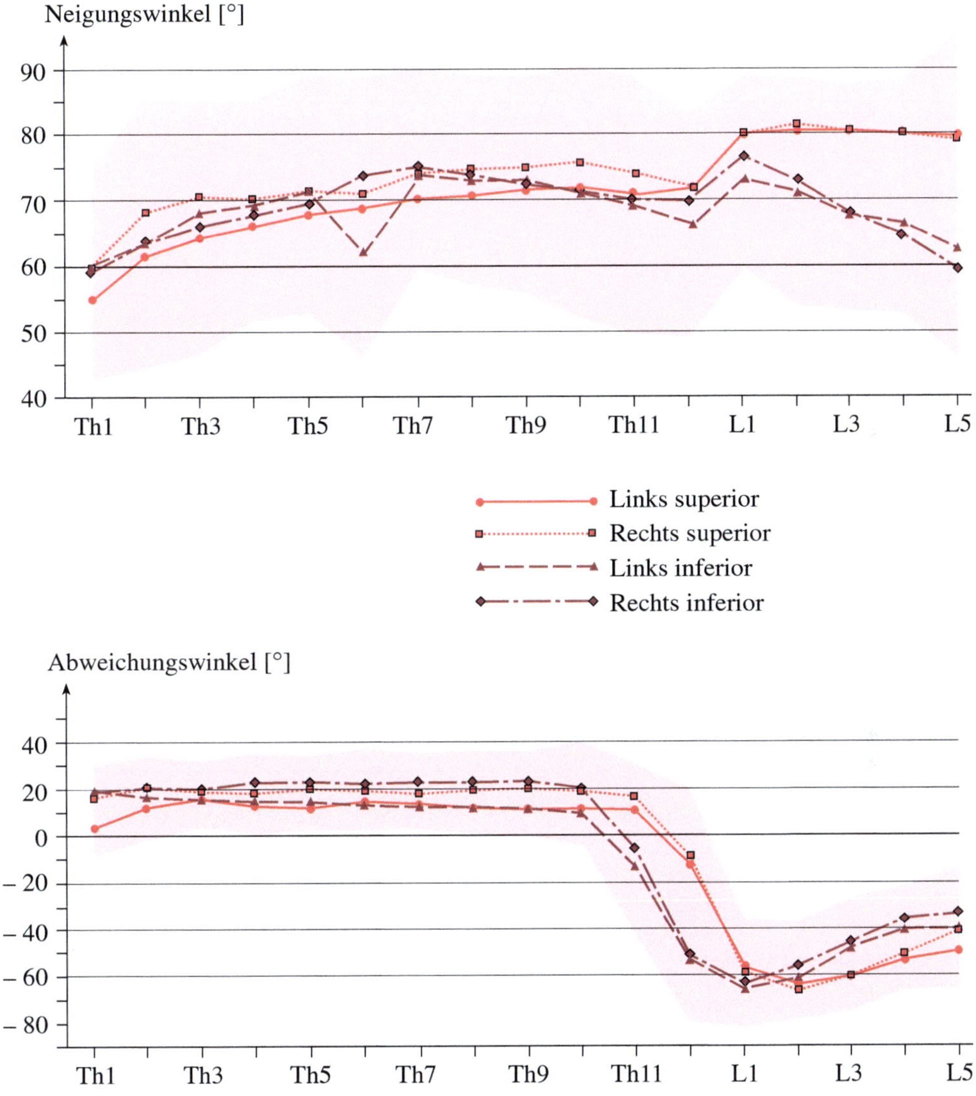

Abb. III.42
Graphische Zusammenfassung der Veränderungen des Neigungs- und Abweichungswinkels der zygapophysialen Gelenkflächen in der Brust- und Lendenwirbelsäule anhand der Daten von Masharawi et al. (2004).

Im Brustwirbelsäulenabschnitt bemerkt man für alle Segmente, dass Neigungs- und Abweichungswinkel der rechten Gelenke stets größer sind als die der linken.

Es ist auffällig, dass die Neigungswinkel der inferioren und superioren Gelenkflächen der Lendenwirbelsäule eine Differenz aufweisen. Eine Erklärung dafür wird in Abb. III.43 gegeben.

Der hellrote Bereich markiert die Streuung. Diese ist für den Abweichungswinkel besonders im thorakolumbalen Übergangsbereich groß. Es ist zu berücksichtigen, dass das Ausmaß der Streuung immer in der Vertikalen zu erkennen ist.

	Neigungswinkel [°]				Abweichungswinkel [°]			
	Panjabi et al.		Masharawi et al.		Panjabi et al.		Masharawi et al.	
	links	rechts	links	rechts	links	rechts	links	rechts
Th1	47,7	62,2	54,8 ± 12,2	59,5 ± 13,4	5,6	4,1	3,4 ± 3,0	15,8 ± 12,3
Th2	66,5	66,6	61,5 ± 10,9	68,3 ± 17,2	17,0	15,8	12,1 ± 14,2	19,9 ± 11,6
Th3	69,4	69,4	64,2 ± 7,6	70,6 ± 10,4	16,8	16,4	15,2 ± 13,2	18,2 ± 10,7
Th4	73,2	72,8	66,1 ± 7,9	70,3 ± 11,1	16,1	13,4	12,9 ± 11,4	17,4 ± 10,4
Th5	74,5	73,2	67,9 ± 6,8	71,3 ± 10,9	15,3	17,3	12,5 ± 10,7	19,4 ± 9,9
Th6	74,6	73,5	68,8 ± 6,3	71,0 ± 16,6	17,8	18,2	14,1 ± 10,4	18,2 ± 10,5
Th7	72,7	74,7	70,3 ± 6,6	74,0 ± 9,1	16,7	17,2	13,2 ± 10,2	17,5 ± 10,9
Th8	74,5	73,0	70,6 ± 11,8	74,6 ± 8,6	16,3	18,5	11,6 ± 9,6	18,4 ± 11,4
Th9	78,2	77,7	71,6 ± 6,6	74,9 ± 8,7	17,1	16,4	10,8 ± 11,2	19,8 ± 9,4
Th10	78,1	78,1	71,7 ± 8,0	75,7 ± 8,2	16,4	14,1	11,1 ± 9,1	18,6 ± 10,4
Th11	76,0	75,6	70,5 ± 7,8	73,9 ± 9,6	19,0	13,5	10,5 ± 14,0	16,5 ± 13,8
Th12	78,2	77,1	71,5 ± 8,7	71,8 ± 10,3	23,1	18,0	−12,2 ± 27,2	−9,0 ± 28,9
L1	81,3	82,9	79,8 ± 7,4	79,8 ± 8,9	−44,9	−50,5	−57,1 ± 20,9	−58,8 ± 22,9
L2	83,8	85,7	80,5 ± 7,6	81,4 ± 7,3	−50,1	−45,6	−64,1 ± 10,9	−66,9 ± 12,0
L3	84,1	81,9	80,5 ± 7,2	80,0 ± 7,6	−43,4	−42,0	−60,4 ± 14,4	−60,1 ± 14,8
L4	81,3	81,2	80,3 ± 8,1	79,9 ± 8,5	−34,0	−31,2	−53,0 ± 14,4	−50,6 ± 15,4
L5	85,1	86,0	79,5 ± 11,7	79,0 ± 16,7	−29,9	−27,7	−49,6 ± 16,1	−40,9 ± 18,6

Tabelle III.6
Zusammenfassung der Ergebnisse für Neigungs- und Abweichungswinkel [°] der superioren zygapophysialen Gelenkflächen, adaptiert aus den Arbeiten von Panjabi et al. (1993) und Masharawi et al. (2004).

3.1.3 In der Lendenwirbelsäule

Neigungswinkel

Siehe dazu Tabelle III.6

Anhand der in Tabelle III.6 auf Seite 104 angegebenen Daten von Panjabi et al. (1993) und Masharawi et al. (2004) kann man ersehen, dass sich der Neigungswinkel der zygapophysialen Gelenkflächen von der Brust- zur Lendenwirbelsäule hin vergrößert. Während dieser in der Lendenwirbelsäule für gewöhnlich in der Literatur mit 90° angegeben wird, zeigen die vorliegenden Ergebnisse, dass er nur ca. 80°–85° erreicht.

Für die inferioren Gelenke lässt sich aus Abb. III.42 auf Seite 103 erkennen, dass der Neigungwinkel im Vergleich zu den superioren Gelenken nach kaudal hin stärker abnimmt. Dies würde bedeuten, dass der Parallelismus der Gelenkflächen in Neutralstellung nicht mehr gewährleistet ist. Eine andere Erklärung könnte aber in dem methodisch bedingten Umstand liegen, dass der Neigungswinkel für das superiore, wie auch für das

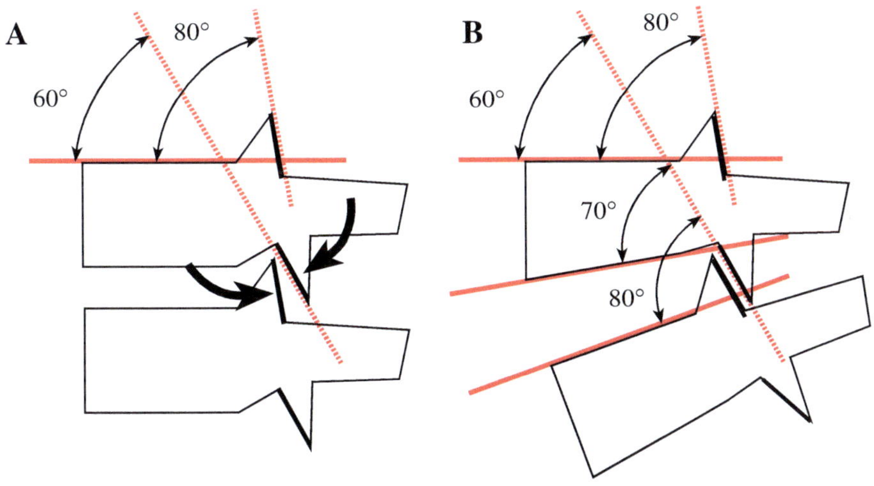

Abb. III.43
Wird der Neigungswinkel der superioren und inferioren Gelenkfläche der Zygapophysialgelenke zur superioren Deckplatte des gleichen Wirbels hin bestimmt, so ergibt sich eine Differenz, die als Verlust der Parallelität der Gelenkflächen gedeutet werden könnte (**A**). Geht man aber davon aus, dass Wirbelkörper und Diszi in der Lendenwirbelsäule in Folge der Lordose eine leichte Keilform aufweisen, so wird dadurch die Parallelität der Gelenkflächen wieder gewährleistet (**B**). Die Differenz erweist sich als rein methodisch bedingt. Wir gehen davon aus, dass die vorliegenden Daten im Sinne von Fall **B** zu interpretieren sind.

inferiore Gelenk jeweils in Bezug zur superioren Deckplatte bestimmt wurde. Sind Wirbelkörper und Diskus aber leicht keilförmig, so steht der darunterliegende Wirbel mehr nach anterior geneigt, was Ausdruck der Lordose ist. Die Zygapophysialgelenke kommen in diesem Fall wieder annähernd parallel zueinander zu liegen (siehe Abb. III.43).

Abweichungswinkel

Siehe dazu Tabelle III.6 auf Seite 104

In der Lendenwirbelsäule nimmt der Abweichungswinkel klar einen negativen Wert an, die Gelenkflächen nähern sich der Sagittalebene. Einen solchen negativen Wert kann man schon ab den inferioren Zygapophysialgelenken von Th11 mit ca. –10° erkennen, bei Th12 wird dieser deutlich größer und erreicht Werte um –50°. L1 und L2 weisen mit –55° bis –65° die größten Abweichungswinkel auf. Bis zu L5 nimmt dieser wieder allmählich ab: es kommt zu einer leichten Frontalisierung der Gelenkflächen der Zygapophysialgelenke (Masharawi et al., 2004). Wie aus Tabelle III.7 zu erkennen ist, gibt es für den Abweichungswinkel kaum Seitenunterschiede (Panjabi et al., 1993, Boden et al., 1996, Masharawi et al., 2004, Viaris de Lesegno, 2004). Ähnliche Resultate werden in der Literatur von Van Schaik et al. (1984), Hagg und Wallner (1992) und Noren et al. (1991) angegeben.

		Panjabi et al. [°]	Boden et al. [°]	Masharawi et al. [°]	Viaris de Lesegno [°]
L1	links	–44,9	–	–57,1 ± 20,9	–
	rechts	–50,5	–	–58,8 ± 22,9	–
L2	links	–50,1	–	–64,1 ± 10,9	–64,1 ± 8,8
	rechts	–45,6	–	–66,9 ± 12,0	–61,4 ± 10,0
L3	links	–43,4	–56	–60,4 ± 14,4	–59,5 ± 8,1
	rechts	–42,0	–59	–60,1 ± 14,8	–58,9 ± 6,7
L4	links	–34,0	–49	–53,0 ± 14,4	–52,9 ± 9,9
	rechts	–31,2	–51	–50,6 ± 15,4	–52,9 ± 10,1
L5	links	–29,9	–40	–49,6 ± 16,1	–46,2 ± 11,5
	rechts	–27,7	–42	–40,9 ± 18,6	–44,6 ± 10,8
S1	links	–	–37	–	–42,7 ± 8,9
	rechts	–	–39	–	–43,5 ± 10,7

Tabelle III.7
Zusammenfassung der Daten zum Abweichungswinkel [°] der superioren lumbalen zygapophysialen Gelenkflächen aus Panjabi et al. (1993), Boden et al. (1996), Masharawi et al. (2004) und Viaris de Lesegno (2004). Aus Gründen der Übersichtlichkeit und Vergleichbarkeit haben wir die diesbezüglichen Werte der Arbeiten von Panjabi et al. und Masharawi et al. aus Tabelle III.6 auf Seite 104 hier noch einmal angeführt.

3.1.4 Zusammenfassung

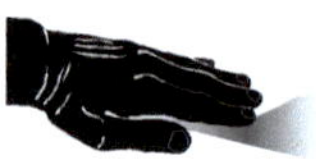

Für den Kliniker mag es an dieser Stelle interessant sein, sich zu überlegen, inwiefern die Orientierung der Gelenkflächen der zygapophysialen Gelenkflächen sich auf die Funktion der Wirbelsäule auswirken können. Folgende Faktoren können unter dem Einfluss der Orientierung stehen:

- die segmentale Amplitude
- die Lage der Bewegungsachse
- die Ausrichtung der Bewegungsachse und damit die assoziierten Bewegungen
- die Übertragung der Kräfte und damit eine eventuelle Entlastung des Diskus

Einerseits spielen all diese Faktoren bei der Ausführung von Mobilisations- und Manipulationstechniken der Wirbelsäule eine Rolle. Andererseits ist jedoch zu bedenken, dass es nicht nur allein die Zygapophysialgelenke sind, die die genannten Faktoren beeinflussen.

Zusammenfassend können folgende Mittelwerte anhand der Daten aus allen genannten Studien als grobe Orientierung für die einzelnen Wirbelsäulenabschnitte angegeben werden:

Niveau	Neigungswinkel [°]	Abweichungswinkel [°]
HWS C3–C4	52	–14
HWS C5–C7	52	7
BWS	71	14
LWS	82	–50

Tabelle III.8
Synthese für die Orientierung der zygapophysialen Gelenkflächen. Die Winkelangeben sind Mittelwerte aller hier vorgestellten Daten.

Neigungswinkel

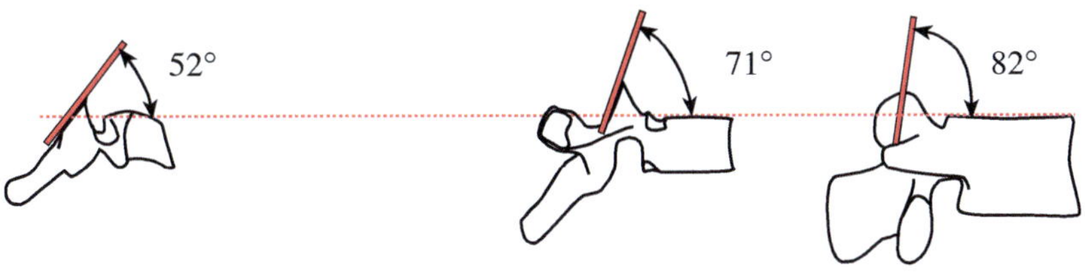

Abweichungswinkel

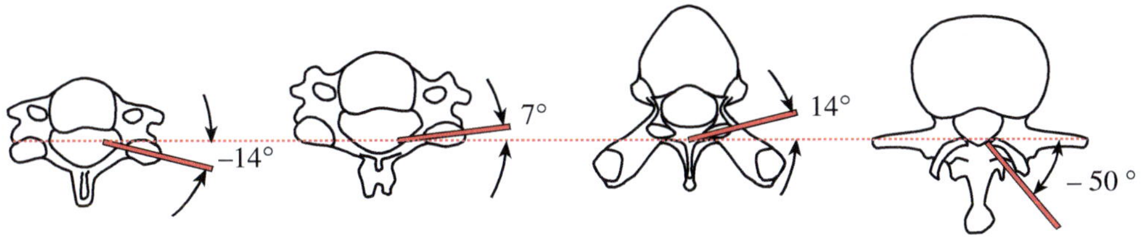

Abb. III.44
Grafische Darstellung der in Tabelle III.8 angegebenen Mittelwerte für die Ausrichtung der zygapophysialen Gelenkflächen. Aufgrund der Änderung des Abweichungswinkels in der Halswirbelsäule unterteilen wir diese in zwei Abschnitte.

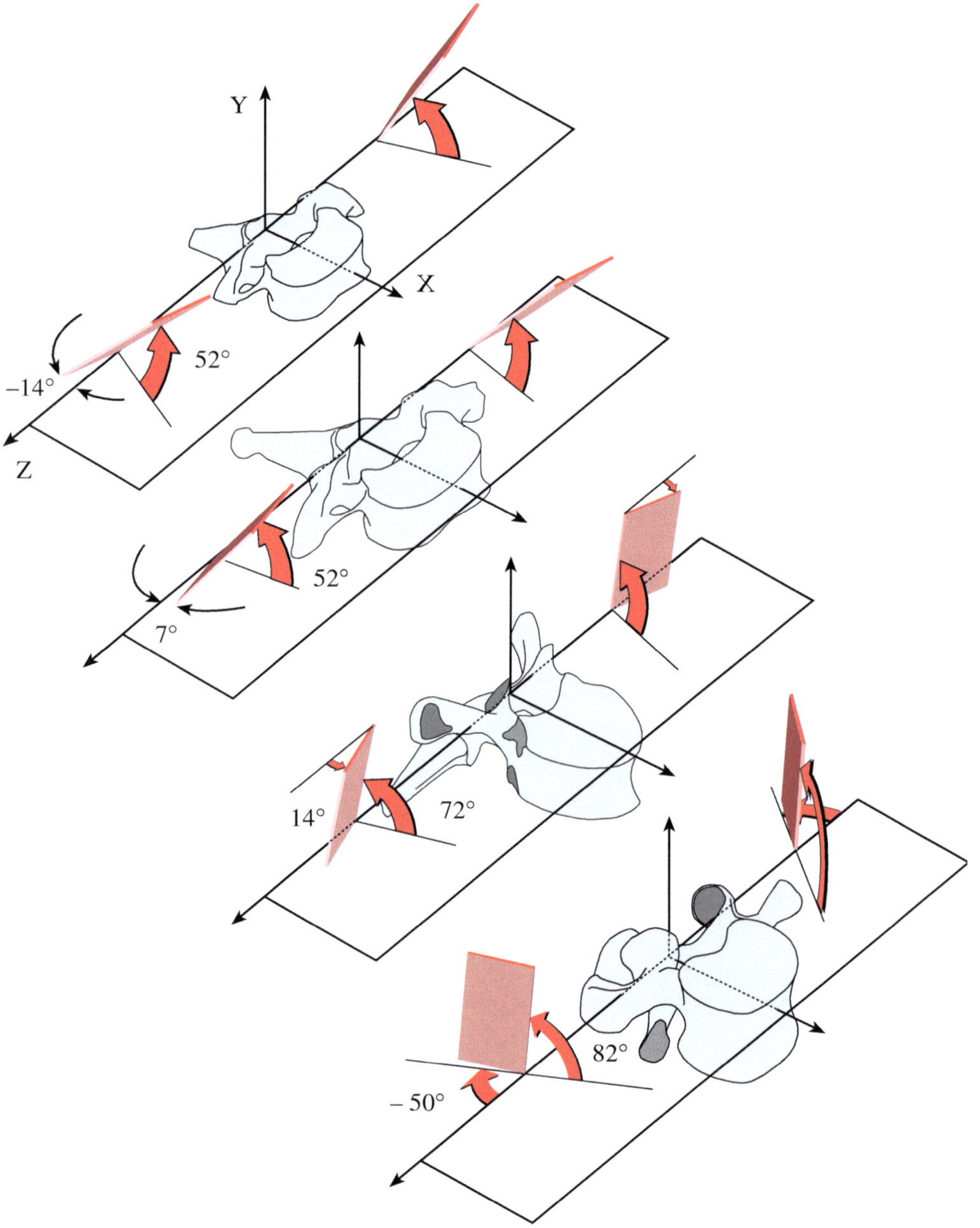

Abb. III.45
Räumliche Darstellung der aus den hier vorgestellten Daten ermittelten Mittelwerten der Neigungs- bzw. Abweichungswinkel der zygapophsialen Gelenkflächen in den drei Wirbelsäulenabschnitten (adaptiert nach White und Panjabi, 1978). Aufgrund der Änderung des Abweichungswinkels in der Halswirbelsäule, unterteilen wir diese in zwei Abschnitte.

3.2 Die Form der Gelenkflächen

Während die Gelenkflächen im zervikalen und thorakalen Bereich eher plan sind, weisen sie im lumbalen Bereich eine ausgeprägte Krümmung auf. Die superioren Gelenkflächen sind konkav, die inferioren konvex. Van Schaik und van Pinxteren (1999), Viaris de Lesegno (2004) und Remy (2006) haben die Krümmungen analysiert. Viaris de Lesegno untersuchte insgesamt 330 Segmente anhand von CT-Scans an insgesamt 104 Patienten. Er bestimmte drei Punkte auf der jeweiligen Gelenkfläche und errechnete die Gleichung des Kreises, der durch diese Punkte geht (Abb. III.46). Dies erlaubt die Bestimmung des mittleren Krümmungsradius. Der Krümmungsradius von L1 bis L5 nimmt signifikant zu, wobei die Radien auf der rechten Seite signifikant größer sind als links (Tabelle III.9). Die Knorpelschicht wurde in dieser Studie nicht berücksichtigt.

	Van Schaik & van Pinxteren [mm]*	Viaris de Lesegno [mm]*	
		links	rechts
L2	–	22,8 ± 4,7	35,8 ± 1,7
L3	–	22,2 ± 4,9	37,6 ± 2,5
L4	27,4 ± 5,8	23,4 ± 5,3	43,2 ± 3,7
L5	35,2 ± 7,3	26,6 ± 5,5	53,6 ± 6,2
S1	50,4 ± 17,3	42,0 ± 9,4	63,6 ± 7,3

Tabelle III.9
Krümmungsradien der superioren lumbalen zygapophysialen Gelenkflächen in der Transversalebene in Millimeter. Die Radien nehmen nach kaudal hin signifikant zu. Die rechten Radien sind größer als die linken, d.h. die rechten Gelenkflächen sind flacher (adaptiert nach Van Schaik und van Pinxteren, 1999 und Viaris de Lesegno, 2004).
* Die Autoren geben „Durchmesser" an, es muss sich jedoch um Radien handeln.

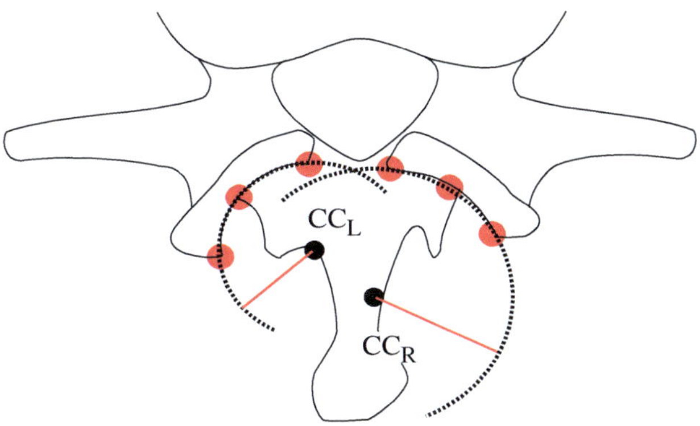

Abb. III.46
Bestimmung der Krümmungsradien und Krümmungszentren (CC_R, CC_L) für die zygapophysialen Gelenkflächen in der Lendenwirbelsäule mittels der Errechnung der Krümmungskreise anhand von drei Punkten (rot). Die Krümmung der rechten Gelenkfläche ist geringer als die der linken.

Remy (2006) untersuchte die Krümmungsradien der superioren und unferioren Zygapophysialgelenke mittels CT-Scan-Aufnahmen an 75 Patienten, die aber zum Zeitpunkt der Messungen keine lumbalen Beschwerden hatten. Eine Zunahme des Krümmungsradius von kranial nach kaudal ist nur bei den superioren Gelenkflächen zu beobachten. Signifikante Unterschiede (p<0,05) zwischen den linken und rechten Gelenkflächen bestehen bei den superioren Gelenkflächen nur auf den Niveaus L4 und S1, bei den inferioren Gelenkflächen auf den Niveaus L1 und L5. Die Ergebnisse sind in Abb. III.47 zusammengefasst.

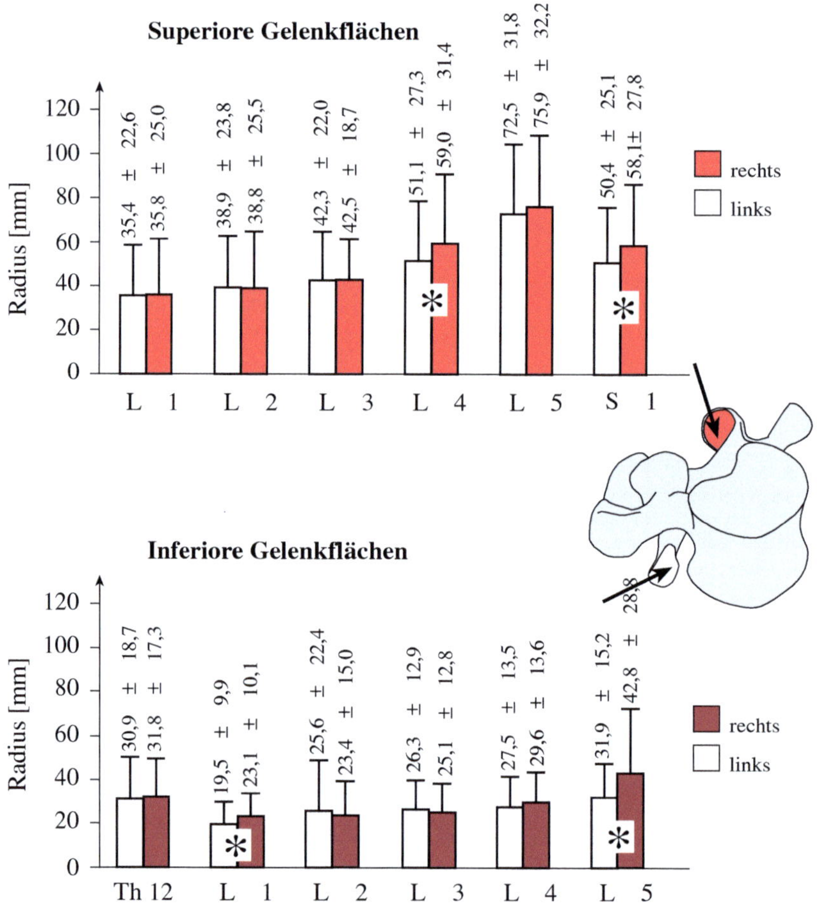

Abb. III.47
Darstellung der Mittelwerte und Standardabweichungen der Krümmungsradien der superioren und inferioren lumbalen Zygapophysialgelenke (nach Remy, 2006). Die mit * gekennzeichneten Niveaus weisen einen signifikanten Links-Rechts-Unterschied auf (p<0,05).

3.3 Mögliche Einflüsse von Orientierung, Form, Größe und Degeneration der Zygapophysialgelenke auf die Klinik

Allgemein werden entweder deutliche Abweichungen von einer physiologischen **Orientierung** oder eine **ausgeprägte Asymmetrie** (*Tropismus*) als Ursachen für andere Pathologien wie z.B. degenerative Veränderungen der Zygapophysialgelenke selbst, Diskusdegenerationen oder Spondylolisthesen angenommen und diskutiert. Bereits Farfan und Sullivan (1967) haben speziell für die Lendenwirbelsäule die Bedeutung eines Zusammenhanges zwischen Gelenkflächenorientierung und Diskuspathologien hervorgehoben. Die Autoren fanden eine hohe Korrelation zwischen einer Asymmetrie der Gelenkflächen und dem Ausmaß der Schädigung des Diskus sowie zwischen einer ausgeprägten Frontalisierung einer der beiden Gelenkflächen und jener Seite, auf der Ischialgien auftreten. Cyron und Hutton (1980) kommen zum Schluss, dass die axiale Rotationsamplitude im Fall einer Asymmetrie zur Seite der frontalisierten Gelenkfläche hin vergrößert ist. Dies würde, folgern die Autoren weiter, zu Instabilität führen und den Anulus fibrosus mehr beanspruchen, was zu Diskuspathologien führen könnte. Eine ganze Reihe von Autoren widerspricht jedoch diesen Annahmen dahingehend, dass sie keine Korrelation zwischen einer Asymmetrie der Gelenkflächen, einer Diskusdegeneration bzw. einem Diskusprolaps oder der Schmerzsymptomatik finden (Hägg und Wallner, 1990; Cassidy et al., 1992; Vanharanta et al., 1993; Ko und Park, 1997). Boden et al. (1996) untersuchten 140 Probanden im Hinblick auf Zusammenhänge zwischen einer Asymmetrie der lumbalen Gelenkflächenorientierung, Diskusdegenerationen und degenerativen Spondylolisthesen im Segment L4–L5. Sie fanden nur eine schwache Korrelation zwischen Diskusdegenerationen und einer Asymmetrie, speziell in der unteren Lendenwirbelsäule. Was den Einfluss einer asymmetrischen Gelenkflächenorientierung auf die segmentale Beantwortung axialer Rotationsmomente betrifft, so finden Ahmed et al. (1990) keinen Zusammenhang und betonen, dass klinisch gemeinsames Auftreten von Gelenkflächenasymmetrie und Diskusdegeneration kaum auf exzessive axiale Rotationen zurückgeführt werden kann.

Patienten mit degenerativen **Spondylolisthesen** zeigen, so Boden et al. (1996), Gelenkflächen, die generell eher sagittal orientiert sind. Dies betrifft vor allem die Segmente L4–L5 und L5–S1. Der Zusammenhang zwischen einer Sagittalisierung der lumbalen Zygapophysialgelenke und einer vergrößerten Spondylolisthesetendenz wird von Sharma et al. (1995) beschrieben. Froh et al. (1988) untersuchten den Zusammenhang zwischen einer Asymmetrie der lumbalen zygapophysialen Gelenkflächen und einer Beinlängendifferenz. Sie konnten keine Korrelation feststellen.

Gries et al. (2000) beobachten, dass **degenerative Veränderungen der Zygapophysialgelenke** der unteren Lendenwirbelsäule häufig gemeinsam mit degenerativen Prozessen des Diskus auftreten. Dabei weisen die konkaven Gelenkflächen deutlichere Degenerationen auf, was bereits von Taylor und Twomey (1986) beschrieben wurde. Eine Abhängigkeit vom Alter oder vom Schweregrad der Degeneration der einen oder andreren Struktur konnte nicht gefunden werden. Meistens sind die Segmente L4–L5 und L5–S1 gemeinsam betroffen. Rauschning (1987) beschreibt in einer anatomischen Studie an 83 Präparaten (der Großteil stammte von Personen, die älter als 50 Jahre waren), dass degenerative Veränderungen der Zygapophysialgelenke zu einer Beeinträchtigung des Nervenkanals und in manchen Fällen zu Subluxationsphänomenen führen können. Rauschning meint, dass bestimmte Arten von lumbalen Beschwerdebildern dadurch erklärt werden könnten.

Tanno et al. (2004) untersuchten den Zusammenhang zwischen degenerativen Veränderungen des zygapophysialen Knorpels und **morphometrischen Kriterien** an 23 Präparaten von lumbalen Wirbelsäulen. Sie stellen fest, dass im Falle einer Knorpeldegeneration die Gelenkfläche in Folge der Aufrauhung der Knorpeloberfläche zunimmt, während die Oberfläche der inneren Kapsel abnimmt. Degenerative Veränderungen des Knopels sind stark mit Veränderungen von Größe, Dicke und Festigkeit der Kapsel verbunden. Die Autoren folgern, dass es zu einer gleichzeitigen Verkürzung und Schwächung der Kapsel kommt. Tischer et al. (2006) untersuchten die degenerativen Veränderungen der Zygapophysialgelenke der Lendenwirbelsäule *in vitro* und fanden eine Häufung in den unteren lumbalen Segmenten. Veränderungen des Knorpels sowie die Bildung von Osteophyten betreffen in den superioren Gelenkflächen vor allem die latero-dorsalen Randzonen, in den inferioren Gelenkflächen besonders den inferioren Bereich. Die zentralen Bereiche der Gelenkfläche waren häufig gut erhalten.

3.4 Definition der Bewegungen in den Zygapophysialgelenken

Für die Beschreibung der Bewegungen in den Zygapophysialgelenken gibt es keine verbindliche Nomenklatur. Manche Autoren sprechen von einem „Öffnen“ (engl.: *gapping, opening*) bzw. „Schließen“ (engl.: *closing*) der Gelenkflächen oder einfach von Flexion/Extension und Lateralflexion. Unseres Erachtens nach ist dies für eine adäquate Analyse der Bewegungen dieser Gelenke ungenügend. So gleiten die rechten und linken Gelenkflächen in Flexion in die eine Richtung, bei Extension in die andere. Bei Lateralflexion hingegen gleitet eine Gelenkfläche in „Flexionsrichtung“, während sich die andere in „Extensionsrichtung“ bewegt. Man sieht an diesem Beispiel, dass eine solche Beschreibung unbefriedigend und verwirrend ist.

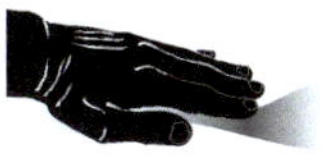

Im manuellen Bereich gibt es bereits Ansätze zu einer praktikablen Nomenklatur. Erste Vorschläge kamen unter anderem von Sohier (1970) oder Frisch (1989) mit der Einführung des Begriffes der **Divergenz** und **Konvergenz**. Darüber hinaus wurden auch die Begriffe **Koaptation** und **Dekoaptation**[21] bereits in diesem Zusammenhang verwendet. Wir möchten diesen Ansatz ausbauen und schlagen die Möglichkeit einer diesbezüglichen Vereinheitlichung vor.

Neutralstellung

Bevor wir von Bewegungen sprechen, sollte die Neutralstellung für diese Gelenke definiert werden. Formal gesehen könnte diese durch die Flächenmittelpunkte (Flächenschwerpunkte) definiert werden. Da die Gelenkflächen häufig nicht gleich groß sind, ist es besser die Mittelpunkte als die Ränder als Bezugselement zu wählen. Die Neutralstellung wäre dann gegeben, wenn bei aufeinanderliegenden Gelenkflächen die Mittelpunkte der Knorpelflächen aufeinander zu liegen kommen. In diesem Fall wäre bei gleich gekrümmten Gelenkflächen die Kongruenz maximal. Man kann sich jetzt die Frage stellen, ob diese Neutralstellung der Zygapophysialgelenke auch der Neutralstellung für das gesamte Wirbelsäulensegment entspricht. Diese Frage ist unserer Meinung nach nicht geklärt und beinhaltet auch die Frage nach der Definition der Neutralstellung des Wirbelsäulensegmentes.

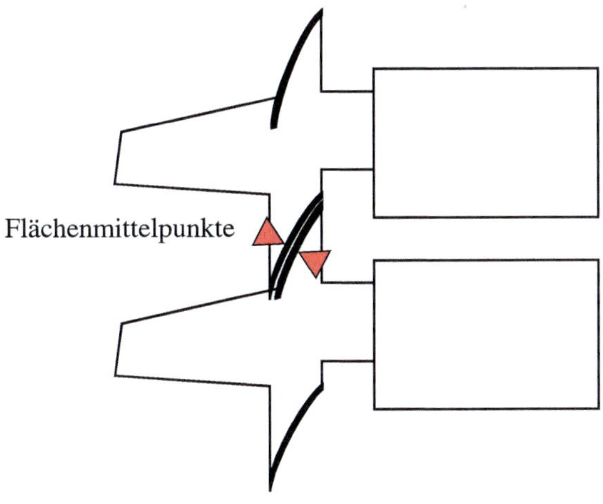

Abb. III.48
Definition der Neutralstellung in den Zygapophysialgelenken durch das Übereinanderliegen der Mittelpunkt der beiden Gelenkflächen.

21 Siehe dazu Klein und Sommerfeld (2004: Kapitel I, Punkt 7.5).

Bewegungen

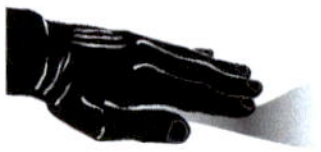

* Beim Gleiten handelt es sich um eine Rotationsbewegung, deren Rotationszentrum im Krümmungszentrum liegt. Details zur Arthrokinematik von Rollen und Gleiten haben wir an anderer Stelle ausgeführt: Klein und Sommerfeld (2004: Kapitel I, Punkt 7).

Aus Gründen der Einfachheit werden für die Bewegungen der Zygapophysialgelenke während Flexion/Extension als auch während Lateralflexion die Begriffe Divergenz bzw. Konvergenz verwendet. Genau genommen handelt es sich aber nicht um die gleiche Bewegung, da die Bewegungsachsen in verschiedenen Ebenen liegen.

Bewegungen zwischen zwei Wirbeln stellen in der Regel Rotationsbewegungen in den drei Raumebenen im Sinne von Flexion/Extension, Lateralflexion und axialer Rotation dar. Somit ist es nicht ganz korrekt, in den Zygapophysialgelenken von Translation zu sprechen. Es handelt sich eher um eine **Gleitbewegung** in dem Sinn, wie wir sie im Zusammenhang mit dem Roll-Gleit-Index definiert haben*. Beruft man sich auf die allgemein übliche Sichtweise, wo die Bewegung des superioren Wirbels im Hinblick zum inferioren Wirbel betrachtet wird, so können folgende Veränderungen der Zygapophysialgelenke des superioren Wirbels beschrieben werden (Abb. III.49 und Abb. III.50 auf Seite 116):

- Divergenz/Konvergenz
- Laterales Gleiten
- Koaptation/Dekoaptation

Divergenz bzw. **Konvergenz**[22] ist dann gegeben, wenn die Gelenkflächen in der Sagittalebene eine Gleitbewegung ausführen. Bei Divergenz führt die Gelenkfläche eine Bewegung nach superior und anterior durch. Das Verhältnis der superioren bzw. anterioren Verlagerung hängt vom Neigungswinkel der Gelenkfläche ab. Im Falle einer Flexion findet bilaterale Divergenz statt, im Falle einer Extension bilaterale Konvergenz (Abb. III.49 A, B). Bei Lateralflexion kommt es auf der homolateralen Seite zu Konvergenz, auf der kontralateralen Seite zu Divergenz (Abb. III.49 C). Diese Bewegung findet man auf allen drei Wirbelsäulenabschnitten.

Laterales Gleiten entsteht bei axialer Rotation unter der Voraussetzung, dass das Rotationszentrum auf der Seite liegt, auf der die mittleren Krümmungszentren der Gelenkflächen zu liegen kommen. Man könnte auch sagen, dass es sich um jene Seite handelt, zu der hin der Abweichungswinkel der Gelenkfläche beschrieben wird (siehe Abb. III.50 A auf Seite 116). Im Bereich der Wirbelsäule trifft dies eindeutig für die Brustwirbelsäule zu. Zum Teil kann auch die untere Halswirbelsäule so beschrieben werden, sofern dort die Ausrichtung der Gelenkflächen bereits dem thorakalen Muster entspricht.

Koaptation bzw. **Dekoaptation** entsteht bei axialer Rotation, wenn das Rotationszentrum auf der gegenüberliegenden Seite der mittleren Krümmungszentren der Gelenkflächen zu liegen kommt (siehe dazu Abb. III.50 B auf Seite 116). Dies trifft eindeutig für die Lendenwirbelsäule zu. Das Rotationszentrum liegt anterior im Wirbelkörper, währenddem die mittleren Krümmungszentren posterior liegen. Bei Rotation kommt es kontralateral zu einer Koaptation, homolateral zu einer Dekoaptation.

22 Die Begriffe Divergenz und Konvergenz werden für gewöhnlich im Zusammenhang mit dem Verlust von Parallelität, d.h. dem Auseinanderlaufen bzw. Zusammenlaufen von Strahlen verwendet. Die hier verwendete Bedeutung deckt sich damit nicht.

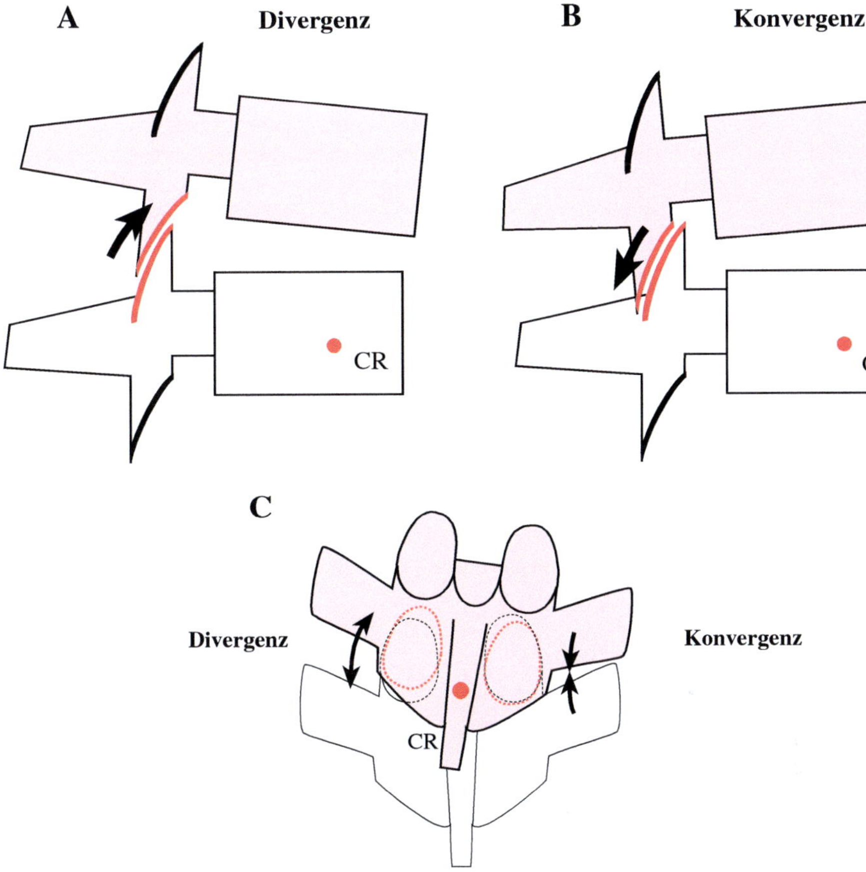

Abb. III.49
Definition der Divergenz und Konvergenz in den Zygapophysialgelenken. Es handelt sich um eine Gleitbewegung. Im Idealfall liegt das Rotationszentrum (CR) im Krümmungszenrum der Gelenkflächen. **A** zeigt bilaterale Divergenz bei Flexion, **B** zeigt bilaterale Konvergenz bei Extension und **C** zeigt kontralaterale Divergenz und homolaterale Konvergenz bei Lateralflexion.

Eine Vermischung der drei Bewegungen ist grundsätzlich nicht auszuschließen, solange nicht die Bewegungsfreiheit des Gelenks von einer Komponente voll ausgeschöpft wird. Eine Kombination von Dekoaptation und Divergenz kann bei Rotation gemeinsam mit kontralateraler Lateralflexion in der Lendenwirbelsäule auftreten: führt der Wirbel eine Rotation nach rechts mit einer Lateralflexion nach links durch, so findet im rechten Zygapophysialgelenk eine Dekoaptation mit Divergenz statt. Andere Kombinationenen, wie z.B. Divergenz mit Koaptation bzw. Konvergenz mit Dekoaptation können speziell bei Mobilisationen bzw. Manipulationen der Wirbelsäule nicht ausgeschlossen werden.

Bewegungen der Zygapophysialgelenke im Hinblick zur Lage der jeweiligen Bewegungsachse

In den vorigen Beschreibungen und Definitionen wurde implizit angenommen, dass die Bewegungsachse dort liegt, wo sie allgemein angenommen wird: sie verläuft nicht durch die Zygapophysialgelenke. Prinzipiell kann aber nicht ausgeschlossen werden, dass die Achse zu einem bestimmten Zeitpunkt einer Bewegung oder eventuell im Rahmen einer Dysfunktion durch ein Gelenk verläuft. Diese Situation ist für Rotation und Lateralflexion in Abb. III.51 auf Seite 117 dargestellt.

So ist es durchaus möglich, dass es während der **Rotation** in der Lendenwirbelsäule auf der Seite der Koaptation zu einem Auflagepunkt kommt. In diesem Fall stellt dieser das Rotationszentrum dar. Ein solches Szenario ist am Ende der Rotationsbewegung unter der Bedingung möglich, dass die umgebenden Strukturen (Anulus fibrosus, Ligamente, etc.) in Folge ihrer Deformierbarkeit eine Bewegung um das neue Rotationszentrum zulassen*.

* Häufig wird angenommen, dass alleine die Koaptation die Rotation in der Lendenwirbelsäule abstoppt. Das ist nicht ganz korrekt. Zusätzlich zu der im Auflagepunkt wirkenden Kraft muss eine zweite Kraft hinzukommen, um eine Bewegung endgültig zum Stillstand zu bringen. Diese zweite Kraft wird durch die Deformierung der erwähnten umgebenden Strukturen aufgebaut.

Während der **Lateralflexion** wird implizit angenommen, dass die Achse zwischen den Zygapophysialgelenken verläuft. Auch hier ist es möglich, dass sie sich in ein Gelenk hinein verlagert. In diesem Fall findet keine

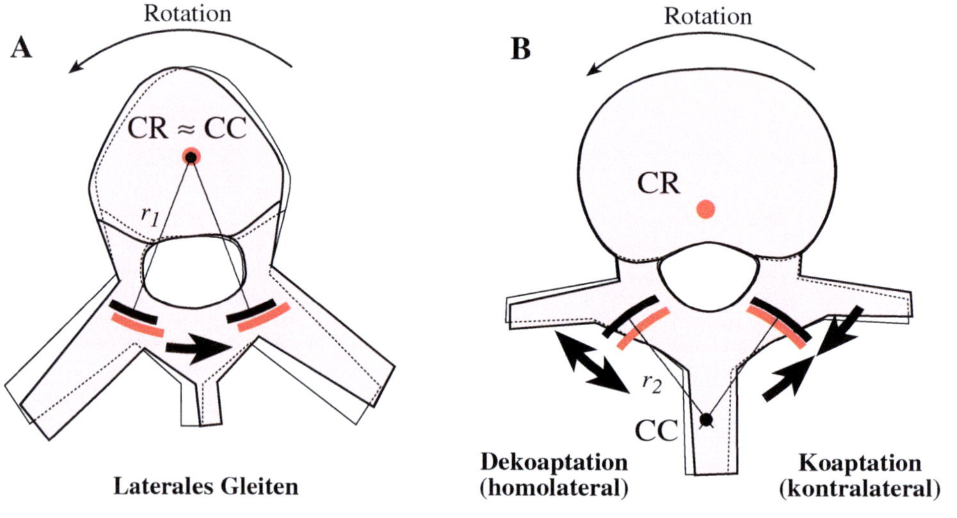

Abb. III.50
Sind die Gelenkflächen der superioren Zygapophysialgelenke nach posterior und lateral orientiert, dann findet bei axialer Rotation laterales Gleiten statt (**A**). In diesem Fall liegt das Krümmungszentrum (CC) auf der selben Seite wie das Rotationszentrum (CR). Bei einer Orientierung der superioren Zygapophysialgelenke nach posterior und medial, findet bei axialer Rotation Dekoaptation auf der homolateralen und Koaptation auf der kontralateralen Seite statt (**B**). In diesem Fall liegt das Krümmungszentrum (CC) auf der dem Rotationszentrum (CR) gegenüber liegenden Seite.

Der superiore Wirbel ist der jeweils bewegte, er ist eingefärbt. Die mittleren Krümmungsradien sind als r_1 und r_2 dargestellt.

Konvergenz bzw. Divergenz mehr statt. Es kommt zu Rotation um eine Achse, die rechtwinklig zur Ebene der Gelenkflächen steht. Die Gelenkflächen drehen sich umeinander. Im Gelenk auf der anderen Seite findet je nach Bewegungsrichtung Divergenz bzw. Konvergenz statt.

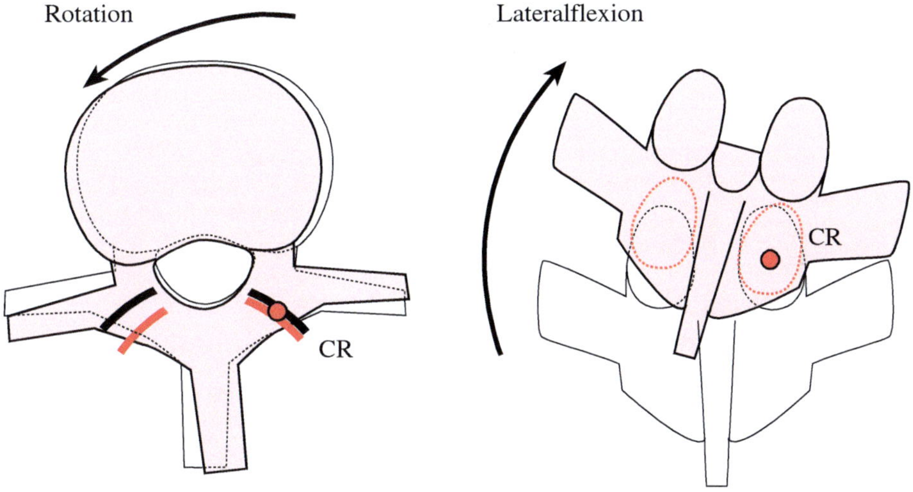

Abb. III.51
Darstellung der Bewegungen der Zygapophysialgelenke, wenn die Bewegungsachse in einem der beiden Gelenk zu liegen kommt.

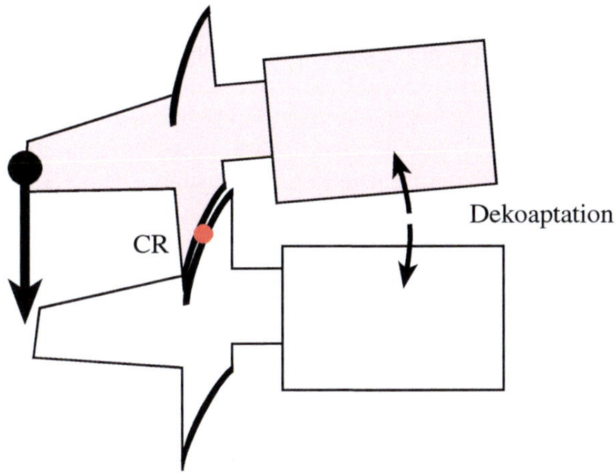

Abb. III.52
Modell einer Extensionsbewegung, während der das Rotationszentrum (CR) im beiden Zygapophysialgelenken zu liegen kommt. Im Diskus findet Dekoaptation statt. Im aufrechten Stand und Sitz ist diese Modell auszuschließen: die Zygapophysialgelenke würden zu 100 % alle Kräfte übertragen.

Bei **Extension** ist es theoretisch vorstellbar, dass die Bewegungsachse in beiden Zygapophysialgelenken gleichzeitig zu liegen kommt. Ein solches Modell beschreibt z.B. Kapandji (1985). Kontrahieren sich die Extensoren der Wirbelsäule, so würde dabei der Diskus an Höhe gewinnen: es kommt zu einer Dekoaptation im Diskus (siehe Abb. III.52 auf Seite 117). Unseres Erachtens nach ist diese Situation eher unwahrscheinlich, da in einem solchen Fall die gesamte resultierende Kraft (Schwerkraft und Muskelkraft) im Stehen über die Zygapophysialgelenke, also den hinteren Pfeiler, übertragen werden müsste. Ein zusätzliches Argument gegen dieses Modell besteht darin, dass das Rotationszentrum während der Extension experimentell nicht im Bereich der Zygapophysialgelenke zu finden ist. Im Rahmen manueller Techniken jedoch, wenn der Patient liegt und entspannt ist, ist ein solches dynamisches Verhalten denkbar, aber unserer Kenntnis nach noch nicht beschrieben.

3.5 Einfluss der Zygapophysialgelenke auf die Bewegungsamplitude der Funktionseinheit

Überlegungen zum Zusammenhang zwischen der Beweglichkeit der Wirbelsäule und dem funktionellen Einfluss der Zygapophysialgelenke sind für den manuell arbeitenden Kliniker nicht uninteressant. Ein möglicher Zugang, mehr Klarheit in diese Annahmen zu bringen, sind experimentelle Untersuchungen, in denen die Beweglichkeit vor und nach einer Entfernung der Zygapophysialgelenke (engl.: *facetectomy*) verglichen wird.

Die im Folgenden vorgestellten Studien gehen durchwegs von chirurgischen Fragestellungen aus. So wurden in der Regel vor der Entfernung der Zygapophysialgelenke andere Strukturen durchtrennt, was die Beurteilung des isolierten Einflusses der Gelenke erschwert. Ob eine manuelle therapeutische Intervention, mit der Intention, die Kinematik der Zygapophysialgelenke zu verändern, auch wirklich biomechanisch begründbar ist, bleibt auch nach Berücksichtigung der hier vorgestellten Ergebnisse unklar. Die Ergebnisse sind in Abb. III.53 auf Seite 121 zusammengefasst dargestellt.

In der Halswirbelsäule

Die Veränderung der Amplituden translatorischer und rotatorischer Bewegungen in der Sagittalebene während der sukzessiven Durchtrennung bzw. Entfernung spinaler Strukturen wurden von Panjabi et al. (1975) an 17 funktionellen Einheiten in vitro untersucht. Bei Entfernung der Zygapophysialgelenke kam es bei der Flexionsbewegung zu einer Vergrößerung der Translation nach anterior, währenddem die Amplitude der Rotationskomponente abnahm. In Extension konnte dieses Phänomen nicht beobachtet werden. Es ist jedoch zu bemerken, dass in diesem Experiment bis zur Entfernung der zygapophysialen Gelenke bereits die posterioren Bänder durchtrennt wurden.

In einem Finite-Elemente-Modell für die Halswirbelsäule von C2 bis C7 zeigen Hong-Wan et al. (2004), dass die Amplituden nach Entfernung der Zygapophysialgelenke besonders in der Sagittalebene zunehmen. Dies betrifft vor allem die Segmente C4–C5 und C5–C6. Der Bewegungsgewinn beträgt hier ca. 30%[23]. Die Bewegungen in der Frontal- und Transversalebene nahmen nur in geringem Maß (unter 10%) und nur im Segment C5–C6 zu. In den übrigen Segmenten war der Amplitudengewinn in jeder Richtung nur sehr gering. In dieser Untersuchung wurde jedoch vor der Facetektomie eine Laminektomie durchgeführt, was die Beurteilung des isolierten Einflusses der Zygapophysialgelenke erschwert.

Cusick et al. (1988) untersuchten vor allem das Spannungs-Dehnungs-Verhalten verschiedener zevikaler Segmente von C3 bis C7 vor und nach einer isolierten uni- als auch bilateralen Entfernung der zygapophysialen Gelenkkapseln. Sie konnten in beiden Fällen einen deutlichen Verlust an Widerstandsfähigkeit des Segmentes bei kombinierten Kompressions- und Flexionsbewegungen feststellen. Die Achse kam nach Entfernung der Kapseln mehr anterior zu liegen. Diese Ergebnisse könnten im Rahmen von Schleudertraumen interessant sein. Die verringerte Widerstandskraft und die veränderte Kinematik könnten relevante Faktoren für das klinische Bild darstellen. Was den Einfluss auf die Bewegungsamplitude betrifft, so sind die diesbezüglichen Angaben der Autoren unklar.

Für die untere Halswirbelsäule erstellten Teo und Ng (2001) ein Finite-Elemente-Modell. Bei Entfernung der Bänder und der Zygapophysialgelenke nimmt, wie im Modell von Hong-Wan et al. (2004), die Amplitude in der Sagittalebene zu. Der Gewinn ist für die Extension besonders deutlich. Wiederum ist der isolierte Einfluss der Zygapophysialgelenke schwer zu beurteilen, da im Modell zuvor die Bänder durchschnitten wurden.

In der Brustwirbelsäule

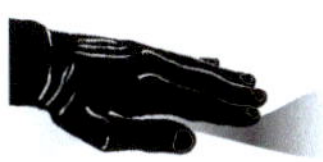

White und Hirsch (1971) haben bereits in ihrer Studie den Einfluss der zygapophysialen Gelenke für den thorakalen Bereich untersucht. Die Autoren beobachten nach Entfernung des hinteren Pfeilers der oberen Brustwirbelsäule einen Gewinn zwischen 50–80% für die Flexions/Extension-Amplitude, etwas weniger für die Rotation und einen minimalen Gewinn für die Lateralflexion. In der unteren Brustwirbelsäulen-Region beträgt der Gewinn 40% für die Rotation und nur 15% jeweils für Flexion/Extension und Lateralflexion. Aus diesen Ergebnissen könnte man schließen, dass die Rolle der Zygapophysialgelenke in der thorakalen Wirbelsäule von der jeweiligen Region abhängt. Im oberen Bereich beeinflussen sie besonders die Flexion/Extension, im unteren Bereich die Rotation. Dies könnte die Tatsache erklären, dass rotatorische Manipulationstech-

23 Die Prozentangaben beziehen sich auf die Amplitude eines intakten Gelenks. In dieser Studie wurde bei intaktem Gelenk eine intersegmentale Amplitude in der Sagittalebene von ca. 7° gefunden.

niken, wie z.B. *Lumbar-Roll-Techniken* bis in die untere Brustwirbelsäulen-Region anwendbar sind, während im oberen Brustwirbelsäulen-Bereich eher Techniken angewandt werden, deren wesentliche Bewegungskomponente in der Sagittalebene liegt (*Dog-* , *Lift-*, oder *Sphinx-Techniken*).

Feiertag et al. (1995) untersuchten den Amplitudengewinn für das Segment Th8–Th9 in Bezug auf die Flexion/Extension und die Lateralflexion an 12 Präparaten. In Folge der unilateralen Entfernung des Zygapophysialgelenks konnten diese Autoren keinen signifikanten Bewegungszuwachs beobachten. Erst bei zusätzlicher Entfernung des Rippenkopfes der selben Seite und einer zusätzlichen radikalen Diskektomie kam es zu einem signifikanten Amplitudengewinn.

In der Lendenwirbelsäule

Abumi et al. (1990) untersuchten unter anderem den Einfluss der Zygapophysialgelenke auf die Beweglichkeit der Lendenwirbelsäule an 12 Präparaten. Sie fanden einen signifikanten Einfluss der Gelenke auf die Flexionsamplitude bei unilateraler wie auch bei bilateraler Entfernung der Gelenke, sowie auf die Rotationsamplitude bei Entfernung des kontralateralen Gelenks. Die Amplituden der anderen Bewegungen nahmen auch zu, jedoch nicht signifikant.

Die Ergebnisse aus dem Finite-Elemente-Modell von Lee et al. (2004) widersprechen den Ergebnissen von Abumi et al. (1990). Lee et al. fanden, dass die Flexionsamplitude beim Durchtrennen der Bänder signifikant zunimmt, während die Entfernung der Zygapophysialgelenke nur einen geringen Gewinn bringt. In Extension hingegen ist es vor allem die Entfernung der Gelenke, die zu einer signifikanten Zunahme der Amplitude führt*. Ein ähnliches Resultat wird von Heuer et al. (2007) beschrieben.

* Es ist nicht auszuschließen, dass dieses Ergebnis methodologisch bedingt ist. Es beruht auf der Modellvorstellung, dass es in Extension zu einem Kontakt der unteren Gelenkfortsätze mit dem darunterliegenden Wirbel kommt. Auch Bogduk (2000) erwähnt diesen Umstand. Reiman und Lax (1992) beschreiben in diesem Kontext eine Delle in der Lamina von S1. Diese könnte auf einen Auflagepunkt der inferioren Gelenke von L5 bei Extension hinweisen.

Was die Bedeutung der Bänder für die Flexionsamplitude betrifft, so kommen auch Sharma et al. (1995) auf ein ähnliches Ergebnis. Nach ihren Angaben besteht die Hauptaufgabe der Bänder darin, die Flexion zu bremsen, während die Zygapophysialgelenke eine Translation nach anterior verhindern. Taylor und Twomey (1986) betonen den limitierrenden Einfluss der Gelenke auf die anteriore Translationskomponente bei Flexion, sprechen aber den Bändern eine geringere Relevanz zu. Die anteriore Translationskomponete weist kinematisch darauf hin, dass die Achse kaudal vom Gelenk liegen muss. Die Lage der Achse ist aber von der Art des jeweiligen Drehmoments abhängig, das zur Auslösung der Bewegung eingebracht wird. Am Lebenden findet man die Achse nicht immer im inferioren Wirbel.

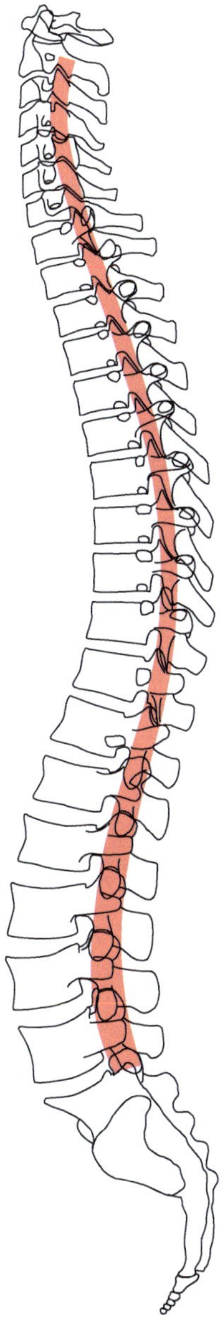

Abb. III.53
Zusammenfassung der Daten zum Einfluss der Zygapophysialgelenke auf die einzelnen Wirbelsäulenabschnitte. Ein Pfeil nach unten besagt, dass die jeweilige Komponente von den Gelenken eingeschränkt bzw. stabilisiert wird. Es ist ersichtlich, dass die derzeitige Datenlage widersprüchlich ist. Dies dürfte unter anderem auf methodische Unterschiede zurückzuführen sein.

Ahmed et al. (1990) beobachteten die axiale Rotationsamplitude der Lendenwirbelsäule unter Kompression in Nullstellung und in Extension. Sie fanden keine signifikante Korrelation zwischen dem Abweichungswinkel und einer Asymmetrie der zygapophysialen Gelenkflächen und der axialen Rotationsamplitude. Dieses Resultat war von der Ausgangsstellung unabhängig. Ahmed et al. stimmen nicht mit den Ergebnissen von Cyron und Hutton (1980) überein, die zu dem Schluss kommen, dass die axiale Rotationsamplitude im Fall einer Asymmetrie zur Seite der frontalisierten Gelenkfläche hin vergrößert ist. Dieser Widerspruch ist wiederum wohl methodisch bedingt.

Auf alle Fälle stellen die Zygapophysialgelenke einen Faktor dar, der die Rotationsamplitude endgradig abstoppt. Sie können die Rotation jedoch nicht alleine bremsen. Auch der Diskus gerät unter Spannung und so bremsen beide Strukturen gemeinsam schließlich die Bewegung (Tencer und Mayer, 1983). Krismer et al. (1996) schreiben dem gesunden Diskus eine größere stabilisierende Funktion in der Rotation zu als den Zygapophysialgelenken.

Zander et al. (2003) wiederum errechneten in einem Finite-Elemente-Modell für die Lendenwirbelsäule, dass in Folge einer einseitigen wie auch bilaterlen Entfernung der Zygapophysialgelenke nur die Rotationsamplitude zunimmt. Shirazi-Adl (1994) untersuchte den Einfluss der Zygapophysialgelenke auf die Rotationsamplitude in einem Finite-Elemente-Modell für alle lumbalen Segmente. Nach Entfernung des kontralateralen Gelenks nimmt die Rotationsamplitude nur auf dem Segment L4–L5 zu.

Aus der vorliegenden Datenlage zur Lendenwirbelsäule ist es kaum möglich, ein konsistentes Bild des funktionellen Einflusses der Zygapophysialgelenke auf die funktionelle Einheit zu erhalten (siehe Abb. III.53 auf Seite 121).

3.6 Die Belastung der Zygapophysialgelenke

Die funktionelle Einheit kann als Dreifuß (ähnlich einem Stativ), bestehend aus dem Diskus und den beiden Zygapophysialgelenken, betrachtet werden (siehe Abb. III.54 auf Seite 123). Generell lässt sich sagen, dass der Diskus deutlich mehr Kräfte überträgt, als die Zygapophysialgelenke. Wie sich das Verhältnis der Kraftübertragung zwischen Diskus und Zygapophysialgelenken unter verschiedenen Bedingungen gestaltet und welche Faktoren dieses Verhältnis beeinflussen, wird aufgrund der Komplexität dieses Problems häufig mittels indirekter Verfahren oder mathematischer Modelle ermittelt.

Nachemson (1960) hat in seiner Pionierarbeit den intradiskalen Druck mit und ohne Zygapophysialgelenken auf dem Präparat in Neutralstellung gemessen und verglichen. Er konnte damit indirekt feststellen, dass ungefähr 18% der Kraft über die Zygapophysialgelenke läuft. King et al.

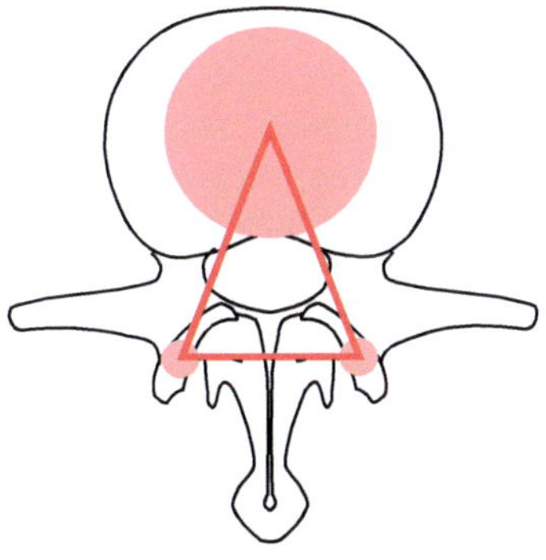

Abb. III.54
Schema der funktionellen Einheit, bestehend aus dem Diskus und den Zygapophysialgelenken, die in einer Dreieckform, ähnlich einem Stativ, gruppiert sind. Der Diskus überträgt deutlich mehr Kräfte als die Zygapophysialgelenke.

(1975) schließen als weiteren Parameter die Position der Wirbelsäule mit ein. Die Zygapophysialgelenke können nach diesen Autoren bis zu 30% der gesamten Kraft übertragen. Der prozentuale Anteil nimmt in Extension zu, in Flexion konnten sogar negative Werte gemessen werden. Dies bedeutet, dass es zu Dekoaptation kommt und die kapsulo-ligamentären Elemente unter Zug gesetzt werden. Goel et al. (1987) verwendeten ein Finite-Elemente-Modell. Sie konnten eine Entlastung des Diskus durch die Zygapophysialgelenke errechnen. Zugkräfte im Diskus konnten nur bei entlasteter Wirbelsäule ermittelt werden, was dem Modell der öffnenden Zange widerspricht (siehe dazu Seite 82). Shirazi-Adl und Drouin (1987) kommen in ihrem Modell unter Belastungen von 5000 N auf ähnliche Ergebnisse. 10–30% der Kraft werden in Extension über die Zygapophysialgelenke übertragen. Bei leichter Flexion übertragen die Gelenke kaum mehr Kräfte. In voller Flexion steigt die Belastung aber doch bis zu 13% wieder an. Untersuchungen am Präparat zeigen ähnliche Resultate.

Es ist interessant, dass bereits geringe Bewegungsausschläge das Verhältnis der Kraftübertragung zwischen Diskus und Zygapophysialgelenken deutlich ändern kann. Wird ein lumbales Segment über drei Stunden hinweg einer Kompressionslast von 1000 N ausgesetzt, so genügen bereits 2° Extension, damit die Gelenke 16% der Last übertragen. 2° Flexion hingegen können zu einer kompletten Entlastung der Gelenke führen (Adams und Hutton, 1980; Dolan und Adams, 2001). Es ist jedoch zu betonen, dass es diesbezüglich große interindividuelle Unterschiede gibt.

Schendel et al. (1993) vermessen die auf die lumbalen Zygapophysialgelenke wirkende Kraft direkt während Bewegungen und axialer Belastung am Präparat. Ihre Ergbnisse bestätigen großteils die früheren Arbeiten. Sie finden keine Kraftübertragung in Flexion. Die Kräfte werden in Extension mit 205 N bei einem Drehmoment von 10 Nm maximal und erreichen bei Rotation einen Wert von 65 N bei gleich großem Drehmoment.

Bei Lateralflexion werden 78 N bei einem Drehmoment von 3 Nm gemessen. Bei Extension und Rotation beträgt die axiale Belastung 190 N, bei Lateralflexion 160N. Im Fall der Lateralflexion wird besonders das homolaterale Gelenk beansprucht, aber auch auf der kontralateralen Seite steigt die Kraft in Bezug zur Nullstellung etwas an. Der mittlere Druck auf die Kontaktflächen beträgt 2 MPa, was einem üblichen Wert entspricht, wie er auch in anderen Gelenken, wie z.B. im Hüft- oder Kniegelenk gefunden wird.

El-Bohy et al. (1989) vermessen den Druck in den Zygapophysialgelenken am Präparat unter simuliertem Einfluss des Körpergewichts im Stehen. Unter zusätzlich simulierter Extensorenmuskelaktivität, die den Einfluss des Flexionsmomentes ausgleichen soll, erhöht sich der Druck in den Gelenken. Dieser steigt massiv an, wenn das Gewicht ruckartig entfernt wird.

Wir haben an anderer Stelle bereits auf den Zusammenhang zwischen degenerativen Veränderungen des Diskus und der Belastung der Zygapophysialgelenke hingewiesen (siehe dazu Seite 82). Degeneriert der Diskus, so werden die Zygapophysialgelenke mehr belastet. Es kommt zu einer radiologisch feststellbaren Hypertrophie des Knochens in diesem Bereich. Dies könnte auch als Entlastung für den bereits geschädigten Diskus interpretiert werden (Pollintine, 2004). Shirazi-Adl (1992) errechneten in einem Finite-Elemente-Modell eine vermehrte Belastung der Zygapophysialgelenke in Folge eines Flüsigkeitsverlusts im Diskus. *In vitro* Untersuchungen zeigen, dass bereits geringe Höhenverluste des Diskus im Bereich von 1 mm zu Veränderungen in der Belastungsverteilung innerhalb eines einzelnen Zygapophysialgelenkes führen. Die Spitzenbelastungen verschieben sich in diesem Fall in Flexion von einer zentral liegenden Zone zum superioren, in Extension zum inferioren Gelenkrand hin (Shirazi-Adl, 1991; Dolan und Adams, 2001). Im darüber liegenden Segment kann es zu einer Entlastung der Zygapophysialgelenke bei gleichzeitiger Mehrbelastung des Diskus kommen (Kim et al., 1991).

Eine weitere Fragestellung ist der Einfluss der Lage der Bewegungsachse auf die Kraftübertragung in den Zygapophysialgelenken. Rousseau et al. (2006) schlagen vor, dass mit einer physiologischen Achsenverlagerung die Kraftübertragung im Bereich der Zygapophysialgelenke optimiert wird. Bei aphysiologischer Achsenlage wird ein Belastungsanstieg vermutet.

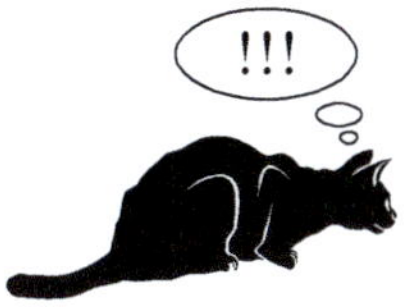

Aus den vorliegenden Untersuchungen können folgende Punkte zusammengefasst werden (siehe auch Abb. III.55):

- Der Diskus überträgt immer mehr Kräfte als die Zygapopysialgelenke.
- Der von den Zygapophysialgelenken übernommene Anteil an der Gesamtbeanspruchung des Segmentes ist abhängig von der axialen Belastung und von Bewegungen.
- Die Belastung wird unter Extension maximal.
- Die Belastung nimmt im Rahmen von degenerativen Zuständen des Diskus zu.
- Ein Zusammenhang zwischen der Kinematik des Segmentes (Lage und Orientierung der Achse) und der Belastung der Zygapophysialgelenke wird vermutet.

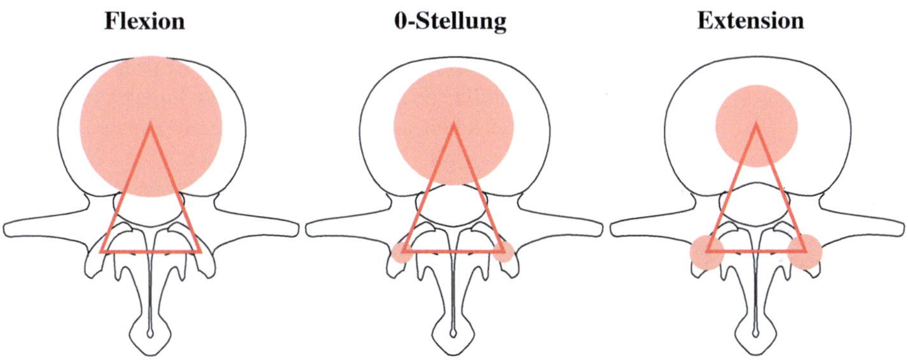

Druckbelastung in den Zygapophysialgelenken

0-Stellung	ca. 18%
Extension	↑
Flexion	↓
bei Diskusdegeneration	↑

Abb. III.55
Schematische Zusammenfassung der Daten zur Kraftverteilung zwischen Diskus und den Zygapophysialgelenken. Die Größe der Kreise deutet den Anteil der Kraftverarbeitung an. Es ist jedoch zu betonen, dass es in diesem Zusammenhang große interindividuelle Unterschiede gibt.

4 Die typischen Bänder der Wirbelsäule

Allgemein gesprochen kann man sieben Ligamente[24] an einer funktionellen Einheit unterscheiden. Es handelt sich von posterior nach anterior um:

- Lig. supraspinale
- Lig. interspinale
- Ligg. intertransversaria
- Lig. flavum
- Ligg. capsularia
- Lig. longitudinale posterius
- Lig. longitudinale anterius

Dazu kommen noch die in den verschiedenen Regionen spezifischen Bandstrukturen, wie z. B. die subokzipitalen Bänder (Ligg. alaria, Lig. transversum atlantis, etc.), der kostovertebrale Bandapparat und die iliolumbalen Bänder.

Wenn wir sieben anatomisch benannte Bänder unterscheiden, so bedeutet dies jedoch nicht, dass die Eigenschaften einer durch den anatomischen Terminus postulierten begrenzten Struktur innerhalb der gesamten Wirbelsäule die gleichen sind. So kann z.B. die maximale Dehnbarkeit des interspinalen Bandes im lumbalen Bereich von einem Segment zum anderen über 100% variieren. Solche intersegmentalen Variationen findet man auch für den **E-Modul**, die **Steifigkeit**, die **maximale Widerstandskraft** und die **maximale Längenänderung**. Deshalb ist es oft schwierig, einem bestimmten Band eine dominante Bremsfunktion zuzuschreiben. Wie wir an anderer Stelle erwähnt haben, geht es aber in diesem Zusammenhang nicht nur um die anatomische Lage des Bandes und die damit verbundene Größe des Hebelarmes, sondern auch um die viskoelastischen Eigenschaften der Struktur selbst (siehe Klein und Sommerfeld, 2004: Seite 116).

E-Modul und Steifigkeit

Was die Definition der **Steifigkeit** (engl. *stiffness*, frz. *rigidité*) betrifft, so herrscht diesbezüglich auch in der einschlägigen Fachliteratur nicht immer Übereinstimmung. Manche Autoren setzen Steifigkeit mit dem *E-Modul* gleich, andere wieder definieren sie über die *Federkonstante*, d.h. die Kraft in Bezug zur Längenänderung.

Unter dem **E-Modul** (E) wird das Verhältnis von Spannung (σ) zu Dehnung (ε) verstanden (siehe Abb. III.56 auf Seite 127). Dabei ist die Dehnung das Verhältnis

24 Zusätzlich können noch „unechte Bänder“ der Wirbelsäule beschrieben werden (Bogduk, 2000). Dazu zählen das Lig. transforaminale (Kraan et al., 2005) und das Lig. mamilloaccessorius (Bogduk, 1981).

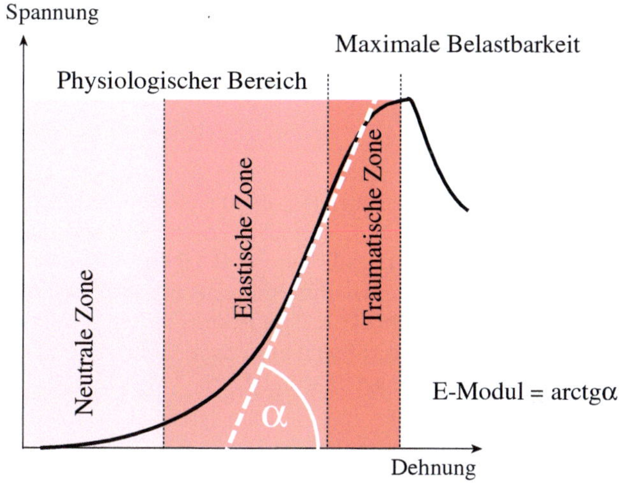

Abb. III.56
Spannungs-Dehnungs-Diagramm eines Bandes. Im Bereich der neutralen Zone lässt sich das Band mit wenig Aufwand dehnen. Im elastischen Bereich nimmt die Spannung zu. Der mittlere E-Modul wird durch die Steigung der Geraden im Anstiegsbereich bestimmt. Nach Erreichen der maximalen Belastungsgrenze beginnt das Band zu reißen.

der Längendifferenz zur Ausgangslänge. Sie hat keine Einheit. Der E-Modul drückt die Widerstandsfähigkeit eines Materials in Bezug auf seine Querschnittsfläche aus. Die im Bereich der Biomechanik verwendete Größenordnung ist N/mm^2 bzw. MPa.

$$E = \frac{\sigma}{\varepsilon} \quad \text{(III.2)}$$

Die **Steifigkeit** ist ihrerseits vom E-Modul abhängig, d.h. ist der E-Modul groß, so ist es auch die Steifigkeit. Die Steifigkeit (*s*) ist das Verhältnis zwischen der einwirkenden Kraft (F) und der daraus resultierenden Längendifferenz (δ).

Es gilt auch III.3a:

$$s = \frac{E}{\delta} \quad \text{III.3a}$$

Die Einheit ist in diesem Fall N/cm^3. In der praktischen Schwingungslehre ist MN/m^3 als Größenordnung gebräuchlich.

$$s = \frac{F}{\delta} \quad [\text{N/m}] \quad \text{(III.3)}$$

Die Steifigkeit entspricht der Federkonstante und ist unter der Voraussetzung zu betrachten, dass der Materialquerschnitt konstant bleibt. Sie wird in der Biomechanik in der Größenordnung von N/mm angegeben. Diese Formulierung ist bei Translationsbewegungen anwendbar, während bei Rotationsbewegungen das aufzuwendende Drehmoment (M) im Hinblick auf die gewonnene Bewegungsamplitude (φ) berücksichtigt wird. Wir können nun die **Steifigkeit bei Rotationsbewegungen** (k_{Rot}) wie folgt anschreiben:

$$k_{Rot} = \frac{M}{\varphi} \quad [\text{Nm/°}] \quad \text{(III.4)}$$

Betrachtet man z.B. die Bremsfunktion eines Bandes unabhängig von dessen jeweiligem Querschnitt, so kann diese in Zusammenhang mit seinem Hebelarm und der Bewegungsapmlitude mittels der Steifigkeit ausgedrückt werden.

Der Kehrwert der Steifigkeit ist die **Nachgiebigkeit** (engl.: *compliance, flexibility*; frz.: *compliance*). Ihre Einheit wäre m/N für Translationen und °/Nm für Rotationen.

Die Tatsache, dass wir die Bänder einzelnen, wie in der Anatomie üblich, besprechen, ist ein didaktischer Kompromiss. Im Anschluss an Panjabi et al. (1991) und Pintar et al. (1992) wollen wir an diesem Punkt noch weiter gehen und darauf hinweisen, dass die genaue Abgrenzung einer anatomischen Struktur eher Resultat einer systematischen Beschreibung als ein Verweis auf eine empirisch fassbare Einheit ist (siehe dazu die Darstellungsweise in Abb. III.57).

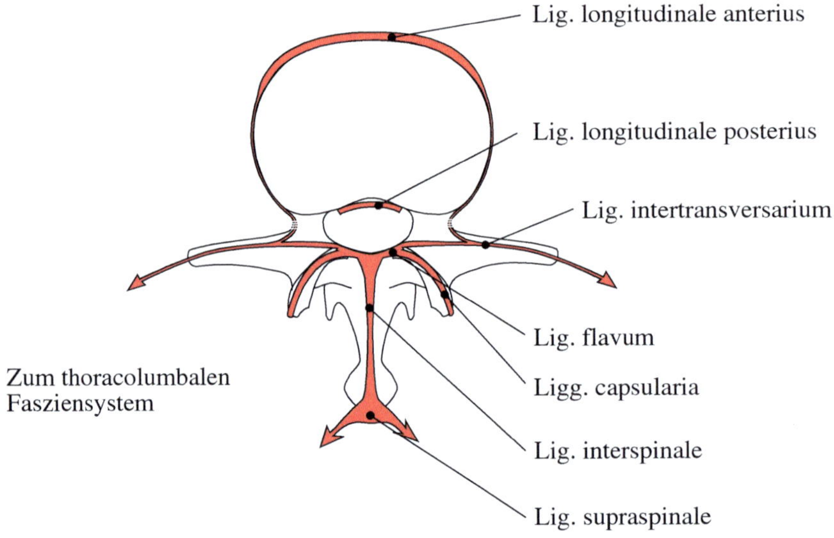

Abb. III.57
Schematische Darstellung der Bänder der Wirbelsäule und ihrer Beziehungen in der Transversalebene für die Lumbalregion. Es handelt sich nicht um isoliert stehende Strukturen. Lateral und posterior gehen die Bänder in die jeweiligen Faszien über. Das Vorhandensein eines Lig. intertransversarium kann diskutiert werden. Das von diesen Bandzügen nach anterior laufende Blatt weist im Bereich des Foramen intervertebrale eine Öffnung zum Durchtritt von vaskulonervösen Strukturen auf.

Lig. supraspinale

Supraspinale Bandzüge ziehen nicht nur von einem Dornfortsatz zum nächsten, sie überspringen auch ein oder mehrere Segmente. Im lumbalen Bereich ist dieses Band eng mit der Fascia thoracolumbalis und dem Lig. interspinale verbunden. Dies kann einer der Gründe sein, wieso manche Autoren für das Segment L5–S1 das Fehlen dieses Bandes angeben (Rissanen, 1960).

Das Lig. supraspinale wird in der Flexion angespannt. Da sein E-Modul relativ niedrig ist und es sich gut deformieren lässt, ist seine Bremswirkung reduziert. Gemeinsam mit dem interspinalen Band kann es die Rükkenmuskulatur bei voller Flexion zwar unterstützen, diese Unerstützung beträgt jedoch nur ca. 5% des gesamten Extensionsmoments (Hindle et al., 1990; Hukins et al., 1990). Panjabi et al. (1982) und Myklebust et al. (1988) geben eine maximale Verlängerung dieses Bandes von bis zu 20% bzw. um 7–29 mm je nach Segment an. Für diese Autoren stellt es das deformierbarste Band der Wirbelsäule dar. Trotz der großen Deformierbarkeit unterliegt es aber oft chronischen Beschädigungen. Diese befinden sich in der Regel nicht in der Mitte des Bandes, sondern an den Insertionsbereichen (Rissanen, 1960).

Lig. interspinale

Siehe Abb. III.58 auf Seite 130

Das Lig. interspinale hat, wie bereits erwähnt, posterior eine Verbindung zum Lig. supraspinale. Anterior ist es mit dem Lig. flavum verbunden. Wie das Lig. interspinale bremst es die Flexion in geringem Maße. Folgt man den Ausführungen von Dickey et al. (1996), so wird die Faserorientierung dieses Bandes äußerst kontrovers beschrieben. Es können diesbezüglich drei Sichtweisen unterschieden werden: (1) Hukins et al. (1990) beschreiben einen fächerförmigen Verlauf, annähernd parallel zu den Dornfortsätzen. (2) Pearcy und Tibrewall (1984a), Cholewicky und McGill (1992) sowie McGill (2002) nennen einen schrägen Verlauf, in dem die Kollagenfasern die Dornfortsätze verbinden. (3) Schließlich gibt es auch Autoren, die für dieses Band mehrere Schichten unterscheiden, die unterschiedliche Ausrichtungen aufweisen: die innere Schichte veräuft eher parallel zu den Dornfortsätzen, während die peripheren Schichten schräg von posterior- kranial nach anterior-kaudal verlaufen (siehe z.B. Rissanen, 1960). Rissanen findet bei manchen Individuen einen V-förmigen Aufbau dieses Bandes, dessen Öffnung nach posterior ausgerichtet ist.

Das Extensionsmoment des Lig. interspinale ist, wie auch das des Lig. supraspinale, bei voller Flexion relativ gering. Das interspinale Band ist gemeinsam mit dem Lig. supraspinale eng mit der thorakolumbalen Faszie verbunden. Daraus und aus der Ausrichtung der Kollagenfasern lässt sich schließen, dass die Hauptfunktion des Lig. interspinale darin besteht, die thorakolumbale Faszie zu verankern (Hukins et al., 1990).

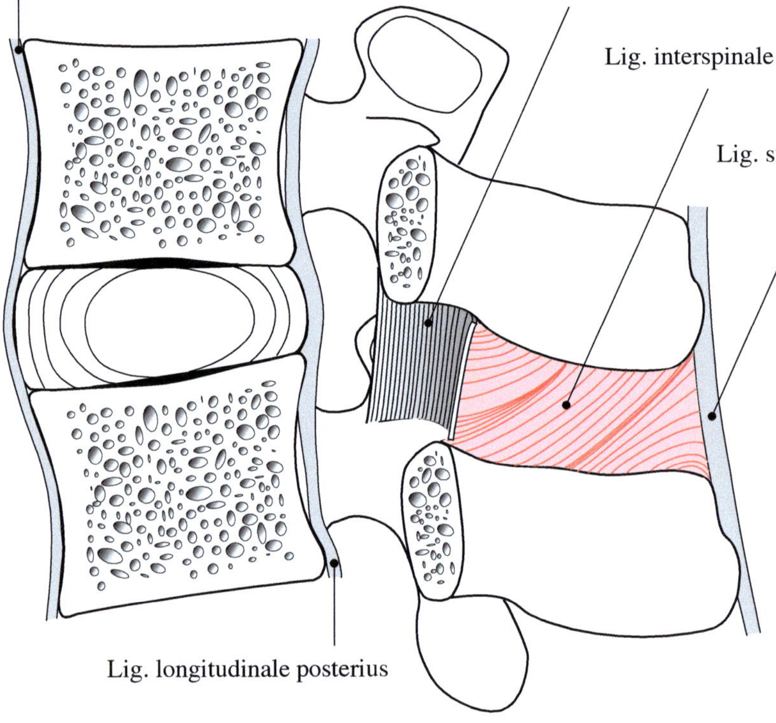

Abb. III.58
Lage, Beziehungen und Verlaufsform des Lig. interspinale. Es füllt den Raum zwischen den Dornfortsätzen, dem Lig. flavum und dem Lig. supraspinale aus. Die Fasern verlaufen schräg nach posterior-kranial und teilweise fast parallel zu den Dornfortsätzen.

Rissanen (1960) hat gezeigt, dass 20% von 306 Präparaten von über Zwanzigjährigen mikroskopische, aber auch bisweilen mit freiem Auge sichtbare Läsionen aufwiesen. Dies besonders auf dem Niveau L4–L5 und L5–S1. Bei 30- bis 40-Jährigen steigt der Prozentsatz bis auf 75%. Es handelt sich dann bereits um Beschädigungen in Form von Zystenbildungen an den Insertionsstellen, die speziell den medialen Teil des Bandes betreffen. Zudem beschreibt er eine altersabhängige Verdickung des Bandes: auf Höhe von L4–L5 ist eine Dicke von 8–12 mm durchaus gewöhnlich.

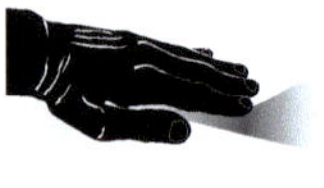

Vom klinischen Standpunkt aus betrachtet, stellt sich die Frage, inwieweit diese Art von Pathologien mit chronischen Lumbalschmerzen in Zusammenhang gebracht werden können. Zumindest sollte eine systematische Anwendung von Dehnungs- und Mobilisationsübungen der Wirbelsäule in die Flexion kritisch überdacht werden. In diesem Zusammenhang kann auch die schräge Ausrichtung der Fasern erwähnt werden. Diese Orientierung verhindert einerseits eine Translation des jeweils superioren Wirbels nach posterior, andererseits aber begünstigt sie eine

Translation nach anterior, wenn das Segment in Flexion steht. Aus diesem Grund sollten, wie McGill (2002) vorschlägt, Flexionsbewegungen auch im Rahmen von Spondylolisthesen mit Vorsicht eingesetzt werden. Cholewicky und McGill (1992) untersuchten das Verhalten der posterioren lumbalen Wirbelsäulenbänder bei Gewichthebern. Sie stellten fest, dass die interspinalen Bänder beim Hebevorgang nicht voll angespannt werden. Daran ist ablesbar, dass es durchaus möglich ist, Bewegungsstrategien zu finden, bei denen, trotz sehr hoher Belastungen, die Bänder anscheinend geschont werden.

Formal kinematische Analyse des Einflusses des Lig. interspinale

* Siehe dazu Klein und Sommerfeld (2004: Seite 21ff)

Die folgenden Überlegungen berücksichtigen nur den Einfluss dieses einen Bandes auf die Bewegung eines Wirbelsäulensegmentes. Der isolierte Einfluss des Lig. interspinale auf die lokale Kinematik ist ein gutes Beispiel für ein formales Problem, das wir an anderer Stelle ausführlich besprochen haben.* Es handelt sich hierbei um eine Bewegung, die als eine Sequenz von Rotation (*R*) und Translation (*T*) beschrieben werden kann. Wie wir gezeigt haben*, kann eine solche Sequenz durch eine einzige Rotation (*R*') ersetzt werden:

$$R + T \Longrightarrow R' \qquad \text{(III.5)}$$

Das Lig. interspinale verläuft nach kranial und posterior. Es wird während einer Flexionsbewegung angespannt. In Folge der Faserorientierung nach posterior zieht es den darüberliegenden Wirbel nach anterior. So beschrieben führt dieser

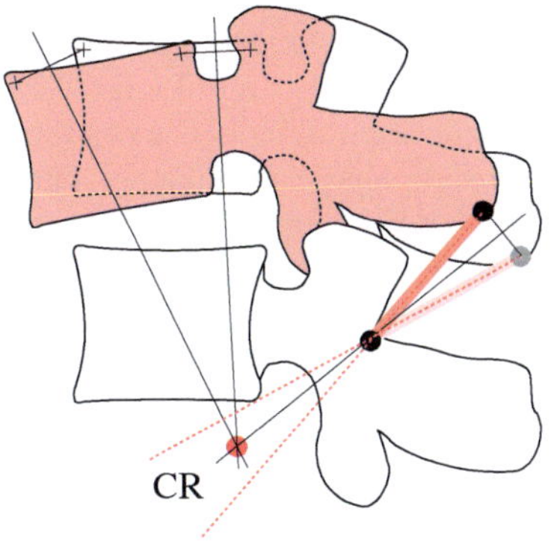

Abb. III.59
Formale Darstellung der Bewegung eines Wirbels, sofern das Lig. interspianale als Pleuelstange idealisiert wird. Das Rotationszentrum (CR) liegt relativ weit kaudal vom bewegten Wirbel: es kommt daher zu einer Rotation, die zu einer anterioren Verlagerung des Wirbels führt. Das Problem wurde diskret mit der Releauxmethode gelöst. Die jeweiligen momentanen Rotationszentren kommen stets auf den entsprechenden momentanen Wirkungslinien des sich bewegenden Bandes zu liegen.

Wirbel eine Rotation (Flexion) und eine Translation durch. Eine Rotation und eine Translation können, wie vorhin gesagt, durch eine einzige Rotation ersetzt werden. Das Rotationszentrum kommt nun weiter kaudal zu liegen: auf der momentanen Wirkungslinie des Lig. interspinale (Abb. III.59).

Kommt das Rotationszentrum auf der Wirkungslinie zu liegen, so hat das Band keinen Hebelarm mehr: es wird nicht mehr weiter gedehnt. Dies gilt jedoch nur, insofern wir das Band, wie in unserem Beispiel, als eine Art Pleuelstange idealisieren. An dem formalen Beipiel ist gut zu erkennen, dass trotz der angenommenen vollkommenen Starrheit des Bandes eine Bewegung möglich ist. In Wirklichkeit besteht ein Band aus vielen Faserzügen, die durch dementsprechend viele Wirkungslinien beschrieben werden müssten. Es liegt auf der Hand, dass diese Wirkungslinien nicht alle durch einen Punkt laufen. Das bedeutet, dass das Band in seiner Gesamtheit nicht isometrisch, wie im Falle einer Pleuelestange, arbeitet.

Ligg. intertransversaria

Das isolierte Vorhandensein dieser Bänder wird von verschiedenen Autoren in Frage gestellt. Chazal et al. (1985) beschreiben sie nur für den unteren thorakalen Bereich. Jiang et al. (1994) untersuchten das biomechanische Verhalten der intertransversalen Bänder der Brustwirbelsäule im Zusammenhang mit der Entwicklung von Skoliosen. Sie bestreiten deren Existenz überhaupt. Was als intertransversale Bänder beschrieben wird, sind ihrer Meinung nach vor allem Sehnenfaszikel des M. semispinalis thoracis und der Mm. levatores costarum longi. Viele Studien, die sich der biomechanischen Untersuchung der Bänder der Wirbelsäule widmen, erwähnen dieses Band nicht (z.B. Myklebust et al., 1988; Hukins et al., 1990; Pintar et al., 1992). Bogduk (2000) reiht es unter die „unechten“ Bänder der Lendenwirbelsäule, die mit den Blättern des lumbalen Fasziensystems in enger Verbindung stehen. Gray‘s Anatomy (1999) beschreibt im zervikalen Bereich einige unregelmäßige Fasern, die zum Großteil von intertransversalen Muskeln ersetzt werden; im thorakalen Bereich stellen die intertransversalen Bänder Züge dar, die eng mit den muskulären Strukturen verwoben sind (dies entspricht der Interpretation von Jiang et al., 1994); in der Lendenwirbelsäule werden diese Bänder als dünn und membranös beschrieben (dies entspricht der Sichtweise von Bogduk). Heuer et al. (2007) bestätigen ebenfalls das Fehlen der intransversalen Bänder im lumbalen Bereich.

Lig. flavum

Das Lig. flavum besteht, wie in Abb. III.60 dargestellt, aus einem tiefen und einem oberflächlichen Blatt, die sich beide zum medianen Bereich des Bandes hin vereinigen (Olszewski et al., 1996). Die lateralen Anteile strahlen in die Ligg. capsularia ein. Aufgrund seines hohen Elastinanteils wird das Lig. flavum zu den elastischsten Bändern der Wirbelsäule ge-

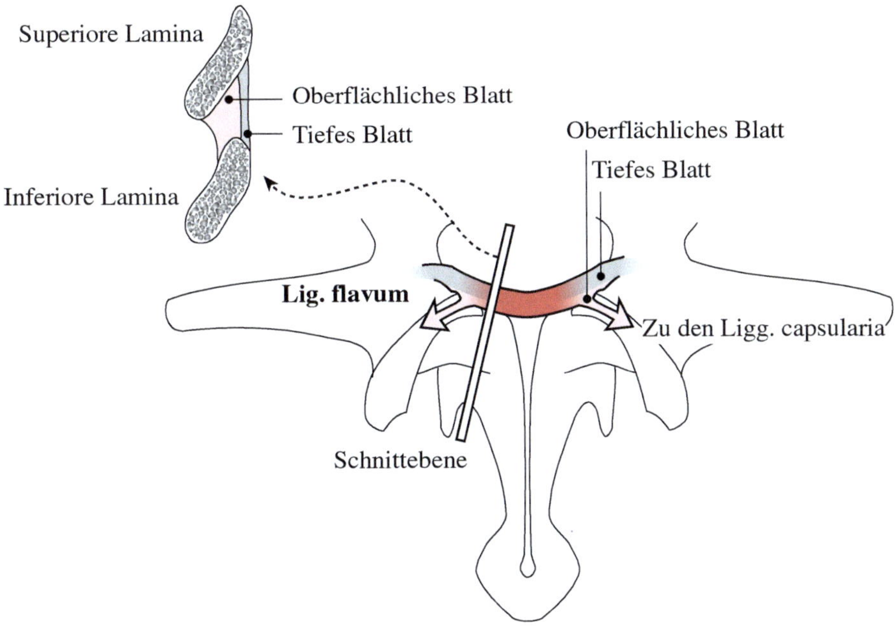

Abb. III.60
Schematische Darstellung von Lage und Aufbau des Lig. flavum (siehe auch Abb. III.58 auf Seite 130). Das Band besteht aus zwei Schichten und verbindet die Laminae des unteren und oberen Wirbels (nach Olszewski et al., 1996).

zählt. Nachemson und Evans (1968) sprechen von einem Elastingehalt, der doppelt so groß ist wie der Anteil an Kollagen. Er beträgt ungefähr 65% des Trockengewichts. Yahia et al. (1990) geben eine Verteilung von 80% Elastin- und 20% Kollagenanteil an. Die Kollagenfasern sind unregelmäßig zwischen den Elastinfasern verstreut. Bei leichter Dehnung baut das Band, bedingt durch die gute Dehnbarkeit der Elastinfasern, kaum Spannung auf, nimmt die Dehnung zu, so wird das Kollagen mehr ausgerichtet und erhöht die Steifigkeit des Bandes. Selbst bei großen physiologischen Flexionsamplituden ist es ist daher nicht zu erwarten, dass das Lig. flavum verletzt wird (Hukins et al., 1990; Sikoryn und Hukins, 1990).

In kompletter Flexion kann es zu einer Längenzunahme von bis zu 35% in Relation zur 0-Stellung kommen. Andere Autoren geben mit ca. 25% einen niedrigereren Mittelwert für die maximale Dehnung des Bandes im lumbalen Bereich an (Chazal et al., 1985; White und Panjabi, 1990). Selbst während hoher Zugbeanspruchung über längere Zeit kommt es zu keiner bleibenden plastischen Veränderung. Der Reißpunkt liegt für jüngere Personen erst bei einer ca. 70%igen Verlängerung, für ältere Proben bei ca. 30%. Diese Werte liegen deutlich höher als die Dehnung des Bandes unter physiologisch vorkommenden Flexionsamplituden beim Lebenden je erreichen könnte.

Nachemson und Evans (1968) haben experimentell festgestellt, dass sich das Ligament während der Extension entspannt und während der Flexion anspannt. Die maximale Belastbarkeit des Bandes kurz vor dem Reißpunkt liegt in dieser Studie bei jüngeren Präparaten (13-Jährig) bei ca. 10 MPa, bei älteren Präparaten (bis zu 79-Jährigen) bei ca. 2 MPa. Ähnliche Daten finden sich auch bei Sikoryn und Hukins (1990). Es wäre zu erwarten, dass es in der Entspannung zu Faltenbildung im Verlauf des Bandes kommt, die eine Querschnittsverkleinerung des Canalis vertebralis nach sich ziehen würde. Nachemson und Evans betonen, dass das Band auch in voller Extension noch unter Zugspannung steht, wodurch eine Faltenbildung vermieden wird. Diese Spannung ist jedoch in Kombination mit einer Diskusdegeneration verringert.

Man nimmt an, dass es zu Kalzifikationen dieses Bandes kommen kann, die in der Folge zu einer Verringerung des Querschnittes des Canalis vertebralis führen könnten. Dies ist ein bevorzugtes Erklärungsmodell für Stenosesyndrome des Wirbelkanals. Okada et al. (1991) finden solche Kalzifikationen besonders auf den Niveaus Th10–Th12 im oberflächlichen Anteil des Bandes, während Santiago et al. (1997) diese vorwiegend auf der Höhe von L5–S1 beschreiben.

Ligg. capsularia

Bezüglich der Kapseln der Zygapophasialgelenke unterscheiden Yamashita et al. (1996) zwei Lagen. Die äußere Schicht besteht aus kräftigen Kollagenfasern. Sie können auch als Ligg. capsularia bezeichnet werden. Die innere Schicht der Kapseln besteht aus elastischem Gewebe, das dem Lig. flavum sehr ähnlich ist. Die Länge der Fasern der äußeren Schichte beträgt 13–20 mm (Yamashita et al.). Im lumbalen Bereich ist die Kapsel anterior mit 3,8 ± 0,7 mm für gewöhnlich dicker als posterior, kranial oder kaudal, wo sie eine Wandstärke von unter 2 mm aufweist (Tanno et al., 2004). Yamashita et al. (1996) beschreiben lumbal kräftigerere Faserbündel im dorsalen inferioren Abschnitt (siehe Abb. III.61 auf Seite 135).

Faserzüge des Lig. flavum und des M. multifidus strahlen in die Ligg. capsularia ein (Abb. III.60 auf Seite 133; Tanno et al., 2004). Im zervikalen Bereich insererieren Fasern des M. semispinalis, M. multifidus und der Mm. rotatores an den Ligg. capsularia. Bei kräftigen Muskelaktionen, wie sie z.B. beim Schleudertrauma auftreten können, ist es möglich, dass die Fasern der Kapsel unphysiologisch hoch belastet werden. Dies könnte einen Faktor zur Schmerzentstehung darstellen (Winkelstein et al., 2001).

Einen besonderen Aufbau der Ligg. capsularia heben Boszczyk et al. (2001) hervor. Im Unterschied zur Thorakalregion, wo diese Bänder einen rein kollagenen Aufbau aufweisen, findet sich im lumbalen Bereich Gewebe, das Sehnen ähnlich ist, die mit sesamoidem fibrokartilagenösem Gewebe umwickelt sind. Die Fasern weisen einen hohen Anteil an Kollagen Typ II auf. Die Autoren schließen daraus, dass die zygapophysialen Gelenkkapseln in der Lumbalregion vorwiegend einer Kompressionsbe-

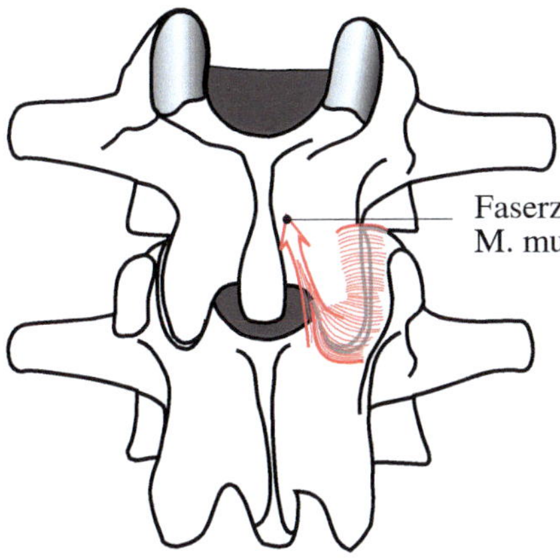

Abb. III.61
Darstellung der dorsalen Anteile der Kapsel eines rechten lumbalen Zygapophysialgelenks. Die Fasern verlaufen annähernd von medial nach lateral. Inferior gibt es Verbindungen zu Faserzügen von tiefen Anteilen des M. multifidus. Für die Zusammenhänge mit dem Lig. flavum siehe Abb. III.57 auf Seite 128 und Abb. III.60 auf Seite 133.

lastung ausgesetzt sind, was im thorakalen Bereich nicht der Fall sein dürfte.

Allgemein erfahren die Ligg. capsularia bei physiologischen Beanspruchungen deutliche Längenveränderungen. Sie werden bei der Extension besonders stark gedehnt, geraten aber auch während der Flexion in Spannung (El-Bohy et al., 1987; Sharma et al., 1995; Yamashita et al., 1996). Für Adams et al. (1980) stellen die Ligg. capsularia eine wesentliche Bremse für die Flexion dar. Heuer et al. (2007) beschreiben ebenfalls eine Bremsfunktion in Flexion, während sie in Extension hingegen nicht signifikant ist. Die Bänder sind nozizeptiv und propriozeptiv reich innerviert (Yamashita et al., 1996). Häufig wird dieser Umstand als mögliche Ursache für lumbale Beschwerden diskutiert (Mooney, 1987).

Im Rahmen degenerativer Prozesse der lumbalen Zygapophysialgelenke kann eine Ausdünnung der Wand der Kapsel bei gleichzeitiger Verkürzung beobachtet werden. Dies betrifft vor allem die dorsalen Anteile. Ein Einfluss dieser Veränderungen auf die Kinematik des Gelenks ist in diesem Zusammenhang zu erwarten (Tanno et al., 2004). Die Autoren sprechen von einer paradoxen Situation im Sinne einer „straffen aber schwachen“ (engl.: *tight but weak*) Kapsel.

Ischialgie oder Facettensyndrom?

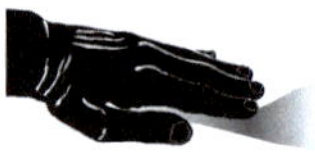

Verne Mooney hat durch das Infiltrieren der lumbalen Zygapophysialgelenke mit einer hypertonen Lösung gezeigt, dass die Projektion des Schmerzes proportional zur injizierten Lösungsmenge steht. Es kam zu einer Schmerzausstrahlung, wie sie durch Ischialgien hervorgerufen wird: zuerst war das Gesäß betroffen, dann der posteriore Oberschenkel und schließlich der Unterschenkel bis zur Ferse (Mooney, 1987). Dies zeigt, dass es nicht immer ein diskoradikulärer Konflikt sein muss, der eine Ischialgie hervorruft.

Helbig und Lee (1988) kritisieren die diagnostische Unschärfe in der Bestimmung eines Facettensyndroms. Die Autoren betonen, dass in keinem Fall ein einziger klinischer Parameter wie Rückenschemerzen, Ausstrahlung in das Gesäß, die Leiste oder den Oberschenkel bzw. paravertebrale Verspannungen, Bewegungsschmerz oder der Ausschluss einer kompressionsbedingten radikulären Symptomatik ausreicht, um die eindeutige Diagnose „Facettensyndrom" zu stellen. Um das Vorliegen einer Indikation für eine Infiltration der lumbalen Zygapophysialgelenke zu erhärten, schlagen sie folgendes Punkteschema (engl.: *score*) vor:

Symptom	Punkte
Rückenschmerz mit Leisten-, oder Oberschenkelschmerzen	+30
Gut lokalisierbare paravertebrale Spannungen	+20
Schmerzauslösung bei Extension/Rotation	+30
Deutliche entsprechende radiologische Veränderungen	+20
Schmerzen distal des Kniegelenks	–10
Summe	100

Tabelle III.10
Punkteschema zur diagnostischen Sicherung eines Facettensyndroms zwecks Indikation für Infiltrationen in das betroffene Zygapophysialgelenk. Ab einem Punktewert von 60 ist eine Infiltration höchstwahrscheinlich erfolgreich (Helbig und Lee, 1988).

Lig. longitudinale posterius

Das hintere Längsband erstreckt sich vom Os occipitale bis zum Os sacrum. Das kraniale Ende zwischen Os occipitale und Axis wird als *Membrana tectoria* bezeichnet. Diese hat keine Verbindung zum Atlas. Ab dem Axis kaudalwärts inseriert das Band jeweils an den oberen und unteren Rändern der Wirbelkörper und an den Diszi. In der Mitte des Wirbelkörpers bildet es mit der Wirbelkörperrückwand einen kleinen Hohlraum aus, in dem die vom Foramen nutricium kommenden Versorgungsgefäße laufen (Abb. III.62).* Im lumbalen Bereich hat das Band eine charakteristische Form (Abb. III.63): es wird jeweils im Bereich des mittleren Wirbelkörpers schmäler, um sich dann zum Diskus hin wieder zu verbreitern.

* Siehe auch Seite 41

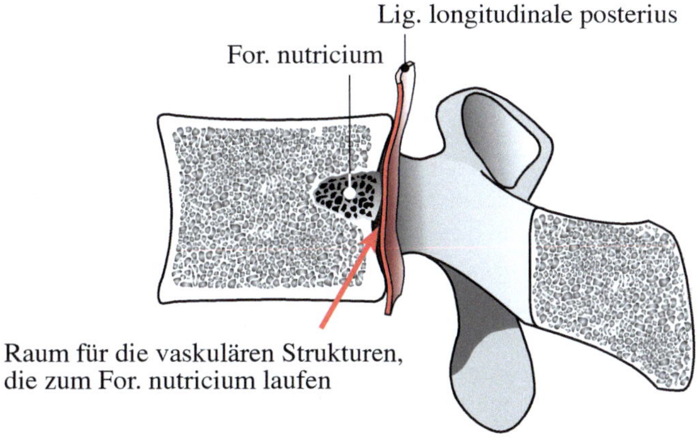

Abb. III.62
Beziehung von hinterem Längsband und For. nutricium.

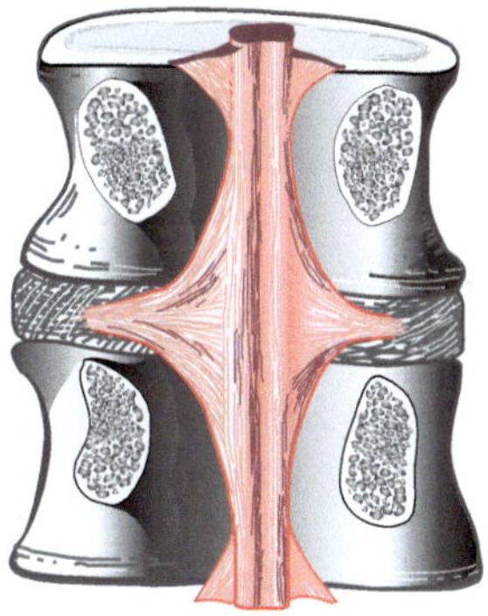

Abb. III.63
Typischer Verlauf des Lig. longitudinale posterius im Bereich der Lendenwirbelsäule. Das Band ist innerhalb des Wirbelbogens relativ schmal und verbreitert sich zum Diskus hin, wo es Faserzüge an den Wirbelkörper und den Diskus abgibt.

Das Band erfüllt gemeinsam mit den Ligg. capsularia und dem thorakolumbalen Fasziensystem eine wesentliche passive Bremsfunktion für die Wirbelsäule während der Flexionsbewegung.

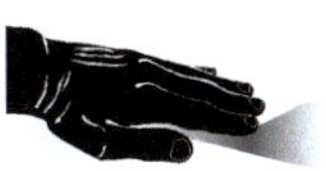

Was den Beitrag des hinteren Längesbandes zur Schmerzentstehung bei Wirbelsäulensyndromen betrifft, so streichen Korkala et al. (1985) das Vorhandensein von *Substanz P* in Nervenfasern hervor. Das Lig. flavum und der Diskus hingegen weisen diese Charakterstik nicht auf. Die Prävalenz der Ossifikation des Lig. longitudinale posterius könnte nach Wang et al. (1999) mit der Ernährung zusammenhängen, da bei Japanern und Thaiwanesen, die einen hohen Salz- und einen niedrigen Fleischkonsum aufweisen, diese Pathologie öfter vorkommt.

Lig. longitudinale anterius

Das vordere Längsband bedeckt die gesamte Vorderseite der Wirbelsäule von kranial nach kaudal. Es inseriert an den vorderen Deckplattenrändern und an der vorderen Wirbelkörperwand. Mit dem Diskus steht es nur durch loses Gewebe in Verbindung. Es wird in der Halswirbelsäule von den prävertebralen Muskeln bedeckt, im lumbalen Bereich bis L3 von den Schenkeln des Zwerchfells. Dies erschwert seine exakte Abgrenzung in diesen Regionen (Bogduk, 2000).

Es gehört neben den Ligg. capsularia und den zygapophysialen Gelenken zu den passiven Bremsfaktoren für die Extensionsbewegung in der Wirbelsäule. Neumann et al. (1992) konnten große Unterschiede in der Dehnung regionaler Faserzüge des Bandes feststellen. Manche Autoren meinen, dass dieses Band, wie auch das hintere Längsband, nicht so sehr durch Bewegungen in der Sagittalebene, sondern eher bei Rotationsbewegungen verletzt werden kann (White und Panjabi, 1990).

Synthese

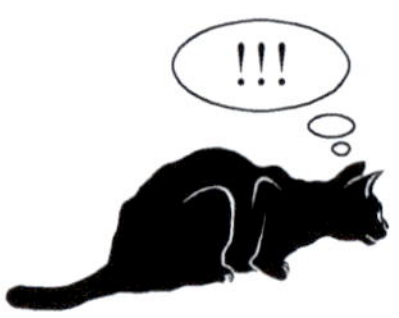

Unter den oben vorgestellten quantitativen Daten wurde die **Steifigkeit** mehrmals erwähnt. Gemeinsam mit dem **Hebelarm** und der **Amplitude** ist dieser Parameter für den Kraftaufbau im Inneren eines Bandes und damit für dessen Funktion wesentlich ausschlaggebend. Zusätzlich ist zu berücksichtigen, dass Bänder in bestimmten Gelenkstellungen völlig entspannt sein können, d.h. dass eine gewisse Bewegungsamplitude überschritten werden muss, bis überhaupt die Fasern des Bandes eine erste Dehnung erfahren. Eine Ausnahme bildet dabei das Lig. flavum, das selbst in Extension noch immer unter einer gewissen Zugspannung steht.

Ein typisches Finite-Elemente-Modell für die lumbale Wirbelsäule ist in Abb. III.65 auf Seite 141 dargestellt.

Bezüglich der Steifigkeit der Bänder divergieren die spezifischen Angaben in der Literatur zum Teil erheblich. Unterschiede zwischen den in den Studien angegebenen Werten können z.B. methodologisch bedingt sein, vom untersuchten Segment oder von den altersbedingten bzw. anderen Unterschieden unter den Präparaten her kommen. Daher sollen quantitative Daten mit Vorsicht interpretiert werden. In diesem Zusammenhang haben Zander et al. (2004) den Einfluss der Steifigkeit der Bänder auf das mechanische Verhalten der funktionellen Einheit in einem Finite-Elemente-Modell für das Segment L3–L4 untersucht. Die Autoren testeten ein Szenario mit geringer und ein Szenario mit hoher Steifigkeit. Dafür wurden jeweils die geringsten bzw. höchsten in der Literatur angegebenen Werte für die einzelnen Bänder in das Modell eingegeben. Die Ergebnisse wiesen so große Unterschiede auf, was die Autoren veranlasste, die Validität von quantitativen Daten aus Finite-Elemente-Modellen grundsätzlich in Frage zu stellen. Sie schlagen deshalb vor, solche Ergebnisse eher qualitativ als quantitativ zu interpretieren. Als ein Beispiel für eine mögliche Zusammenfassung verschiedener Daten für ein Finite-Elemente-Modell geben wir an dieser Stelle die von Rohlmann et al. (2006) verwendeten Werte (Abb. III.64).

Die große Variabilität der Daten bezüglich des Verhaltens der Bänder der Wirbelsäule, die von Zander et al. (2004) wohl teilweise zurecht zum Anlass für Kritik an der Validität der Finite-Elemente-Methode genommen wird, könnte durchaus auch als Ausdruck interindividueller Unterschiede interpretiert werden. Diese Variabilität kann wiederum in Beziehung zu den großen Unterschieden in der Funktionsweise der Wirbelsäule gesehen werden, wie sie sich unter anderem in der 3D-Kinematik zeigen (siehe die Ausführungen zu den assoziierten Bewegungen auf Seite 159ff).

In der Literatur wird wiederholt darauf hingewiesen, dass Irritationen ligamentärer Strukturen eine Ursachen für die Schmerzentwicklung im Wirbelsäulenbereich darstellen könnten. Aus rein biomechanischer Sicht ist es in vielen Fällen problematisch, ein spezifisches Element für eine spezielle Symptomatik kausal verantwortlich zu machen.

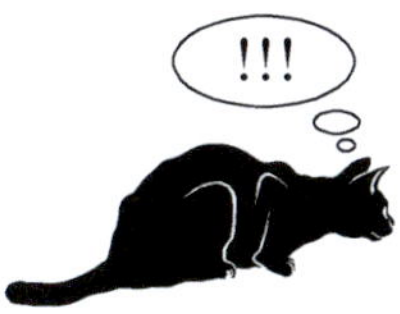

Was die allgemeine Funktion der Bänder der Wirbelsäule betrifft, können wir qualitativ Folgendes zusammenfassen:

- Die meisten Bänder bremsen in der Sagittalebene die Flexionsbewegung.
- Als Bremsen für die Flexion können besonders das Lig. longitudinale posterius und die Ligg. capsularia in Verbindung mit dem dorsalen Fasziensystem der Wirbelsäule betrachtet werden.
- Die Extension wird vom Lig. longitudinale anterius, von den Ligg. capsularia und den Zygapophysialgelenken selbst gebremst.
- Bei Lateralflexion werden unter anderem jene kollagenen Faserzüge angespannt, die auch unter dem Begriff des Lig. intertransversarium genannt werden.
- Die in der Mittellinie liegenden Bänder werden bei Lateralflexion kaum beansprucht.
- Die axiale Rotation in der Lendenwirbelsäule wird unter anderem vom Gelenkflächenkontakt auf der kontralateralen Seite und von der Spannung der Ligg. capsularia auf der homolateralen Seite gebremst.

Siehe die Randbemerkung auf Seite 116

- In allen Fällen, aber besonders in der axialen Rotation, spielt der Diskus eine wichtige Rolle. Er kann die Bewegungen durch Druck- aber auch durch Zugspannungen beeinflussen. Ist die Biomechanik des Diskus geändert, so beeinflusst dies alle Bänder und die Zygapophysialgelenke der funktionellen Einheit. Das Entfernen des Nucleus pulposus macht sich in allen Bewegungsrichtungen signifikant bemerkbar (Heuer et al., 2007). Dies ist verständlich, da der Diskus nach einem solchen Eingriff ca. 2 mm (0,47–2,18 mm) an Höhe verliert, was sich auf die Spannung aller passiven Strukturen auswirkt. Für Heuer und Mitarbeiter ist die Instabilität der funktionellen Einheit in dieser Situation am grössten.
- Das Anspannen der Bänder bewirkt einen intradiskalen Druckanstieg (Adams et al., 1994).

Abschließend wollen wir darauf hinweisen, dass in all den hier angeführten Bremssystemen nur die passiven Strukturen berücksichtigt wurden. In Wirklichkeit ist natürlich der Einfluss der Muskulatur als aktive Bremse nicht zu unterschätzen.

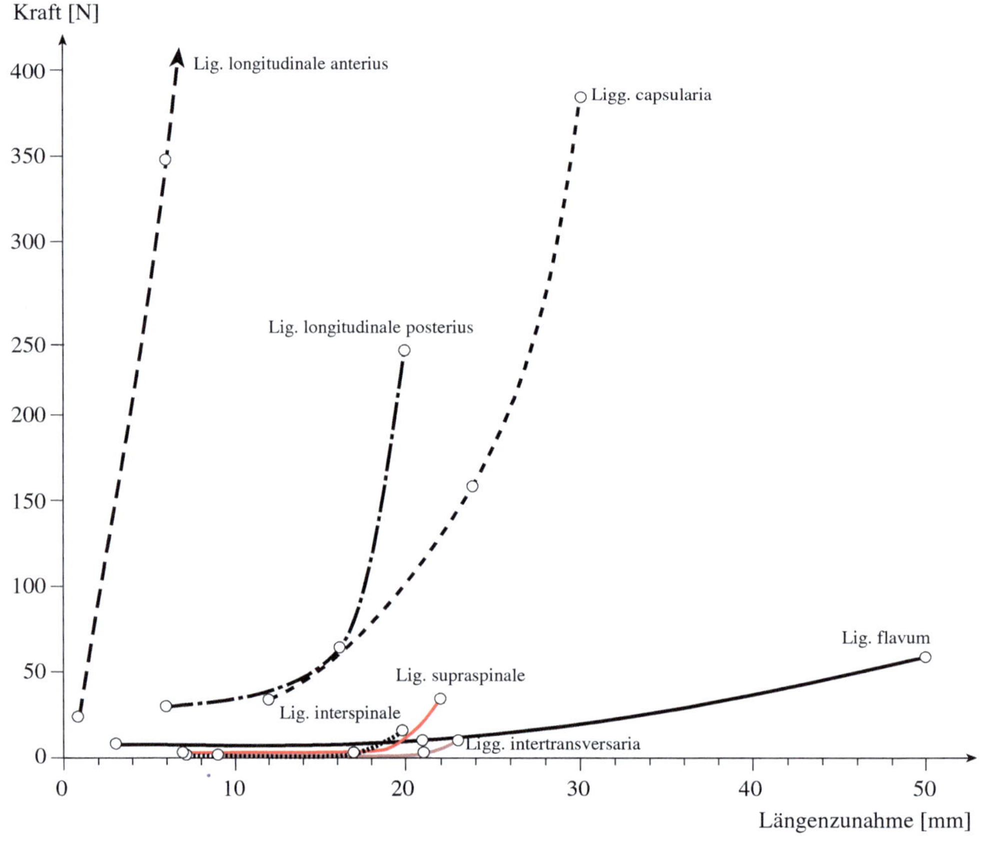

Abb. III.64
Übersicht über die Steifigkeit der Bänder der Lendenwirbelsäule im Vergleich. Die Graphen wurden anhand gemittelter Daten aus der Studie von Rohlmann et al. (2006) erstellt.

Aus dem Diagramm ist ersichtlich, dass das Lig. interspinale, das Lig. supraspinale und die Ligg. intertransversaria bei Dehung kaum mehr Kraft entwickeln als das Lig. flavum. Dieses dehnt sich jedoch ca. doppelt so viel wie die anderen Bänder.

Wird diese Übersicht in Hinsicht auf das Verhalten des Wirbelsäulensegmentes in der Realität interpretiert, so ist dabei zu berücksichtigen, dass die angegebenen Kurven jeweils isoliert für jedes Band einzeln mittels *in vitro* Studien ermittelt wurden. Diese reduktiv analytische Perspektive ist nun zu einer Synthese zu bringen, bei der alle Bänder in irgendeiner Weise gemeinsam beansprucht werden. Betrachten wir eine Flexionsbewegung (alle Bänder, außer dem Lig. longitudinale anterius werden ja in Flexion angespannt), so wird – bei Zusammensetzung der hier vorgestellten Einzeldaten – die maximale Beweglichkeit durch die Dehnbarkeit des Lig. longitudinale posterius und der Ligg. capsularia bestimmt. Das Lig. flavum kann folglich, was wir bereits erwähnt haben, den Umfang seiner maximalen Dehnbarkeit nicht einmal annähernd zum Einsatz bringen.

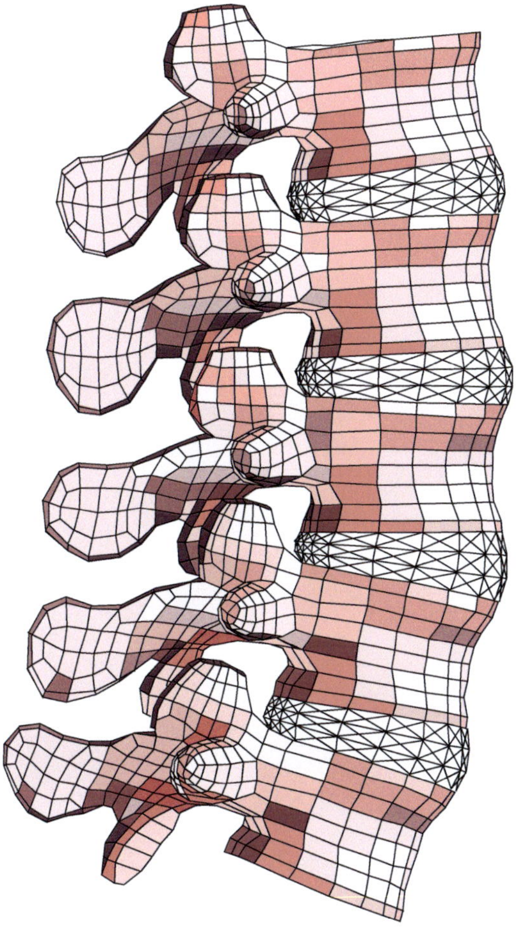

Abb. III.65
Finite-Elemente-Modell einer lumbalen Wirbelsäule (adaptiert nach Rohlmann et al., 2006). Wirbelkörper und Diszi werden als ein dreidimensionales Netzwerk (engl.: *mesh*) von untereinander verbundenen Knotenpunkten dargestellt. Die Verbindungen der Netzstruktur werden im Modell als Gleichungen behandelt, die die nonlinearen Eigenschaften des jeweiligen Gewebeabschnittes repräsentieren. So soll der Inhomogenität biologischer Gewebe möglichst nahe gekommen werden. Die Bänder werden anschließend an den jeweils anatomisch relevanten Knotenpunkten im Modell verankert und als Federn mit ebenfalls nonlinearen Eigenschaften behandelt. Die Größen für die Parameter der im Modell verwendeten Gleichungen stammen aus experimentellen *in vitro* oder *in vivo* Untersuchungen.

Kapitel IV Die 3D-Bewegungen der funktionellen Einheit

1 Freiheitsgrade

In der Anatomie werden der Wirbelsäule für gewöhnlich drei Freiheitsgrade zugesprochen. Es handelt sich um die rotatorischen Freiheitsgrade Flexion/Extension, Lateralflexion und Rotation. In der Biomechanik wird von sechs Freiheitsgraden gesprochen, da auch die translatorischen Bewegungen im dreidimensionalen Raum berücksichtigt werden: anteriore/posteriore Translation, laterale Translation links/rechts und kraniale/kaudale Translation (siehe Abb. IV.1 auf Seite 144). Besonders in der manuellen Praxis ist dies von Interesse, da sich unter Einbringung möglichst vieler Freiheitsgrade, die im Rahmen manipulativer Techniken möglichen Nebenwirkungen deutlich minimieren lassen können. Die vom Therapeuten zu applizierenden Kräfte und Amplituden werden geringer und dadurch sinkt das Gefahrenpotential, was speziell im Bereich der Halswirbelsäule von hoher Relevanz ist, drastisch (Hartman, 2006).

Klein et al. (2003) sprechen in diesem Zusammenhang von Mehrkomponenten-Techniken (engl.: *multiple component techniques*). Dies deckt sich mit den *composite* bzw. *minimal lever techniques*[25] nach Hartman (1983) bzw. Franke (2006). Colot und Verheyen (1996) sprechen von Haupt- und Nebenkomponenten (frz.: *composantes majeures et mineures*) in Bezug auf die Einstellung des zu manipulierenden Segmentes. Sie vermuten, dass die Nebenkomponenten wichtiger für die Präzision und die minimale Kraftanwendung in der Technik sein könnten als die Hauptkomponenten. Biomechanisch lässt sich der Sachverhalt über die Freiheitsgrade konzise beschreiben. Werden mehr Freiheitsgrade beim Einstellen des Segmentes eingesetzt, so erhöht dies die Genauigkeit im Fokussieren und minimiert die aufzuwendende Kraft und Amplitude.

---

25 Der englische Term „*lever*“, auf Deutsch „Hebel“ (daher wird auch mit „minimale Hebeltechnik“ übersetzt), ist in diesem Zusammenhang streng biomechanisch gesprochen etwas unglücklich, da im Bereich der transatorischen Komponenten nicht mehr von einem Hebelarm im physikalischen Sinn gesprochen werden kann. Wir bevorzugen daher den Terminus *Komponeten*.

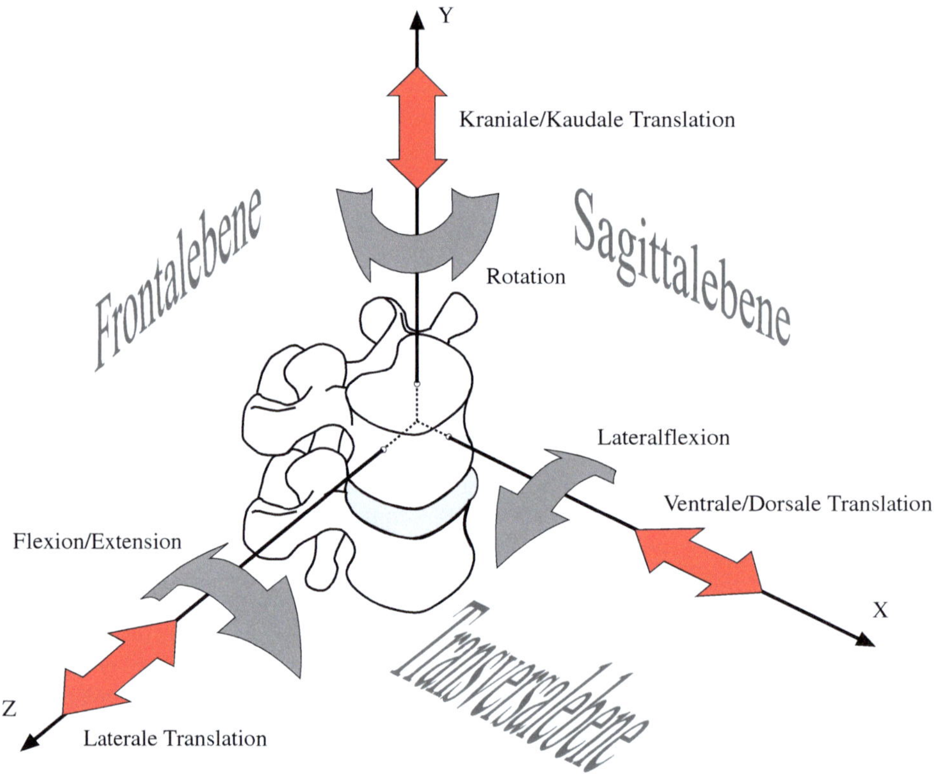

Abb. IV.1
Die sechs Freiheitsgrade der Wirbelsäule. Zu den anatomisch definierten rotatorischen Freiheitsgraden kommen translatorische Freiheitsgrade dazu. Klinisch können diese besonders bei der Verwendung von manipulativen Techniken relevant sein.

Klein et al. (2003) konnten mittels 3D-Goniometrie die Amplituden zwischen Rumpf und Kopf während der Durchführung von manipulativen Mehrkomponenten-Techniken an der Halswirbelsäule vermessen. Die rotatorischen Amplituden in den drei anatomischen Ebenen lagen dabei deutlich unter den physiologisch möglichen Amplituden. Die Rotationsamplitude beträgt im Mittelwert 30° ± 9°, die Lateralflexion 46° ± 8° und die Extension lediglich 2° ± 10° (Abb. IV.2).

In der Biomechanik waren White und Panjabi (1978) unter den ersten, die auf das Vorliegen von sechs Freiheitsgraden in der Wirbelsäule hingewiesen haben. Panjabi et al. (1981) beschreiben Translationen entlang einer schräg liegenden helikoidalen Achse mit einer Amplitude von ca. 0,3 mm auf dem Segment L3/L4. Kaigle et al. (1992) finden bis 1 mm kranial/kaudale Translation am Lebenden auf dem Niveau L4/L5. Dickey et al. (2002) untersuchten Patienten mit lumbalen Beschwerden. Sie geben die laterale Translation mit der geringsten Amplitude an, gefolgt von der an-

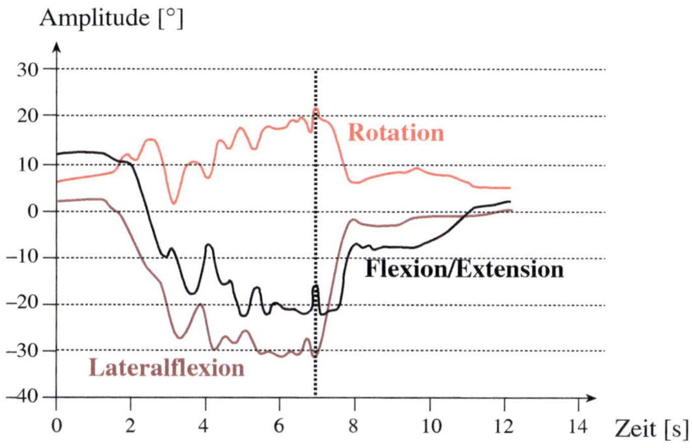

Abb. IV.2
Typische Aufnahme der drei rotatorischen Freiheitsgrade eines Bewegungsmusters während der Durchführung einer Mehrkomponenten-Technik mit Auftreten eines hörbaren Knackens am Segment C5 mittels 3D-Elektrogoniometrie. Die Amplituden zeigen die Bewegungen zwischen Kopf und Rumpf. Die senkrechte Linie markiert jenen Punkt, an dem die maximale Rotations- und Lateralflexionsamplitude erreicht wird. Es ist jener Punkt, an dem der Impuls gesetzt wurde. Man kann erkennen, dass Rotation und Lateralflexion in entgegengesetzte Richtungen laufen. Alle Amplituden liegen deutlich unter den physiologisch möglichen Werten (nach Klein et al., 2003).

terior/posterioren Translation. Die kranial/kaudale Translation ist mit ca. 1 mm Amplitude am größten. Gardner-Morse und Stokes (2004) fanden *in vitro* im Lumbalbereich eine anterior/posteriore Translation bis ca. 0,8 mm. Die anteriore/posteriore Steifigkeit im Segment nahm bei Zunahme der axialen Belastung zu. Sran et al. (2005) untersuchten die thorakale Wirbelsäule *in vitro*. Sie fanden heraus, dass im Falle einer großen rotatorische Beweglichkeit die Steifigkeit der anterior/posterioren Translation herabgesetzt ist. Anterior/posteriore Steifigkeit, wie beim manuellen Testen (Feder-Test; engl.: *spring-test*) durchgeführt, spiegelt, so die Autoren, die Beweglichkeit wider.

Axelsson et al. (2006) stellen die umfangreichsten Ergebnisse zu Translationen der lumbalen Wirbelsäulensegmente vor. Die Autoren arbeiteten mit der derzeit genauesten Methode zur Bestimmung kleiner Bewegungsamplituden, der *Radiostereometrie* nach Selvik[26]. Es wurden insgesamt 18 Patienten mit lumbalen Beschwerden untersucht, wobei innerhalb der Probanden die lumbalen Segmente L3–L4, L4–L5 und L5–S1 nach dem

26 Es handelt sich um die aus der Topographie übernommenen Technik der *Photogrammetrie*, anhand derer die Raumkoordinaten von Referenzpunkten exakt bestimmt werden können. Als Referenzpunkte werden hier Tantalum-Marker verwendet, die in die Knochen eingebracht werden. Mittels zweier Röntgenaufnahmen mit seitlichem und anterior/posteriorem Strahlengang (daher auch der ursprüngliche Name *Röntgen-Stereo-Photogrammetrie*) in jeder Position kann anschließend eine dreidimensionale Analyse erfolgen. Wir haben diese Methode an anderer Stelle genauer beschrieben (Klein und Sommerfeld, 2004: Seite 154–156).

Degenerationszustand des Diskus beurteilt wurden und damit auch ein Vergleich zwischen normalen, leicht degenerierten und schwerer degenerierten Segmenten möglich wurde. Es wurde die Rückenlage mit dem aufrechten Sitzen auf einem ergonomischen Stuhl mit Knieauflage und Lordoseuntgerstützung verglichen. Unter den nicht degenerierten Segmenten wurde die größte Bewegungsamplitude mit 5,9 mm Translation in der Sagittalebene im Segment L5–S1 gefunden. Vom Bewegungsumfang her wurden für die Translation von lateral nach lateral 0,1–1,6 mm, für die kranial/kaudale Translation 0,1–5,1 mm und für die anterior/posteriore Translation 0,1–5,9 mm gemessen (Tabelle IV.1). Im Vergleich mit degenerierten Segmenten ist beobachtbar, dass die Translationsamplituden bei leichter Degeneration im Vergleich zum Normalzustand im Mittelwert leicht ansteigen. Im Falle schwerer Degenerationen nehmen die Amplituden wieder ab. Dies scheint klinische Modelle zu unterstützen, die eine Instabilität beim Einsetzen degenerativer Prozesse vermuten, die sich anschließend bei fortschreitender Degeneration auf einen quasi stabilisierten Zustand hin ändert. Die Autoren betonen jedoch, dass die interindividuellen Unterschiede so groß sind, dass dieses Verhalten nicht als regelmäßig betrachtet werden kann.

Die Daten legen nahe, dass die Amplituden einer isolierten Translation im Wirbelsäulensegment eher gering sind. Die sagittale und die kranial/kaudale Translation sind dabei am größten. In der kranial/kaudalen Translation drücken sich Kriechverhalten und damit zusammenhängende Höhenveränderungendes Diskus aus (siehe auch Seite 63). Wird die Translation während rotatorischer Bewegungen bestimmt, so ergibt sich ein methodisches Problem (Abb. IV.3 auf Seite 146): befindet sich das Rotationszentrum weiter vom rotierenden Körper entfernt, so ergibt dies eine längere Bogenstrecke und damit lässt sich eine größere Translation des Körpers beschreiben[27]. Die Frage ist, ob es vom klinischen Stand-

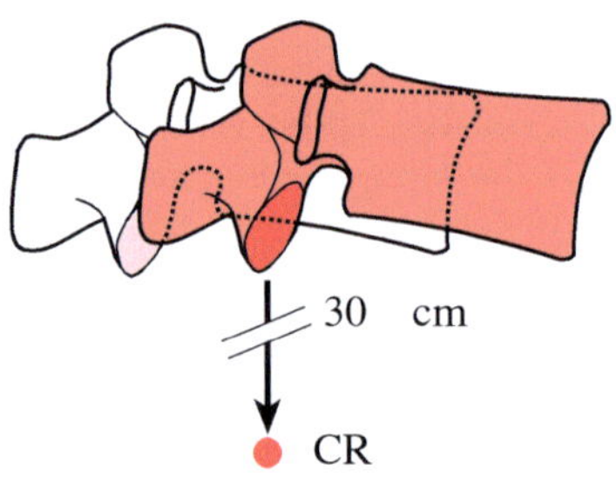

Abb. IV.3
Der Wirbel wurde im ein Rotationszentrum (CR) um 2° gedreht, das 30 cm entfernt liegt. Die Rotationsamplitude ist gering, die in Folge der Entfernung des Rotationszentrums entstehende Bogenstrecke hingegen, ist beträchtlich. Man würde in diesem Fall eher von Translation als von Rotation sprechen. Klinisch käme dies einer Instabilität gleich.

27 Wir sind darauf auch an anderer Stelle eingegangen (siehe Klein und Sommerfeld, 2004: Seite 13 und Seite 64)

punkt aus betrachtet, in diesem Fall noch sinnvoll ist, von einer rotatorischen Bewegungen (z.B. im Sinne einer Flexion) zu sprechen. Kinematisch könnte man von einer Translation sprechen, da zum einen die reine Translation mit einem im Unendlichen liegenden Rotationszentrum einen mathematischen Idealfall darstellt, zum anderen hier der klinische Begriff der Instabilität greifen würde. Es bleibt jedoch noch die Frage offen, ab welcher Amplitude in welcher Richtung eine klinisch relevante Instabilität vorliegt. Dass diese Frage nicht einfach zu beantworten ist, zeigt unter anderem die hohe interindividuelle Variabilität der vorliegenden Daten. Doch damit befinden wir uns bereits mitten im nächsten Abschnitt.

Segment	**Translationsamplituden [mm]**		
	Lateral–Lateral	**Kranial–Kaudal**	**Anterior–Posterior**
L3–L4	0,6	**5,1**	2,1
	0,6	1,8	1,6
	0,1	0,9	0,9
	1,6	**0,1**	1,3
	0,3	4,5	**3,5**
	0,4	1,9	2,6
	0,4	0,6	0,4
	0,2	0,8	0,8
	0,4	2,4	2,1
	0,4	1,4	0,8
	0,9	0,6	0,6
	0,8	1,3	0,7
	0,1	1,1	1,1
	0,1	1,5	**0,1**
L4–L5	0,4	1,8	2,3
	0,4	2,9	3,8
	1,4	**3,9**	**4,5**
	0,2	**0,8**	1,3
	0,1	0,9	**0,8**
L5–S1	0,3	3,5	**5,9**
	0,2	3,0	4,8
	0,4	**4,2**	5,3
	0,4	**0,1**	1,5
	0,3	0,9	1,5
	0,3	0,5	**1,4**

Tabelle IV.1
Zusammenfassung der Daten der Translationen in allen drei Raumachsen für hinsichtlich des Diskus nicht degenerierte Segmente der unteren Lendenwirbelsäule (nach Axelsson et al., 2006). Die Minima und Maxima sind für jede Richtung fett markiert.

2 Neutrale Zone versus Instabilität

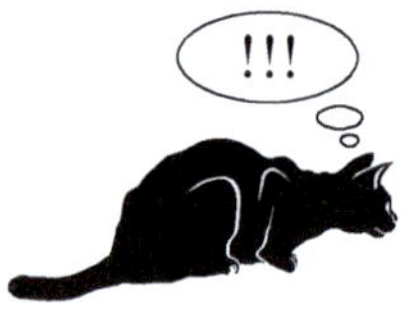

Instabilität ist ein in der klinischen Praxis häufig gebrauchter Ausdruck, jedoch sind die Bedeutungen, die dem Begriff zugeordnet werden, nicht immer klar umgrenzt. Wird das Konzept der Instabilität mit dem der **Hypermobilität** vermischt, so entstehen sogar definitive Widersprüche. Diese ergeben sich vor allem dann, wenn, wie oben vermerkt, das Rotationszentrum weiter vom rotierenden Körper entfernt liegt. In diesem Fall kann die rotatorische Amplitude durchaus gering sein im Sinne einer Hypomobilität, gleichzeitig legt der Körper aufgrund der vergrößerten Bogenstrecke eine größere Translationsstrecke zurück, die als Instabilität zu interpretieren wäre (Abb. IV.3).

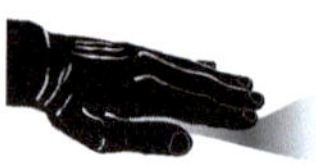

Der Begriff der Hypermobilität bezieht sich daher auf eine Vergrößerung der rotatorischen Amplituden. Im Gegensatz dazu ist es durchaus sinnvoll, **die Instabilität auf translatorische Bewegungskomponenten festzulegen**, wie dies ja auch bei vielen Stabilitätstests der Fall ist (Schubladenzeichen am Kniegelenk, translatorische Wirbelsäulentests etc.). Dies wurde bereits im Jahr 1944 von Knutsson vorgeschlagen, der versuchte, lumbale Beschwerden mit einer posterioren Translationskomponente während der Flexion in Verbindung zu bringen.

Nimmt die Instabilität zu, so führt dies immer auch zu einer Zunahme des **Gelenkspiels** (engl.: *joint play, loose packed position*), da die axiale Translation im Sinne einer Dekoaptation vergrößert ist: die Gelenkpartner lassen sich weiter voneinander trennen (Abb. IV.4). Eine Zunahme der isolierten Translation und Vergrößerung des Gelenkspiels wären daher brauchbare Parameter, um eine Instabilität zu bestimmen. Panjabi (2003) unterscheidet zusätzlich eine **mechanische** und eine **klinische Instabilität**. Erstere besteht in der Schwierigkeit der Wirbelsäule, Kräfte zu verarbeiten. Zweitere äußert sich in klinischen Konsequenzen wie neuroligische Defizite und/oder Schmerz. Ob diese Differenzierung im klinischen Bereich relevant ist, sei dahingestellt, da das Feststellen einer isolierten mechanischen Instabilität von Panjabi nicht näher beschrieben wird. Eventuell könnte das Vorliegen positiver funktioneller Tests bei beschwerdefreiem Zustand einen solchen Fall anzeigen. Außerhalb präventiver Maßnahmen wird der Kliniker jedoch meist mit einer klinisch manifesten Instabilität konfrontiert sein, da ihn der Patient aufgrund von Beschwerden aufsucht. In der biomechanischen Grundlagenforschung ist das Konzept der mechanischen Instabilität jedoch äußerst wertvoll.

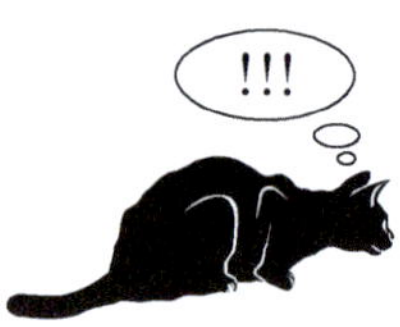

Die **neutrale Zone** ist im Gegensatz zum klinischen Terminus der Instabilität ein genuin biomechanischer Begriff. Das Konzept stammt von Panjabi et al. (1982) und White und Panjabi (1990). Die neutrale Zone stellt jenen Abschnitt der Bewegung der funktionellen Einheit dar, wo der in der Bewegung zu überwindende Widerstand minimal ist (Panjabi 1992 a, b). Das benötigte Drehmoment, um die Bewegung hervorzurufen, ist somit auch minimal. Wird die neutrale Zone verlassen, so steigen Widerstand und Drehmoment an (Abb. IV.5). Die Veränderung des Widerstan-

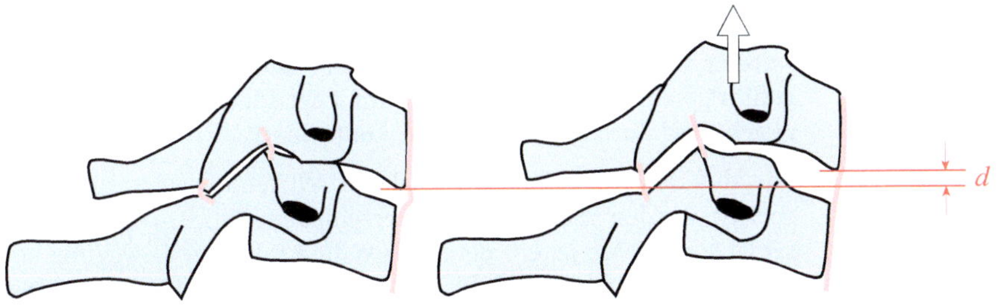

Abb. IV.4
Darstellung des Gelenkspiels (d) anhand eines zervikalen Wirbelsäulensegmentes. Das Gelenkspiel entspricht jener Distanz d, um die zwei Gelenkpartner voneinander entfernt werden können. Es handelt sich dabei um Translation in axialer Richtung: Dekoaptation (weißer Pfeil). Eine Voraussetzung die Möglichkeit von Gelenkspiel ist die Entspannung von kapsuloligamentären und muskulären Strukturen.

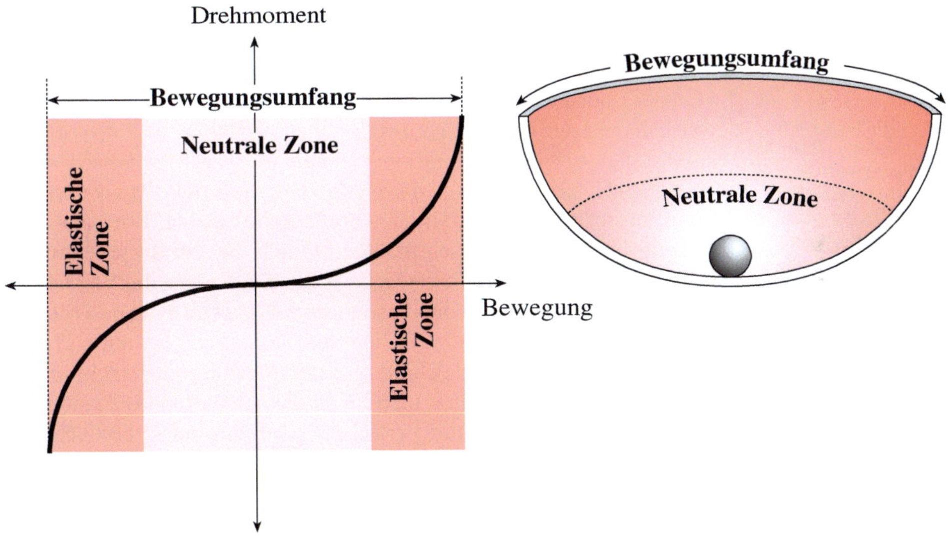

Abb. IV.5
Schematische Darstellung des Konzepts der neutralen Zone. Es handelt sich um jenen Bereich, wo Bewegung mit minimalstem Kraftaufwand erfolgen kann. In Analogie dazu lässt sich eine Kugel im flachen Bereich einer Schale leicht bewegen. Möchte man die Kugel zum Rand der Schale verlagern, so nimmt der Kraftaufwand zu.

des, der sich einer Gelenkbewegung entgegenstellt, ist Ausdruck des nicht-linearen Verhaltens der beteiligten anatomischen Strukturen. Dies ist unter anderem auf den Einfluss der passiv einwirkenden, bremsenden Elemente zurückzuführen (siehe dazu auch Abb. III.56 auf Seite 127). Für die Wirbelsäule wären dies vor allem die Bänder, der Diskus und die Zygapohysialgelenke. Wäre dies nicht der Fall, so würde die Bewegung bei gleicher einwirkender Kraft einfach weiterlaufen, was physiologisch eben nicht möglich ist. Für die Bestimmung der neutralen Zone müssen während einer Bewegung gleichzeitig Drehmoment und Amplitude erfasst werden. Die Bewegung muss dabei passiv durch den Messapparat durchgeführt werden. Bei Versuchen am Lebenden wird dies mittels eines gleichzeitig durchgeführten EMG kontrolliert.

Für die Definition jenes Bereiches, welcher der neutralen Zone entspricht, werden in der Literatur verschiedene Ansätze diskutiert. Panjabi selbst spricht von jenem Bereich, wo die Kraft, eine Bewegung hervorzurufen, sehr klein ist (Panjabi et al., 1986). Wen et al. (1993) schlagen vor, die Schwelle zwischen neutraler und elastischer Zone an jenem Punkt zu bestimmen, wo die Kraft während der Entlastungsphase Null wird (Abb. IV.6). Thompson et al. (Thompson 2003; 2004) bestimmen die neutrale Zone in jenem Bereich, wo die Steigung der Kurve weniger als 0,05 Nm/° beträgt. Dafür müssen die Rohdaten geglättet werden, was die Autoren durch Anschmiegen eines Polynoms 4. Grades erreichen. Die erste Ableitung dieses Polynoms ergibt dann die augenblickliche Steigung.

Per definitionem kann die **dynamische Stabilisation** der Wirbelsäule im Bereich der neutralen Zone selbst durch passive Strukturen alleine kaum gewährleistet werden. Unter dynamischer Stabilisation ist dabei die Qualität der Bewegung und damit im kinematischen Sinn die Veränderbarkeit der Lage der Bewegungsachse* zu verstehen. Es sind vor allem Muskelkräfte, die diese Funktion erfüllen müssen (Thompson et al., 2003). Dabei ist anzunehmen, dass besonders die kurzen Muskelsysteme (Mm. rotatores, Mm. multifidi) eine große Rolle spielen. Wir haben darauf bereits im Rahmen des Schiffsmast-Modells bei der Besprechung der Stabilität der Wirbelsäule hingewiesen (siehe Seite 7). In der Verrichtung alltäglicher Aktivitäten und dies besonders dann, wenn externe Kräfte dominant sind, wie sie z.B. beim Heben und Tragen von Lasten auftreten, kann dies entscheidend sein (Cholewicki und McGill, 1996). Ist in solchen Fällen die muskuläre Stabilität nicht in einem adäquaten Maß gewährleistet, so steigt das Risiko einer Verletzung oder zumindest eines Zustandes, den man als Dysfunktion bezeichnen könnte. Das könnte ein Ätiologiemodell für sogenannte Bagatell-Traumen darstellen, Vorgänge also, die z.B. zu Beschwerden bei einer einfachen Bückbewegung führen, etwa um ein Blatt Papier aufzuheben oder bei einem kleinen Fehltritt.

* Die Achsenlage kann in der neutralen Zone wohl mehr variieren. Das macht verständlich, warum es in der Literatur keine eindeutigen Angaben zur Achsenlokalisation gibt. Eine Dysfunktion könnte sich in der Folge eher in der Veränderbarkeit und nicht nur allein in der Lage der Achse ausdrücken. Dies wiederum mag der Grund dafür sein, dass experimentelle Untersuchungen der Kinematik der Dysfunktion häufig zu keinen klaren Ergebnissen führen.

Schließlich muss auch noch die **neuromuskuläre Steuerung** miteinbezogen werden. Eversull et al. (2001) sprechen in diesem Sinn von einer „neuromuskulären neutralen Zone“. Ein klinisch-ätiologisches Modell unter Miteinbeziehung der neuromuskulären Kontrolle, wie es von Panjabi (2006) vorgeschlagen wird, ist in Abb. IV.7 auf Seite 152 zu sehen. Panjabi gründet das Modell auf der Hypothese, dass am Beginn chronischer Beschwerdebilder im Bereich der Hals- und Lendenwirbelsäule vielleicht Mikrotraumen im Bereich propriozeptiv versorgter Strukturen stehen. Die nun vorliegende Störung lokaler Mechanorezeptoren führt in der Folge zu einer Beeinträchtigung betroffener Regelkreise, wodurch bestimmte Aufgabenstellungen nicht mehr adäquat beantwortet werden

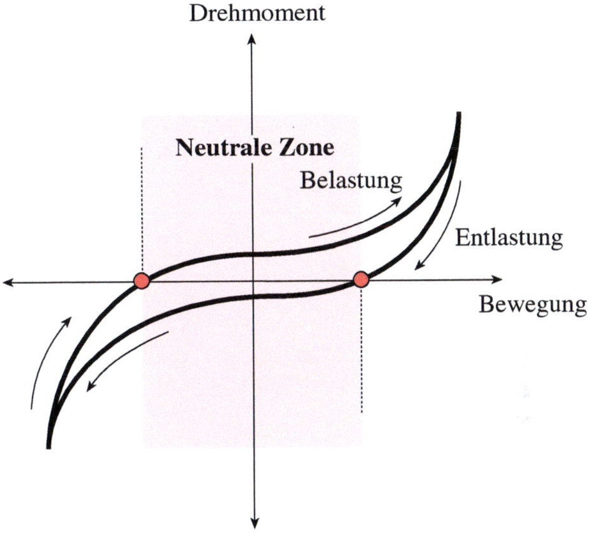

Abb. IV.6
Definition der neutralen Zone durch jene zwei Punkte, an denen in der Entlastungsphase das Drehmoment Null wird. Dies ist nur möglich, wenn ein Hysteresis-Phänomen in jeder Bewegungsrichtung beobachtbar ist.

können, was zusätzlich kompensatorisch inadäquate Beanspruchungen der umliegenden Strukturen bedingt. Auf diesem Nährboden könnten dann chronische Beschwerden ihre klinisch bekannte Persistenz entwickeln.

Der Zusammenhang zwischen chronischen lumbalen Beschwerden und der neuromuskulären Steuerung wurde von Byl und Sinnott (1991) sowie von Luoto et al. (1998) anhand von posturalen Analysen beschrieben. Diese zeigen, dass die Oszillationen des Körpers im Einbeinstand bei Patienten mit lumbalen Beschwerden im Vergleich zu gesunden Testpersonen signifikant zunehmen (siehe dazu auch Seite 25). Das Einsetzen der neuromuskulären Kontrolle ist unter anderem von der Bewegungsgeschwindigkeit abhängig. Ist diese hoch, so setzt die Kontrolle schneller ein. Für die Lendenwirbelsäule scheint das Multifidus-System einen wesentlichen aktiven Faktor in diesem reflektorischen Kontrollmechanismus darzustellen (Eversull et al., 2001). Dieses Verhalten wurde mittels passiv induzierter Bewegungen an anästhesierten Katzen beobachtet und könnte somit auch im Rahmen von Mobilisations- und Manipulationstechniken am Menschen eine Rolle spielen. Zyklische Belastungen bei niedrigen Frequenzen (0,25 Hz) führen zu einer deutlichen Zunahme der Dehnbarkeit passiver Strukturen bei gleichzeitiger Abnahme neuromuskulärer Kontrollaktivität. Dies bedingt einen Verlust an dynamischer Stabilität der Wirbelsäule. Der Effekt hält über mehrere Stunden an (Solomonow et al., 2000). Im Hinblick auf zyklisch durchgeführte Mobi-

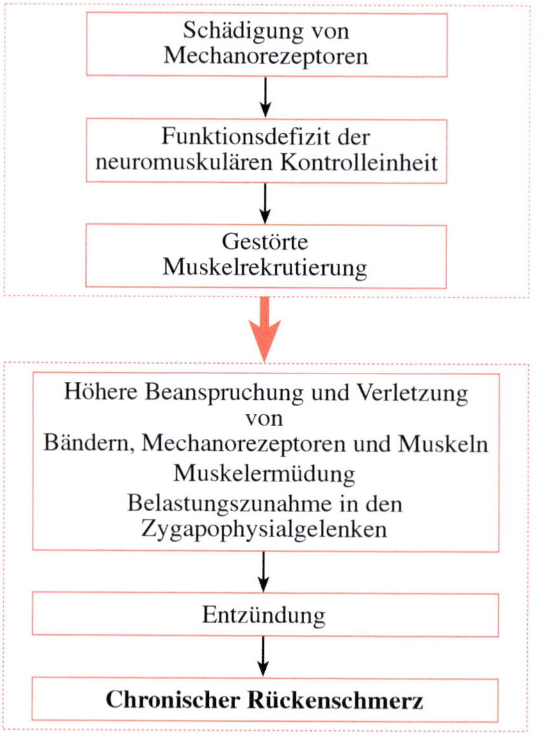

Abb. IV.7
Übersicht möglicher Zusammenhänge bezüglich der Ätiologie chronischer Rückenschmerzen unter zentraler Beteiligung neuromuskulärer Regelkreise (adaptiert nach Panjabi, 2006). Am Beginn der hier vorgestellten Kette könnte eine Überdehung ligamentärer Strukturen stehen, die zur Läsion lokaler Mechanorezeptoren führt. Dies zieht eine Störung neuromuskulärer Informationskreise nach sich, die sich in einem Missverhältnis von erwarteten und tatsächlich empfangenen Signalen ausdrückt. Die motorische Steuerung ruft in diesem Zustand abnormale Muskelmuster ab. Damit setzt eine Folge von Kompensationsversuchen ein, die zu den im unteren Kasten angeführten Zuständen führen. Diese anormalen Verhältnisse produzieren eine lokale Entzündung und mit der Zeit chronischen Rückenschmerz.

lisations- oder Entspannungsmaßnahmen könnte dies von Relevanz sein. Kurzfristige Nebeneffekte im Anschluss an solche Behandlungen mögen unter anderem darauf zurückzuführen sein, dass die Wirbelsäule eine gewisse Zeit benötigt, bis eine adäquate neuromuskuläre Kontrolle wieder einsetzt.

Das Konzept der **neutralen Zone** wird durch die **elastische Zone** und das Konzept des **Bewegungsumfanges** (engl.: *range of motion, ROM*) ergänzt. Neutrale Zone und elastische Zone ergeben gemeinsam den physiologischen Bewegungsumfang (siehe Abb. III.56 auf Seite 127). Die Größe der neutralen Zone korreliert, wie in Abb. IV.7 dargestellt, mit dem Bewegungsumfang in hohem Maße: ist der Bewegungsumfang eines Gelenkes groß, so ist auch die neutrale Zone groß (Wen et al., 1993).

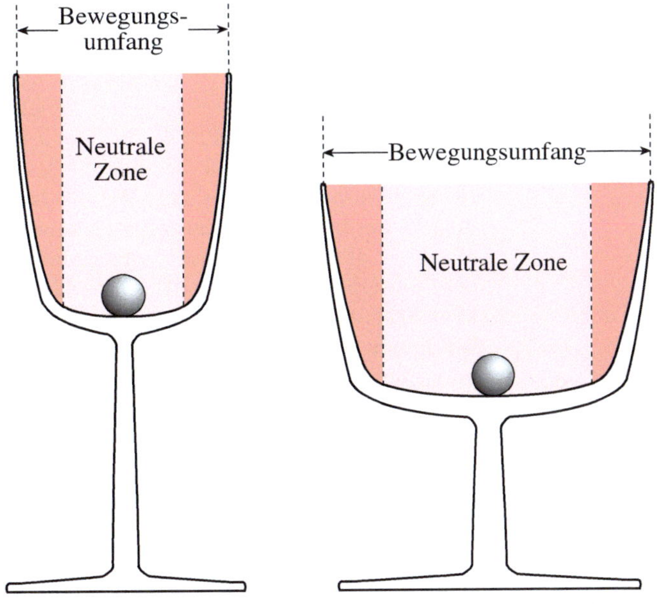

Abb. IV.8
Darstellung des Zusammenhanges zwischen der Größe der neutralen Zone und dem Bewegungsumfang in Analogie mit den Bewegungsmöglichkeiten einer Kugel und dem dafür notwendigen Kraftaufwand in einem schmalen und einem breiten Glas.

Das Konzept der neutralen Zone, so Oxland und Panjabi (1992), ist im Vergleich zur elastischen Zone wie auch zum Konzept des Bewegungsumfanges am sensibelsten. Das bedeutet, dass die Vergrößerung der neutralen Zone jenen Parameter darstellt, der am frühesten und sehr spezifisch auf das Vorliegen einer Dysfunktion hinweist. Die Autoren versuchten, am Wirbelsäulenpräparat nicht näher definierte Weichteilläsionen mittels einer allmählich ansteigenden impulsartigen Kraft, die in Richtung Flexion und Kompression einwirkte, hervorzurufen. Die elastische Zone wurde durch jenen Bewegungsbereich definiert, der sich zwischen dem Ende der neutralen Zone und der Endstellung befindet. Somit stellt der Bewegungsumfang eines Gelenkes die Summe der neutralen und der elastischen Zone dar. Nach jedem Impuls wurde das Präparat getestet. Das Auftauchen einer Läsion wurde durch die Vergrösserung eines der drei Parameter (Amplitude, neutrale bzw. elastische Zone) definiert. Der erste Parameter, der signifikant zunahm, war die neutrale Zone.

McClure et al. (1998) untersuchten die neutrale Zone in allen drei Raumebenen am Lebenden für die gesamte Halswirbelsäule. Der Nachteil ihres methodischen Vorgehens besteht jedoch darin, dass keine spezifischen Angaben für einzelne Segmente gemacht werden können, da die Bewegung des Kopfes gegenüber dem Schultergürtel analysiert wurden. Die

Autoren finden in den drei Raumebenen sehr unterschiedliche Größen der neutralen Zone im Verhältnis zum Bewegungsumfang. So weist die Rotation mit 71% des gesamten Bewegungsumfanges die größte neutrale Zone auf. Für die Flexion beträgt sie 42%, für die Lateralflexion nur mehr 18%. Die Autoren interpretieren dies funktionell dahingehend, dass die Rotation für die Erweiterung des Blickfeldes die größte Beweglichkeit zur Verfügung stellt, während die anderen Bewegungskomponenten größeren Kräften widerstehen müssen, die z.B. durch die Masse des Kopfes verursacht werden. Frauen sind generell beweglicher als Männer, während Männer größere Drehmomente tolerieren. Generell ist diese Toleranz bei der Rotation am geringsten. Diese geschlechtsspezifischen Unterschiede könnten auch dafür verantwortlich sein, dass Peitschenschlagtraumen bei Frauen ca. 1,5 mal häufiger vorkommen. Die Ergebnisse decken sich im Wesentlichen mit früheren Untersuchungen von McGill et al. (1994). Das Konzept der neutralen Zone lässt sich experimentell aber nicht immer konsistent aufweisen. So finden z.B. Thompson et al. (2003) die neutrale Zone bei Untersuchungen am Schaf nicht in der Transversal- und Frontalebene. Die neutrale Zone in der Sagittalebene ist in ihrer Studie von der jeweiligen Belastung abhängig.

Was einen möglichen Zusammenhang zwischen der neutralen Zone und degenerativen Prozessen des Diskus betrifft, so konnten Thompson et al. (2004) keine Veränderung der neutralen Zone in Folge von experimentell erzeugten Diskusläsionen feststellen.

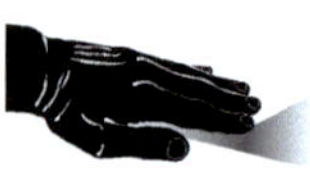

Das Konzept der neutralen Zone könnte auch im Bereich der Manipulationstechniken Anwendung finden und zwar als Erklärung für jene Phase, in der das Gelenk vor dem endgültigen Impuls eingestellt wird (engl.: *premanipulative positioning* bzw. *prethrust position*). Im Bereich der Wirbelsäule gehen wir davon aus, dass dies am ehesten für Techniken im Bereich der Halswirbelsäule zutrifft. Hier kommt es in der Voreinstellung zu einem zentrierten Aufeinanderliegen der zygapophysialen Knorpelflächen des fokussierten Gelenks, wodurch die Ligg. capsularia und auch andere Strukturen wohl möglichst entspannt werden (Salem et al., 2006). In der Lendenwirbelsäule hingegen ist dies, speziell bei Verwendung einer Rotationstechnik (engl.: *lumbar roll*), nicht zu erwarten, da die Gelenke unter Dekoaptation stehen (Cramer et al., 2002; Salem et al., 2005). Befindet sich das fokussierte Gelenk in der neutralen Zone, so kann der darauffolgende Impuls (Manipulation; engl.: *thrust*) mit minimalem Kraftaufwand erfolgen. Klinisch gesehen lässt sich so die Sicherheit erhöhen. Das Phänomen des dabei auftretenden Geräusches (*Kavitation*) wäre aus der neutralen Position heraus am einfachsten zu produzieren. Dies ist ein Argument für den Einsatz möglichst kurzer Hebelarme, um die Wirkung der Technik so gezielt wie möglich zu entfalten. Bei Techniken mit langen Hebelarmen besteht die Möglichkeit, dass neben dem fokussierten Gelenk auch andere Gelenke getroffen werden. Solche Techniken weisen somit eine geringere Spezifität auf.

3 Assoziierte Bewegungen

Definitionen

Wir haben das Thema assoziierte Bewegungen an anderer Stelle ausführlich besprochen (siehe Klein und Sommerfeld, 2004: Punkt 3.5, Seite 30ff).

In der anatomischen Tradition werden Bewegungen in Bezug auf ein System dreier normal aufeinander stehender Ebenen beschrieben. Wir sprechen von Flexion/Extension in der Sagittalebene, von Lateralflexion in der Frontalebene und von Rotation in der Transversalebene. Kommt es zu Rotationsbewegungen, deren Achsen nicht rechtwinklig zu einer der drei Ebenen liegen, so treten sogenannte assozierte oder gekoppelte Bewegungen (engl.: *coupled motion*) auf. Assoziierte Bewegungen laufen folglich immer um eine in Bezug zum Referenzsystem schräg stehende, helikoidale Achse ab. Innerhalb einer 3D-Bewegung können unter den assoziierten Bewegungen Haupt- und Nebenkomponenten unterschieden werden. Werden die Nebenkomponenten sehr klein, so kann von einer „reinachsigen" Bewegung gesprochen werden, die aber streng genommen einen Sonderfall darstellt.

Analytisch ausgedrückt finden assozierte Bewegungen um eine helikoidale Achse statt. Die daraus resultierende 3D-Bewegung weist die Komponenten φ_x, φ_y, φ_z auf, die elegant mittels Neigungswinkel (α) und Abweichungswinkel (β) der Achse ausgedrückt werden können. Dies ist in Tabelle IV.2 und Abb. IV.10 auf Seite 157 dargestellt.

Achse	Bewegung	Formel	Bewegungsrichtung	
			positiv	negativ
X	Lateralflexion	$\varphi_x = \varphi \cdot \cos\alpha \cdot \cos\beta$	Rechts	Links
Y	Axiale Rotation	$\varphi_y = \varphi \cdot \sin\alpha$	Links	Rechts
Z	Flexion/Extension	$\varphi_z = \varphi \cdot \cos\alpha \cdot \sin\beta$	Extension	Flexion

Tabelle IV.2
Zusammenfassung der Elemente für die Analyse assoziierter Bewegungen. Wird der Neigungswinkel (α) zur Transversalebene bestimmt und der Abweichungswinkel (β) zur Sagittalebene, dann lassen sich die Amplituden der jeweiligen Komponenten (φ_x, φ_y, φ_z) mittels der angegebenen Formeln berechnen. Positive Drehrichtung ist stets gegen den Uhrzeigersinn. Die Definition der Koordinatenachsen bezieht sich auf den Vorschlag der *International Society of Biomechanics* (Abb. IV.9).

Neigungs- und Abweichungswinkel der helikoidalen Achse ändern sich während der Bewegung. Dadurch kommt es auch zu einer Veränderung der Gewichtung der Komponenten, d.h. der Verteilung von Haupt- und Nebenkomponenten. Wir wollen die **Hauptkomponente** als jene Komponente definieren, deren Amplitude (φ_n) am größten ist. Dies ist dahingehend wichtig, weil in diesem Zusammenhang auch von der **primären** bzw. **sekundären Bewegung** als auch von **Eingangsbewegung** (engl.: *input-movement*) und **Folgebewegungen** die Rede ist. Um terminologischen Missverständnissen vorzubeugen, schlagen wir vor, die primäre Bewegung als Synonym mit der Eingangsbewegung zu betrach-

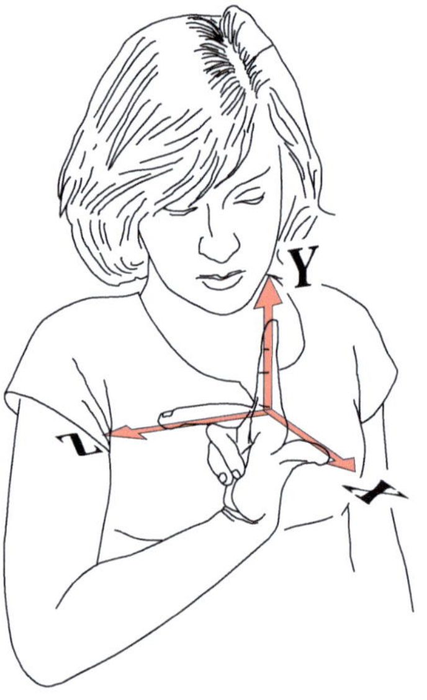

Abb. IV.9
Definition der Koordinatenachsen nach dem Vorschlag der *International Society of Biomechanics* (ISB): X ist nach anterior, Y nach superior und Z nach rechts ausgerichtet.

ten. Die primäre Bewegung bzw. Eingangsbewegung stellt die primär intendierte Bewegung dar. In der Regel fällt diese mit der Hauptkomponente zusammen. Die sekundären Bewegungen stellen die assoziierten Bewegungskomponenten dar. Quantitativ handelt es sich dabei in der Regel um die Nebenkomponenten. Insofern ist das Verhältnis der sekundären zur primären Bewegung ist für gewöhnlich kleiner als eins. Es gibt aber auch Fälle, wo dies nicht zutrifft. Wird z.B. eine Rotation mit der Halswirbelsäule durchgeführt (primäre Bewegung), so wäre es möglich, dass dabei die assoziierte Lateralflexion (sekundäre Bewegung) zur Hauptkomponente wird. In diesem Fall wäre das Verhältnis der sekundären zur primären Bewegung größer als eins. Ein solcher Fall wird unter anderem von Wen et al. (1993) für die Halswirbelsäule beschrieben.

Zum besseren Verständnis wählen wir ein an die Klinik angelehntes Beispiel. Wird ein Patient aufgefordert, seinen Kopf zu drehen, so wird die primäre Bewegung der Halswirbelsäule Rotation sein. Ist Rotation die Hauptkomponente, dann ist der Neigungswinkel der Achse groß. Testen wir die Lateralflexion, so wird der Patient hoffentlich den Kopf zur Seite neigen und so Lateralflexion als primäre Bewegung durchführen. Neigungswinkel und der Abweichungswinkel (sofern er zur Sagittalebene definiert ist) der Achse werden nun klein sein. Bei Flexion und Extension wird der Neigungswinkel klein sein, der Abweichungswinkel nähert sich 90°. In diesen drei Fällen wäre das Verhältnis der sekundären zur primären Bewegung kleiner als eins. Wäre es bei einem der drei Tests größer als

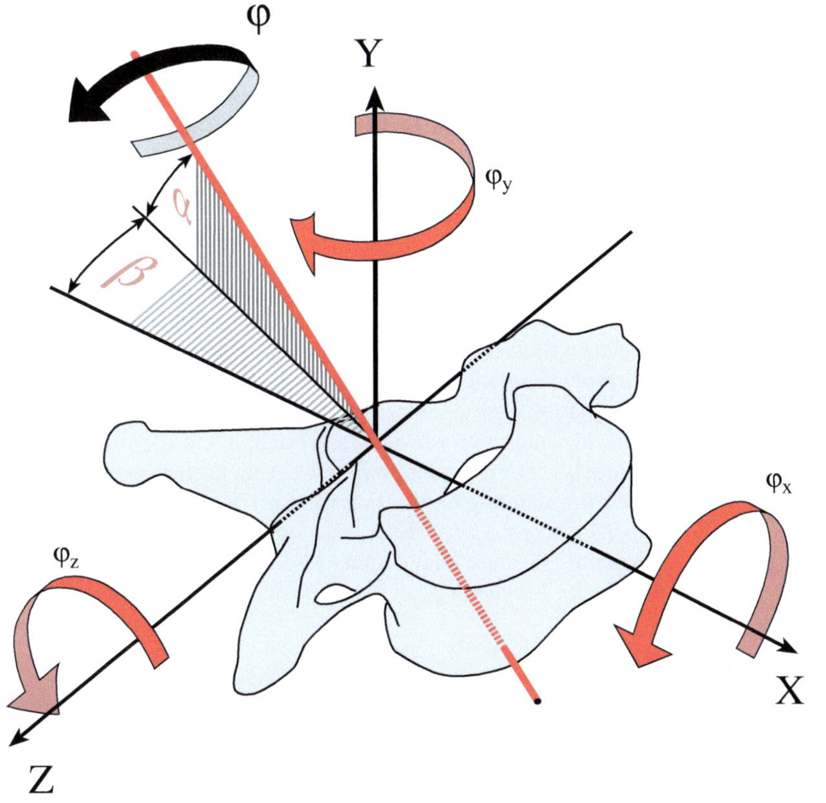

Abb. IV.10
Assoziierte Bewegungen eines Wirbels um eine helikoidale Achse (rot), die von posterior/kranial/links nach anterior/kaudal/rechts verläuft. Die 3D-Bewegung (j) zerfällt in die Bewegungskomponenten Lateralflexion rechts (jx), Rotation rechts (–jy) und Extension (jz). Da der Neigungswinkel (a) und der Abweichungswinkel (b) relativ gering sind, ist die Hauptkomponente Lateralflexion rechts.

eins, so würde die Hauptkomponente nicht mehr der primären Bewegung entsprechen: der Patient würde den Kopf zur Seite drehen (Rotation als primäre Bewegung), während in einem Segment mehr Lateralflexion als Rotation stattfinden würde (Lateralflexion als Hauptkomponente). Dies könnte eine Dysfunktion darstellen.

Nomenklatur

Für die Benennung assoziierter Bewegungen der Wirbelsäule geht man in der Praxis davon aus, dass Bewegungen in der Sagittalebene relativ rein ablaufen, d.h. nicht assoziiert sind. Von assoziierten Bewegungen spricht man in der Regel nur im Rahmen von Rotation und Lateralflexion. Die verschiedenen Systeme und Modelle, die sich den assoziierten Bewegungen im Bereich der Wirbelsäule widmen, gehen von der Frage aus, ob Rotation und Lateralflexion zur selben Seite (homolateral) oder zur jeweils gegenüberliegenden Seite (kontralateral) assoziiert sind. Entscheidend kann dabei noch die Angabe der primären Bewegung sein, also ob primär eine Rotation durchgeführt wurde, die von einer assoziierten Lateralflexion begleitet war, oder ob primär eine Lateralflexion durchgeführt wurde, die von einer assoziierten Rotation begleitet war. In manchen Modellen kann auch die jeweilige Ausgangsposition der Wirbelsäule in der Sagittalebene (mehr Flexion oder mehr Extension) eine Rolle spielen, da angenommen wird, dass diese die Assoziation in den anderen Raumebenen beeinflusst.

Die unterschiedlichen Benennungs-Systeme der assoziierten Bewegungen der Wirbelsäule sind zum großteil im Rahmen klinischer Fragestellungen zu finden. Sie wurden von verschiedenen manualtherapeutischen Richtungen entwickelt, berufen sich aber grundsätzlich auf das von Lovett (1903) vorgeschlagene System, das im Anschluss von Fryette (1918) übernommen wurde. Man spricht heute vor allem in der Osteopathie auch vom ersten und zweiten Gesetz nach Fryette (Mitchell, 1998). Eine kontralaterale Assoziation von Rotation und Lateraleflexion wird als *Typ-I-Bewegung* bezeichnet, eine homolaterale Assoziation als *Typ-II-Bewegung*. Erstere folgt dem 2. Gesetz nach Fryette, zweitere dem 1. Gesetz (siehe Tabelle IV.3).

Typ	Assoziation	nach Fryette
I	kontralateral	2. Gesetz
II	homolateral	1. Gesetz

Tabelle IV.3
Heute gebräuchliche Nomenklatur bezüglich der assoziierten Bewegungen der Wirbelsäule für Lateralflexion und Rotation.

Wir werden im Weiteren die Bezeichnung **kontralaterale Assoziation** und **homolaterale Assoziation** verwenden, da die Zuordnung von Typ-I-Bewegungen zum 2. Gesetz nach Fryette, und umgekehrt, häufig zu Verwirrungen führt.

Ursachen

„Man müsste ein Euklides sein, um dieses Räthsel zu lösen" schreibt Lorenz (1886; zitiert in Lovett, 1903) zum Verständnis der „Verdrehungen" und „Verbiegungen" skoliotischer Wirbelsäulen. Lovett selbst spricht von einem „obskuren Phänomen". Asymmetrien der Wirbelsäule und die dabei zu beobachtenden Koppelungen von Bewegungen im dreidimensionalen Raum haben den Forschern des *Fin de siècle* sichtlich schwere Rätsel aufgegeben. Auch heute herrscht noch immer viel Verwirrung um dieses Thema.

So schlägt z.B. Kapandji (1985) den Diskus und die Zygapophysialgelenke als kausal verantwortliche Faktoren für Bewegungsassoziationen vor. Für die obere Halswirbelsäule in den Segmenten Okziput-Atlas-Axis werden die Ligg. alaria diskutiert. Nach durchschneiden dieser Bänder liegt aber immer noch eine, obzwar verringerte Assoziation vor (Crisco et al., 1991). Es ist überhaupt problematisch, nur ein oder zwei Strukturen für ein solches Verhalten verantwortlich zu machen, da die jeweils belasteten Gewebe inhomogene Eigenschaften aufweisen und sich anisotrop verhalten. Kapandji (1985) hingegen hat in der Tradition von Lovett und Fryette die Strukturen der Wirbelsäule als homogen und isotrop betrachtet. So vergleicht er den Diskus mit Schaumstoff. Lovett (1903) und Fryette (1918) versuchten, das Verhalten der gesamten Wirbelsäule anhand der Analogie mit einem Gummischlauch zu verstehen. Ein weiteres Problem besteht darin, dass – aus verständlichen klinischen Gründen – wiederholt versucht wurde, das Phänomen der assoziierten Bewegungen aus dem pathologischen Verhalten der Wirbelsäule bei Skoliosen abzuleiten. Hier stellt sich die Frage, inwieweit die Physiologie aus der Pathologie überhaupt ableitbar ist.

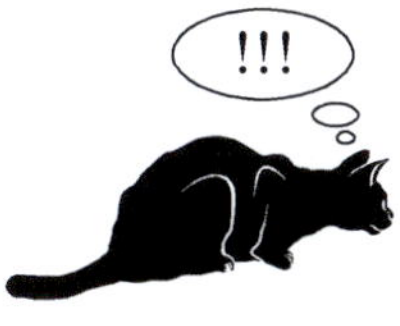

Wir können allgemein davon ausgehen, dass Bewegungen in Gelenken potentiell durch sechs Faktoren beeinflusst werden können[28]: (1) die dreidimensionale Form der Gelenkflächen, (2) kapsuloligamentäre Strukturen, (3) Muskeln, (4) innere Kräfte, (5) äußere Kräfte und (6) die Schwerkraft. Zusätzlich kann sich die Wichtigkeit des Einflusses des einen oder anderen Faktors während der Bewegung ändern. Hier einige weitere spezifische Vorschläge zur Ätiologie assoziierter Bewegungen:

- Unterschiede in der Orientierung und Form der Gelenkflächen der Zygapophysialgelenke
- Die Unkovertebralgelenke in der Halswirbelsäule
- Die Form des Diskus
- Die Beanspruchung der verschiedenen Faserschichten des Diskus
- Das Spiel des Drucks im Nucleus pulposus
- Die konstitutionell bedingte Form der Wirbelsäule
- Die Ausgangsposition der Wirbelsäule
- Bewegungsmuster bei Alltagstätigkeiten, z.B. gehen, bücken etc.
- Die bewusste Entscheidung, eine assoziierte Bewegung auszuführen
- Die Hand des Therapeuten

Assoziierte Bewegungen in den Wirbelsäulenabschnitten

In der Literatur herrscht bezüglich der assozierten Bewegungen der gesamten Halswirbelsäule abwärts bis zur oberen Brustwirbelsäule Einigkeit. Im Abschnitt Okziput-Atlas-Axis kommt es zu einer kontralateralen Assoziation. Ab dem Axis abwärts findet sich bis ca. Th 4 eine homolate-

28 Wir haben die einzelnen Faktoren an anderer Stelle eingehend besprochen (siehe Klein und Sommerfeld, 2004: Seite 3ff).

rale Assoziation. Die in Folge einer primär eingebrachten Lateralflexion entstehende assoziierte Rotation lässt sich palpatorisch über die Verlagerung der Dornfortsätze gut feststellen. In der oberen Brustwirbelsäule bemerkt man dabei aber, dass das Phänomen langsam ausklingt. Von ca. Th 4 bis ca. Th 10 werden die Assoziationen zunehmend undeutlich (White, 1969). Für alle kaudal davon befindlichen Wirbelsäulenabschnitte (bis L 5/S 1) tritt das Assoziationsphänomen wieder deutlicher auf, der Typus kann aber nicht generalisiert werden. Dies kann durch methodologische Unterschiede zwischen den Experimenten bedingt sein, aber auch besonders eine Folge der großen interindividuellen und intersegmentalen Unterschiede sein. Für eine zusammenfassende Darstellung dieses Sachverhaltes siehe Tabelle IV.4 und Abb. IV.11 auf Seite 161.

Wirbelsäulenabschnitt	Assoziation
Okziput-Atlas-Axis	kontralateral
C 2–C 7	homolateral
C 7–ca. Th 4	homolateral
ca. Th 4–ca. Th 10	undeutlich
ca. Th 10–S 1	deutlich aber unterschiedlich

Tabelle IV.4
Zuammenfassung der Assoziationstypen der Wirbelsäulenabschnitte. Ab C 2 abwärts nimmt die Stärke der Assoziation allmählich ab.

Eine der ersten dreidimensionalen experimentellen Studien zu diesem Problemfeld ist die Arbeit von Pearcy und Tibrewal (1984b). Die Autoren führten eine radiostereometrische Untersuchung an 20 asymptomatischen Probanden ohne Einbringung künstlicher Referenzpunkte in folgenden Positionen im Stehen durch: Neutralstellung, Rotation rechts/links und Lateralflexion rechts/links. Die Resultate ergaben im Mittelwert für die drei ersten Wirbel eine kontralaterale Assoziation, L4/L5 war eher eine Übergangszone, währenddem L5/S1 im Mittelwert immer eine homolaterale Assoziation aufwies. Dieses Resultat war unabhängig von der primären Bewegung. Für die Beschreibung der Bewegungen wurde ein inneres Referenzsystem benutzt, d.h. jeweils die Bewegung des superioren zum inferioren Wirbel beurteilt (Pearcy, 2006). Panjabi et al. (1989) konnten diese Ergebnisse größtenteils am Präparat bestätigen. Zusätzlich fanden sie keinen Einfluss der Flexions- bzw. Extensionsstellung der Wirbelsäule auf die assoziierten Bewegungen in der Frontal- und Transversalebene. Interessanterweise konnte aber in voller Flexion eine Extensionsbewegung als zusätzliche assoziierte Bewegung festgestellt werden und umgekehrt in voller Extension eine Flexion. Dies bedeutet, dass die Wirbelsäule die Tendenz aufweist, bei Lateralflexion oder Rotation in die Neutralposition bezüglich der Sagittalebene zurückzukehren. Gunzburg et al. (1991) konnten *in vivo* eine signifikante Reduktion der Rotationsamplitude der Lendenwirbelsäule in Flexion feststellen. Ein

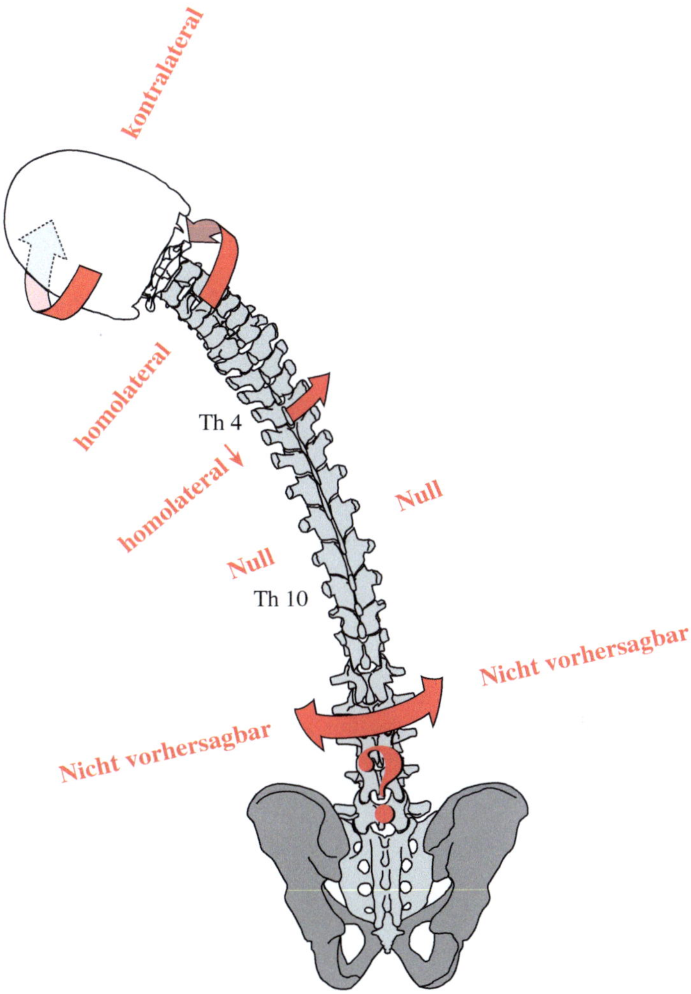

Abb. IV.11
Übersicht über die assoziierten Bewegungen der Wirbelsäule nach Einbringen einer Lateralflexion links als primärer Bewegung.

Einfluss auf das Assoziationsverhalten wurde jedoch in dieser Studie nicht untersucht.

Krid (1993) und Chopin (2001) analysierten die assoziierte Rotation in Folge einer primären Lateralflexion zwischen L 1 und L 4 an 22 Probanden mit AP-Röntgen-Aufnahmen. Bei 7 Probanden wurden zusätzlich schräge Aufnahmen parallel zur Deckplatte S 1 durchgeführt. Die Vermessung der Bewegungsamplituden wurde durch die Veränderung der Verhältnisse der Abstände zwischen den Zentren der Pediculi und der Processus spinosi als auch zum Wirbelkörperrand ermittelt. Um mathematisch möglichst exakte Ergebnisse zu erzielen, wurden als Referenzpunkte die Mittelwerte aus Messpunkten um die genannten Strukturen ermittelt. Genauere Hinweise zu dieser Methodologie kann man in der Literatur finden (Koreska und Monji, 1992; Drerup, 1984, 1985; Coetsier et al., 1977;). Die Assoziationen betreffend, können die Resultate wie folgt dargestellt werden:

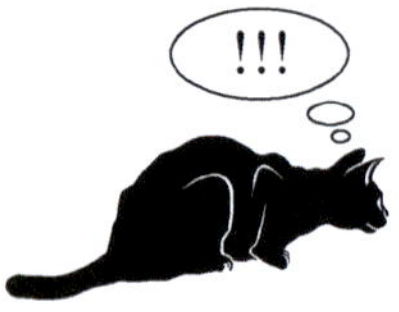

- Die individuellen Unterschiede sind so groß, dass man von keinem regelmäßigen Verhalten sprechen kann.
- Innerhalb eines Individuums kann ein Segment sich anders verhalten als das benachbarte.
- Innerhalb eines Segmentes eines Individuums kann die Assoziation bei linker und rechter Lateralflexion unterschiedlich sein.
- Innerhalb eines Segmentes ist das Assoziationsmuster je nach Primärbewegung nicht vorhersehbar. Es gibt keine *mechanische Reziprozität* in der Wirbelsäule (Panjabi et al., 1989).

Dieses überraschende Resultat ist unter anderem dadurch erklärbar, dass die Standardabweichungen so groß waren, dass statistisch gesehen der Mittelwert keine Aussagekraft mehr hatte. Um dies in einfacher Form zu verdeutlichen, wollen wir die Resultate in Tabelle IV.5 auf Seite 162 angeben, in der nicht mehr die Amplituden selbst, sondern nur die Anzahl der homo- bzw. kontralateralen Assoziationen aufscheint.

Die bisher genannten Studien untersuchten das Verhalten auf segmentalem Niveau. Vogt (1996) hingegen untersuchte die assoziierten Bewegungen der Region zwischen Thorax und Becken im Gesamten. Mittels Elektrogoniometrie mit sechs Freiheitsgraden wurde das Bewegungsmuster bei verschiedenen Bewegungsabläufen an 81 asymptomatischen Probanden untersucht. Die Ergebnisse lassen keine Rückschlüsse auf segmentale Bewegungsassozationen zu.

Niveau	Homolaterale Assoziation	Kontralaterale Assoziation	Gesamt N
L 1	22	22	44
L 2	33	11	44
L 3	24	20	44
L 4	27	17	44
L 5	4	10	14

Tabelle IV.5
Ergebnisse der Untersuchung von Krid (1993). Es ist jeweils die Häufigkeit (N) der beobachteten Assoziationsmuster pro Segment angegeben. Dabei zeigt sich, dass keine eindeutige Gewichtung eines bestimmten Assoziationsmusters vorliegt.

Ein Teil der Studie analysierte einen im manuellen Bereich häufig verwendeten Test der Lateralflexion der Wirbelsäule im Stehen, bei dem nicht nur die Amplitude der Seitneigung, sondern auch die Rotation des Beckens beurteilt wird. Die Frage war, ob normale Wirbelsäulen bei solch einer Bewegung einem Standardmuster folgen. Die individuellen Resultate waren so unterschiedlich, dass kein einheitliches Muster als statistisch signifikant definiert werden konnte. Es kann also lediglich von einer Tendenz gesprochen werden, die bei einer Lateralflexion von 30° bis 35° eine kontralaterale Rotation (5°–6°) und Flexion (8°–12°) hervorruft.

Zusätzlich wurden die bei primären Bewegungen in der Sagittal- und Transveralebene auftretenden assoziierten Bewegungen untersucht. Hier besteht die Tendenz, bei Flexion (60°–70°) eine rechte Lateralflexion mit linker Rotation zu produzieren, bei Extension (20°–40°) eine linke Lateralflexion mit rechter Rotation. Lateralflexion und Rotation bewegen sich dabei in einem Rahmen von ca. 5°. Ist die Rotation (20°–30°) die Primärbewegung, so besteht die Tendenz einer Flexion mit homolateraler Lateralflexion.

Assoziierte Bewegungen in der Wirbelsäule während des Gehens

* Bei der **Kreuz-Korrelation** handelt es sich um die mathematisch abgeleitete Beziehung zwischen zwei Funktionen oder Signalen. So lässt sich die Größe der Phasenverschiebung zwischen beiden Signalen – in unserem Fall Rotation und Lateralflexion – feststellen.

Die im Rahmen verschiedener Alltagstätigkeiten, speziell während des Ganges auftretenden assoziierten Bewegungen waren wiederholt Gegenstand von Untersuchungen. Whittle und Levine hatten 1998 festgestellt, dass die bis dahin vorliegenden Untersuchungen zu den assoziierten Bewegungen während des Ganges zu keiner konsistenten Synthese zusammenfassbar sind. Es handelte sich um eine Analyse der Studien von Rowe und White (1996), Crosbie et al. (1997) und Whittle und Levine (1997).

Anhand einer statistischen Analyse mittels Kreuz-Korrelation* (engl.: *cross-correlation*) konnten Klein et al. (2003) mehr Klarheit in diesen Sachverhalt bringen. Die globale dreidimensionale Kinematik der Lendenwirbelsäule wurde mittels eines Elektrogoniometers mit sechs Freiheitsgraden zwischen Thorax und Becken bestimmt. 22 asymptomatische Probanden wurden dafür beim Gehen am Laufband mit verschiedenen Geschwindigkeiten analysiert.

Die Kreuz-Korrelation gibt bei normaler Ganggeschwindigkeit an, dass die Rotationsnullstellung im Mittel mit einem Zeitintervall von 0,28 Sekunden auf die Lateralflexionsnullstellung folgt ($r = 0{,}88$). Die darauffolgende Nullstellung für Lateralflexion folgt wiederum mit einem Intervall von 0,16 Sekunden im Mittelwert auf die vorangegangene Nullstellung der Rotation ($r = 0{,}89$).

Dabei ist zu bemerken, dass die Rotation annähernd Null erreicht, wenn die Lateralflexion maximal wird und umgekehrt (siehe Abb. IV.12 auf Seite 164): die beiden Bewegungen laufen phasenverschoben ab. Ein solches Verhalten reduziert die Beanspruchung der Lendenwirbelsäule. Die assoziierten Bewegungen ändern sich dabei vier Mal während eines Gangzy-

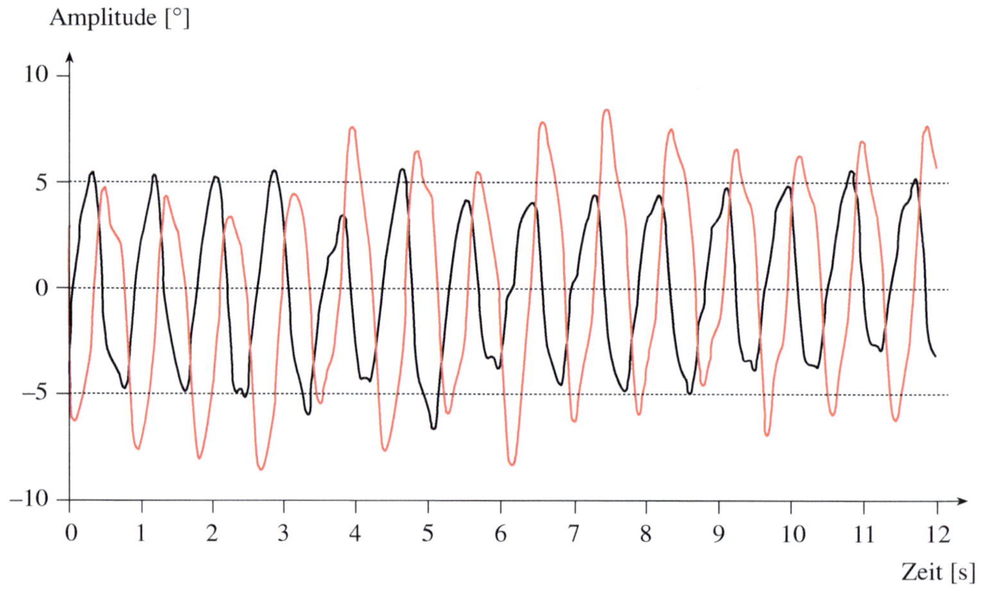

Abb. IV.12
Typische Aufzeichnung der assoziierten Rotation (rot) und Lateralflexion (schwarz) während 14 Schritten mit einer Ganggeschwindigkeit von 1,7 m/s. Man kann erkennen, dass beide Kurven phasenverschoben sind. Ist die eine Bewegung maximal, so ist die andere annähernd minimal (nach Klein et al., 2003).

klus (siehe Abb. IV.13 auf Seite 165). Am Beginn ist die Assoziation homolateral. Dies entspricht dem Moment der Zehenablösung: die Rotation ist maximal, die Lateralflexion minimal. Im Mittelstand wird die Lateralflexion ihren Maximalwert erreichen. Ab diesem Moment ist die Assoziation kontralateral. Das bis hierher beschriebene Muster wiederholt sich ab dem Moment der Zehenablösung des anderen Fußes. So entstehen exakt vier Wechsel des Bewegungsmusters. Dieses Muster findet sich im Bereich der jeweils optimalen Ganggeschwindigkeit (Abb. IV.14). Bei größeren Geschwindigkeitsänderungen wechselt dieses Muster. Das Assoziationsschema ändert sich dann 10 Mal bzw. 16 Mal pro Gangzyklus. In diesen Fällen nimmt die Belastung der Wirbelsäule zu, gleichzeitig steigt der Energieaufwand.

Untersuchungen zu den assoziierten Bewegungen der Wirbelsäule waren stets vom Wunsch motiviert, die Wirbelsäule in ihrem komplexen Verhalten besser zu verstehen. Der Ausgangspunkt sind dabei stets klinische Problemstellungen. Die schlechte Vorhersagbarkeit des dreidimensionalen Verhaltens besonders im lumbalen Bereich mag hier durchaus einschränkend wirken. Hingegen können die Regelmäßigkeiten, wie sie beim Gang auftreten, Inspirationen zu neuen Ideen im Bereich der Diagnose, der Auswahl der Behandlungsstrategie und der Beurteilung des Behandlungsergebnisses geben.

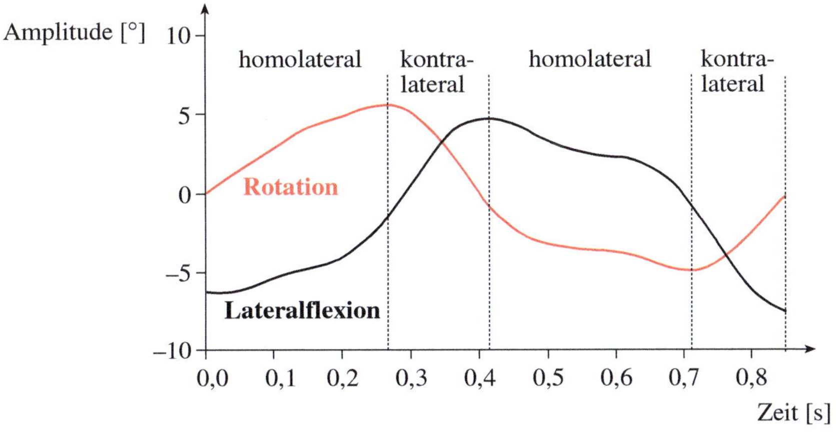

Abb. IV.13
Phasenverschiebung und assoziiertes Bewegungsmuster im Mittelwert während eines Gangzyklus. Das Assoziationsmuster ändert sich vier Mal (nach Klein et al., 2003).

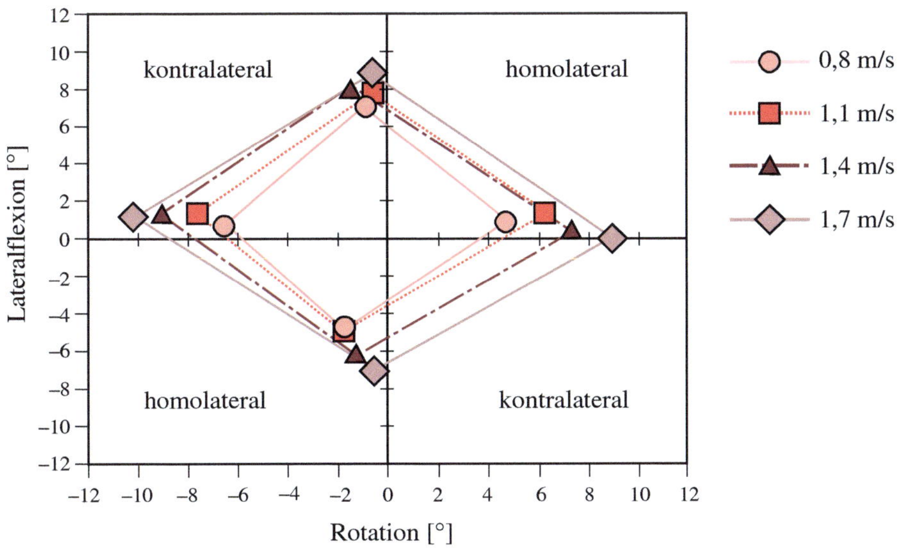

Abb. IV.14
Einfluss verschiedener „optimaler" Ganggeschwindigkeiten auf die Amplituden der assoziierten Bewegungen. Es ist zu beobachten, dass die Amplituden bei größerer Geschwindigkeit zunehmen. Dies gilt besonders für die Rotation. Das Assoziationsmuster ist in diesen Fällen – es handelt sich um die jeweils optimale Ganggeschwindigkeit – nicht geändert (nach Klein et al., 2003).

Literatur

Abumi K, Panjabi MM, Kramer KM, Duranceau J, Oxland T, Crisco JJ. 1990. Biomechanical evaluation of lumbar spinal stability after graded facetomies. Spine. 15(11):1142–1147.

Adams MA, Dolan P, Hutton WC. 1987. Diurnal variations in the stresses on the lumbar spine. Spine. 12(2):130–137.

Adams MA, Dolan P. 2005. Spine biomechanics. J Biomechanics. 38:1972–1983.

Adams MA, Freeman BJ, Morrison HP, Nelson IW, Dolan P. 2000. Mechanical Initiation of intervertebral disc degeneration. Spine. 25(13):1625–1636.

Adams MA, Hutton WC, Stott JRR. 1980. The resistance to flexion of the lumbar intervertebral joint. Spine. 5:245–253.

Adams MA, Hutton WC. 1980. The effect of posture on the role of the apophysial joints in resisting intervertebral compressive force. J Bone Jt Surg. 62B:358–362.

Adams MA, Hutton WC. 1983. The effect of posture on the fluid content of lumbar intervertebral discs. Spine. 8(6):665–671.

Adams MA, May S, Freeman BJ, Morrison HP, Dolan P. 2000. Effects of backward bending on lumbar intervertebral discs. Relevance to physical therapy treatments for low back pain. Spine. 25(4):431–437.

Adams MA, McMillan DW, Green TP, Dolan P. 1996. Sustained loading generates stress concentrations in lumbar intervertebral discs. Spine. 21(4):434–438.

Adams MA, McNally DS, Chinn H, Dolan P. 1994. The clinical biomechanics award paper 1993. Posture and the compressive strength of the lumbar spine. Clin Biomech. 9:5–14.

Ahmed AM, Duncan NA, Burke DL. 1990. The effect of facet geometry on the axial torque-rotation response of lumbar motion segments. Spine. 15(5):391–401.

Aiello L, Dean C. 1999. An introduction to human evolutionary anatomy. 5. Aufl. Academic Press. London.

Al-Obaidi SM, Anthony J, Al-Shuwai N, Dean E. 2004. Differences in back extensor strength between smokers and nonsmokers with and without low back pain. J Orthop Sports Phys Ther. 34(5):254–260.

Althoff I, Brinckmann P, Frobin W, Sandover J, Burton K. 1992. An improved method of stature measurement for quantitative determination of spinal loading. Application to sitting postures and whole body vibration. Spine. 17(6):682–693.

An HS, Anderson PA, Haughton VM, Iatridis JC, Kang JD, Lotz JC, Natarajan RN, Oegema TR, Roughley P, Setton LA, Urban JP, Videman T, Andersson GBJ, Weinstein JN. 2004. Introduction. Disc Degeneration: Summary. Spine. 29(23):2677–2678.

Andersson GBJ, Örtengren R, Nachemson A, Elfström G. 1974. Lumbar disc pressure and myoelectric back muscle activity during sitting. I. Studies on an experimental chair. Scand J Rehabil Med. 6(3):104–114.

Andersson GBJ, Schultz AB, Nachemson AL. 1983. Intervertebral disc pressures during traction. Scand J Rehabil Med. Suppl. 9:S88–S91.

Axelsson P, Johnsson R, Strömqvist B. 2006. Radiostereometry in lumbar spine research. Acta Orthop Scand. Suppl. 323(77):S1–S42.

Battié MC, Videman T, Parent E. 2004. Lumbar disc degeneration. Epidemiologic and genetic influences. Spine. 29(23):2679–2690.

Berlemann U, Gries NC, Moore RJ. 1998. The relationship between height, shape and histological changes in early degeneration of the lower lumbar discs. Europ Spine J. 7:212–217.

Best BA, Guilak F, Setton LA, Zhu W, Saed-Nejad F, Ratcliffe A, Weidenbaum M, Mow Van C. 1994. Compressive mechanical properties of the human anulus fibrosus and their relationship to biochemical composition. Spine. 19(2):212–221.

Bibby SR, Jones DA, Lee RB, Urban JPG. 2001. The pathophysiology of the intervertebral disc. Joint Bone Spine. 68(6):537–542.

Bibby SR, Jones DA, Ripley RM, Urban JPG. 2005. Metabolism of the intervertebral disc: effects of low levels of oxygen, glucose, and pH an rates of energy metabolism of bovine nucleus pulposus cells. Spine. 30(5):487–496.

Bibby SR, Urban JPG. 2004. Effect of nutrient deprivation on the viability of intervertebral disc cells. Europ Spine J. 13(8):695–701.

Bijlsna F. 1972. The aging pattern of human intervertebral disc. Gerintologia. 18:157–168.

Boden SD, Riew KD, Yamaguchi K, Branch TP, Schellinger D, Wiesel SW. 1996. Orientation of the lumbar facet joints: Association with degenerative disc disease. J Bone Jt Surg. 78A(3):403–411.

Bogduk N. 1981. The lumbar mamillo-accessory ligament. Its anatomical and neurosurgical significance. Spine. 6(2):162–167.

Bogduk N. 2000. Klinische Anatomie von Lendenwirbelsäule und Sakrum. Übers.: K Heimann. Springer. Berlin u.a.

Boos N, Wallin A, Aebi M, Boesch C. 1996. A new magnetic resonance imaging analysis method for the measurement of disc height variations. Spine. 21(5):563–570.

Boszczyk BM, Boszczyk AA, Büttner A, Benjamin M, Milz S. 2001. An immunohistochemical study of the dorsal capsule of the lumbar and thoracic facet joints. Spine. 26:E338–E343.

Botsford DJ, Esses SI, Ogilvie-Harris DJ. 1994. In vivo diurnal variation in intervertebral disc volume and morphology. Spine. 19(8):935–940.

Bouisset S., Duchene JL. 1994. Is body balance more perturbed by respiartion in seating than in standing posture? Neuroreport. 5:957-960.

Bouisset S, Zattara M. 1987. Biomechanical study of the programming of anticipatory postural adjustments associated with arm movement. J Biomechanics. 20(8):735–742.

Bovenzi M, Hulshof CTJ. 1998. An updated review on epidemiologic studies on the relationship between exposure to whole-body-vibration and low back pain. J Sound Vib. 215(4):595–611.

Boyle JJ, Milne N, Singer KP. 2002. Influence of age on cervicothoracic spinal curvature: an ex vivo radiographic survey. Clin Biomech. 17(5):361–367.

Brandt T. 1991. Vertigo. Its multisensory syndromes. Springer. London, Berlin.

Breniere Y. 1996. Why we walk the way we do? J of Motor Behaviour. 28:291–298.

Brinckmann P, Biggemann M, Hilweg D. 1988. Fatigue fracture of human lumbar vertebrae. Clin Biomech. 3(Suppl. 1):S1–S27.

Brinckmann P, Biggemann M, Hilweg D. 1989. Prediction of the compressive strength of human vertebrae. Spine. 14(6):606–610.

Brinckmann P, Frobin W, Leivseth G. 2000. Orthopädische Biomechanik. Thieme Verlag. Stuttgart, New York.

Brinckmann P, Grootenboer H. 1991. Change of disc height, radial disc bulge, and intradiscal pressure from discectomy. An in vitro investigation on human lumbar discs. Spine. 16(6):641–646.

Brinckmann P, Porter RW. 1994. A laboratory model of lumbar disc protrusion. Fissure and fragment. Spine. 19(2):228–235.

Brown SHM, McGill SM. 2005. Muscle force–stiffness characteristics influence joint stability: A spine example. Clin Biomech. 20:917–922.

Bruehlmann SB, Matyas JR, Duncan NA. 2004. ISSL prize winner: Collagen fibril sliding governs cell mechanics in the anulus fibrosus. An in situ confocal microscopy study of bovine discs. Spine. 29(23):2612–2620.

Buckwalter JA, Cooper RR, maynard JA. 1976. Elastic fibers in human intervertebral discs. J Bone Jt Surg. 58A:73–76.

Buckwalter JA. 1995. Spine update: aging and degeneration of the human intervertebral disc. Spine. 20:1307–1314.

Bouisset S, Duchenne JL. 1994. Is body balance more perturbed by respiration in seating than in standing posture? Neuroreport. 5:957–960.

Burns ML, Kaleps I, Kazarian LE. 1984. Analysis of compressive creep behaviour of the vertebral unit subjected to a uniform axial loading using exact parametric solution equations of kelvin-solid models – Part I. Human intervertebral joints. J Biomechanics. 17(2):113–130.

Byl NN, Sinnott PL. 1991. Variations in balance and body sway in middle-aged adults: subjects with healthy backs compared with subjects with low-back dysfunction. Spine. 16:325–330.

Caron O, Faurel B, Breniere Y. 1997. Estimating the center of gravity on the basis of the center of pressure in standing posture. J Biomechanics. 30(11/12):1169–1171.

Cassidy JD, Loback D, Yong-Hing K, Tchang S. 1992. Lumbar facet joint asymmetry. Intervertebral disc herniation. Spine. 17(5):570–574.

Chansigaud JP, Criscuolo JL, Kamina P. 1986. Evolution de la courbure du rachis cervical in utero. Essai d'interprétation. Bulletin de l'Association des Anatomistes. 70:39–45.

Hirsch C, Paulson S, Sylven B, Snellmann O. 1953. Biophysical and physiological invertigation on cartilage and other mesenchymal tissues; characteristics of human nuclei pulposi during aging. Acta Orthop Scand. 22:175–183.

Chazal J, Tanguy A, Bourges M, Gaurel G, Escande G, Guillot M, Vanneuville G. 1985. Biomechanical properties of spinal ligaments and a histological study of the supraspinal ligament in traction. J Biomechanics. 18(3):167–176.

Ching CTS, Chow DHK, Yao FYD, Holmes AD. 2003. The effect of cyclic compression on the mechanical properties of the inter-vertebral disc: An in vivo study in a rat tail model. Clin Biomech. 18:182–189.

Cholewicki J, McGill SM. 1992. Lumbar posterior ligament involvment during extremely heavy lifts estimated from fluoroscopic measurements. J Biomechanics. 25(1):17–28.

Cholewicki J, McGill SM. 1996. Mechanical stability of the in vivo lumbar spine: implications for injury and chronic low back pain. Clin Biomech. 11(1):1–15.

Chopin V. 2001. Etude du comportement des vertèbres lombaires in vivo lors de la latéroflexion. Mémoire DEA en Kinésithérapie Ostéopathique. Dir. Klein P. Université Libre de Bruxelles.

Christ B. 1993. Entwicklung der Rumpfwand. In: Humanembryologie. Lehrbuch und Altlas der vorgeburtlichen Entwicklung des Menschen. Hinrichsen KV (Hg). Springer. Berlin u.a. S 823–837.

Christie HJ, Kumar S, Warren SA. 1995. Postural aberrations in low back pain. Arch Phys Med Rehabil. 76(3):218–224.

Coetsier M, Vercauteren M, Moerman P. 1977. A new radiograph Method for measuring vertebral rotation in scoliosis. Acta Orthop Belgica. 43:5.

Colobert B, Crétual A, Allard P, Delamarche P. 2006. Forceplate based computation of ankle and hip strategies from double-inverted pendulum model. Clin Biomech. 21:427–434.

Colot Th, Verheyen M. 1996. Manuel pratique de manipulations ostéopathiques. Maisonneuve Vélizy. France.

Cordo PJ, Nashner LM. 1982. Properties of postural adjustments associated with arm movements. J of Neurophysiology. 47:287–302.

Cramer GD, Gregerson DM, Knudsen JT, Hubbard BB, Ustas LM, Cantu JA. 2002. The effects of side-posture positioning and spinal adjusting on the lumbar Z joints: A randomized controlled trial with sixty-four subjects. Spine. 27(22):2459–2466.

Cripton PA, Dumas GA, Nolte LP. 2001. A minimally disruptive technique for measuring intervertebral disc pressure in vivo: application to the cervical spine. J Biomechanics. 34(4):545–549.

Crisco JJ, Panjabi MM, Dvorak J. 1991. A model of the alar ligaments of the upper cervical spine in axial rotation. J Biomechanics. 24(7):607–614.

Crosbie J, Vachalathitib R, Smith R. 1997. Patterns of spinal motion during walking. Gait and Posture. 5:6–12.

Cs-Szabo G, Ragasa-San Juan D, Turumella V, Masuda K, Thonar EJ, An HS. 2002. Changes in mRNA and protein levels of proteoglycans of the anulus fibrosus and nucleus pulposus during intervertebral disc degeneration. Spine. 27(20):2212–2219.

Cusick JF, Yoganandan N, Pintar F, Myklebust J, Hussain H. 1988. Biomechanics of vervical spine facetectomy and fixation techniques. Spine. 13(7):808–812.

Cyriax J. 1975, 1982. Textbook of orthopedic medicine. 2 Bde. 8. Aufl. Bailliers Tindall. London.

Cyron BM, Hutton WC. 1980. Articular tropism and stability of the lumbar spine. Spine. 5(2):168–172.

Davis KG, Heaney CA. 2000. The relationship between psychosocial work characteristics and low back pain: underlying methodological issues. Clin Biomech. 15(6):389–406.

Dempster WT. 1955. Space requirements of the seated operator. Geometrical, kinematic and mechanical aspects of the body. WADC-Technical Report-55-159. Wright-Patterson Air Force Base, Ohio.

Dethier Ch. 1987. Mobilisation en rotation axiale au niveau lombaire. Brüssel. Unpublished article.

Dickey JP, Bednar DA, Dumas GA. 1996. New insight in the mechanics of the lumbar interspinous ligament. Spine. 21(23):2720–2727.

Dickey JP, Pierrynowski MR, Drew A, Bednar DA, Yang SX. 2002. Relationship between pain and vertebral motion in chronic low-back pain subjects. Clin Biomech. 17(5):345–352.

Dolan P, Adams MA. 2001. Recent advances in lumbar spinal mechanics and their significance for modelling. Clin Biomech. 16(Suppl. 1):S8–S16.

Drerup B. 1984. Principles of measurement of vertebral rotation from frontal projections of the pedicles. J Biomechanics. 17(12):923-935.

Drerup B. 1985. Improvement in measuring vertebral rotation from frontal projections of the pedicles. J Biomechanics. 18(5):369–378.

Duval-Beaupère G, Robain G. 1987. Visualization on full spine radiographs of the anatomical connections of the centres of the segmental body mass supported by each vertebra and measured in vivo. Int Orthop. 11:261–269.

Duval-Beaupère G, Robain G. 1989. Les rapports anatomiques du point d'application de la masse du segment corporel supporté par chaque étage vertébral. Ann Kinésithér. 16(1–2):1–7.

Ebara S, Iatridis JC, Setton LA, Foster RJ, Mow Van C, Weidenbaum M. 1996. Tensile properites of non-degenerate human lumbar anulus fibrosus. Spine. 21(4):452–461.

El-Bohy AA, Goldberg SJ, King AI. 1987. Measurement of facet capsular stretch. Proceedings of the ASME, Bioengineering Symposium, June 1987. New York. S 161–164.

El-Bohy AA, Yang K-H, King AI. 1989. Experimental verification of facet load transmission by direct measurement of facet lamina contact pressure. J Biomechanics. 22(8/9):931–941.

Erpicum B. 2001. Contribution à l'étude anatomique du système des veines émissaires épiphysaires intracanalaires du corps vertébral lombaire. Diplom in Osteopathie (DO). Dir. P Klein, M Rooze. Jury National de Belgique.

Evcik D, Yucel A. 2003. Lumbar lordosis in acute and chronic low back pain patients. Rheumatol Int. 23(4):163–165.

Eversull EBS, Solomon M, Zhou BHEE, Baratta RV, Zhu MP. 2001. Neuromuscular neutral zones sensitivity to lumbar displacement rate. Clin Biomech. 16(2):102–113.

Farah R. 2003. Etude de la lordose cervicale in utero. Mémoire de Licence en Kinésithérapie et Réadaptation. Dir. P Klein. Université Libre de Bruxelles.

Farfan H, Sullivan JD. 1967. The relation of facet orientation to intervertebral disc failure. Can J Surg. 15A:179.

Farfan H. 1973. Mechanical disorders of the low back. Lea & Febiger. Philadelphia.

Feiertag MA, Horton WC, Norman JT, Proctor FC, Hutton WC. 1995. The effect of different surgical releases on thoracic spinal motion. Spine. 20(14):1604–1611.

Fennell AJ, Jones AP, Hukins DW. 1996. Migration of the nucleus pulposus within the intervertebral disc during flexion and extension of the spine. Spine. 21(23):2753–2757.

Fischer T. 2004. Design und Dynthese von Matrix Metalloproteinase Inhibitoren mit 1,2,4-Triazin-Grundgerüst. Dissertation. Dir. H Tschesche. Universität Bielefeld.

Franke H. 2006. Bewusstsein für Bewegung. Die minimale Hebeltechnik und das Behandlungskonzept von Laurie Hartman. Osteopath Med. 7(4):4–7.

Fredericson M, Lee S-U, Welsh J, Butts K, Norbash A, Carragee EJ. 2001. Changes in posterior disc bulging and intervertebral foraminal size associated with flexion-extension movement: a comparison between L4–5 and L5–S1 levels in normal subjects. Spine J. 1(1):10–17.

Frisch H. 1989. Programmierte Untersuchung des Bewegungsapparates. 3. Aufl. Springer-Verlag. Berlin.

Froh R, Yong-Hing K, Cassidy JD, Houston CS, Wiesel . 1988. The relationship between leg length discrepancy and lumbar facet orientation. Spine. 13(3):325–327.

Fryette HH. 1918. Principles of osteopathic technique. American Academy of Osteopathy. Indianapolis. Reprint 1966.

Gardner-Morse MG, Stokes IAF. 2004. Structural behavior of human lumbar spinal motion segments. J Biomechanics. 37:205–212.

Gatev P, Thomas S, Kepple T, Hallett M. 1999. Feedforward ankle strategy of balance during quiet stance in adults. J Physiol. 514(3):915–928.

Gay RE, Bronfort G, Evans RL. 2005. Distraction manipulation of the lumbar spine: a review of the literature. J Manipulative Physiol Ther. 28(4):266–273.

Goel VK, Monroe BT, Gilbertson LG, Brinckmann P. 1995. Interlaminar shear stresses and laminae seperation in a disc. Spine. 20(6):689–698.

Goel VK, Winterbottom JM, Weinstein JN, Kim YE. 1987. Load sharing among spinal elements of a motion segment in extension and lateral bending. J Biomech Eng. 109:291–297.

Gordon SJ, Yang KH, Mayer PJ, Mace AH, Kish VL, Radin EL. 1991. Mechanism of disc rupture: A preliminary report. Spine. 16(4):450–456.

Gower WE, Pedrini V. 1969. Age related variation in protein polysaccharides from human nucleus pulposus, anulus fibrosus and costal cartilage. J Bone Jt Surg. 51A:1154–1162.

Gries NC, Berlemann U, Moore RJ, Vernon-Roberts B. 2000. Early histologic changes in lower lumbar discs and facet joints and their correlation. Europ Spine J. 9:23–29.

Gross J, Lapiere CM. 1962. Collagenolytic activity in amphibian tissues: a tissue culture assay. Proc Natl Acad Sci USA. 48:1014–1022.

Gu WY, Mao XG, Rawlins BA, Iatridis JC, Foster RJ, Sun DN, Weidenbaum M, Mow VC. 1999. Streaming potential of human lumbar anulus fibrosus is anisotropic and affected by disc degeneration. J Biomechanics. 32:1177–1182.

Gunzburg R, Hutton W, Fraser R. 1991. Axial rotation of the lumbar spine and the effect of flexion. An in vitro and in vivo biomechanical study. Spine. 16(1):22–27.

Hägg O, Wallner A. 1990. Facet joint asymmetry and protrusion of the intervertebral disc. Spine. 15(5):356–359.

Hamaoui A, Do MC, Poupard L, Bouisset S. 2002. Does respiration perturb body balance more in chronic low back pain subjects than in healthy subjects? Clin Biomech. 17:548–550.

Hanai K. 1980. Dynamic measurement of intraosseous pressures in lumbar spinal vertebrae with reference to spinal canal stenosis. Spine. 5(6):568–574.

Hansson T, Roos B. 1980. The influence of age, height and weight on the bone mineral content of lumbar vertebrae. Spine. 5:545–551.

Hansson T, Roos B. 1981. The relation between bone mineral content, experimental compression fractures and disc degeneration in lumbar vertebrae. Spine. 6(2):147–153.

Hansson TH, Keller TS, Spengler DM. 1987. Mechanical behaviour of the human lumbar spine. II Fatigue strength during dynamic compressive loading. J Orthop Res. 5(4):479– 487.

Hartman LS. 2006. Ich habe von allen zu jeder Zeit gelernt. Osteopath Med. 7(4):11–16.

Hartman LS. 1983. Handbook of Osteopathic Technique. N.M.K. Publishers. Hadley Wood, Herts.

Heidari B, Fitzpatrick D, Synnott K, McCormack D. 2004. Modelling of annulus fibrosus imbalance as an aetiological factor in adolescent idiopathic scoliosis. Clin Biomech. 19(3):217–224.

Helbig T, Lee CK. 1988. The lumbar facet syndrome. Spine. 13(1):61–64.

Henry SM, Hitt JR, Jones SL, Bunn JY. 2006. Decreased limits of stability in response to postural perturbations in subjects with low back pain. Clin Biomech. 21:881–892.

Heuer F, Schmidt H, Klezl Z, Claes L, Wilke H-J. 2007. Stepwise reduction of functional spinal structures increase range of motion and change lordosis angle. J Biomechanics. 40(2):271–280.

Hickey BS, Hukins DWL. 1980. 1979 Volvo award for bioengineering. Relation between the structure of the annulus fibrosus and the function and failure of the intervertebral disc. Spine. 5(2):106–116.

Hickey BS, Hukins DWL. 1980. X-ray diffraction studies of the arrangement of collagenous fibres in human fetal intervertebral disc. J Anat (Lond). 131:81–90.

Higuchi M, Abe K. 1987. Postmortem changes in ultrastructures of the mouse intervertebral disc. Spine. 12(1):48–52.

Hindle RJ, Pearcy MJ, Cross A. 1990. Mechanical function of the human lumbar interspinous and supraspinous ligaments. J Biomed Eng. 12:340–344.

Hinrichs RN. 1985. Regression equations to predict segmental moments of inertia from anthropometric measurements: An extension of the data from Chandler et al. (1975). J Biomechanics. 18(8):621– 624.

Hinrichs RN. 1990. Adjustments to the segment center of mass proportions of Clauser et al. (1969). J Biomechanics. 23(9):949–951.

Hirano N, Tsuji H, Oshima H, Kitano S, Sano A. 1988a. Analysis of rabbit intervertebral disc physiology based on water metabolism. I. Factors influencing metabolism of the normal intervertebral discs. Spine. 13(11):1291–1296.

Hirano N, Tsuji H, Oshima H, Kitano S, Itoh T, Sano A. 1988b. Analysis of rabbit intervertebral disc physiology based on water metabolism. II. Changes in normal intervertebral discs under axial vibratory load. Spine. 13(11):1297–1302.

Hirsch C, Paulson S, Sylven B, Snellmann O. 1953. Biophysical and physiological invertigation on cartilage and other mesenchymal tissues; characteristics of human nuclei pulposi during aging. Acta Orthop Scand. 22:175–183.

Hof AL, Gazendam MGJ, Sinke WE. 2005. The condition for dynamic stability. J Biomechanics. 38:1–8.

Holm S, Nachemson A. 1983. Variation in the nutrition of the canine intervertebral disc induced by motion. Spine. 8(8):866–873.

Holm S, Nachemson A. 1988. Nutrition of the intervertebral disc: acute effects of cigarette smoking. An experimental animal study. Ups J Med Sci. 93(1):91–99.

Holmes S, Maroudas A, Urban JPG, Selstam G, Nachemson A. 1981. Nutrition of the intervertebral disc: solute transport and metabolism. Connect Tissue Res. 8(2):101–119.

Hong-Wan N, Ee-Chon T, Quing-Hang Z. 2004. Biomechanical effects of C2–C7 intersegmental stability due to laminectomy with unilateral and bilateral facetomy. Spine. 29(16):1737–1745.

Hoogendoorn WE, Bongers PM, de Vet HC, Houtman IL, Ariens GA, van Mechelen W, Bouter LM. 2001. Psychosocial work characteristics and psychological strain in relation to low-back pain. Scand J Work Environ Health. 27(4):258–267.

Hoogendoorn WE, van Poppel MN, Bongers PM, Koes BW, Bouter LM. 2000. Systematic review of psychosocial factors at work and private life as risk factors for back pain. Spine. 25(16):2114–2125.

Horak F, Nashner L. 1986. Central programming of postural movements: adaptions to altered support surface configurations. J of Neurophysiology. 55:1369–1381.

Horner HA, Urban JPG. 2001. Effect of nutrition supply of cells from the nucleus pulposus of the intervertebral disc (2001 Volvo-Award winner in basic science studies). Spine. 26(23):2543–2549.

Hukins DWL, Kirby MC, Sikoryn TA, Aspden RM, Cox AJ. 1990. Comparison of structure, mechanical properties, and functions of lumbar spinal ligaments. Spine. 15(8):787–795.

Hukins DWL. 1992. A simple model for the function of proteoglykans and collagen in the response of the intervertebral disc. Proc R Soc Biol. 249(1326):281–285.

Hunter IW, Kearney RE. 1981. Respiratory components of human postural sway. Neurosci Lett. 25:155–159.

Hutton WC, Elmer WA, Bryce LM, Kozlowska EE, Boden SD, Kozlowski M. 2001. Do the intervertebral disc cells repond to different levels of hydrostatic pressure? Clin Biomech. 16(9):728–734.

Hutton WC, Malko JA, Fajman WA. 2003. Lumbar disc volume measured by MRI: effects of bed rest, horizontal exercise, and vertical loading. Aviat Space Environ Med. 74(1):73–78.

Iatridis JC, ap Gwynn I. 2004. Mechanisms for mechanical damage in the intervertebral disc annulus fibrosus. J Biomechanics. 37(8):1165–1175.

Iatridis JC, MacLean JJ, Ryan DA. 2005. Mechanical damage to the intervertebral disc annulus fibrosus subjected to tensile loading. J Biomechanics. 38:557–565.

Iatridis JC, Setton LA, Foster RJ, Rawlins BA, Weidenbaum M, Mow VC. 1998. Degeneration affects the anisotropic and nonlinear behaviour of human anulus fibrosus in compression. J Biomechanics. 31:535–544.

Inoue H. 1981. Three dimensional architecture of lumbar intervertebral discs. Spine. 6:138–146.

Iqbal K, Pai Y-C. 2000. Predicted region of stability for balance recovery: motion at the knee joint can improve termination of forward movement. J Biomechanics. 33:1619–1627.

Ishihara H, McNally DS, Urban JPG, Hall AC. 1996. Effects of hydrostatic pressure on matrix synthesis in different regions of the intervertebral disk. J Appl Physiol. 80(3):839–846.

Izambert O, Mitton D, Thourot M, Lavaste F. 2003. Dynamik stiffness and damping of human intervertebral disc using axial oscillatory displacement under a free mass system. Europ Spine J. 12:562–566.

Jensen RK, Doucet S, Treitz T. 1996. Changes in segment mass distribution during pregnancy. J Biomechanics. 29(2):251–256.

Jiang H, Raso JV, Moreau MJ, Russell G, Hill DL, Bagnall KM. 1994. Quantitative morphology of the lateral ligaments of the spine. Assessment of their importance in maintaining lateral stability. Spine. 19(23):2676–2682.

Junghanns H. 1931. Die Zwischenwirbelscheiben im Röntgenbild. Fortsch. Röntgenstr. 43:275.

Kaigle AM, Magnusson M, Pope MH, Broman H, Hansson T. 1992. In vivo measurement of intervertebral creep: a preliminary report. Clin Biomech. 7(1):59–62.

Kapandji IA. 1985. Funktionelle Anatomie der Gelenke. Rumpf und Wirbelsäule. Bd 3. Übers.: J. Köbke. Enke Verlag. Stuttgart.

Kazarian LE. 1975. Creep characteristics of the human spinal column. Orthop Clin North Am. 6:3–18.

Keller TS, Holm SH, Hansson TH, Spengler DM. 1990. The dependence of intervertebral disc mechanical properties on physiologic conditions (1990 Volvo award in experimental studies). Spine. 15(8):751–761.

Kim YE, Goel VK, Weinstein JN, Lim T-H. 1991. Effect of disc degeneration at one level on the adjacent level in axial mode. Spine. 16(3):331–335.

King AI, Prasad P, Ewing CL. 1975. Mechanism of spinal injury due to caudocephalad acceleration. Orthop Clin North Am. 6:19.

Klein JA, Hickey DS, Hukins DW. 1983. Radial bulging of the annulus fibrosus during compression of the intervertebral disc. J Biomechanics. 16(3):211–217.

Klein P, Broers C, Feipel V, Salvia P, Van Geyt B, Dugailly PM, Rooze M. 2003. Global 3D head-trunk kinematics during cervical spine manipulation at different levels. Clin Biomech. 18(9):827– 831.

Klein P, Feipel V, De Mesmaeker T, Rooze M. 2003. Cross-correlation study of coupled motion in the lumbar spine during walking. Abstract XXVIII Congrès de la Société de Bioméchanique, Poitiers. Arch Physiol Biochem. 111:46.

Klein P, Sommerfeld P. 2004. Biomechanik der menschlichen Gelenke. Urban & Fischer. München.

Knutsson F. 1944. The instability associated with disk degeneration in the lumbar spine. Acta Radiologica. 25:593–609.

Ko H-Y, Park BK. 1997. Facet tropism in lumbar motion segments and its significance in disc herniation. Arch Phys Med Rehabil. 78:1211–1214.

Koreska J, Monji J. 1992. Analysis of spine rotation. A new accurate method for clinical use. Unpublished study.

Korkala O, Grönblad M, Liesi P, Karaharju E. 1985. Immunohistochemical demonstration of nociceptors in the ligamentous structures of the lumbar spine. Spine. 10(2):156–157.

Kraan GA, Delwel EJ, Hoogland VJM, van der Veen MR, Wuisman PIJM, Stoeckart R, Kleinrensink GJ, Snijders CJ. 2005. Extraforaminal ligament attachments of human lumbar nerves. Spine. 30(6):601–605.

Kraemer J, Kolditz D, Gowin R. 1985. Water and electrolyte content of human intervertebral discs under variable load. Spine. 10(1):69–71.

Krag MH, Cohen MC, Haugh LD, Pope MH. 1990. Body height change during upright and recumbent posture. Clin Biomech. 15(3):202–207.

Krause M, Refshauge KM, Dessen M, Boland R. 2000. Lumbar spine traction: evaluation of effects and recommended application for treatment. Manual Therapy. 5(2):72–81.

Krid MA. 1993. Etude radiologique de la rotation associée à l'inclinaison latérale au niveau lombaire. Mémoire de Diplôme en Ostéopathie. Dir. P Klein, C Dethier. Jury National Belge d'Ostéopathie.

Krismer M, Haid C, Rabl W. 1996. The contribution of anulus fibers to torque resistance. Spine. 21(22):2551–2557.

Kroeber M, Unglaub F, Guehring T, Nerlich A, Lu Y, Burger EL, Hadi T, Lotz J, Carstens C. 2005. Effects of controlled dynamic disc distraction on degenerated intervertebral discs. An in vivo study on the rabbit lumbar spine model. Spine. 30(2):181–187.

Kuo AD, Speers RA, Peterka RJ, Horak FB. 1998. Effect of altered sensory conditions on multivariate descriptors of human postural sway. Exp Brain Res. 122:185–195.

Lee KK, Teo EC, Qiu TX, Eng M, Yang K. 2004. Effect of facetectomy on lumbar spinal stability under sagittal plane loadings. Spine. 29(15):1624–1631.

Leivseth G, Drerup B. 1997. Spinal shrinkage during work in a sitting posture compared to work in a standing posture. Clin Biomech. 12(7–8):409–418.

Lengsfeld M, van Deursen VL, Rohlmann A, van Deursen LLJM, Griss P. 2000. Spinal load changes during rotatory dynamic sitting. J Biomechanics. 15:295–297.

Lipson SJ, Muir H. 1981. Proteoglycans in experimental intervertebral disc generation (1980 Volvo Award in basic science). Spine. 6(3):194–210.

Loram ID, Maganaris CN, Lakie M. 2004. Paradoxical muscle movement in human standing. J Physiol. 556(3):683–689.

Lotz JC, Chin JR. 2000. Intervertebral disc cell death is dependent on the magnitude and duration of spinal loading. Spine. 25(12):1477–1483.

Lotz JC, Colliou OK, Chin JR, Duncan NA, Liebenberg E. 1998. 1998 Volvo Award winner in biomechanical studies: compression-induced degeneration of the intervertebral disc: an in vivo mouse model and finite-element study. Spine. 23(23):2493–2506.

Lovett RW. 1903. A contribution to the study of the mechanics of the spine. Am J Anat. 2:457–462.

Lu YM, Hutton WC, Gharpuray VM. 1996a. Can variations in intervertebral disc height affect the mechanical function of the disc? Spine. 21(19):2208–2216.

Lu YM, Hutton WC, Gharpuray VM. 1996b. Do bending, twisting, and diurnal fluid changes in the disc affect the propensity to prolaps? A viscoelastic finite element model. Spine. 21(22):2570–2579.

Luoto S, Aalto H, Taimela S, Hurri H, Pyykko I, Alaranta H. 1998. One-footed and externally disturbed two-footed postural control in patients with chronic low back pain and healthy control subjects. A controlled study with follow-up. Spine. 23:2081–2089.

MacConaill MA, Basmajian JV. 1969. Muscles and movements. A basis for human kinesiology. Williams & Wilkins. Baltimore.

Mac-Thiong JM, Berthonnaud É, Dimar JR, Betz RR, Labelle H. 2004. Sagittal alignment of the spine and pelvis during growth. Spine. 29(15):1642–1647.

Magnusson M, Aleksiev AR, Spratt KF, Lakes RS, Pope MH. 1996. Hyperextension and spine height changes. Clin Biomech. 21(22):2670–2675.

Magnusson M, Hult E, Lindström I, Lindell V, Pope M, Hansson T. 1990. Measurement of time-dependent height-loss during sitting. Clin Biomech. 5(3):137–142.

Magnusson M, Pope M. 1996. Body height changes with hyperextension. Clin Biomech. 11(4):236–238.

Marchand F, Ahmed AM. 1990. Investigation of the laminate structure of lumbar disc anulus fibrosus. Spine. 15(5):402–410.

Masharawi Y, Rothschild B, Dar G, Peleg S, Robinson D, Been E, Hershkovitz I. 2004. Facet orientation in the thoracolumbar spine. Three-dimensional anatomic and biomechanical analysis. Spine. 29(16):1755–1763.

Matsumoto Y, Griffin MJ. 2001. Modelling the dynamic mechanisms associated with the principal resonance of the seated human body. Clin Biomech. 16(Suppl. 1):S31–S44.

McClure P, Siegler S, Nobilini R. 1998. Three-dimensional flexibility characteristics of the human cervical spine in vivo. Spine. 23(2):216–223.

McConville JT, Churchill TD, Kaleps I, Clauser CE, Cuzzi J. 1980. Anthropometric relationships of body and body segment moments of inertia. AFMRL-Technical Report-80-119. Aerospace Medical Research Laboratories, Wright-Patterson Air Force Base, Ohio.

McGill SM, Jones K, Bennett G, Bishop PJ. 1994. Passive stiffness of the human neck in flexion, extension and lateral bending. Human Kinetics. USA. Clin Biomech. 9(3):193–198.

McGill SM. 1991. Kinetic potential of the lumbar trunk musculatur about three orthogohal orthopaedic axes in extreme postures. Human Kinetics. USA. Spine. 16(7):809–815.

McGill SM. 2000. Biomechanics of the thoracolumbar spine. In: Clinical Biomechanics. Dvir Z (Hg). Churchill Livingston. New York. 103–139.

McGill SM. 2002. Low back disorders. Evidence-based prevention and rehabilitation. Human Kinetics. USA.

McNally DS, Adams MA. 1992. Internal intervertebral disc mechanics as revealed by stress profilometry. Spine. 17(1):66–73.

McNulty WH, Gevirtz RN, Hubbard DR, Berkoff GM. 1994. Needle electromyographic evaluation of trigger point response to a psychological stressor. Psychophysiology. 31(3):313–316.

Meakin JR, Hukins DW. 2000. Effect of removing the nucleus pulposus on the deformation of the annulus fibrosus during compression of the intervertebral disc. J Biomechanics. 33(5):575–580.

Meakin JR, Redpath TW, Hukins DW. 2001. The effect of partial removal of the nucleus pulposus from the intervertebral disc on the response of the human annulus fibrosus to compression. Clin Biomech. 16(2):121–128.

Miller JA, Schmatz C, Schultz AB. 1988. Lumbar disc degeneration: Correlation with age, sex, and spine level in 600 autopsy specimens. Spine. 13:173–178.

Minetti AE, Belly G. 1994. A model for the estimation of visceral mass displacement in periodic movements. J Biomechanics. 27(1):97–101.

Mitchell FL jr, Mitchell KG. 1998. The Muscle Energy Manual: Evaluation and Treatment of the Thoracic Spine, Lumbar Spine, & Rib Cage. Bd 2. MET Press. East Lansing, Michigan.

Mooney V. 1987. Where is pain coming from? Spine. 12(8): 754–759.

Moore K, Dumas GA, Reid JG. 1990. Postural changes associated with pregnancy and their relationship with low-back pain. Clin Biomech. 5:169–174.

Moore MR, Brown CW, Brugman JL, Donaldson DH, Freiermood TG, Kleiner JB, Odom J. 1991. Relationshsip between vertebral intraosseous pressure, pH, pO2, pCO2 and magnetic resonance imaging signal inhomogenety in patients with back pain. Spine. 16(6).239–24.

Moore MR, Brown CW, Brugman JL, Donaldson DH, Freiermood TG, Kleiner JB, Odom J. 1991. Relationshsip between vertebral intraosseous pressure, pH, pO2, pCO2 and magnetic resonance imaging signal inhomogenety in patients with back pain. Spine. 16(6):239–242.

Mungiole M, Martin PE. 1990. Estimating segment inertial properties: comparison of magnetic resonance imaging with existing methods. J Biomechanics. 23(10):1039–1046.

Myklebust JB, Pintar F, Yoganandan N, Cusick JF, Maiman D, Myers TJ, Sances A. 1988. Tensile strength of spinal ligaments. Spine. 13(5):526–531.

Nachemson A, Evans JH. 1968. Some mechanical properties of the third human lumbar interlaminar ligament (ligamentum flavum). J Biomechanics. 1:211–220.

Nachemson A, Vingard E. 2000. Influences of individual factors and smoking on neck and low back pain. In: Neck and back pain. The scientific evidence of causes, diagnosis and treatment. A Nachemson, E Jonson (Hg).Lippincott, William & Wilkins. Philadelphia.

Nachemson A. 1960. Lumbar intradiscal pressure. Acta Orthop Scand. Suppl.43:S1–S140.

Nachemson A. 1976. The lumbar spine, an orthopaedic challenge. Spine. 1:59.

Nachemson A. 1983. The influence of spinal movements on the lumbar intradiscal pressure and on the tensile stresses in the annulus fibrosus. Acta Orthop Scand. 33:183–207.

Neumann P, Keller TS, Ekstrom L, Perry L, Hansson TH, Spengler DM. 1992. Mechanical properties of the human lumbar anterior longitudinal ligament. J Biomechanics. 25(10):1185–1194.

Ng JK, Richardson CA, Kippers V, Parnianpour M. 2002. Comparison of lumbar range of movement and lumbar lordosis in back pain patients and matched controls. J Rehabil Med. 34(3):109–113.

Noren R, Trafimow J, Andersson GB, Huckman MS. 1991. The role of facet joint tropism and facet angle in disc degeneration. Spine. 16(5):530–532.

Nowitzke A, Westaway M, Bogduk N. 1994. Cervical zygapophyseal joints: geometrical parameters and relationship to cervical kinematics. Clin Biomech. 9:342–348.

Oda J, Tanaka H, Tsuzuki N. 1988. Intervertebral disc changes with aging of human cervical vertebrae. From neonate to the eighties. Spine. 13(11):1205–1211.

Ogata K, Whiteside LA. 1981. Nutritional pathways of the intervertebral disc. An experimental study using hydrogen washout technique. Spine. 6(3):211–216.

Ohshima H, Urban JPG, Bergel DH. 1995. Effect of static load on matrix synthesis rates in the intervertebral disc measures in vitro by a new perfusion technique. J Orthop Res. 13:22–29.

Ohshima H, Urban JPG. 1992. The effect of lactate and pH on proteoglycan and protein synthesis rate in the intervertebral disc. Spine. 17(9):1079–1082.

Okada K, Oka S, Tohge K, Ono K, Yonenobu K, Hosoya T. 1991. Ossification of the posterior longitudinal ligament of the spine. A case-control risk factor study. Spine. 16(3):280–287.

Olszewski AD, Yaszemski MJ, White AA. 1996. The anatomy of the human lumbar ligamentum flavum. Spine. 21(20):2307–2312.

Onel D, Tuzlaci M, Sari H, Demir K. 1989. Computed tomographic investigation of the effect of traction on lumbar disc herniations. Spine. 14(1):82–90.

Oxland TR, Panjabi MM. 1992. The onset and progression of spinal injury: a demonstration of neutral zone sensitivity. J Biomechanics. 25(1):1165–1172.

Pai Y-C, Patton J. 1997. Center of mass velocity-position predictions for balance control. J Biomechanics. 30(4):347–354.

Pal P, Routal RV, Saggu SK. 2001. The orientation of the articular facets of the zygapophyseal joints at the cervical and upper thoracic region. J Anat. 198:431–441.

Pal P, Routal RV. 1999. Mechanism of change in the orientation of the articular process of the zygapophyseal joint at the thoracolumbar junction. J Anat. 195:199–209.

Pal P. 1991. Mechanism of production of scoliosis. Spine. 16(3):288–292.

Panagiotacopulos N, Pope MH, Bloch R, Krag MH. 1987b. Water content in human intervertebral discs. Part II. Viscoelatic behaviour. Spine. 12(9):918–924.

Panagiotacopulos N, Pope MH, Krag MH, Bloch R. 1987a. Water content in human intervertebral discs. Part I. Measurement by magnetic resonance imaging. Spine. 12(9):912–917.

Panjabi MM, Goel VK, Takata K. 1982. 1981 Volvo Award in biomechanics. Physiologic strains in the lumbar spinal ligaments. An in vitro biomechanical study. Spine. 7(3):192–203.

Panjabi MM, Krag MH, White AA, Southwick WO. 1981. A technique for measurement and description of three-dimensional six degree-of-freedom motion of a body joint with an application to the human spine. J Biomechanics. 14:447–460.

Panjabi MM, Summers DJ, Pelker RR, Videman T, Friedlaender GE, Southwick WO. 1986. Three-dimensional load displacement curves due to forces on the cervical spine. J Orthop Res. 4:152–161.

Panjabi MM, White AA, Johnson RM. 1975. Cervical spine mechanics as a function of transection of components. J Biomechanics. 8:327–336

Panjabi MM, Yamamoto I, Oxland T, Crisco JJ. 1989. How does posture affect the coupling in the lumbar spine? Spine. 14(9):1002–1011.

Panjabi MM. 1992a. The stabilizing system of the spine. Part I. Function, dysfunction, adaptation, and enhancement. J Spinal Disord. 5:389–390.

Panjabi MM. 1992b. The stabilizing system of the spine. Part II. Neutral zone and instability hypothesis. J Spinal Disord. 5:390–397.

Panjabi MM, Oxland T, Takata K, Goel V, Duranceau J, Krag M. 1993. Articular facets of the human spine. Quantitative three-dimensional anatomy. Spine. 18(10):1298–1310.

Panjabi MM. 2003. Clinical spinal instability and low back pain. J of Electromyography and Kinesiology. 13:371–379.

Panjabi MM. 2006. A hypothesis of chronic back pain: ligament subfailure injuries lead to muscle control dysfunction. Europ Spine J. 15:668–676.

Pankoke S, Hofmann J, Wölfel HP. 2001. Determination of vibration-related spinal loads by numerical simulation. Clin Biomech. 16 (Suppl. 1):S45–S56.

Pataky TC, Zatsiorsky VM , Challis JH. 2003. A simple method to determine body segment masses in vivo: reliability, accuracy and sensitivity analysis. Clin Biomech. 18(4):364–368.

Paul JA, Salk H, Frings-Dresen MHW. 1992. Effect of posture on hip joint moment during pregnancy, while performing a standing task. Clin Biomech. 11(2):111–115.

Pearcy M, Tibrewall B. 1984a. Lumbar intervertebral disc and ligament deformations measured in vivo. Clin Orthop. 191:281–286.

Pearcy M, Tibrewall B. 1984b. Axial rotation and lateral bending in the normal lumbar spine measured by three-dimensional radiography. Spine. 9(6):582-587.

Pearcy M. 2006. Pers. Mitteilung.

Pearcy MJ, Hindle RJ. 1991. Axial rotation of lumbar intervertebral joints in forward flexion. Proc Inst Mech Eng H. 205(4):205–209.

Penning L. 1960. Functioneel röntgenonderzoek bij degeneratieve en traumatische aandoeningen der laagcervicale bewegingssegmenten. Thesis. Van Denderen. Groningen.

Penning L. 2000. Hals- und Lendenwirbelsäule in Biomechanik und Pathologie. Mit naturhistorischen Vergleichen zu den Vierfüßlern. Pflaum. München u.a.

Pintar FA, Yoganandan N, Myers T, Elhagediab, Sances AJr. 1992. Biomechanical properties of human lumbar spine ligaments. J Biomechanics. 25(11):1351–1356.

Pokharna HK, Phillips FM. 1998. Collagen crosslinks in human lumbar intervertebral disc aging. Spine. 23(15):1645–1648.

Polga DJ, Beaubien BP, Kallemeier PM, Schellhas KP, Lew WD, Buttermann GR, Wood KB. 2004. Measurement of in vivo intradiscal pressure in healthy thoracic intervertebral discs. Spine. 29(12):1320–1324.

Pollintine P, Przybyla AS, Dolan P, Adams MA. 2004. Neural arch load-bearing in old and degenerated spines. J Biomechanics. 37:197–204.

Pope MH, Magnusson M, Hansson D. 1997. The upper extremity attenuates intermediate frequency vibrations. J Biomechanics. 30(2):103–108.

Quandieu P, Pellieux L, Lienhard F, Valezy B. 1983. Effects of the ablation of the nucleus pulposus on the vibrational behaviour of the lumbosacral hinge. J Biomechanics. 16(10):777–784.

Quandieu P, Pellieux L. 1982. Study in situ et in vivo of the acceleration of lumbar vertebrae of a primate exposed to vibration in the z-axis. J Biomechanics. 15(12):985–1006.

Raitsina LP. 1976. Morphological peculiarities and the position of the center of gravity in female athletes. In: Zatsiorsky VM. Kinetics of human motion. Human Kinetics. 2002. Champaign.

Rajasekaran S, Babu JN, Arun R, Armstrong RW, Shetty AP, Murugan S. 2004. ISSL prize winner: A study of diffusion in human lumbar discs: a serial magnetic resonance imaging study documenting the influence of the endplate on diffusion in normal and degenerate discs. Spine. 29(23):2654–2667.

Ramos G, Martin W. 1994. Effects of axail vertebral decompression on intradiscal pressure. J Neurosurg. 81:350–353.

Rauschning W. 1987. Normal and pathologic anatomy of the lumbar root canals. Spine. 12(10):1008–1019.

Razaq S, Wilkins RJ, Urban JPG. 2003. The effect of extracellular pH on matrix turn over by cells of the bovine nucleus pulposus. Europ Spine J. 12(4):341–349.

Reiman R, Lax S. 1992. Recessus und Bursae an den Lumbosakralgelenken. Ann Anat. 174:201–206.

Remy T. 2006. Etude morpho-anatomique des articulations zygapophysaires lombaires: analyse du rayon de courbure par tomodensitométrie in vivo d'une population générale. Mémoire de Licence en Kinésithérapie et Réadaptation. Dir. Salem W, Klein P, Mathieu J. Haute Ecole Paul-Henri. Spaak.

Reuber M, Schultz A, Denis F, Spencer D. 1982. Bulging of lumbar intervertebral disks. J Biomech Eng. 104:187–192.

Rissanen PM. 1960. The surgical anatomy and pathology of the supraspinous and interspinous ligaments of the lumbar spine with special reference to ligament ruptures. Acta Orthop Scand. 44(Suppl):S1–S100.

Roberts N, Hogg D, Whitehouse GH, Dangerfield P. 1998. Quantitative analysis of diurnal variation in volume and water content of lumbar intervertebral discs. Clin Anat. 11(1):1–8.

Roberts S, Menage J, Eisenstein SM. 1993. the cartilage endplate and intervertebral disc in scoliosis: calcification and other sequelae. J Orthop Res. 11:747–757.

Roberts S, Urban JPG, Evans H, Eisenstein SM. 1996. Transport properties of the human cartilage endplate in relation to its composition and calcification. Spine. 21(4):415–420.

Rodacki ALF, Fowler NE, Provensi CLG, Rodacki CLN, Dezan VH. 2005. Body mass as a factor in stature change. Clin Biomech. 20:799–805.

Rodacki CLN, Fowler NE, Rodacki ALF, Birch K. 2001. Repeatability of measurement in determining stature in sitting and standing postures. Ergonomics. 44(12):1076–1985.

Rohlmann A, Bauer L, Zander T, Bergmann G, Wilke H-J. 2006. Determination of trunk muscle forces for flexion and extension by using a validated finite element model of the lumbar spine and measured in vivo data. J Biomechanics. 39(6):981–989.

Rolander SD. 1966. Motion of the lumbar spine with special reference to the stabilizing effect of posterior fusion. An experimental study on autopsy specimens. Acta Orthop Scand. 90(Suppl.):S1–S144.

Rousseau M-A, Bradford DS, Hadi TM, Pedersen KL, Lotz JC. 2006. The instant axis of rotation influences facet forces at L5/S1 during flexion/extension and lateral bending. Spine. 26(24):2692–2700.

Rowe PJ, White M. 1996. Three-dimensional, lumbar spinal kinematics during gait, following mild musculo-skeleta low back pain in nurses. Gait and Posture. 4:242–251.

Salem W, De Keyser F, Hermanus N, Mathieu J, Klein P. 2005. Analyse de la cinématique tridimensionnelle lors de la manipulation de la colonne vertébrale en 'rouleau lombaire'. XXX. Congress Société de Biomécanique, Brussels, Belgium 2005. Munich, Germany.

Salem W, Mathieu J, Hermanus N, Klein P. 2006. In-vivo 3D kinematics of the cervical spine segments during the manipulation at C4/C5 level. 5th World Congress of Biomechanics. Munich, Germany.

Santiago FR, Romero PPA, Machado EL, Espona MAG. 1997. Calcification of the lumbar ligamentum flavum and facet joints capsule. Spine. 22(15):1730–1735.

Sato K, Kikuchi S, Yonezawa T. 1999. In vivo intradiscal pressure measurement in healthy individuals and in patients with ongoing back problems. Spine. 24(23):2468–2474.

Schendel MJ, Wood KB, Buttermann GR, Lewis JL, Ogilvie JW. 1993. Experimental measurement of ligament force, facet force, and segment motion in the human lumbar spine. J Biomechanics. 26(4/5):427–438.

Schmid M, Conforto S, Bibbo D, D'Alessio T. 2004. Respiration and postural sway: detection of phase synchronizations and interactions. Human Movement Sciences. 23:105–119.

Schnebel BE, Simmons JW, Chowning J, Davidson R. 1988. A digitizing technique for the study of movement of intradiscal dye in response to flexion and extension of the lumbar spine. Spine. 13(3):309–312.

Sélard É, Shirazi-Adl A, Urban JPG. 2003. Finite element study of nutritient diffusion in the human intervertebral disc. Spine. 28(17):1945–1953.

Seroussi RE, Krag MH, Muller DL, Pope MH. 1989. Internal deformations of intact and denucleated human lumbar discs subjected to compression, flexion and extension loads. J Orthop Res. 7:122–131.

Sharma M, Langrana NA, Rodriguez J. 1995. Role of the ligaments and facets in lumbar spinal stability. Spine. 20(8):887–900.

Sheng B, Yi-Kai L, Wei-dong Z. 2002. Effect of Shirazi-Adl A, Parnianpour M. 2000. Load-bearing and stress analysis of the human spine under a novel wrapping compression loading. Clin Biomech. 15(10):718–725.

Sheng B, Yi-Kai L, Wei-dong Z. 2002. Effect of Shirazi-Adl A. 1988. Nonlinear gross response analysis of a lumbar motion segment in combined sagittal loadings. Bruxelles. J Biomech Eng. 110:216–222.

Sheng B, Yi-Kai L, Wei-dong Z. 2002. Effect of simulating lumbar manipulations on lumbar nucleus pulposus pressures. J Manipulative Physiol Ther. 25(5):333–336.

Shepperd JAN. 1992. Internal disc dynamics. Video recording. St. Leonards-on-Sea Conquest Hospital. Sussex, UK.

Shirazi-Adl A, Ahmed AM, Shrivastava SC. 1986. A finite elemente study of a lumbar motion segment subjected to pure sagittal plane movements. J Biomechanics. 19(4):331–350.

Shirazi-Adl A, Ahmed AM, Shrivastava SC. 1986. Mechanical response of a lumbar motion segment in axial torque alone and combined compression. Spine. 11(9):914–927.

Shirazi-Adl A, Drouin G. 1987. Load-bearing role of facets in a lumbar segment under sagittal plane loadings. J Biomechanics. 20(6):601–613.

Shirazi-Adl A, Drouin G. 1988. Nonlinear gross response analysis of a lumbar motion segment in combined sagittal loadings. J Biomech Eng. 110:216–222.

Shirazi-Adl A. 1991. Finite-element evaluation of contact loads on facets of an L2-L3 lumbar segment in complex loads. Spine. 16(5):533–541.

Shirazi-Adl A. 1992. Finite-element simulation of changes in the fluid content of human lumbar discs: Mechanical and clinical implications. Spine. 17(2):206–212.

Shirazi-Adl A. 1994. Nonlinear stress analysis of the whole lumbar spine in torsion – mechanics of facet articulation. J Biomechanics. 27(3):289–299.

Sikoryn TA, Hukins DW. 1990. Mechanism of failure of the ligamentum flavum of the spine during in vitro tensile tests. J Orthop Res. 8(4):586–591.

Singer KP. 1989. Mode de transition dans l'orientation des surfaces articulaires à la jonction thoraco-lombaire. Ann Kinésithér. 16(1–2):15–19.

Snijders JG, Hoest HT. 1976. Change in form of spine as a consequence of pregnancy. Zit. in: Moore K, Dumas GA, Reid JG. 1990. Postural changes associated with pregnancy and their relationship with low-back pain. Clin Biomech. 5:169–174.

Sohier R. 1970. Kinésithérapie analytique de la colonne vertébrale. Bd 1 und 2. Eigenverlag. La Hestre, Belgique.

Solomonow M, Zhou BH, Baratta RV, Lu Y, Zhu M, Harris M. 2000. Biexponential recovery model of lumbar viscoelastic laxity and reflexive muscular activity after prolonged cyclic loading. Clin Biomech. 15(3):167–175.

Speers RA, Kuo AD, Horak FB. 2002. Contributions of altered sensation and feedback responses to changes in coordination of postural control due to aging. Gait and Posture. 16:20–30.

Speers RA, Paloski WH, Kuo AD. 1998. 1997 ASB Predoctoral Award Paper. Multivariate changes in coordination of postural control following spaceflight. J Biomechanics. 31:883–889.

Spencer DL, Ray RD, Spigos DG, Kanakis C. 1981. Intraosseous pressure in the lumbar spine. Spine. 6(2):150–161.

Sran MM, Khan KM, Zhu Q, Oxland TR. 2005. Posteroanterior stiffness predicts sagittal plane midthoracic range of motion and three-dimensional flexibility in cadaveric spine segments. Spine. 26(24):2692–2700.

Stairmand JW, Holm S, Urban JPG. 1991. Factors influencing oxygen concentration gradients in the intervertebral disc. A theoretical analysis. Spine. 16(4):444–449.

Steffen T, Baramki HG, Rubin R, Antoniou J, Aebi M. 1998. Lumbar intradiscal pressure measured in the anterior and posterolateral annular regions during asymmetrical loading. Clin Biomech. 13:495–505.

Stokes IAF, Iatridis JC. 2004. Mechanical conditions that accelerate intervertebral disc degeneration: overload versus immobilization. Spine. 29(23):2724–2732.

Stokes IAF. 1987. Surface strain on human intervertebral disc. J Orthop Res. 5:348–355.

Sun Y, Hurtig M, Pillar RM, Grynpas M, Kandel RA. 2001. Characterization of nucleus pulposus-like tissue formed in vitro. J Orthop Res. 19:1078–1084.

Szpalski M, Gunzburg R, Mélot C, Aebi M. 2003. The aging of the population: a growing concern for spine care in the twenty-first century. Europ Spine J. 12(Suppl. 2):S81–S83.

Tanaka N, An HS, Lim T-H, Fujiwara A, Jeon C-H, Tajima N, Haughton VM. 2001. The relationship between disc degeneration and flexibility of the lumbar spine. Spine J. 1(1):47–56.

Tanno I, Murakami G, Oguma H, Sato S-I, Lee U-Y, Han S-H, Yamashita T. 2004. Morphometry of the lumbar zygapophyseal facet capsule and cartilage with reference to degenerative osteoarthritic changes: an anatomical study using fresh cadavers of elderly Japanese and Korean subjects. J Orthop Sci. 9:468–477.

Taylor JR, Twomey LT. 1986. Age changes in lumbar zygapophyseal joints. Spine. 11:739–745.

Taylor JR. 1990. The development and adult structure of lumbar intervertebral discs. J Manual Medicine. 5:43–47.

Taylor NF, Evans OM, Goldie PA. 2003. The effect of walking faster on people with acute low back pain. Europ Spine J. 12:166–172.

Tekeoglu I, Adak B, Bozkurt M, Gürbüzoglu N. 1998. Distraction of lumbar vertebrae in gravitational traction. Spine. 23(9):1061–1063.

Tencer AF, Mayer TG. 1983. Soft tissue strain and facet face interaction in the lumbar intervertebral joint – Part II: calculated results and comparison with experimental data. J Biomech Eng. 105:210–215.

Tenret M. 1993. Etude radiologique de la localisation des centres de rotation discrets lors d'une extension en position assise. Mémoire de Licence Spéciale en Kinésithérapie Ostéopathique. Dir. Klein P. Université Libre de Bruxelles.

Teo EC, Ng HW. 2001. Evaluation of the role of ligaments, facets and disc nucleus in lower cervical spine under compression and sagittal moments using finite element method. Med Eng Phys. 23(3):155–164.

Testut L. 1921. Traité d'anatomie humaine. Doin. Paris.

Thompson JP, Pearce RH, Schechter MT, Adams ME, Tsang IKY, Bishop PB. 1990. Preliminary evaluation of a scheme for grading the gross morphology of the human intervertebral disc. Spine. 15(5):411–415.

Thompson RE, Barker TM, Pearcy MJ. 2003. Defining the neutral zone of sheep intervertebral joints during dynamic motions: an in vitro study. Clin Biomech. 18(2):89–98.

Thompson RE, Pearcy MJ, Barker TM. 2004. The mechanical effects of intervertebral disc lesions. Clin Biomech. 19(5):448–455.

Tischer T, Aktas T, Milz S, Putz RV. 2006. Detailed pathological changes of human lumbar facet joints L1–L5 in elderly individuals. Europ Spine J. 15:308–315.

Tsai KH, Lin RM, Chang GL. 1998. Rate-related fatigue injury of vertebral disc on the axial cyclic loading in a porcine body – disc-body unit. Clin Biomech. 13(Suppl. 1):S32–S39.

Tuzun C, Yorulmaz I, Cindas A, Vatan S. 1999. Low back pain and posture. Clin Rheumatol. 18(4):308–312.

Twomey L, Taylor JR. 1990. Structural and mechanical disc changes with age. J Manual Medicine. 5:58–61.

Tyrrell AR, Reilly T, Troup JD. 1985. Circadian variation in stature and the effects of spinal loading. Spine. 10(2):161–164.

Urban JPG, Maroudas A, Nachemson A. 1977. Nutrition of the intervertebral disc. An in vitro study of solute transport. Clin Orthop. 129:101–114.

Urban JPG, McMullin JF. 1985. Swelling pressure of the intervertebral disc: influence of proteoglycan and collagen contents. Biorrheology. 22(2):145–157.

Urban JPG, McMullin JF. 1988. Swelling pressure of the lumbar intervertebral discs: influence of age, spinal level, composition and degeneration. Spine. 13(2):179–187.

Urban MR, Fairbank JC, Bibby SR, Urban JPG. 2001a. Intervertebral disccomposition in neuromuscular scoliosis: changes in cell density and glycosaminoglycan concentration at the curve apex. Spine. 26(6):610–617.

Urban MR, Fairbank JC, Etherington PJ, Loh FL, Winlove CP, Urban JPG. 2001b. Electrochemical measurement of transport into scoliotic intervertebral discs in vivo using nitrous oxide as a tracer. Spine. 26(8):984–990.

Urban JPG. 2002. The role of the physicochemical environment in the determining disc cell behaviour. Biochem Soc Trans . 30(6):858–864.

Urban JPG, Smith S, Fairbank JC. 2004. Nutrition of the intervertebral disc. Spine. 29(23):2700–2709.

Van den Berg H, Cabri J. 1999. Angewandte Physiologie. Bd 1 Das Bindegewebe des Bewegungsapparates verstehen und beeinflussen. Thieme. Stuttgart, New York.

Van Deursen DL, Lengsfeld M, Snijders CJ, Evers JJ, Goossens RH. 2000. Mechanical effects of continuous passive motion on the lumbar spine in seating. J Biomechanics. 33(6):695–699.

Van Deursen DL, Snijders CJ, Van Dieen JH, Kingma I, van Deursen LLJM. 2001. The effect of passive vertebral rotation on pressure in the nucleus pulposus. J Biomechanics. 34:405–408.

Van Deursen LL, van Deursen DL, Snijders CJ, Wilke HJ. 2005. Relationship between everyday activities and spinal shrinkage. Clin Biomech. 20(5):547–550.

Van Dieën JH, Creemers M, Draisma I, Toussaint HM. 1994. Repetitive lifting and spinal shrinkage, effects of age and lifting technique. Clin Biomech. 9:367–374.

Van Schaik JP, van Pinxteren B. 1999. Curvature of the lower lumbar facet joints: variations at different levels and relationship with orientation. J Spinal Disord. 12(4):341–347.

Van Schaik JP, Verbiest H, Van Schaik FD. 1985. The orientation of laminae and facet joints in the lower lumbar spine. Spine. 10(1):59–63.

Vanharanta H, Floyd T, Ohnmeiss DD, Hochschuler SH, Guyer RD. 1993. The relationship of facet tropism to degenerative disc disease. Spine. 18(8):1000–1005.

Viaris de Lesegno H. 2004. Asymétries des facettes interapophysaires supérieures des vertèbres lombaires. Etude tomodensitométrique in vivo. Mémoire de Licence en Kinésithérapie et Réadaptation. Dir. S Louryan, V Feipel. Université Libre de Bruxelles.

Vogt F. 1996. Electrogoniométrie du rachis lombaire. Etude approfondie et application clinique. Mémoire de Licence en Kinésithérapie et Réadaptation. Dir. Feipel V, Rooze M. Université Libre de Bruxelles.

Walsh AJL, Lotz JC. 2004. Biological response of the intervertebral disc to dynamic loading. J Biomechanics. 37:329–337.

Wang J-L, Parnianpour M, Shirazi-Adl A. 1998. The dynamic response of L2/L3 motion segment in cyclic axial compressive loading. Clin Biomech. 13(Suppl. 1):S16–S25.

Wang PN, Chen SS, Liu HC, Fuh JL, Kuo BIT, Wang SJ. 1999. Ossification of the posterior longitudinal ligament of the spine. A case-control risk factor study. Spine. 24(2):142–145.

Wen N, Lavaste F, Santin JJ, Lassau JP. 1993. Three-dimensional biomechanical properties of the human cervical spine in vitro I. Analysis of normal motion. Europ Spine J. 2(1):2–11.

Wenger KH, Schlegel JD. 1997. Annular bulge contours from an axial photogrammetric method. Clin Biomech. 12(7–8):438–444.

Wernham SGJ. 1968. Les mécaniques de la colonne vertébrale e du bassin. Ecole Francaise d'Ostéopathie à Londres en collaboration avec la Clinique Ostéopathique de Maidstone. London.

White AA, Hirsch C. 1971. The significance of the vertebral posterior elements in the mechanics of the thoracic spine. Lippincott. Philadelphia. Clin Orthop. 81:2–14.

White AA, Panjabi MM. 1978. Clinical biomechanics of the spine. 1. Aufl. Lippincott. Philadelphia.

White AA, Panjabi MM. 1990. Clinical biomechanics of the spine. 2. Aufl. Lippincott. Philadelphia.

White AA. 1961. Analysis of the mechanics of the thoracic spine in man. Lippincott. Philadelphia. Acta Orthop Scand. 127 Suppl.

Whittle MW, Levine D. 1997. Measurement of lumbar lordosis as a component of clinical gait analysis. Gait and Posture. 5:101–107.

Whittle MW, Levine D. 1998. Three-dimensional lumbar spinal motion in walking: a comparison between three studies. North American Congress on Biomechanics. University of Waterloo. Canada.

Wilke HJ, Neef P, Caimi M, Hoogland T, Claes LE. 1999. New in vivo measurements of pressures in the intervertebral disc in daily life. Spine. 24(8):755–762.

Wilke HJ, Neef P, Seidel H, Claes LE. 2001. Intradiscal pressure together with anthropometric data – a data set for the validation of models. Clin Biomech. 16(Suppl. 1):S111–S126.

Wilke HJ, Wolf S, Claes LE, Arandt M, Wiesend A. 1996. Influence of varying muscle forces on lumbar intradiscal pressure: an in vitro study. J Biomechanics. 9(4):549–555.

Williams PL (Hg.). 1999. Gray's Anatomy. 38. Aufl. Churchill Livingstone. Edinburgh, London, New York, Philadelphia, Sydney, Toronto.

Winkelstein BA, McLendon RE, Barbir A, Myers BS. 2001. An anatomical investigation of the human cervical facet capsule, quantifying muscle insertion area. J Anat. 198:455–461.

Winter DA. 1990. Biomechanics and motor control of human movement. John Wiley. New York.

Winter DA. 1995. Human balance and posture control during standing and walking. Gait and Posture. 3:193–214.

Winter DA. 2005. Biomechanics and motor control of human movement. 3. Aufl. John Wiley. New York.

Yahia LH, Garzon S, Strykowski H, Rivard C-H. 1990. Ultrastructure of the human interspinous ligament and ligamentum flavum: a preliminary study. Spine. 15:262–268.

Yamashita T, Minaki Y, Özaktay C, Cavanaugh JM, King AI. 1996. A morphological study of the fibrous capsule of the human lumbar facet joint. Spine. 21(5):538–543.

Yi-Kai L, Qing-An Z, Shi-Zehn Z. 1998. The effect of cervical traction combined with rotatory manipulation on cervical nucleus pulposus pressures. J Manipulative Physiol Ther. 21(2):97–100.

Zander T, Rohlmann A, Bergmann G. 2004. Influence of ligament stiffness on the mechanical behaviour of a functional spinal unit. J Biomechanics. 37(7):1107–1111.

Zander T, Rohlmann A, Klöckner C, Bergmann G. 2003. Influence of graded facetectomy and laminectomy on spinal biomechanics. Europ Spine J. 12:427–434.

Zatsiorsky VM. 2002. Kinetics of human motion. Human Kinetics. Champaign.

Sach-Index

I

J

K

L

M

N

Personen-Index

Index